사계절 질환별 약초 사용백과

사계절
질환별 약초 사용백과

초판인쇄 | 2016년 3월 2일
초판발행 | 2016년 3월 10일

지 은 이 | 곽준수·한종현·김재철
펴 낸 이 | 고명흠
펴 낸 곳 | 푸른행복

출판등록 | 2010년 1월 22일 제312-2010-000007호
주   소 | 경기도 고양시 덕양구 통일로 140(동산동)
　　　　　삼송테크노밸리 B동 329호
전   화 | (02)3216-8401 / FAX (02)3216-8404
E-MAIL | munyei21@hanmail.net
홈페이지 | www.munyei.com

ISBN 979-11-5637-016-1 (13510)

※ 잘못된 책은 바꾸어 드리겠습니다.
※ 이 도서의 국립중앙도서관 출판예정도서목록(CIP)은 서지정보유통지원시스템 홈페이지
　(http://seoji.nl.go.kr)와 국가자료공동목록시스템(http://www.nl.go.kr/kolisnet)에서
　이용하실 수 있습니다.(CIP제어번호: CIP2015010589)

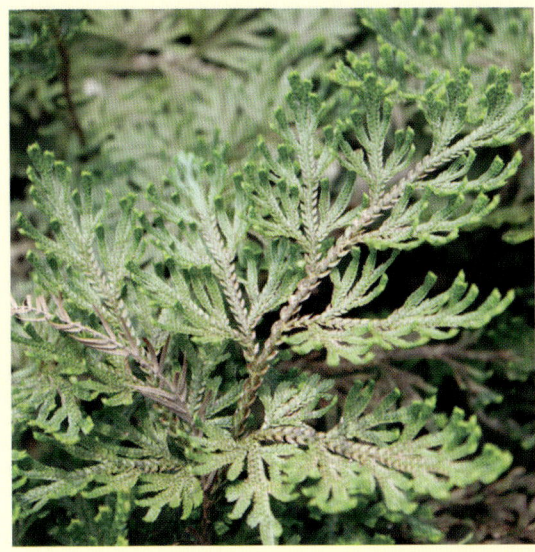
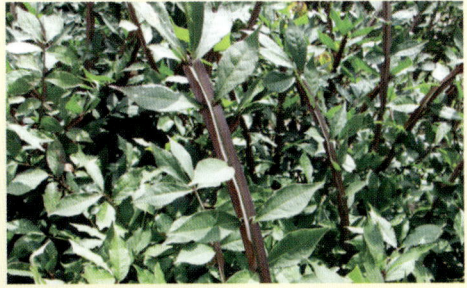
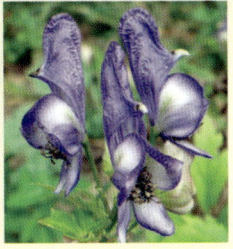
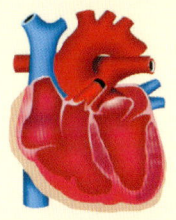
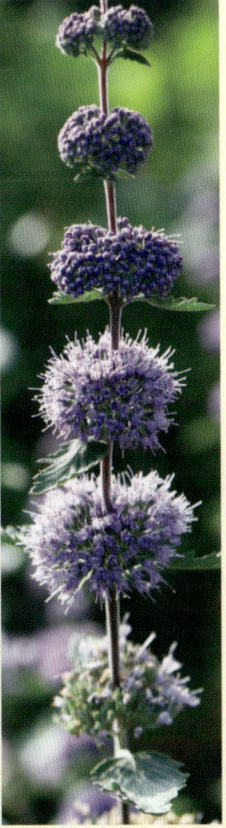

사계절

각 약초의 기능성 물질이 특허로 검증된

질환별 약초
사용백과

**약차·꽃차·
약술·특허자료
수록**

곽준수·한종현·김재철
공저

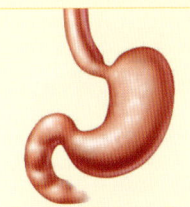
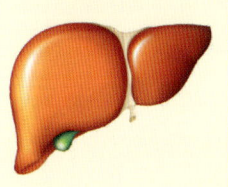
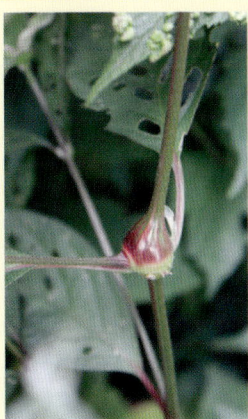

푸른행복

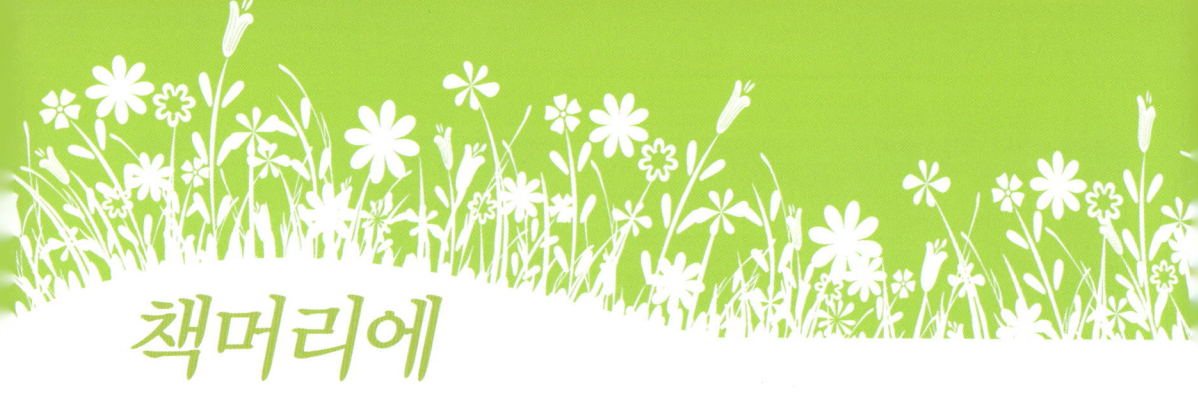

책머리에

　우리 주변에서 쉽게 찾을 수 있는 야생약초 자원들을 탐구하기 시작하면서 하나씩 결실을 보게 된 봄, 여름, 가을 편 『야생화도감』이 출간되어 독자들의 사랑을 받았다. 그리고 이들 『야생화도감』에 실린 식물들 중에서 약용으로 이용 가능한 식물들을 정리하여 달라는 독자들의 요청을 받아 주변에서 가장 쉽게 찾을 수 있는 야생화 약초 111종을 정리하여 『야생화 약초도감』을 발행하였다. 그 후로도 지속적인 성원과 사랑 속에 추가로 280종의 약용 가능한 야생화들을 선별하여 『야생화 산약초도감』을 세상에 내보냈다. 이들은 기존의 도감류들이 추구하던 단순함과 품목의 방대함에 부위별, 계절별 정밀 사진들을 정리함으로써 언제라도 이 도감을 들고 나가면 그 계절에 적합한 사진 확인이 가능한 파노라마식 도감체계를 처음 시도했다는 데 의미가 있으며 이로 인하여 독자들로부터 과분한 사랑을 받은 것으로 생각한다.

　그러나 막상 이용자의 입장에서 생각할 때 '어디가 불편한데 무엇이 좋을까?'라는 측면에서는 자료의 방대함과 정밀함에도 불구하고 사용하는 데 일정 부분 불편함이 있었음을 인정할 수밖에 없었다. 이러한 불편함을 호소한 독자들의 끊임없는 요청을 받아들여 이번에 질병별로 대표적인 약초들을 보기 쉽게 정리한 책을 새롭게 선보이게 되었다. 총 11개 분야, 31개 질환별로 주변에서 찾기 쉬운 야생약초들을 중심으로 하여 그 기원과 식물의 형태적, 생태적 특징을 정리하였고, 성품과 맛(성미), 사용 부위, 작용 부위(귀경), 성분 등을 정리하였으며, 약초의 채취와 조제 방법 등을 간단하면서도 핵심을 알 수 있도록 다루었다. 또한 개별 약초의 효능과 주치 내용을 정리하였고 이용방법(약용법)을 기술하였으며 이용상의 주의사항까지 상세하게 정리하였다.

　누구나 쉽게 사용할 수 있도록 전문적인 용어들은 가능한 한 쉽게 풀어서 썼고, 전문가들의 활용 편의성을 위하여 동의보감 원문을 함께 실었다. 또한 현대에 와서 어떤 방식으로 이용되고 있는지 그 경향을 파악하는 데 도움을 드리고자 특허출원 또는 등록 내용을 참고자료로 게재하였다.

　다만, 하나의 약초가 인체의 여러 경락으로 작용한다는 점을 고려할 때 "어떤 질환에는 어떤 약초"라는 고정관념을 가지게 될까 염려스럽다. 예를 들어 '근골격계 질환'에 소개하는 우슬은 전통적으로 허리나 무릎의 통증이나 관절염 등에 이용되어 이 분야의 약초로 분류하였으나 이뇨, 통경, 월경불순을 다스리는 데도 사용하는 사례이다.

　본서에서는 이런 특성을 고려하여 전통적으로 가장 많이 사용해온 분야로 분류하였으나 약초의 성미나 귀경, 효능주치를 상세히 정리함으로써 사용상의 오해를 줄이고 응용성을 높이는 데 힘썼다.

　모쪼록 많은 사람들이 가장 편리하게 이용하는 가정의 필독 지침서를 마련해보자는 의욕에서 시작하였으나, 또 하나 그렇고 그런 평범한 책 한 권을 세상에 내보내 독자들의 혜안을 흐리게 하지나 않을지 걱정이 앞선다. 책의 구성이나 내용도 좋아야 하지만 그 책을 선택하여 읽는 독자들의 열정과 노력이 함께 수반될 때 그 효과가 극대화될 것이기 때문에 독자들의 현명한 선택과 노력을 믿고 조심스럽게 본서를 내놓는다.

　그동안 보내주신 독자들의 사랑에 감사하면서, 끊임없는 토정과 질타를 달게 받을 각오가 되어 있음을 밝히고, 잘못된 부분은 지속적으로 수정·보완하여 독자들의 성원에 보답해 나갈 것을 약속드린다.

　끝으로 이 책을 이용하시는 독자들께 건강한 백세시대가 함께 열리기를 축수하면서, 어려운 여건 속에서도 좋은 책을 만들자고 흔쾌히 수락하신 도서출판 푸른행복의 대표님과 디자인에서 편집, 교정에 이르기까지 함께 수고하신 편집장 이하 직원 여러분께도 감사의 말씀을 올린다.

2016년 따사로운 봄을 맞이하며
저자 올림

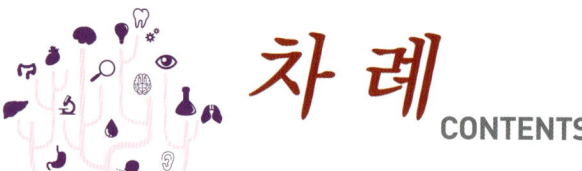

차 례 CONTENTS

- 책머리에 • 4
- 약술 담글 때 숙지사항 • 15
- [Intro] 약초 사용에 따른 기본 상식(약초의 채취 시기·복용법·금기할 음식) • 17

Part 1 근골격계 질환

관절염
| 쇠무릎 42 | 피나물 47 | 개다래 50 | 골담초 55 | 으아리 60 |

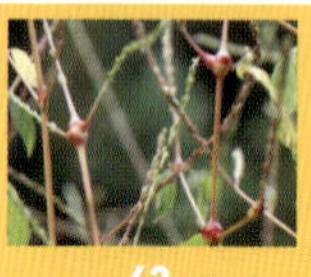

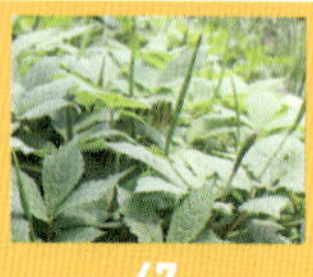

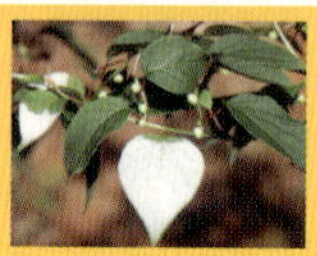

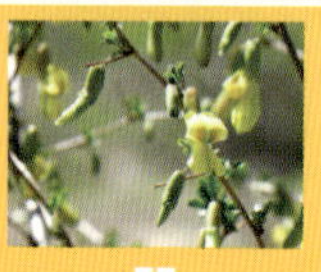

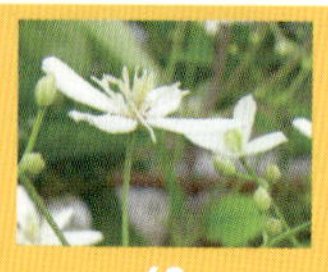

신경통
| 강활 65 | 수양버들 68 | 오갈피나무 72 | 음나무 80 |

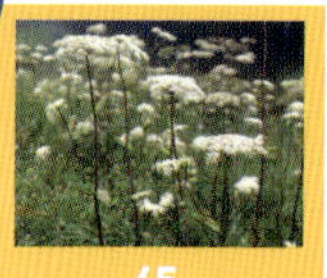

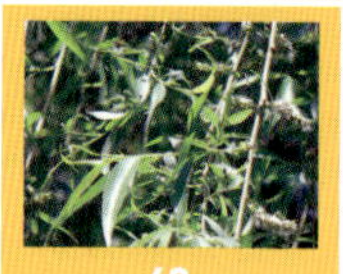

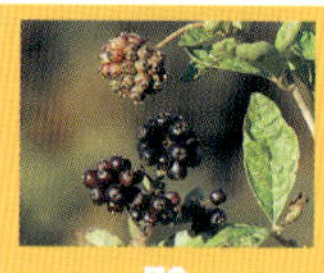

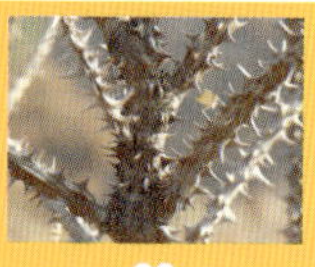

타박상
| 동의나물 84 | 머위 87 | 무릇 93 | 씀바귀 96 | 호장근 100 |

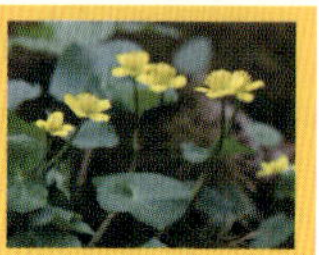

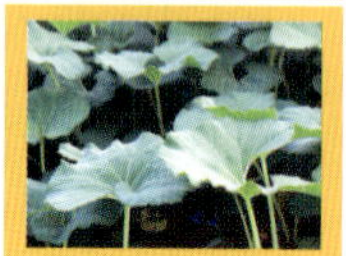

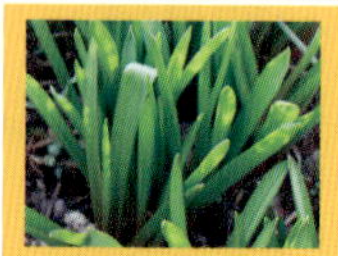

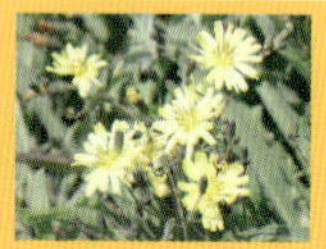

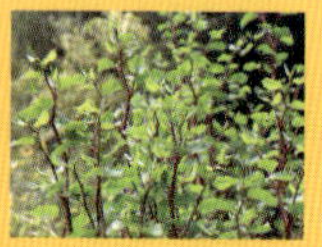

Part 2 내분비 질환

간장병
| 꽈리 106 | 배풍등 109 | 사철쑥 112 | 삼백초 116 | 제비꽃 121 |

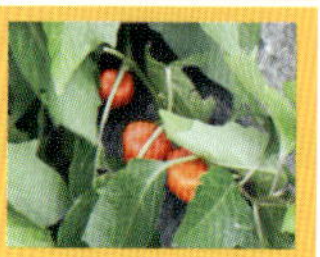

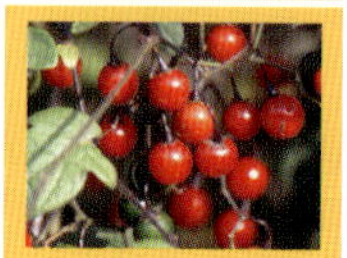

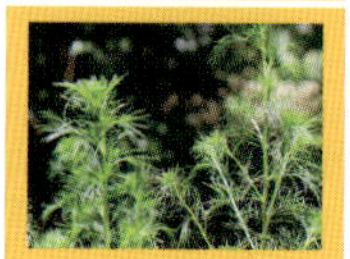

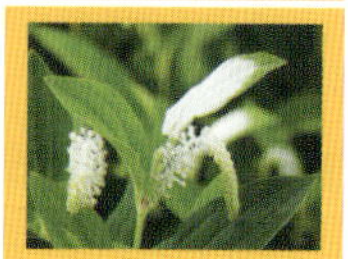

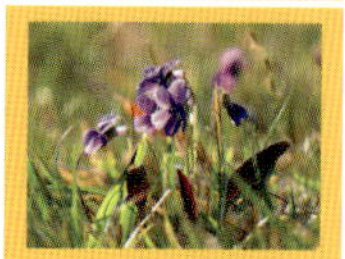

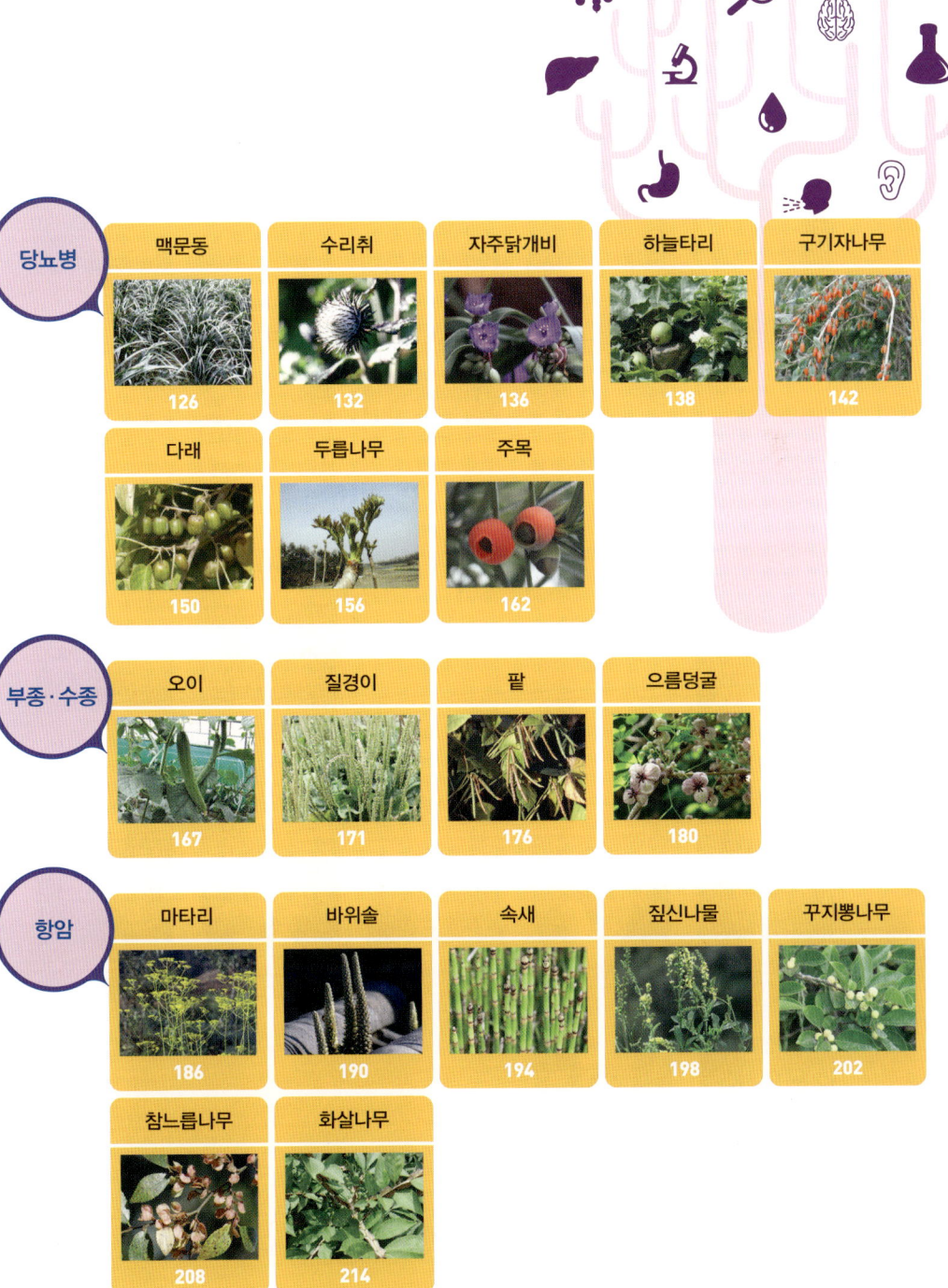

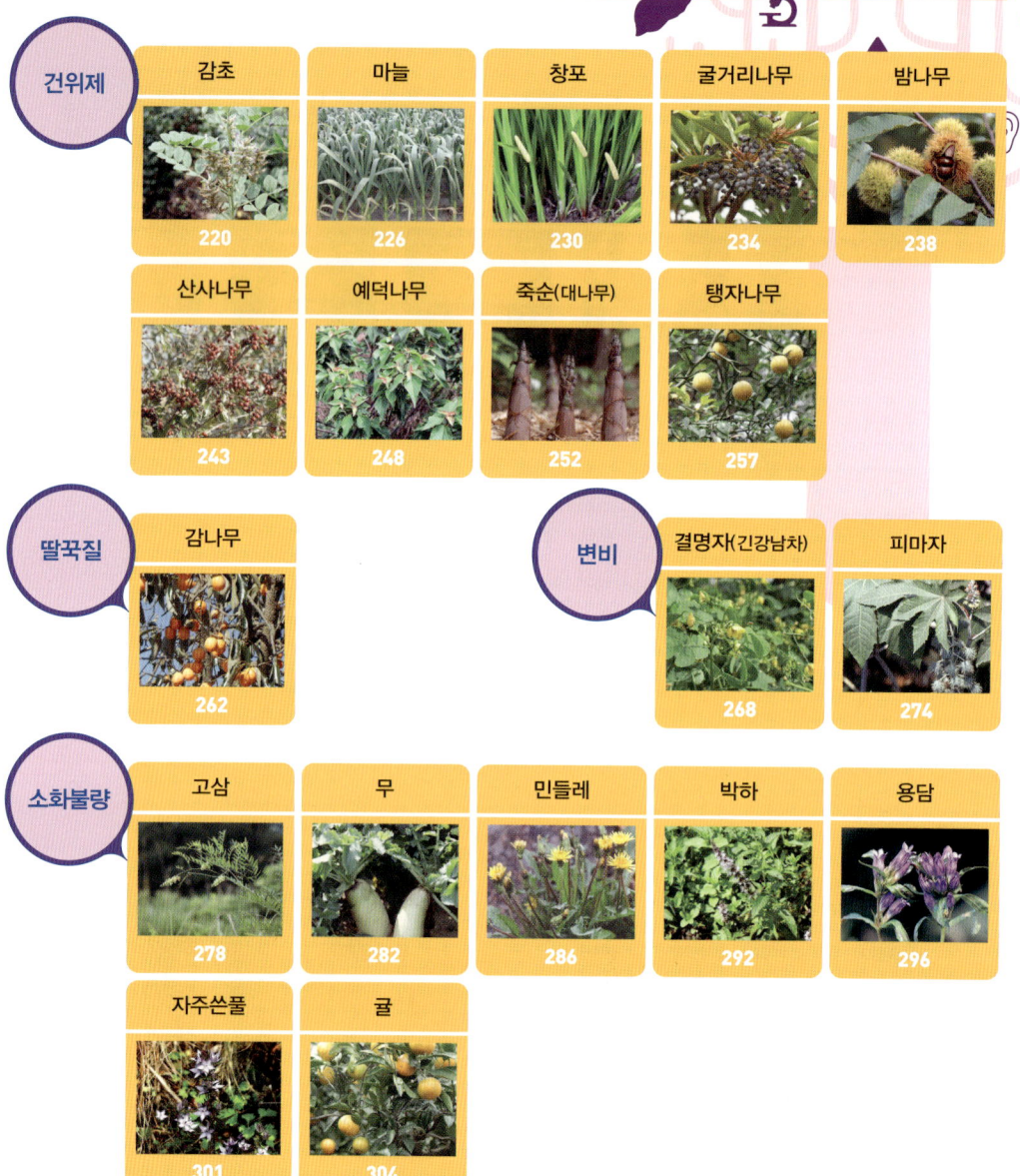

지사·정장

- 이질풀 309
- 매실나무 313
- 산당화(명자꽃) 320
- 인동덩굴 324

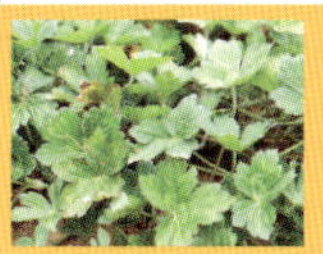

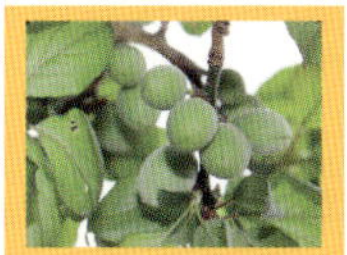

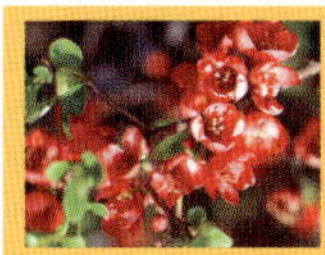

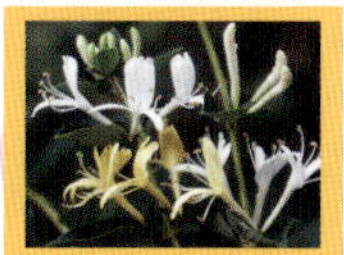

Part 4 순환기 질환

고혈압

- 꿀풀 332
- 메꽃 336
- 메밀 340
- 미나리 345
- 천마 349
- 토마토 354
- 겨우살이 358
- 뽕나무 363

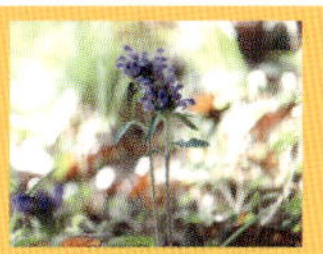

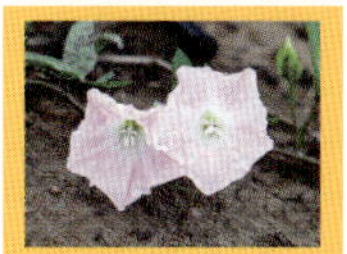

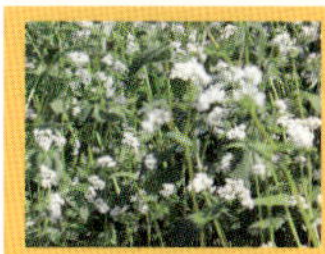

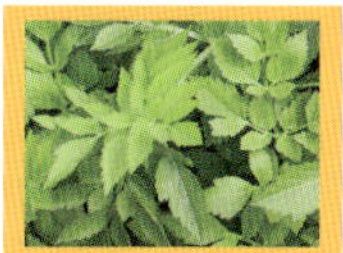

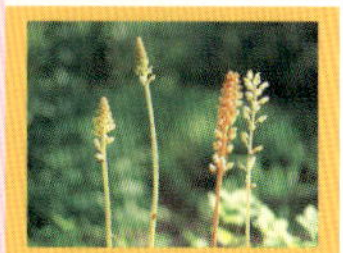

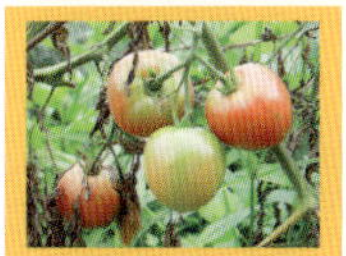

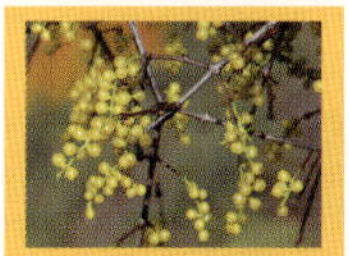

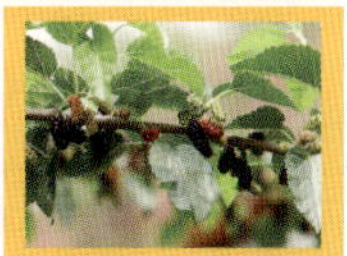

동맥경화

- 해바라기 368
- 돈나무 372

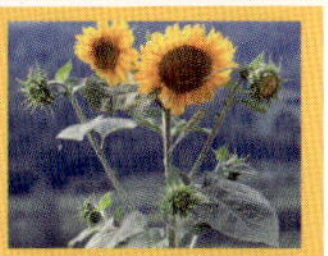

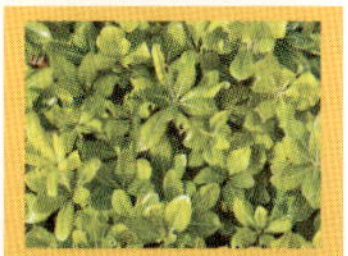

심장병

- 복수초 376
- 은방울꽃 380
- 수국 383

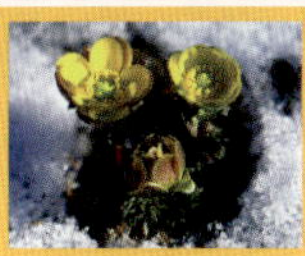

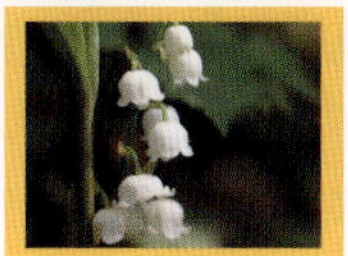

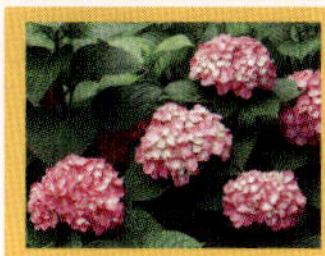

중풍	식방풍(갯기름나물)	천남성	형개		
	388	392	396		

지혈	냉이	부추	쇠뜨기	엉겅퀴	할미꽃
	399	402	407	412	417

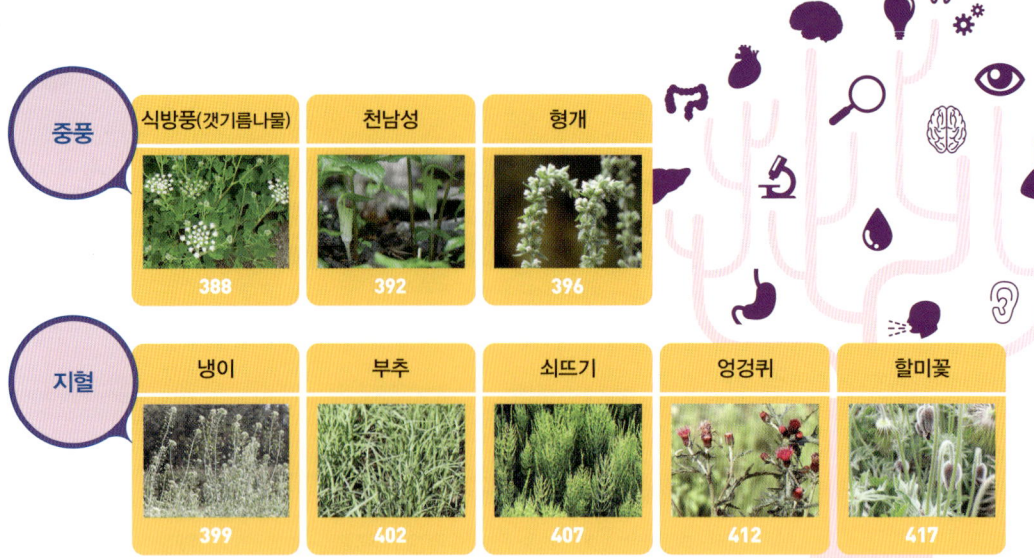

Part 5 신경·정신과 질환

	쥐오줌풀	묏대추나무(산조인)	치자나무
	424	429	434

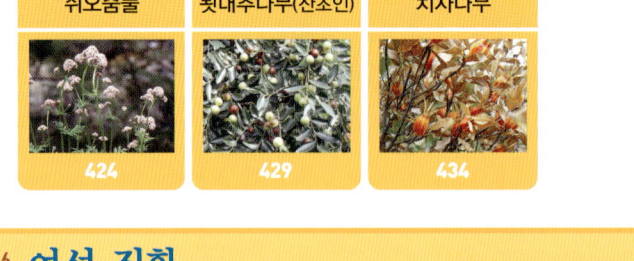

Part 6 여성 질환

부인병	구절초	봉선화	사프란	왕고들빼기	익모초
	440	446	451	454	458
	천궁(일천궁)	레몬	모란	복사나무(복숭아)	
	463	468	471	475	

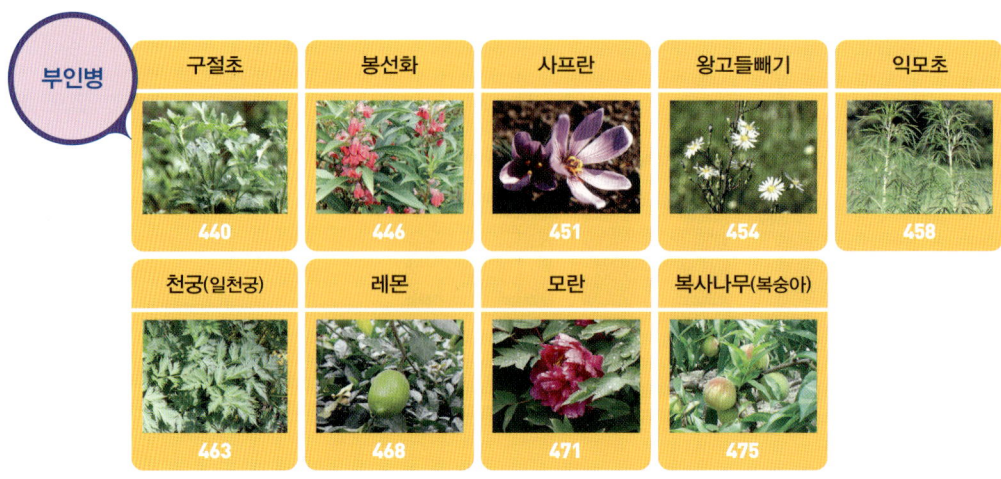

Part 7 치아 질환

치통

가지	냉초	향부자	벽오동	회양목
486	490	493	496	500

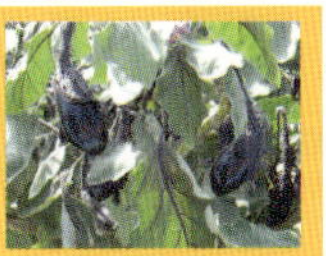

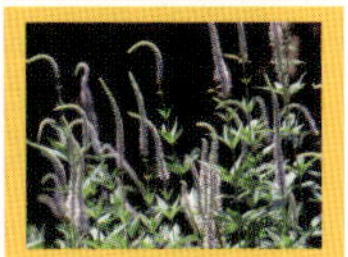

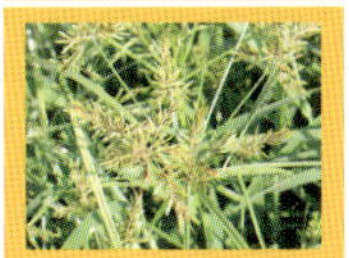

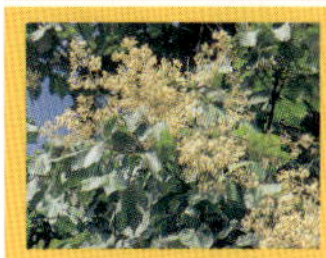

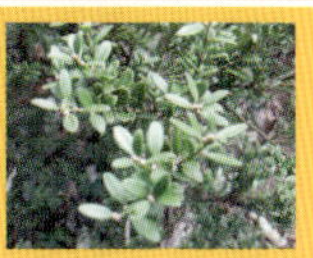

Part 8 피부·비뇨기 질환

무사마귀

율무	흰민들레
506	510

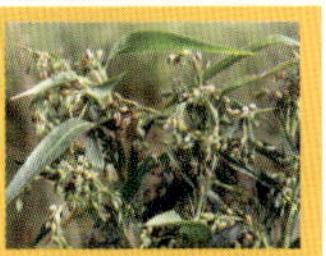

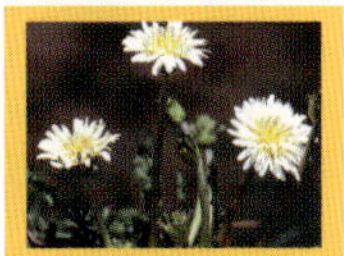

무좀

배초향	잔대	쥐방울덩굴
513	517	522

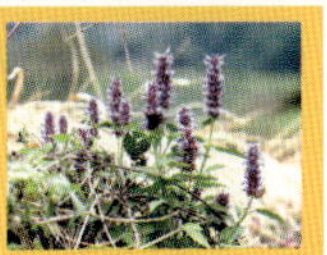

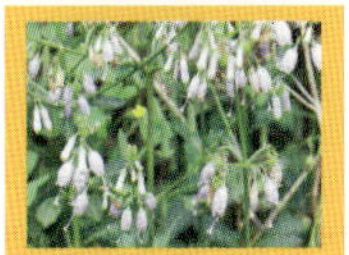

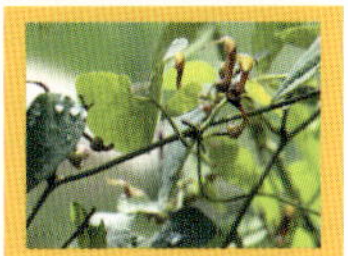

방광·요도염

약모밀	양파
526	532

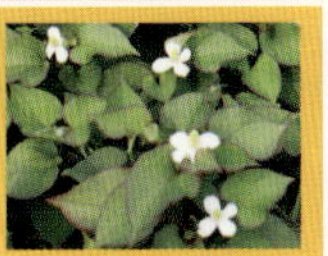

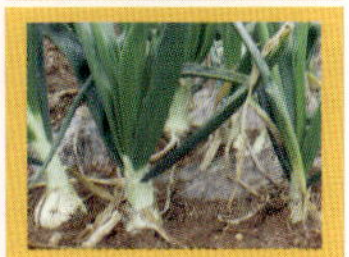

정력 감퇴·강장

삼지구엽초	산수유
536	542

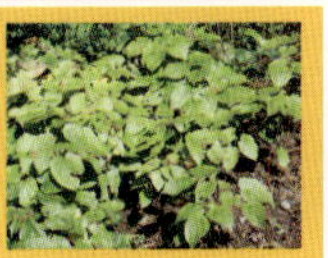

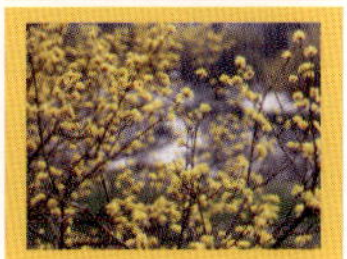

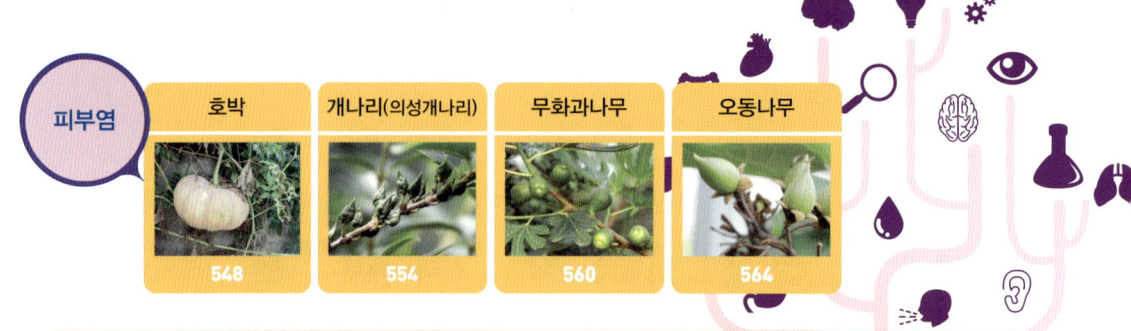

피부염	호박	개나리(의성개나리)	무화과나무	오동나무
	548	554	560	564

Part 9 항문 질환

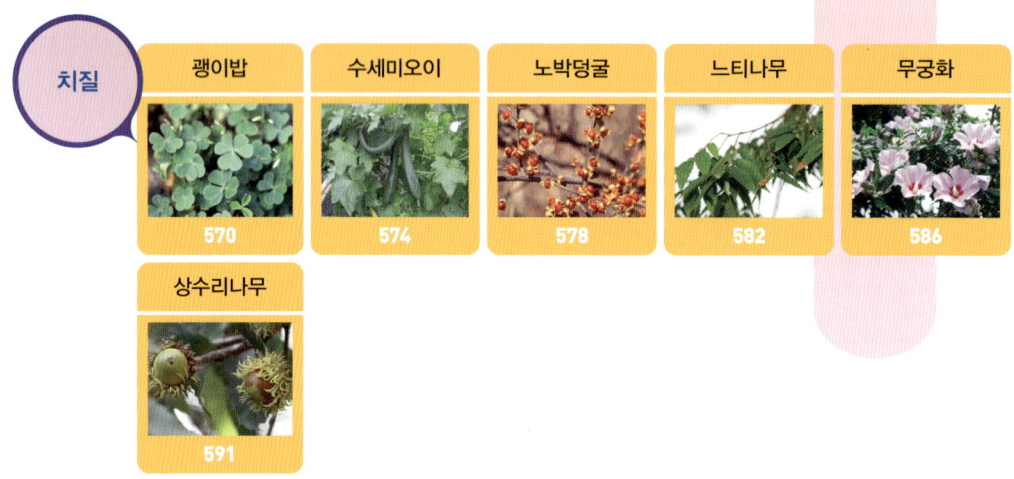

치질	괭이밥	수세미오이	노박덩굴	느티나무	무궁화
	570	574	578	582	586

상수리나무
591

Part 10 호흡기 질환

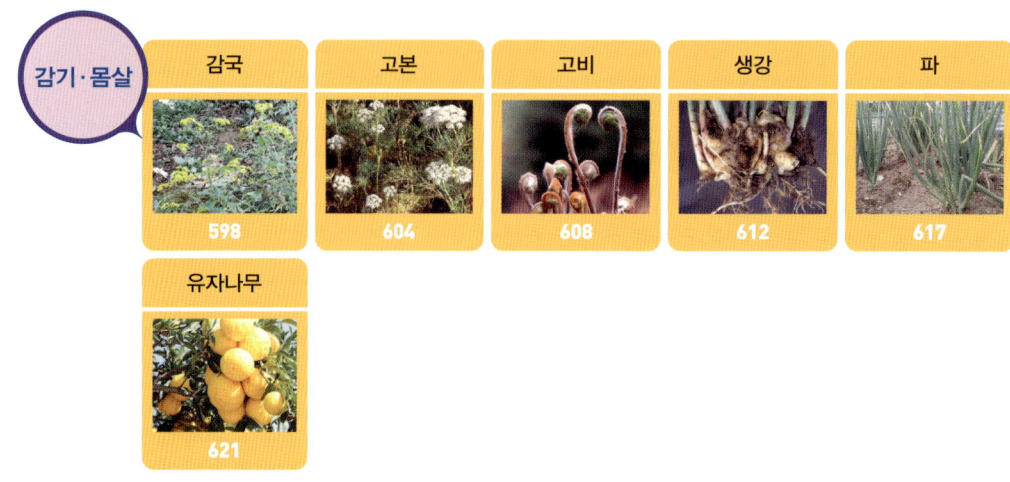

감기·몸살	감국	고본	고비	생강	파
	598	604	608	612	617

유자나무
621

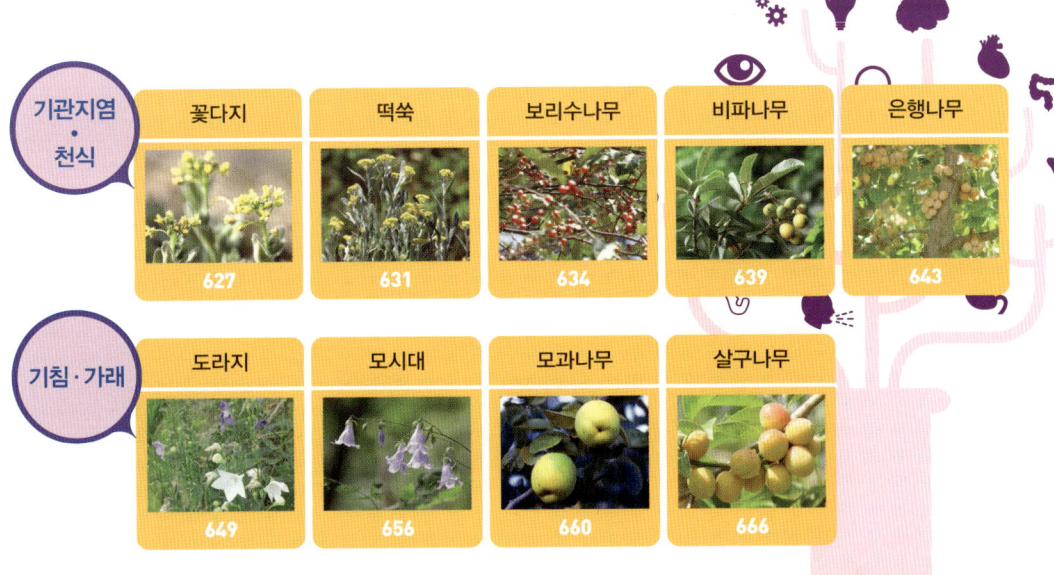

| 기관지염·천식 | 꽃다지 627 | 떡쑥 631 | 보리수나무 634 | 비파나무 639 | 은행나무 643 |
| 기침·가래 | 도라지 649 | 모시대 656 | 모과나무 660 | 살구나무 666 | |

Part 11 기타 질환

보혈·보신	작약 674	지황 680	참당귀 686		
자양·강장	둥굴레 692	마(산약) 698	인삼 704	큰조롱 710	황기 716
	오미자 722				

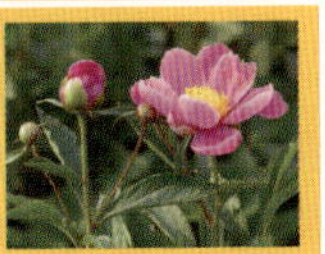

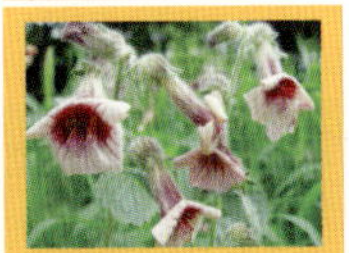

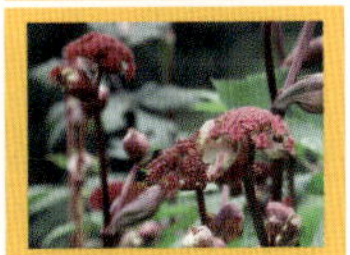

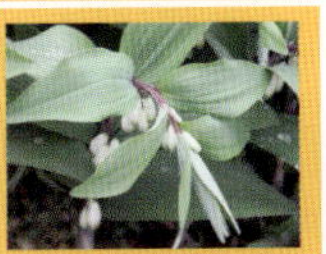

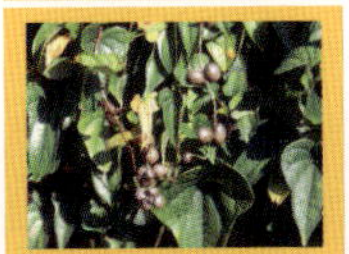

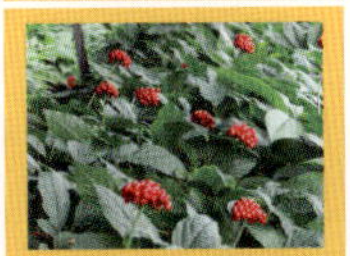

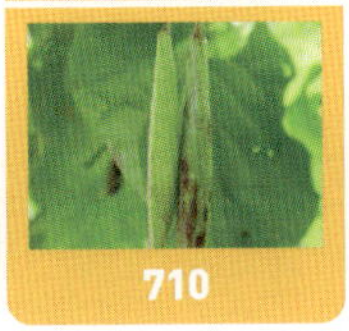

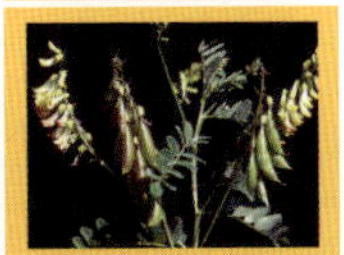

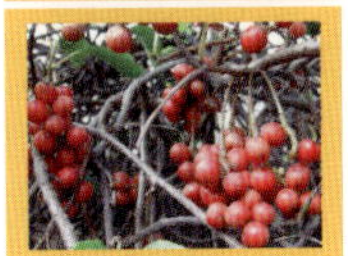

- 한방용어해설 • 728
- 찾아보기 • 734
- 참고문헌 • 736

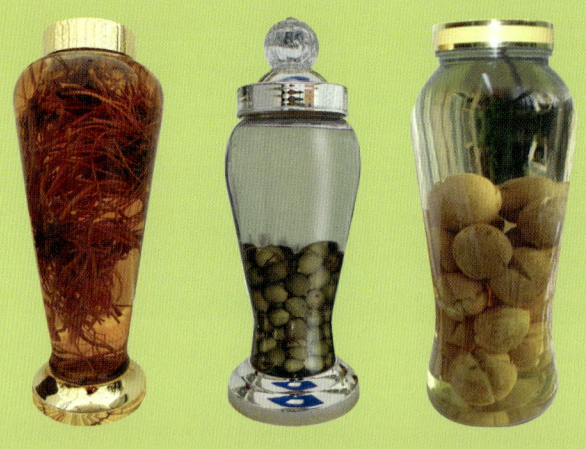

| 약술 담글 때 숙지사항 |

약술은 생으로 먹거나 끓여 먹는 것보다 술로 담가 먹으면 약재 또는 과일에 함유하고 있는 성분을 3~4배 더 추출하여 음용할 수 있기 때문에 약술로 담가 마신다.

- 술 원액은 도수가 높을수록 약리성분 추출이 잘되므로 약술을 담그기에 좋다.
- 하지만 개인의 기호나 체질 또는 비용에 따라 술 원액 도수를 조절하여 담그거나 약술의 양을 조절하여 음용할 수 있으며 또한 약술에 설탕이나 꿀을 가미하여 음용할 수 있다.
- 술을 담근 후 밀봉하여 서늘한 냉암소에 보관하여 두고 30~120일이 지나면 부산물을 건져낸 뒤 다시 약술을 서늘하고 그늘진 곳에 120일 정도 숙성시켜 음용하는 것이 좋다.
- 약술을 담글 때 생것과 말린 것으로 담그는데, 약재에 따라 생것으로 담글 때는 30~120일, 말린 것으로 담글 때에는 50~150일 동안 추출한 후, 약재 및 부산물을 건져내고 충분히 숙성시킨 뒤 음용하는 것이 좋다.
- 생열매를 사용할 때는 열매에 수분이 많으므로 도수가 높은 원액을 선택하여야 변질되지 않는다. 낮은 원액으로 담그면 변질될 우려가 있다.
- 약술을 담글 때 과일 중에 과핵(씨앗)이 딱딱한 과일, 예를 들어 매실, 살구, 호두, 자두, 은행 등은 30~40일 이상 술을 담가 두면 씨앗에서 유독물질이 추출되므로 반드시 과일을 건져내고 숙성시킨 후 음용하는 것이 좋다. 딱딱한 씨앗을 제거하고 과육으로만 술을 담글 때에는 시간과 관리가 별 의미가 없다.
- 약술은 정량을 음용하는 게 중요하다. 적정량은 1회에 30~40mL, 하루 1~4회 음용하는 것이 좋으며 특히 다른 술과 혼합하여 음용하면 오히려 역효과가 날 수 있으므로 삼가야 한다. 30~40mL는 소주잔 한 잔을 말한다.
- 담금주 병은 예를 들어 술 3L에 약재 300g을 합하면 대략 병의 크기가 나온다. 작은 병에 담으면 넘칠 수 있으므로 약간 큰 병에 담는 게 좋다. 약술을 담글 때 플라스틱 병 또는 페트병은 화학반응을 일으켜 환경호르몬이 추출될 수 있으므로 유리병 또는 사기그릇에 담는 게 좋다.
- 약술 원액의 도수가 높은 도수 기준이므로 낮은 도수 원액으로 담그려면 도수에 따라 담그는 기간을 연장하거나 단축하여 음용하는 것도 가능하다.

Intro

약초 사용에 따른 기본 상식

(약초의 채취 시기·복용법·금기할 음식)

01 약초의 명칭

한의학에서 약초의 명칭을 주로 한(漢)나라의 것을 그대로 사용함으로써 우리나라 고유의 명칭이 차츰 사라져가고 있어 아쉽다. 예를 들어 '너삼'이 '고삼(苦蔘)'으로, '묏미나리'가 '시호(柴胡)'로, '족도리풀'이 '세신(細辛)'으로 불린다. 하지만 세상만사 잃은 것이 있으면 얻은 것도 있을 것이고, 얻은 것이 있으면 잃는 것도 생기는 법이다. 한나라에서 사용했던 약초의 명칭은 약초들을 서로 구분하기 위한 꼬리표가 아니었다. 명칭에는 약초의 형태와 색깔을 비롯하여 맛과 성질, 효능, 산지, 약용 부위 등이 고스란히 담겨 있다. 따라서 이름만 잘 이해해도 약초를 절반 정도 아는 셈이다.

❶ 산지(産地)에 의한 명칭

① **천궁(川芎)**: 천궁을 원래 '궁궁(芎藭)'이라고 했는데, 한자로 쓸 때 획이 너무 많아 쓰기 어려울 뿐만 아니라 중국 사천성(2008년 대지진으로 많은 사람이 목숨을 잃은 쓰촨성이 바로 사천성이다. 면적으로는 중국에서 세 번째로 크며 인구는 중국에서 가장 많다)에서 산출되는 것이 최상품이기 때문에 지금은 사천성의 '川' 자를 넣어 천궁(川芎)이라고 부른다.

② **촉초(蜀椒)**: 촉(蜀)나라, 즉 지금의 중국 사천성에서 생산되었다고 하여 촉초(蜀椒) 또는 천초(川椒)라고 부른다.

③ **감송(甘松)**: 사천의 송주(松州) 지방에서 생산되며, 그 맛이 달아서 감송(甘松)이라고 부른다.

❷ 형색(形色)과 기미(氣味)에 의한 명칭

① **황기(黃耆)** : 황기의 색이 노랗고 맛이 달며 성(性)이 화평(和平)하므로 약 중에서 장로(長老)와 유사하다고 해서 붙은 이름이다. 기(耆)는 60~70세가 넘은 어른, 스승, 장로라는 뜻이다.
② **감초(甘草)** : 감초의 맛이 달다는 데서 붙은 이름이다.
③ **우슬(牛膝)** : 우슬의 지상부 마디마디가 소의 무릎과 비슷하게 생겼다고 하여 붙은 이름이다.
④ **세신(細辛)** : 세신의 뿌리가 가늘고 맛이 매워서 붙은 이름이다.
⑤ **산조인(酸棗仁)** : 열매가 대추(大棗)와 유사하면서 맛이 시기 때문에 붙은 이름이다.
⑥ **구기자(枸杞子)** : 가시가 헛개나무(枸)와 비슷하고 줄기는 버드나무(杞)와 비슷하여 두 글자를 합쳐 구기자라고 하였다.

❸ 생태(生態)에 의한 명칭

① **하고초(夏枯草)** : 하고초는 절기로 하지(夏至) 이후가 되면 꽃이 말라버리기 때문에 붙은 이름이다.
② **차전자(車前子)** : 차전자는 길가의 우마차 수레바퀴 자국 사이에서 자생하기 때문에 붙은 이름이다.
③ **인동(忍冬)** : 인동은 겨울에 잎이 얼면서도 시들지 않기 때문에 붙은 이름이다.

❹ 효능에 의한 명칭

① **방풍(防風)** : 방풍은 풍사(風邪)를 다스리고 중풍의 예방 등에 효과가 있다는 데서 붙은 이름이다.
② **원지(遠志)** : 원지를 복용하면 익지(益智), 강지(强志)의 효과가 있다는 데서 붙은 이름이다.
③ **위령선(威靈仙)** : 효능이 강하고(威) 신선과 같이 영험(靈仙)하다는 뜻을 지니고 있다.

❺ 전설(傳說)과 고사(故事)에 의한 명칭

① **음양곽(淫羊藿)** : 음양곽은 장양작용(壯陽作用)이 있어 양(羊)이 이 약초를 먹은 후에

음욕(淫慾)을 일으키며, 하루에 백 번의 교합(交合)이 가능하다는 데서 붙은 이름이다.
② **두충(杜冲)** : 두충은 고대에 두중(杜仲)이라는 사람이 이 약초를 복용함으로써 득도(得道)하였다는 데서 그 사람의 이름을 따 붙인 이름이다. 원래는 두중(杜仲)이나 일반적으로 두충(杜冲)으로 부르고 있다.
③ **사상자(蛇床子)** : 뱀도랏이라고 하는 사상자는 뱀이 이 약초 밑에서 놀기를 좋아했다는 데서 붙은 이름이다.

❻ 약용 부위에 의한 명칭

① **꽃을 사용하는 약초** : 이름에 꽃을 뜻하는 '화(花)'가 들어간다. 괴화(槐花), 갈화(葛花), 홍화(紅花)
② **씨앗을 사용하는 약초** : 이름에 '자(子)', '인(仁)', '과(果)' 등이 들어간다. 치자(梔子), 오미자(五味子), 소자(蘇子), 창이자(蒼耳子), 토사자(菟絲子)
③ **잎을 사용하는 약초** : 잎을 뜻하는 '엽(葉)'이 들어간다. 소엽(蘇葉), 측백엽(側柏葉), 애엽(艾葉), 상엽(桑葉)
④ **뿌리를 사용하는 약초** : 뿌리를 뜻하는 '근(根)'이 들어간다. 갈근(葛根), 삼칠근(三七根), 노근(蘆根)
⑤ **껍질을 사용하는 약초** : 껍질을 뜻하는 '피(皮)'가 들어간다. 진피(陳皮), 계피(桂皮), 오가피(五加皮), 백선피(白鮮皮)

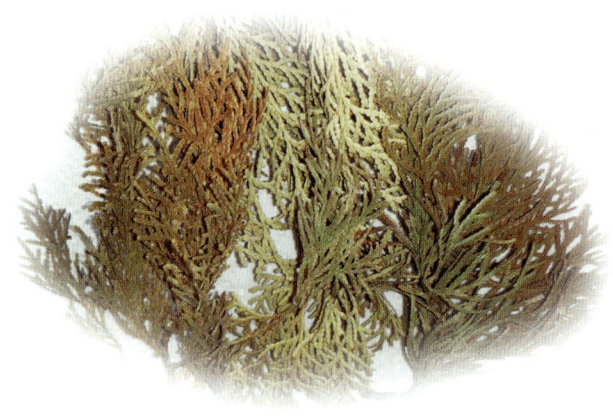

02 약초의 채취 시기

약초의 채취 시기는 약효에 영향을 주기 때문에 매우 중요하다. 시기가 너무 이르거나 너무 늦으면 약의 효과를 기대할 수 없고, 도리어 역작용이 생길 수도 있다. 다음은 채취 시기에 대한 『동의보감』의 설명이다.

> 무릇 약초를 채취하는 시기를 흔히 음력 2월과 8월로 잡는 것은 이른 봄에는 물이 올라 싹트기 시작하나 아직 가지와 잎으로는 퍼지지 않아서 뿌리에 있는 약 기운이 아주 진하기 때문이고, 가을에는 가지와 잎이 마르고 진액(津液)이 아래로 내려오기 때문이라고 한다. 그러나 지금까지의 실제 경험에 비추어보자면, 봄에는 차라리 일찍 캐는 것이 좋고, 가을에는 차라리 늦게 캐는 것이 좋으며 꽃, 열매, 줄기, 잎은 각각 그것이 성숙되는 시기에 따는 것이 좋다. 또한 절기가 일찍 오고 늦게 오는 때가 있으므로 반드시 글에 적힌 대로 음력 2월이나 8월에 채취할 필요는 없는 것이다.

약(藥)이라는 말에는 '즐겁다(樂)'와 '풀(草)'이라는 뜻이 담겨 있다. 병을 낫게 하여 사람을 즐겁게 해주는 풀. 그렇다! 태초부터 자연은 사람의 행복을 위해 존재했다. 자연은 곡식으로 배를, 꽃으로 눈을, 향기로 코를, 부드러운 바람으로 살결을 즐겁게 한다. 그리고 자연은 우매한 사람의 욕심의 결과인 질병을 치료하기 위해 초근목피(草根木皮)를 준비하였다.

'약(藥)'이라는 말을 세부적으로 분석해보면 약초를 언제 채취해야 좋은지 알 수 있다.

$$艹 + 幺 + 白 + 木$$

'幺(요)'는 어리다는 뜻이고, '白(백)'은 선명하다는 뜻이다. 어리고 선명하다는 것은 식물이 지니고 있는 힘이 최고점을 향해 발현되고 있다는 뜻이다. 과일이나 채소를 고를 때 빛깔이 좋은 것을 선택하는 것처럼 약으로 사용하기 위해서는 해당 식물의 약성(藥性)이 최대로 발현되는 때를 고르는 것이 약초를 채취할 때 가장 중요하게 적용되는 원칙이다. 잎을 사용하는 약초는 잎이 완전히 성숙하기 전에 채취해야 한다. 나무껍질을 사용하는 오가피나 두충 같은 약초는 봄에 진액(津液)이 막 올라오고 있을 때가 좋다. 씨앗이나 뿌리도 마찬가지이다. 자연 속에서 그들이 지녀야 할 성질이 가장 잘 발현될 때 약으로 사용된다. '초(草)'라는 말을 분석하면 의미가 더욱 명확해진다.

$$艸 + 早$$

'早(조)'는 어리다, 젊다는 뜻으로, 풀(草)이라는 말 자체에 어리다는 의미가 담겨 있다. 생기발랄하고 여물지 않은 상태, 성숙을 위해 분투하는 모습이 그려진다. 약초는 식물이 지니고 있는 성질이 최고점을 향해 발현될 때 최대의 효과를 나타낸다.

자, 이제 식물 부위별로 언제 채취하는 것이 좋은지 살펴보자.

❶ 나무의 껍질을 사용하는 약초

나무의 껍질을 사용하는 약초는 언제 채취해야 할까? 약의 기운이 최고로 올라와 있을 때는 언제일까를 생각하면 된다. 봄 햇살에 마음이 동(動)한 식물이 땅을 뚫고 올라온다. 앙상했던 가지에 싹이 트고 뿌리는 문어발보다 강한 흡입력으로 지기(地氣)를 끌어당긴다. 이내 나무의 몸통과 가지에 물이 오르기 시작한다. 이렇게 한창 물이 올랐을 때 껍질을 취해야 한다. 잎이 손바닥보다 넓어지는 한여름이 되면 약의 기운은 잎으로 향하게 되고, 껍질에는 약의 성질이 희미해진다. 낙엽이 지는 가을에도 마찬가지이다. 약의 기운이 뿌리로 향하면 껍질은 알거지가 된다. 이때 채취한 껍질에는 약효가 많지 않다. 결국 껍질을 사용하는 약초는 종류에 따라 다르지만 5~7월, 또는 발아 및 개화 후에 채취해야 약효가 좋고 껍질이 잘 벗겨진다.

예 두충, 오가피, 해동피(엄나무)

❷ 잎을 사용하는 약초

식물의 잎을 사용하는 약초는 언제 채취해야 할까? 마찬가지로 약의 기운이 잎에 충만해졌을 때 채취해야 한다. 따라서 완전히 성숙하기 전에 따야 한다. 꽃을 피우는 식물이라면 꽃이 막 피기 시작할 무렵, 늦어도 꽃이 활짝 피었을 때 잎을 채취해야 한다.

예 소엽(차즈기 잎), 상엽(뽕나무 잎), 다엽(녹차)

❸ 꽃을 사용하는 약초

이른 봄을 화사하게 장식하는 목련 꽃은 비염과 축농증에 효과적인 약초이다. 그런데 이것을 채취하는 시기는 꽃이라고 보기 어려울 때이다. 세상에 자신의 존재를 알리기 전, 꽃봉오리가 망울망울 매달려 있을 때 채취한다. 꽃을 사용하는 모든 약초가 그런 것은 아니지만, 꽃이 완전히 피지 않았거나 반쯤 피었을 때 채취해야 한다. 만약 꽃이 활짝 피어 채취 시기가 늦어진다면 약의 기운은 이미 씨앗을 만드는 데로 이동하게 된다.

예 금은화(인동 꽃), 신이(목련 꽃), 홍화, 갈화(칡꽃), 감국(국화)

❹ 식물 전체를 사용하는 약초

식물 전체를 약초로 사용하는 경우가 있다. 무의 뿌리와 잎을 모두 먹는 것처럼 말이다. 식물 전체를 사용하는 약초 또한 약의 기운이 최고점에 달했을 때 채취해야 한다. 사람으로 따지면 청소년기에 채취해야 효과가 좋다. 따라서 봄이나 초여름이 적기이다. 만약 꽃이 피는 식물이라면 꽃이 필 무렵, 늦어도 꽃이 만개했을 때 채취하는 것이 좋다.

예 인진쑥, 곽향(배초향), 익모초, 하고초

❺ 씨앗을 사용하는 약초

씨앗을 사용하는 약초는 대체로 약초의 이름이 자(子), 인(仁)으로 끝난다. 씨앗을 사용하는 약초는 씨앗이 완전히 성숙했을 때 채취하는 것이 일반적이다. 그래야 약의 기운이 온전히 씨앗으로 이동되기 때문이다. 하지만 복분자는 예외이다. 복분자는 신맛이 주요한 약성을 나타내기 때문에 익지 않았을 때 채취해야 한다.

예 구기자, 대추, 산수유, 산사, 오미자, 산조인, 익지인, 괄루인, 도인, 행인

❻ 뿌리를 사용하는 약초

　뿌리를 약초로 사용하는 것들이 매우 많다. 인삼, 황기, 감초, 백수오 등 우리가 보약이라고 생각하는 약초는 대체로 뿌리를 사용한다. 그렇다면 약의 기운이 뿌리로 내려가는 시기는 언제일까? 가을이 되어 낙엽이 지고 식물의 에너지가 뿌리로 내려가 다음 해를 기약할 때이다. 아니면 이른 봄 싹이 트면서 가지와 잎으로 물이 오르기 전이다. 따라서 뿌리를 사용하는 약초는 늦은 가을 또는 이른 봄에 채취해야 한다.

　예 인삼, 사삼(잔대), 길경(도라지), 백수오, 천궁, 백지, 강활

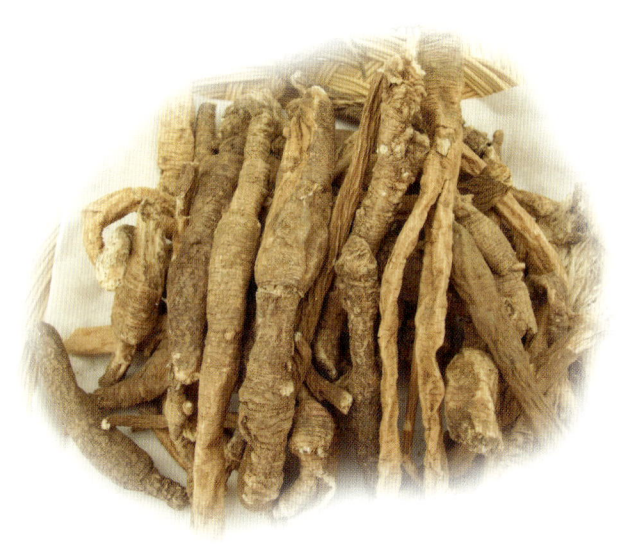

03 약초를 말리는 방법

대부분의 약초는 채취한 후에 바로 말려야 한다. 그래야 저장과 유통이 편리하기 때문이다. 채취한 약초를 바로 섭취한다면 건조할 필요가 없겠지만 계절과 지역에 따라 나오는 약초가 다르기 때문에 말려서 오랫동안 보관해야 할 필요성이 생긴다. 다음은 약초의 건조에 대한 『동의보감』의 설명이다.

> 폭건(暴乾)은 햇볕에 쪼여 말리는 것이고, 음건(陰乾)은 볕에 노출시키지 않고 그늘에서 말리는 것을 말한다. 그런데 지금 내가 보기에는 약초를 채취하여 그늘에 말리면 나빠지는 경우가 많다. 녹용(鹿茸)의 경우만 하더라도 비록 그늘에 말려야 한다고 하지만, 그럴 경우 모두 썩어서 훼손되므로 오히려 불에 말리는 것이 쉽게 마르고 약의 품질도 좋다. 풀이나 나무의 뿌리와 싹도 그늘에서 말리면 다 나빠진다. 음력 9월 이전에 채취한 것은 다 햇볕에 말리는 것이 좋고, 음력 10월 이후에 채취한 것은 모두 그늘에서 말리는 것이 좋다.

『동의보감』의 설명대로 음력 9월 이전에 채취한 것은 상할 우려가 있기 때문에 햇볕이나 불에 신속하게 말려야 한다. 반면 음력 10월 이후에 채취한 것은 계절적으로 상할 가능성이 낮기 때문에 그늘에서 말려도 좋다.

약초를 건조시키는 또 하나의 원칙은 다음과 같다. 꽃을 사용하는 약초, 잎을 사용하는 약초, 식물 전체를 사용하는 약초, 휘발성 물질을 많이 함유하고 있는 약초는 색이나 향기 성분의 보존을 위하여 가능하면 저온(20℃ 이하)에서 말리는 것이 좋다. 반면 뿌리를 사용하는 약초, 나무의 껍질을 사용하는 약초는 경제성을 고려하여 약간 높은 온도(20~60℃)에서 말려도 좋다.

뿌리를 사용하는 약초의 경우 겉껍질을 벗기지 않고 말리는 것이 좋다. 겉껍질을 벗기지 않으면 잘 마르지 않기 때문에 약초를 재배하는 사람들 입장에서는 어려움이 있을 것이다. 하지만 과일의 껍질에 식물성 약성분(phytochemical)이 많은 것처럼, 약초의 겉껍질에 약성분이 더 많다. 예를 들어 인삼은 고려시대 개성 지방에서 약성은 약해져도 곱게 보이려는 상업적인 부분 때문에 겉껍질을 벗겨 유통시켰다고 하는데, 인삼의 겉껍질에 사포닌이 더 많기 때문에 벗기지 않고 사용하는 것이 효과적이다.

따라서 건조의 편의성을 위하여 대부분의 약재를 편(片)으로 절단하거나 길게 쪼개서 말린다.

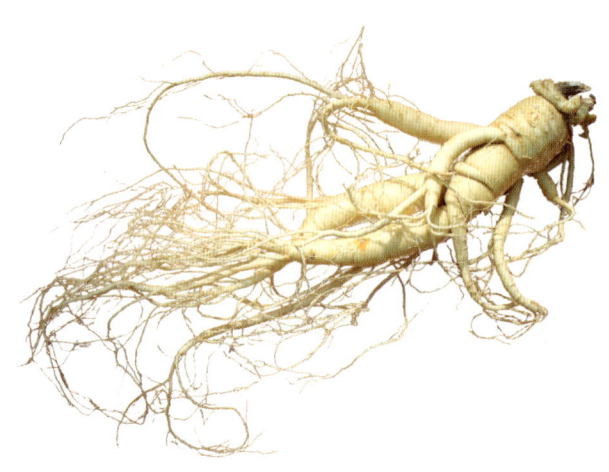

04 약초의 저장법

　여름철에는 약초가 상해서 사용하지 못하는 경우가 많기 때문에 보관에 주의를 기울여야 한다. 약초를 대량으로 저장하는 곳에서는 방충제를 사용하지만, 가정집에서 소량으로 보관할 때는 햇볕이 잘 들고 통풍이 잘되는 곳에 보관하거나 냉장 또는 냉동 보관하는 것이 좋다. 만약 잘 사용하지 않는 약초를 오랫동안 보관해야 한다면 자주 살펴서 변질을 막아야 한다. 다음은 충해(蟲害)가 심한 약초이므로 특히 여름철 보관에 신경을 써야 한다.

> 당귀, 천문동, 사삼, 독활, 백지, 길경, 방풍, 포황, 홍화, 대추, 의이인, 연자육, 검인, 산조인, 구기자, 모과, 오미자, 산수유, 택사, 고본, 도인, 행인, 이 외에 씨앗을 사용하는 약초는 충해가 심하므로 주의해야 한다.

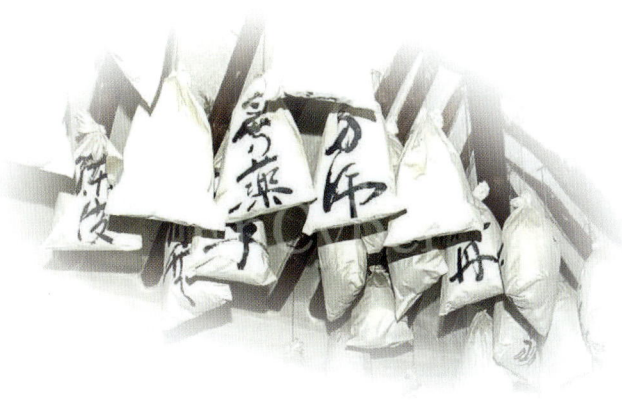

05 약초의 복용법

약초를 복용하는 방법은 질병의 종류와 경중(輕重), 나이, 성별, 체질 등에 따라 달라질 수 있다. 전통적으로 약초를 달여서 탕(湯)으로 복용하는 방법이 있고, 분말하여 가루(散)나 환(丸)을 만들어 복용하는 방법이 있다. 하지만 시대가 변하면서 약초를 응용하는 분야가 많아졌고, 일반인들도 개인의 기호에 따라 복용하는 방법을 달리하고 있다. 특히 최근에 효소 열풍이 대단한데, 약초를 담가 발효시키는 것에 대하여 연구자들 간에도 의견이 분분하므로 여기에서는 다루지 않는다.

❶ 달여서 먹는 방법

- 달일 때는 깨끗한 물을 사용해야 하며 단맛이 나는 물이 좋다.
- 물의 양은 최소한 약초가 잠기는 정도가 되어야 하며, 모두 달인 후에도 약초가 물 위로 드러나서는 안 된다. 『동의보감』도 '적당히 짐작하여 붓는다'는 식으로 모호하게 표현하였는데, 이는 약을 복용하는 사람에 따라 다를 수 있기 때문이다. 아이는 많은 양의 탕약을 먹지 못하기 때문에 약초가 잠길 정도로 최소한의 물을 붓는 것이 좋을 것이고, 성인은 1회에 1컵(120mL) 정도의 탕약이 나올 정도로 물을 조절하면 된다. 예를 들어 200g의 약초를 달여 성인이 하루에 3번 복용해야 한다고 가정하여 계산하면 다음과 같다.

> 200(약초 무게) + 200(약초에 흡수되는 물의 양) + 1,000(증발되는 물의 양) + 360(3회 복용량)
> ➡ 이렇게 하면 총 1,760이 나온다. 즉 약초 200g을 달일 때 필요한 물의 양은 1,760mL이다.

- 약초를 달일 때는 강한 불을 사용하지 않는다. 『동의보감』의 표현을 빌리자면 '뭉

근한 불'로 달여야 한다고 하였다.
- 달일 때 쓰는 용기는 사기그릇이나 유리그릇을 사용한다. 참고로『동의보감』에서는 은이나 돌그릇을 사용하라고 하였다.
- 달이는 시간은 약초에 따라 차이가 있다. 땀이 나게 하는 약(감기약)이나 변비에 사용하는 약은 30~60분을 달인다. 그 외의 치료약은 1~2시간을 달이고, 보약은 2~3시간을 달인다. 보약의 경우라도 지나치게 오랜 시간을 달이는 것은 유해성분이 용출될 우려가 있으므로 3시간을 넘기지 않는 것이 좋다.

❷ 가루나 환을 만들어 먹는 방법

- 약초를 분말하여 가루나 환을 만들면 휴대가 간편하고 쓴맛을 싫어하는 사람도 먹을 수 있다. 또한 물로 달일 때 완전히 추출되지 않는 성분, 높은 온도에 파괴되는 성분, 그리고 섬유질까지 모두 취하는 장점이 있다.
- 환의 크기에 대하여『동의보감』은 다음과 같이 설명한다. '환의 크기는 질병의 위치에 따라 달라진다. 허리나 무릎, 자궁, 신장 등에 생긴 병을 치료하려면 환을 크게 만들어서 사용한다. 반면 위장이나 가슴의 병을 치료할 때는 그보다 작게 만들고, 머리와 두면부의 질환을 치료할 때는 극히 작게 만들어야 한다.' 이러한 구분이 하나의 기준이 될 수는 있지만 모든 경우에 해당되는 것은 아니다.
- 보통 환의 크기는 우황청심환처럼 4g 정도의 크기로 만드는 것도 있고, 녹두(綠豆) 크기로 만들어 한 번에 50~100개씩 먹기도 한다.
- 가루나 환의 1회 복용량은 4~10g이 일반적이지만, 병세가 급박하면 늘리고 그렇지 않으면 줄이도록 한다.

❸ 꿀에 재는 방법

신선한 약초의 즙을 꿀에 섞거나 건조된 약초를 곱게 분말하여 꿀에 섞어서 먹으면 맛도 좋고 장기간 보관하면서 복용할 수 있다. 특히 위장이 약하고 기력이 없는 사람에게 적합한 방법이다.

❹ 차로 먹는 방법

무게가 가벼운 잎이나 꽃을 사용하는 약초는 차로 달여 마시면 좋다. 특히 향기를 지닌 약초를 오래 달이면 약효가 줄어들기 때문에 차로 복용하는 것이 좋다. 가볍고 향기를 지닌 약초는 인체의 상부(上部)에 그 효능을 나타내는 경우가 많아서 이들 약초를 차로 복용하면 두통이나 어지럼증, 안구충혈, 여드름 등에 효과를 얻을 수 있다.

❺ 음식으로 먹는 방법

약초를 음식으로 먹으려면 맛이 중요한 요소로 작용한다. 쓴맛이 강한 약초를 음식으로 사용하는 것은 무리이다. 다행히 음식으로 사용하는 약초는 대부분 몸을 보하는 약초이고, 이들의 맛은 담담하거나 단맛이 주류이다. 『동의보감』을 보면 왕세자들에게 처방되었던 '연자죽', 세종대왕이 즐겨 먹었던 떡으로 전해지는 '구선왕도고'가 나온다. 연자죽은 만성화병에 좋은 음식이고, 구선왕도고는 소화력이 약하고 기력이 없는 사람에게 좋은 음식이다. 이 외에도 책에 다양한 음식이 소개되어 있으므로 참고하기 바란다.

❻ 술에 담가서 먹는 방법

술은 기혈(氣血)의 순환을 촉진하여 약의 효능을 온몸에 퍼뜨리는 작용을 하므로 치료 효과를 높이는 데 도움이 되기도 한다. 하지만 필자는 약초를 술로 담가 먹는 방법을 추천하지는 않는다. 이유는 적절하게 복용하는 사람보다 과음하는 사람이 더 많기 때문이다. 혹을 떼기 위해 마신 약술이 혹을 붙이는 꼴이 될 수도 있다.

다만 지용성 성분이 많은 약재의 경우에는 술에 담그는 것이 좋고, 술을 먹지 못하는 사람들의 경우에는 술을 담근 후 이 술을 끓여서 알코올 성분을 날려 보내고 복용하는 방법도 있다. 다음은 약술에 대한 『동의보감』의 설명이다.

❝ 약술을 담글 때는 약을 모두 얇게 썰어 비단 주머니에 넣고 술을 부어 밀봉한 후 봄에는 5일, 여름에는 3일, 가을에는 7일, 겨울에는 10일을 두었다가 진하게 우러나면 걸러낸다. 맑은 것은 복용하고, 찌꺼기는 햇볕에 바싹 말려 거칠게 분말하여 다시 술에 담가 마신다. 보통 한 병의 술에 거칠게 분말한 약초 120g을 담근다. ❞

06 약초의 복용량

약초는 천연물이고 부작용이 강하게 나타나지 않기 때문에 복용량의 폭이 넓은 편이다. 복용의 최대량과 최소량에 표준이 있는 것은 아니며, 다음에 설명되는 조건들을 참고하면서 복용량을 결정해야 한다.

❶ 약초의 맛과 성질에 따라 결정

약초의 복용량을 결정하는 데 가장 큰 영향을 주는 요소는 맛과 성질이다. 맛과 성질이 강하지 않고 무독성인 약초는 처음부터 많이 먹어도 큰 해가 없다. 예를 들어 인삼이나 황기는 맛과 성질이 한쪽으로 치우치지 않기 때문에 많은 양을 복용해도 큰 해는 없다. 반면 맛과 성질이 강하고 독성이 있는 약초의 복용량은 소량으로 시작하여 반응을 보면서 증가시켜야 한다. 예를 들어 부자(附子)는 열(熱)이 아주 많은 약초이기 때문에 처음부터 많은 양을 사용해서는 안 된다. 또한 씨앗이나 뿌리처럼 질량이 높은 약초는 비교적 많은 양을 복용해야 하며, 꽃이나 잎처럼 질량이 낮은 약초는 적은 양을 복용해야 한다.

❷ 함께 사용하는 약초에 따라 결정

단일 약초를 복용할 경우에는 많은 양을 사용하지만, 다른 약초와 함께 사용할 때는 양을 줄이는 것이 보통이다. 단, 해당 약초가 주된 약초라면 많은 양을 사용해야 하고, 보조적인 약초라면 적게 사용해야 한다. 예를 들어 기운이 없고 소화가 안 되는 증상에 인삼과 백출을 사용할 경우, 기력을 높이는 것이 목적이라면 인삼의 양이 많아야 하고, 소화가 잘되게 하는 것이 목적이라면 백출의 양이 많아야 한다.

❸ 질병에 따라 결정

약초의 복용량은 질병의 성질과 상태에 따라 다르다. 병세가 심하지 않거나 만성질환이라면 복용량을 적게 유지해야 하며, 병세가 중하고 급성질환일 경우에는 복용량을 증가시켜야 한다.

❹ 체질에 따라 결정

체질이 강한 사람은 약한 사람보다 복용량이 많아도 되지만, 노인이나 소아의 복용량은 장년(壯年)보다 적어야 한다. 또한 여성의 복용량은 남성보다 적어야 한다. 노인과 소아, 여성은 간의 대사력이 상대적으로 떨어지기 때문이다. 우리나라 사람들은 농축액을 좋아하는 편이라서 약초를 진하게 먹는 것이 무조건 좋다고 생각하지만, 간이 대사할 수 있는 양을 벗어나면 분명 해가 된다.

❺ 계절과 지역에 따라 결정

인삼처럼 성질이 따뜻한 약초는 여름에 적게 사용하고, 겨울에 많이 사용해야 한다. 반대로 황련처럼 성질이 매우 차가운 약초는 여름에 많이 사용하고, 겨울에 적게 사용해야 한다. 또한 해남이나 진도처럼 겨울에도 비교적 따뜻한 지역에 사는 사람들에게는 차가운 약초의 양을 조금 증가시켜도 되지만, 강원도처럼 추운 지역에 사는 사람에게 차가운 약초를 많이 복용시키는 것은 좋지 않다. 마찬가지로 강이나 바다 근처에 사는 사람들에게 습기(濕氣)를 제거하는 약초를 많이 사용하면 보약의 효과를 얻을 수 있지만, 건조한 지역 사람들에게는 독이 될 수 있다.

07 약의 복용 시간

　두통이나 요통, 견비통, 피부질환처럼 치료제를 사용해야 할 때는 식후 40분쯤에 복용하는 것이 좋고, 보약인 경우에는 식사 1시간 이후 약간의 공복이 되었을 때 복용하는 것이 좋다. 식후에 바로 약을 복용하면 소화에 부담을 줄 수 있기 때문이다. 단, 강력하게 치료에 도움이 되어야겠고 빠른 효과를 내야 할 경우에는 식전에 복용하는 것이 좋다. 그러나 반드시 죽과 같은 부드러운 음식을 약간 섭취한 후 안정을 취한 상태에서 복용해야 한다.

　또한 보편적으로 머리나 가슴 등 상초(上焦)부위로 작용시킬 약은 식후에 복용하고, 소화기능처럼 중초(中焦)부위로 작용시킬 약은 식후 30분~1시간 후 소화흡수가 될 때 복용하며, 신장이나 방광, 자궁 등 하초(下焦)로 작용시킬 약은 식사 전에 복용하는 것이 약효를 극대화시킬 수 있다.

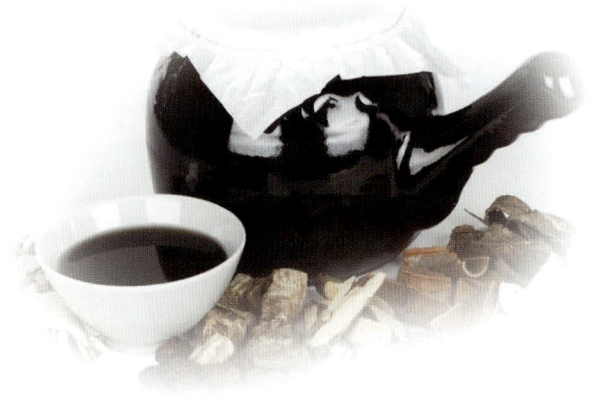

08 약초를 먹을 때 금기할 음식

어떤 음식은 약초의 효능을 떨어뜨리기 때문에 약을 복용할 때는 섭취를 하지 않거나 대폭 줄일 필요가 있다. 또한 따로 설명하지는 않았으나 과식(過食)과 야식(夜食)은 절대 금해야 한다. 과식과 야식을 하면 위장이 쉬지 못하고 간(肝)도 과로를 하게 된다. 이런 상태에서 약이 들어가면 간은 혹사를 당하고, 몸 상태는 더욱 나빠진다. 병을 치료하기 위해서 약을 먹는 것인데, 도리어 병을 키울 수도 있으므로 주의해야 한다.

❶ 기름진 음식

고서(古書)에 약을 먹을 때는 돼지고기, 개고기, 고깃국, 생선회, 비늘 없는 생선 등을 먹지 말아야 한다는 말이 자주 나온다. 이는 돼지고기 등이 약효를 떨어뜨리기 때문이라고 하였는데, 구체적인 이유는 '미끄럽거나 막히게 하는 것을 먹지 말아야 한다'는 구절에서 찾을 수 있다. 미끄럽다는 말은 기름진 음식이라는 뜻이고, 생선으로 치면 비늘이 없는 생선에 해당한다. 이러한 음식은 '막히게 하는 성질'이 있기 때문에 약효를 떨어뜨린다는 설명이다.

기름진 음식에 대한 경고는 약을 복용하는 사람에게만 해당하는 것이 아니었다. 『동의보감』에 다음과 같은 구절이 있다. '소단(消癉, 당뇨병), 쓰러지는 병, 반신불수(중풍), 다리에 힘이 빠지는 병, 기가 가득 차서 숨이 위로 치받는 병은 살찌고 귀한 사람이 달고 기름진 음식을 먹어서 생긴 병이다.' '비늘 없는 고기와 여러 가지 짐승의 고기는 먹지 말아야 한다. 저절로 죽은 짐승의 고기를 먹으면 명(命)을 재촉하는 경우가 많다.' 허준이 이 책을 집필했던 당시 고기는 지금처럼 사육한 것이 아니었고 항생제에 오염된 것도 아니었을 텐데 먹지 말아야 한다고 강조하였다. 사육한 것이 아니더라도 본래 고기의 성질이 몸을 이롭게 하기보다 해롭게 한다는 것을 경험적으로 알았기 때문이다.

❷ 생채소

약초를 복용할 때 생채소를 먹지 않아야 하는 것은 몸이 냉한 사람에게 해당한다. 『동의보감』에 다음과 같은 구절이 있다. '채소의 성질은 아주 차다. 채소나 오이는 기(氣)를 다스리기도 하지만 귀나 눈을 어둡게 하기도 한다. 이러한 것들을 1년 내내 많이 먹으면 안 된다. 노인은 더욱 금해야 한다.'

채소는 열을 내는 데 필요한 당분의 비율이 낮기 때문에 차가운 성질을 지닌 음식이다. 따라서 몸이 찬 사람이 많이 먹으면 몸을 더 차게 만들고, 눈과 귀를 어둡게 할 수 있다. 『동의보감』에 열이 많은 약초인 세신을 복용할 때 생채(生菜)를 먹지 말라는 설명이 나오는데, 이는 생채소가 보약이나 몸을 따뜻하게 하는 약초의 효과를 떨어뜨릴 수 있기 때문이다.

❸ 매운 음식

매운맛은 막힌 것을 뚫어주고 열을 내며 땀을 배출시키는 순작용을 한다. 하지만 너무 많이 먹으면 기(氣)를 소모시키는 역작용이 나타나기 때문에 약을 먹을 때는 섭취량을 줄이는 것이 좋다. 특히 보약을 먹을 때는 더욱 주의해야 하는데, 『동의보감』에서는 숙지황이 든 약을 복용할 때 파와 마늘을 먹지 말라는 조언을 하고 있다.

❹ 식초

신맛은 수렴(收斂)시키는 효능이 좋아서 물질을 몸 밖으로 나가지 못하게 한다. 소변을 자주 보는 증상, 설사, 유정(遺精), 대하증(帶下症) 등이 있을 때 신맛이 나는 약초를 사용하는 원리도 이와 같다. 하지만 반대로 몸 밖으로 내보내야 할 상황에서는 신맛이 약효를 떨어뜨리는 역할을 하므로 주의해야 한다. 『동의보감』에서 복령(茯笭)을 복용할 때 식초를 먹지 말라고 한 것은 복령이 이뇨제이기 때문이다. 소변을 잘 나가게 하는 약초를 복용하는 중에 수렴작용을 하는 식초를 섭취하면 효과가 떨어지는 것은 당연하다.

❺ 피

'피는 생명이다'. 혈액에는 신진대사에 필요한 물질이 포함되어 있어 천연 영양제라고 할 수 있다. 하지만 이것은 살아 있는 사람에게 살아 있는 피를 공급했을 때에 해당한다. 죽은 동물의 혈액에는 노폐물과 독소가 많이 함유되어 있다. 따라서 피를 먹으면 독소를 해독하는 간(肝)에 부담이 된다. 이는 보약이나 간에 좋은 약초를 복용할 때 피를 먹지 말아야 할 이유이다.『동의보감』에도 숙지황과 하수오를 복용할 때는 피를 먹지 말라고 했으며, 보골지(補骨脂, 보양약재)라는 약초를 복용할 때는 특히 돼지의 피를 먹지 말라고 하였다.

❻ 밀가루

밀가루는 소화불량의 원인이기 때문에 금기해야 한다.『동의보감』에 의하면 '밀가루는 장(腸)과 위(胃)를 튼튼하게 하고 기력을 세게 하며 오장(五臟)을 도우니 오래 먹으면 몸이 든든해진다'라고 하였다. 반면 '묵은 밀가루는 열(熱)과 독(毒)이 있고 풍(風)을 동(動)하게 한다'고도 하였다. 시중에 유통되는 밀가루는 묵은 것이며, 첨가제까지 포함되기 때문에 열과 독이 있을 수밖에 없다. 더구나 밀단백질의 대부분은 소화불량을 일으키는 글루텐이므로 소화력이 약한 사람에게는 적합하지 않다. 결국 약초를 복용할 때 밀가루를 많이 섭취하면 약의 흡수가 방해될 가능성이 높다.

09 약초의 효능을 이해하는 방법

　노자(老子)의 『도덕경』에 '전쟁이 지나간 자리에는 가시나무만 무성하다'는 말이 있다. 가시나무가 무성해진 것은 투기(鬪氣)가 왕성했던 전쟁의 영향을 받았기 때문이다. 우리는 이제 약초를 볼 때 무심코 보지 말고 그것의 분위기와 감정을 느껴야 한다. 채소는 비가 온 뒤에 신이 나서 마구 일어나고, 추우면 움츠러들며, 한여름 햇볕에는 축 처지고, 아침에 태양이 떠오를 때는 기분이 좋아서 반짝인다. 사람과 다를 바가 없다.

　내가 기분이 좋으면 그 감정이 주위 사람에게 전달되어 분위기를 살린다. 기쁜 감정으로 아픈 병자를 위로하면 병자는 그 기(氣)를 받아 병의 회복이 빨라진다. 반대로 일이 힘들어서 얼굴이 일그러지고 어깨가 축 처진 나를 보고 활기(活氣)를 얻을 수 있을까? 이 세상에 존재하는 생물과 무생물은 모두 기(氣)를 가지고 있다. 그런데 우리는 약초를 공부할 때 성분에 너무 집착하는 경향이 있다. 비타민, 미네랄, 효소, 식물성 약성분(phytochemical) 등이 많고 다양해야 좋다고 여긴다. 하지만 이것들이 약초의 효능을 판가름하지는 않는다. 성분보다 더 중요한 것은 맛과 성질로 대표되는 약초의 기미(氣味)다. 물을 예로 들어보자.

　물(H_2O)은 성분이 같아도 그들이 지니고 있는 온도에 따라 차가운 얼음일 수도 있고, 시원한 물일 수도 있으며, 미지근한 물 또는 뜨거운 물이 되기도 한다. 추위에 떨고 있는 사람에게 차가운 물을 줄 것인가, 아니면 따뜻한 물을 줄 것인가? 성분만을 따진다면 아무 물이나 상관없지만, 추위에 떠는 사람에게 필요한 것은 물이 아니라 온기(溫氣)이다. 물이 아닌 온기가 얼어붙은 몸을 녹인다.

　약초의 성질도 마찬가지이다. 어떤 약초는 얼음처럼 차가운 성질을, 어떤 약초는 시원한 성질을, 어떤 약초는 따뜻한 성질을, 어떤 약초는 뜨거운 성질을 지니고 있다. 예를 들어 인삼은 따뜻한 성질을 지니고 있어 몸이 냉한 사람에게 좋다. 결명자는 시원한 성질을 지니고 있어 눈이 충혈되었을 때 적합하다. 황련(黃連)은 얼음처럼 차가운 성질이어서 체열(體熱)을 내리는 데 적합하고, 부자(附子)는 끓는 물처럼 뜨거워서 몸을 데우는 데 필요하다.

약초의 맛은 어떤가. 신맛은 수렴시키는 힘이 좋아서 비정상적으로 배출되는 것을 막는다. 신맛이 나는 오미자, 산수유, 복분자, 매실은 땀을 막고, 기침을 막고, 소변을 막고, 대변을 막고, 남성의 유정(遺精)을 막고, 여성의 대하(帶下)를 막는다.

쓴맛은 하강(下降)시키는 힘이 좋아서 비정상적인 열을 내리고 염증을 가라앉히며 음식을 소화시키는 효능을 발휘한다. 양약구고(良藥口苦)라는 말이 있다. 좋은 약은 입에 쓰다는 것인데, 쓴맛을 내는 대부분의 약초는 염증을 가라앉히고 아픈 것을 낫게 하니 좋은 약일 수밖에 없다.

단맛은 이완(弛緩)시키는 힘이 좋아서 몸과 마음을 누그러뜨리는 효능을 발휘한다. 단맛이 나는 음식은 대체로 많은 양의 당(糖)을 가지고 있어 에너지를 내는 데 긴요하다. 에너지가 보충되면 마음도 몸도 느긋해진다. 우울할 때 초콜릿을 먹으면 기분이 좋아지는 것처럼 말이다.

매운맛은 흩어지게 하는 힘이 좋아서 열과 땀을 몸 밖으로 빼내고 막힌 것을 소통시키는 효능을 발휘한다. 매운 음식을 먹으면 열과 땀이 나면서 기분이 좋아진다. 이는 매운맛이 막힌 것을 뚫어주고 노폐물을 몸 밖으로 배출시킨 결과이다.

짠맛은 단단한 것을 부드럽게 하는 효능이 있다. 차가운 눈을 녹이는 소금, 단단한 배추의 숨통을 끊어놓는 소금, 변비를 해소하는 함초(鹹草)에서 알 수 있듯이 짠맛은 단단한 것을 부드럽게 만든다.

전통 한의학 관련 책에는 약초의 맛과 성질에 대한 이야기가 자주 나온다. 이는 약초를 이해하고 활용하는 데 있어 중요하기 때문이다. 비단 책에서 설명되는 약초뿐만 아니라 산야(山野)에서, 또는 외국에서 낯선 약초를 접했을 때 그 형태와 색깔, 기질, 맛을 보고 성질을 파악한다면 자연이 설명하는 약초의 효능을 이해할 수 있을 것이다.

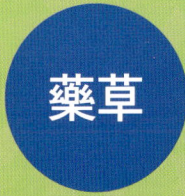

질환별 약초 142종

(31가지 질환에 따라 사용하는 약초를 구분하여 설명)

제1장
근골격계 질환

인체의 골격은 총 206개로 구성되어 있으며 이들 골격은 관절을 형성하여 서로 연결되어 있다. 골격은 살아 있는 구조물로서 개체 특유의 체격을 형성하고 지지하며 생명 영위에 중요한 내부 장기들을 보호한다. 또한 근육의 능동 작용에 의한 운동의 수동기관이며 혈액을 생산하고 무기물의 저장 장소로도 활용된다.

인체의 운동은 아무리 단순한 것이라도 한 개의 근육에 의해서 이루어지는 것이 아니고 몇 개의 협동근이 필요하다. 어떤 운동이든지 직접 관여하여 주된 운동근으로 작용하는 근을 주동근이라 하고, 주동근을 도와 같이 작용하는 근을 보조근이라 한다. 또한 주동근이 수축할 때 동시에 수축하는 근들로서 주동근의 운동을 보조하는 근을 협력근이라 하고, 어떤 운동을 하기 위해 주동근이 수축할 때 반대로 이완하는 근들을 길항근이라고 한다. 최근의 재활의학에서는 이것을 규명하기 위하여 근전도 EMG 검사법을 많이 이용하고 있다.

일상적으로 우리가 행하는 의식적 또는 무의식적인 운동은 신체의 어떤 부위를 움직이기 위한 협력근의 운동이며 개개의 근육 작용이 아니다. 어떤 부위가 움직이는 운동은 여러 근육의 협력작용이나 길항작용이 목적에 맞게 조절되어 일어난다. 뼈·관절 및 골격근은 운동기관으로 해서 총괄되는데, 뼈와 관절은 수동적 운동기관이며 골격근은 능동적 운동기관이다.

① 관절염
  쇠무릎 草本, 피나물 草本, 개다래 木本, 골담초 木本, 으아리 木本

② 신경통
  강활 草本, 수양버들 木本, 오갈피나무 木本, 음나무 木本

③ 타박상
  동의나물 草本, 머위 草本, 무릇 草本, 씀바귀 草本, 호장근 草本

관절염 : 관절염은 관절 안에 여러 세균이 침투하여 일어난 관절의 염증으로, 노인성 관절염이나 무릎 관절통과 관절염, 그리고 뼈가 쑤시는 관절염 등 여러 관절염이 있다.

외상 부위가 붓고 통증이 나며 열과 함께 관절의 운동 장애가 생겨 움직이기가 힘들고 움직일 때마다 통증이 있다. 나중에는 관절 속에 고름이 고여 결국에는 뼈까지 손상을 입게 된다. 또한 관절이 변형되거나 관절 속에 물이 고이기도 한다. 병이 계속되면 관절은 더욱 굳어지고 나중에는 완전히 굳어 제대로 서거나 걷지 못하는 경우까지 발생한다.

급성일 경우에는 무거운 것을 들지 말고, 환부를 고정시키고 안정을 취하는 게 좋다. 증상에 차도가 있으면 조금씩 관절운동을 한다. 급성기가 지난 후에는 운동을 조금씩 해주는 것이 좋다.

▶ 쇠무릎 / 피나물 / 개다래 / 골담초 / 으아리

신경통 : 신경통은 신경이나 신경섬유를 둘러싸고 있는 막(신경초)에 염증이 생기거나 신경에 영양을 공급하는 혈관에 장애가 생겨 발병한다. 신경이 늘어나거나 당겨질 때 주위의 종창 때문에 신경이 밀려나면서 통증이 일어나게 된다. 주로 중년 이후에 많이 오며 남자는 좌골 신경통이 많다. 여자는 임신, 출산, 폐경기, 갱년기에 주로 나타난다. 신경통이란 병명이 아니라 단지 신경에 통증이 나타나는 증상이다. 신경통은 몇 가지 여타 질병과는 다른 특징이 있다.

신경통의 특징으로는 첫째 통증을 참기가 힘들고, 둘째 통증이 발작적으로 생기며, 셋째 아픈 부위나 또는 그 범위가 일정한 신경이 지배하는 영역에 한정되어 있고, 넷째 압통점(통증이 시작된 부위, 즉 신경이 신체 표면 가까이 지나는 부위)을 누르면 아프다는 것이다. 아울러 신경통이 잘 일어나는 연령은 50대 이후이고, 얼굴이나 팔, 늑골 사이, 허리, 다리 등에서 잘 발생한다.

▶ 강활 / 수양버들 / 오갈피나무 / 음나무

타박상 : 피부에는 손상이 없으나 외상에 의하여 피하조직과 근육, 장기 등에 손상이 있는 것을 타박상이라고 한다. 혈액이 조직 속으로 스며들어 피부색이 퍼렇게 되거나 부어오르고 심하게 타박을 당했을 때는 창상과 골절, 내출혈 등 여러 가지 증상들이 함께 나타난다. 1주일이 지나도 부기나 통증이 가라앉지 않으면 병원에 가서 진찰을 받는다.

확실하게 치료하지 않으면 나중에 신경통, 류머티즘, 관절염 같은 후유증이 생길 수가 있다. 우선 멍든 부위의 통증과 열감을 완화시키기 위해 수건을 차게 만들어 부위에 대고, 며칠 지난 후에는 냉찜질 대신 온습포를 이용한다.

▶ 동의나물 / 머위 / 무릇 / 씀바귀 / 호장근

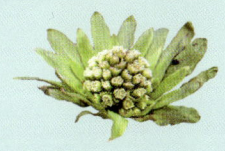

▶ 근골격계 질환・관절염・초본

쇠무릎

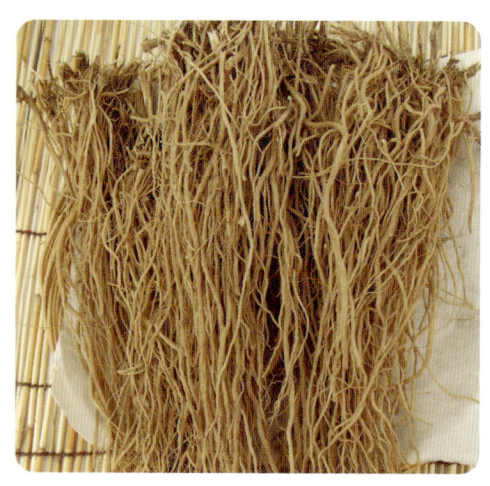

- 학 명 : *Achyranthes japonica* (Miq.) Nakai
- 과 명 : 비름과
- 이 명 : 쇠무릎지기, 산현채
- 생약명 : 우슬(牛膝)
- 생육지 : 산, 들 자생
- 개화기 : 8~9월
- 채취기 : 여름, 가을
- 용 도 : 식용, 약용
- 약 효 : 신경통, 관절염, 이뇨, 월경불순, 타박상, 진통

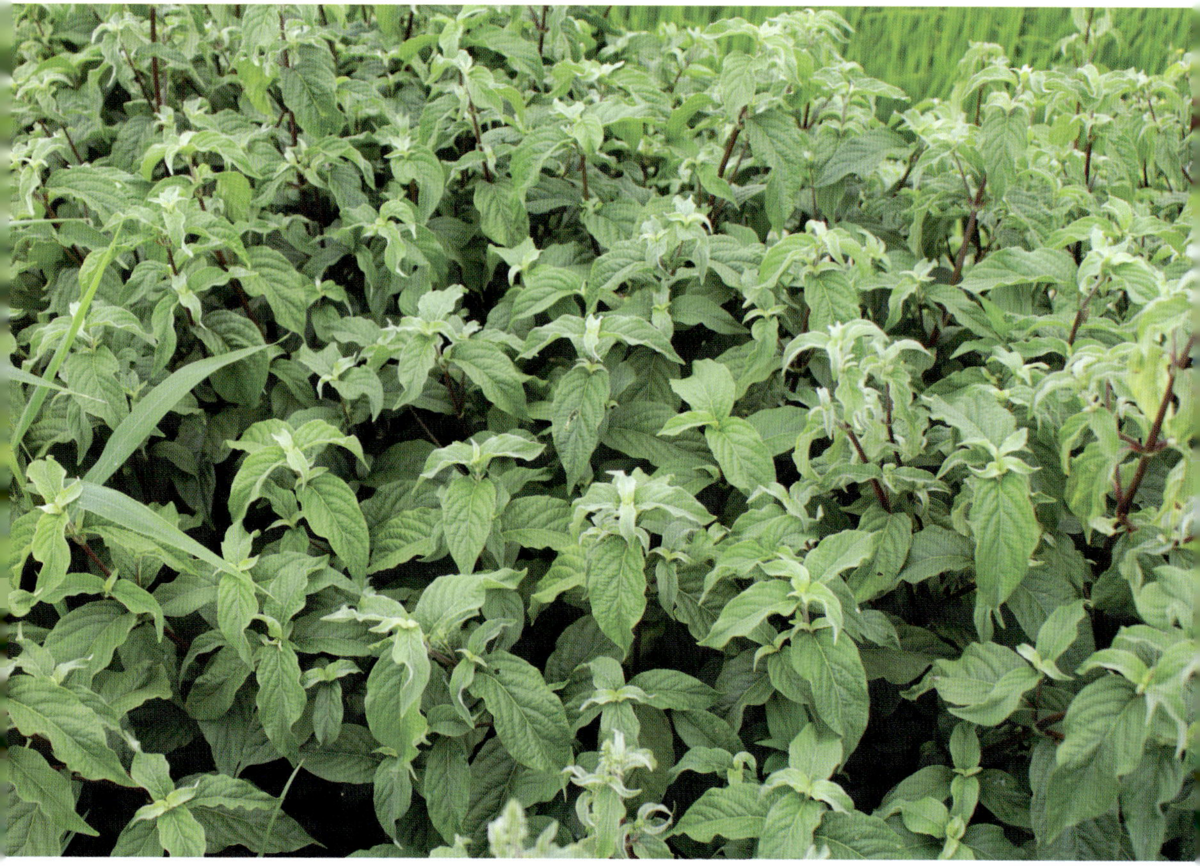

| **생김새와 특징** | 쇠무릎은 여러해살이풀로, 키는 50~100㎝이다. 줄기는 네모지고 다갈색이며 마디마디에 가지가 마주나 있다. 잎은 마주나며 모양은 장타원형 또는 타원형 달걀 모양이다. 잎의 양끝은 좁고 털이 약간 나 있다. 꽃은 8~9월에 가지 끝이나 잎겨드랑이에서 밑에서 위로 올라가며 연한 녹색으로 피어 이삭모양꽃차례를 이룬다. 열매는 타원형으로 광택이 있고, 그 안에 황갈색 종자가 한 개씩 들어 있다.

마디가 황소의 무릎과 같이 생겼다고 하여 쇠무릎이라고 한다. 가을에 성숙된 열매는 동물의 털이나 사람의 옷자락에 붙어 먼 곳까지 이동하여 번식한다.

우리나라가 원산지이며 일본에도 분포하고 있다. 전국 각처의 산과 들에 분포하며, 습기가 많은 곳에서 잘 자란다.

중국의 두메쇠무릎(천우슬)은 사천성에서 생산된다.

| **성품과 맛** | 맛은 시고 쓰며 성품은 평하다.

| **사용 부위** | 뿌리 및 줄기와 잎.

| **작용 부위** | 간(肝), 신(腎), 심(心) 경락.

| **성분** | 엑다이스테론(ecdysterone), 이노코스테론(inokosterone), 칼륨 등.

| **채취와 조제** | 줄기와 잎은 여름에, 뿌리는 가을에 채취하여 그늘에 말려서 사용한다. 뿌

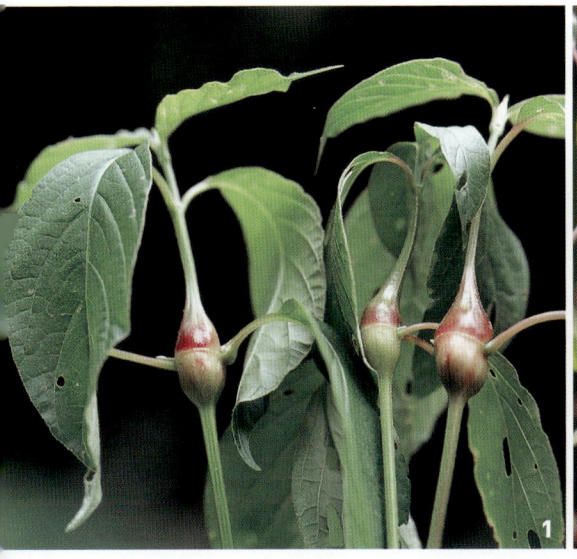
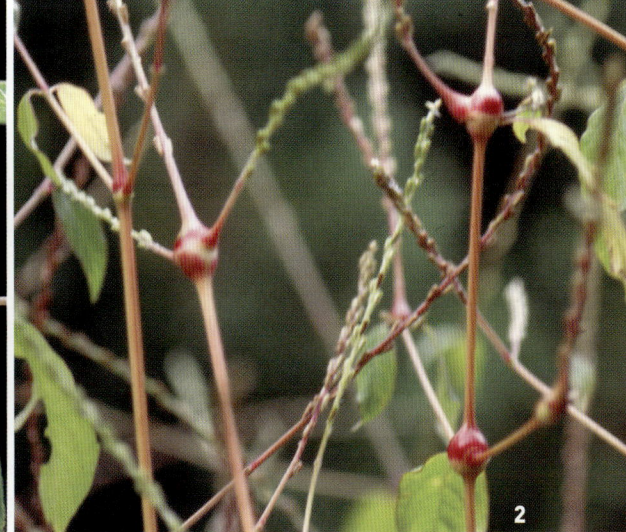

❶ 쇠무릎_ 잎과 지상부 마디 ❷ 쇠무릎_ 줄기

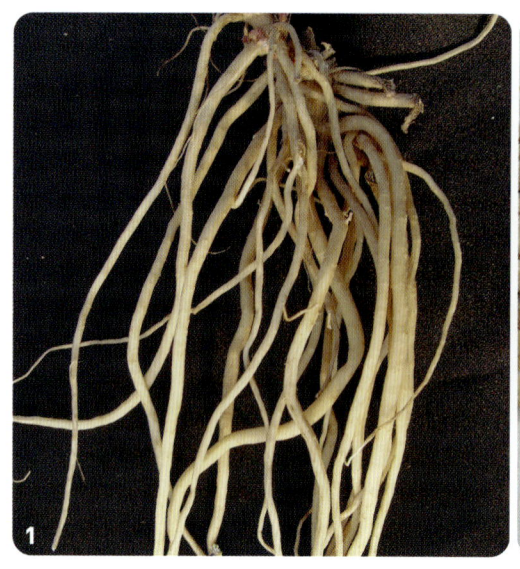 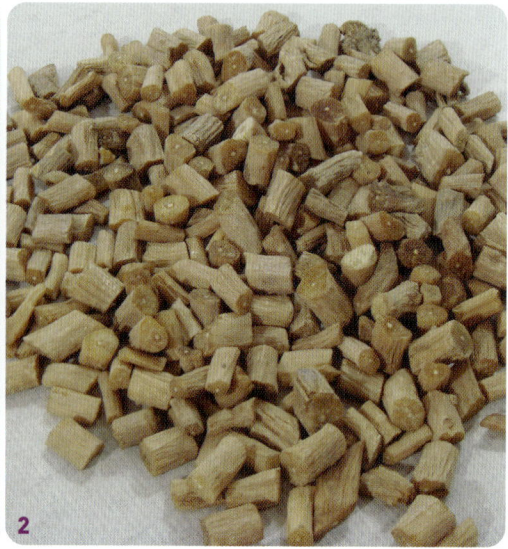

❶ 쇠무릎_ 생뿌리 ❷ 쇠무릎_ 건조한 뿌리(절단)

리는 수염뿌리와 흙을 제거하고 건조시킨 후 잘게 썰어서 사용한다.

| 효능 주치 |

① 보신(補腎)·보간(補肝)의 효능이 있으며, 요슬산통, 신경통, 관절염, 타박상, 이뇨, 통경, 월경불순을 다스리는 데 이용한다.
② 민간에서는 전통적으로 신경통과 관절염을 치료하기 위하여 식혜나 술로 담가서 이용하였다.

| 약용법 |

① 말린 것으로 하루에 6~18g을 사용하는데, 사용할 때는 노두(蘆頭: 뿌리 꼭대기 줄기가 나오는 부분)를 제거하고 잘게 썰어서 그대로 또는 주초(酒炒: 약재 무게 10~20%의 술을 흡수시켜 프라이팬에 약한 불로 노릇노릇하게 볶음)하여 사용한다. 우슬 10g에 물 700mL를 붓고 끓기 시작하면 불을 약하게 줄여서 200~300mL로 달여서 아침저녁

> **동의보감원문**
>
> 性平味苦酸無毒 主寒濕痿痺膝痛不可屈伸男子陰消老人失尿塡骨髓利陰氣止髮白起陰痿療腰脊痛墮胎通月經. 處處有之有節如鶴膝又如牛膝狀以此名之一名百倍以長大而柔潤者佳二月八月十月採根陰乾. 助十二經脈活血生血之劑也引諸藥下行于腰腿酒洗用之.

으로 두 차례에 나누어 복용한다.

② 어린순은 나물이나 국으로 끓여 먹는다. 약간 쓴맛이 있으나 독성은 없다. 요리를 하기 전에 4~5시간 찬물에 우려내면 쓴맛이 없어져 담백한 맛을 즐길 수 있다.

주의사항 생리를 순조롭게 하고 유산의 우려가 있으므로 임신 중에는 먹지 않도록 한다.

쇠무릎(우슬)의 기능성 및 효능에 관한 특허자료

▶ **우슬 추출물을 포함하는 경조직 재생촉진제 조성물**

본 발명은 우슬(쇠무릎 뿌리) 추출물을 포함하는 경조직 재생촉진제 조성물에 관한 것이다. 본 발명의 치료제는 조골세포 및 치주인대세포의 증식을 촉진시키고 상기 세포들의 알칼리 포스파타제 활성을 증가시킴으로써 경조직 재생 및 증식 촉진 효과를 나타낼 뿐만 아니라 경조직으로서 기능을 다 할 수 있는 형태의, 즉 충분한 경도를 갖는 경조직을 형성시킬 수 있는 우슬 추출물을 포함한다.

— 공개번호 : 10-2000-0019865, 출원인 : 권영혁, 박준봉, 정세영, 김성진, 박건구

▶ **우슬 또는 유백피 추출물을 함유한 류마토이드 관절염 치료용 약제 조성물**

본 발명은 관절염 치료를 위하여 슈퍼옥사이드(Superoxide), 프로스타글란딘(PGE2), 인터루킨-1β(Interleukin-1β)의 생성을 억제할 뿐만 아니라 결합조직의 기질인 콜라겐 단백질을 분해하는 콜라게나제 효소의 활성을 억제시킴과 동시에 콜라겐 단백질 합성을 촉진시키는 우슬(쇠무릎 뿌리) 추출물, 유백피 추출물, 또는 이들의 혼합물을 함유한 류마토이드 관절염 치료용 약제 조성물에 관한 것이다.

— 공개번호 : 10-1999-0039416, 출원인 : (주)엘지생활건강

▶ **우슬 추출물을 함유하는 염증성 질환의 치료 및 예방에 유용한 약제**

본 발명은 우슬(쇠무릎 뿌리) 추출물을 함유하는 염증성 질환의 치료 및 예방에 유용한 약제에 관한 것으로, 더욱 상세하게는 우슬의 추출물 중 숙신산의 함량이 일정 범위로 포함되도록 규격화 및 표준화시키고, 진통 억제, 급성염증 억제, 만성염증 억제, 급성부종 억제 및 만성부종 억제 등의 염증성 변화에 의하여 나타나는 제 증상의 억제 효과가 우수하게 발현되어 관절염 등의 우슬 추출물을 함유하는 염증성 질환의 치료 및 예방에 유용한 약제에 관한 것이다.

— 공개번호 : 10-2007-0088940, 출원인 : 신일제약(주)

▶ **우슬로부터 얻은 지방세포 분화 저해용 활성분획 조성물**

본 발명은 우슬(쇠무릎 뿌리)로부터 얻은 지방세포(NIH3T3-L1 cell) 분화 저해용 활성분획 조성물에 관한 것으로, 더욱 상세하게는 비름과 식물인 우슬로부터 지방세포 분화를 저해하여 비만의 원인이 되는 지방의 축적을 저해할 수 있는 활성분획 조성물과 이를 효율적으로 추출, 정제하는 방법, 그리고 그 추출물을 유효성분으로 함유하는 비만 예방 및 치료 생약제에 관한 것이다.

— 공개번호 : 10-2003-0083360, 출원인 : (주)머젠스

쇠무릎주

맛은 쓰다. 인삼주와 비슷한 향이 난다. 기호와 식성에 따라 꿀, 설탕을 가미하여 음용할 수 있다.

【적용병증】

- **근골통(筋骨痛)** : 근육이나 뼈의 통증 때문에 몸의 움직임이 불편한 증상을 말한다. 30mL를 1회분으로 1일 1~2회씩, 15~25일 음용한다.
- **골절번통(骨折煩痛)** : 과거의 타박상이나 매로 인해 뼈마디가 아픈 증상을 말한다. 30mL를 1회분으로 1일 1~2회씩, 12~15일 음용한다.
- **신경통(神經痛)** : 신경에 염증이 생겨 신경이 밀려나면서 통증이 오는 증상을 말한다. 30mL를 1회분으로 1일 1~2회씩, 15~25일 음용한다.
- **기타 질환** : 관절염, 근염, 마비증세, 생리통, 어혈, 혈액순환

【담그는 방법】

① 가을부터 이듬해 봄 사이에 뿌리를 채취하여 씻은 다음 말려서 사용한다.
② 생뿌리는 약 360g, 말린 뿌리는 약 120g을 소주 3.8L에 넣고 밀봉하여 서늘한 냉암소에서 보관, 숙성시킨다.
③ 5~6개월 침출시킨 다음 찌꺼기는 걸러내고 보관, 음용한다. 또는 찌꺼기를 걸러낸 후 2~3개월 더 숙성하여 음용하면 향미(香味)가 좋아진다.

【구입방법 및 주의사항】

- 건재상, 약재상, 약령시장 또는 재래시장에서 구입한다. 농촌의 들이나 산, 밭둑이나 강둑에서 많이 자생한다.
- 오래 음용해도 무방하나 치유되는 대로 중단하며 본 약술 음용 중에는 하늘타리, 깽깽이풀을 금한다.

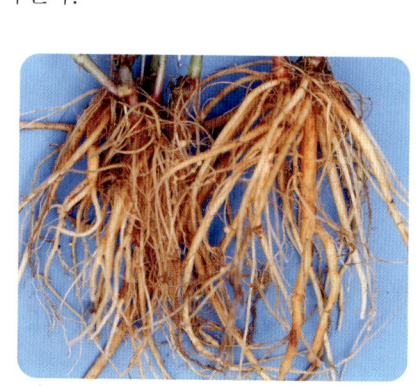

🔆 쇠무릎 생뿌리

▶ 근골격계 질환 • **관절염** • 초본

피나물

- **학 명** : *Hylomecon vernalis* Maxim.
- **과 명** : 양귀비과
- **이 명** : 노랑매미꽃, 봄매미꽃, 매미꽃
- **생약명** : 하청화근(荷靑花根)
- **생육지** : 산지의 숲 속 자생
- **개화기** : 4~5월
- **채취기** : 봄~가을
- **용 도** : 식용, 약용, 관상용
- **약 효** : 관절염, 신경통, 염좌, 타박상, 거풍, 습진, 종기

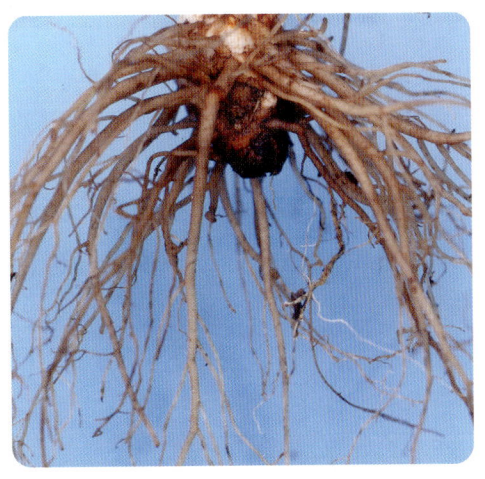

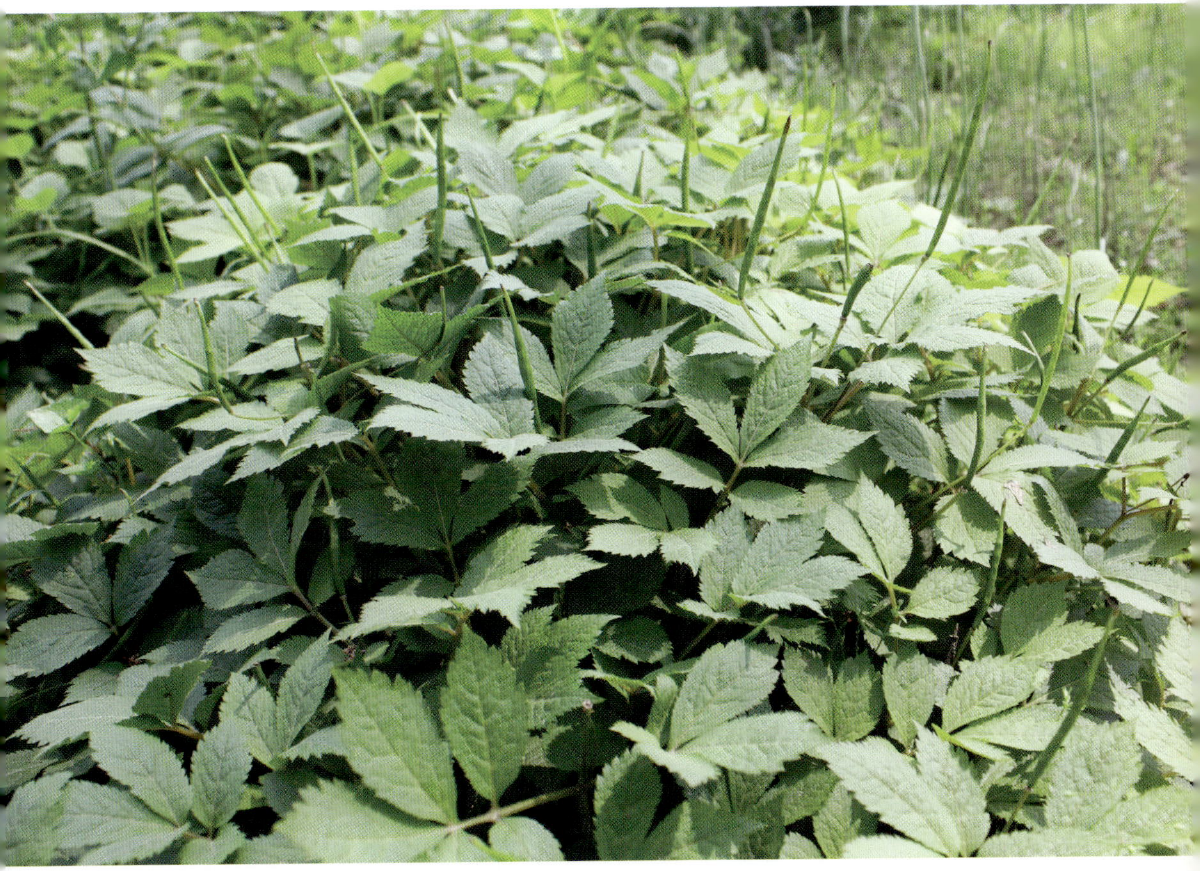

| 생김새와 특징 | 피나물은 숙근성 여러해살이풀로, 키는 30㎝ 정도이다. 줄기를 자르면 황적색 유액이 나오기 때문에 '피나물'이라는 이름이 붙여졌다. 잎은 5~7장의 잎 조각이 달걀 모양으로 나 있고, 가장자리에 깊게 팬 톱니가 있다. 꽃은 4~5월에 잎겨드랑이에서 1~3개가 황색으로 피며 산형꽃차례를 이룬다. 긴 꽃자루가 있고 꽃잎은 4장이며 윤기가 난다. 수술은 많고, 암술은 1개이다. 열매는 길이 3~5㎝, 지름 3㎜가량의 원기둥꼴이며 8~9월에 익는다. 열매의 길이는 3~5㎝로 안에 많은 종자가 들어 있다. 뿌리줄기는 짧고 옆으로 뻗으며 많은 뿌리가 나온다. 잎이 무성하여 관상용으로 좋으며, 어린잎은 나물로 식용하고 뿌리는 약재로 사용된다.

우리나라와 만주, 일본 등지에 분포한다. 우리나라에는 경기 이북의 산지 숲 속 그늘에서 자생한다.

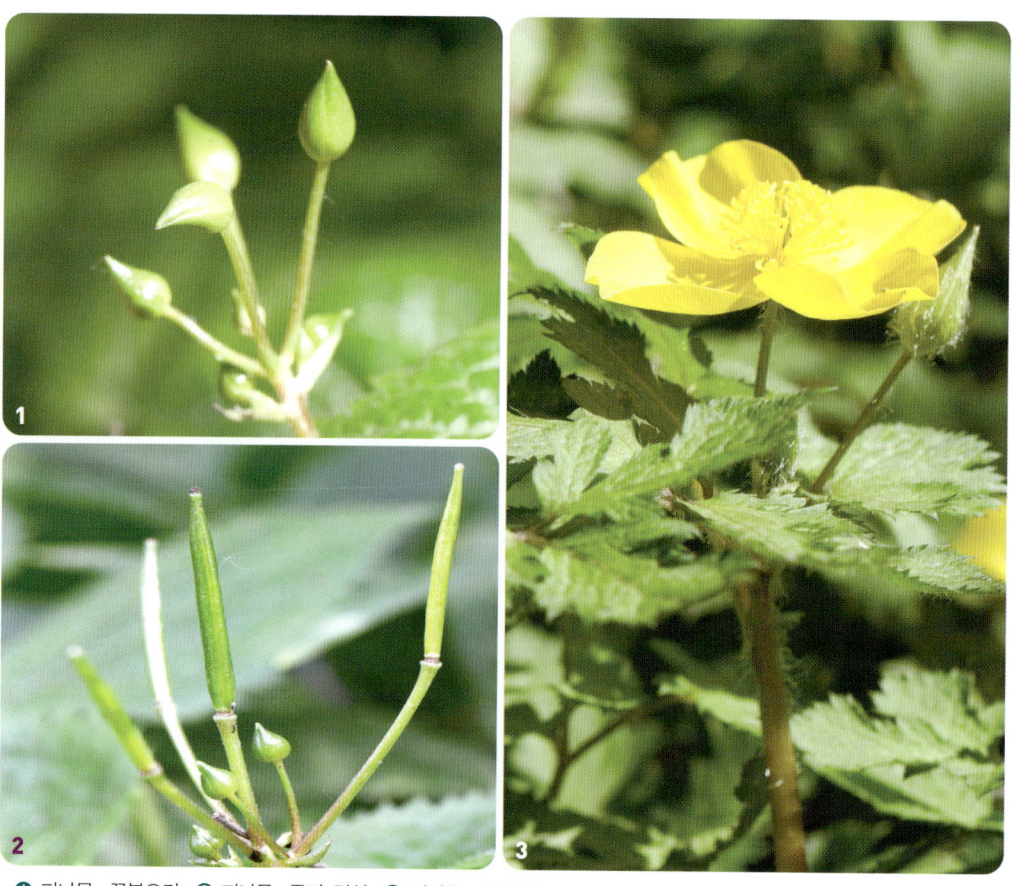

❶ 피나물_ 꽃봉오리 ❷ 피나물_ 종자 결실 ❸ 피나물_ 꽃과 잎

| 성품과 맛 | 맛은 쓰고 성질은 평하다. 독성이 있다.

| 사용 부위 | 어린순, 뿌리.

| 작용 부위 | 간(肝), 심(心) 경락.

| 성분 | 알칼로이드(alkaloid), 크립토핀(cryptopine), 알로크립토핀(allocryptopine), 프로토핀(protopine) 등.

| 채취와 조제 | 이른 봄에 어린순을 채취하여 나물로 먹기도 하지만, 독성이 강하기 때문에 물에 충분히 우려내 독성을 제거한 후 먹어야 한다. 뿌리는 연중 수시로 채취하여 깨끗이 손질한 후 햇볕에 잘 말려서 사용한다.

| 효능 주치 |
① 관절염, 신경통, 염좌(捻挫: 삔 것), 타박상 등의 치료에 좋다.
② 거풍, 습진, 종기 등을 치료한다.

| 약용법 |
① 말린 뿌리 2~4g을 300mL의 물에 넣고 약한 불에서 물의 양이 반이 될 때까지 달여 식후에 마신다.
② 타박상이나 종기, 습진에는 생뿌리를 찧어서 환부에 붙이거나 말린 뿌리를 가루로 빻아 기름으로 개어서 바르면 좋다.

주의사항 독성이 있으므로 전문가의 지도를 받아야 하며 너무 오랫동안 복용하지 않는다.

피나물의 기능성 및 효능에 관한 특허자료

▶ **비만 및 당뇨병 예방 및 치료 효과를 보이는 피나물 등의 자생식물 추출물**

본 발명은 한국에서 자라는 자생식물로부터 비만/당뇨 모델 마우스인 Leprdb/Leprdb 마우스에서 체중 감소 및 당뇨의 원인인 고혈당을 억제하는 추출물과 그 추출물을 유효성분으로 함유하는 비만과 당뇨의 예방 및 치료 생약제에 관한 것이다. 피나물, 낙지다리, 채진목으로 구성된 그룹에서 선택된 하나 이상의 추출물을 주성분으로 하여 치료 또는 예방적 유효량으로 함유하는 비만 예방 및 치료용 조성물이다.

– 공개번호 : 10-2004-0016579, 출원인 : (주)머젠스

▶ 근골격계 질환 • 관절염 • 목본

개다래

- 학 명 : *Actinidia polygama* (Siebold & Zucc.) Planch. ex Maxim.
- 과 명 : 다래나무과
- 이 명 : 개다래나무, 말다래, 쥐다래, 개다래덩굴, 쉬젓가래, 천료(天蓼)
- 생약명 : 목천료자(木天蓼子), 목천료(木天蓼)
- 생육지 : 산골짜기, 냇가 자생
- 개화기 : 6~7월
- 채취기 : 가을
- 용 도 : 식용, 약용, 관상용
- 약 효 : 류머티즘, 관절염, 요통, 치통, 복통, 월경불순

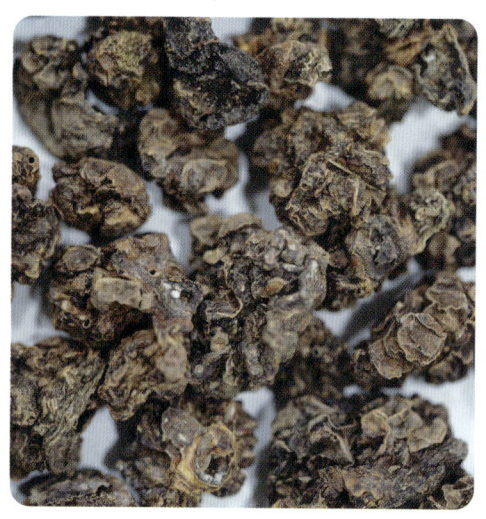

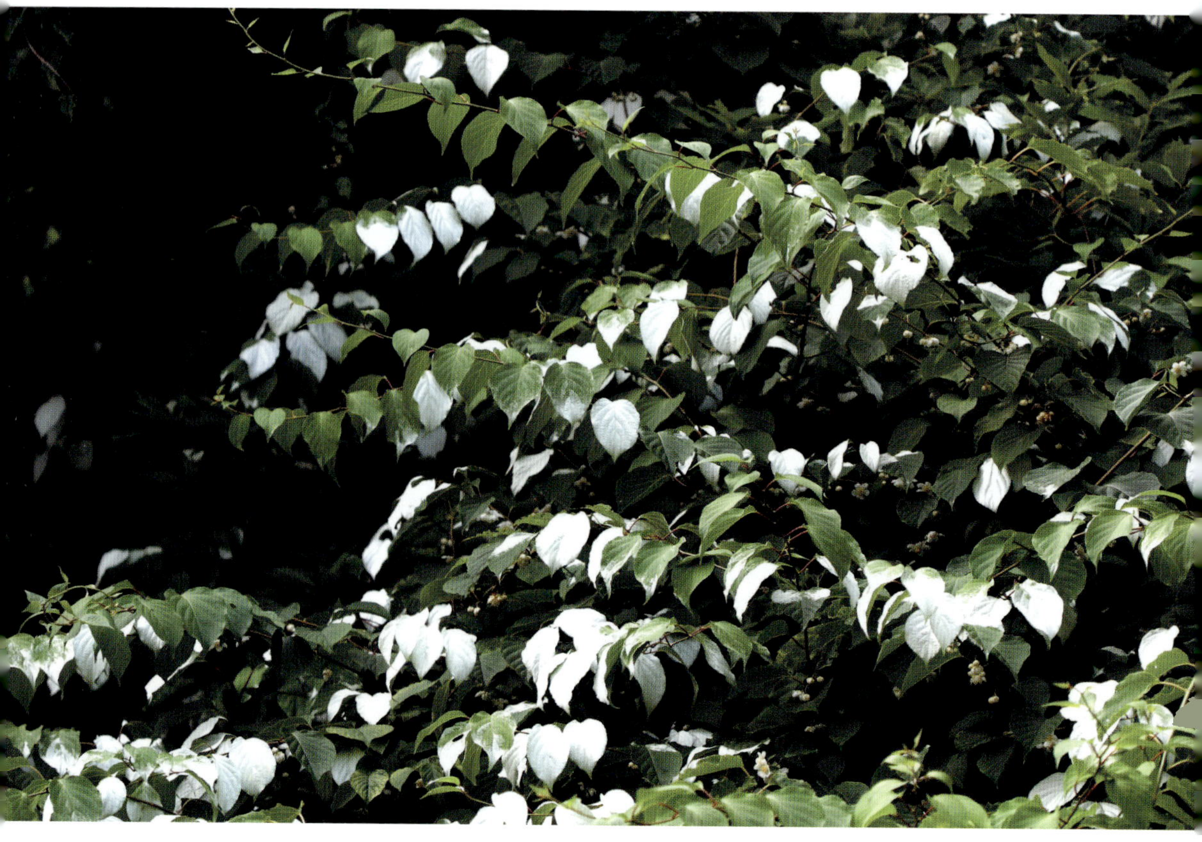

| 생김새와 특징 | 개다래는 덩굴성 낙엽활엽 관목으로, 덩굴 길이는 5m 정도에 이른다. 가지는 가늘고 갈색이며 어린 가지는 연한 갈색의 털이 있다. 잎은 난형으로 어긋나며 길이는 8~14㎝, 폭은 3.5~8㎝이다. 잎의 가장자리에는 톱니가 있다. 잎 표면은 처음엔 녹색이지만 꽃이 필 무렵에는 흰색 혹은 녹색과 흰색이 같이 있으며, 씨가 맺히면 붉은색에서 다시 녹색으로 변한다. 꽃은 6~7월에 흰색으로 가지 윗부분의 잎자루에 달리며 핀다. 꽃의 지름은 1.5㎝이며 향기가 있다. 열매는 긴 타원형으로, 길이는 2~3㎝이며 9~10월에 노란색으로 익는다. 꽃이 피는 시기에 잎의 색이 얼룩이 지는 것은 꽃에 곤충을 유인하기 위함이다.

과육은 씹어 보면 혀가 아리며 단맛은 없다. 그런데 꽃이 필 때 씨방 안에 벌레가 알을 낳으면 열매가 오배자(五倍子)처럼 울퉁불퉁한 공 모양으로 부풀어 오른다. 이 충영

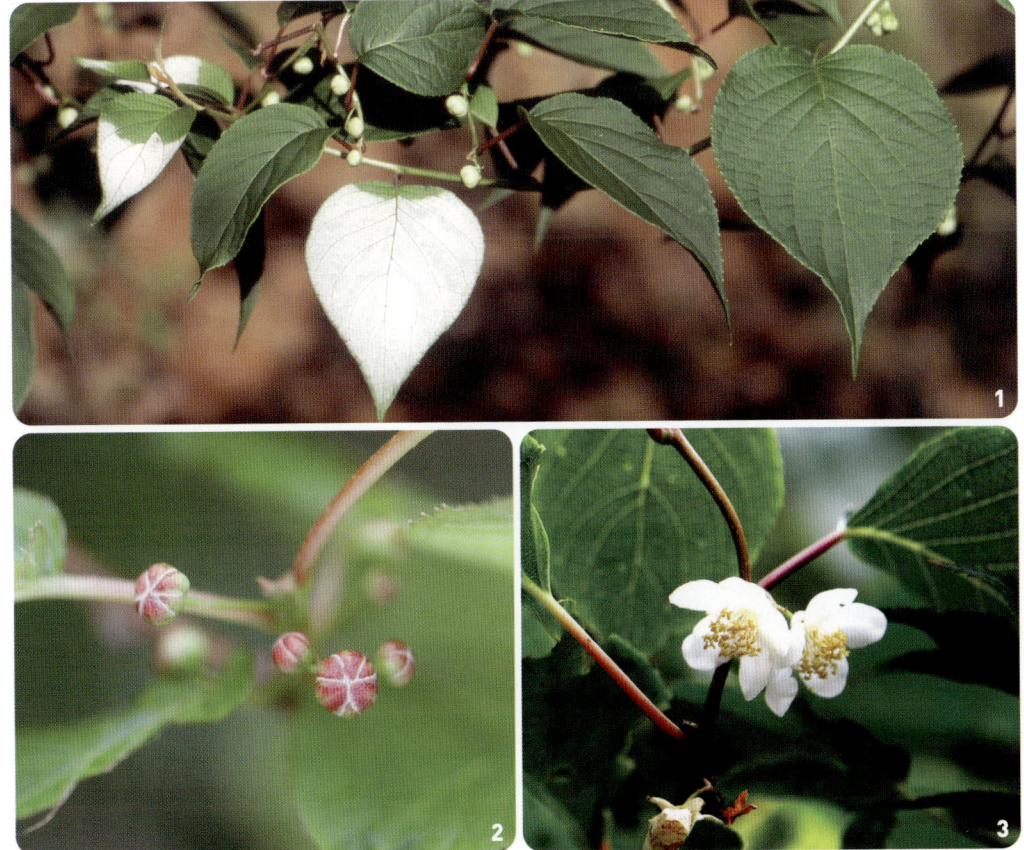

❶ 개다래_ 잎 ❷ 개다래_ 꽃봉오리 ❸ 개다래_ 꽃

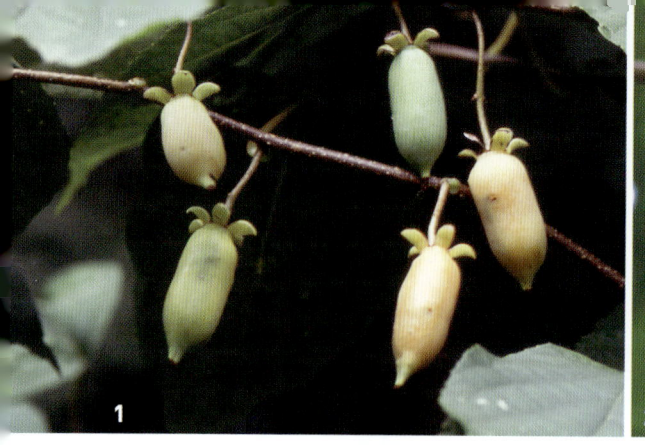 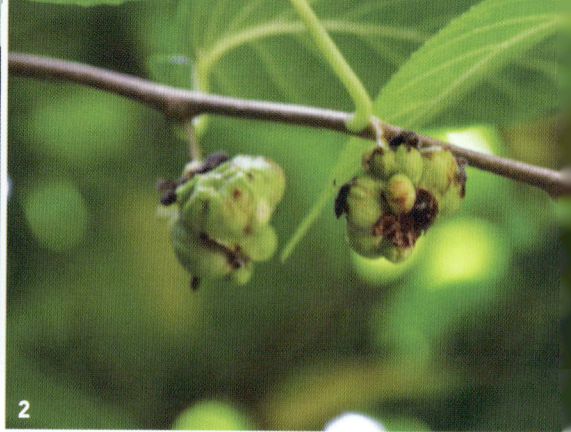

❶ 개다래_ 열매   ❷ 개다래_ 충영(벌레집)

(蟲癭: 벌레집, 벌레혹)을 목천료자(木天蓼子)라 하며 약용한다. 잎은 목천료(木天蓼), 뿌리를 목천료근(木天蓼根)이라 하며 약용하고, 목재는 공예 재료로 사용한다.

우리나라와 일본, 중국, 사할린, 쿠릴열도 등지에 분포한다. 우리나라에는 충북을 제외하고 전국적으로 분포하며, 산골짜기의 냇가와 같은 곳에서 잘 자란다.

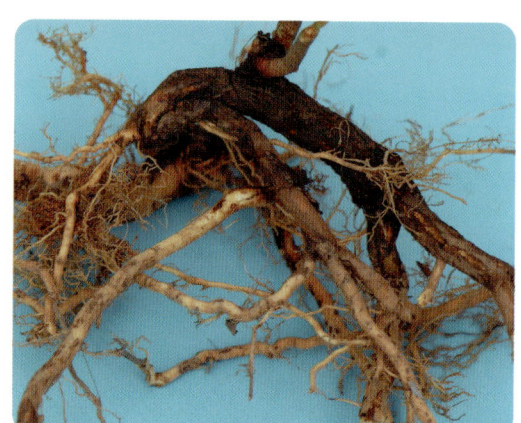

개다래_ 채취한 뿌리

| 성품과 맛 | 맛은 맵고 달고 쓰며 성질은 따뜻하다.

| 사용 부위 | 벌레집이 붙어 있는 열매, 잎, 뿌리.

| 작용 부위 | 간(肝) 경락.

| 성분 | 액티니딘(actinidine), 마타타바이락톤(matatabilactone), 네오네페탈락톤(neonepeta-lactone) 등.

| 채취와 조제 | 가을에 벌레집이 붙어 있는 열매를 채취하여 끓는 물을 끼얹거나 뜨거운 물에 담갔다가 햇볕에 말려서 사용한다. 잎은 봄~여름에 채취하여 바람이 잘 통하는 그늘에 말려 사용하고, 뿌리는 늦가을~겨울에 채취하여 깨끗하게 손질한 후 햇볕이나 그늘에 말려서 사용한다.

| 효능 주치 |

① 목천료자(木天蓼子)는 통풍, 류머티즘, 관절염, 중풍, 안면 신경마비, 산기(疝氣: 고환이나 음낭이 붓고 커지면서 아랫배가 켕기고 아픈 병증), 여자의 허로(虛勞), 모든 냉증(冷症)을 치료하며 몸을 따뜻하게 하고 요슬산통(腰膝疝痛)의 치료에 효능이 있다.
② 보온, 강장(强壯), 거풍(祛風), 통기(通氣) 등의 효능이 있다.
③ 복통, 월경불순을 치료한다.

| 약용법 |

① 목천료자(木天蓼子: 충영이 있는 개다래 열매를 말린 것)를 달이거나 가루를 내어 복용한다. 1일량 6~15g에 900mL의 물을 넣고 달인 액을 반으로 나누어 아침저녁으로 식후에 복용한다. 요통, 관절염, 신경통, 류머티즘 치료에 매우 효과적이다.
② 개다래 열매를 술로 담가 복용한다. 보온과 강장 효과가 있으며 신경통, 류머티즘을 개선하는 데 효과적이다. 채취한 열매를 깨끗이 씻어서 생것 또는 말린 것으로 술을 담근다.
③ 목욕 재료로 이용한다. 말린 개다래 잎과 줄기를 따뜻한 물에 넣고 목욕하면 몸이 가벼워진다.

주의사항 생약명 천료(天蓼)는 이명으로서 마디풀과의 털여뀌 또한 그 이명을 천료(天蓼)라고 하므로 혼동하지 않도록 주의한다.

개다래의 기능성 및 효능에 관한 특허자료

▶ **항통풍활성을 갖는 개다래 추출물을 함유하는 약학조성물**

본 발명은 항통풍활성을 갖는 개다래의 추출물을 함유하는 약학조성물 및 건강기능식품을 제공하는 것으로, 개다래 추출물이 고요산혈증으로 인한 통풍질환에 대해 요산 함량 강하작용 효과를 가짐으로써 통풍의 예방 및 치료제로서 사용할 수 있다.

- 공개번호 : 10-2004-0080640, 출원인 : (주)한국토종약초연구소

▶ **진통 및 소염 활성을 갖는 개다래나무의 추출물을 함유하는 조성물**

본 발명은 진통 및 소염 활성을 갖는 개다래나무의 추출물을 함유하는 약학 조성물 및 건강보조식품을 제공하는 것으로, 본 발명의 개다래 추출물은 진통 및 소염 효과를 나타내므로 진통 및 염증 치료제로서 사용할 수 있다.

- 공개번호 : 10-2004-0021716, 출원인 : (주)한국토종약초연구소

개다래주

맛(열매)은 쓰고 달며 매운맛이 난다. 기호와 식성에 따라 꿀, 설탕을 가미하여 음용할 수 있다.

【적용병증】

- **산통(疝痛)** : 발작성 복통을 일으키는 증상을 말한다. 급성위염, 신장결석, 기생충 등의 원인으로 격심한 복통, 두통과 함께 고환이 붓고 아픈 증상을 말한다. 30mL를 1회분으로 1일 1~2회씩, 10~15일 음용한다.
- **안면마비(顔面麻痺)** : 다발성 신경염, 뇌혈관장애, 수막염, 바이러스 감염 또는 추위로 인해 일어나는 증상을 말한다. 30mL를 1회분으로 1일 1~2회씩, 10~15일 음용한다.
- **통기(通氣)** : 자율신경증에 교감신경을 제대로 순환시키고자 하는 처방으로, 30mL를 1회분으로 1일 1~2회씩, 10~15일 음용한다.
- **기타 질환** : 간장 보호, 복통, 요통, 중풍, 추간판 탈출증, 피로회복

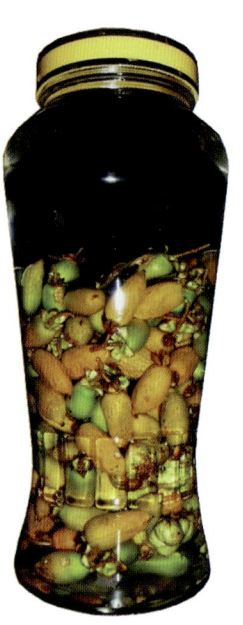

【담그는 방법】

① 열매에 약효가 있으며 주로 가을에 채취하여 술을 담근다.
② 대개 생으로 쓰는데 말린 후에도 사용 가능하다.
③ 생열매 500g, 말린 것은 180g을 소주 3.8L에 넣고 밀봉하여 서늘한 냉암소에서 보관, 숙성시킨다.
④ 6개월 정도 침출시킨 다음 찌꺼기는 걸러내고 보관, 음용한다. 또는 찌꺼기를 걸러낸 후 2~3개월 더 숙성하여 음용하면 향미(香味)가 좋아진다.
※ 열매의 과육에는 수분이 많으므로 술 도수가 높아야 변질되지 않는다.

【구입방법 및 주의사항】

- 산지(産地)에서 직접 채취하여 사용한다. 전국 각지의 깊은 산골짜기, 냇가에서 잘 자란다.
- 본 약술을 음용하는 중에 특별히 가리는 음식은 없다.
- 너무 많은 양이나 오래 음용하는 것은 좋지 않다.

▶ 근골격계 질환 · **관절염** · 목본

골담초

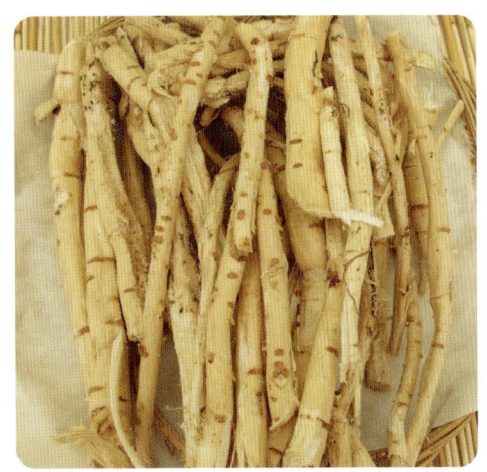

- 학 명 : *Caragana sinica* (Buc'hoz) Rehder
- 과 명 : 콩과
- 생약명 : 금작근(金雀根), 골담근(骨擔根), 금작화
- 생육지 : 산, 들 자생
- 개화기 : 4~5월
- 채취기 : 봄~가을
- 용 도 : 관상용, 약용(뿌리)
- 약 효 : 해수, 대하, 고혈압, 타박상, 신경통, 관절염

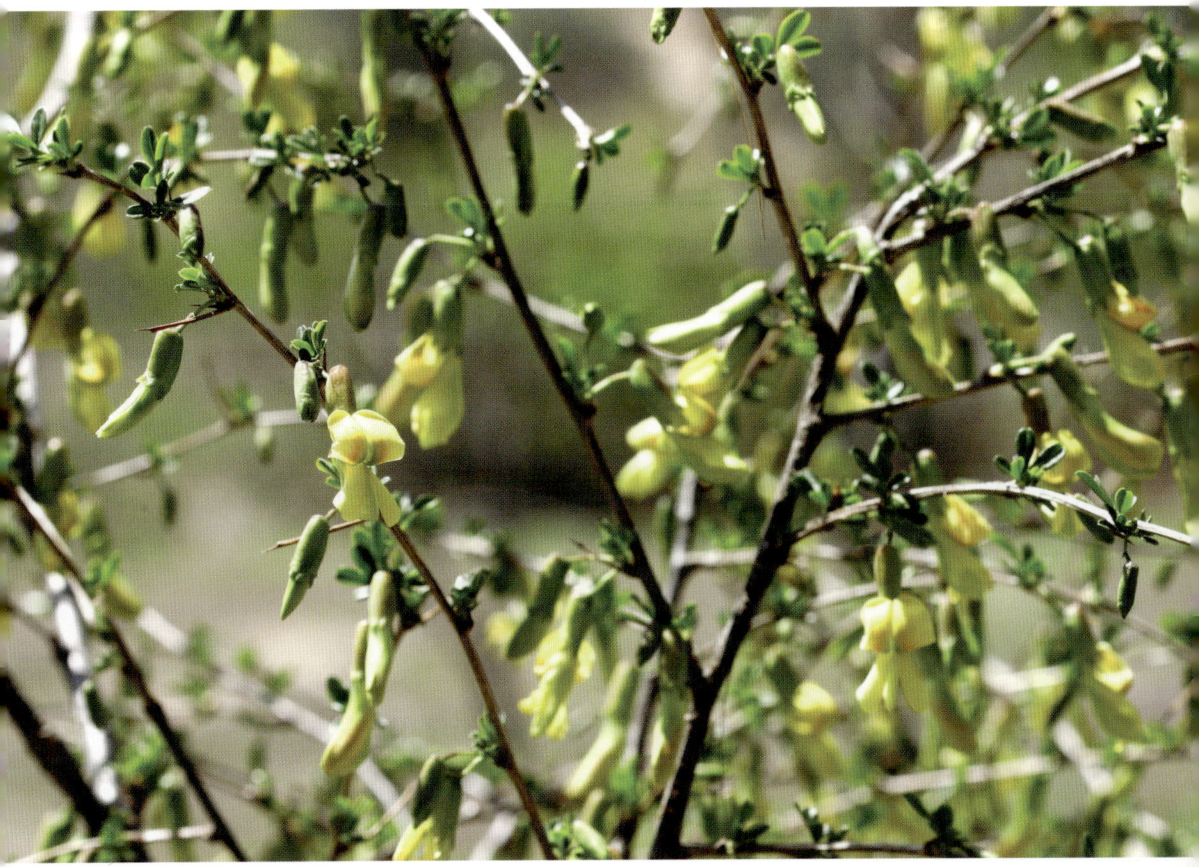

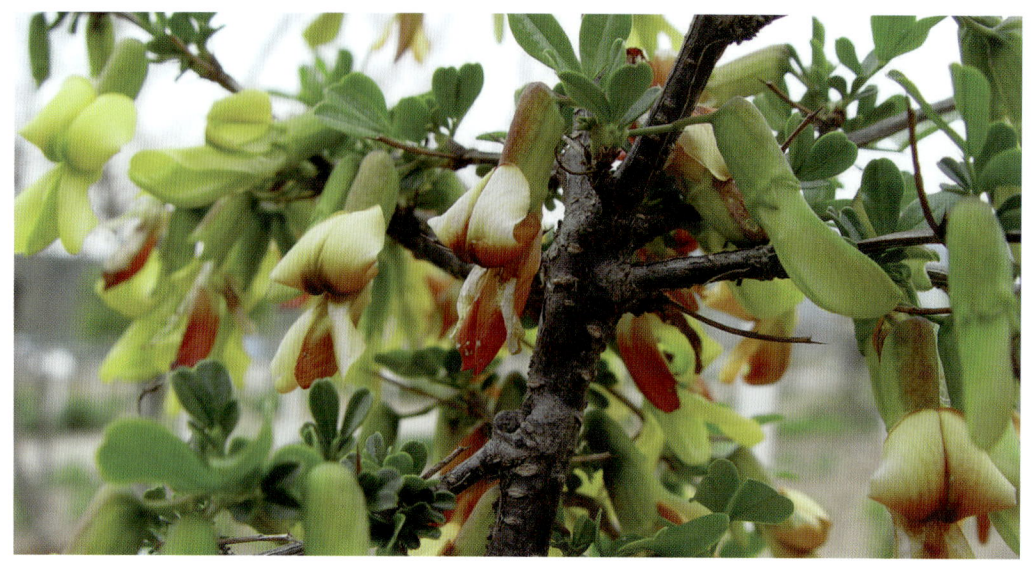

골담초_ 꽃과 줄기

| 생김새와 특징 | 골담초는 낙엽활엽 관목으로, 키는 2m이다. 줄기에는 뾰족하고 긴 가시가 많이 나 있고, 가지는 위쪽을 향하며 사방으로 퍼진다. 잎은 넓은 타원형으로 어긋나며 4장의 작은 잎으로 이루어진다. 작은 잎은 달걀꼴로 끝이 패어 있으며 가장자리는 밋밋하다. 꽃은 4~5월에 노란색으로 피어 총상꽃차례를 이루며, 꽃의 길이는 3~3.5㎝이다. 꽃의 뒷부분은 붉은색이 도는데, 시간이 지나면 꽃이 붉게 변한다. 종 모양의 꽃받침은 위쪽 절반은 황적색이고 아래쪽 절반은 연한 노란색이다. 열매는 8~10월에 달리며, 협과로 원기둥처럼 생겼다.

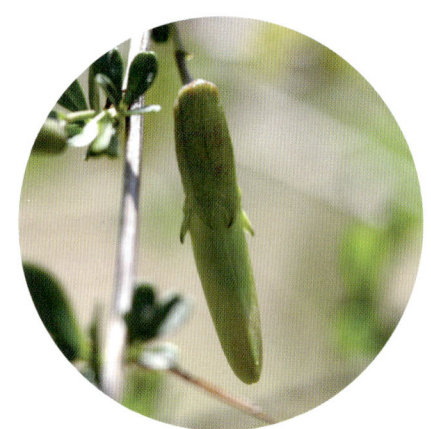

골담초_ 꽃봉오리

꽃이 아름다워 관상용이나 울타리용으로 쓰이며, 뿌리는 골담근 또는 금작근이라 하여 약용한다. 특히 뼈가 아픈 데 쓰는 약재로서 뼈를 담당하는 풀이라는 뜻에서 골담초라 부른다.

골담초는 우리나라가 원산지이며, 중국에도 분포하고 있다. 전국적으로 자라며 특히 경북과 경기도, 강원도, 황해도의 산과 들에 많이 자생하고 있다. 농가에서 약용식물로 재배하기도 한다.

| 성품과 맛 | 맛은 맵고 쓰며 성미는 평하다.

| 사용 부위 | 뿌리와 꽃.

| 작용 부위 | 심(心), 비(脾), 폐(肺) 경락.

| 성분 | 카라가닌(caraganin)과 이노시트(inosit), 막키아인(maackiain), 스티그마스테롤(stigmasterol), 부라시카스테롤(brasicasterol), 캄페스테롤(campesterol), 콜레스테롤(cholesterol), 베타시토스테롤(β-sitosterol), 포르모네틴(formonetin) 등.

| 채취와 조제 | 뿌리를 가을에 채취하여 잔뿌리를 제거한 후 햇볕에 말려서 사용한다. 꽃은 개화기에 따서 말려 두고 이용한다.

| 효능 주치 |
① 관절염의 염증을 가라앉히고 진통(鎭痛), 통맥(通脈)의 효능이 있다.
② 꽃을 말려 달인 액은 어린아이의 기침이나 대하증, 요통을 완화하는 데에 좋다.
③ 고혈압, 타박상, 신경통, 각기병 등을 치료한다.
④ 습진에는 약재를 달인 물로 환부를 닦아주면 효과가 있다.

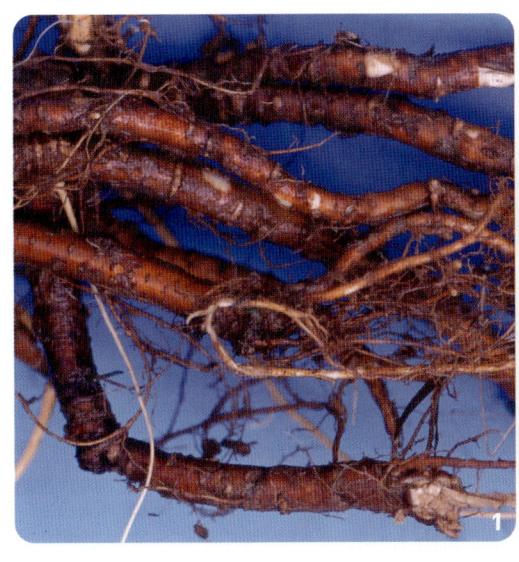 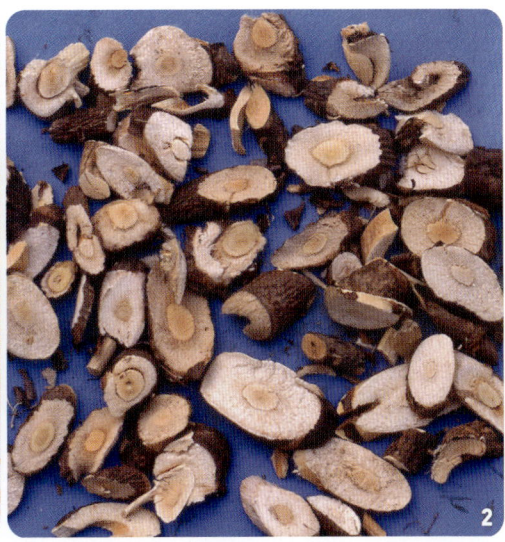

❶ 골담초_ 생뿌리 ❷ 골담초_ 건조한 뿌리(절편)

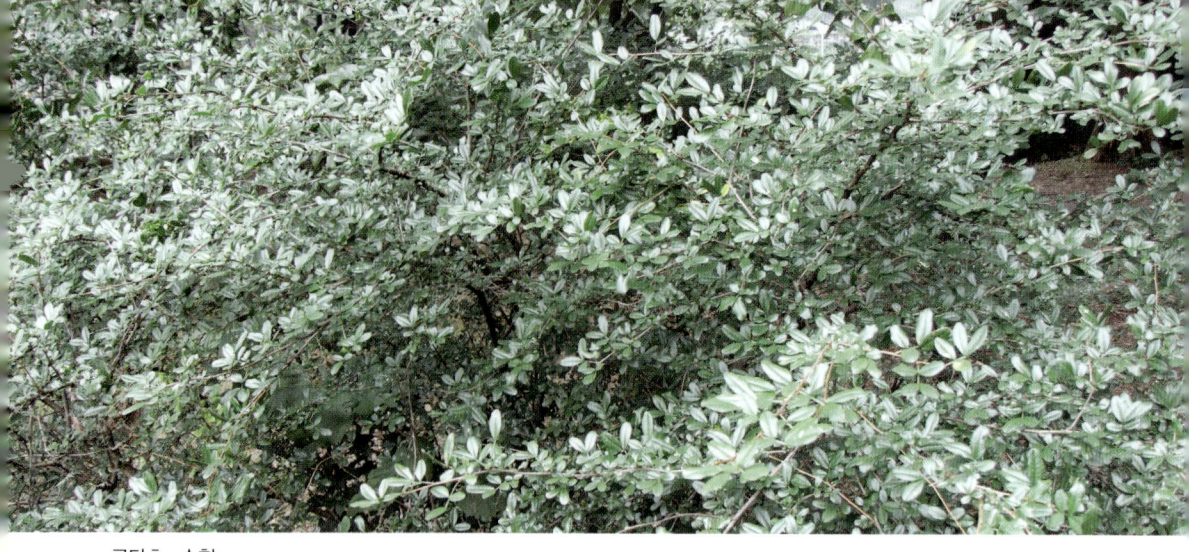

골담초_ 수형

| 약용법 |

① 말린 꽃 20g을 물 800mL에 넣고 약한 불에서 서서히 반으로 달인 액을 아침저녁으로 식전에 한 달 정도 복용하면 좋다.
② 뿌리를 캐서 흙을 씻어내고, 말린 후 식혜나 술로 만들어 먹기도 한다. 식혜로 이용할 때는 말린 뿌리를 적당량 물에 달인 후 약재는 건져내고 기본 물로 이용하며, 술을 담글 때(쌀 1말 기준)는 2단 담금 할 때 말린 뿌리 1kg 정도를 잘게 썰어서 첨가한다.
③ 고혈압을 다스릴 때는 말린 뿌리로 하루 20~30g을 물 1L에 넣고 달여서 여기에 적당량의 흑설탕을 넣어 하루 2~3회 차 대용으로 복용하기도 한다.

골담초의 기능성 및 효능에 관한 특허자료

▶ **골담초를 포함하는 천연유래물질을 이용한 통증 치료제 및 화장품의 제조방법**

본 발명은 골담초를 포함하는 천연유래물질을 이용한 통증 치료제 및 화장품의 제조방법과 그 통증 치료제와 그 화장품에 관한 것이다. 본 발명에 따른 골담초를 포함하는 천연유래물질을 이용한 통증 치료제 및 화장품의 제조방법은 현미 또는 백미와 누룩과 미생물과 미네랄 농축수가 혼합된 제1용액을 발효하는 단계, 골담초를 포함하는 천연유래물질의 생약원료와 미생물이 혼합된 제2용액을 상기 제1용액에 혼합 후 발효하는 단계, 상기 생약원료를 가열 및 가압하여 열수를 추출하는 단계, 상기 발효된 제1용액 및 제2용액과 상기 추출된 열수를 혼합하여 증류시키는 단계 및 상기 증류된 용액을 여과하는 단계를 포함하는 것을 특징으로 한다. 이에 의하여 부작용이 없고 단기간에 탁월한 통증치료의 효과를 발휘할 수 있으며, 통증 치료제와 함께 화장품의 제조도 가능하다.

- 공개번호 : 10-2014-0118173, 출원인 : (주)파인바이오

골담초주

맛은 쓰고 맵다. 기호와 식성에 따라 꿀, 설탕을 가미하여 음용할 수 있다.

【적용병증】

- **유선염(乳腺炎)** : 젖 분비선에 염증이 생기는 증상을 말하며, 초산부의 수유기에 많이 발생한다. 30mL를 1회분으로 1일 1~2회씩, 15~20일 음용한다.
- **근육통(筋肉痛)** : 근육이 당겨서 잘 걷지 못하며, 통증이 느껴지는 증상이다. 30mL를 1회분으로 1일 1~2회씩, 10~15일 음용한다.
- **이뇨(利尿)** : 노쇠 현상이나 어떤 병증으로 인하여 소변이 순조롭지 못하며 요도에 불쾌감이 오는 증상을 개선한다. 30mL를 1회분으로 1일 1~2회씩, 7~10일 음용한다.
- **기타 질환** : 강심제, 거담제, 신경통, 요통, 진통, 통풍

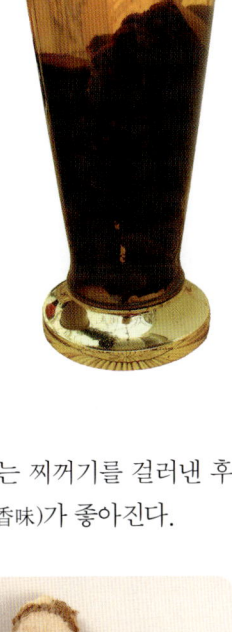

【담그는 방법】

① 주로 뿌리에 약효가 있다.
② 구입한 후 생으로 사용하거나 말린 것은 잘게 썰어서 쓴다.
③ 생뿌리 500g, 또는 말린 뿌리 180g을 소주 3.8L에 넣고 밀봉하여 서늘한 냉암소에서 보관, 숙성시킨다.
④ 6~8개월 침출시킨 다음 찌꺼기는 걸러내고 보관, 음용한다. 또는 찌꺼기를 걸러낸 후 2~3개월 더 숙성하여 하루 2~3회, 1회 30mL씩 음용하면 향미(香味)가 좋아진다.

【구입방법 및 주의사항】

- 약재상이나 약령시장에서 구입하여 사용하며, 생뿌리를 구입하는 것이 좋다.
- 장복해도 해롭지는 않으나 치유되는 대로 금한다.
- 본 약술을 음용하는 중에 특별히 가리는 음식은 없다.

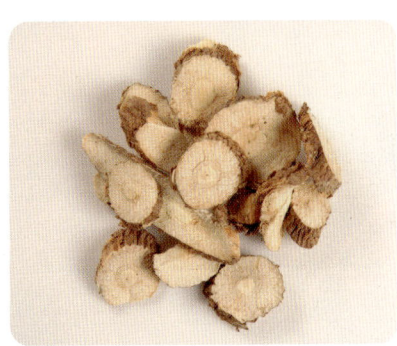

↑ 골담초 건조한 뿌리(절편)

▶ 근골격계 질환・관절염・목본

으아리

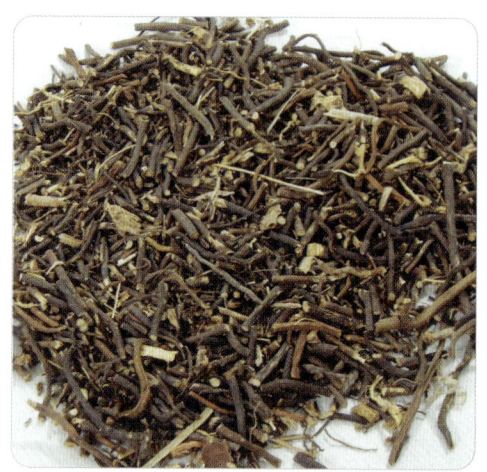

- 학 명 : *Clematis terniflora* var. *mandshurica* (Rupr.) Ohwi
- 과 명 : 미나리아재비과
- 이 명 : 큰위령선, 응아리, 선인초
- 생약명 : 위령선(威靈仙)
- 생육지 : 산기슭, 풀밭 자생
- 개화기 : 6~8월
- 채취기 : 9월
- 용 도 : 약용, 식용, 관상용
- 약 효 : 각종 신경통, 관절염, 각기, 천식, 파상풍

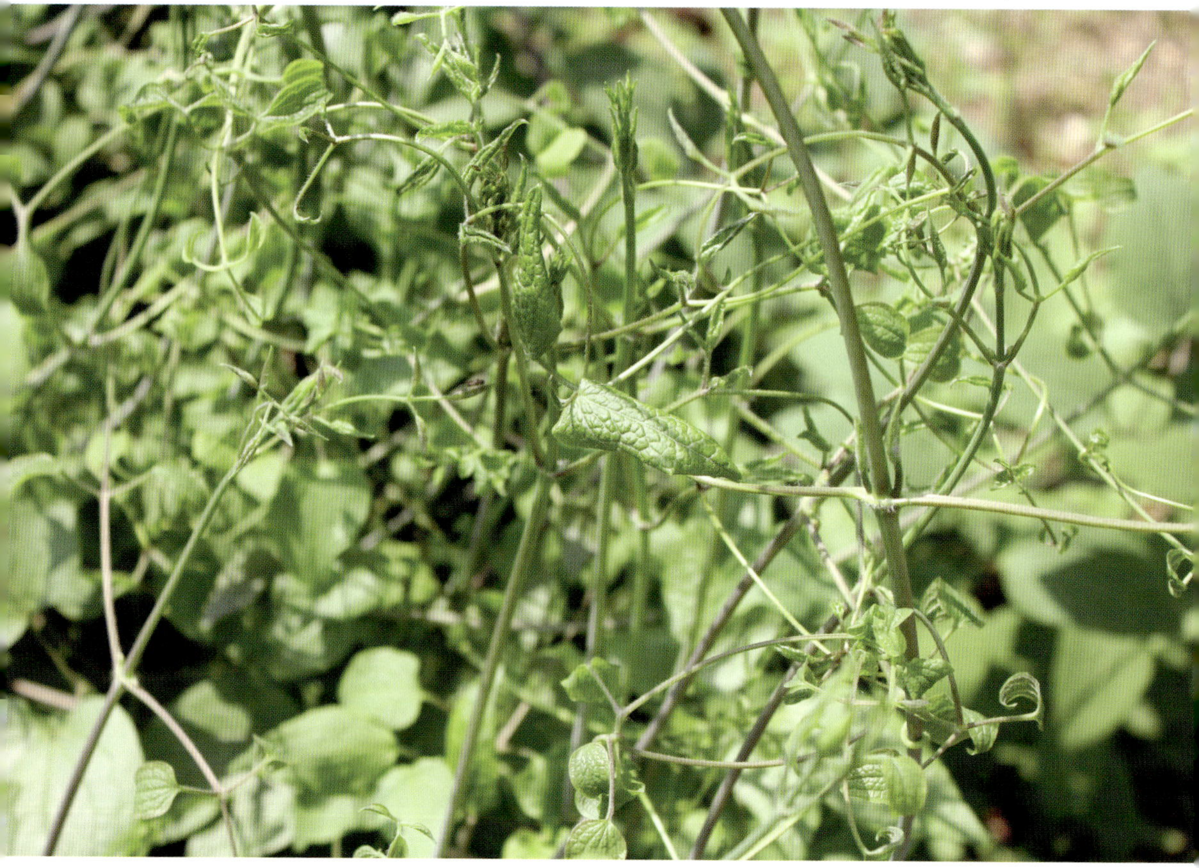

| 생김새와 특징 | 으아리는 낙엽활엽 만경목(덩굴식물)으로, 덩굴 길이는 2m 정도 된다. 잎은 서로 마주나고 5~7개의 작은 잎들이 우상복엽을 이룬다. 작은 잎은 달걀 모양으로 끝이 점차 좁아지고 밑은 둥글거나 쐐기 모양이다. 잎자루는 구부러져 덩굴손과 같으며, 양면에 털이 없고 끝은 밋밋하다. 꽃은 6~8월에 원줄기 끝과 잎겨드랑이에 흰색으로 핀다. 꽃잎은 없고 꽃의 지름은 2㎝ 안팎이다. 열매는 달걀 모양으로, 9월경에 익으며 흰 털이 붙어 있다.

꽃이 특이해 관상용으로 심는데, 경사가 있는 정원 한쪽에 심어두면 보기에 좋다. 어린잎은 식용, 뿌리는 약용으로 쓰이는데 특히 관절염이나 천식에 좋다.

우리나라가 원산지이며 중국, 우수리 강, 헤이룽 강 등지에 분포한다. 우리나라에서는 각처의 산과 들에서 자란다.

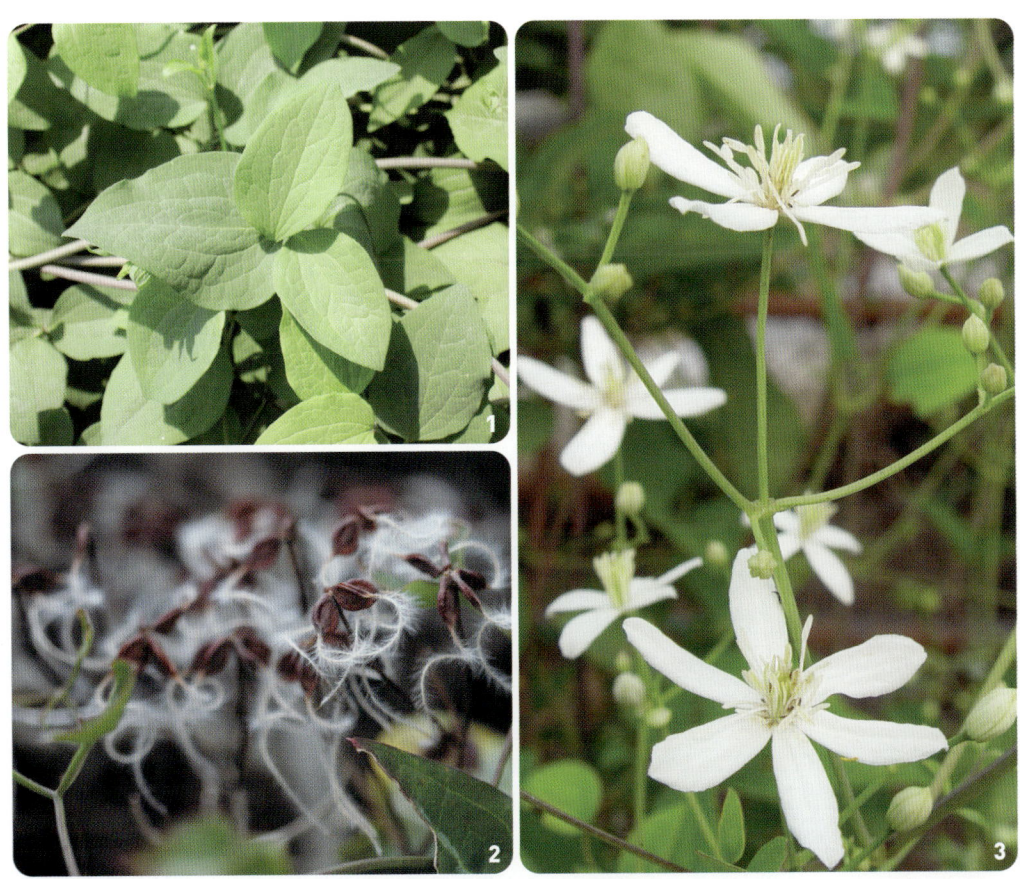

❶ 으아리_ 잎 ❷ 으아리_ 종자 결실 ❸ 으아리_ 꽃봉오리와 꽃

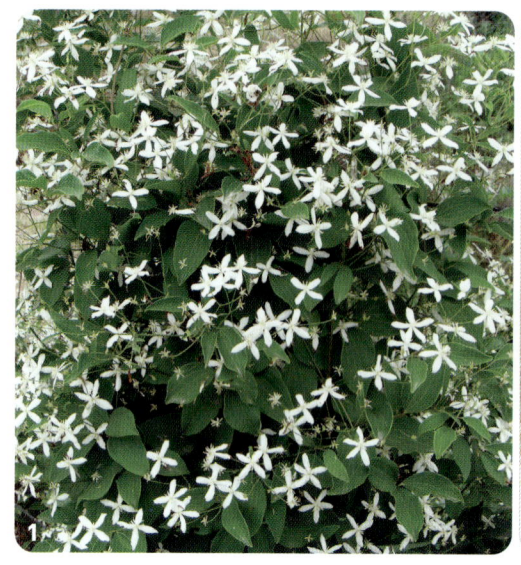 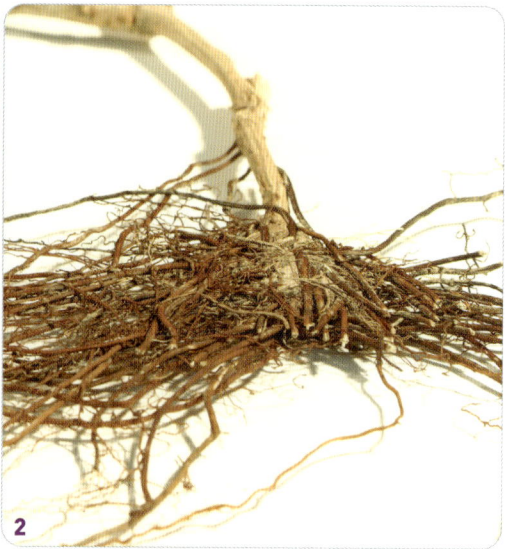

❶ 으아리_ 무리 ❷ 으아리_ 건조한 뿌리

| 성품과 맛 | 맛은 맵고 짜며 성질은 따뜻하다. 독성은 없다.

| 사용 부위 | 뿌리.

| 작용 부위 | 간(肝), 폐(肺), 방광(膀胱) 경락.

| 성분 | 프로트아네모닌(protanemonin), 아네모닌(anemonin), 아네모놀(anemonol), 사포닌(saponin), 스테롤(sterol), 락톤(lacton), 페놀(phenol)류 등.

| 채취와 조제 | 이른 봄이나 가을에 채취하여 햇볕에 말려서 사용한다. 또는 말린 약재 무게의 15% 정도의 술을 흡수시켜 프라이팬에 볶아서 사용한다.

| 효능 주치 |
① 각종 신경통, 관절염, 각기, 천식, 통풍, 절상, 파상풍, 악종, 발한 등의 치료에 좋다.
② 수족마비, 언어장애, 편도선염, 유행성 이하선염, 황달 등을 치료하는 데에도 쓰인다.

> **동의보감원문**
> 主諸風宣通五藏去腹内冷滯心膈痰水癖痃癖膀胱宿膿惡水腰膝冷痛久服無瘟疫瘧.
> 生山野九月末至十二月採陰乾餘月不堪採鐵脚者佳又云不聞水聲者良.
> 治痛之要藥也聞流水聲響則其性好走故取不聞水聲者仙靈脾亦然酒洗焙乾用.

③ 민간요법에서는 구안와사 치료에 비상약으로 이용된다.[으아리 잎이나 뿌리에 마늘 한 쪽을 함께 넣고 짓찧어서 입이 돌아간 반대편 손의 합곡(合谷)혈에 콩알만 하게 올려놓고 비닐로 덮어둔다.]

④ 이 밖에 결막염, 눈 다래끼 등 안질환 치료에도 효능이 있다.

| 약용법 |

① 잎, 줄기, 꽃 등의 전초 5~10g을 1L의 물에 넣고 푹 끓여서 차처럼 매일 여러 번 나누어 마신다.

② 약재 가루를 환으로 만들어 취침 전에 생강탕과 함께 10~20알씩 복용하면 좋다.

③ 잎은 끓는 물에 데쳐서 잘 우려낸 후 말려 두었다가 묵나물로 먹는다.

주의사항 이 약재는 기혈(氣血)을 소모시킬 우려가 있기 때문에 기혈이 허약한 사람은 신중하게 사용해야 한다. 술에 씻은 다음 불에 말려서 사용한다.

으아리(위령선)의 기능성 및 효능에 관한 특허자료

▶ **으아리 추출물을 유효성분으로 포함하는 피부상태 개선용 조성물**

본 발명은 으아리 추출물을 유효성분으로 포함하는 피부상태 개선용 화장료, 약제학적 및 식품 조성물에 관한 것이다. 본 발명의 조성물은 콜라겐 합성을 증대시키고 콜라겐을 분해시키는 효소인 콜라게나아제의 활성을 억제시켜 우수한 주름 개선 및 피부재생 효능을 가진다. 또한 활성산소에 의하여 손상된 세포의 재생을 촉진시켜 우수한 피부 노화 방지 효능을 가진다.

- 공개번호 : 10-2014-0117055, 출원인 : 바이오스펙트럼(주)

▶ **위령선을 이용한 외과 치료용 플라스타**

위령선(으아리)의 뿌리 특히 그 뿌리의 노두(뿌리 대가리)를 열탕에서 추출하여 농축한 위령선 농축액에 감초를 열탕에서 추출한 감초추출액 소량을 첨가하여 제독(除毒)한 후 직포나 부직포의 일면에만 침투되게 도포하고 그 위에 점착제를 도포한 다음 피부에 부착직전에 제거하기 위한 박리지를 부착한 것으로 구성된 신경마비 치료용 플라스타(일명 반창고)로서 안면신경마비와 같은 증세에 붙이게 되면 본 발명의 주재료인 위령선의 효능인 풍증 제거, 경락 소통을 원활하게 하여 혈액순환을 촉진하고 해열 진통작용도 겸하게 되므로 단시간에 마비증상이 치료되는 효과가 있는 것이다.

- 공개번호 : 10-2001-0000815, 출원인 : 윤용길

으아리주

맛은 맵고 짜다. 기호와 식성에 따라 꿀, 설탕을 가미하여 음용할 수 있다.

【적용병증】

- **발한(發汗)** : 감기나 기타의 증세로 인한 병을 다스리고자 할 때 땀을 인위적으로 내서 그 기운을 다스리는 것을 말한다. 30mL를 1회분으로 1일 2~3회 음용한다.
- **근육통(筋肉痛)** : 여러 원인으로 근육에 통증이 온다. 근육이 당겨서 잘 걷지 못한다. 30mL를 1회분으로 1일 1~2회씩, 10~15일 음용한다.
- **마비증세(麻痺症勢)** : 근육이나 신경에 감각이 없어지는 경우로, 지각운동 기능의 장애가 일어나는 경우이다. 30mL를 1회분으로 1일 1~2회씩, 7~15일 음용한다.
- **기타 질환** : 각기, 관절통, 신경통, 안면마비, 통풍, 풍습

【담그는 방법】

① 약효는 뿌리에 있다.
② 가을에서 이듬해 봄 사이에 채취하여 햇볕에 말린다.
③ 말린 뿌리 150g을 소주 3.8L에 넣어 밀봉하여 서늘한 냉암소에서 보관, 숙성시킨다.
④ 3~5개월 침출시킨 다음 찌꺼기를 걸러내고 보관, 음용한다. 또는 찌꺼기를 걸러낸 후 2~3개월 더 숙성하여 음용하면 향미(香味)가 좋아진다.

【구입방법 및 주의사항】

- 전국의 산기슭에 자생한다. 산지(産地)에서 직접 채취하거나 구입하여 사용하는 것이 좋다. 약재상에서는 취급하지 않는다.
- 치유되는 대로 중단한다.
- 본 약술을 음용하는 중에 가리는 음식은 없다.

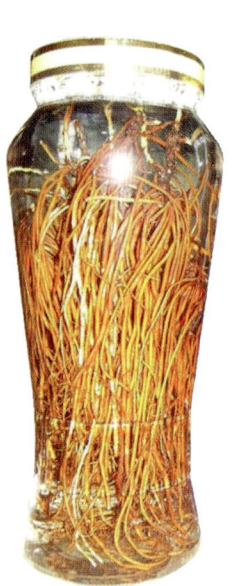

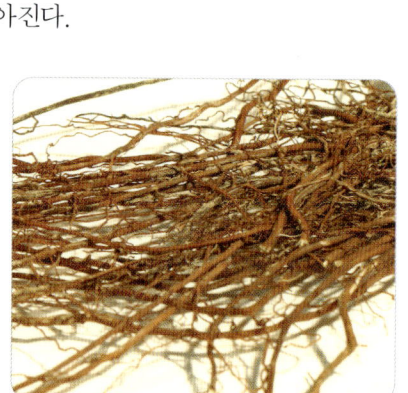

🟢 으아리 건조한 뿌리

▶ 근골격계 질환·신경통·초본

강활

- **학 명**: *Ostericum praeteritum* Kitag.
  = [*Angelica koreana* L.]
- **과 명**: 산형과
- **이 명**: 강호리, 조산강활, 소엽근, 산근채
- **생약명**: 강활(羌活)
- **생육지**: 산골짜기, 계곡 자생
- **개화기**: 8~9월
- **채취기**: 가을
- **용 도**: 식용, 약용
- **약 효**: 두통, 치통, 신경통, 풍습성 관절염, 중풍, 감기

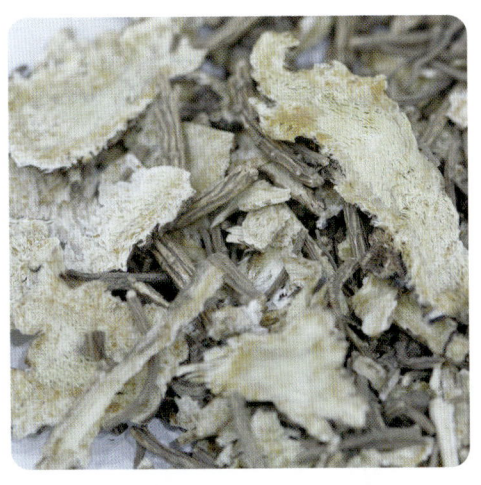

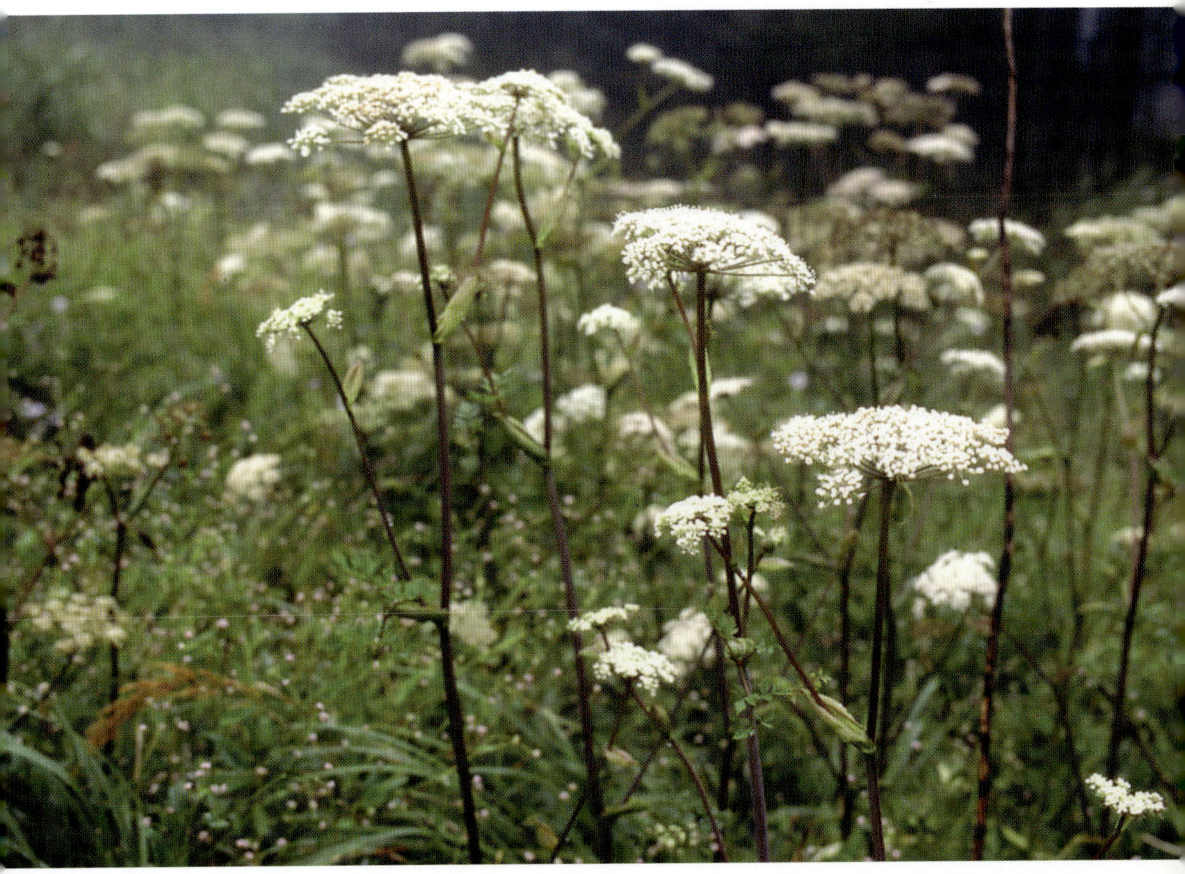

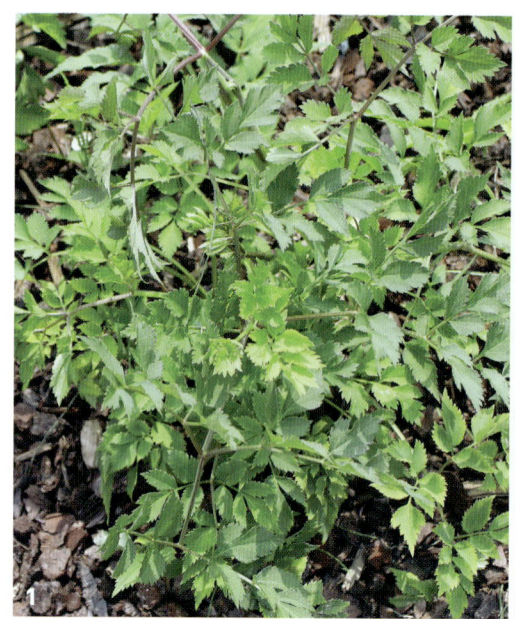 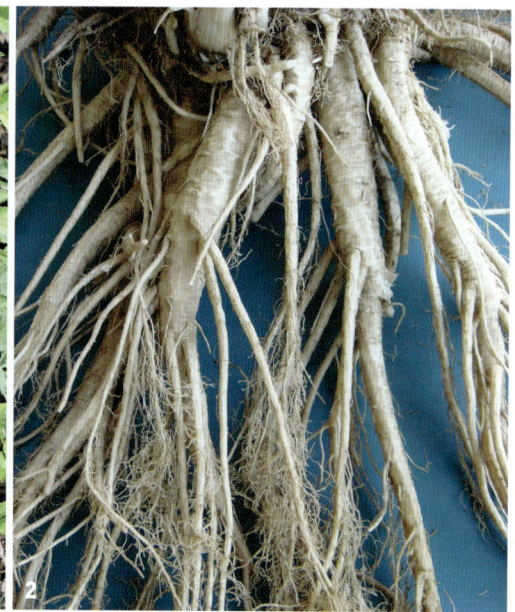

❶ 강활_ 잎 ❷ 강활_ 뿌리

| 생김새와 특징 | 강활은 숙근성 두해살이풀 또는 여러해살이풀로, 키는 2m까지 자란다. 줄기는 곧게 서며 윗부분에서 가지가 갈라진다. 잎은 어긋나며 3장의 작은 잎이 2회 깃꼴로 갈라진다. 작은 잎은 넓은 타원형 또는 달걀 모양이며 끝이 뾰족하고 가장자리에 깊게 팬 톱니가 있다. 꽃은 8~9월에 백색으로 피는데, 가지 끝과 원줄기 끝에 10~30개의 작은 꽃자루로 갈라져서 많이 달린다. 총포는 1~2개이며 바늘 모양이고 작은 총포는 줄 모양이며 6개이다. 열매는 분과로, 길게 둥근 모양이며 날개가 있다. 뿌리는 곧으며 짧고 굵다.

어린순은 향이 나며 나물로 먹는다. 뿌리는 약재로 사용한다. 강활은 옛날부터 약재로 사용된 종으로 외국에서는 신감채라고 하고, 국내에서는 왜천궁과 유사종으로 여겨져 왔다. 우리나라와 중국 동북부 등지에 분포한다. 우리나라의 경북, 강원, 경기지방과 북한의 평북과 함남 지역의 산골짜기나 계곡에 야생하며 재배하기도 한다.

> **동의보감원문**
> 性微溫味苦辛無毒主治與獨活大同小異. 羌活乃手足太陽足厥陰少陰表裏引經之藥也撥亂反正之主大無不通小無不入故一身百節痛非此不能治. 羌活氣雄故入足太陽獨活氣細故入足少陰俱是治風而有表裏止殊. 我國惟江原道獨活羌活俱産焉.

| 성품과 맛 | 맛은 맵고 시며 성질은 따뜻하다. 독은 없다.

| 사용 부위 | 뿌리.

| 작용 부위 | 간(肝), 신(腎), 방광(膀胱), 소장(小腸) 경락.

| 성분 | 이소임페라토린(isoimperatorin), 리모넨(limonen), 오스톨(osthol), 프란골라린(prangolarine), 베르갑텐(bergapten) 등.

| 채취와 조제 | 가을에 뿌리를 채취하여 깨끗이 씻은 다음 약한 불에 쬐어 말리거나 햇볕에 말려서 잘게 잘라 사용한다. 잎과 부드러운 줄기는 개화기 이전에 채취하여 증기로 쪄서 말려 방향제로 이용한다.

| 효능 주치 |

① 땀이 나게 하고 열을 내려주는 효능이 있다.
② 염증 제거와 항균작용, 진통작용과 진경작용을 하여 감기를 비롯하여 두통, 각종 신경통, 풍습성 관절염, 중풍, 치통 등의 치료에 사용한다.

| 약용법 |

① 뿌리 15g을 물 700mL에 넣어 열탕으로 달여서 아침저녁 식후에 복용한다.
② 어린순은 나물로도 먹는다. 씹히는 느낌은 좋으나 쓴맛이 강하므로 끓는 물로 데친 다음 찬물로 여러 차례 우려내고 사용해야 한다.

주의사항 구토의 우려가 있으므로 과용하지 않도록 주의하여야 한다. 위기(胃氣)의 상태에 따라 적당량을 음용해야 하며 혈이 허해서 결리고 아픈 통증에는 복용을 금한다.

강활의 기능성 및 효능에 관한 특허자료

▶ 항염 및 항산화 효능을 갖는 강활 추출물 및 이를 함유하는 화장료 조성물

본 발명은 항염 및 항산화 효능을 갖는 강활 추출물 및 이를 함유하는 화장료 조성물에 관한 것으로, 강활 추출물을 유효성분으로 포함하는 것을 특징으로 하는 항염 효능 및 항산화 효과에 의한 노화 방지 화장료 조성물은 피부에 자극이 없고 안전하여 피부 질환 유발 문제가 없으며, 산화질소(nitric oxide)의 생성을 억제하여 항염 효과를 나타낼 뿐 아니라, 활성산소종 소거능을 통한 항산화 효과를 나타내는 피부 노화 방지 화장료 조성물로 사용할 수 있다.

- 공개번호 : 10-2011-0130115, 출원인 : 재단법인 홍천메디칼허브연구소

▶ 근골격계 질환・신경통・목본

수양버들

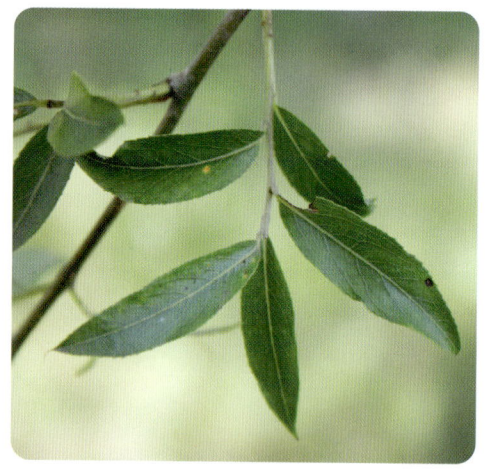

- 학 명 : *Salix babylonica* L.
- 과 명 : 버드나무과
- 이 명 : 참수양버들
- 생약명 : 유지(柳枝)
- 생육지 : 들, 강가, 도로변(가로수) 자생
- 개화기 : 4월 중
- 채취기 : 연중 가능
- 용 도 : 가로수, 정원수, 약용
- 약 효 : 류머티즘, 신경통, 황달, 습진, 치통, 화상

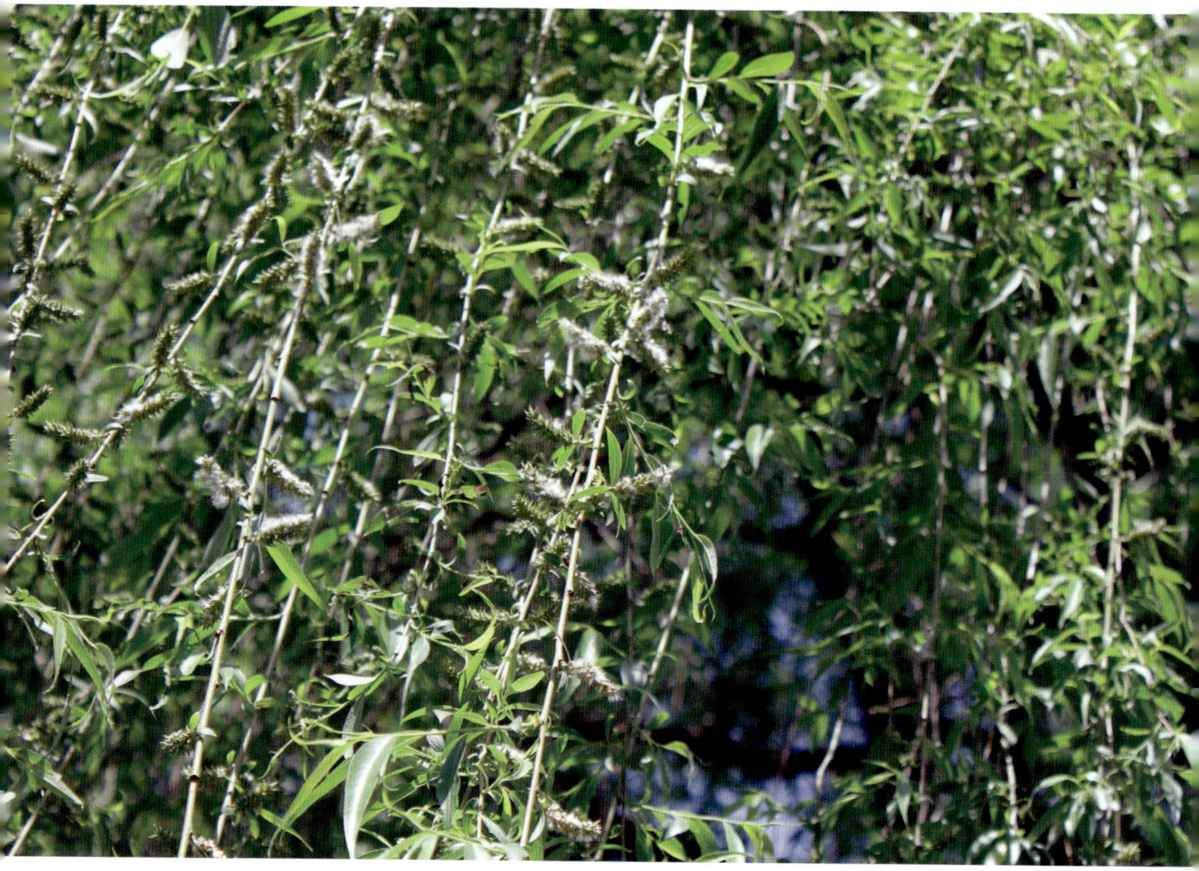

| **생김새와 특징** | 수양버들은 낙엽활엽 교목으로, 키는 15~20m까지 자란다. 가지는 아래로 늘어진다. 나무껍질은 흑갈색이며 세로로 깊게 갈라진다. 잎은 서로 어긋나며 바늘 모양으로 양끝이 뾰족하고 길이는 10~12cm이다. 잎에는 털이 없고 뒷면은 흰빛이 돈다. 꽃은 암수딴그루로, 4월에 황색으로 핀다. 수꽃은 2~4cm, 암꽃은 2~3cm이며 털이 나 있다. 열매는 삭과(蒴果: 열매 속이 여러 칸으로 나뉘고, 각 칸 속에 많은 종자가 들어있음)로, 5월에 익는데 털이 달려 바람이 불면 날아다닌다.

뿌리와 줄기, 잎, 꽃, 나무껍질 등을 약용한다. 수형이 아름다워 정원수나 공원수로도 많이 심는다. 원산지는 중국이며 우리나라와 중국, 일본 등지에 분포한다. 수양버들이라는 이름은 중국 수양산에 많이 자라서 붙여진 이름으로, 양쯔 강 하류에 많이 자생한다.

| **성품과 맛** | 맛은 쓰며 성질은 차고 독이 없다.

| **사용 부위** | 잔가지[유지(柳枝)], 버드나무 속의 좀똥(목중충설), 잎(유엽), 붉은 갯버들(적정), 결실부위(버들강아지) 등.

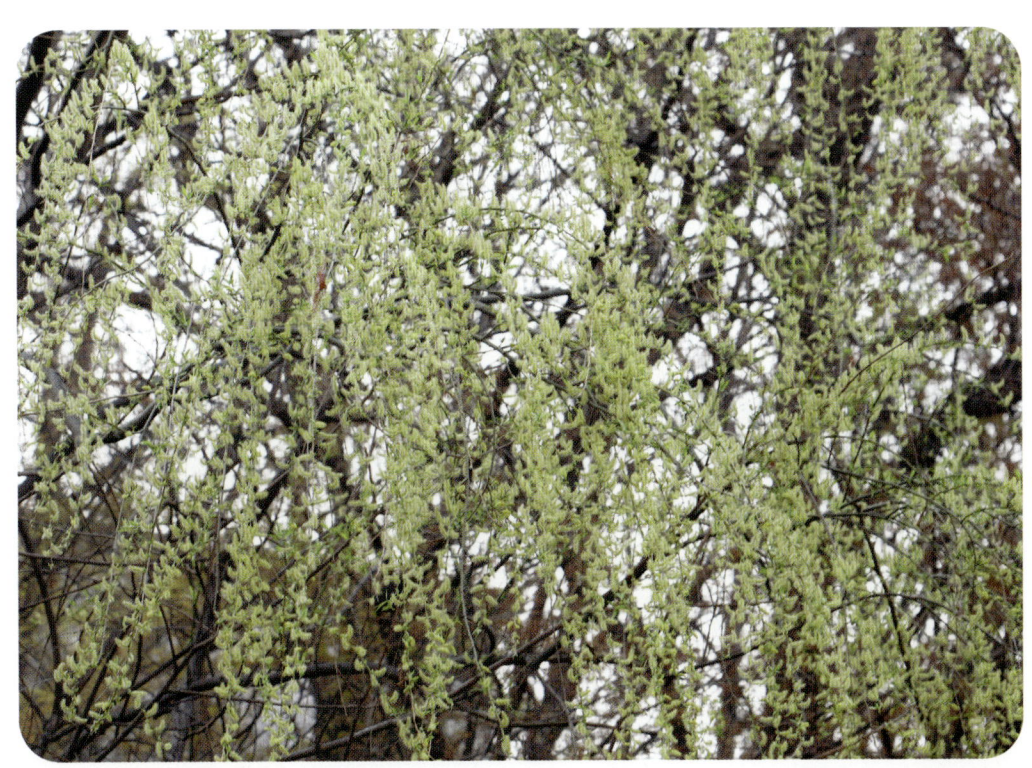

수양버들_ 꽃

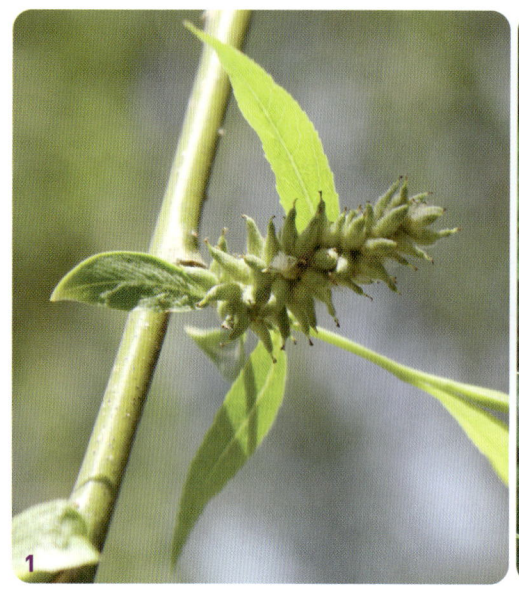 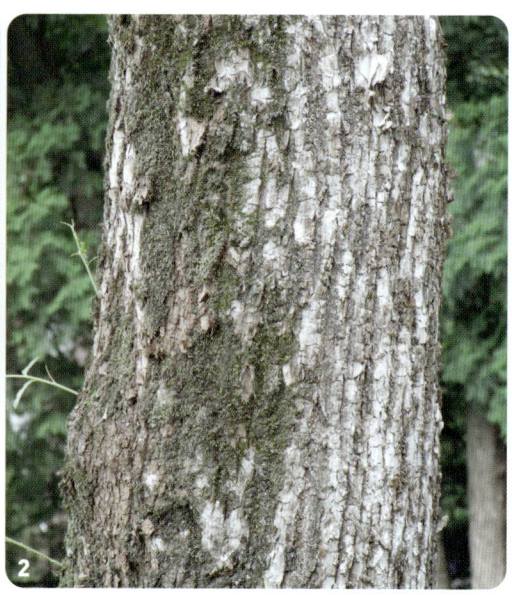

❶ 수양버들_ 종자 결실 ❷ 수양버들_ 수피

| 작용 부위 | 위(胃), 간(肝), 심(心), 폐(肺), 신(腎) 경락.

| 성분 | 해열작용을 하는 살리신(salicin)과 국소마취 작용을 하는 살리게닌(saligenin) 등이 함유되어 있다. 살리신은 희염산 혹은 황산에 가온하면 가수분해되어 살리게닌과 포도당이 된다. 살리신은 고미제로 되는데 이것이 위에 국부작용을 일으키고 흡수된 뒤에 일부가 곧 가수분해되어 살리실산(salicylic acid)으로 변화된다. 살리실산은 해열, 진통의 효과가 있고 살리게닌은 국소마취제 효과가 있다.

| 채취와 조제 | 수시로 채취할 수 있고 햇볕에 말려 사용한다.

| 효능 주치 |

① 가지는 류머티즘에 의한 진통, 신경통, 소변불통, 전염성 간염, 충치를 치료하는데 특히 치아에 관련된 병에 효능이 높은 약재이다.

> **동의보감원문**
> 性寒味苦無毒主風水黃疸面熱黑痂疥惡瘡金瘡止血治濕痺. 柳花卽初發時黃蘂也及其花乾絮方出謂之柳絮收之貼灸瘡及爲褵褥子乃飛絮絮之下連小黑子因風而起其子極細入池塘化爲浮萍. 楊與柳不相似楊葉圓闊而赤枝條短硬柳葉狹長靑綠枝條長軟.

② 줄기껍질은 류머티즘에 의한 통증, 신경통, 황달, 해열, 진통, 치통, 화상을 치료하는 데 쓴다.
③ 잎은 해독, 이뇨작용을 하며, 끓는 물 또는 불에 데어 독이 안으로 들어가서 열이 나고 답답해지는 증상을 낫게 한다.
④ 뿌리는 황달, 류머티즘성 동통, 두통, 풍으로 인한 마비통 등의 완화에 좋다.

| 약용법 |

① 가지 30g을 물 900mL에, 줄기껍질 15g을 물 700mL에, 잎 20g을 물 800mL에 각각 넣고 300mL 정도가 될 때까지 달인 액을 반으로 나누어 아침저녁 식후에 복용한다.
② 위의 ①항보다 더 진하게 달인 후 액을 헝겊에 묻혀 환부에 붙이면 효과가 있다.

주의사항 특별한 주의사항은 없다.

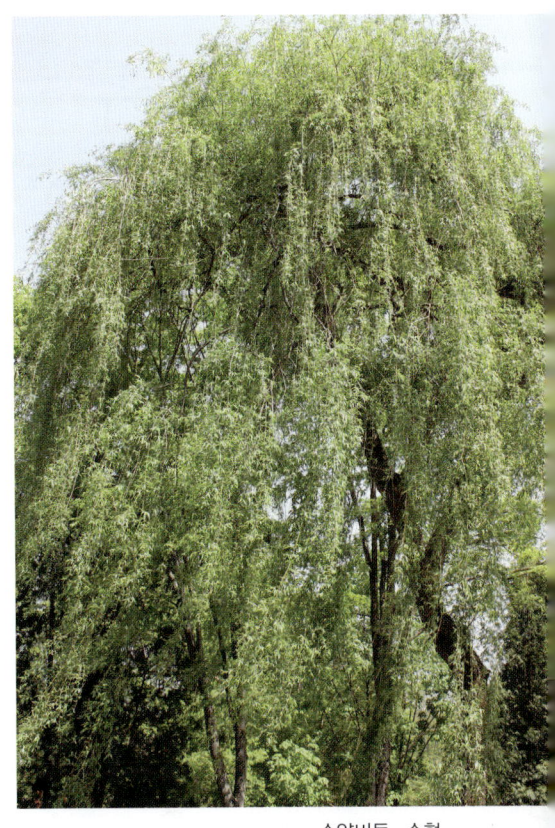

수양버들_ 수형

수양버들의 기능성 및 효능에 관한 특허자료

▶ **수양버들피와 복숭아나무피 등을 이용한 탈모 방지 및 발모제**

본 발명은 화학제품을 전혀 사용하지 않고 10종의 순식물성 재료를 특수한 방법으로 혼합하여 제조한 탈모 방지 빛 발모제로서, 수양버들피, 복숭아나무피, 유근피, 오동나무열매, 소태나무피 등을 약 1㎝ 크기로 잘게 만들어 혼합한 후 정제수로 5시간 정도 끓여 그 액을 살균하여 두피에 고루 도포한 바, 탈모 예방 효과와 대머리에서 모발이 자라나는 효과를 얻었다.

— 공개번호 : 10-2001-0044451, 출원인 : 강춘암

▶ 근골격계 질환・신경통・목본

오갈피나무

- 학 명 : *Eleutherococcus sessiliflorus* (Rupr. & Maxim.) S.Y.Hu.
  = [*Acanthopanax sessiliflorus*]
- 과 명 : 두릅나무과
- 이 명 : 오갈피, 참오갈피나무
- 생약명 : 오가피(五加皮)
- 생육지 : 산지, 재배
- 개화기 : 8~9월
- 채취기 : 봄~초여름(뿌리껍질), 가을 이후(나무껍질)
- 용 도 : 식용, 약용
- 약 효 : 마비통증, 류머티즘, 요통, 각기, 신경통

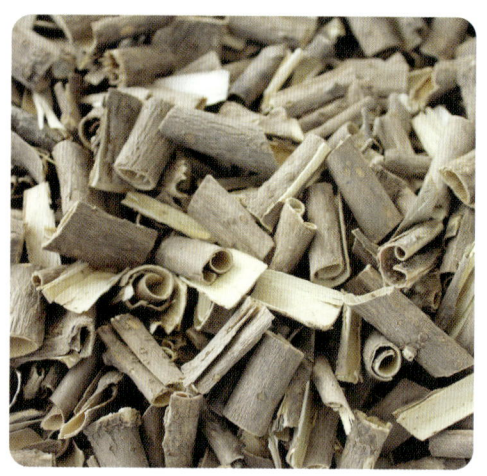

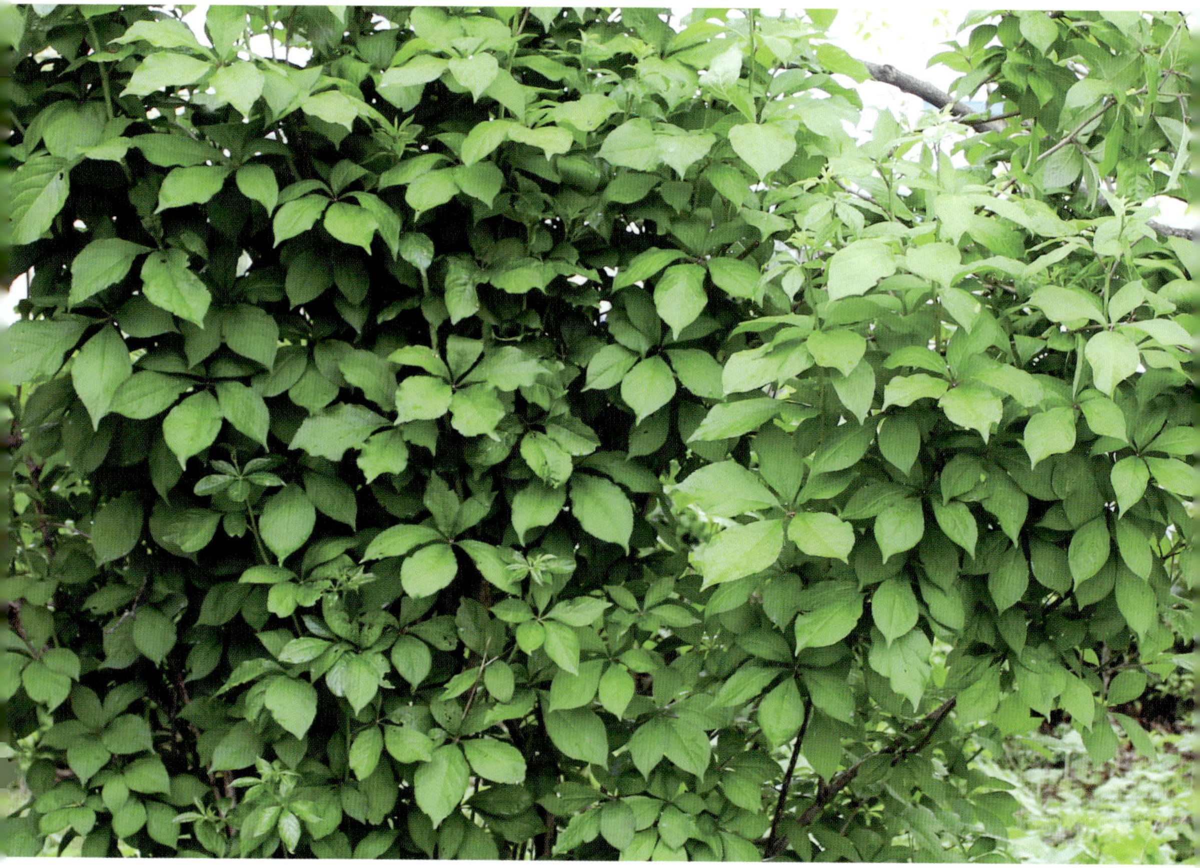

| 생김새와 특징 | 오갈피나무는 낙엽활엽 관목으로, 키는 3~4m이다. 뿌리 근처에서 가지가 많이 갈라지며, 줄기껍질은 회갈색이고 굵은 가시가 듬성듬성 나 있다. 잎은 어긋나며 손바닥 모양이고 3~5장의 작은 잎이 있다. 작은 잎은 타원형이며 가장자리에 겹톱니가 있다. 꽃은 8~9월에 새로 자라난 가지 끝에 연한 보랏빛으로 산형꽃차례를 이루며 피고, 꽃잎은 5장이다. 열매는 긴 타원형으로 뭉쳐서 달리며 길이는 10~14㎜로, 10~11월에 검게 물든다.

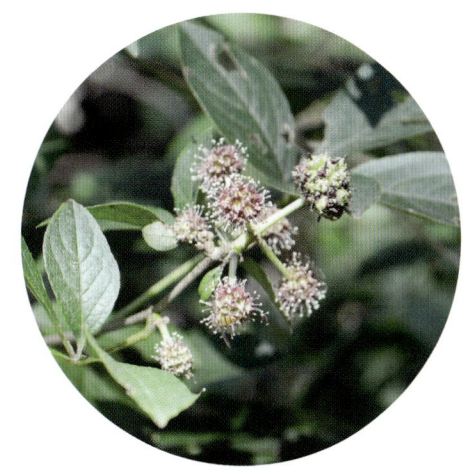

오갈피나무_ 꽃

방향성 식물이며 뿌리껍질과 줄기껍질을 오가피라 하여 약용하고 술을 담가 먹기도 한다. 연한 잎은 나물로 먹는다. 깊은 산에 자생하는 것은 가시가 적으나 사람 손이 많이 타는 곳에 자라는 것은 가시가 많다. 오갈피나무는 우리나라가 원산지이며, 중국, 우수리, 아무르 등지에도 분포하고 있다. 우리나라 전국 높은 산의 서늘하고 응달진 곳에 주로 서식한다.

'오가(五加)'라는 이름은 잎이 산삼과 같이 다섯 개가 붙어 생긴 것이다. 식물명에서 '오갈피'로 불리는 몇몇 유사종이 있는데, 다음과 같은 차이점을 보인다. 오갈피나무는 전국적으로 분포하며 재배 농가도 많으나 '가시오갈피(Eleutherococcus senticosus)'는 경기 북부, 강원도 지역에 주로 분포하며 전국의 해발고도 1,000m 이상의 깊은 산 골짜기에 자생하지만 발견하기가 쉽지 않아 멸종위기종이면서 취약종으로 분류되고 있다. 또한 오갈피나무는 회갈색의 줄기에 털이 없고 굵은 가시가 듬성듬성 나 있지만 가시오갈피는 줄기에 가늘고 긴 가시가 땅을 향해 밀생하는 차이점을 보인다.

가시오갈피 역시 나무껍질 및 뿌리껍질을 약용하는데 생약명은 자오가(刺五加), 자오가피(刺五加皮)라고 한다. 성분은 오갈피나무나 가시오갈피가 거의 같은 성분이고 약효도 같은 용도로 사용되고 있으나 작용부위(귀경)에 약간 차이가 있고 오갈피나무속 종류 중에서 가시오갈피의 효과가 가장 좋은 것으로 알려져 있다.

| 성품과 맛 | 오갈피나무의 맛은 맵고 쓰며 약간 달다. 가시오갈피의 맛은 약간 쓰고 맵

다. 둘 다 성질은 따뜻하고 독은 없다.

| 사용 부위 | 뿌리껍질 또는 나무껍질, 열매.

| 작용 부위 | 오갈피나무는 간(肝), 신(腎), 위(胃) 경락, 가시오갈피는 신(腎), 비(脾), 심(心) 경락에 작용한다.

| 성분 | 중추신경 흥분작용을 하는 아칸토사이드(acanthoside) A~D와 간 기능을 개선하는 시린가레시놀(syringaresinol) 배당체, 정유 및 녹말, 타닌(tannin), 팔미트산(palmitic acid), 강심배당체, 세사민(sesamin), 사비닌(savinin), 사포닌(saponin) 등.

| 채취와 조제 | 오갈피나무의 뿌리를 채취하여 물로 씻어서 흙과 잔뿌리를 제거한 뒤 뿌리껍질을 취하여 세절(細切)한 것을 햇볕에 말려 사용한다. 나무껍질도 채취한 것을 물로 깨끗이 씻은 후 약간 축축한 상태에서 얇게 썰어 햇볕에 말려 사용한다.

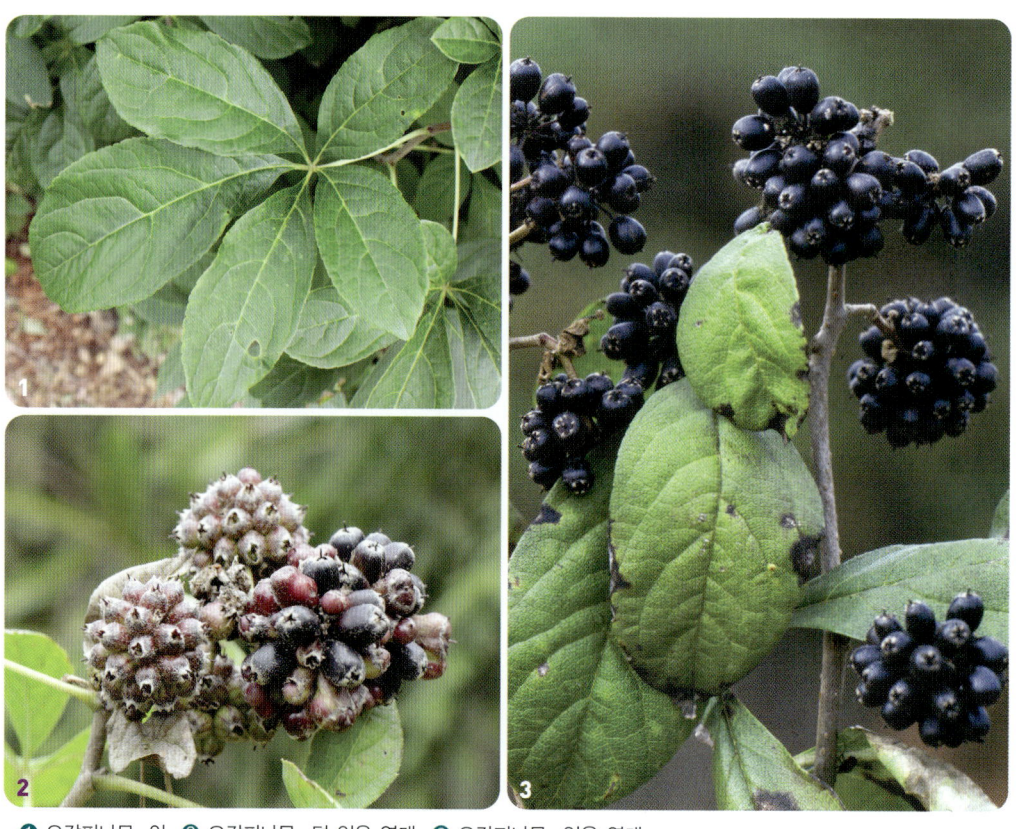

❶ 오갈피나무_ 잎 ❷ 오갈피나무_ 덜 익은 열매 ❸ 오갈피나무_ 익은 열매

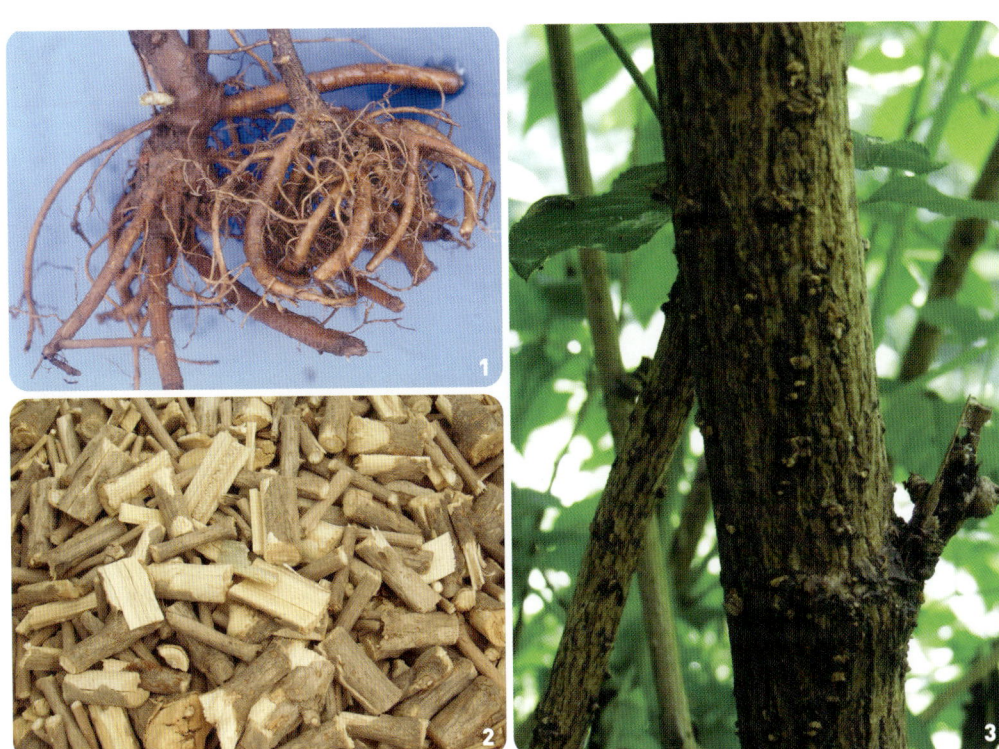

❶ 오갈피나무_ 생뿌리   ❷ 오갈피나무_ 건조한 줄기(절단)   ❸ 오갈피나무_ 수피

오가피(五加皮)는 뿌리껍질을 쓰는지, 나무껍질을 쓰는지에 따라 채취시기가 달라진다. 나무껍질의 경우에는 진액(津液)이 수피(樹皮)로 올라와야 하기에 봄이나 초여름이 채취의 적기이고, 뿌리껍질은 진액이 뿌리로 내려와야 하기에 가을 이후가 채취의 적기이다.

| 효능 주치 |

① 오로칠상(五勞七傷)을 보하고 기운을 돋우며 정수를 채워준다. 강장(强壯), 진통, 거

동의보감원문

性溫(一云微寒)味辛苦無毒補五勞七傷益氣添精堅筋骨强志意男子陰痿女子陰痒療腰脊痛兩脚疼痺骨節攣急痿躄小兒三歲不能行服此便行步. 生山野樹生小叢莖間有刺五葉生枝端如桃花有香氣三四月開白花結細青子至六月漸黑色根若荊根皮黃黑肉白骨硬五月七月採莖十月採根陰乾. 上應五車星精而生故葉五出者佳延年不老仙經藥也.

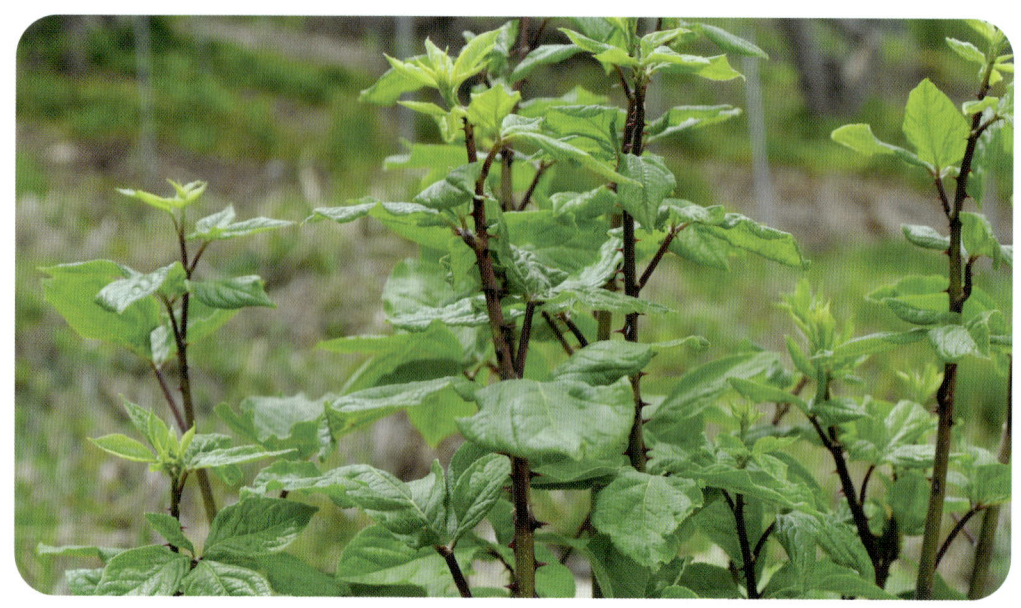
오갈피나무_ 새잎과 줄기

풍(祛風) 등의 효능이 있다.
② 풍과 습사(濕邪)로 인한 마비통증, 류머티즘, 요통, 음위, 각기, 신경통 등의 치료에 사용한다.
③ 오가피주는 불면증, 저혈압, 동맥경화증 등에 효과가 있다.
④ 근육 아픈 데, 타박상을 입어 아픈 데 생잎을 짓찧어 바르면 효과가 있다.

| 약용법 |

① 오갈피나무의 근피(根皮) 및 수피(樹皮)는 1일량으로 6~12g(가시오갈피는 3~9g)을 물 700mL에 넣고 반량으로 달여 매 식후 또는 아침저녁 식후에 복용한다. 외용으로는 타박상이나 염좌 등에 오갈피를 짓찧어서 도포한다. 가루로 빻아서 복용해도 된다.
② 오가피를 진하게 달여, 일반적인 방법으로 식혜를 만들어두고 복용하면 과로나 육체노동으로 생긴 병에 효과가 크다.
③ 말린 나무껍질이나 뿌리껍질을 술로 담가 복용한다. 오가피주는 강정, 강장(强壯), 피로회복 등에 효과가 있다.
④ 연한 잎을 데쳐서 나물로 먹거나 차를 끓여 마신다.

주의사항 특별한 주의사항은 없다. 다만 오가피는 물에 녹는 수용성 성분과 유기용매에 녹는 지용성 성분을 함께 가지고 있으므로 단순하게 물을 붓고 끓이는 방법만으로는 유효성분을 모두 추출하기 어렵다. 따라서 먼저 술에 담가서 지용성 성분을 우려내고, 물을 부어서 끓인다면 두 가지 성분을 효과적으로 우려낼 수 있다.

오갈피나무의 기능성 및 효능에 관한 특허자료

▶ **오가피 추출물의 골다공증 예방 또는 치료용 약학적 조성물**

본 발명의 오가피 추출물은 골다공증, 퇴행성 골질환 및 류머티스성 관절염과 같은 골질환의 예방 또는 치료에 유용하게 사용될 수 있다.

- 등록번호 : 10-0399374, 출원인 : (주)오스코텍

▶ **오가피 추출물을 유효성분으로 함유하는 위장질환의 예방 또는 치료용 조성물**

본 발명에 따른 오가피 추출물은 위염, 위궤양 및 십이지장궤양 등의 위장질환의 예방 또는 치료에 유용하게 사용될 수 있다.

- 등록번호 : 10-1120000, 출원인 : (주)휴럼

▶ **오가피 추출물을 포함하는 치매 예방 또는 치료용 조성물**

본 발명은 오가피 추출물을 포함하는 치매 예방 또는 치료용 조성물에 관한 것이다. 본 발명에 따른 상기 오가피 추출물은 오가피에 물, 증류수, 알코올, 핵산, 에틸아세테이트, 아세톤, 클로로포름, 메틸렌 클로라이드 또는 이들의 혼합 용매를 첨가하여 추출되어진 것이다.

- 공개번호 : 10-2005-0014710, 출원인 : (주)바이오시너젠, 성광수

▶ **오가피 열매 추출물을 유효성분으로 함유하는 암 예방 및 치료용 약학적 조성물**

본 발명은 오가피 열매 추출물, 오가피 열매 분획물, 이로부터 분리된 화합물 또는 이의 약학적으로 허용 가능한 염을 유효성분으로 함유하는 암 질환의 예방 및 치료용 약학적 조성물에 관한 것으로, 암세포의 증식 억제 활성을 가짐으로써 종래의 암 치료제에 비해 천연물을 사용하여 부작용을 현저히 감소시킬 수 있다.

- 공개번호 : 10-2012-0085048, 출원인 : 정선군, 경희대학교 산학협력단

▶ **오가피 추출물을 포함한 C형 간염 치료제**

본 발명은 오갈피 속 나무(뿌리, 줄기, 가지 부분의 껍질)의 추출물을 포함하는 C형 간염 치료제에 관한 것으로, 오가피 추출물은 C형 간염 단백질 분해효소에 대한 강한 저해 활성을 나타내므로 C형 간염 치료제로 유용하게 사용될 수 있을 뿐만 아니라 각종 식음료에 포함되어 사용될 수 있다.

- 공개번호 : 10-1999-0047905, 출원인 : (주)엘지

오가피차

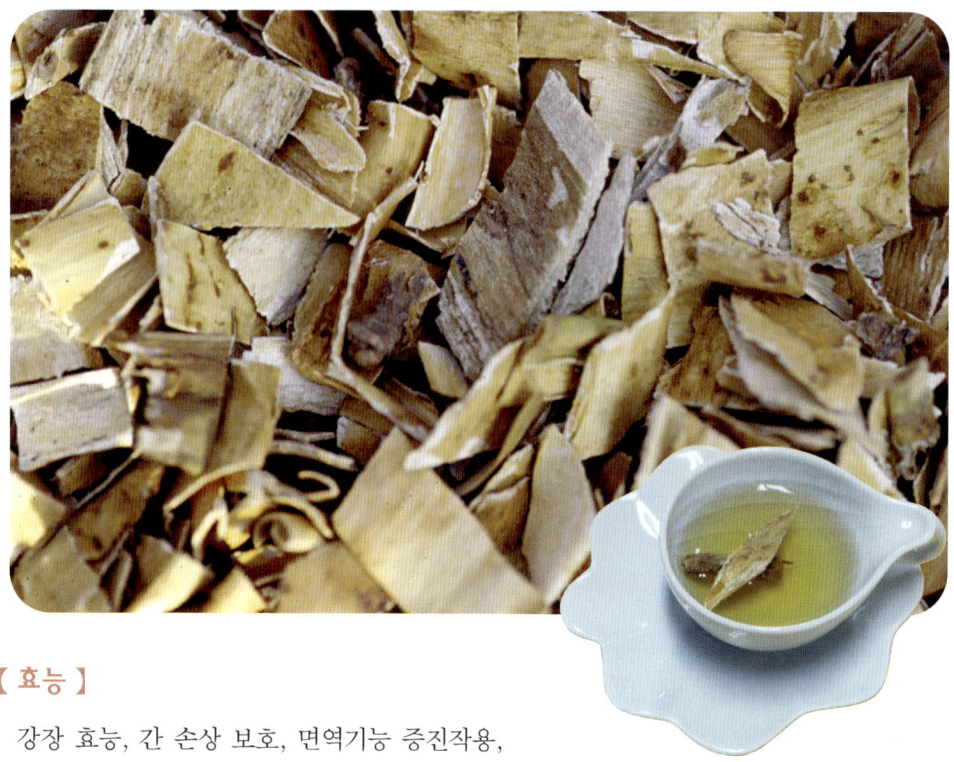

【 효능 】

강장 효능, 간 손상 보호, 면역기능 증진작용,
어린이 성장 촉진, 성기능 회복 개선 효과

【 만드는 방법 】

① 말린 오가피 줄기 15g을 소주 300mL에 담가두었다가 물 1L를 붓고 센불에서 30분 정도 끓인다.
② 중불에서 2시간 정도 더 끓인다.
③ 쓴맛이 있기 때문에 대추나 감초를 넣어서 함께 끓여 마시면 좋은 차가 된다.
④ 기호에 따라 꿀이나 설탕을 가미하여 마신다.
⑤ 3~4회 더 끓여 마셔도 은은하게 즐길 수 있는 좋은 차가 된다.

오갈피나무주

맛은 맵고 쓰다. 기호와 식성에 따라 꿀, 설탕을 가미하여 음용할 수 있다.

【적용병증】

- 골절번통(骨折煩痛) : 주로 갱년기에 나타나며 특별한 자극이 없어도 뼈마디가 쑤시고 통증이 오는 증상을 말한다. 날씨가 흐리면 통증이 더 심해진다. 30mL를 1회분으로 1일 1~2회씩, 15~20일 음용한다.
- 강심제(强心劑) : 심장의 기능을 강화하기 위한 약재이다. 30mL를 1회분으로 1일 1~2회씩, 15~20일 음용한다.
- 위장염(胃腸炎) : 위와 장에 염증이 생긴 증상을 말한다. 대장균, 장티푸스, 이질균, 콜레라균, 인플루엔자 등이 원인이 될 수 있다. 30mL를 1회분으로 1일 1~2회씩, 10~15일 음용한다.
- 기타 질환 : 각기, 관절염, 구안와사, 근골통, 동맥경화, 요통

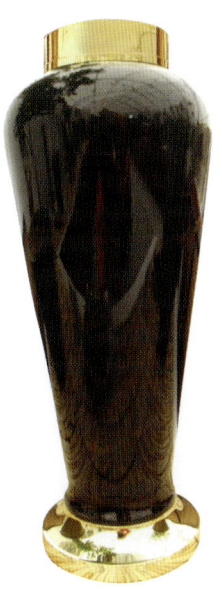

【담그는 방법】

① 약효는 나무껍질, 뿌리, 열매 등에 있으므로 주로 나무껍질, 뿌리, 열매 등을 사용한다. 여름과 가을 사이에 채취하여 생으로 사용하거나 햇볕에서 말려 사용한다.
② 생으로 사용할 때는 나무껍질 약 240g, 뿌리 약 220g, 열매 약 260g, 말린 것을 사용할 때에는 나무껍질 약 80g, 뿌리 약 70g, 열매 약 80g을 소주 3.8L에 넣고 밀봉하여 서늘한 냉암소에서 보관, 숙성시킨다.
③ 나무껍질, 뿌리는 6~8개월, 열매는 3~5개월 침출한다.
④ 나무껍질과 뿌리는 침출한 후 그대로 두고 사용하며, 열매는 찌꺼기를 걸러내고 음용한다. 열매는 찌꺼기를 걸러낸 후 2~3개월 더 숙성하여 음용하면 향미(香味)가 좋아진다.

【구입방법 및 주의사항】

- 약재상, 약령시장, 재배 농가에서 구입하여 사용한다.
- 오래 음용해도 해롭지는 않으나 3~5일에 1일 정도는 쉬어가며 음용한다.
- 본 약술을 음용하는 중에 현삼, 뱀 껍질(뱀 허물)을 금한다.

▶ 근골격계 질환 · 신경통 · 목본

음나무

- 학 명 : *Kalopanax septemlobus* (Thunb.) Koidz.
- 과 명 : 두릅나무과
- 이 명 : 엄나무
- 생약명 : 해동피(海桐皮)
- 생육지 : 산기슭 자생
- 개화기 : 7~8월
- 채취기 : 봄~여름
- 용 도 : 식용, 약용, 관상용
- 약 효 : 신경통, 관절염, 타박상, 거풍, 구내염, 악창, 개선

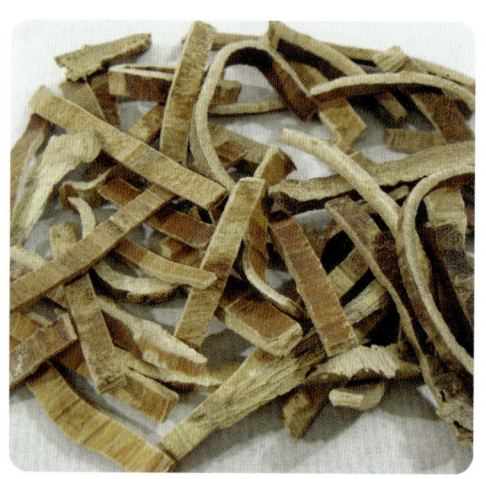

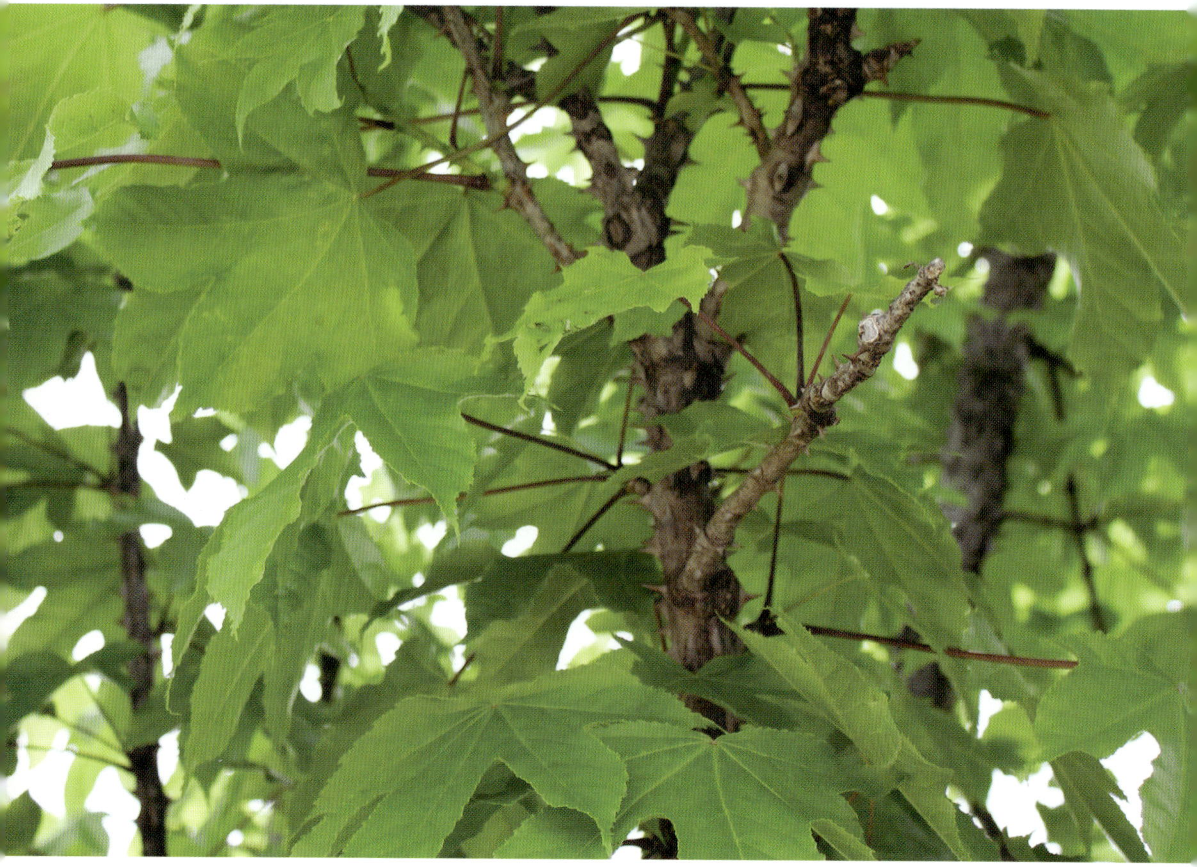

| 생김새와 특징 | 음나무는 낙엽활엽 교목으로, 키는 25m까지 자란다. 작은 가지에 억세고 굵은 가시가 많이 나 있다. 잎은 서로 어긋나고 긴 잎자루에 손바닥 모양의 잎이 5~7갈래로 찢어진다. 갈라진 잎은 삼각상 또는 장타원상 난형이다. 꽃은 7~8월에 황색으로 나무 끝에 복산형꽃차례를 이루며 모여 핀다. 열매는 10월에 검은색으로 익는다.

억세고 굵은 가시가 많기 때문에 울타리용으로 아주 적합하다. 이른 봄 부드러운 잎은 나물로 인기가 좋고 영양가도 풍부한 자연식품이다. 나무껍질은 약용한다.

음나무는 우리나라가 원산지이며 일본, 중국, 만주 등지에도 분포한다. 우리나라 전국 각지의 산기슭에 널리 자생하는데, 어려서는 음지에서도 자라나 햇볕이 많은 곳에서 잘 자란다.

| 성품과 맛 | 맛은 맵고 쓰며 성질은 평하다. 독성은 없다.

| 사용 부위 | 나무껍질과 뿌리껍질.

| 작용 부위 | 비(脾), 간(肝) 경락.

| 성분 | 타닌(tannin), 플라보노이드(fiavonoid) 배당체, 쿠마린(coumarin) 배당체, 소량의 알칼로이드와 사포닌(saponin), 아글리콘(aglycon) 등.

| 채취와 조제 | 봄에서 여름 사이 나무껍질이나 뿌리껍질을 벗겨서 겉껍질[조피(粗皮)]을 제거하고 햇볕에 말려 잘게 썰어서 사용한다.

| 효능 주치 |
① 신경통, 관절염, 타박상, 근육마비, 근육통의 치료에 효과가 좋다.

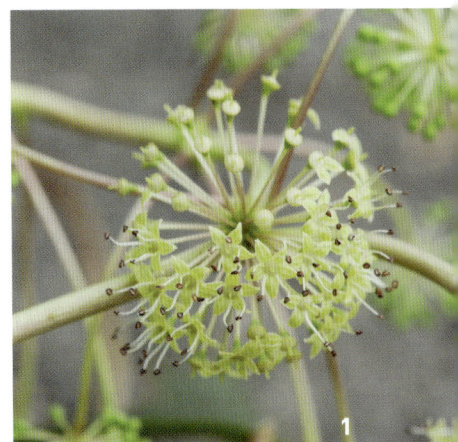
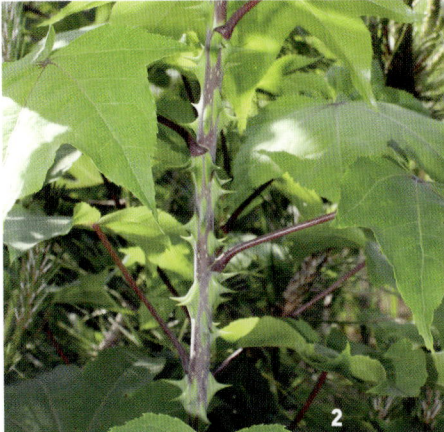
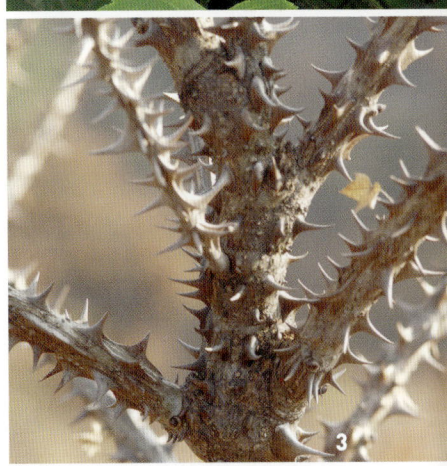

❶ 음나무_ 꽃 ❷ 음나무_ 잎과 줄기
❸ 음나무_ 가시

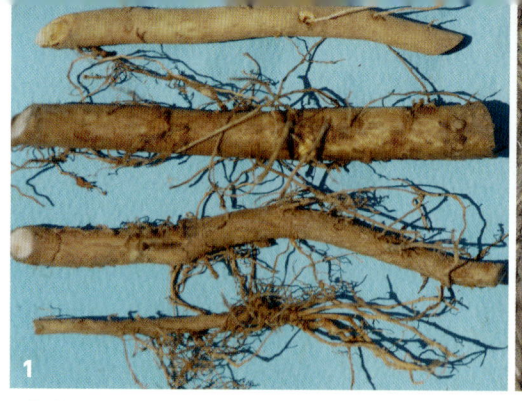
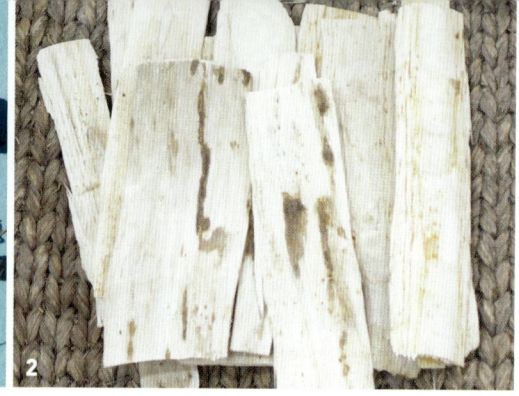

❶ 음나무_ 뿌리 ❷ 음나무_ 건조한 수피(해동피)

② 어혈을 풀어주고 혈액순환을 도와주기도 한다.
③ 진액은 구충 효과가 있고 구내염과 악창과 개선(疥癬: 옴)을 치료해준다.
④ 무좀이 있을 때는 줄기를 태워 무좀 부위에 연기를 쐬게 하여 치료한다.

| 약용법 |

① 관절염이 있을 때, 해동피 50g과 골담초 50g을 물 600mL에 넣고 양이 절반으로 줄 때까지 달여서 하루에 2~3회, 한 달간 계속 복용하면 효과가 있다.
② 나물로 식용한다. 이른 봄 부드러운 잎을 채취하여 뜨거운 물에 살짝 데쳐 식용하는데, 향기가 좋으면서도 영양가가 풍부하다. 뿐만 아니라 신경통, 감기몸살, 관절염 등 몸이 지끈지끈하고 피로할 때 한결 가벼워지는 효과를 느낄 수 있다.

주의사항 타닌 성분이 함유되어 있으므로 변비 환자는 지나치게 많이 복용하지 않도록 한다.

음나무의 기능성 및 효능에 관한 특허자료

▶ **HIV 증식 억제 활성을 갖는 음나무 추출물 및 이를 유효성분으로 함유하는 AIDS 치료제**

본 발명은 HIV 억제 활성을 갖는 음나무 추출물 및 이를 유효성분으로 함유하는 AIDS 치료제에 관한 것이다. 본 발명의 음나무 추출물은 HIV 역전사효소 활성 억제, 프로테아제 활성 억제, 글루코시다제 활성 억제 및 HIV 증식 억제 활성이 뛰어나므로 AIDS를 치료하고 진행을 억제시키며 감염을 억제하는 데 유용하게 사용될 수 있다.

- 공개번호 : 10-2005-0045117, 특허권자 : 유영법, 최승훈, 심범상, 안규석

▶ **음나무 추출물을 함유하는 퇴행성 중추신경계 질환 증상의 개선을 위한 기능성 식품**

본 발명은 음나무 추출물 및 음나무로부터 단리된 디하이드로디하이드로코니페릴 알코올(Dihydrodehydroconiferylalcohol)을 함유함을 특징으로 하는 퇴행성 중추신경계 질환 증상 개선을 위한 기능성 식품에 관한 것이다.

- 공개번호 : 10-2005-0111258, 특허권자 : 충북대학교 산학협력단

음나무주

맛은 쓰고 약간 맵다. 다른 가미류는 사용하지 않는다.

【적용병증】

- **풍습(風濕)** : 습한 곳에 장기간 거주하여 습기의 영향을 받아 뼈마디가 저리고 아픈 경우이다. 30mL를 1회분으로 1일 1~2회씩, 10~20일 음용한다.
- **거담(去痰)** : 가래와 혈담(가슴에 딱딱한 명울이 뭉쳐 다니면서 통증이 오는 경우)을 없애기 위한 처방이다. 30mL를 1회분으로 1일 4~7회 음용한다.
- **위궤양(胃潰瘍)** : 위 안이 헐어서 따갑고 쓰리고 아픈 증세로서 음식물을 먹을 수가 없다. 30mL를 1회분으로 1일 1~2회씩 3~5일, 심하면 7~12일 음용한다.
- **기타 질환** : 관절염, 당뇨병, 신경통, 위암, 위장병, 척추질환

【담그는 방법】

① 약효는 나무껍질, 잔가지, 뿌리에 있다.
② 생것으로 사용할 경우, 나무껍질 또는 잔가지 500g, 뿌리 300g을 각각 소주 3.8L에 넣고 밀봉하여 서늘한 냉암소에서 보관, 숙성시킨다.
③ 말린 것은 나무껍질 또는 잔가지 200g, 뿌리는 150g을 사용한다.
④ 4~6개월 침출시킨 다음 찌꺼기를 걸러내고 음용하거나 음용이 끝날 때까지 그대로 계속 보관, 사용해도 무방하다. 또는 찌꺼기를 걸러낸 후 2~3개월 더 숙성하여 음용하면 향미(香味)가 좋아진다.

【구입방법 및 주의사항】

- 건재상, 약재상, 약령시장에서 구입하여 사용한다. 또는 산에서 직접 채취하여 사용한다.
- 치유되는 대로 중단한다.
- 본 약술을 음용 중에 가리는 음식은 없다.

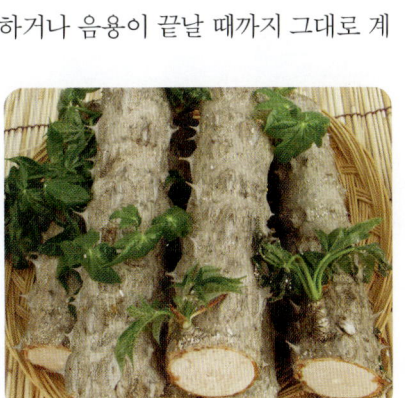

음나무 채취한 줄기

▶ 근골격계 질환 • **타박상** • 초본

동의나물

- 학 명: *Clatha palustris* L. var. *palustris*
- 과 명: 미나리아재비과
- 이 명: 참동의나물, 동이나물
- 생약명: 여제초(驢蹄草)
- 생육지: 산지, 물가 자생
- 개화기: 4~5월
- 채취기: 여름
- 용 도: 약용, 관상용
- 약 효: 타박상, 두통, 식중독, 어린아이의 이질

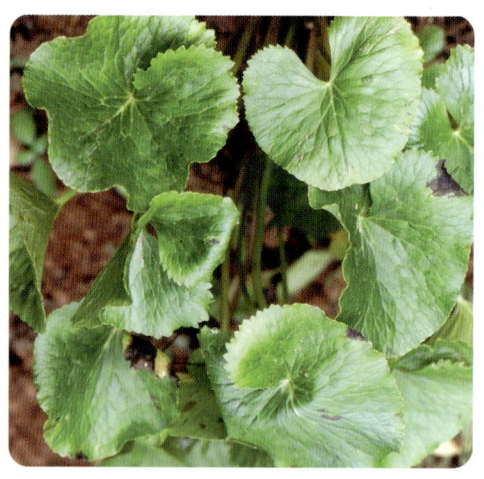

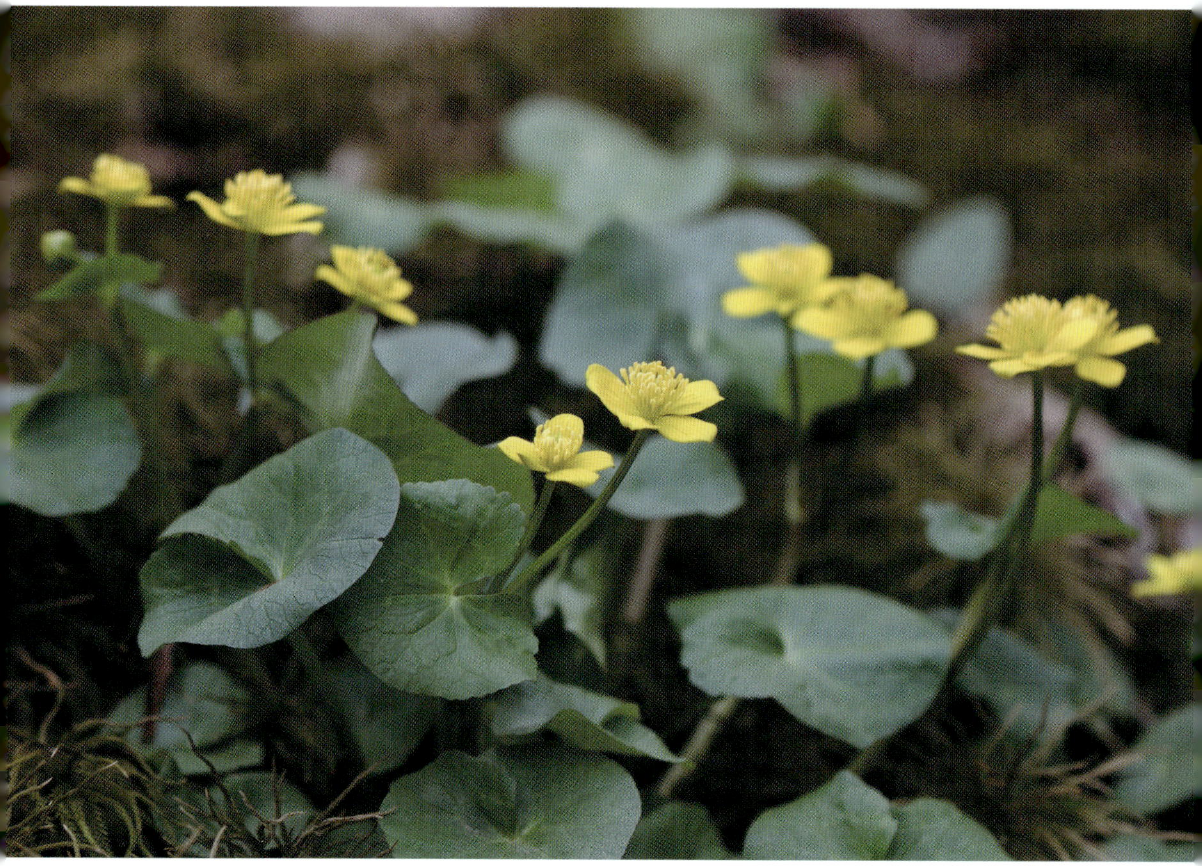

| 생김새와 특징 | 동의나물은 여러해살이풀로, 키는 60㎝ 내외로 자란다. 줄기는 부드러워 꺾어지기 쉽고 뿌리줄기는 짧고 굵다. 잎은 길이가 5~10㎝이고, 둥근 심장형이며 가장자리에 둔한 톱니가 있다. 잎자루는 길다. 꽃이 시들고 종자가 익을 무렵이면 잎이 넓어지기 시작한다. 꽃은 4~5월에 줄기 끝에서 1~2송이가 황색으로 피며, 꽃잎은 없고 노란빛을 띤 꽃받침이 있다. 열매는 6~7월에 길이 1㎝ 정도로 달리고 갈색으로 된 씨방에는 많은 종자가 들어 있다.

동의나물은 우리나라가 원산지이며 전국적으로 널리 분포하고 있다. 산지의 습한 땅이나 물가에 많이 자생하며 농가에서 관상용으로 재배도 하고 있다. 물가에서 잘 자라

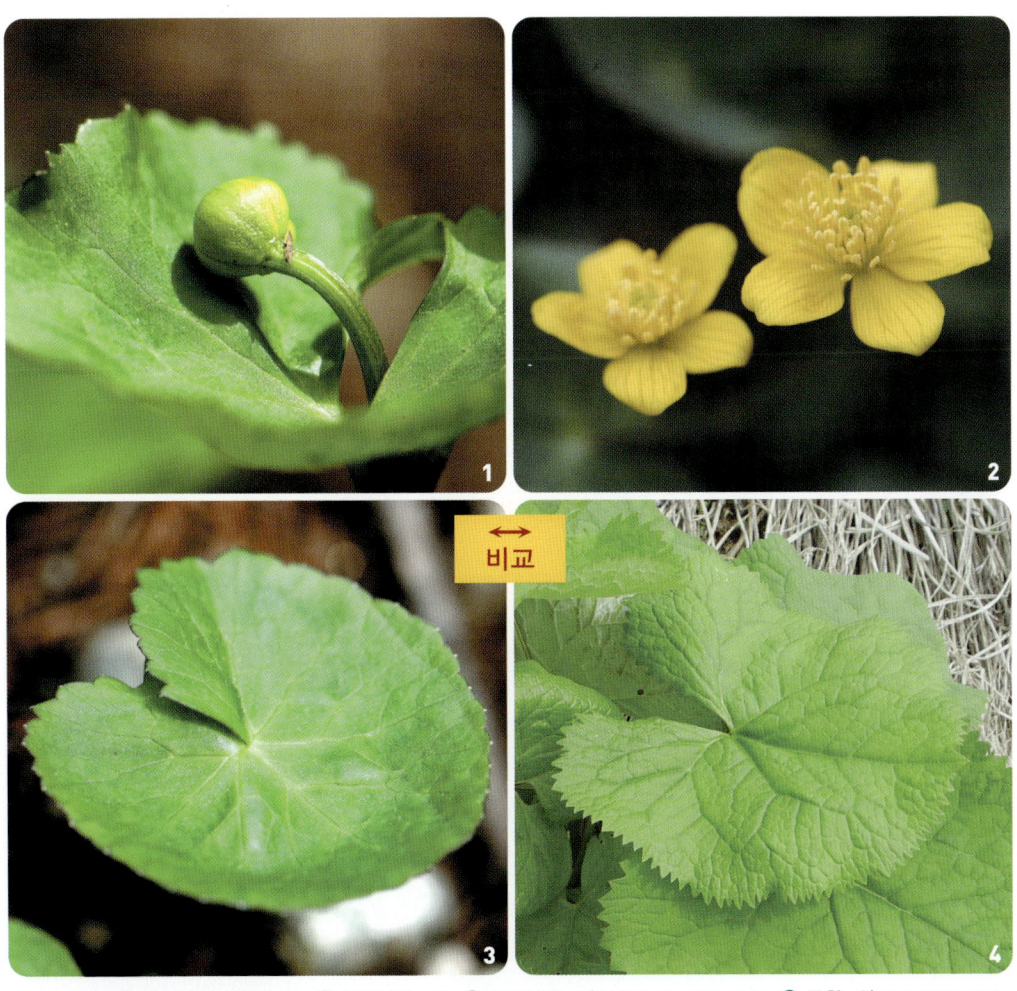

❶ 동의나물_ 꽃봉오리 ❷ 동의나물_ 꽃 ❸ 동의나물_ 잎(독성이 있어 식용 불가) ❹ 곰취_ 잎(가장자리에 톱니)

기 때문에 수분이 없으면 고사하기 쉽다. 수생식물과 같이 자라는 경우도 볼 수 있는데, 특히 습한 곳을 좋아하는 노루오줌, 박새와 같이 자생하는 경우가 많다. 뿌리를 포함한 전초는 약용되며 관상용으로도 쓰인다.

| 성품과 맛 | 맛은 쓰고 매우며 성질은 따뜻하다. 독이 있다.

| 사용 부위 | 뿌리를 포함한 전초.

| 작용 부위 | 간(肝), 폐(肺), 위(胃) 경락.

| 성분 | 잎과 줄기에 베라트린(veratrin), 헬레보린(helleborin), 이소람네틴(isorhamnetin), 베르베린(berberin) 등을 함유하고 있다.

| 채취와 조제 | 여름에 채취하여 햇볕에 말려서 사용한다.

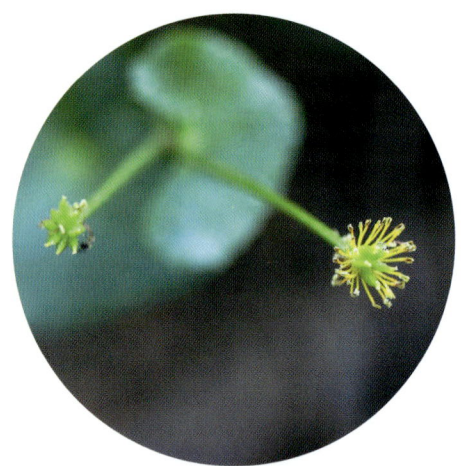
동의나물_ 종자 결실

| 효능 주치 |
① 전초 또는 뿌리는 타박상 및 염좌(捻挫: 삔 것)의 치료에 사용한다.
② 잎은 가래가 많이 끓는 증상, 두통, 식중독, 현기증의 치료에 효과가 있다.
③ 민간에서는 경련을 진정시키는 약으로도 사용한다.

| 약용법 |
① 말린 전초 10g을 물 800mL에 넣고 중불에서 약 300mL로 줄어들 정도로 달인 후 아침저녁으로 식후에 복용한다. 1주일 정도 복용한다. 독성이 있으므로 과용하지 않도록 한다.
② 타박상일 때는 생잎을 으깨어 즙을 내어 바르면 좋다. 단, 독성이 있으므로 약간만 사용해야 한다.

주의사항 독성이 있으므로 사용에 신중을 기한다. 특히 곰취와 혼동할 수 있으므로 주의한다. 곰취보다 잎이 두껍고 광택이 있으며 물가에서 잘 자란다.

▶ 근골격계 질환·**타박상**·초본

머위

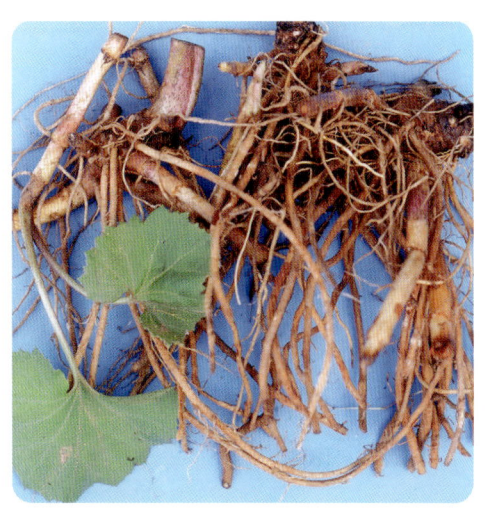

- 학 명 : *Petasites japonicus* (Siebold & Zucc.) Maxim.
- 과 명 : 국화과
- 이 명 : 머구, 머웃대, 백채(白菜)
- 생약명 : 봉두채(蜂斗菜: 전초), 봉두근(蜂斗根: 뿌리)
  * 동의보감에는 백채(白菜)로 기록
- 생육지 : 산자락, 밭둑 자생
- 개화기 : 4~5월
- 채취기 : 가을(뿌리), 봄(어린잎, 잎자루)
- 용 도 : 약용, 식용
- 약 효 : 편도선염, 기침, 천식, 가래 끓는 증세, 인후염, 기관지염, 타박상, 종기

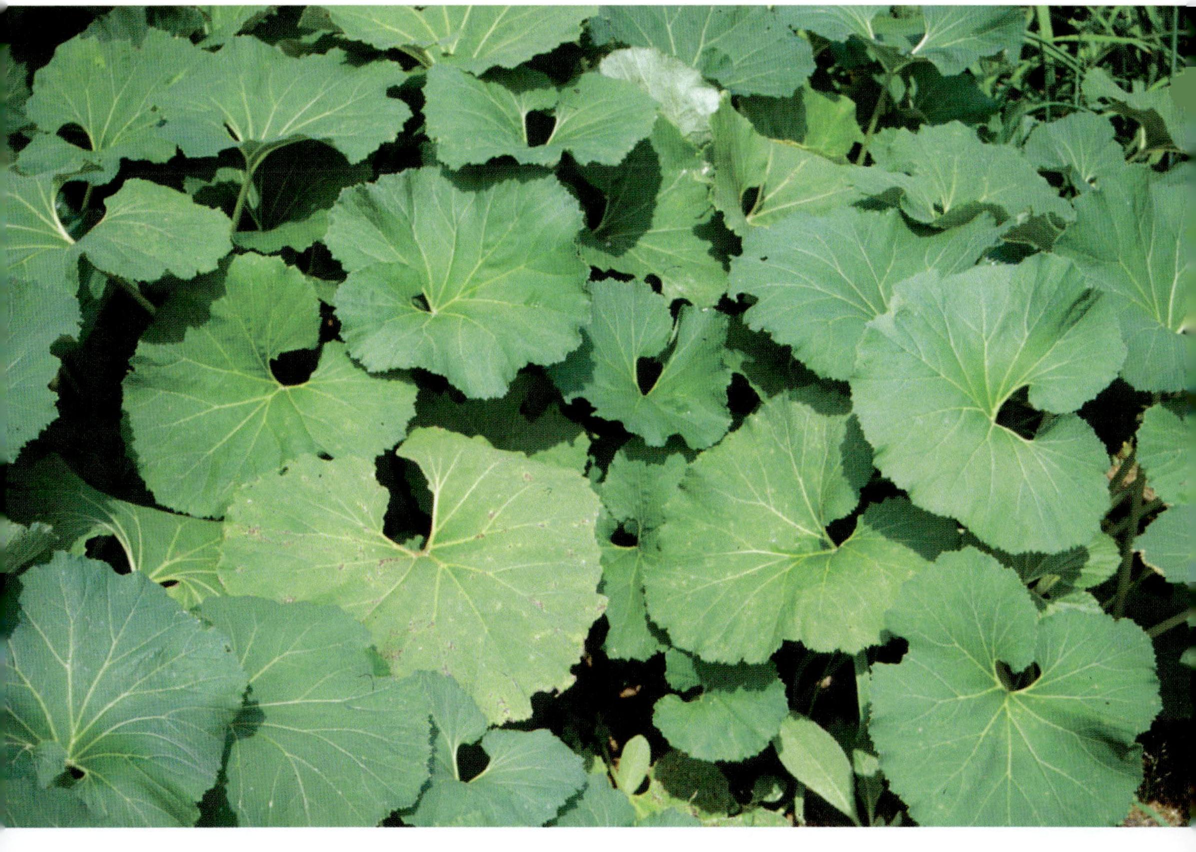

| 생김새와 특징 | 머위는 여러해살이풀로, 키는 5~45cm이다. 굵은 땅속줄기가 옆으로 뻗으며 줄기 끝에서 잎이 나온다. 잎은 지름이 15~30cm이며 표면에 구부러진 털이 있으나 자라면서 없어지고, 가장자리에 불규칙한 치아 모양의 톱니가 있다. 잎의 모양은 심장형으로 생겼고 둥글다. 꽃은 4~5월에 암꽃은 백색으로, 수꽃은 황백색으로 핀다. 꽃의 지름은 0.7~1cm로 여러 개가 뭉쳐서 달리고 포가 밑부분을 둘러싸고 있다. 열매는 6월경에 길이 약 0.3cm, 지름 0.5mm의 크기로 열리며 모양은 원통형이고 겉에 백색으로 된 갓털이 달린다.

약간 쓴맛이 있으면서도 특유의 향기를 갖고 있어 토종 허브라고 할 만하다. 어린잎과 잎자루는 식용하며 뿌리줄기는 약용한다. 민간에서는 머위의 꽃봉오리를 '관동화(款冬花)'라는 약재의 대용품으로 쓰기도 한다. 그런데 원래 관동화는 관동(*Tussilago farfara* L.)이라는 식물의 꽃봉오리를 말린 것이다.

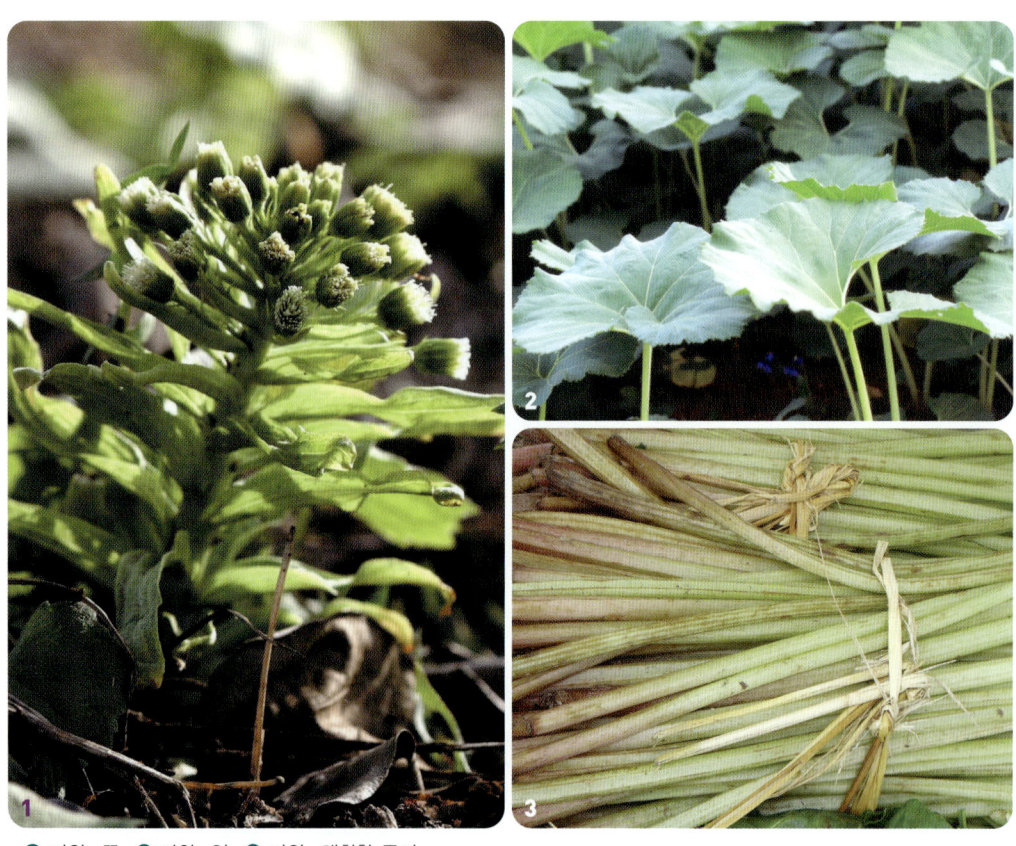

❶ 머위_ 꽃 ❷ 머위_ 잎 ❸ 머위_ 채취한 줄기

머위는 우리나라가 원산지이며 일본 등 북반구 온대와 아한대에 걸쳐 분포하고 있다. 우리나라 각처 산자락의 습기가 많은 곳이나 밭둑, 집 주변에서 자라며 재배도 하고 있다.

| 성품과 맛 | 맛은 맵고 쓰며 성질은 시원하다. 독성은 없다.

| 사용 부위 | 뿌리(약용), 어린잎과 잎자루(식용).

| 작용 부위 | 폐(肺), 심(心) 경락.

| 성분 | 카레네(carene), 티몰메틸에테르(thymolmethylether), 에레모필렌(eremophilene), 퓨라노어모필레인(furanoeremophilane)과 페타신(petasin) 50~55% 등이 함유되어 있다.

| 채취와 조제 | 가을에 머위 뿌리를 채취하여 햇볕에 말려서 약용한다. 잎자루를 식재료로 사용할 때는 머위 잎이 붙은 부드러운 대를 베어 잎은 제거하고 끓는 물에 살짝 데쳐서(삶아서) 껍질을 벗기고 물에 우렸다가 식용한다. 어린잎도 데쳐서 식용한다.

| 효능 주치 |

① 잎자루를 채취하여 삶아서 껍질을 벗긴 후 국을 끓여 먹거나 들깻가루로 양념하거나 나물로 무쳐 먹으면 아주 좋다.
② 편도선염, 기침, 천식, 가래 끓는 증세, 타박상, 종기, 인후염, 기관지염 등의 치료에 효과가 있다.
③ 뱀 물린 데에도 효과가 있다.
④ 어혈을 풀어주는 구어혈(驅瘀血), 해독, 종기를 삭게 하는 소종(消腫)의 효능이 있다.
⑤ 『동의보감』에 따르면 폐결핵으로 인해 생기는 피고름을 삭게 하며, 몸에 열이 나거나 답답한 증상을 없애고 허한 몸을 보해준다고 한다.
⑥ 타박상을 입었을 경우 머위 잎을 찧어 붙이면 좋고 편두통에는 뿌리를 달여 마시면 효과가 있다.
⑦ 생선 식중독에는 잎과 줄기를 짠 즙을 마시면 효과가 있으며, 천식과 기침에는 잎을 달인 물을 마시기도 한다.

| 동의보감원문 | 性平無毒 取莖煮作羹茹甚佳處處種之.《俗方》

| 약용법 |

① 약재로 말린 뿌리줄기 15g을 물 700mL에 넣고 중불에서 반 이하로 서서히 달인 액을 아침저녁으로 식후에 2~3주 복용한다.

② 길게 자란 잎자루를 데쳐 껍질을 벗기고 우려낸 후 나물로 먹거나 어린잎을 데쳐 쌈으로 싸 먹는다.

③ 민간요법으로는 잎과 꽃도 치료에 이용한다.

주의사항 시원하고 쓰고 매운 성미가 있으므로 비위가 허하고 찬 사람은 사용에 주의를 해야 한다.

머위의 기능성 및 효능에 관한 특허자료

▶ **머위 추출물을 함유하는 기억력 증강을 위한 건강기능식품**

본 발명은 기억력 증강기능을 갖는 새로운 건강기능식품의 소재인 머위 추출물을 주원료, 부원료로 이용하여 제조되거나 각종 기호성 식품에 첨가하여 제조된 건강기능식품에 관한 것이다. 본 발명의 머위 추출물을 함유하는 건강기능식품은 청소년, 성인 및 노인층의 광범위한 계층까지 기억력 증강을 기대할 수 있다.

- 공개번호 : 10-2005-0000354, 특허권자 : (주)케이티앤지

▶ **머위 추출물을 함유하는 뇌 기능 개선용 약학적 조성물**

본 발명은 혈뇌장벽을 통과하여 뇌 기능 보호작용 및 기억력의 증강활성을 갖는 뇌 기능 개선을 위한 새로운 약물 소재인 머위 추출물에 관한 것이다. 또한 본 발명은 상기 머위 추출물을 유효성분으로 함유하는 뇌 기능 개선용 약학적 조성물에 관한 것이다. 본 발명의 머위 추출물은 청소년, 성인 및 노인층의 광범위한 계층까지 뇌 기능 보호 작용 및 기억력 증강 효과를 기대할 수 있다.

- 공개번호 : 10-2005-0001419, 특허권자 : (주)케이티앤지

▶ **신경세포 보호 효과 및 항산화 활성을 갖는 머위 추출물**

본 발명은 항산화 활성을 갖는 머위 추출물에 관한 것으로, 보다 구체적으로는 알코올을 이용하여 추출한 항산화 활성을 갖는 머위 추출물 및 상기 추출물을 유효성분으로 함유하는 뇌질환 예방 및 치료용 항산화제에 관한 것이다. 본 발명의 머위 추출물은 항산화 활성이 뛰어나고, 신경독성 완화 및 뇌신경세포 보호작용이 뛰어나 파킨슨병, 알츠하이머병, 루게릭병, 허혈성 뇌졸중 또는 퇴행성 척추손상과 같은 뇌질환을 예방 또는 치료하는 데 유용하게 사용될 수 있다.

- 공개번호 : 10-2004-0081602, 특허권자 : 충남대학교 산학협력단

▶ **항알레르기 또는 항염증 물질로서의 머위 발효물**

본 발명은 항알레르기 또는 항염증 물질로서의 머위 발효물에 관한 것이다. 본 발명에 따르면 항알레르기 효과가 있으나 부작용은 거의 없는 생약성 항알레르기 또는 항염증 물질을 제공할 수 있다.

- 등록번호 : 10-0990975, 특허권자 : 대한민국(농촌진흥청장)

머위꽃차

【 효능 및 꽃의 이용 】

봄철에 덩어리로 뭉쳐 갓 자라는 머위꽃은 날것을 된장에 박아 장아찌를 만들거나 조림을 하면 맛이 아주 좋다. 머위는 줄기나 잎보다는 꽃을 튀김하면 일품으로 치는데 만날 수 있는 시기가 짧아 아쉬움이 있다.

차 맛은 순하다. 약간 코끝이 찡한 느낌은 있지만 독한 느낌은 없다. 찻잔에서 꽃이 무더기로 피는 모습이 아름답다. 차로 우리면 말린 꽃은 4배 정도 커진다. 차 색이 연녹색으로, 두면 둘수록 계속 쓴맛이 우러난다. 재탕을 해서 먹으면 좋은 차 재료이다.

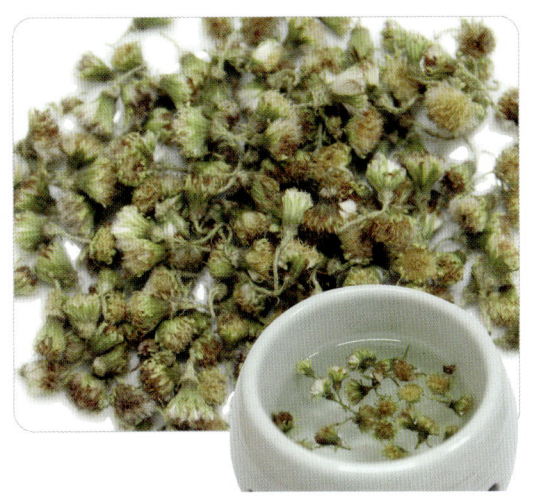

【 채취 방법 】

봉오리에서 바로 핀 꽃을 선택한다.

【 꽃차 만드는 방법 】

① 머위 꽃을 하나씩 떼어내어 그늘에서 말린다.
② 밀폐용기에 담아두고 사용한다.
③ 작은 꽃봉오리를 7~8송이 찻잔에 담고 뜨거운 물을 부어 우려내어 마신다.

【 차로 마신 후 꽃 이용법 】

모아서 말려두었다가 재탕해서 마시거나, 떡이나 만두를 찔 때 물속에 넣어 훈증을 하면 향기도 좋고 보관을 오래 할 수 있다.

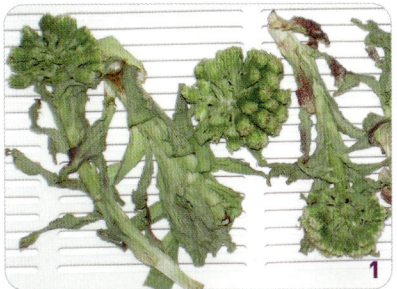

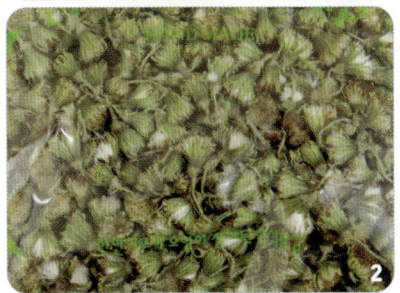

❶ 수확한 머위 꽃 ❷ 건조한 머위 꽃

머위주

맛은 맵고 쓰다. 기호와 식성에 따라 꿀, 설탕을 가미하여 음용할 수 있다.

【적용병증】

- **어혈(瘀血)** : 외부 충격으로 시퍼렇게 멍든 부분에 어혈(죽은 피)이 모여 있는 경우를 말한다. 30mL를 1회분으로 1일 2~3회씩, 12~15일 음용한다.
- **토혈각혈(吐血咯血)** : 토혈(소화기관의 질환으로 인하여 피를 토하는 증세), 각혈(호흡기 질환으로 인하여 피를 토하는 증세)에 30mL를 1회분으로 1일 2~3회씩, 9~11일 음용한다.
- **인후통증(咽喉痛症)** : 목구멍이 아프고 붓는 경우이며 주로 감기 증상으로 나타나는 경우가 많다. 30mL를 1회분으로 1일 2~3회씩, 15~17일 음용한다.
- **기타 질환** : 각혈, 거담, 건위, 기관지염, 편도선염

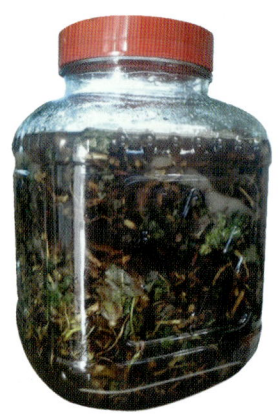

【담그는 방법】

① 약효는 뿌리나 꽃에 있으므로 주로 뿌리와 꽃을 사용한다.
② 특히 뿌리를 채취하여 쓰며 물로 깨끗이 씻어 건조한 다음 사용한다.
③ 말린 뿌리는 약 200g, 꽃은 생꽃 약 250g을 소주 3.8L에 넣고 밀봉하여 서늘한 냉암소에서 보관, 숙성시킨다.
④ 뿌리는 6개월 정도, 꽃은 3개월 정도 침출시킨 다음 찌꺼기를 걸러내고 보관, 음용한다. 또는 찌꺼기를 걸러낸 후 2~3개월 더 숙성하여 음용하면 향미(香味)가 좋아진다.

【구입방법 및 주의사항】

- 주로 산지(産地)에서 채취하거나 구입하여 사용한다.
- 오래 음용해도 해롭지는 않으나 치유되는 대로 중단한다.
- 본 약술을 음용 중에 가리는 음식은 없다.

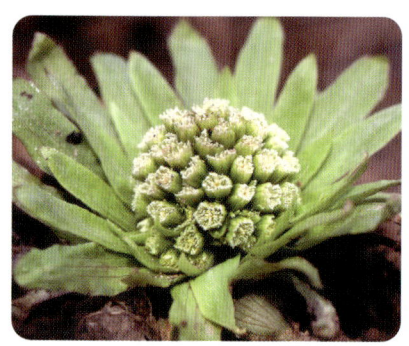

⬆ 머위 꽃

▶ 근골격계 질환 • **타박상** • 초본

무릇

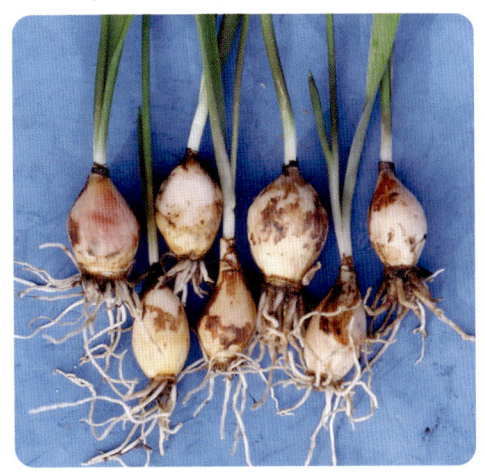

- 학 명 : *Scilla scilloides* (Lindl.) Druce
- 과 명 : 백합과
- 이 명 : 물구, 물굿, 석조아(石棗兒), 천산(天蒜)
- 생약명 : 면조아(綿棗兒)
- 생육지 : 산, 들 자생
- 개화기 : 7~9월
- 채취기 : 이른 봄(어린잎), 가을(알뿌리)
- 용 도 : 약용, 식용
- 약 효 : 타박상, 종기, 유선염, 장염, 요통, 근골통

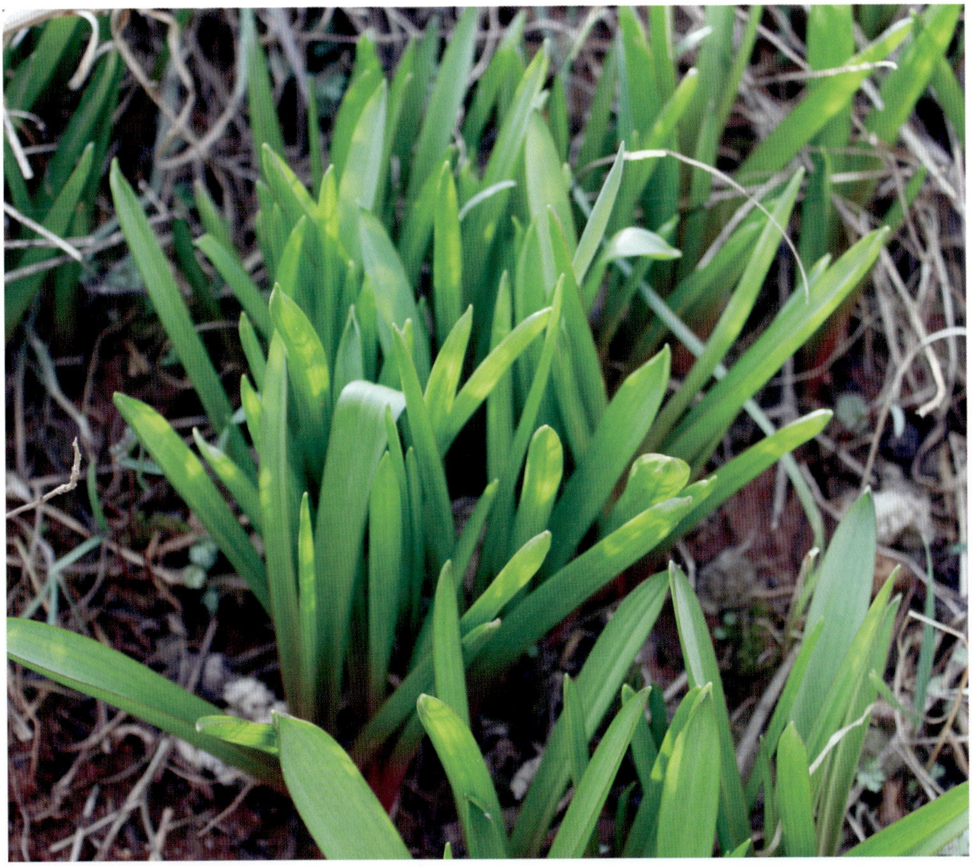

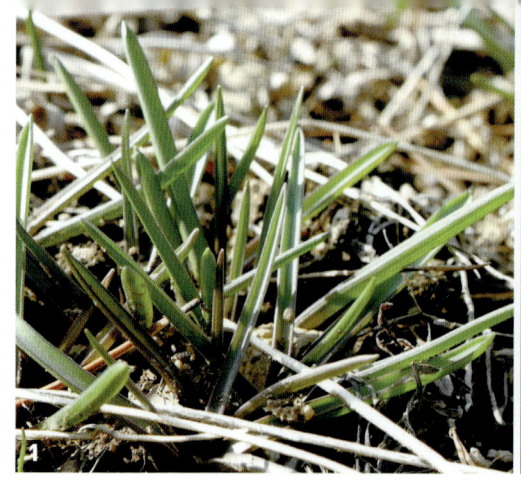 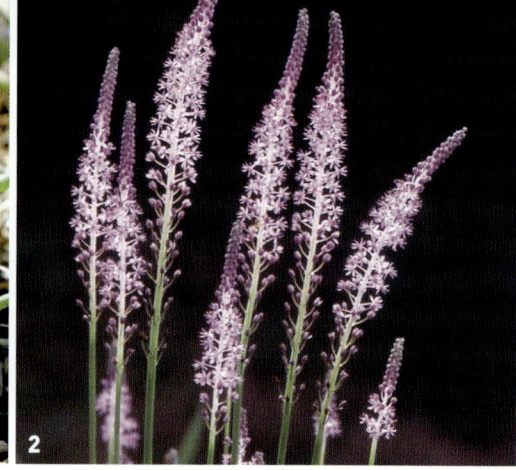

❶ 무릇_ 잎 올라오는 모습 ❷ 무릇_ 꽃대

| 생김새와 특징 | 무릇은 여러해살이풀로, 키는 20~50㎝이다. 지름 3㎝ 정도 되는 땅속 구근(알뿌리, 비늘줄기)이 달린다. 4~5장의 가늘고 길쭉한 잎이 알뿌리로부터 자라나는데 보통 2장씩 마주 보는 상태로 자란다. 잎의 길이는 15~30㎝이며 연하여 꺾어지기 쉽다. 꽃은 7~9월 꽃자루 끝에 진한 분홍색 이삭 모양으로 많이 달린다. 열매는 길이 5㎜가량의 타원형으로, 9~10월에 익은 후 갈라지면서 검은 종자가 나온다.

예쁜 꽃이 무성하게 피어 관상용으로 좋으며 잎이 부드러워 원예 치료 소재로서도 이용이 가능하다. 무릇은 알뿌리 또는 전초를 면조아(綿棗兒)라 하며 약용한다. 무릇은 우리나라와 아시아 동북부의 온대에서 아열대까지 분포한다. 우리나라 전국 각처의 산지나 들판의 풀밭 같은 곳에서 자란다.

| 성품과 맛 | 맛은 맵고 달며 성질은 차다.

| 사용 부위 | 잎, 구근(알뿌리).

| 작용 부위 | 간(肝), 심(心) 경락.

| 성분 | 프로스실라리딘(proscillaridin) A, 아밀로펙틴(amylopectin), 이눌린(inulin) 등.

| 채취와 조제 | 이른 봄에 무릇 어린잎을 채취하고 가을에 땅속 구근(알뿌리, 비늘줄기)을 채취하여 햇볕에서 말려 약용한다.

| 효능 주치 |
① 진통 효과가 있고 특히 혈액순환에 좋아서 허리나 팔다리가 쑤시고 아픈 것은 물론 타박상, 요통, 근골통 등을 치료한다.
② 뿌리를 구충제로 사용한다.

③ 가래나 당뇨병을 다스리는 데에도 효과가 있다.

| 약용법 |

① 1회에 말린 알뿌리 3~4g을 300mL의 물에 넣고 양이 반으로 줄어들 때까지 약한 불에 달여서 매 식후 2~3주 복용한다.
② 아픈 부위에는 신선한 알뿌리 생것을 짓찧어서 붙인다.
③ 무릇 어린잎은 달래 맛이 나는데, 비타민이 많이 들어 있어 데친 후 무쳐서 먹으면 건강에 좋다.
④ 예전에 민간에서는 4월 중순부터 5월 상순에 알뿌리를 채취하여 물에 우린 후 간장에 조려 먹거나 잎을 함께 넣고 약한 불로 장시간 고아서 엿처럼 만들어 먹기도 했다. 단맛이 나서 옛날에는 구황작물이나 어린아이들의 간식거리로 사용했다.

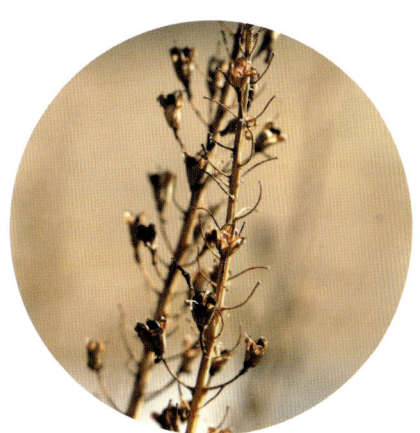
무릇_ 종자 결실

주의사항 식용할 때는 물에 담가서 하룻밤 정도를 두거나 쌀뜨물에 2~3시간을 담가 충분히 쓴맛을 우려내고 사용한다.

무릇의 기능성 및 효능에 관한 특허자료

▶ **항암 활성 무릇 생약제**

본 발명은 항암 활성 무릇 생약제에 관한 것으로서, 더욱 상세하게는 백합과 식물의 일종인 무릇 전초의 메탄올 추출액 중 부탄올 가용부의 크로마토그래피(chromatography)에 의하여 단리된 복합물로서 우수한 항암 활성을 가지는 무릇 생약제에 관한 것이다.
― 공개번호 : 10-2002-0060001, 출원인 : 한국생명공학연구원

▶ **무릇으로부터 얻은 항균 활성을 나타내는 화합물 및 이를 포함하는 항균 조성물**

본 발명은 무릇으로부터 추출되고, 항균 활성을 나타내는 실라실로사이드 화합물 및 상기 화합물을 포함하는 항균 조성물에 관한 것이다. 본 발명의 실라실로사이드계 화합물 및 이를 포함하는 항균제 조성물은 아스퍼질러스 속(Aspergillus spp.), 콜레토트리쿰 속(Colletotrichum spp.), 피리큘라리아 속(Pyricularia spp.), 푸사리움 속(Fusarium spp.) 또는 칸디다 속(Candida sp.) 진균을 비롯한 다양한 미생물에 대하여 우수한 항균 효과를 나타내며, 천연물인 무릇으로부터 추출된 것이므로 부작용의 염려가 적어, 상기 진균 등에 의하여 나타나는 질병 및 식물병의 치료 및 예방에 널리 사용될 수 있을 것이다.
― 공개번호 : 10-2011-0115919, 출원인 : 전남대학교 산학협력단

▶ 근골격계 질환·**타박상**·초본

씀바귀

- 학 명: *Ixeridium dentatum* (Thunb.) Tzvelev
- 과 명: 국화과
- 이 명: 씀배나물, 쓴나물, 쓴냉이, 쓴귀물
- 생약명: 고거(苦苣), 산고채(山苦菜), 황과채(黃瓜菜)
- 생육지: 산, 들 자생
- 개화기: 5~7월
- 채취기: 이듬해 4~5월
- 용 도: 약용, 식용
- 약 효: 진정, 해열, 폐렴, 타박상, 해독, 독사교상

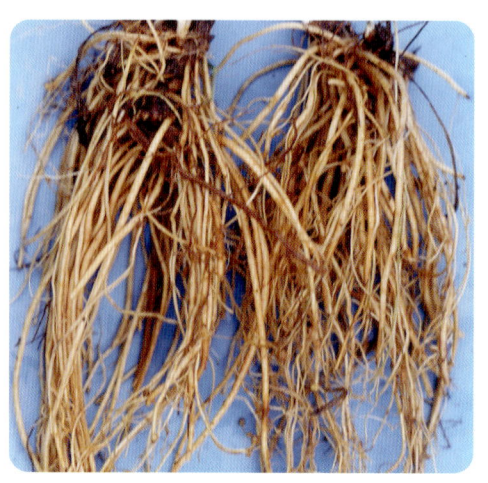

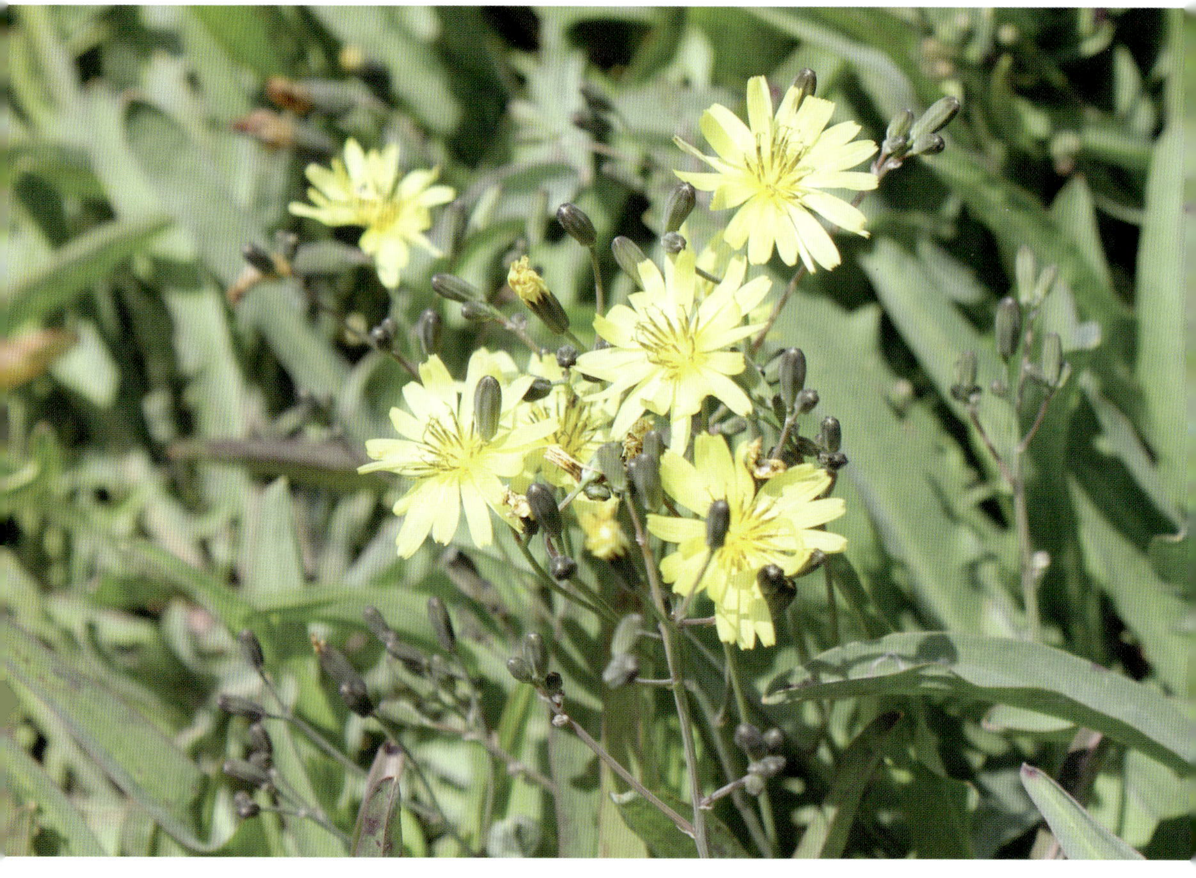

| 생김새와 특징 | 씀바귀는 여러해살이풀로, 키는 25~30cm이다. 위에서 가지가 갈라지고 가시와 같은 작은 톱니가 있다. 잎은 끝이 뾰족하고 밑은 좁아져 잎자루로 이어지며, 절반 이하에 치아 모양의 톱니가 생긴다. 꽃은 지름 1.5cm 정도이며 5~7월에 원줄기 끝에 황색으로 달린다. 열매는 9~10월에 맺으며 종자는 5~7mm의 크기로, 겉에 연한 갈색의 갓털이 난다. 이 갓털 때문에 민들레 씨처럼 바람에 날리어 번식한다.

줄기와 잎을 자르면 강한 쓴맛이 나고 흰 즙이 나온다. 어린순과 뿌리는 식용, 전초는 약용으로 쓰인다. 성숙한 것은 진정제로 쓴다.

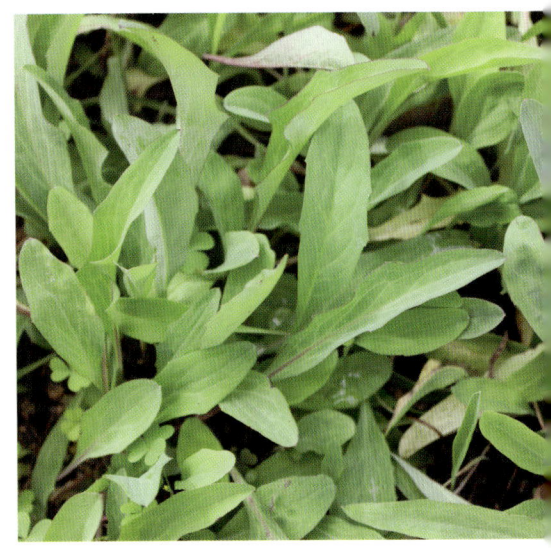

씀바귀_ 나물로 식용되는 어린잎

씀바귀는 우리나라가 원산지이며 중국, 일본 등지에 분포한다. 우리나라의 경우, 중부 이남의 산이나 들에 흔히 난다. 양지 혹은 반그늘의 어느 곳에서도 잘 자란다.

| 성품과 맛 | 맛은 쓰고 성질은 차다.

| 사용 부위 | 전초 및 뿌리.

| 작용 부위 | 심(心), 폐(肺), 간(肝) 경락.

| 성분 | 이눌린(inulin), 헥센올(hexenol: 나물 풋내음의 주성분), 시나로사이드(synaroside: 플라보노이드 성분으로 혈당 및 지질 강하작용), 트리터페노이드(triterpenoid), 세스퀴테르펜 배당체(sesquiterpene glicosides), 비타민 A 등.

| 채취나 조제 | 초봄(4~5월)에 채취하여 잘 손질한 후에 햇볕에 말려 사용한다.

동의보감원문 性寒味苦輕身少睡調十二經脈利五藏療黃疸. 苦苣卽野苣也一名褊苣雖冷甚益人可久食之.

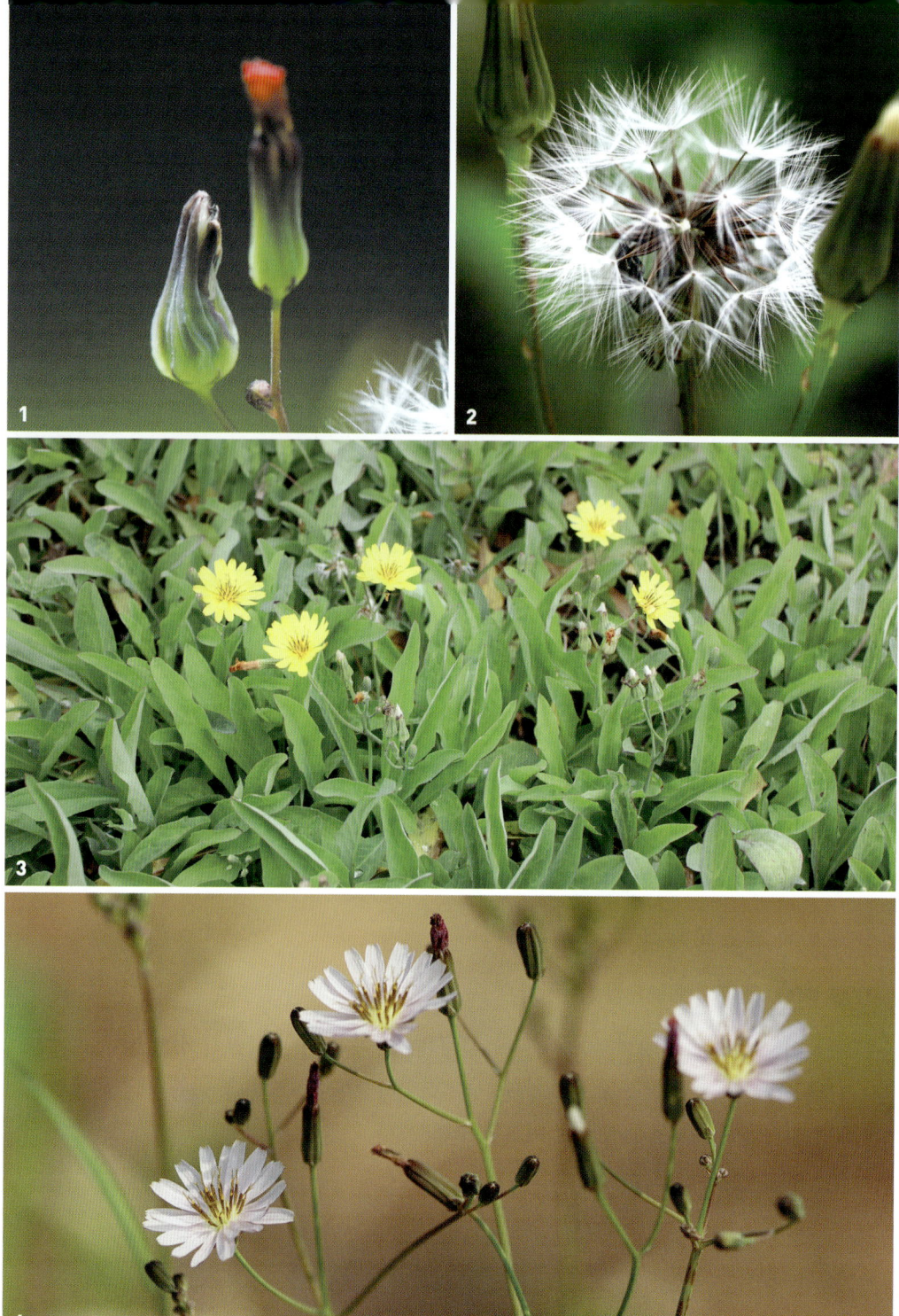

❶ 씀바귀_ 꽃봉오리 ❷ 씀바귀_ 종자 결실 ❸ 씀바귀_ 지상부 ❹ 유사종인 선씀바귀_ 연한 자주색 꽃

| 효능 주치 |

① 해열, 건위, 조혈, 소종(消腫), 청폐열(淸肺熱), 생기(生肌) 등에 효능이 있다.
② 소화불량, 폐렴, 간염, 음낭습진, 타박상, 외이염, 종기, 골절, 황달 등을 치료하는 데에 이용된다.
③ 타박상에는 생풀을 짓찧어서 붙이기도 한다.
④ 얼굴과 눈동자의 황달 기를 없애며 눈을 맑게 한다.

| 약용법 |

① 1회에 2~4g을 물 300mL에 넣고 약한 불에서 반으로 달여 식후에 복용한다. 1주일 정도 반복하여 복용하면 효과가 있다.
② 이른 봄에 뿌리를 채취하여 물에 오래 우려낸 다음 나물로 먹는다.

주의사항 성미가 차고 쓰기 때문에 비위가 찬 사람은 신중하게 사용해야 한다.

씀바귀의 기능성 및 효능에 관한 특허자료

▶ **씀바귀 또는 씀바귀 추출물을 활성성분으로 포함하는 궤양성 대장염 개선 및 치료용 조성물**

본 발명은 씀바귀 또는 씀바귀 추출물의 대장염 개선 및 치료 효과를 확인하여 씀바귀 또는 씀바귀 추출물을 활성성분으로 포함하여 대장염, 특히 궤양성 대장염의 개선 및 치료 효능을 가진 조성물에 관한 것으로서, 본 발명의 실시 예 및 시험 예에 의하면 씀바귀 추출물은 체중 변화, 장 길이 변화, 질병 활성도, 혈장 인터루킨-6 변화에 효과를 보였다. 따라서 본 발명에 따른 조성물을 종래의 물질을 대체하여 대장염 개선 또는 치료에 유용하게 사용할 수 있다.
- 공개번호 : 10-2012-0108079, 출원인 : 원광대학교 산학협력단

▶ **씀바귀 추출물을 유효 성분으로 함유하는 피부질환의 예방과 치료를 위한 조성물**

본 발명은 아토피성 피부염 및 접촉성 피부염을 포함하는 피부질환에서, 피부의 장벽 기능이 손상되지 않게 할뿐더러, 이뮤노글로블린 E(IgE)가 과민 반응하는 것을 억제하고, 염증성 사이토카인인 인터루킨-1β가 과잉 분비되는 것을 억제함으로써 피부질환을 예방, 개선 및 치료하기 위한 조성물에 관한 것이다. 본 발명인 피부질환의 예방, 개선 및 치료를 위한 조성물은 씀바귀 추출물을 유효성분으로 포함함에 기술적 특징이 있다.
- 공개번호 : 10-2012-0136460, 출원인 : 원광대학교 산학협력단

▶ 근골격계 질환 · **타박상** · 초본

호장근

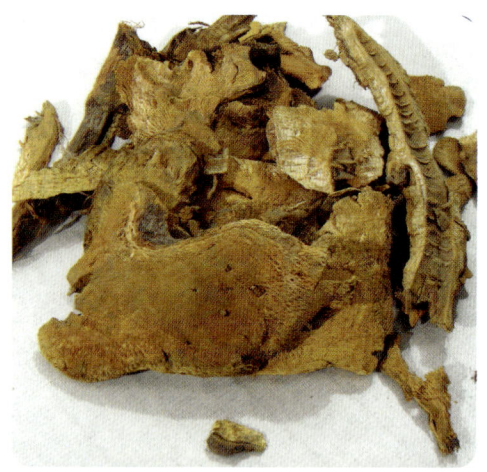

- 학 명 : *Fallonpia japonica* (Houtt.) RonseDecr.
- 과 명 : 마디풀과
- 이 명 : 호장, 고장, 고장근, 반장, 큰범싱아
- 생약명 : 호장근(虎杖根)
- 생육지 : 산기슭, 냇가 자생
- 개화기 : 6~8월
- 채취기 : 늦가을
- 용 도 : 약용, 식용
- 약 효 : 타박상, 골수염, 종기, 치질, 황달, 월경불순

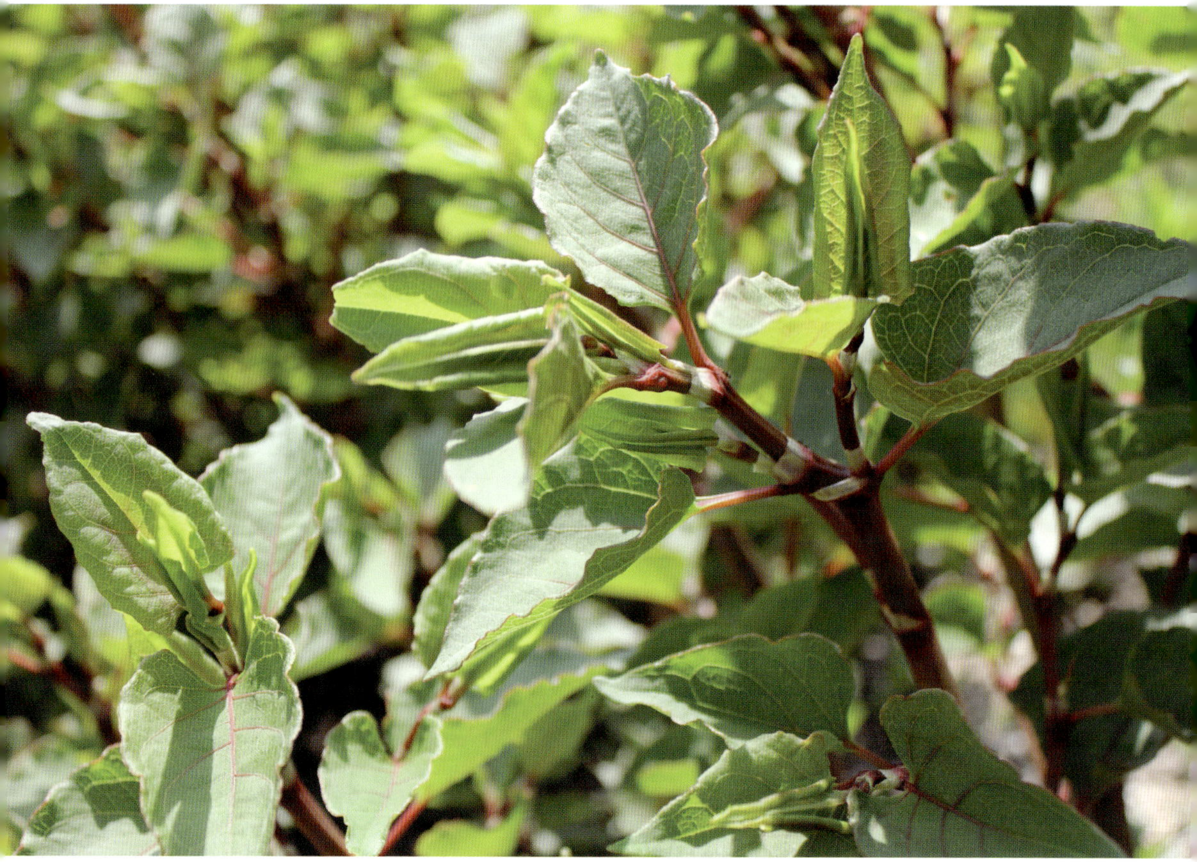

| 생김새와 특징 | 호장근은 여러해살이풀로, 키는 1~2m로 자란다. 줄기의 속은 비어 있고, 뿌리줄기는 굵다. 잎은 5~7㎝이고 난형으로 어긋난다. 잎의 가장자리에 톱니는 없다. 꽃은 6~8월에 암꽃과 수꽃이 따로 모여 피며 흰색을 띤다. 열매는 흑갈색을 띠며 세모진 난상 타원형이고 윤기가 있다. 열매 겉에는 세 개의 날개가 있다.

어릴 때의 줄기가 호랑이 무늬 지팡이같이 생겨서 호장근(虎杖根)이라고 한다. 뿌리는 약재로 사용한다. 관상용으로도 심는데 햇볕이 많이 들지 않는 실내에서 자라는 식물로, 봄부터 초여름까지는 실내에서 가꾸다가 꽃이 지고 키가 너무 커지면 화단이나 밭으로 옮겨 심는 것이 좋다.

호장근은 우리나라를 비롯해 일본, 타이완, 중국 등지에 분포한다. 우리나라 전국 각처의 산기슭이나 냇가에서 잘 자란다.

| 성품과 맛 | 맛은 쓰고 성질은 약간 따뜻하다(평하다고도 함). 독은 없다.

| 사용 부위 | 뿌리줄기(根莖).

| 작용 부위 | 간(肝), 폐(肺), 담(膽) 경락.

| 성분 | 하이페린(hyperin), 폴리고닌(polygonin), 크리소파놀(chrysophanol) 등.

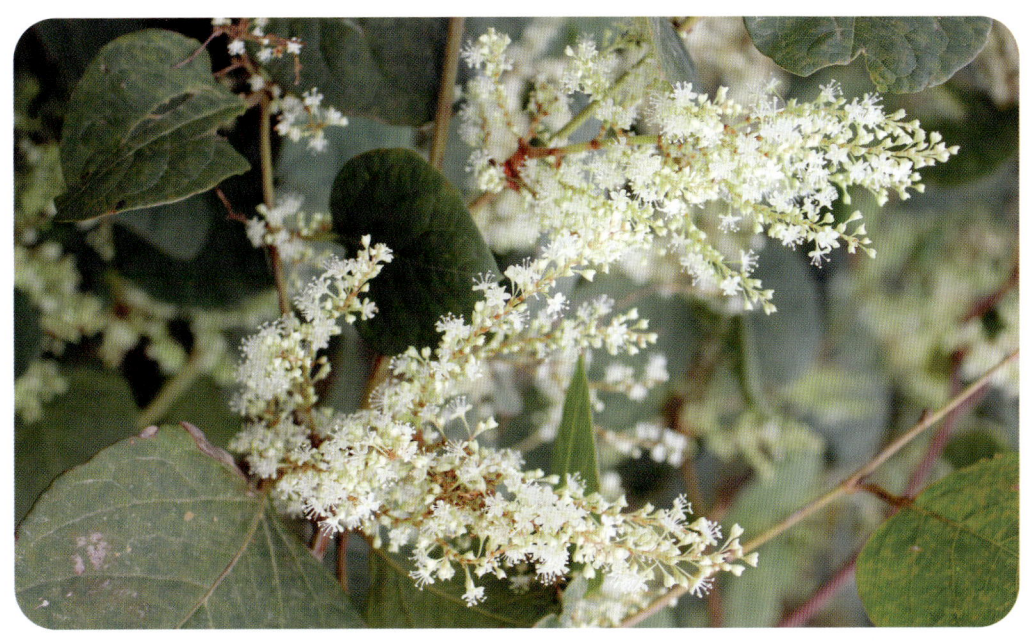

호장근_ 꽃

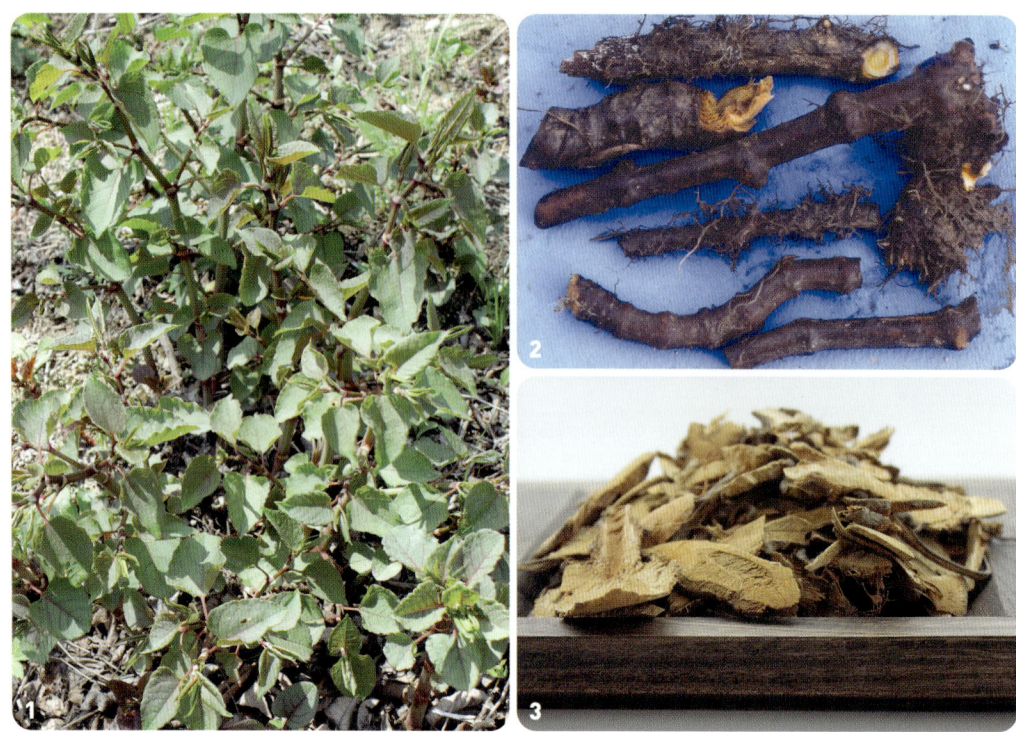

❶ 호장근_ 지상부 ❷ 호장근_ 생뿌리 ❸ 호장근_ 건조한 뿌리(절편)

| 채취와 조제 | 호장근은 뿌리줄기를 이른 봄 또는 늦가을에 채취하여 햇볕에 말려 잘게 잘라 사용한다.

| 효능 주치 |

① 어혈을 풀어주어 타박상, 팔다리 통증 치료에 특히 좋다.
② 골수염, 임질, 습열, 황달, 간염, 월경불순, 대하, 종기, 치질, 암종 등을 치료할 때 사용한다.
③ 근육과 뼈를 튼튼하게 하여 퇴행성관절염 완화에 효과가 있다.
④ 무좀이나 피부질환 치료에도 효과가 있으며, 폐열(肺熱)로 인한 해수 및 호흡기질환에도 응용한다.

동의보감원문

性微溫(一云平)味苦無毒破留血 結 通利月水下産後惡血排膿主瘡癤癰毒撲損瘀血利小便通五淋. 一名苦杖一名大蟲杖莖如竹筍狀上有赤斑點處處有之二月八月採.

| 약용법 |

① 말린 호장근 뿌리 10~15g을 500~700mL의 물에 넣고 반 정도로 될 때까지 달여서 하루에 3회, 식후에 복용한다.
② 뿌리를 가루 내어 5g을 하루 3번 술에 타서 복용한다.
③ 민간요법으로, 타박상, 종기, 치질에 말린 뿌리를 가루 내어서 기름으로 갠 후 환부에 바른다.

주의사항 특별한 주의사항은 없다.

호장근의 기능성 및 효능에 관한 특허자료

▶ 호장근 추출물을 함유하는 호흡기 질환의 예방 또는 치료용 조성물

본 발명은 호장근 추출물을 유효성분으로 함유하는 호흡기 질환의 예방 또는 치료제 및 이의 제조방법에 관한 것으로, 상기 호장근 추출물은 5-리폭시게나제 억제 활성, 기도수축억제 활성, 기도염증 억제 작용 및 귀부종 소염 효과가 우수함을 확인하여, 천식, 만성폐쇄성폐질환, 급만성기관지염, 알레르기 비염, 기침, 가래, 급성하기도 감염증(기관지염 및 세기관지염), 인후염, 편도염, 후두염과 같은 급성상기도감염증 등의 호흡기질환의 예방 또는 치료에 유용한 것으로 확인된다.

- 공개번호 : 10-2012-0087735, 출원인 : 환인제약(주)

▶ 호장근 추출물 및 그의 제조방법과 알레르기 질환의 치료제로서 그의 용도

본 발명에 따른 호장근 추출물은 비만세포로부터 알레르기 유발물질의 분비를 억제하는 효과를 나타내므로, 본 발명에 따른 호장근 추출물을 포함하는 조성물은 기존에 알레르기 치료의 증상을 완화하는 접근법에서 그 근본 원인을 치료함으로써 우수한 항알레르기 효과를 가질 뿐만 아니라 독성과 부작용 없는 알레르기 질환의 예방 및 치료를 위한 의약품, 건강기능식품 및 기능성 화장품 등으로 유용하게 이용될 수 있다.

- 출원번호 : 10-2006-0133643, 출원인 : 건국대학교 산학협력단

▶ 호장근 분획물을 유효성분으로 함유하는 신경 보호용 약학적 조성물

본 발명은 호장근 분획물을 함유하는 신경 보호용 약학적 조성물에 관한 것으로, 구체적으로 호장근 분획물은 감각 운동 기능 증진 효과 및 신경 보호 효과가 우수하므로 신경 보호용 약학적 조성물 또는 건강식품에 유용하게 이용될 수 있다.

- 공개번호 : 10-2008-0088163, 출원인 : 경희대학교 산학협력단

▶ 호장근 추출물을 유효성분으로 함유하는 혈당 강하용 조성물

본 발명은 혈당 강하 효과를 갖는 호장근 추출물 및 이를 유효성분으로 함유하는 혈당 강하용 조성물을 제공한다. 상기 본 발명의 조성물은 혈당을 강하시키는 효과가 있으므로 당뇨병의 예방 또는 개선을 위한 식품 또는 약학적 조성물로 우수하다.

- 공개번호 : 10-2010-0130871, 출원인 : 한국과학기술연구원

제2장
내분비 질환

개체가 전신의 정상 기능을 영위하고 정상적인 발육을 하기 위해서는 각종 장기 및 조직 상호간에 일정한 협조가 필요한데 이러한 상관관계는 신경계 또는 내분비선이 조절하고 있다. 내분비선은 일정한 해부학적 계통을 형성하지 않고 소화기·호흡기·비뇨생식기·신경·맥관 등의 여러 곳에 존재하며 도관이 없고 다혈관성이며 각종 특수 분비물, 즉 호르몬을 직접 맥관계통에 내보내어 체내를 순환한다. 그 분비물은 내분비선에 따라 다르며 또 대체로 관련 있는 장기, 즉 표적기관(target organ)에 작용하는 것이 많으나 어떤 것은 신체 내 모든 세포의 대사 기능에 관여하기도 한다.

이들은 체내 각 장기의 활동을 조화롭게 하고 신경계 특히 자율신경계통과 협력하여 인체의 기능을 완전하게 수행하는 데 중대한 역할을 한다. 내분비선으로 알려진 것으로는 갑상선(thyroid gland), 부갑상선(parathyroid), 흉선(thymus), 부신(adrenal gland), 뇌하수체(hypophysis), 송과체(pineal body), 췌장 내의 랑게르한스섬(islet of Langerhans), 고환 내의 레이디그(leydig) 세포와 세르톨리(sertoli) 세포, 난소 내의 황체 및 난포 등이 있다.

호르몬은 신진대사를 조절하고 형태 발생에 관여하며 정신 및 신경 발육에도 관여한다. 또한 생식 및 적응·순응, 소화작용에 관여하며 피드백 시스템을 조절하는 기능이 있고 협동작용을 한다. 아울러 신경이나 다른 화학물질과 협동하여 신체의 작용을 조절한다. 이러한 호르몬을 생산하는 기관을 내분비계라 하는데, 생식선을 제외하고는 남녀 모두 같은 장소에 분포한다.

간장병 : 간장병은 간장에 생기는 질환의 총칭으로 간 질환, 간장 질환이라고도 한다. 바이러스 감염(A, B, C형 바이러스), 급·만성간염(간장염), 간경변증(간경화) 등이 가장 많으며 모두 중한 간장 질환들이다. 약물로 인한 간 장애가 생겨 황달을 일으키는 경우가 많아지고 있는 것이 특징이다. 우리나라에서는 원발성 간암이 많지만 위장, 췌장, 폐 등의 암이 간에 전이된 속발성(전이성) 간암도 많다. 그 밖에 간농양, 간매독이 있고, 대사성 질환으로 지방간, 아미로이드증, 당원축적증 등도 있다. 또 기생충에 의한 간장병으로 간흡충증(간디스토마)이 있으며, 이 밖에도 문맥혈전증, 문맥엽 등이 있다.

간장병은 이처럼 많은 종류가 있으나 그 증상은 대개 전신권태감, 식욕부진, 미열, 황달, 피부의 혈관종, 손톱의 변화, 손바닥이 빨개지는 수장홍반 등이 공통적으로 나타난다. 또한 증상이 더 진행되면 출혈, 복수, 소화관 출혈, 간성 혼수 등이 나타나는 것이 보통이다. 간장병(간장 질환)의 치료에는 안정, 식이요법, 배변의 조정 등이 중요하고 약물요법도 병행해야 한다.

▶ 꽈리 / 배풍등 / 사철쑥 / 삼백초 / 제비꽃

당뇨병 : 우리가 섭취한 음식물은 소화액의 작용에 의하여 포도당이라는 당으로 분해되는데, 이 당은 몸의 성장과 에너지원으로 사용된다. 포도당을 혈액에서 세포로 이동시키기 위해서는 인슐린이 필요한데, 이는 췌장에서 자동적으로 생산, 분비한다. 췌장에 문제가 생겨서 인슐린을 거의 생산하지 못하거나 세포가 인슐린에 반응하지 않아 포도당이 세포로 들어가지 못하고 혈액에 지나치게 많이 남아 소변으로 배출되는 것이 바로 당뇨병이다. 즉 당뇨병은 탄수화물의 신진대사 장애로 인하여 혈당수치가 높아지고 이로 인하여 소변으로 포도당이 다량 배설되는 상태로, 결국 인슐린의 생산, 분비 혹은 이용의 이상으로 발생하는 질병이다.

당뇨병의 증상으로는 다뇨(빈뇨), 구갈, 다식, 체중감소, 전신권태, 음부소양감, 요당(당뇨) 등이 대표적이고 그 밖에 눈이 침침하다거나 손발 저림이나 통증, 장딴지의 경련, 구취, 잇몸 출혈, 성욕 감퇴, 월경 이상 증세도 볼 수 있다. 이러한 증세들이 다 나타난다고 할 수는 없으나 처음부터 뚜렷한 형태로 나타나는 일도 드물기 때문에 당뇨병을 깨닫기는 힘들다. 당뇨병을 방치하면 생명에 관계되는 합병증을 일으키므로 의심스러울 때 빨리 의사의 진찰을 받아야 한다.

▶ 맥문동 / 수리취 / 자주닭개비 / 하늘타리 / 구기자나무 / 다래 / 두릅나무 / 주목

부종·수종 : 온몸이 붓는 것은 심장질환(심장판막증, 심막염), 얼굴이 붓는 것은 신염 및 네프로제 때문이다. 발이 붓는 것은 심장질환, 간기능 장애, 복막염, 임신 중독증 등이 그 원인이다.

부종이 있을 때는 중증 원인일 수 있으므로 우선 전문가에게 진찰을 받아야 한다. 부종이 있으면 체내의 수분조절이 어려워 비·폐·신을 비롯한 모든 장기의 기능이 나빠진다. 또한 혈액순환에도 지장이 많다. 따라서 심장이나 신장에 질환이 있는 사람은 수분, 식염, 화학조미료의 섭취를 제한하여 수독(水毒)이 쌓이지 않도록 조심해야 한다.

▶ 오이 / 질경이 / 팥 / 으름덩굴

항암 : 암은 일반적으로 악성종양을 일컫는 말이다. 암을 정의하기는 어려우나, 정상조직과 다르게 분화되지 않고, 그 성장을 조절할 수 없으며, 주위 조직으로 침투하고, 멀리 떨어져 있는 조직으로 퍼져나가면서 성장하는 특징이 있다. 즉 스스로 걷잡을 수 없이 성장하여 치료하지 않으면 결국 환자를 사망에 이르게 하는 비정상적인 종괴(腫塊)이다. 그러나 이러한 특징이 모든 암에서 보이는 것은 아니다. 암의 원인은 대부분 알려져 있지 않다. 여러 화학물질(벤조피렌, 아플라톡신, 비소, 석면)이나 바이러스, 방사선이나 자외선 등의 물리적인 자극이 발암물질로 알려져 있다. 그중 흡연이 가장 중요하며 구미(歐美)에서 발생하는 암의 1/3이 흡연과 관련이 있다. 술은 흡연이 식도암이나 인두암, 후두암을 일으킬 때 보조적인 역할을 하며 간암과 관련이 있다. 그 밖에 여러 가지 약물이나 중금속도 암을 일으킬 수 있다. 암의 발생은 개인에 따라 차이가 있어서, 같은 발암물질에 노출되어도 어떤 사람은 암에 걸리고 어떤 사람은 걸리지 않는다. 이것은 유전적인 영향 때문이거나 사람마다 발암물질의 대사 과정에 차이가 있기 때문일 것으로 추정된다.

▶ 마타리 / 바위솔 / 속새 / 짚신나물 / 꾸지뽕나무 / 참느릅나무 / 화살나무

▶ 내분비 질환·간장병·초본

꽈리

- 학 명 : *Physalis alkekengi* var. *franchetii* (Mast.) Makino
- 과 명 : 가지과
- 이 명 : 꼬아리, 꾸아리, 수포
- 생약명 : 산장(酸漿), 산장실(酸漿實)
- 생육지 : 산비탈의 풀숲 자생
- 개화기 : 6~7월
- 채취기 : 9~10월
- 용 도 : 관상용, 약용, 식용
- 약 효 : 청열, 해독, 이뇨, 황달, 이질, 부종, 단독, 무사마귀

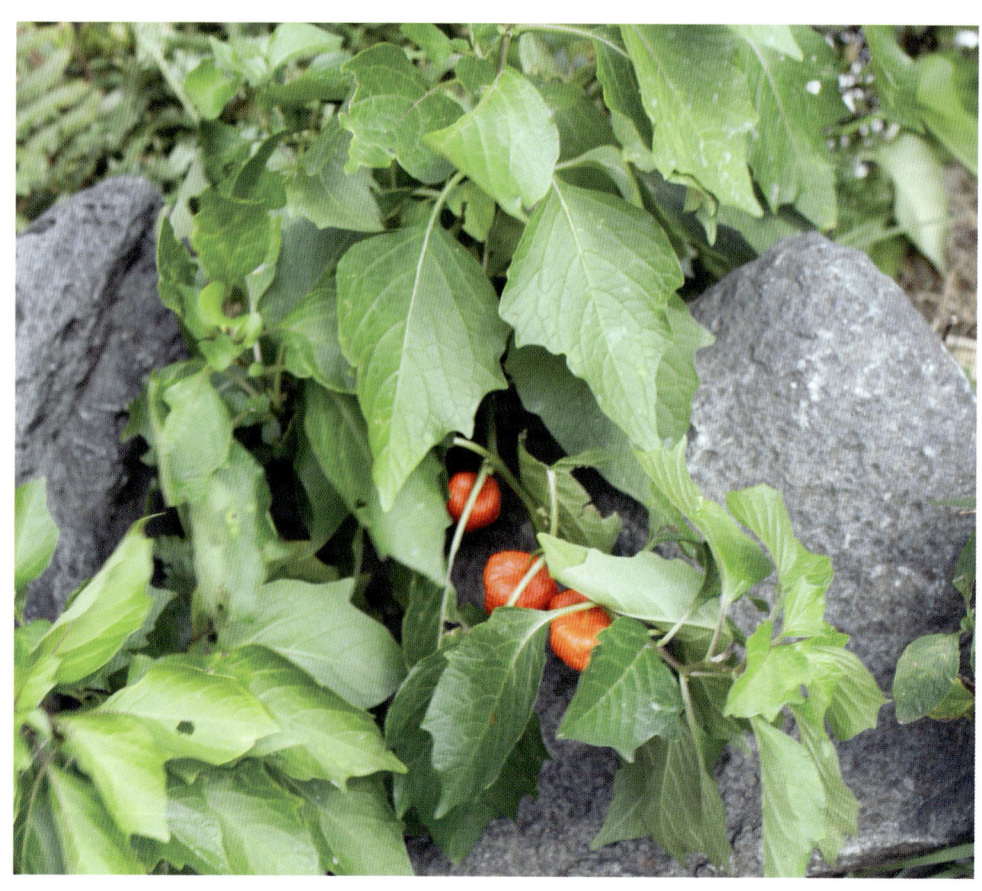

| 생김새와 특징 | 꽈리는 여러해살이풀로, 키는 40~90cm이다. 줄기는 곧게 서며 털이 없다. 땅속줄기가 길게 뻗어가며 번식한다. 잎은 어긋나며 길이는 5~12cm로, 가장자리에 결각 모양의 톱니가 있고 잎자루가 있다. 꽃은 노란빛이 도는 흰색이며 6~7월에 한 송이씩 피고, 꽃자루의 길이는 3~4cm로, 꽃받침은 짧고 통 모양이며 가장자리에 털이 있다. 꽃이 핀 다음 꽃받침은 열매를 완전히 둘러싸고 적색으로 익는다. 둥근 열매는 장과이며 지름은 1.5cm가량 된다.

열매는 약용 또는 식용할 수 있으며, 뿌리를 포함한 전초는 약용한다. 빨갛게 익은 열매를 입에 넣고 누르면 소리가 나 옛날에는 장난감으로도 이용했다.

꽈리는 우리나라가 원산지이며 중국, 일본 등지에도 분포한다. 우리나라 전국 마을 부근의 길가나 빈터, 산비탈의 풀숲에 잘 자란다.

| 성품과 맛 | 전초[산장(酸漿)]는 쓰고 차며, 열매[산장실(酸漿實)]는 시고 차다.

| 사용 부위 | 뿌리를 포함한 전초(酸漿), 열매(酸漿實).

| 작용 부위 | 전초는 폐(肺), 간(肝), 방광(膀

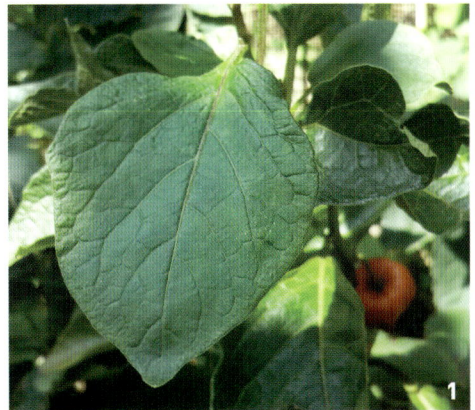
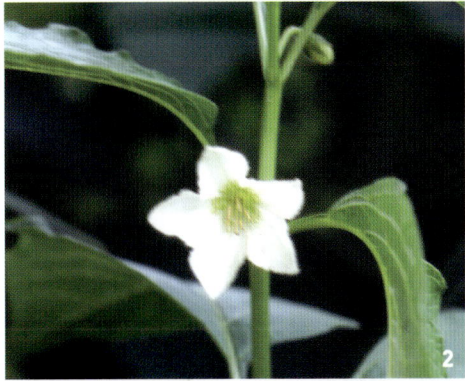
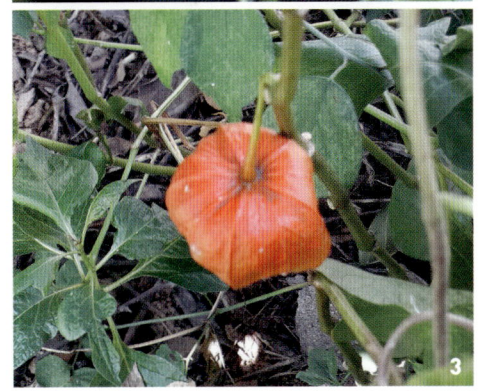

❶ 꽈리_ 잎 ❷ 꽈리_ 꽃 ❸ 꽈리_ 열매

| 동의보감원문 | 性平寒味酸無毒主熱煩滿利水道治産難療喉痺. 處處有之實作房如囊囊中有子如梅李大赤黃色味如酸漿故以爲名. 根如 .. 芹白色味絶苦治黃病.

胱), 대장(大腸) 경락, 열매는 폐(肺), 간(肝), 비(脾) 경락.

| 성분 | 열매에는 피살린(physalin) A·B·C, 루테올린(luteolin), 루테올린-7-글루코시드(glucoside)가 함유되어 있고, 뿌리에는 3α-티글로일옥시트로판(tigloyloxytropane)이 함유되어 있다.

| 채취 및 조제 | 가을에 뿌리를 포함한 전초를 채취하여 햇볕에 잘 말려 사용한다. 열매는 가을에 붉게 익었을 때 채취하여 햇볕에 말린다.

| 효능 주치 |
① 전초는 청열, 해독, 이뇨에 효능이 있고 해수, 인후종통, 황달, 부종 등을 치료한다.
② 뿌리는 미나리 뿌리와 비슷하고 흰색이며 매우 쓴데 청열, 이뇨의 효능이 있고 황달 치료에 좋다.
③ 열매는 청열, 해독, 이뇨의 효능이 있고 해수, 인후종통, 부종, 황달, 무사마귀를 치료한다.

| 약용법 |
① 하루 사용량으로 전초(뿌리 포함)는 10~20g, 열매는 6~12g을 쓰는데 물 700mL에 넣고 중불에서 반으로 달인 액을 아침저녁으로 2~3주 복용하거나 가루를 내어 복용한다.
② 외용에는 열매의 즙을 짓찧어서 환부에 바른다.

주의사항 성질이 차서 열 내림 작용이 있으므로 비허설사(脾虛泄瀉)의 경우와 임신부는 사용을 금한다.

꽈리의 기능성 및 효능에 관한 특허자료

▶ 꽈리 추출물을 유효성분으로 함유하는 우울증의 예방 및 치료용 조성물

본 발명은 꽈리 추출물을 유효성분으로 함유하는 우울증의 예방 및 치료를 위한 조성물에 관한 것으로, 상세하게는 본 발명의 꽈리 추출물은 생쥐의 강제수영법(Fored swimming test) 및 꼬리 현수 실험법(Tail suspension test)으로 항우울증 효과를 확인한 바, 기존의 우울증 치료제에 비하여 강력하게 우울증을 억제시킴을 확인하였으므로, 우울증의 예방 및 치료에 유용한 약학조성물 및 건강기능식품에 이용될 수 있다.

- 공개번호 : 10-2014-0142515, 출원인 : 김형일

▶ 내분비 질환·간장병·초본

배풍등

- 학 명 : *Solanum lyratum* Thunb.
- 과 명 : 가지과
- 이 명 : 배풍등나무, 청기, 설하홍, 산호주, 칠초
- 생약명 : 배풍(排風), 배풍등(排風藤), 백영실(白英實)
- 생육지 : 산지, 바위틈 자생
- 개화기 : 8~9월
- 채취기 : 가을
- 용 도 : 약용
- 약 효 : 해열, 이뇨, 거풍, 소종, 황달, 해독, 관절통

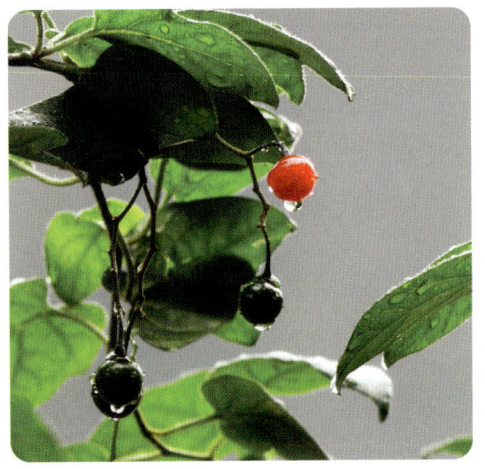

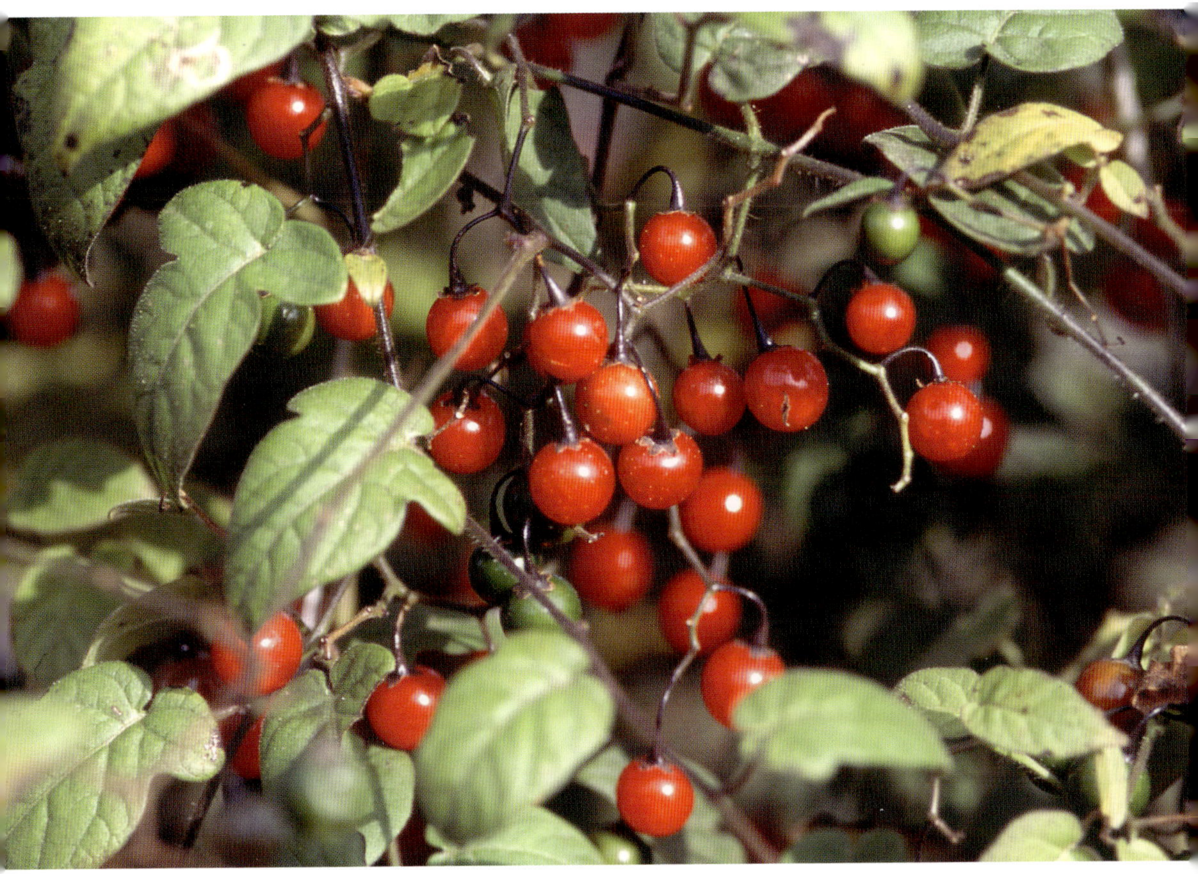

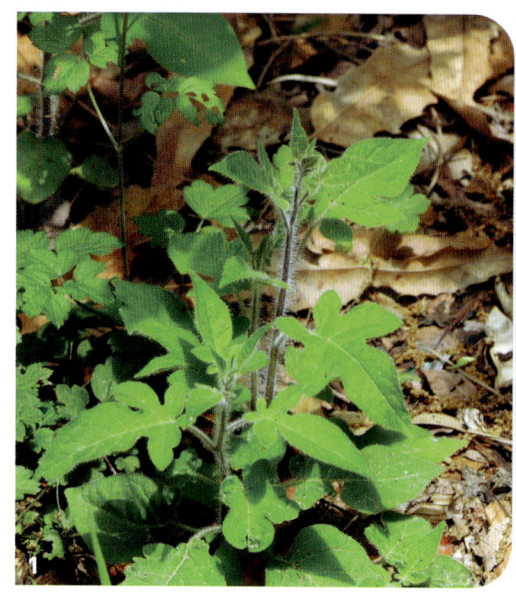 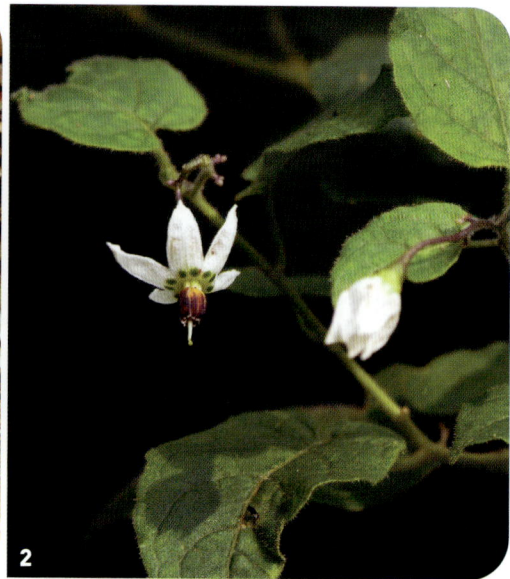

❶ 배풍등_ 새순 ❷ 배풍등_ 꽃과 잎

| 생김새와 특징 | 배풍등은 덩굴성 여러해살이 활엽 반초본으로, 3m 정도까지 자란다. 줄기의 기부(기초가 되는 부분)만 월동하며 자란다. 잎은 어긋나고 달걀 모양이나 긴 타원형이며 길이는 3~8㎝, 폭은 2~4㎝이다. 꽃은 8~9월에 흰색 수레바퀴 모양으로 피며, 5개의 꽃잎은 뒤로 젖혀져서 수평으로 퍼진다. 열매는 지름 8㎜ 정도의 장과로, 10월에 빨갛게 익는다.

풍을 배격한다고 하여 배풍등이라고 하며, 눈이 내려도 붉은 열매가 남아 있다고 하여 '설하홍(雪下紅)'이라고도 불린다. 열매는 약용한다.

배풍등은 우리나라가 원산지이며 일본, 타이완, 인도차이나 등지에도 분포한다. 경기 이남의 산지, 특히 지리산과 덕유산, 경남북, 제주도, 울릉도 등에 자생한다. 돌담 및 바위틈이나 숲의 가장자리에서 잘 자란다.

| 성품과 맛 | 맛은 약간 쓰고 매우며 성질은 차다.

| 사용 부위 | 잎과 줄기.

| 작용 부위 | 간(肝), 담(膽), 신(腎) 경락.

| 성분 | 솔라닌(solanin)과 둘카마린(dulcamarin), 솔라도딘(soladodine) 등.

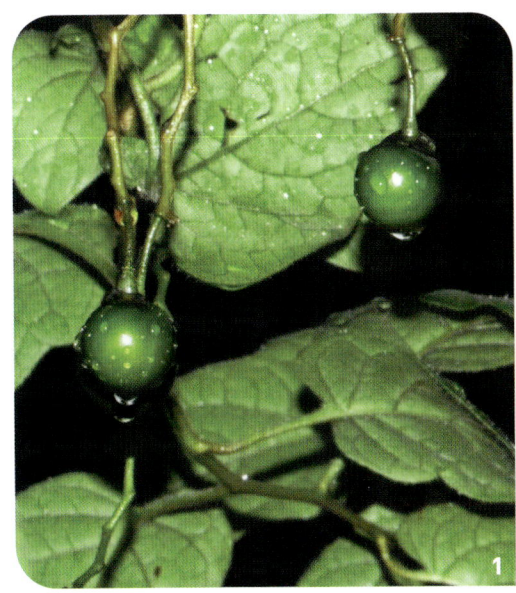 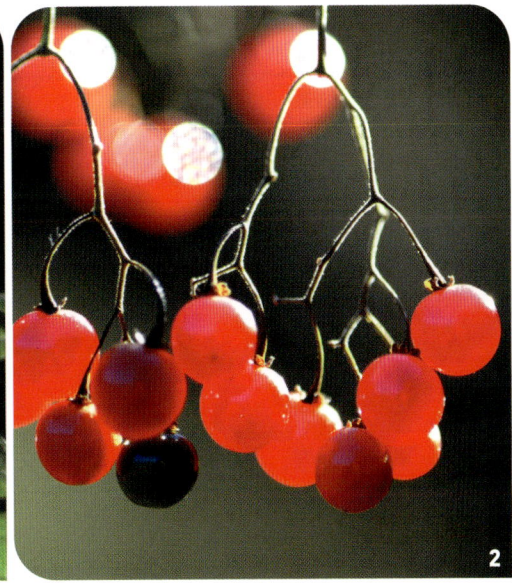

❶ 배풍등_ 덜 익은 열매 ❷ 배풍등_ 익은 열매

| 채취 및 조제 | 여름부터 가을 사이(6~10월)에 채취하여 깨끗하게 씻은 후 햇볕에 말린 뒤 잘라서 사용한다.

| 효능 주치 |

① 열을 내려주는 청열작용을 하며 이뇨, 거풍, 감기, 간염, 황달, 해독, 학질, 관절염, 요도염, 종기, 습진 등의 치료에 효능이 있다.

② 항암, 항진균 등의 작용에 응용한다.

| 약용법 | 말린 잎 20g을 물 800mL에 넣고 절반이 될 때까지 달인 액을 아침저녁으로 식후에 2개월 정도 복용하면 효능이 나타난다.

주의사항 청열해독(淸熱解毒), 이뇨(利尿)작용이 있으므로 혈(血)이 허한 경우와 임신부는 신중히 사용한다.

▶ 내분비 질환 • 간장병 • 초본

사철쑥

- 학 명 : *Artemisia capillaris* Thunb.
- 과 명 : 국화과
- 이 명 : 애탕쑥
- 생약명 : 인진호(茵陳蒿)
- 생육지 : 들판(풀숲), 강가 자생
- 개화기 : 8~9월
- 채취기 : 봄부터 초여름
- 용 도 : 식용, 약용
- 약 효 : 이뇨제, 황달, 간염

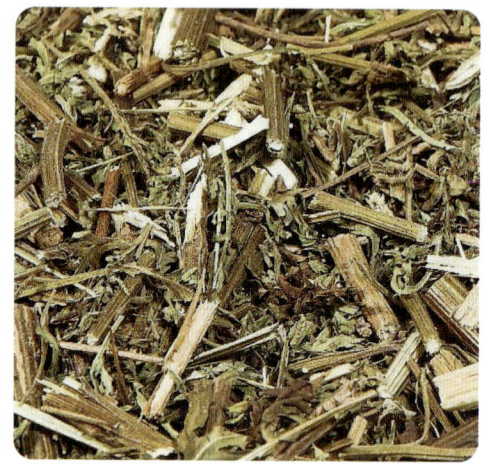

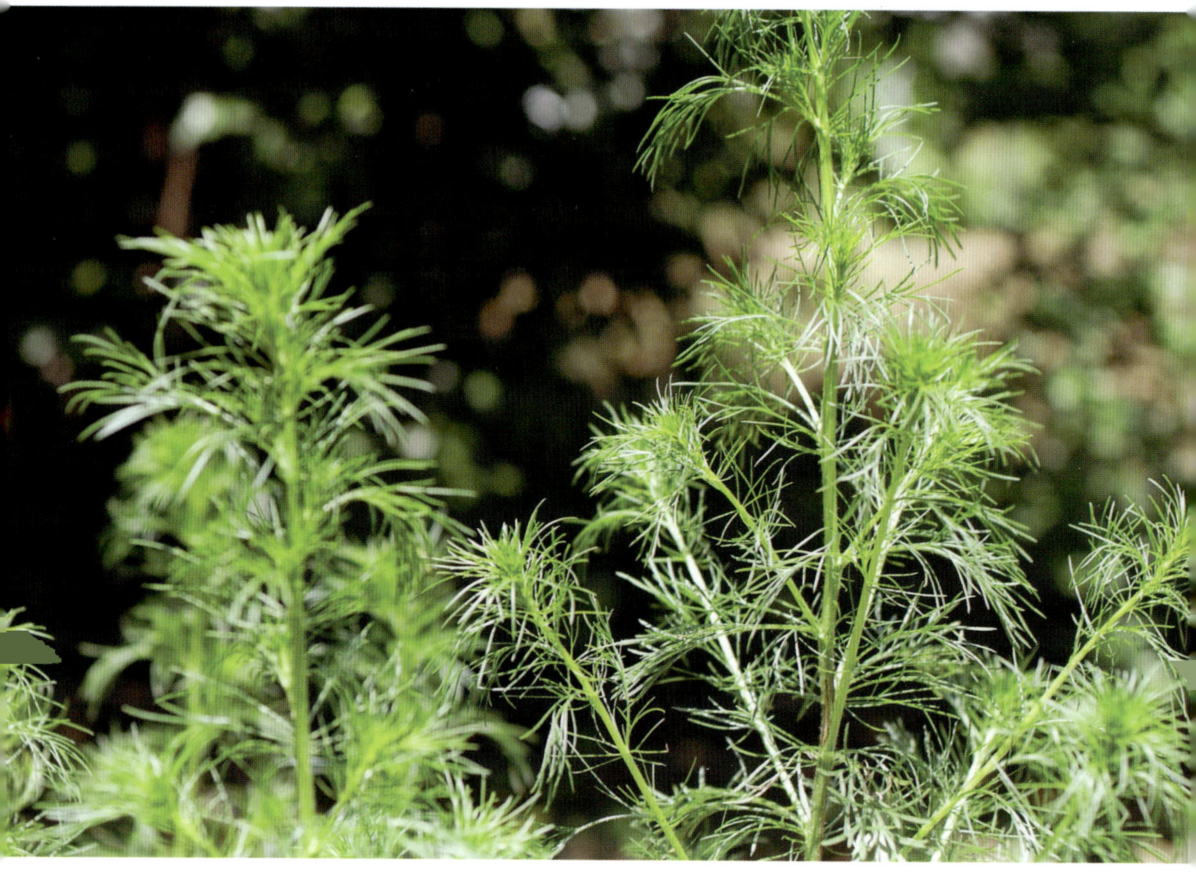

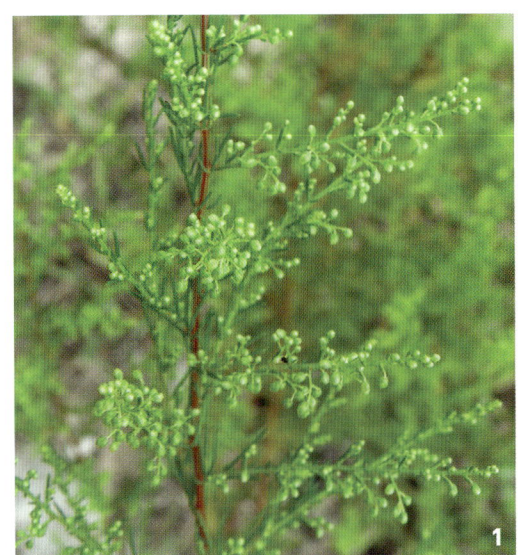 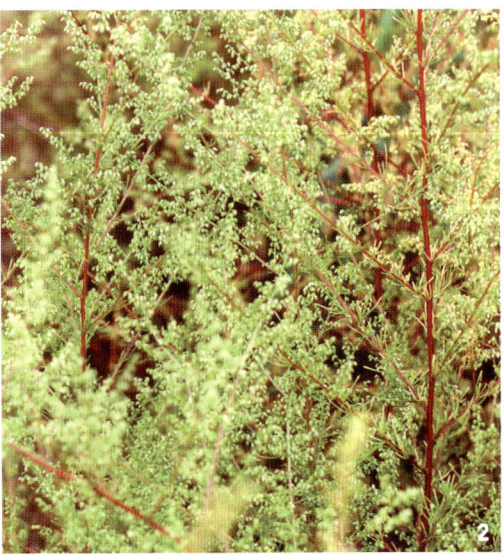

❶ 사철쑥_ 꽃봉오리 ❷ 사철쑥_ 개화 상태

| 생김새와 특징 | 사철쑥은 여러해살이풀로, 키는 30~100cm이다. 밑부분은 목질이 발달하여 나무 같고 가지가 많이 갈라진다. 잎은 꽃이 피지 않는 가지 끝에 뭉쳐나 있고, 밑부분에 달린 잎은 길이 1.5~9cm, 폭 1~7cm의 크기로, 2회 깃꼴로 갈라지며 위로 올라갈수록 좁아진다. 꽃은 8~9월에 노란색으로 핀다. 총포는 둥글고 털이 없으며 꽃턱잎 조각은 3~4줄로 늘어선다. 바깥 조각은 달걀 모양, 안 조각은 타원 모양이다. 열매는 수과(瘦果: 성숙해도 열매껍질이 작고, 말라서 단단하여 터지지 않으며 1방에 1개의 씨가 들어 있음)로, 약 1mm 크기이다.

우리나라와 일본, 타이완, 중국, 필리핀 등지에 분포하며, 우리나라에서는 전국적으로 언덕이나 들판의 풀숲, 강가나 바닷가의 모래땅에 자생한다.

| 성품과 맛 | 맛은 쓰고 맵고 성질은 약간 차다(서늘하다고도 함). 독은 없다(독이 약간 있다고도 함).

| 사용 부위 | 어린순은 식용, 지상부 전초는 약용한다.

> **동의보감원문**
>
> 性微寒(一云凉)味苦辛無毒(一云小毒)主熱結黃疸通身發黃小便不利治天行時疾熱狂頭痛及瘴 . 處處有之似蓬蒿而葉緊細無花實秋後葉枯莖幹經冬不死更因舊苗而生故名茵蔯蒿五月七月採莖葉陰乾勿令犯火. 入足太陽經去根土細剉用.

| 작용 부위 | 간(肝), 담(膽), 비(脾) 경락.

| 성분 | 카필라린(capillarin), 스코파론(scoparone), 카필린(capillin) 등.

| 채취 및 조제 | 봄부터 초여름 사이, 지상부 전초(잎과 줄기)를 채취하여 햇볕에 말린 후 사용한다. 쓰기에 앞서서 잘게 썬다. 봄에 어린순을 뜯어다가 나물로 해서 먹는다. 쓴맛이 있으므로 데쳐서 여러 차례 물을 갈아가며 잘 우려낸 다음 사용한다. 쓴맛을 우려낸 것을 잘게 썰어 쌀과 섞어서 쑥떡을 만들어 먹기도 하는데, 구체적인 방법은 쑥을 이용하는 경우와 마찬가지다.

| 효능 주치 |
① 황달이나 소변불리, 간염의 해독, 담즙 분비 촉진 등에 효과가 좋다.
② 요독증, 각종 급성열병, 두통이나 입안이 허는 증세의 치료에도 효과가 있다.

| 약용법 |
① 말린 사철쑥 잎과 줄기 10~20g을 500~600mL의 물에 넣고 중불에서 물의 양이 절반이 될 때까지 달인 후 하루 두세 번으로 나눠 마신다. 이 방법으로 약 한 달 동안

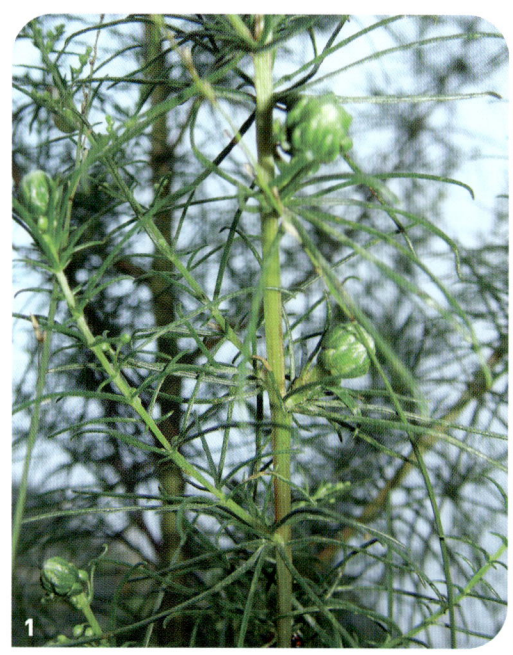
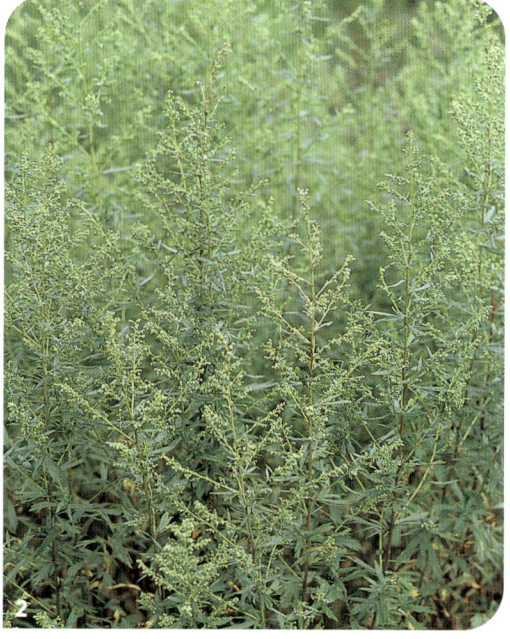

❶ 사철쑥_ 줄기 ❷ 사철쑥_ 지상부

복용하면 효과가 있다.
② 민간에서는 쑥을 넣어 떡을 해 먹기도 하며 즙을 내어 먹기도 한다.
③ 입안이 허는 증세에는 달인 물로 하루에 여러 차례 양치질한다.

주의사항 이 약재는 몸 안의 습사(濕邪)를 제거하고 황달을 물리치는 중요한 약물이므로 축혈(蓄血: 외감 열병 때 열사가 속으로 들어가 혈과 상박되어 생긴 어혈이 속에 몰려서 생긴 병증)로 인하여 황달이 생긴 병증에는 적당하지 않다.

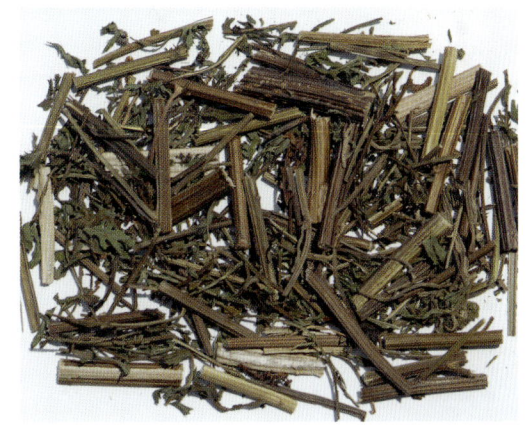

사철쑥_ 말린 잎과 줄기(세절)

사철쑥의 기능성 및 효능에 관한 특허자료

▶ **사철쑥 에틸아세테이트 분획 추출물 및 이로부터 분리된 화합물을 유효성분으로 함유하는 발기부전증의 예방 및 치료용 조성물**

본 발명은 사철쑥 에틸아세테이트 분획 추출물 및 이로부터 분리된 화합물을 유효성분으로 함유하는 조성물에 관한 것으로, 상세하게는 음경해면체 평활근을 농도의존적으로 이완시키는 효능을 나타냄을 확인함으로써, 상기 조성물을 발기부전증의 예방 및 치료용 약학조성물 또는 건강기능식품으로 유용하게 이용할 수 있다.

— 공개번호 : 10-2014-0091224, 출원인 : 전북대학교 산학협력단

▶ **사철쑥 추출물을 유효성분으로 포함하는 골다공증 치료 및 예방용 조성물**

본 발명은 사철쑥 추출물이 조골세포의 증식 및 분화에 영향을 미쳐 골다공증 치료 및 예방용 조성물 및 건강식품을 제공한다. 구체적으로 사철쑥 추출물의 산화적 스트레스하에서 조골세포의 증식 및 분화와 관련된 지표인, 세포의 증식률, ALP 활성, 석회화를 측정하여 알아보았다. 그 결과 사철쑥 추출물은 산화적 스트레스로 인해 감소된 세포의 증식률을 유의적으로 증가시켰다. 따라서 본 발명의 조성물 및 건강식품은 골다공증 치료, 예방 및 개선에 유용하게 이용될 수 있다.

— 공개번호 : 10-2013-0091160, 출원인 : 덕성여자대학교 산학협력단

▶ 내분비 질환·간장병·초본

삼백초

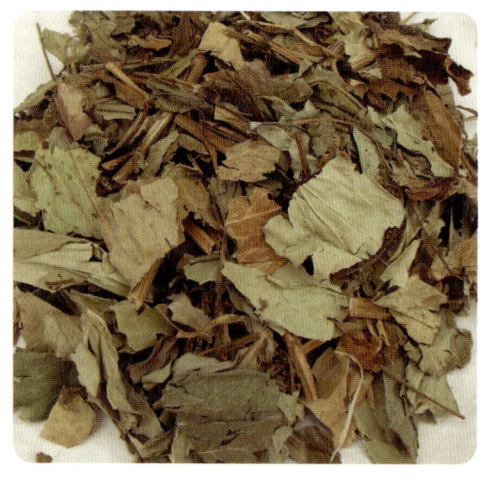

- 학 명 : *Saururus chinensis* (Lour.) Baill.
- 과 명 : 삼백초과
- 이 명 : 오로백, 오엽백(五葉白), 수목통(水木通)
- 생약명 : 삼백초(三百草)
- 생육지 : 산비탈, 풀밭 자생
- 개화기 : 6~8월
- 채취기 : 여름부터 가을
- 용 도 : 약용
- 약 효 : 간염, 황달, 항암, 각기, 임질, 위장병, 종기, 여드름

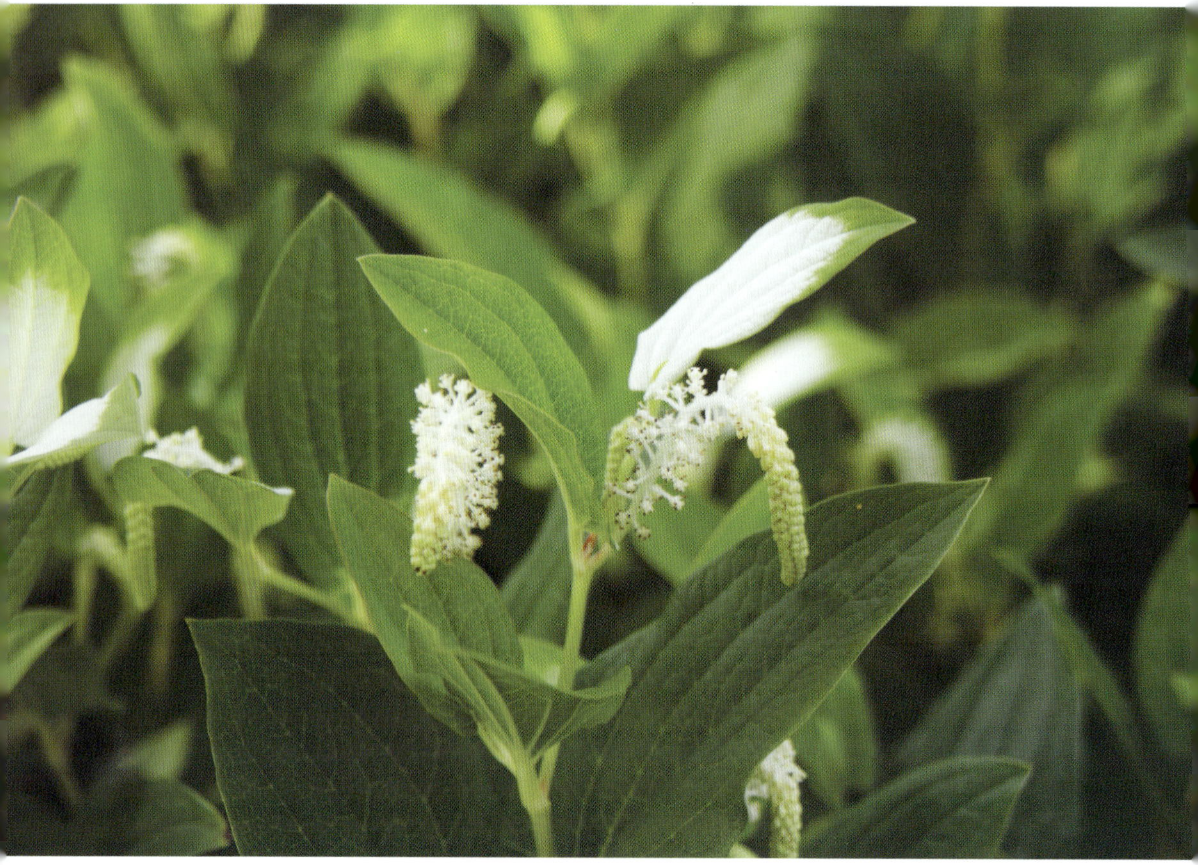

| 생김새와 특징 | 삼백초는 숙근성 여러해 살이풀로, 키는 50~100㎝이다. 뿌리는 백색으로, 흙 속으로 파고들며 옆으로 뻗으면서 자란다. 잎은 어긋나며 길이 5~15㎝, 폭은 0.3~0.8㎝로, 긴 타원형이다. 잎 표면은 연한 녹색이고 뒷면은 연한 백색이다. 꽃이 필 무렵에는 윗부분의 잎 2~3개가 백색으로 변하고 5~7개의 맥이 있으며 끝은 뾰족하고 가장자리는 밋밋하다. 꽃은 6~8월에 백색으로 피며 아래로 처지다가 끝부분은 위로 올라가며 잎과 마주 핀다. 꽃의 길이는 10~15㎝이고 꼬불꼬불

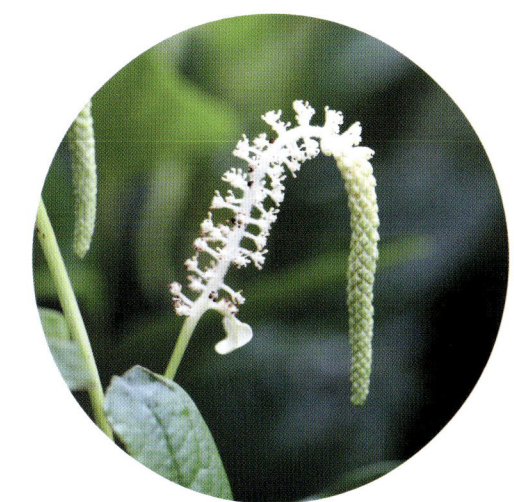

삼백초_ 꽃

한 털이 있다. 열매는 9~10월에 꽃망울에 한 개씩이 둥글게 달린다. 잎과 꽃, 뿌리가 희기 때문에 삼백초(三白草)라 한다. 관상용으로 쓰이고, 꽃을 포함한 잎과 줄기, 뿌리는 약재로 쓰인다. 우리나라와 중국, 일본, 필리핀에 분포하며 우리나라의 경우, 제주도와 지리산 일부 지역의 산비탈, 풀밭에 자생한다.

| 성품과 맛 | 맛은 쓰고 매우며 성질은 차다. 독성은 없다.

| 사용 부위 | 뿌리를 포함한 전초.

| 작용 부위 | 비(脾), 신(腎), 담(膽), 방광(膀胱) 경락.

| 성분 | 전초의 정유 주성분은 메틸 엔 노닐케톤(methyl-n-nonylketone)이며, 줄기엔 타닌(tannin)이, 잎에는 케르세틴(quercetin)과 케르시트린(quercitrin), 이소케르시트린(isoqucrcitrin), 루틴(rutin) 등이, 뿌리에는 아미노산, 유기산, 당류 등이 함유되어 있다.

| 채취 및 조제 | 꽃이 피는 6월부터 가을까지 전초를 채취하여 깨끗이 손질한 후 햇볕에 잘 말려 사용한다.

| 효능 주치 |
① 해열, 이뇨, 거담, 소종(消腫) 등에 효능이 있으며, 체내에 수습(水濕)이 정체되어 발

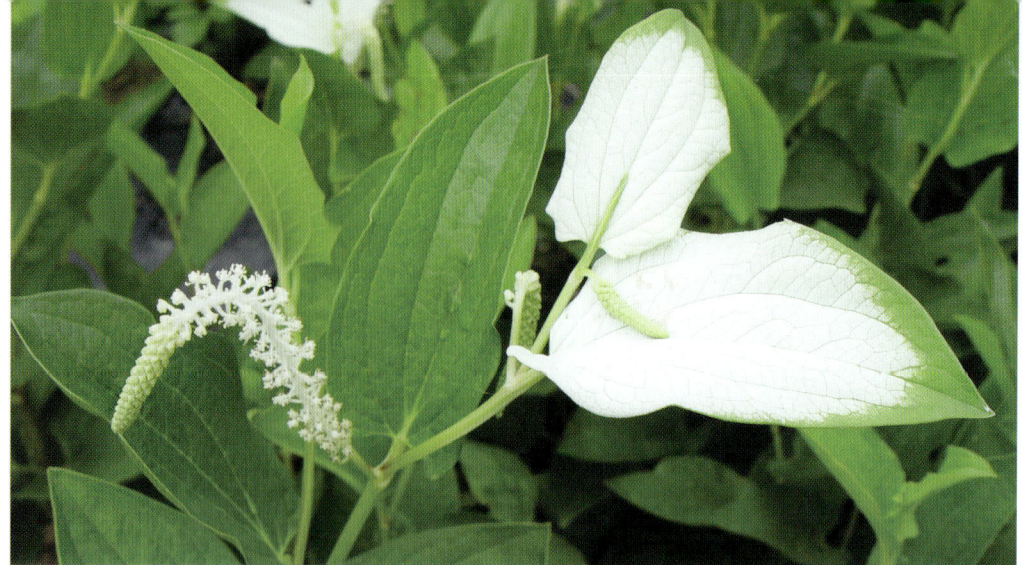

삼백초_ 잎

생하는 수종(水腫), 각기, 임질, 위장병, 간염, 황달 등의 치료에 쓴다.
② 여드름, 종기 치료 및 항암에도 사용한다.

| 약용법 |

① 피부질환일 때는 생잎을 으깨어 짠 즙을 환부에 바르거나 술로 담가 마시면 효과가 좋다.
② 1회에 말린 약재 3~5g을 200mL의 물에 넣고 약한 불에서 반으로 달인다. 2주일 정도 식후에 마시면 효과가 있다. 생즙을 내어 복용해도 되지만 구토를 일으키는 경우도 있으므로 주의해야 한다.
③ 다래끼에는 잘 씻은 잎을 호일에 싸서 약한 불에 구워 연고를 만들어 눈꺼풀에 바르고 안대로 보호하면 좋다.
④ 삼백초 뿌리볶음 같은 반찬으로 만들어 식용하기도 한다.
⑤ 포도주에 담가 먹어도 된다. 삼백초 와인은 식욕증진과 변비 치료에 아주 좋다. 변

TIP

- **삼백초 뿌리볶음** : 삼백초 뿌리를 깨끗이 씻은 다음 적당한 길이로 잘라서 물기를 짜낸다. 프라이팬에 넣고 참기름이나 들기름 등을 식성대로 첨가하여 볶는다. 이때 소금으로 간하면 된다. 냉장고에 보관하면서 밥반찬으로 먹어도 좋다.
- **삼백초 와인** : 삼백초를 흐르는 물에 깨끗이 씻어서 물기를 뺀 뒤, 용기에 포도주와 함께 넣은 후 밀봉하여 냉장고에 일주일 정도 두면 된다.

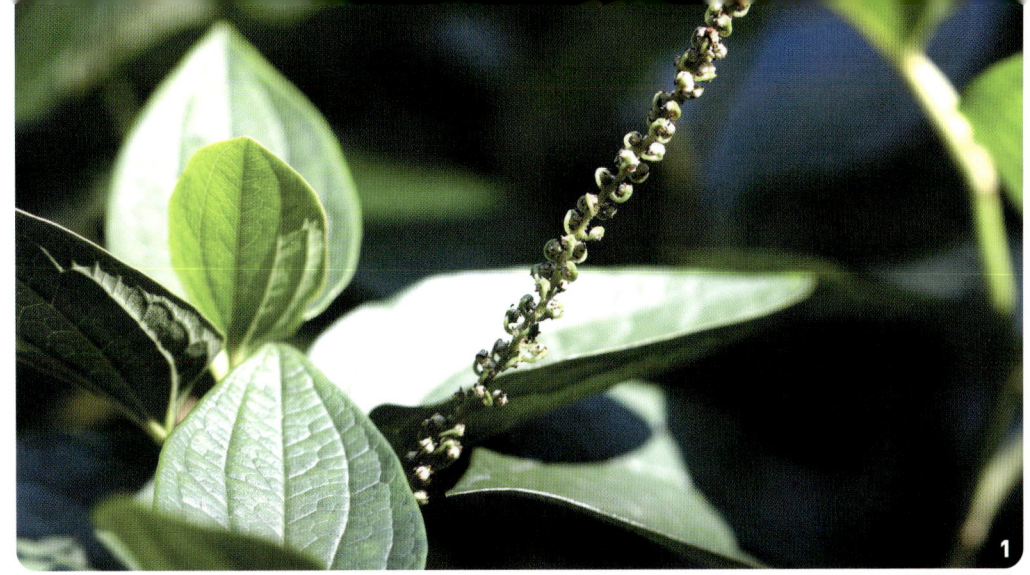
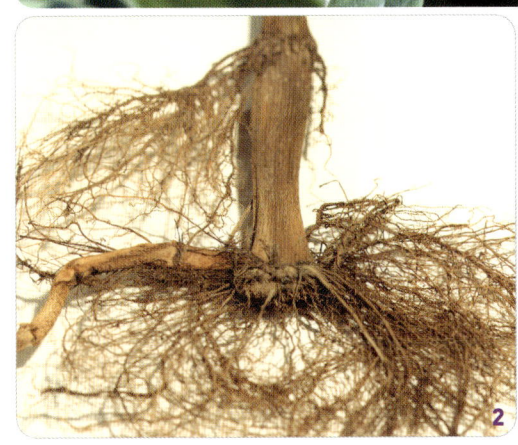
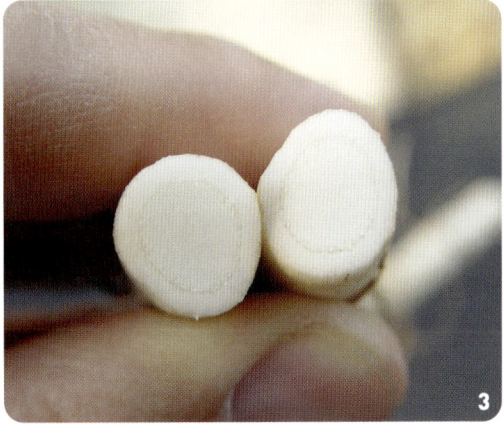

❶ 삼백초_ 종자 결실 ❷ 삼백초_ 건조한 뿌리 ❸ 삼백초_ 생뿌리 단면

비가 개선되며 웬만한 피부 이상도 낫게 되고 얼굴에 색이 돌며 몸도 따뜻해진다. 특히 여성들에게 좋다.

⑥ 볶은 삼백초를 곱게 갈아 하루 2~3회, 2~3g씩 가루약처럼 복용하거나 따뜻한 물에 타서 마셔도 좋다. 이 가루를 된장국에 약간 넣거나 각종 나물을 무칠 때 양념으로 조금씩 넣어도 좋다.

⑦ 불고기를 잴 때 양념장에 넣으면 육식으로 생긴 폐해를 줄일 수 있다. 이것은 잎에 들어 있는 케르세틴 성분이 콜레스테롤을 줄이는 데 도움을 주고, 타닌 성분이 탄 고기의 발암성을 억제하기 때문이다.

주의사항 성질이 찬 약재이므로 비위가 허하고 찬 사람은 신중하게 사용해야 한다.

삼백초의 기능성 및 효능에 관한 특허자료

▶ **삼백초 추출물을 포함하는 당뇨병 예방 및 치료용 조성물**

본 발명은 현저한 혈당강하 효과를 갖는 삼백초 잎 추출물을 유효성분으로 함유하는 조성물에 관한 것으로서, 본 발명의 삼백초 잎 추출물은 우수한 α-글루코시다제 저해활성을 나타낼 뿐만 아니라 식후 탄수화물의 소화 속도를 느리게 하여 혈중 포도당 농도의 급격한 상승을 억제하므로, 이를 포함하는 조성물은 당뇨병 예방 및 치료를 위한 의약품 및 건강기능식품으로 유용하게 이용될 수 있다.

- 공개번호 : 10-2005-0093371, 특허권자 : 학교법인 인제학원

▶ **삼백초 추출물을 유효성분으로 포함하는 신장암 예방 또는 치료용 조성물**

본 발명은 삼백초 추출물을 유효성분으로 포함하는 신장암 예방 또는 치료용 조성물 및 삼백초 추출물을 유효성분으로 포함하는 신장암 예방 또는 개선용 건강기능식품에 관한 것이다. 본 발명에 따른 삼백초 추출물은 암세포의 세포사멸을 유도하는 활성 또는 세포침투 또는 세포부착을 억제하여 암 전이를 억제하는 활성을 통해 신장암에 대해 우수한 항암 효과를 갖는다.

- 등록번호 : 10-1189959, 특허권자 : 인제대학교 산학협력단

▶ **퇴행성 뇌신경계 질환 예방 또는 치료 효과를 갖는 삼백초 추출물 및 이 추출물을 활성성분으로 함유하는 약학적 제제**

본 발명은 삼백초를 유기용매로 추출하고, 용매를 제거하여 얻어진 퇴행성 뇌신경계 질환의 예방 또는 치료 효과를 갖는 삼백초 추출물 및 이 삼백초 추출물을 약제학적으로 허용되는 부형제와 혼합하고 통상의 약학적 제제의 제조방법으로 약학적 제제로 제제화시켜서 제조된 퇴행성 뇌신경계 질환의 예방과 치료 효과를 가지는 약학적 제제에 관한 것이다.

- 공개번호 : 10-2002-0030648, 특허권자 : (주)엘컴사이언스

▶ **삼백초 추출물을 함유하는 항암제용 약학조성물 및 그의 제조방법**

본 발명은 삼백초로부터 추출한 신규 화합물 HNP-98701A, HNP-98701B 및 HNP-98701C의 항암제로서의 용도와 이의 제조방법 및 이를 유효성분으로 함유하는 항암제용 약학적 조성물에 관한 것이다. 본 발명의 항암활성을 갖는 화합물은 암세포주 유래의 세포에만 선택적으로 작용하여 아폽토시스(apoptosis)에 의한 세포사멸을 유발하므로 기존의 항암제보다 정상세포에 대한 부작용은 적으면서 항암활성이 매우 우수한 선택적인 항암제의 개발에 유용하게 사용될 수 있다.

- 공개번호 : 10-2003-0019384, 특허권자 : 그린텍이십일(주)

▶ **항염증 활성을 갖는 삼백초 추출물을 함유하는 조성물**

본 발명은 항염증 활성을 갖는 삼백초(三白草) 추출물 및 이를 함유하는 조성물에 관한 것으로서, 다양한 자극에 의해 발현하는 염증 인자의 활성화를 억제하고, 항염증 메커니즘을 중개하는 효소들을 저해하여 통증(급성 통증, 만성 통증, 염증성 통증, 신경병적 통증, 수술 후 통증, 편두통, 관절통) 및 염증성 질환의 예방 및 치료에 효과적이고 안전한 의약품 및 건강기능식품을 제공한다.

- 공개번호 : 10-2004-0075135, 특허권자 : 학교법인 고황재단

▶ 내분비 질환 • 간장병 • 초본

제비꽃

- 학 명 : *Viola mandshurica* W. Becker
- 과 명 : 제비꽃과
- 이 명 : 가락지꽃, 장수꽃, 병아리꽃, 오랑캐꽃, 씨름꽃, 앉은뱅이꽃
- 생약명 : 지정(地丁), 근근채(僅僅菜)
- 생육지 : 산, 들 자생
- 개화기 : 4~5월
- 채취기 : 5~7월
- 용 도 : 약용, 식용, 관상용
- 약 효 : 관절염, 소종, 지사, 이뇨, 임파선염, 황달, 간염, 이질

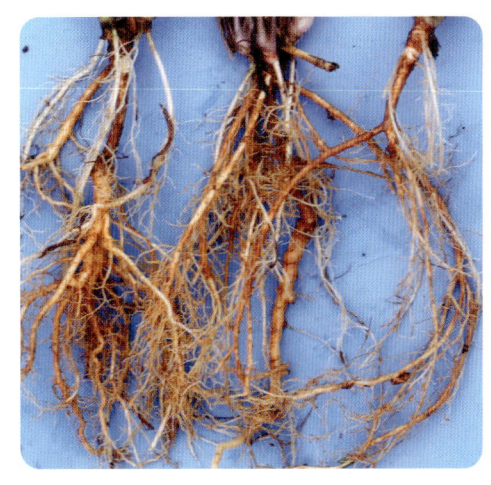

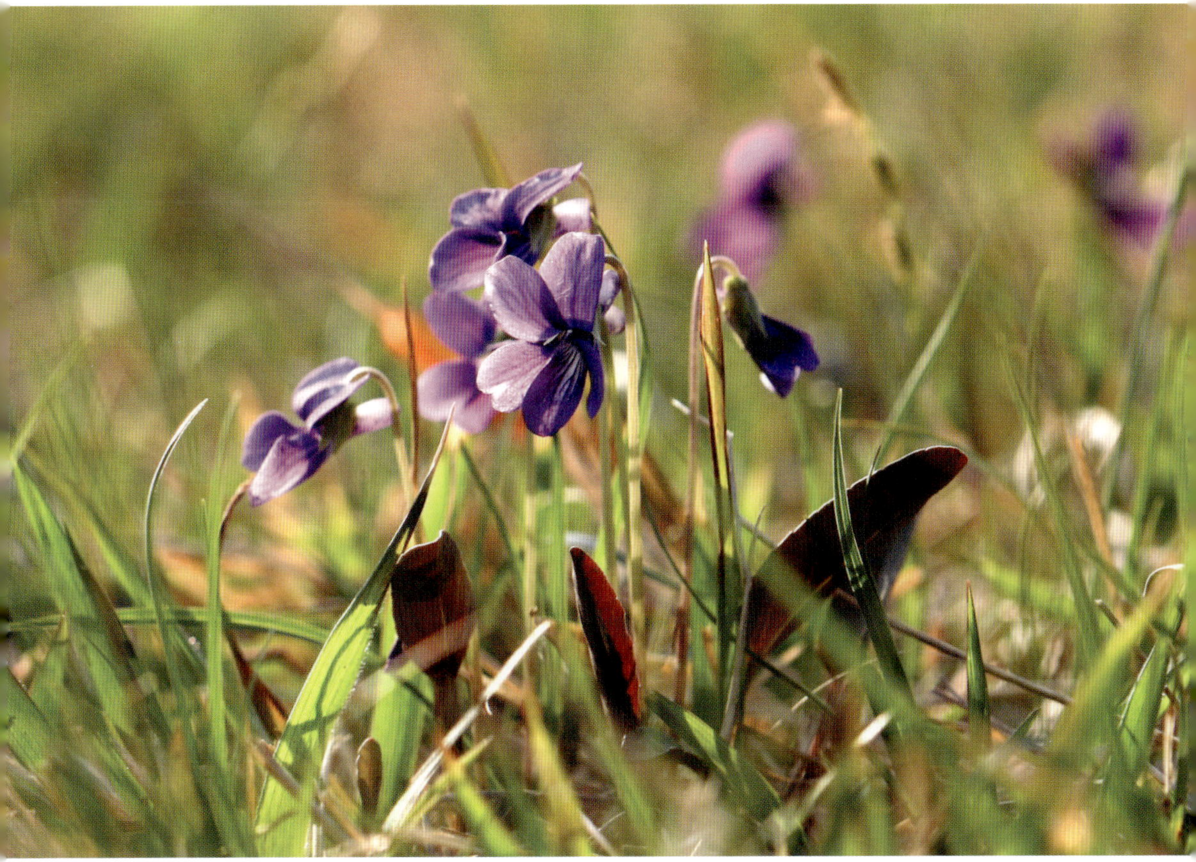

제비꽃 • 121

| 생김새와 특징 | 제비꽃은 여러해살이풀로, 키는 10~15㎝이다. 원줄기가 없고 뿌리에서 곧장 뻗어 나오며 울퉁불퉁한 마디에는 솜털이 있다. 잎은 길이가 3~8㎝, 폭이 1~2.5㎝로, 가장자리에 얕고 둔한 톱니가 있으며 뿌리에서 긴 잎자루가 있는 잎이 모여 난다. 꽃은 4~5월에 보라색 또는 짙은 자색, 청색, 흰색 등으로, 잎 사이에서 5~15㎝의 긴 화경이 나오며 그 끝에 한 송이씩 한쪽을 향하여 핀다. 열매는 6~7월에 타원형으로 달린다. 어린잎은 식용, 뿌리는 약용으로 쓰인다.

제비꽃은 우리나라와 중국, 일본, 러시아 등지에 분포한다. 우리나라 전역의 산과 들, 햇볕이 잘 드는 산야에서 잘 자란다.

| 성품과 맛 | 맛은 쓰고 매우며 성질은 차다. 독성은 없다.

| 사용 부위 | 뿌리를 포함한 전초.

| 작용 부위 | 간(肝), 심(心) 경락.

| 성분 | 메틸헤프틴 카보네이트(methylheptine carbonate), 배당체, 플라보노이드(flavonoid) 등.

| 채취 및 조제 | 5~7월에 뿌리를 채취하여 깨끗이 손질한 후 그늘에 말려서 사용하거나 생것을 사용하고 4~5월에 어린잎이 돋아날 때 채취하기도 한다.

| 효능 주치 |
① 청열해독하는 효능이 있어 관절염 치료와 소염에 아주 좋고 치통, 지혈, 악창, 소종(消腫), 지사, 이뇨, 설사, 임파선염, 황달, 간염, 수종(水腫) 등의 치료에도 효능이 있다.
② 생잎은 종기나 독사에 물렸을 때 치료약으로 사용하기도 한다.

| 약용법 |
① 말린 제비꽃과 질경이의 전초를 반반씩 섞어 진하게 달인 후 액을 헝겊에 적셔 환부에 온찜질하면 효과가 있다.
② 말린 전초를 1회에 5~10g씩 약 300mL의 물에 넣고 약한 불에 서서히 달여서 아침저녁 식후에 2~3주 복용하거나 분말로 만들어 먹으면 좋다.
③ 종기가 나거나 독사에 물렸을 때에는 생풀 전체를 잘 씻어 물기를 제거한 후에 소금을 약간 뿌리고 잘 짓찧어 환부에 붙인다.
④ 나물로도 먹는다. 어린잎을 따서 살짝 데친 후 하루 정도 우려내어 초고추장이나

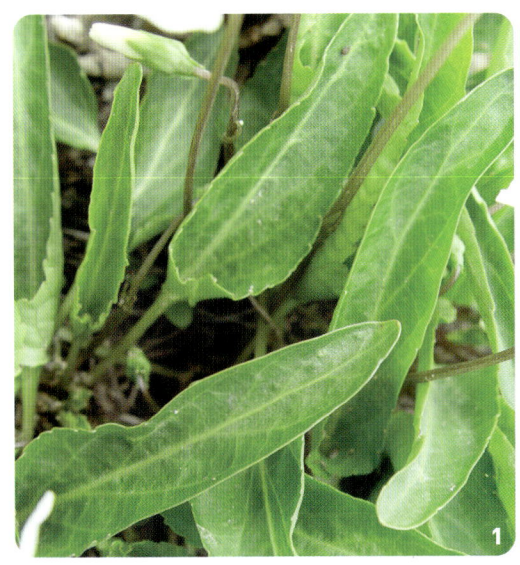 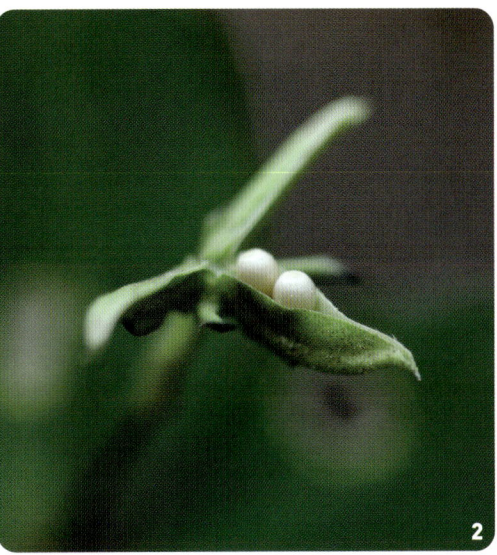

❶ 제비꽃_ 잎 ❷ 제비꽃_ 종자 결실

간장 양념으로 무쳐 먹는다. 전초는 깨끗이 씻은 후 말려서 소금이나 된장, 고추장 등에 넣어서 장아찌로 만들어 먹는다.

주의사항 성미가 차서 열 내림 작용이 있으므로 체질이 허하고 비위가 찬 사람은 신중하게 사용해야 한다.

제비꽃의 기능성 및 효능에 관한 특허자료

▶ **제비꽃 잎 추출물을 유효성분으로 함유하는 당뇨병 예방 및 치료용 조성물**

본 발명은 현저한 혈당강하 효과를 갖는 제비꽃 잎 추출물을 유효성분으로 함유하는 조성물에 관한 것으로, 보다 상세하게는 본 발명의 제비꽃 잎 추출물은 우수한 알파-글루코시다제 저해 활성을 나타낼 뿐만 아니라 식후 혈당 농도의 급격한 상승을 억제하는 탁월한 혈당강하 효과를 나타냄으로써 당뇨병 예방 및 치료를 위한 약학조성물 및 건강기능식품으로 유용하게 이용될 수 있다.

- 공개번호 : 10-2010-0090371, 출원인 : 인제대학교 산학협력단

▶ **제비꽃으로부터 항암 활성물질을 추출하는 방법**

본 발명은 제비꽃으로부터 항암 활성을 갖는 물질을 추출하는 방법에 관한 것으로서, 제비꽃으로부터 각종 암세포의 성장을 저해하고, 특히 암세포의 전이 억제 활성을 유도하여 각종 암, 특히 위암, 간암, 췌장암, 혈액암 질환의 예방 및 치료에 효과적이고 안전한 항암 활성을 갖는 물질을 추출하는 방법을 제공한다.

- 공개번호 : 10-2005-0030361, 출원인 : 박화목

제비꽃차

【 효능 및 꽃의 이용 】

제비꽃을 따 먹어보면 아삭아삭한 것이 맛이 좋다. 차 맛은 순하다. 열에 안정적이어서 꽃 색이 그대로 표현된다. 20송이 정도 넣는 것이 적당하다. 보라색 라일락 꽃은 뜨거운 물에서 갈색으로 변하지만 제비꽃은 그대로의 모습을 유지한다. 차 색은 연보라색이다. 요리에 사용해도 좋다.

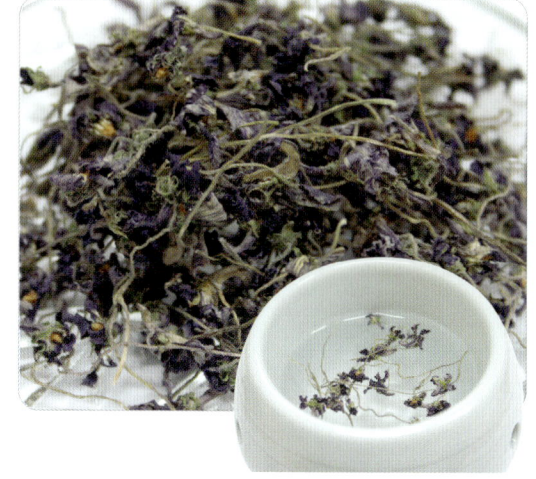

【 채취 방법 】

봉오리에서 바로 핀 꽃을 선택한다.

【 꽃차 만드는 방법 】

① 제비꽃은 줄기를 떼어내고 꽃봉오리를 쓴다. 줄기가 있는 것도 나쁘지는 않다.
② 그늘에서 5일 정도 말린다.
③ 말린 것을 밀폐용기에 담아서 보관한다.
④ 제비꽃 20개 정도를 넣고 우려낸다.

【 차로 마신 후 꽃 이용법 】

① 재탕하여 마신다.
② 튀김가루와 버무려 꽃튀김을 해도 좋다.

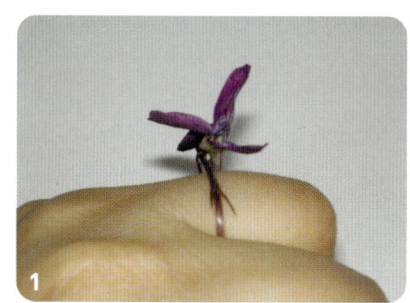
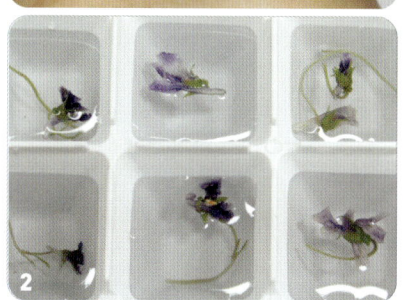

❶ 제비꽃을 이용한 꽃반지 ❷ 제비꽃 얼음

제비꽃주

맛은 쓰다. 기호와 식성에 따라 꿀, 설탕을 가미하여 음용할 수 있다.

【적용병증】

- **치통(齒痛)** : 치아의 법랑질이 치아의 세균작용에 의해 파괴되고, 입안의 음식물이 분해되어 형성된 산의 영향으로 탈피하는 경우이다. 30mL를 1회분으로 1일 2~3회씩, 2~4일 음용한다.
- **두훈(頭暈)** : 머리가 어지럽고 눈이 캄캄한 증상이다. 여러 가지 원인에 의해 일어날 수 있다. 30mL를 1회분으로 1일 2~3회씩, 4~7일 음용한다.
- **황달(黃疸)** : 특히 간 질환에서 많이 나타나며, 차고 습한 기운과 내열의 작용에 의하여 혈액이 소모됨으로써 나타난다. 30mL를 1회분으로 1일 3~4회씩, 12~15일 음용한다.
- **기타 질환** : 발한, 부인병, 불면증, 상기된 눈, 수종, 임파선염, 중풍

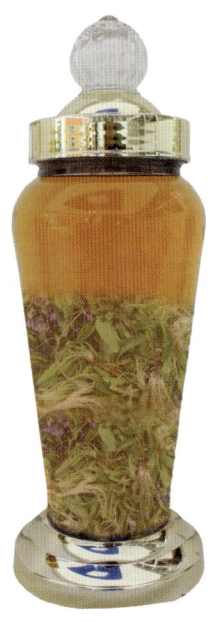

【담그는 방법】

① 약효는 뿌리를 포함한 전초에 있다.
② 5~7월에 뿌리를 포함한 전초를 채취하여 깨끗이 물로 씻어 사용한다.
③ 말린 전초 180g을 소주 3.8L에 넣고 봉하여 서늘한 냉암소에서 보관, 숙성시킨다.
④ 3개월 정도 침출한 다음 찌꺼기는 걸러내고 보관, 음용한다. 또는 찌꺼기를 걸러낸 후 2~3개월 더 숙성하여 음용하면 향미(香味)가 좋아진다.

【구입방법 및 주의사항】

- 시장이나 약령시장에서 취급하지 않는 야생 약초이다. 산지(産地)에서 채취하여 사용한다. 전국의 야산이나 들, 양지에서 자생한다.
- 장복해도 해롭지는 않으나 치유되는 대로 중단한다.
- 본 약술을 음용하는 중에 가리는 음식은 없다.

▶ 내분비 질환・당뇨병・초본

맥문동

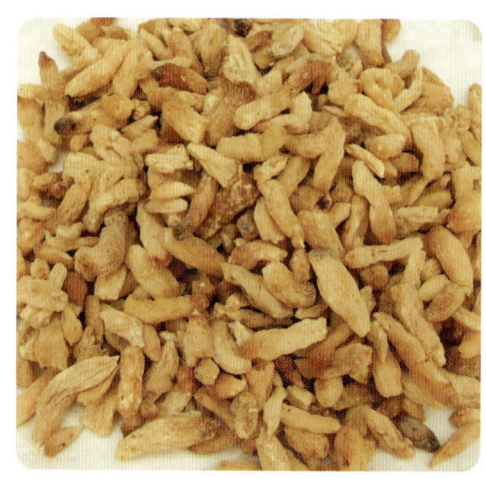

- **학 명** : *Liriope platyphylla* F.T.Wang & T.Tang
- **과 명** : 백합과
- **이 명** : 알꽃맥문동, 맥동(麥冬), 문동(門冬), 승상맥동
- **생약명** : 맥문동(麥門冬)
- **생육지** : 산지 나무 밑 자생
- **개화기** : 5~7월
- **채취기** : 봄(3~4월)
- **용 도** : 약용, 관상용
- **약 효** : 당뇨병, 이뇨, 심장염, 해열, 감기, 강장, 소염, 거담, 강심, 진해, 항균

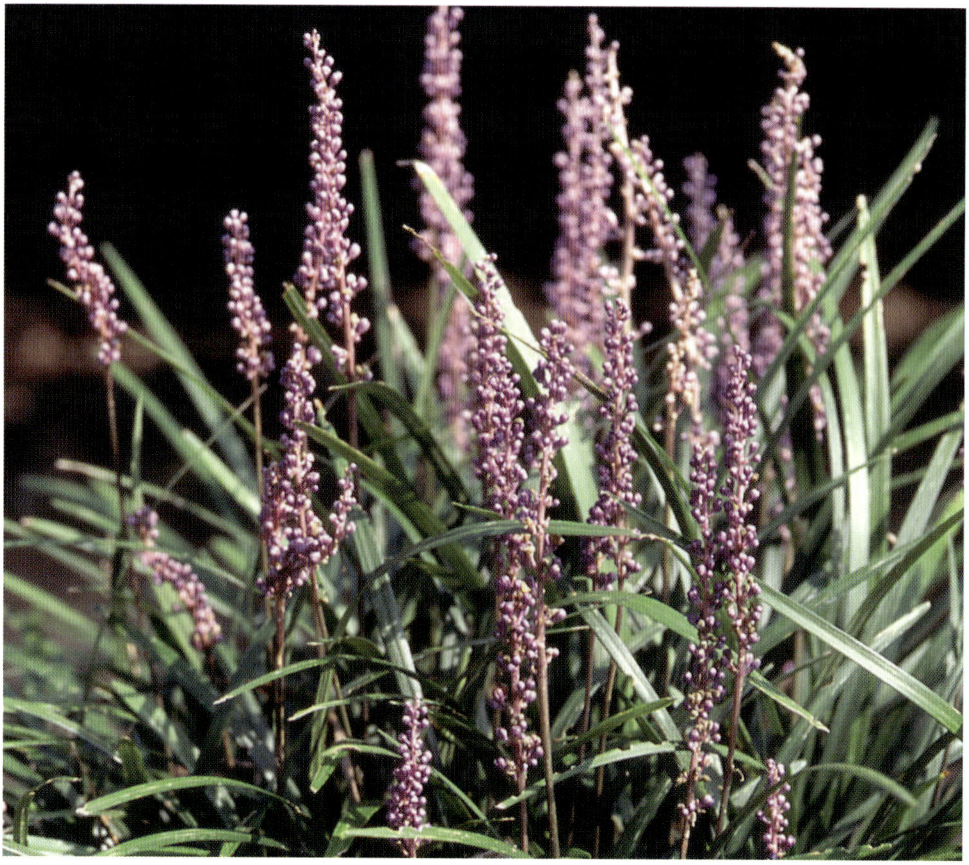

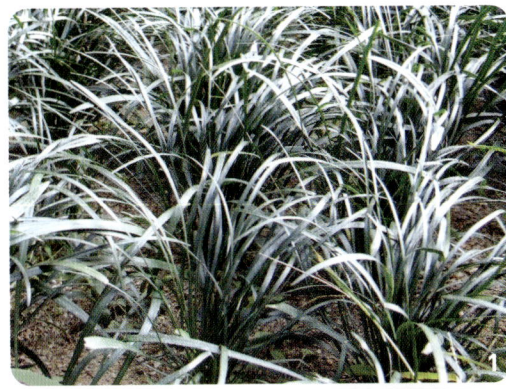
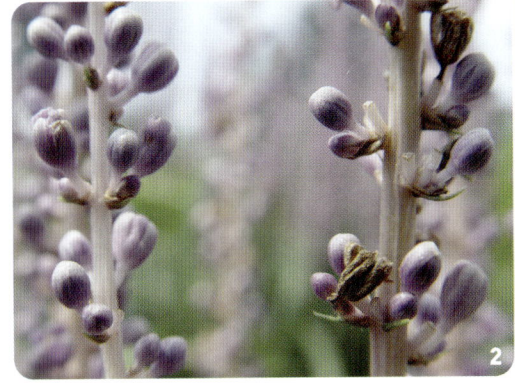
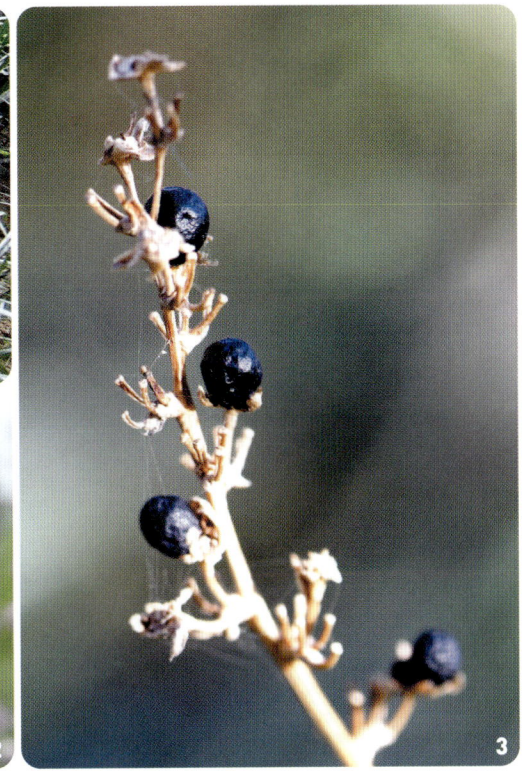

❶ 맥문동_ 잎 ❷ 맥문동_ 꽃봉오리 ❸ 맥문동_ 종자 결실

| 생김새와 특징 | 맥문동은 여러해살이풀로, 관엽식물이며 키는 30~50㎝이다. 뿌리줄기는 짧고 굵으며, 포기를 형성한다. 잎은 길이 30~50㎝, 폭 0.8~1.2㎝의 크기로 납작하며 끝이 뭉뚝하다. 꽃은 5~7월에 연한 자주색으로 한 마디에 여러 송이가 핀다. 화경의 길이는 30~50㎝이다. 수술은 6개, 암술대는 1개이다. 열매는 10~11월에 푸른색으로 익는다. 껍질이 벗겨지면 검은색 종자가 나타난다.

뿌리의 굵은 부분이 보리와 비슷하고 잎이 겨울에도 시들지 않아 맥문동(麥門冬)이란 이름을 얻었다. 관상용으로 사용하며, 특히 조경용으로 많이 심는다. 덩이뿌리는 약용으로 쓰인다.

우리나라와 일본, 중국, 타이완 등 동북아시아뿐만 아니라 세계적으로 폭넓게 분포한다. 우리나라 중부 이남의 산지 나무 밑에 자라며 공원 등지에 많이 심는 품종이다. 유사종으로 개맥문동, 소엽맥문동이 있다.

| 성품과 맛 | 맛은 쓰고 달며(동의보감에는 달다고 함) 성질은 서늘하다(평하다고도 함). 독성은 없다.

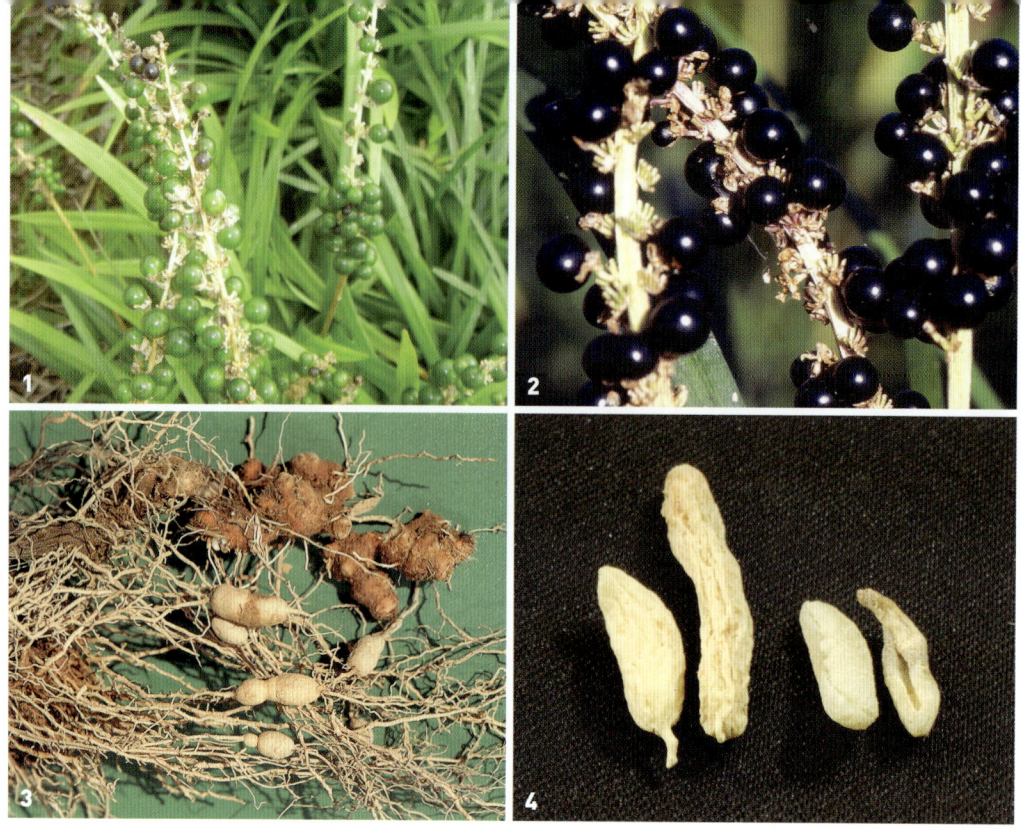

❶ 맥문동_ 덜 익은 열매 ❷ 맥문동_ 익은 열매 ❸ 맥문동_ 생뿌리 ❹ 맥문동_ 뿌리 심을 제거

|사용 부위| 덩이뿌리.

|작용 부위| 심(心), 비(脾), 위(胃), 폐(肺) 경락.

|성분| 베타시토스테롤(β-sitosterol), 스티그마스테롤(stigmasterol), 오피오포고닌 (ophiopogonin) A~D 등.

|채취 및 조제| 반드시 겨울을 넘기고 봄(3~4월)에 덩이뿌리를 채취하여 깨끗이 씻은 후 심(목부)을 제거하여 말린다.

|효능 주치|

① 당뇨병에 좋으며 그 밖에 소염, 이뇨, 항균, 해열, 강장(强壯), 진해, 거담제 및 강심

동의보감원문

性微寒(一云平)味甘無毒主虛勞客熱口乾燥渴治肺痿吐膿療熱毒身黑目黃補心淸 肺保神定脈氣. 葉靑似莎草四季不凋根作連珠形似穬麥顆故名麥門冬二三月九十 月採根陰乾以肥大者爲好用之湯潤抽去心不爾令人煩. 入手太陰經行經酒浸. 我 國慶尙全羅忠淸道有之生肥土及海島中.

제로 쓰인다.

② 위를 보호해주고 메스꺼움과 속쓰림, 위염으로 인한 통증을 완화시켜준다. 또한 위장의 열을 떨어뜨려 진정작용을 돕는다.

③ 결핵과 폐질환을 예방하는 데 도움을 준다.

| 약용법 | 심을 빼낸 덩이뿌리 10g을 물 700mL에 넣고 약한 불에서 서서히 반 이하로 달인 액을 나누어 아침저녁으로 식후에 2~3주 복용한다.

주의사항 맥문동은 자이성(滋膩性: 매끄럽고 끈적끈적 달라붙는 성질)이 있고 윤(潤)하고 차기 때문에 비위가 허하고 찬 원인으로 설사를 하거나, 풍사(風邪)나 한사(寒邪)로 인하여 기침과 천식이 유발된 경우에는 사용을 피해야 한다. 또한 속에 심을 빼내고 사용해야 번다(煩多: 가슴이 답답하고 체한 것 같음) 증상을 막을 수 있다. 붕어와 함께 사용하지 않는다.

맥문동의 기능성 및 효능에 관한 특허자료

▶ **맥문동 추출물을 유효성분으로 포함하는 염증성 질환 치료 및 예방용 조성물**

본 발명은 맥문동 추출물을 유효성분으로 포함하는 것을 특징으로 하는 염증성 질환 치료 및 예방용 조성물에 관한 것으로, 더욱 상세하게는 맥문동 추출물 중 악티제닌의 함량이 일정 범위로 포함되도록 규격화 및 표준화시키고 제제화하여 진통 억제, 급성 염증 억제 및 급성 부종 억제 등의 염증성 변화에 의하여 나타나는 제 증상의 억제 효과가 우수하게 발현되어 관절염 등의 염증성 변화에 의한 질환 치료 및 예방에 유용한 약제로 사용할 수 있는 맥문동 추출물에 관한 것이다.

- 등록번호 : 10-1093731, 출원인 : 신도산업(주)

▶ **맥문동 종자 추출물을 포함하는 항비만 조성물**

본 발명은 맥문동 종자 추출물을 포함하는 항비만 조성물에 관한 것으로, 더욱 상세하게는 맥문동 종자 추출물 및 이로부터 분리된 적색 색소가 알파-글루코시다아제, 알파-아밀라아제 및 리파아제의 효소 저해 활성을 나타냄을 확인한 것이다.

- 공개번호 : 10-2012-0037201, 출원인 : 강원대학교 산학협력단

▶ **맥문동 종자 추출물을 포함하는 미백용 화장료 조성물**

본 발명은 맥문동 종자 추출물을 포함하는 미백용 화장료 조성물에 관한 것으로, 더욱 상세하게는 맥문동 종자 추출물 및 이로부터 분리된 색소가 항산화 활성 및 티로시나아제 저해 활성을 나타냄을 확인한 것이다.

- 공개번호 : 10-2012-0037202, 출원인 : 강원대학교 산학협력단

맥문동꽃차

【 효능 및 꽃의 이용 】

맥문동은 해열 등에 약효가 있고 폐결핵, 만성기관지염, 만성인후염 등에도 효과가 있다.

둥굴레차 맛과 비슷하며, 꽃줄기에 꽃이 올망졸망 맺힌 것이 아주 귀엽다. 꽃을 관찰하면서 마실 수 있어 더욱 좋은 차이다.

차 색은 투명한 연한 노란색이다. 향은 별로 없고 맛은 씁쓸한 맛이며 꽃색은 뜨거운 물을 부어도 빠져나오지 않는다.

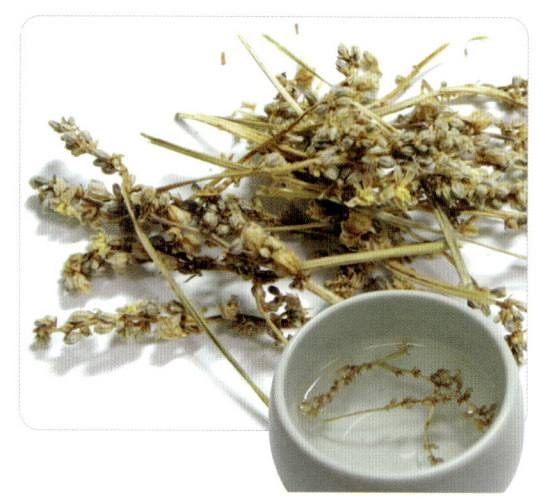

【 채취 방법 】

봉오리에서 바로 핀 꽃을 선택한다.

【 꽃차 만드는 방법 】

① 꽃을 그늘에서 1주일 정도 말린다.
② 건조 후 밀폐용기에 보관한다.
③ 꽃줄기 2~3개를 찻잔에 넣고 끓는 물을 부어 1~2분간 우려 마신다.

【 차로 마신 후 꽃 이용법 】

재탕하여 마신다.

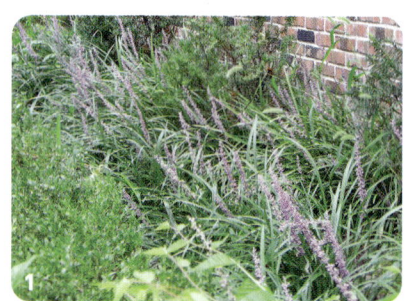

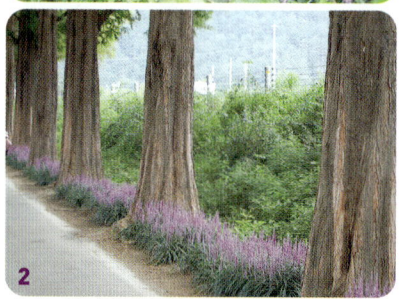

❶ 화단에 심어진 맥문동
❷ 담양 메타세쿼이아 길의 맥문동

맥문동주

맛은 달고 약간 쓰다. 기호와 식성에 따라 꿀, 설탕을 가미하여 음용할 수 있다.
1년 이상 보관할 경우에는 설탕류를 가미하지 않는다.

【적용병증】

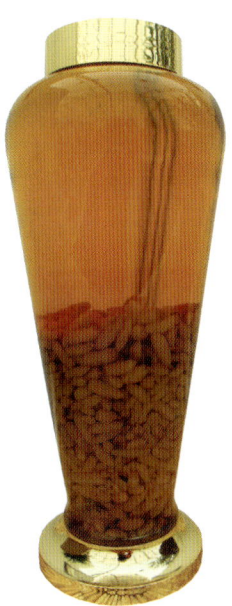

- **자궁발육부전(子宮發育不全)** : 여성의 생식기관인 수란관(수정관)이 자라며 제 기능을 수행하지 못하는 증상을 말한다. 30mL를 1회분으로 1일 1~2회씩, 30~35일 음용한다.
- **불면증(不眠症)** : 대뇌가 지나치게 흥분하거나 신경쇠약, 심신 피로 등으로 잠을 이루지 못하는 증상을 말한다. 30mL를 1회분으로 1일 2~3회씩, 10~15일 음용한다.
- **신경과민(神經過敏)** : 사소한 자극에도 예민한 반응을 보이는 신경계통의 불안정한 상태를 말한다. 30mL를 1회분으로 1일 1~3회씩, 15~25일 음용한다.
- **기타 질환** : 강심제, 거담, 구갈증, 기관지염, 변비, 심장병, 음위증

【담그는 방법】

① 약효는 덩이뿌리에 있으므로 주로 덩이뿌리를 사용한다.
② 덩이뿌리를 채취한 것은 물로 깨끗이 씻어 심을 제거한 후 사용하고, 약재상에서 구입할 때는 거심한 것을 구입하여 사용한다.
③ 말린 뿌리 약 200g을 소주 3.8L에 넣고 밀봉하여 서늘한 냉암소에서 보관, 숙성시킨다.
④ 6개월 정도 침출한 다음 찌꺼기는 걸러내고 보관, 음용한다. 또는 찌꺼기를 걸러낸 후 2~3개월 더 숙성하여 음용하면 향미(香味)가 좋아진다.

【구입방법 및 주의사항】

- 약재상, 약령시장에서 구입하여 사용한다. 산지(産地)에서 직접 채취할 경우에는 덩이뿌리만 채취한다.
- 음용하는 중에 오이풀, 무, 마늘, 파를 금한다.
- 오래 음용해도 해롭지는 않으나 치유되는 대로 중단한다.

▶ 내분비 질환・**당뇨병**・초본

수리취

- 학 명 : *Synurus deltoides* (Aiton) Nakai
- 과 명 : 국화과
- 이 명 : 개취, 떡취, 조선수리취
- 생약명 : 산우방(山牛蒡)
- 생육지 : 산지 자생
- 개화기 : 9~10월
- 채취기 : 가을(9~11월)
- 용 도 : 약용, 식용
- 약 효 : 당뇨병, 지혈, 이뇨, 소염, 해독, 종창, 항암

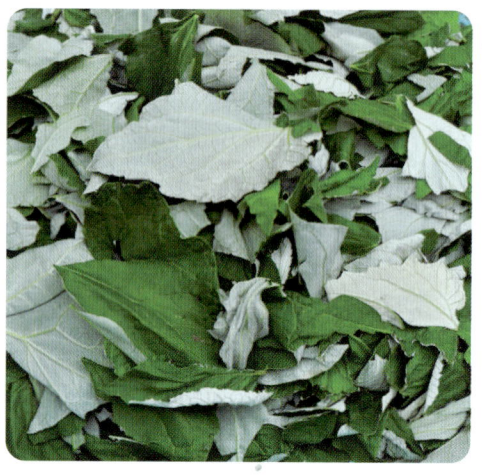

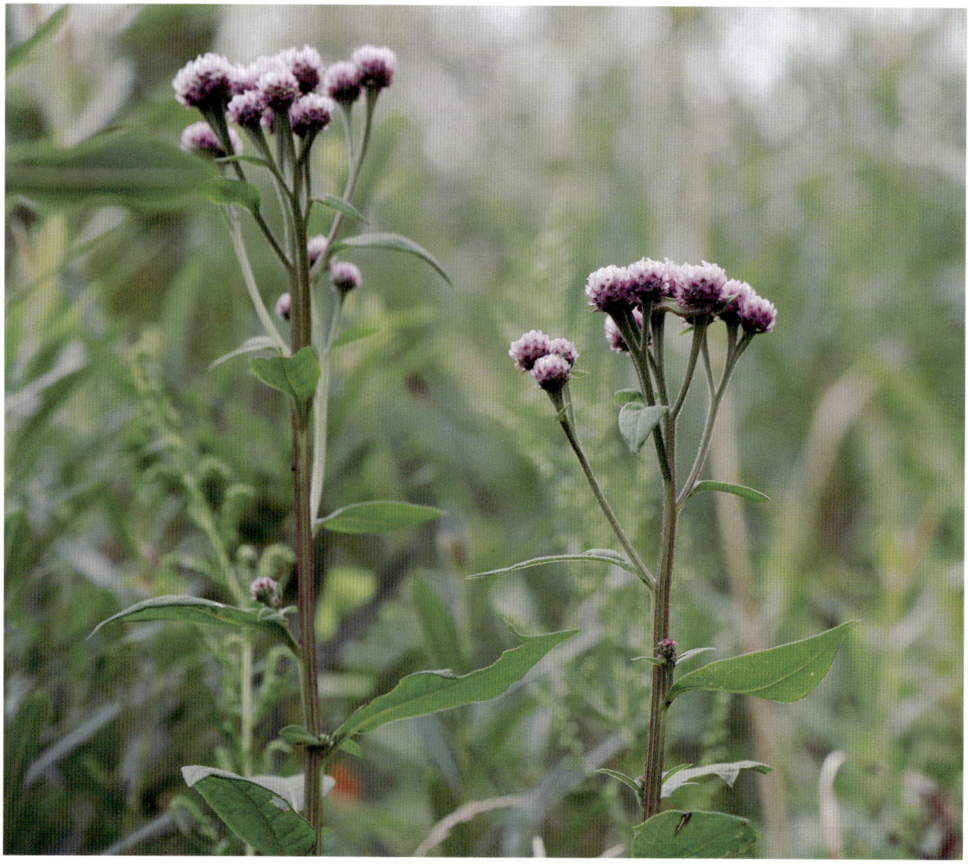

| **생김새와 특징** | 수리취는 여러해살이풀로, 키는 40~100㎝이다. 줄기는 자줏빛이 돌고 능선이 지며 흰 털이 빽빽이 난다. 잎은 서로 어긋나며 난상 긴 타원형이고 잎 뒷면이 흰빛이다. 잎의 길이는 10~20㎝로, 표면에 꼬불꼬불한 털이 있으며 뒷면에는 백색 털이 촘촘히 있다. 잎 끝에는 톱니가 있으며 긴 타원형이고 끝이 뾰족하다. 꽃은 9~10월에 보라색 또는 흑자색, 자주색으로 피고 꽃의 크기는 길이 3㎝, 지름 4.5~5.5㎝이다. 열매는 11월경에 갈색으로 달리고 1.8㎝ 정도의 갓털이 있다.

꽃은 꽃받침이 둘러싸고 있는데 꽃받침이 가시처럼 날카롭게 나와 있어 곤충이나 사람이 만지기가 어렵다. 고산지대에 자라며 초봄의 부드러운 잎은 식용한다. 단옷날 먹는 수리취떡은 절기음식으로 유명하다.

수리취는 우리나라와 일본, 중국, 시베리아에 분포한다. 우리나라 전국의 높은 산 정상에서 초원까지 이르는 넓은 지역에 자생한다.

| **성품과 맛** | 맛은 달고 쓰며 성질은 서늘하다.

| **사용 부위** | 어린순이나 연한 잎은 식용, 뿌리를 포함한 전초는 약용.

| **작용 부위** | 간(肝), 폐(肺), 비(脾), 신(腎) 경락.

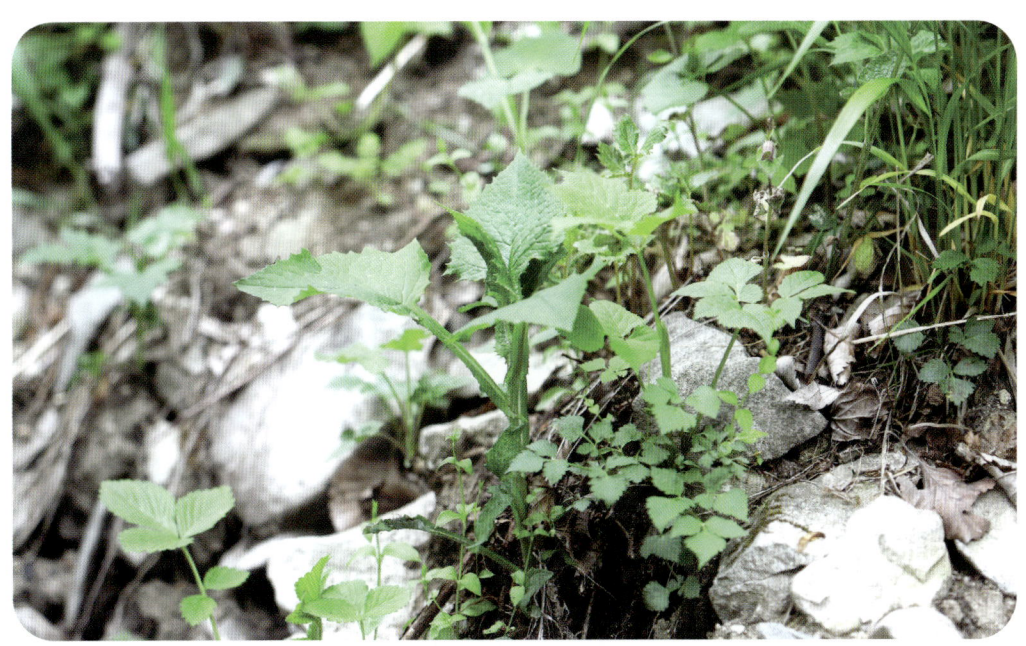

수리취_ 새순 올라오는 모습

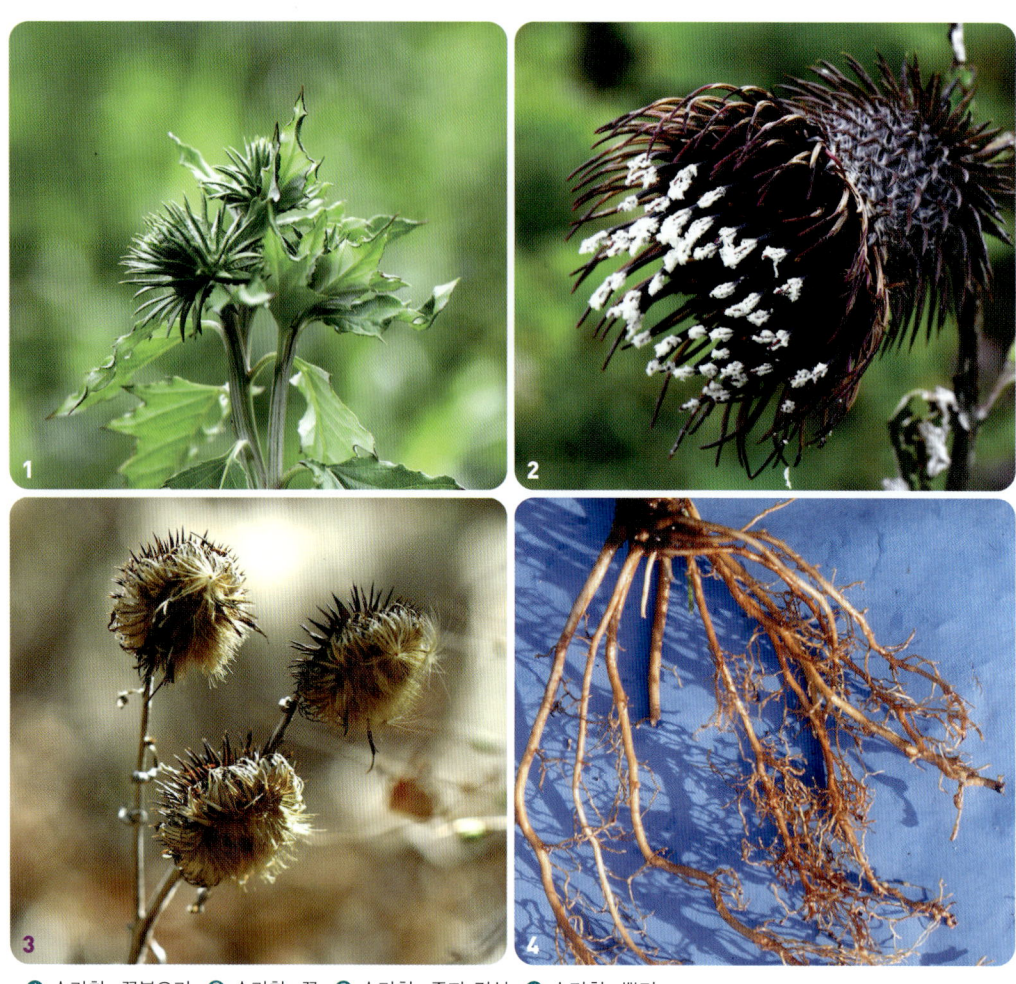

❶ 수리취_ 꽃봉오리 ❷ 수리취_ 꽃 ❸ 수리취_ 종자 결실 ❹ 수리취_ 뿌리

| 성분 | 클로로필(chlorophyll), 비타민 C, 알부민(albumin), 글로블린(globulin), 프롤라민(prolamin), 리그닌(lignin) 등.

| 채취 및 조제 | 이른 봄에 연한 잎이나 어린순을 채취하고, 가을(9~11월)에 전초를 채취하여 햇볕에 말렸다가 사용한다.

| 효능 주치 |

① 당뇨병에 효과가 좋고, 그 외 소종(消腫), 소염, 이뇨, 해독작용을 한다.

② 최근에는 항암작용도 밝혀져 새로운 약용식물로 인기를 얻고 있다.

| 약용법 |

① 당뇨병에는 가늘게 잘라서 건조한 수리취 전초를 열탕으로 달여서 하루에 2~3회 나누어 복용한다. 계속 복용하여 혈당이 차츰 내려가서 정상이 되면 중단했다가 다시 복용한다. 수리취는 독성이 없기 때문에 진하게 달여서 용량을 조금 많이 먹어도 괜찮다.

② 민간요법으로, 종기가 부어오르고 통증이 올 때 신선한 수리취 줄기와 잎을 생것으로 채취하여 짓찧어서 부은 부분에 붙이고 하룻밤을 지나면 통증이 없어지고 부기가 가라앉는다.

③ 쓴맛이 강하지만 영양가가 높아 어린순을 데쳐서 나물 무침과 볶음, 국거리, 묵나물 등으로 식용한다. 또한 수리취 연한 잎을 떡에 넣어 먹는다.

주의사항 특별한 주의사항은 없다.

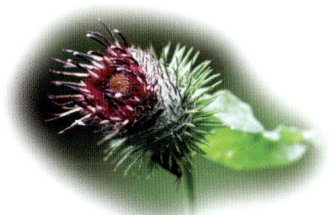

수리취의 기능성 및 효능에 관한 특허자료

▶ **수리취 추출물을 포함하는 세포노화 억제용 조성물**

본 발명은 수리취 추출물을 포함하는 세포노화 억제용 조성물에 관한 것으로, 세포노화 억제 효능이 우수한 수리취 추출물을 유효성분으로 함유하는 조성물은 노화 관련 질환, 예를 들어 피부노화, 류마티스성 관절염, 골관절염, 간염, 만성 피부손상 조직, 동맥경화, 전립샘 증식증 또는 간암 등과 같은 질환의 예방에 유용하게 사용될 수 있다.

― 공개번호 : 10-2014-0111184, 출원인 : 대한민국(발명자:이승은 외)

▶ **수리취 식이섬유를 포함하는 변비 개선용 조성물**

본 발명은 수리취로부터 분리하여 얻은 수리취 식이섬유를 포함하는 변비 개선용 조성물에 관한 것이다. 본 발명의 수리취로부터 분리한 식이섬유를 포함하는 변비 개선용 조성물은 독성이 없고, 변의 수분량 증가와 혈중 및 지질농도를 감소시키는 등의 변비 개선 효과가 있어 변비로 인해 일상생활에서 야기되는 하복부 불쾌감, 팽만감과 같은 다양한 삶의 질 저하를 경감시킬 수 있는 효과가 있다.

― 공개번호 : 10-2013-0048584, 출원인 : 강원도(발명자:이광재 외)

▶ 내분비 질환 • **당뇨병** • 초본

자주닭개비

- **학 명** : *Tradescantia reflexa* Raf.
- **과 명** : 닭의장풀과
- **이 명** : 자주달개비, 양달개비, 자로초(紫露草)
- **생약명** : 자압척초(紫鴨跖草)
- **생육지** : 재배
- **개화기** : 5월경
- **채취기** : 7~8월
- **용 도** : 약용, 관상용
- **약 효** : 당뇨병, 종독, 소종, 해독

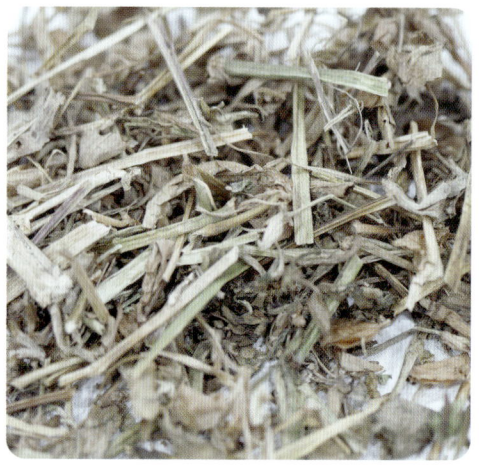

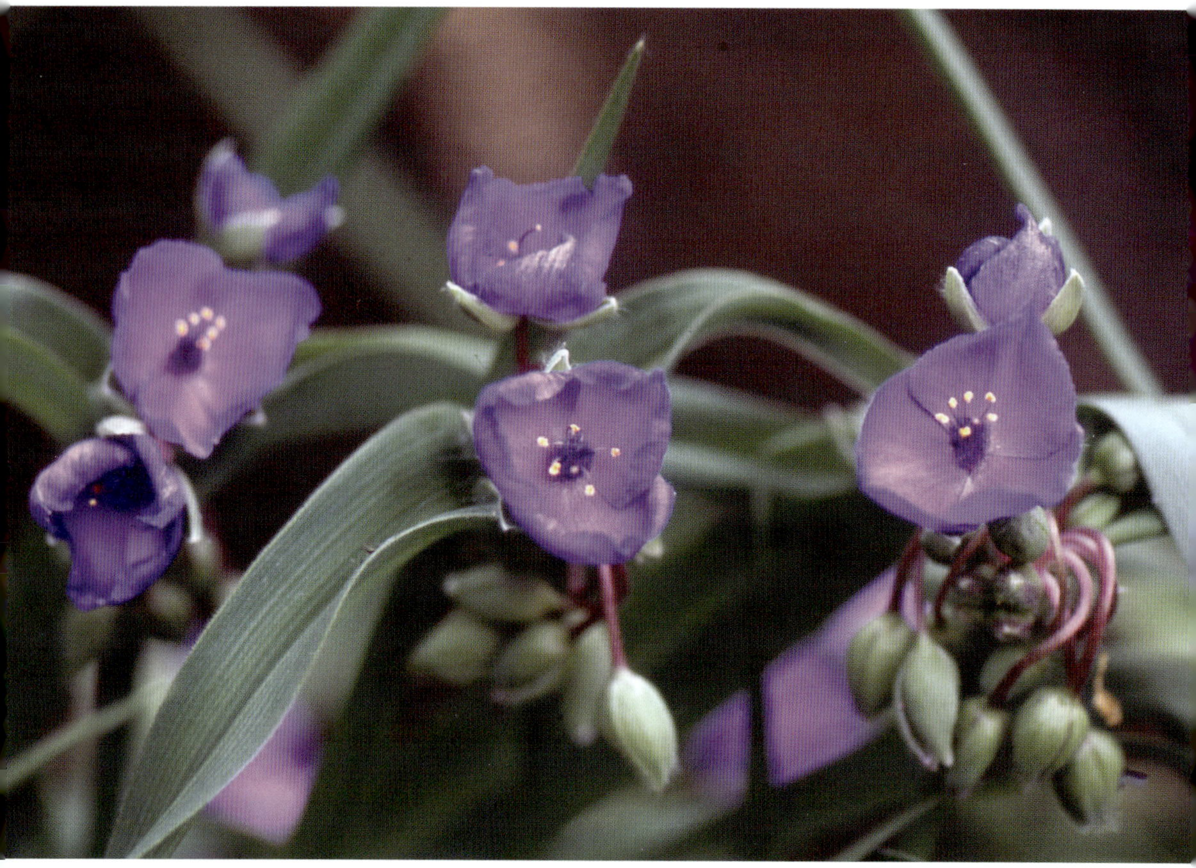

| 생김새와 특징 | 자주닭개비는 여러해살이풀로, 키는 50㎝ 정도로 자란다. 뿌리 쪽에서 오목하게 총생(叢生)하고 원줄기는 둥글다. 잎은 서로 어긋나고 선형이며 원줄기를 감싸고 있다. 잎은 길이가 45㎝, 폭은 4㎝ 정도이며 회색빛을 띤 녹색이다. 꽃은 5월경 줄기나 가지 끝에 자주색으로 피고, 수술은 6개이며 수술대에 털이 많이 나 있다. 꽃은 아침에 피었다가 오후에 시든다. 열매는 9월에 익는다.

자주닭개비는 세포가 연결되어 있어서 식물학에서 세포 구조 연구와 실험재료로 많이 이용하고 있다. 자주닭개비는 하늘색 꽃이 피는 닭의장풀과 유사종이면서 꽃도 비슷하게 생겼으나 꽃의 색이 자주색으로 짙어 자주닭개비라는 이름이 붙었다.

북아메리카가 원산지이며 우리나라에서는 약용, 실험용, 관상용으로 재배하고 있다.

| 성품과 맛 | 맛은 싱겁고 달며 성질은 서늘하다. 독성은 없다.

| 사용 부위 | 잎, 줄기, 꽃 등 지상부 전초.

| 작용 부위 | 간(肝), 담(膽), 신(腎), 방광(膀胱) 경락.

| 성분 | 전초에 안토시아닌(anthocyanin)이 함유되어 있다.

| 채취 및 조제 | 7~8월에 전초를 채취하여 그늘에 말려서 사용하거나 생것 그대로 사용한다.

| 효능 주치 | 당뇨병의 혈당을 내리는 작용이 있으며 종기를 삭혀 주고 종독(腫毒)을 해독하는 작용이 있다.

| 약용법 |
① 전초 말린 것 50~75g을 열탕으로 달여서 하루에 2~3회 나누어 복용한다.
② 종독의 치료에는 전초를 짓찧어서 환부에 붙여 치료한다.
③ 전초를 채취하여 생것이나 말린 것을 열탕으로 달여서 계속 복용하면서 당뇨병의 혈당을 조절하기도 한다.

주의사항 특별한 주의사항은 없다.

▶ 내분비 질환·**당뇨병**·초본

하늘타리

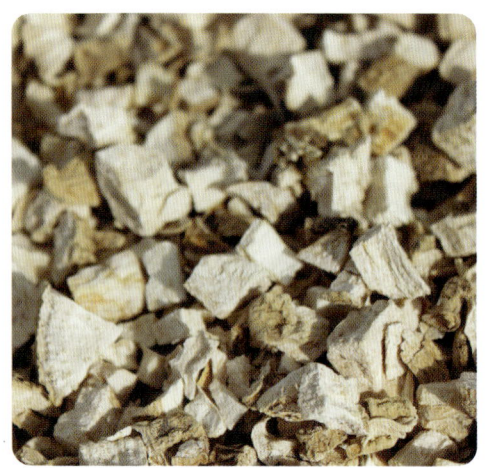

- 학 명 : *Trichosanthes kirilowii* Maxim.
- 과 명 : 박과
- 이 명 : 쥐참외, 하눌타리, 하늘수박, 천선지루, 괄루
- 생약명 : 과루인(瓜蔞仁), 천화분(天花粉)
- 생육지 : 산, 들 자생
- 개화기 : 7~8월
- 채취기 : 가을~겨울(열매, 씨), 가을~이른 봄(뿌리)
- 용 도 : 약용(뿌리, 열매, 씨), 식용
- 약 효 : 당뇨병, 황달, 중풍, 타박상, 해열, 이뇨, 유두염, 기침, 항균, 항암

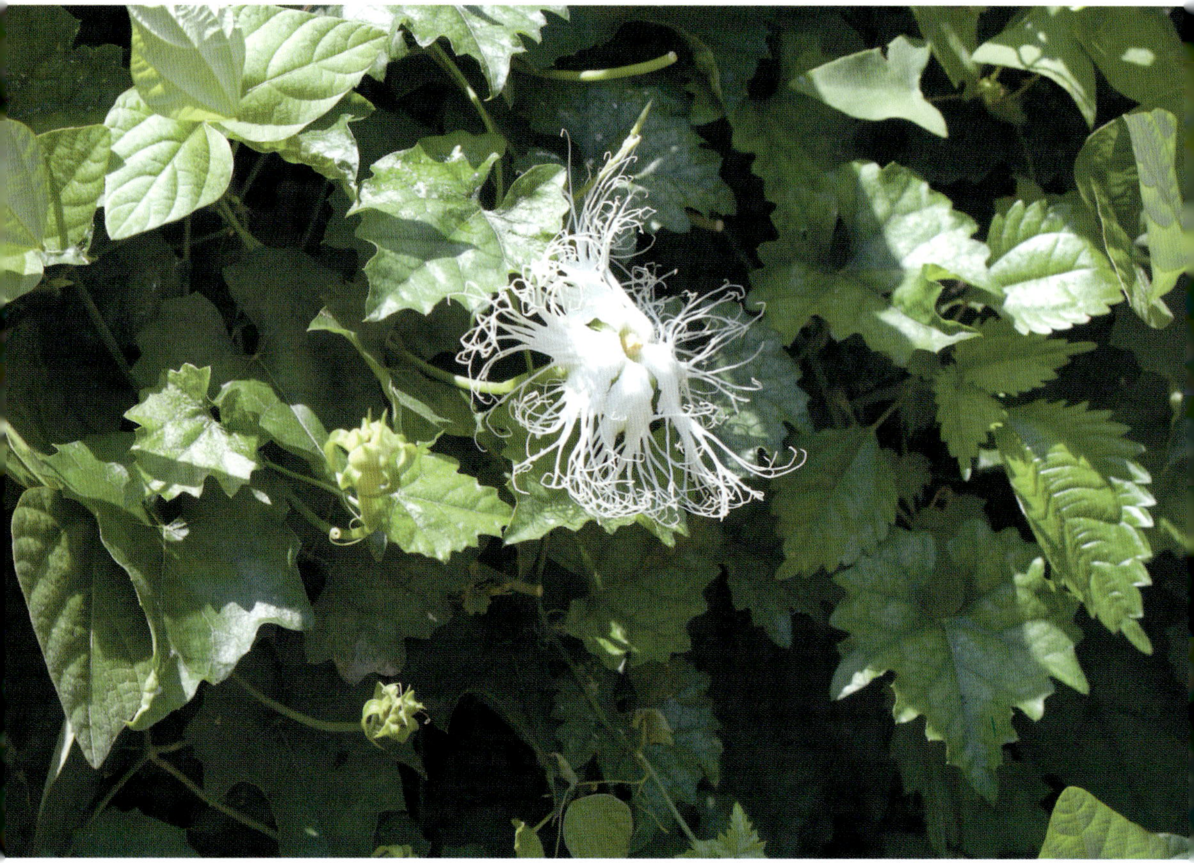

| **생김새와 특징** | 하늘타리는 덩굴성 여러해살이풀로, 덩굴 길이는 2~5m로 자란다. 뿌리는 칡뿌리처럼 굵고 줄기는 덩굴손으로 다른 물체에 붙어 뻗어 올라간다. 잎은 서로 어긋나며 손바닥처럼 5~7개로 갈라진다. 각 열편(裂片)에 톱니가 있으며 표면에 짧은 털이 있다. 꽃은 암·수가 따로 있는 이가화로서 7~8월에 핀다. 암꽃은 잎 가장자리에 1개씩 달리며, 수꽃은 여러 개가 짧은 총상(叢狀)꽃차례를 이룬다. 열매는 둥글고 지름이 7㎝ 정도로, 오렌지색으로 익으며 안에는 다갈색의 종자(씨)가 들어 있다.

약재로 쓰는 하늘타리 뿌리의 한자명은 괄루근(栝樓根)인데 우리나라에서는 천화분(天花粉)이라는 생약명으로 부른다. 또 약재로 쓰는 하늘타리의 잘 익은 씨는, 한자명은 괄루인(栝樓仁)이며 생약명은 과루인(瓜蔞仁)이다. 우리나라와 일본, 중국, 몽골에 분포하며, 우리나라 중부 이남의 산야, 저지대 초원 및 숲 가장자리에서 잘 자란다.

| **성품과 맛** | 과루인(씨)의 맛은 달며 성질은 차다. 천화분(뿌리)의 맛은 달고 쓰고 시며 성질은 시원하다(차다고도 함). 독성은 없다(뿌리에는 독성이 있다고도 함).

| **사용 부위** | 뿌리, 열매, 씨.

| **작용 부위** | 과루인(씨)은 폐(肺), 위(胃), 대장(大腸) 경락, 천화분(뿌리)은 폐(肺), 비(脾), 위(胃), 심(心) 경락.

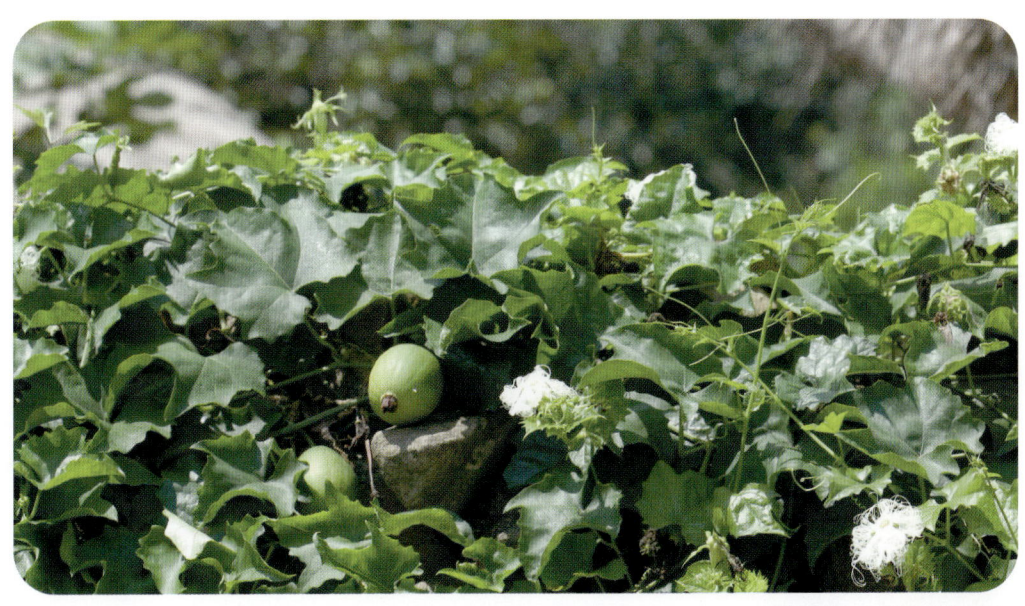

하늘타리_ 덩굴로 뻗은 줄기

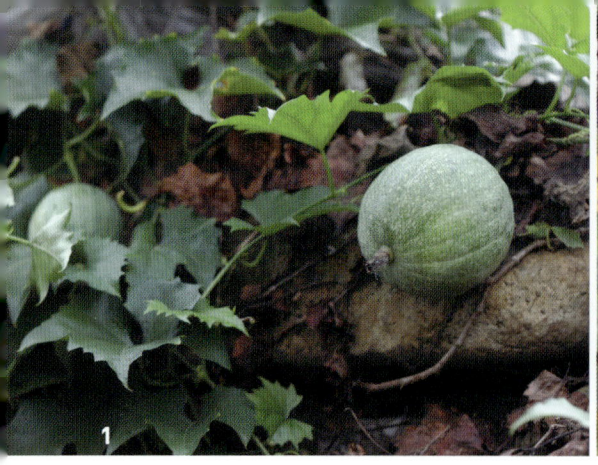 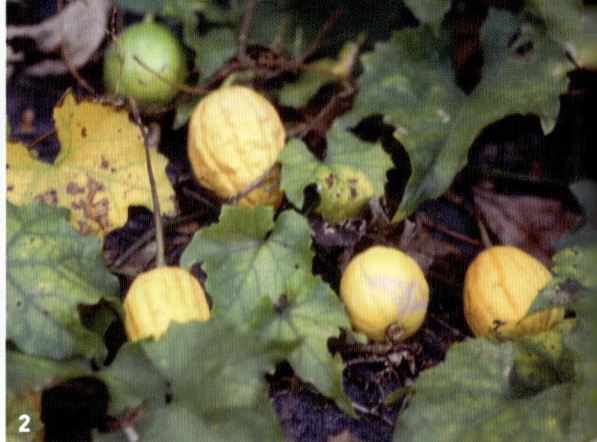

❶ 하늘타리_ 덜 익은 열매 ❷ 하늘타리_ 익은 열매

|성분| 뿌리에는 트리코산틴(trichosanthin), 커큐비타신(cucurbitacin) B, D 등이 함유되어 있다. 열매에는 사포닌(saponin), 유기산, 종자에는 아르기닌(arginine), 리신(lysine) 등이 함유되어 있다.

|채취 및 조제| 열매와 씨는 가을과 겨울에 채취한다. 채취한 열매는 외피를 제거하고 쪼개서 건조하거나 이물질을 제거하고 가늘게 썰어서 사용한다. 씨는 채취하여 햇볕에 말려서 사용한다. 뿌리는 가을에서 이른 봄 사이에 채취하여 깨끗이 씻은 후 겉껍질을 벗겨내고 햇볕에 말려서 사용한다.

|효능 주치|
① 뿌리는 특히 당뇨병에 좋으며, 통경, 이뇨, 배농(排膿)의 효능도 있다.
② 열매의 과육은 민간에서 화상과 동상의 치료에 사용한다.
③ 씨는 거담, 진해, 진통에 쓰이거나 소염제로 쓰인다.
④ 뿌리의 녹말은 식용하거나 약용으로 쓴다. 최근에는 항균, 항암작용도 밝혀졌다.

|약용법|
① 하루에 말린 뿌리 10~15g을 700mL 물에 넣고 약한 불에서 서서히 달여 아침, 점심, 저녁 식후에 나누어 2~3주 복용하면 좋다.

동의보감문

性寒味苦無毒主消渴身熱煩滿除腸胃中痼熱八疸身面黃脣乾口燥通小腸排膿消腫毒療乳癰發背痔瘻瘡癤通月水消撲損瘀血. 一名天花粉生原野處處有之一名瓜蔞一名天瓜其根惟歲久入土深者佳二月八月採根刮去皮暴乾三十日成. 天花粉治消渴聖藥也.

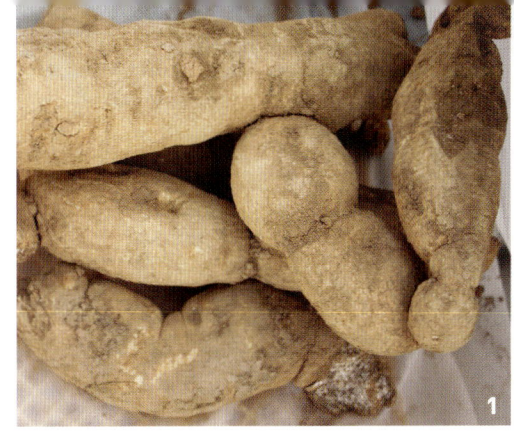
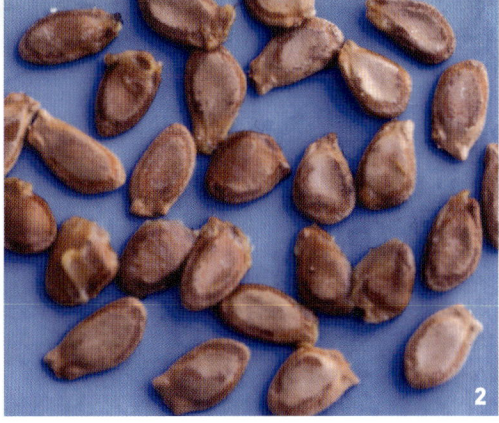

❶ 하늘타리_ 뿌리 ❷ 하늘타리_ 씨앗

② 말린 뿌리를 분말로 만들어 한 번에 3~4g씩 하루에 세 번 복용하여도 좋다. 뿌리에 들어 있는 사포닌은 혈당량을 낮추는 작용과 갈증을 멈추는 작용이 있는데, 예로부터 당뇨병에 유용하게 사용되었다.

③ 뿌리와 까치콩을 각각 12g씩 약 1.2L의 물에 달여 세 번에 나누어 먹어도 좋다. 뿌리는 혈당량을 낮추고 까치콩은 갈증을 멈추게 하는 작용이 있다.

주의사항 뿌리는 혈당을 낮추는 효과가 있으나 독작용도 있으므로 전문가의 지도를 받아 사용해야 한다.

하늘타리(천화분, 과루근, 과루인)의 기능성 및 효능에 관한 특허자료

▶ **과루인 추출물을 포함하는 궤양성 대장염 또는 크론병 치료용 약학 조성물**

본 발명은 과루인(하늘타리 씨) 추출물을 유효성분으로 포함하는 궤양성 대장염(ulcerative colitis) 또는 크론병(Crohn's disease) 치료용 약학 조성물을 제공한다. 상기 과루인 추출물은 트리니트로벤젠 술폰산(trinitrobenzene sulfonic acid, TNBS)으로 유도된 염증성 장질환을 효과적으로 억제하고, 또한 MPO(Myeloperoxidase) 활성을 낮춤으로써, 염증성 장질환으로 통칭되는 궤양성 대장염 또는 크론병에 대한 치료활성을 갖는다. 따라서 상기 과루인 추출물은 궤양성 대장염 또는 크론병 치료용 약학 조성물에 유용하게 사용될 수 있다.

　　　　　　　　　　　　　　　　　　　　　　- 공개번호 : 10-2010-0096473, 출원인 : 삼일제약(주)

▶ **천화분 추출물을 유효성분으로 포함하는 다중약물내성 억제용 조성물**

본 발명은 다중약물내성(multidrug resistance, MDR) 억제능이 매우 뛰어난 천화분(하늘타리 뿌리) 추출물을 유효성분으로 포함하는 다중약물내성 억제용 약학적 조성물을 제공한다. 본 발명의 조성물은 항암제에 내성을 나타내는 다중약물 내성 세포에서 보이는 항암제 내성을 극복할 수 있어, 약학적으로 유용한 다중약물내성 억제용 조성물 및 항암보조제로 사용될 수 있다.

　　　　　　　　　　　　　　　　　　　　　- 공개번호 : 10-2012-0124508, 출원인 : 경희대학교 산학협력단

▶ 내분비 질환 · 당뇨병 · 목본

구기자나무

- 학 명 : *Lycium chinense* Mill.
- 과 명 : 가지과
- 이 명 : 구기자, 순기자, 첨채자
- 생약명 : 구기자(枸杞子), 지골피(地骨皮)
- 생육지 : 들, 재배
- 개화기 : 6~9월
- 채취기 : 9~10월
- 용 도 : 약용(열매와 뿌리껍질), 식용(어린순)
- 약 효 : 당뇨병, 고혈압, 청열, 양혈, 도한, 해천, 출혈, 치통

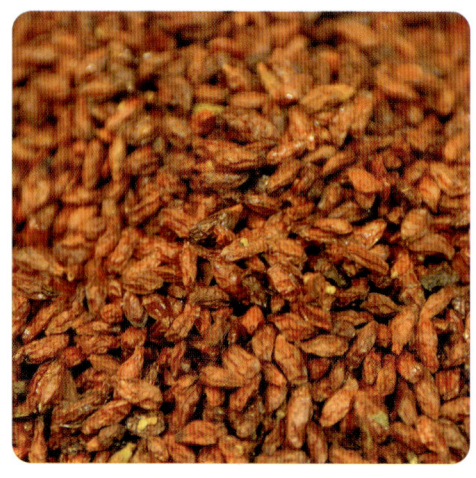

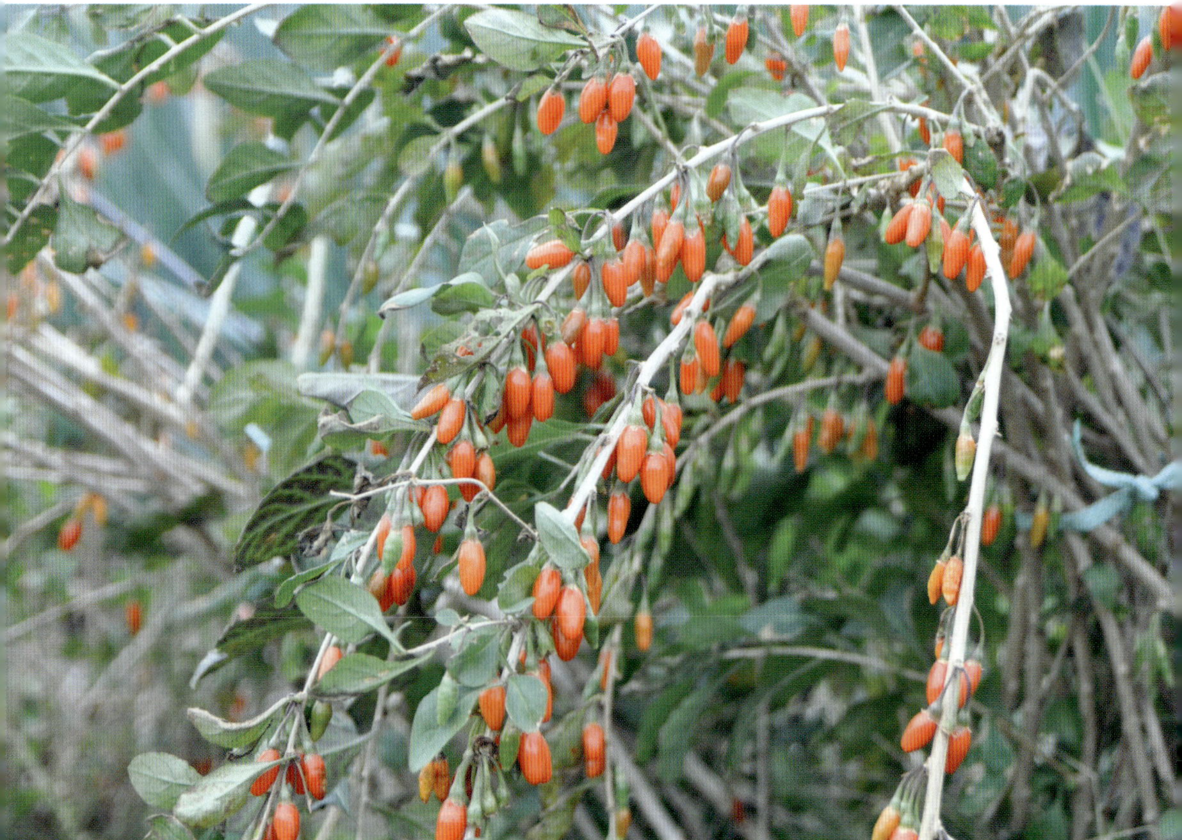

| 생김새와 특징 | 구기자나무는 낙엽활엽 관목으로, 키는 약 4m이다. 줄기는 덩굴처럼 비스듬히 자라고 가시가 있는 부위도 있고 없는 부위도 있으며 껍질 부분은 회백색이 돈다. 잎은 어긋나며 길이가 3~8cm이고 양면에 털이 없으며 넓은 달걀 모양이다. 꽃은 6~9월에 자줏빛으로 줄기에서 1~4개씩 핀다. 꽃의 지름은 1cm가량이다. 꽃잎은 편평하며 꽃받침은 통 모양이고 끝이 얕게 5갈래로 갈라진다. 열매는 장과로, 긴 타원형이며 9월 말~10월 중순에 붉은색으로 익는다.

이 열매를 구기자(枸杞子)라고 하여 약용하고, 뿌리껍질은 지골피(地骨皮), 어린 신초는 구기엽(枸杞葉)이라 하여 약재로 쓴다. 어린잎은 나물로도 식용하고 잎과 열매는 차로 달여 먹거나 술을 담그기도 한다. 가시가 헛개나무(枸)와 비슷하고 줄기는 버드나무(杞)와 비슷하여 구기(枸杞)라는 이름이 붙었다.

우리나라와 일본, 타이완, 중국 북동부 등지에 분포한다. 우리나라의 충남 청양과 전남 진도에서 대단위로 재배되며, 표고 100~700m 사이의 마을 주변에 많이 심는다.

| 성품과 맛 | 맛은 달고 매우며 성질은 차다(미지근하다고도 함). 독은 없다. 동의보감에는 맛이 쓰고(달다고도 함), 성질은 차다(평하다고도 함)고 되어 있다.

| 사용 부위 | 열매(구기자), 뿌리껍질(지골피), 어린 신초(구기엽).

| 작용 부위 | 간(肝), 신(腎) 경락.

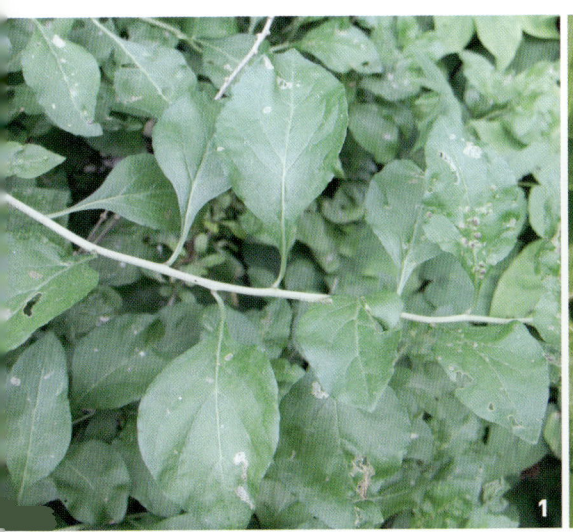 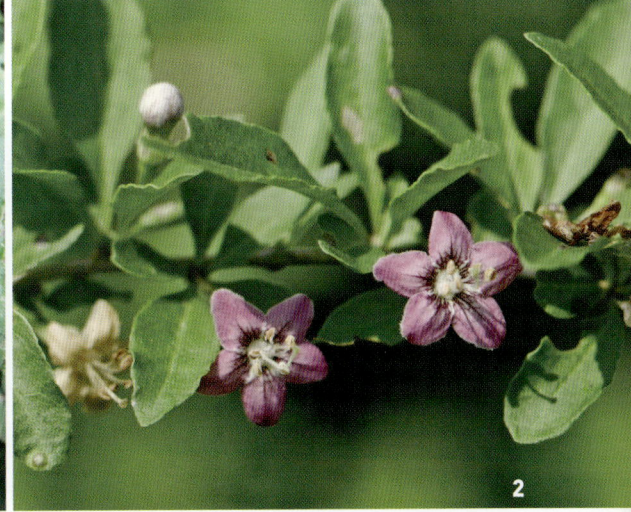

❶ 구기자나무_ 잎 ❷ 구기자나무_ 꽃

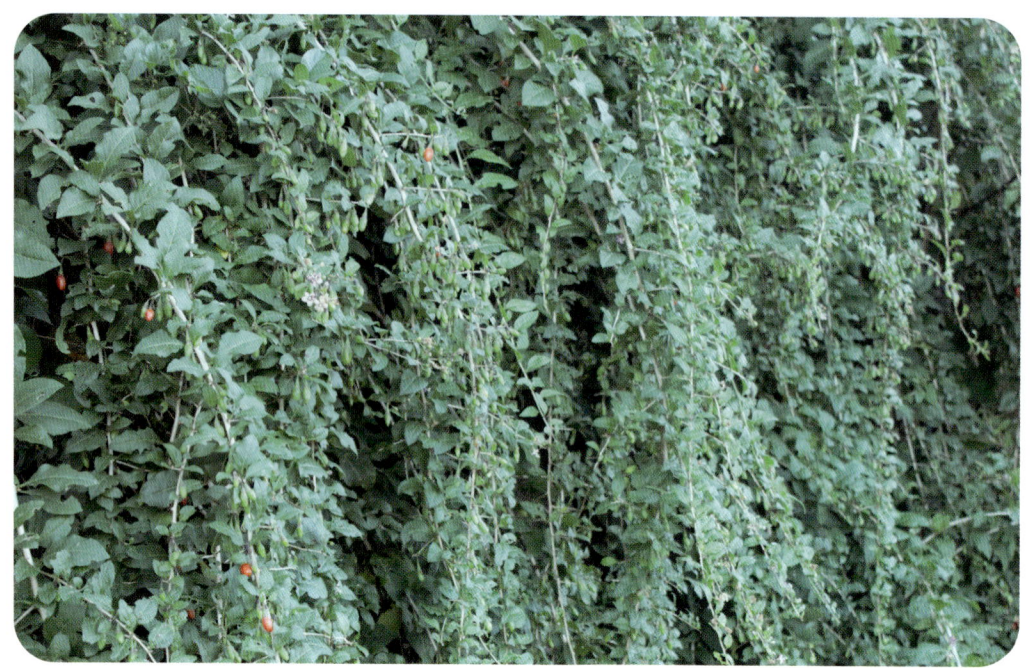
구기자나무_ 덩굴처럼 비스듬히 자라는 줄기

| 성분 | 베타인(betaine)은 항지방간작용과 혈압강하, 항혈당작용 등을 하며 비타민 C, 루틴은 혈관을 튼튼하게 한다. 많은 아미노산과 제아잔틴(zeaxanthin), 콜린(choline), 피살리언(physalien), 스코폴레틴(scopoletin), 베타시토스테롤(β-sitosterol) 등이 함유되어 있다.

| 채취 및 조제 | 예로부터 민간에서 다양한 약재로 이용되는 구기자나무는 '1월에 뿌리를 캐서 2월에 달여 먹고, 3월에 줄기를 잘라서 4월에 달여 먹고, 5월에 잎을 따서 6월에 차로 끓여 마시고, 7월에 꽃을 따서 8월에 달여 먹고, 9월에 과실을 따서 10월에 먹는다.'고 전해왔다.

우리가 사용하는 구기자는 9~10월에 붉게 익은 열매를 채취한 것으로, 열매를 따서

동의보감원문

性寒(一云平)味苦(一云甘)無毒補內傷大勞嘘吸堅筋骨强陰療五勞七傷補益精氣易顔色變白明目安神令人長壽. 一名地仙一名仙人杖處處有之春夏採葉秋採莖實久服之皆輕身益氣. 嫩葉作羹茹食之甚佳色白無刺者良. 莖名枸杞根名地骨枸杞當用梗皮地骨當用根皮枸杞子當用其紅實是一物有三用其梗皮寒根皮大寒子微寒性亦三等. 陝西枸杞子如櫻桃全少核極有味.

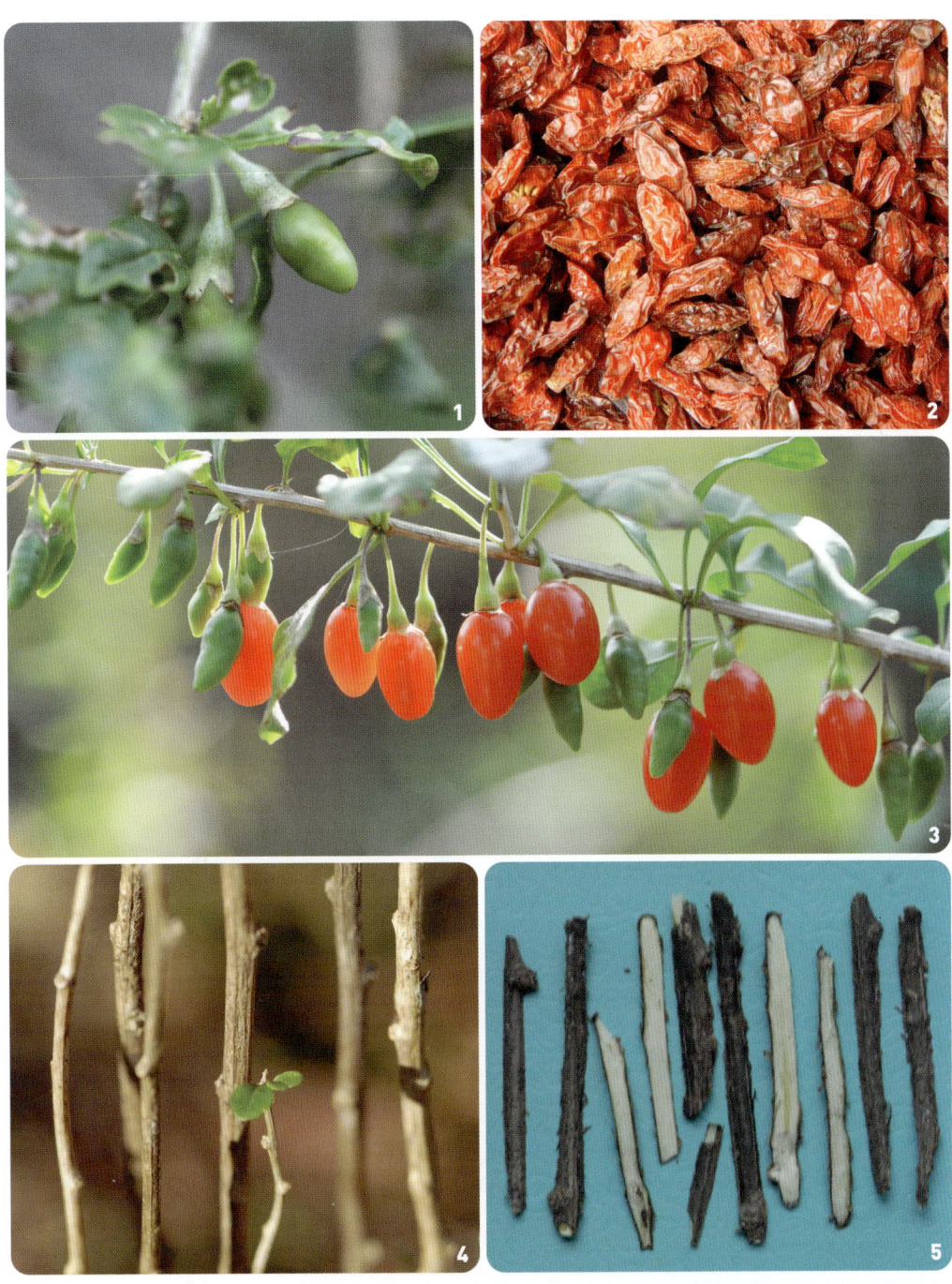

❶ 구기자나무_ 덜 익은 열매 ❷ 구기자나무_ 열매 건조한 것 ❸ 구기자나무_ 익은 열매
❹ 구기자나무_ 수피 ❺ 구기자나무_ 벗겨서 자른 줄기껍질

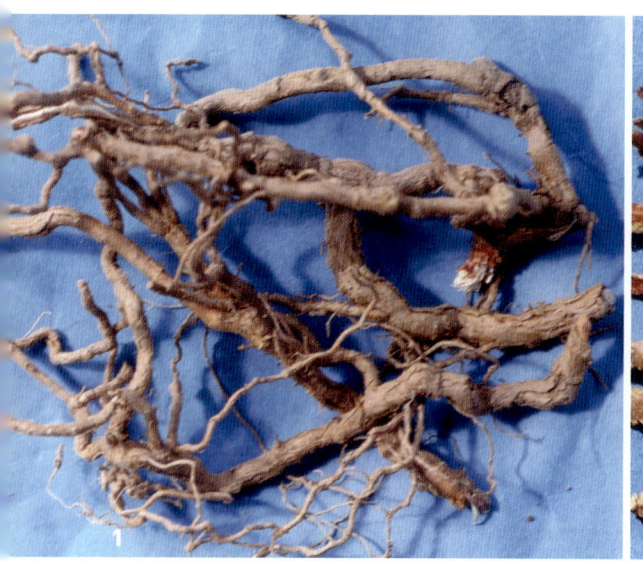 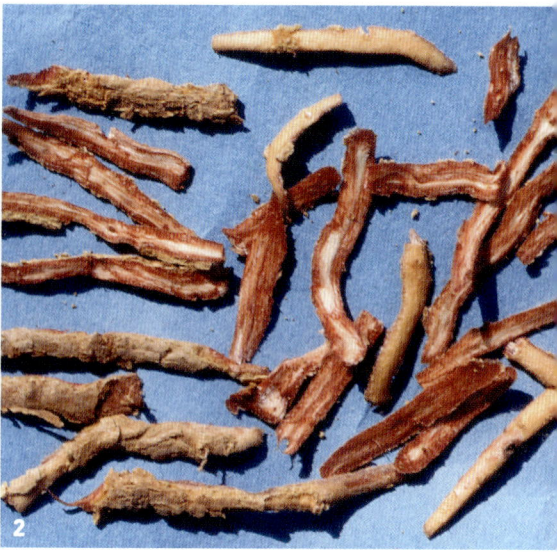

❶ 구기자나무_ 채취한 뿌리 ❷ 구기자나무_ 벗겨서 자른 뿌리껍질

꼭지를 제거하고 서늘한 곳에 두어 열매껍질에 주름이 지도록 건조한 후에 다시 겉껍질이 바짝 마르고 과육이 부드러워질 때까지 햇볕에 말린다. 흐리고 비가 오는 날에는 약한 불에 말려도 된다. 채취하여 사용하려면 열매는 붉게 익는 대로 채취하여 이물질을 제거하고 햇볕에 말려 사용한다. 잎은 채취한 직후 2cm 정도로 잘라서 반쯤 마를 때까지 햇볕에 말린 다음 통풍이 잘되는 음지에서 다시 건조한다. 뿌리는 이물질을 제거한 후 말려서 사용한다.

| 효능 주치 |

① 지골피 : 혈압 및 혈당 강하, 해수, 옹종, 악창에 좋다.
② 구기자 : 자양강장작용, 피로회복, 기력회복, 간세포 신생촉진, 익정명목(益精明目: 정기를 보익하고 눈을 밝게 함) 등에 효능이 있고, 소갈, 유정 등을 치료한다.
③ 구기엽 : 고혈압, 당뇨병의 치료약으로 사용한다.
④ 동맥경화 예방, 혈압을 내리는 작용을 하고 예로부터 강정제로 사용했다.
⑤ 피부를 윤택하게 하고 눈을 맑게 해주며 피로회복을 촉진한다.

TIP

● 구기엽 차 : 잘 말린 잎을 1회에 2~3g씩 열탕에 넣어 우려내 마신다. 이렇게 해야 영양소 파괴를 줄일 수 있다. 꿀을 넣어 마시는 것이 좋으며, 많이 마셔도 부작용은 없다.

⑥ 구기자를 꾸준히 복용하면 위장이 튼튼해지고 얼굴색이 좋아지며 폐결핵, 신장질환, 간장질환의 치료에도 도움이 된다.
⑦ 몸이 튼튼해지며 더위와 추위를 잘 타지 않고 소갈, 도한(盜汗: 식은땀) 등의 해열제로도 사용된다.
⑧ 오랫동안 복용해도 독성이 없기 때문에 성인병 예방에 좋다.

| 약용법 |

① 말린 열매나 껍질을 1회에 4~8g씩 300mL의 물에 넣고 약한 불에서 물이 반이 될 때까지 달인 후 아침저녁으로 식후에 마신다.
② 분말로 만들어 식후에 아침저녁으로 커피 스푼 1개 정도의 양을 장기 복용하면 좋다.
③ 차나 술로 담가 복용한다.

주의사항 맛이 달고 질이 윤(潤)하기 때문에 비(脾)가 허하고 습사가 쌓여 막힌 증상 및 장활(腸滑: 장이 지나치게 윤활하여 설사 등이 나타나는 증상)인 경우에는 모두 사용을 삼간다. 유락(乳酪), 즉 졸인 젖과는 함께 사용할 수 없다.

구기자의 기능성 및 효능에 관한 특허자료

▶ **구기자 엑기스를 포함하는 피부 미용 조성물**
본 발명의 구기자 조성물은 붉은 피부를 정상적인 맑은 피부로 만들어주고, 늘어나고 확장된 혈관을 수축시켜서 붉어진 상태에서 정상으로 회복되는 시간이 빨라지고, 안면홍조 현상을 개선하는 효과가 있다.
- 등록번호 : 10-1034180, 출원인 : 김영복

▶ **구기자 추출물을 포함하는 식품 조성물**
본 발명의 구기자 추출물은 천연물에서 유래한 것으로 부작용이 없으며 고지혈증, 고콜레스테롤증을 현저하게 개선하므로 관련 질환의 치료용 식품 성분으로 이용할 수 있다.
- 공개번호 : 10-2007-0112546, 출원인 : 동신대학교 산학협력단

▶ **구기자 추출물을 포함하는 학습 및 기억력 향상 생약 조성물**
본 발명은 구기자 추출물을 유효성분으로 함유하는 학습 및 기억력 향상 생약 조성물에 관한 것으로, 구체적으로 본 발명의 생약 조성물은 구기자를 유기용매로 추출하고 동결건조시켜 제조한 구기자 추출물을 유효성분으로 함유하여 학습능력을 향상시키고 기억력을 증진시키는 효과가 우수하므로 청소년의 학습능력 및 기억능력의 향상, 노년기의 건망증 또는 치매 예방 및 치료제로서 유용하게 사용될 수 있을 뿐 아니라 건강보조식품 및 식품첨가제로도 응용될 수 있다.
- 공개번호 : 10-2002-0038381, 출원인 : 퓨리메드(주)

구기자차

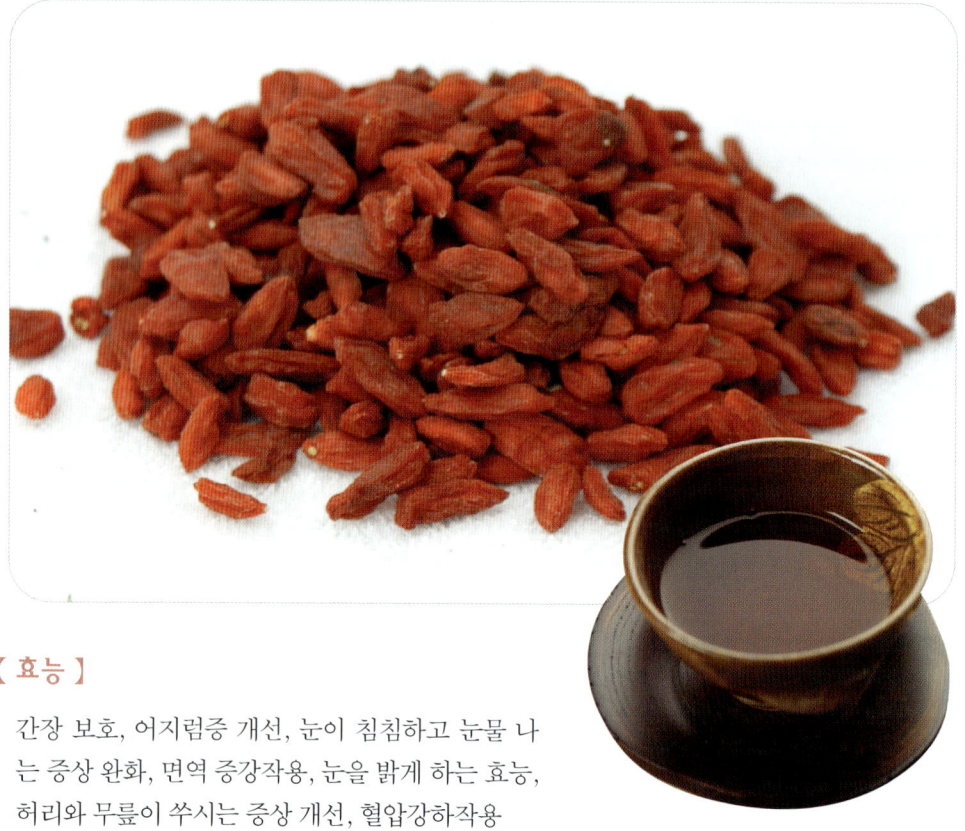

【 효능 】

간장 보호, 어지럼증 개선, 눈이 침침하고 눈물 나는 증상 완화, 면역 증강작용, 눈을 밝게 하는 효능, 허리와 무릎이 쑤시는 증상 개선, 혈압강하작용

【 만드는 방법 】

① 물 1L에 말린 구기자 40g을 넣고 센불에서 30분 정도 끓인 후 중불에서 약 1시간, 약불에서 약 1시간 정도 끓인다.
② 차가 반 정도 남았을 때 구기자 열매를 건져낸다.
③ 기호에 따라 설탕이나 꿀을 가미하여 마신다.
④ 더운 날씨에는 냉장고에 보관하여 차게 마시면 강장음료로 손색이 없다.

구기자주

맛은 달다. 기호와 식성에 따라 꿀, 설탕을 가미하여 음용할 수 있다.

【적용병증】

- **당뇨(糖尿)** : 당뇨병에 음나무 술과 함께 음용하면 효과적이다. 30mL를 1회분으로 1일 1~2회씩, 25~35일 음용한다.
- **보양(補陽)** : 남자의 양기와 정신력과 원기를 돋우는 처방이다. 30mL를 1회분으로 1일 1~2회씩, 25~30일 음용한다.
- **빈혈(貧血)** : 혈액 속에 적혈구나 헤모글로빈이 부족하여 어지럼증을 일으키는 증세이다. 30mL를 1회분으로 1일 1~2회씩, 15~20일 음용한다.
- **기타 질환** : 강장, 강정, 건위, 두통, 불면증, 신경쇠약, 요실금, 조갈증

【담그는 방법】

① 열매, 줄기, 뿌리에 약효가 있다. 뿌리는 껍질을 사용한다.
② 구기자 열매는 약재상에서 구입하여 사용하며, 줄기나 뿌리는 농가에서 구입하거나 산지(産地)에서 채취하여 쓴다.
③ 열매는 씻어 사용하고, 줄기나 뿌리는 적당한 크기로 다듬어 씻어서 사용한다.
④ 생열매, 생뿌리 약 250g, 또는 건재 약 220g을 소주 3.8L에 넣고 밀봉하여 서늘한 냉암소에서 보관, 숙성시킨다.
⑤ 3~6개월 침출한 다음 찌꺼기는 걸러내고 보관, 음용한다. 또는 찌꺼기를 걸러낸 후 2~3개월 더 숙성하여 음용하면 향미(香味)가 좋아진다.

【구입방법 및 주의사항】

- 약재상이나 약령시장에서 구입하여 사용한다. 오래 묵지 않고 잘 마른 것이 좋다.
- 음용하는 중에 가리는 음식은 없다.
- 너무 많은 양을 음용하거나 지나치게 오래 음용하는 것은 좋지 않다.

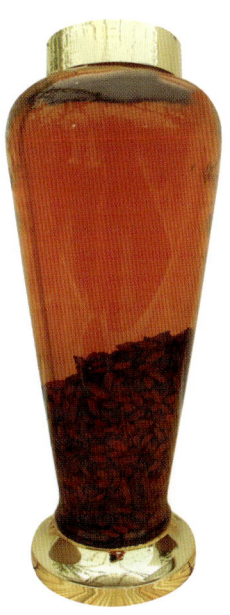

▶ 내분비 질환 • 당뇨병 • 목본

다래

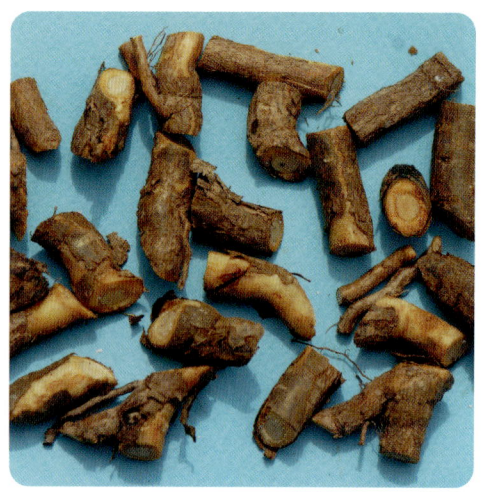

- 학 명 : *Actinidia arguta* (Siebold & Zucc.) Planch. ex Miq.
- 과 명 : 다래나무과
- 이 명 : 다래나무, 참다래나무, 다래넝출, 다래넝쿨, 청다래년출, 청다래나무, 미후도
- 생약명 : 미후리(獼猴梨), 미후도(獼猴桃), 연조자(軟棗子)
- 생육지 : 산골짜기 자생
- 개화기 : 5~6월
- 채취기 : 가을(열매), 가을~겨울(뿌리)
- 용 도 : 정원수, 약용, 식용
- 약 효 : 당뇨병, 소화불량, 기관지염, 황달, 관절통

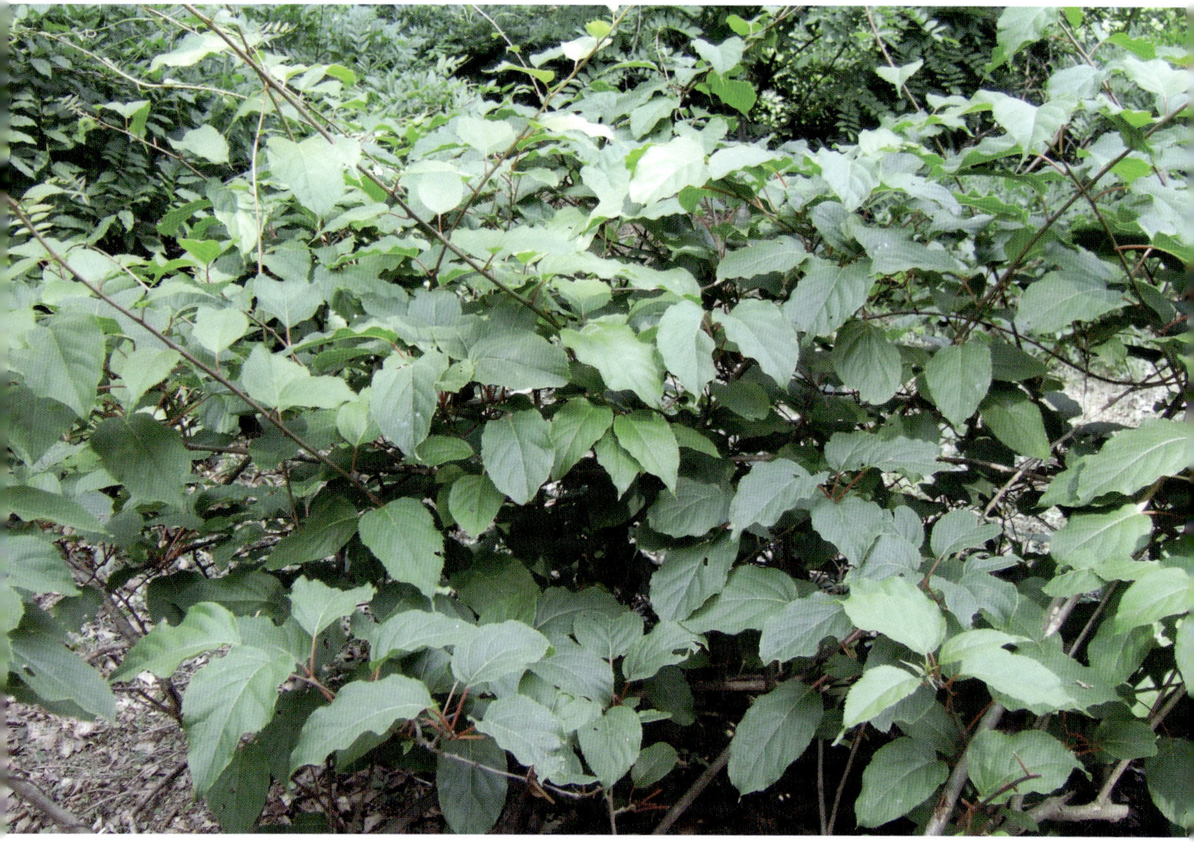

| 생김새와 특징 | 다래는 낙엽활엽 덩굴식물로, 길이는 20m, 지름은 15㎝에 달한다. 어린 가지에는 잔털이 있다. 잎은 어긋나고 넓은 달걀 모양이며 길이는 6~12㎝, 폭은 3.5~7㎝이다. 잎 끝은 뾰족하며 밑부분은 둥글다. 잎 앞면은 녹색이며 털이 없고, 뒷면은 담녹색이며 맥 위에는 털이 났다가 없어진다. 꽃은 2가화로, 5~6월에 하얀색으로 피고 꽃받침조각과 꽃잎은 각각 5개이다. 수꽃에는 많은 수술이 있고, 암꽃에는 1개의 암술만 있으며 암술 끝이 여러 갈래로 갈라진다. 열매는 길이 2~3㎝의 원통형이며 10월에 녹색에서 황록색으로 익는다.

정원에 심으면 한여름 그늘을 만들어주고 가을에는 맛있는 열매까지 채취할 수 있는

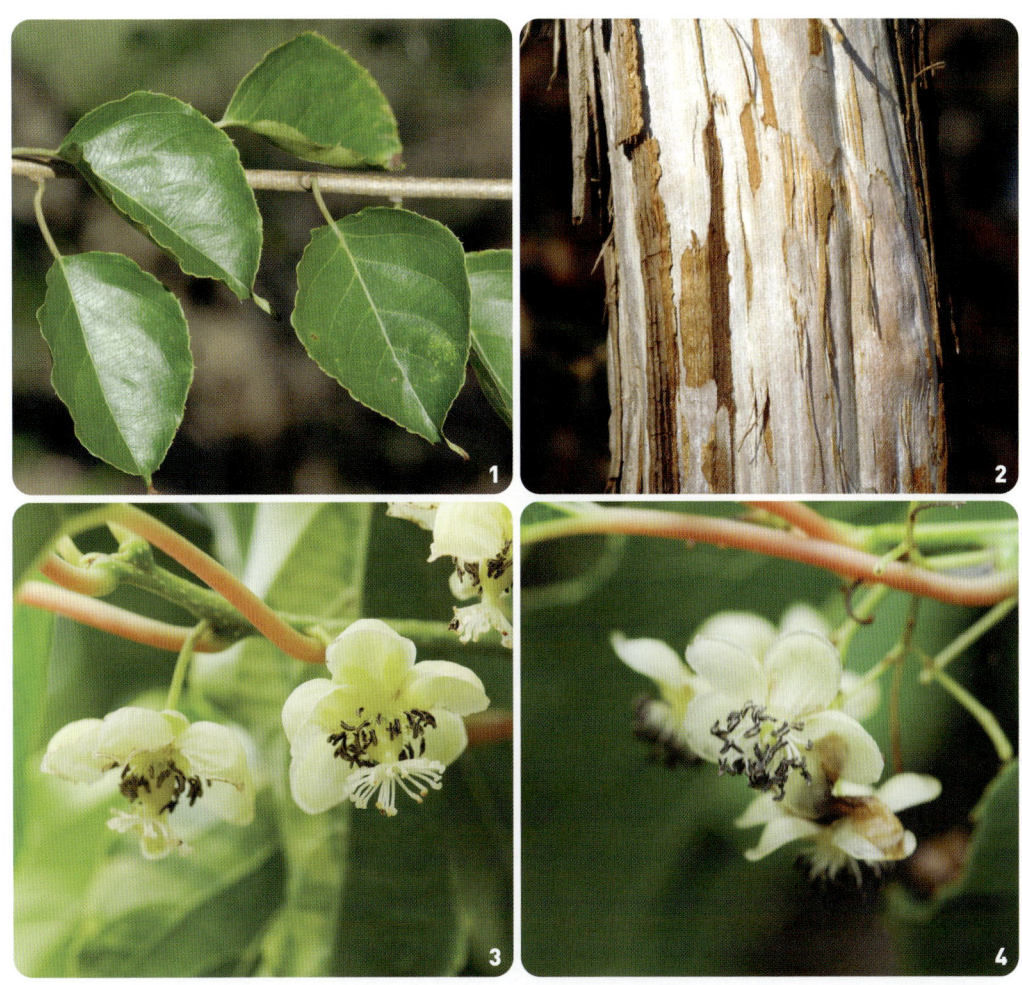

❶ 다래_ 잎 ❷ 다래_ 수피 ❸ 다래_ 암꽃 ❹ 다래_ 수꽃

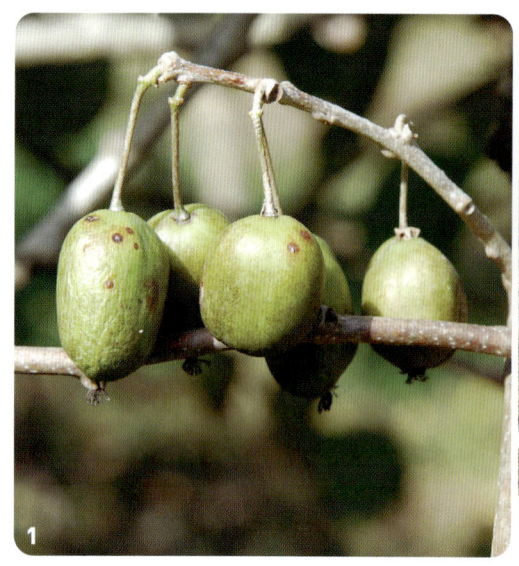
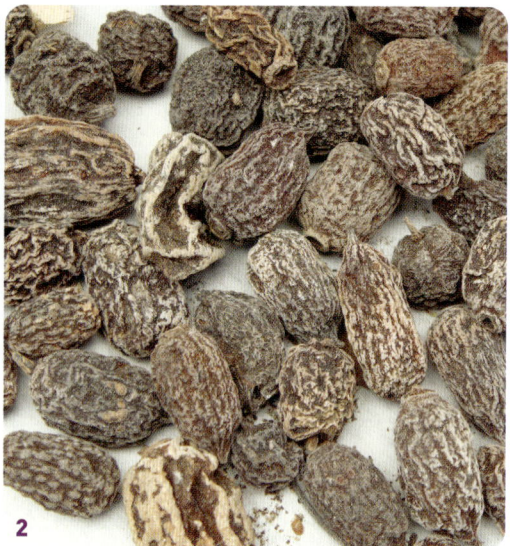

❶ 다래_ 익은 열매 ❷ 다래_ 열매 말린 것

품종이다. 열매는 '미후리(獼猴梨)' 또는 '미후도(獼猴桃)'라고 하여 약재로도 이용된다. 우리나라를 비롯해 일본, 중국, 만주, 사할린 등지에 분포한다. 우리나라에서는 전국적으로 표고 1,600m 이하의 산골짜기에서 자란다.

| 성품과 맛 | 맛은 달고 약간 시다. 성질은 약간 차다(평하다고도 함). 독성은 없다.

| 사용 부위 | 잎, 열매, 잔가지, 뿌리.

| 작용 부위 | 신(腎), 위(胃), 담(膽), 비(脾) 경락.

| 성분 | 액티니딘(actinidine), 타닌(tannin), 비타민 A · C · P 등.

| 채취 및 조제 | 다래 뿌리는 가을~겨울에 채취하여 깨끗하게 손질한 후 바로 사용하거나 그늘에 말려서 사용한다. 잎은 봄~여름에 채취하여 바람이 잘 통하는 그늘에 말려 사용한다. 열매는 가을에 채취하여 생식하거나 햇볕에 말려서 쓴다. 잔가지는 가을, 겨울, 봄에 채취하여 절단, 건조한 후 사용한다.

> **동의보감 원문**
> 性寒味酸甘無毒止暴渴解煩熱下石淋冷脾胃蒸熱壅反胃. 處處有之出山中作藤蔓延樹木上其實青綠色形扁而大初甚若澁經霜始甘美乃可食之一名藤梨.

| 효능 주치 |

① 한방에서는 열매는 당뇨병이나 가슴이 답답하고 열이 많은 증상에 주로 사용하고, 소갈증 제거나 급성간염, 황달, 기관지염, 해수 등의 치료에도 효과가 있다.
② 식욕부진과 소화불량에 건조시킨 열매를 물에 넣고 달여서 복용하면 효과가 있다.

| 약용법 |

① 일반적인 복용법 : 말린 뿌리나 잎 30g을 물 900mL에 넣고 서서히 약한 불에서 반 이하로 달인 액을 나누어 아침저녁으로 복용한다. 말린 열매 5g을 물 500mL에 넣고 달인 액을 아침저녁으로 복용해도 좋다.
② 당뇨병 : 말린 열매 10~15g을 물 600~700mL에 넣어 반이 될 때까지 달여 하루 2~3회 복용을 계속한다.
③ 간염 : 1회 복용 시 말린 뿌리 4~6g을 물 400~500mL에 넣고 중불로 반 정도의 분량이 되도록 달여서 하루에 2~3회씩 1주일 정도 복용하면 효과적이다.
④ 강장보호, 건위 : 말린 뿌리 4~6g을 물 500mL에 넣고 약한 불로 달여서 아침저녁으로 식간에 10일 정도 복용한다. 열매를 생식해도 효과가 있다.
⑤ 관절통 : 건조된 잔가지 4~6g을 물 300~400mL에 넣고 약한 불로 물이 반이 될 때까지 달인 액을 하루에 2~3회씩 1주일 이상 복용한다. 열매는 20g을 1회분 기준으

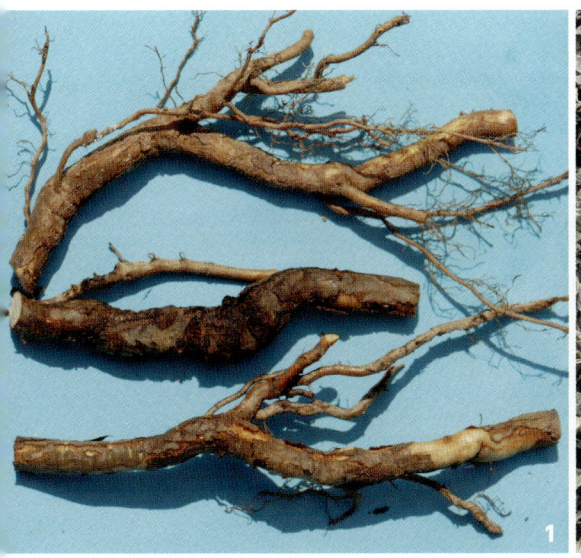 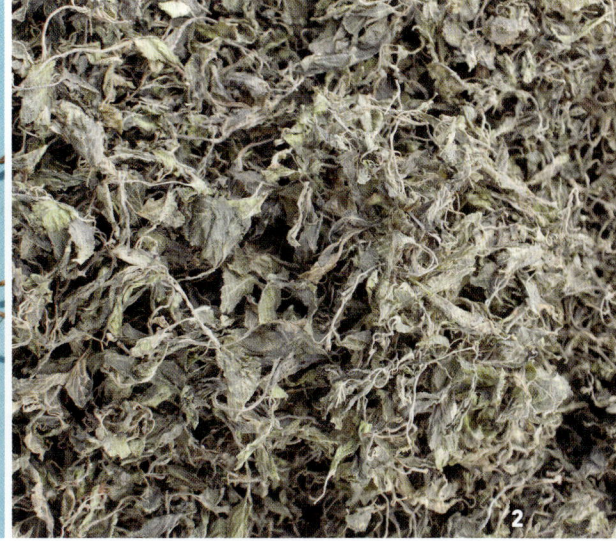

❶ 다래_ 뿌리 ❷ 다래_ 건조한 잎

로 생식한다.

⑥ 기관지염 : 1회 기준으로 건조된 잔가지나 말린 뿌리 4~6g을 물 400~500mL에 넣고 중불에서 달인 액을 6~7회 정도 복용한다.

⑦ 소화불량, 설사 : 1회 기준으로 건조된 잔가지 5~6g을 물 400~500mL에 넣고 약한 불로 물의 양이 반이 될 때까지 서서히 달여서 하루에 2~3회씩 1주일 정도 복용하면 좋고 생열매 20g을 1회분 기준으로 수시로 생식해도 좋다.

⑧ 황달 : 건조시킨 잔가지 4~6g을 1회 기준으로 400~500mL의 물에 넣고 약한 불로 서서히 절반이 될 때까지 달여서 하루에 2~3회씩 나누어 1주일 정도 복용한다.

주의사항 덜 익은 열매는 맛이 쓰고 떫으나 서리를 맞으면 맛이 달다.

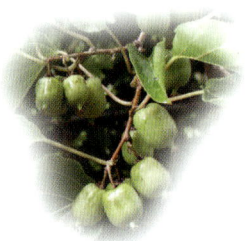

다래의 기능성 및 효능에 관한 특허자료

▶ **다래 추출물을 함유하는 알레르기성 질환 및 비알레르기성 염증 질환의 치료 및 예방을 위한 약학조성물**

본 발명은 항알레르기 및 항염증 활성을 갖는 다래과실 추출물을 함유한 약학조성물에 관한 것으로, 본 발명의 다래과실 추출물은 Th1 사이토카인 및 IgG2a의 혈청 내 수치를 높이고, Th2 사이토카인 및 IgE의 혈청 레벨을 낮춤으로써, 비만세포(mast cell)로부터 히스타민의 방출 억제 및 염증 활성을 억제시키는 작용을 나타냄으로써 알레르기성 질환 또는 비알레르기성 염증 질환의 예방 및 치료에 유용한 약학조성물로 사용될 수 있다.

- 공개번호 : 10-2004-0018118, 출원인 : (주)팬제노믹스

▶ **다래 추출물을 함유한 탈모 및 지루성 피부 증상의 예방 및 개선용 건강기능식품**

본 발명은 생약을 이용하여 제조한 탈모 및 지루성 피부 증상 예방 및 개선용 조성물에 관한 것이다. 본 발명의 생약 조성물은 독성 등의 부작용이 없으면서 탈모 증상과 지루성 피부 증상에 대해 우수한 예방, 개선 및 치료 효과를 나타내는 건강기능식품으로 유용하게 사용될 수 있다.

- 공개번호 : 10-2004-0097716, 출원인 : (주)팬제노믹스

다래주

맛은 달고 약간 시다. 열매에 다른 것을 첨가할 필요는 없으며, 뿌리로 담근 술은 기호에 따라 꿀이나 설탕을 가미하여 음용할 수 있다.

【적용병증】

- **소화불량(消化不良)** : 소화기 내에서 섭취한 음식물을 분해하여 흡수하는 화학적 작용이나 물리적 작용이 잘 되지 않아 설사나 변비 등이 잦은 경우를 말한다. 30mL를 1회분으로 1일 1~2회씩, 12~15일 음용한다.
- **황달(黃疸)** : 눈의 흰자가 노랗게 되거나 살갗과 소변 색이 누렇게 변하는 소화성 질환으로, 습한 기운과 내열의 작용으로 혈액이 소모되어 나타난다. 30mL를 1회분으로 1일 3~4회씩, 15~20일 음용한다.
- **풍한습비(風寒濕痺)** : 찬 데서 자거나 찬바람을 쐬어 일어나는 마비 증상을 말한다. 30mL를 1회분으로 1일 1~2회씩, 15~20일 음용한다.
- **기타 질환** : 간염, 건위, 관절통, 기관지염, 소갈증, 진통, 해독, 해열

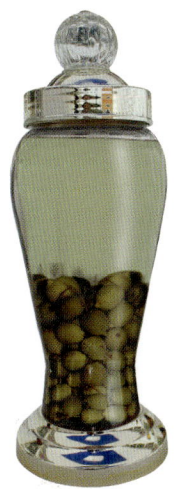

【담그는 방법】

① 약효는 뿌리와 열매에 있으므로 주로 뿌리와 열매를 사용한다.
② 뿌리와 열매는 깨끗이 씻은 다음 뿌리는 껍질을 벗겨서 썰어 말리고 열매는 생으로 쓰는 것이 효과적이다.
③ 뿌리는 약 200g, 열매는 약 250g을 소주 3.8L에 넣고 밀봉하여 서늘한 냉암소에서 보관, 숙성시킨다.
④ 뿌리는 8개월(240일) 정도, 열매는 4개월(120일) 정도 침출한 다음 찌꺼기를 걸러내고 보관, 음용한다. 또는 찌꺼기를 걸러낸 후 2~3개월 더 숙성하여 음용하면 향미(香味)가 좋아진다.

【구입방법 및 주의사항】

- 재배 농가에서 구입하여 사용한다. 또는 산지(産地)에서 채취하여 사용한다. 전국의 깊은 산속 골짜기에서 자생한다. 뿌리는 가을~겨울에, 열매는 9~10월에 채취한다.
- 기준량 이상을 음용하거나 장기 음용을 금한다.
- 본 약술을 음용하는 중에 특별히 가리는 음식은 없다.

▶ 내분비 질환 • 당뇨병 • 목본

두릅나무

- 학 명 : *Aralia elata* (Miq.) Seem.
- 과 명 : 두릅나무과
- 이 명 : 드릅나무, 참드릅, 들곱낭, 자노아(刺老鴉)
- 생약명 : 총목피(總木皮)
- 생육지 : 산기슭, 골짜기 자생
- 개화기 : 8월
- 채취기 : 봄(3~5월)
- 용 도 : 식용, 약용
- 약 효 : 당뇨병, 간경변, 류머티즘 관절염, 소염, 이뇨, 자양강장, 신경쇠약, 타박상

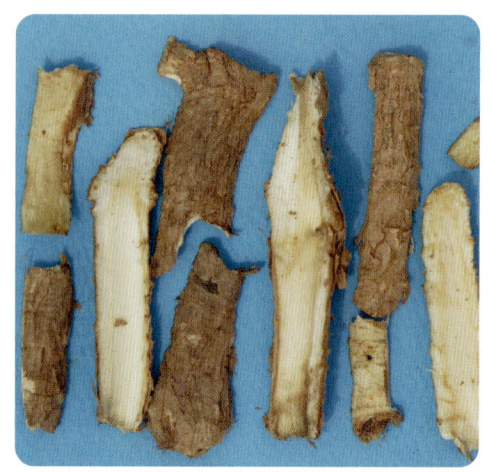

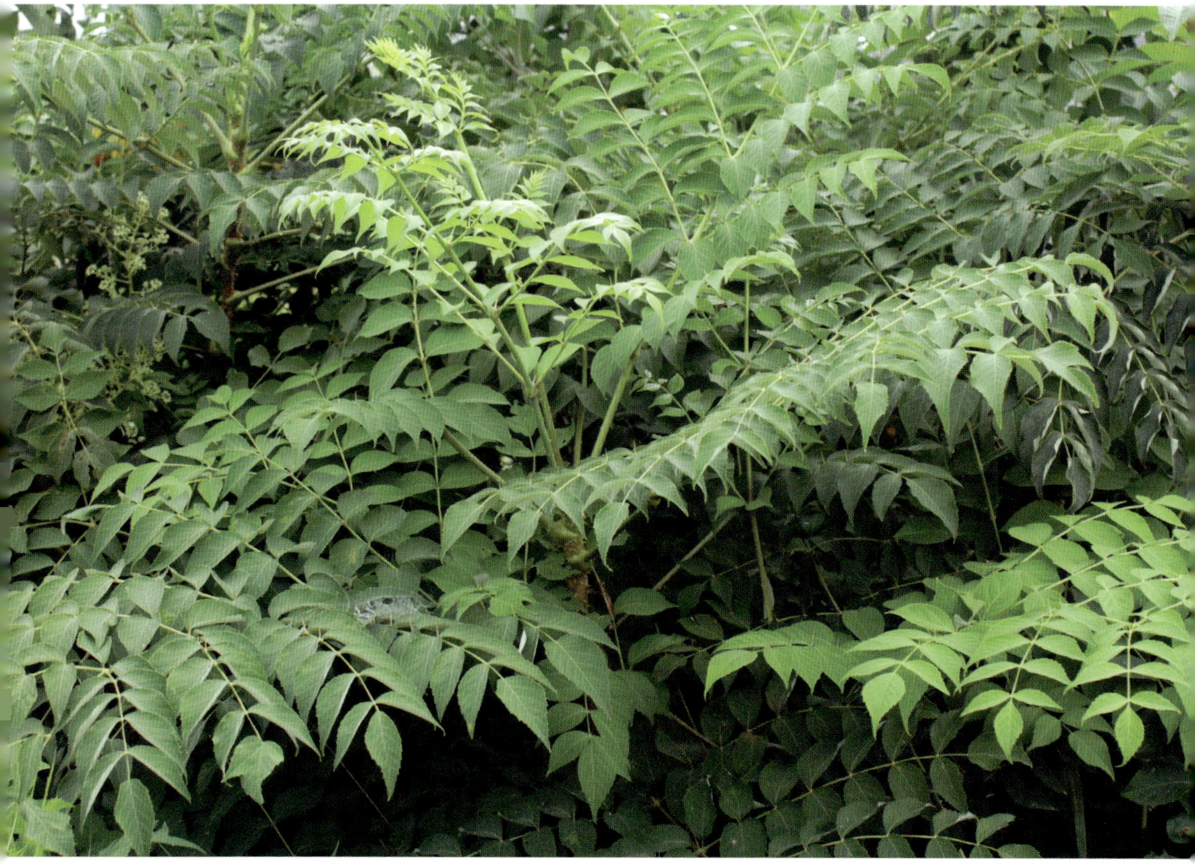

| 생김새와 특징 | 두릅나무는 낙엽활엽 관목으로, 키는 3~4m이다. 줄기에 가지는 많이 갈라지지 않으나 굳센 가시가 많이 나 있다. 잎은 서로 어긋나며 2~3회 우상 복엽이고 모양은 난형 혹은 타원상 난형이다. 잎의 길이는 40~100cm로 매우 크며, 작은 잎은 길이 5~12cm, 폭 2~7cm로 큰 톱니가 있고 앞면은 녹색이며 뒷면은 회색이다. 꽃은 흰색이며 8월에 가지 끝에 산형꽃차례로 핀다. 열매는 9월 중순~10월에 검은색으로 익는다. 종자는 뒷면에 좁쌀 같은 돌기가 약간 있다.

이른 봄철 부드러운 새순(어린잎)은 식용하는데, 특유의 향기가 일품이다. 열매와 뿌리껍질, 줄기껍질 등은 약용한다. 두릅나무는 원산지인 우리나라를 비롯해 일본, 사할린, 중국, 만주 등지에 분포한다. 우리나라 전국 산기슭의 양지쪽이나 골짜기에서 자라며, 농가에서 재배도 한다.

| 성품과 맛 | 맛은 맵고 성질은 평하다. 독성은 없다.

| 사용 부위 | 새순(식용), 줄기껍질과 뿌리껍질(약용).

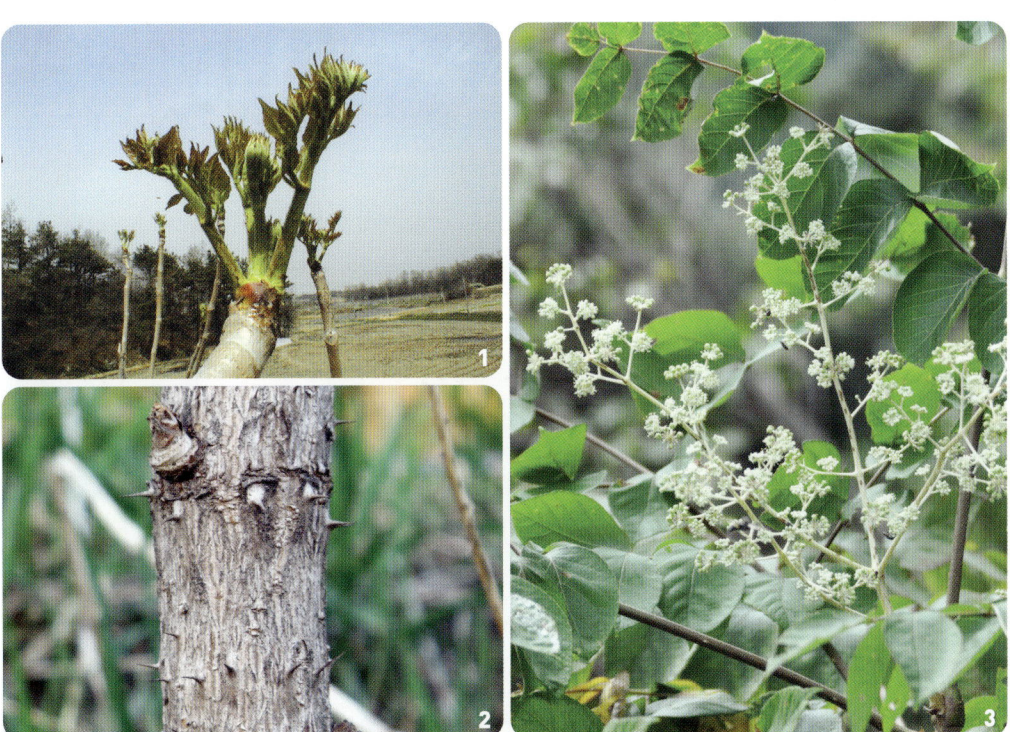

❶ 두릅나무_ 어린순 ❷ 두릅나무_ 수피 ❸ 두릅나무_ 꽃과 잎

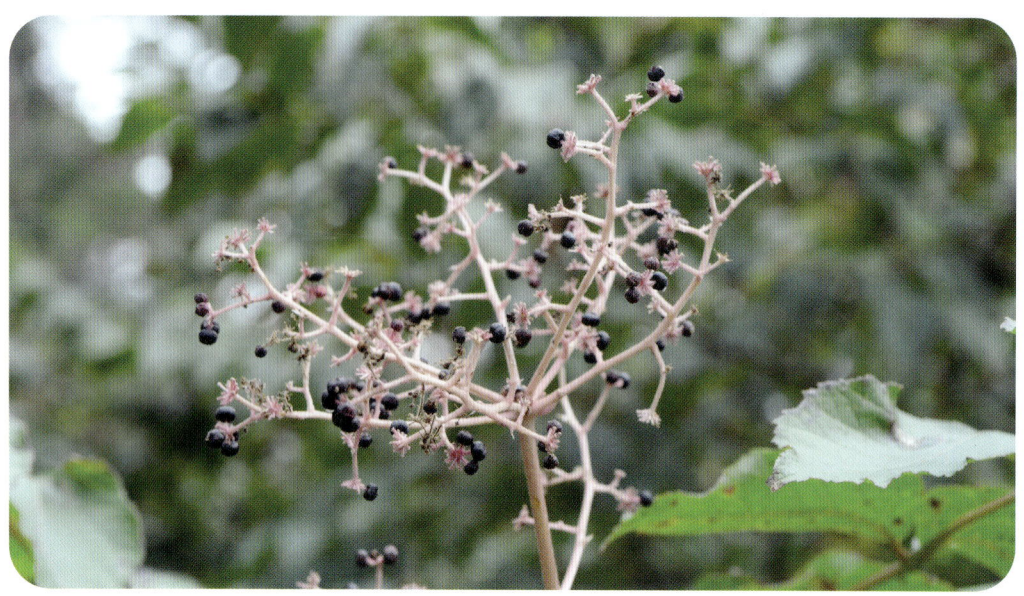

두릅나무_ 열매

| **작용 부위** | 간(肝), 비(脾), 신(腎) 경락.

| **성분** | 강심배당체, 사포닌(saponin), 정유 및 미량의 알칼로이드가 함유되어 있다. 뿌리에는 올레아놀릭산(oleanolic acid)의 배당체인 아랄로사이드(araloside) A·B·C 등이 함유되어 있다. 잎에는 사포닌, 헤데라게닌(hederagenin) 등이 함유되어 있다.

| **채취 및 조제** | 3~5월의 봄에 두릅의 줄기껍질과 뿌리껍질을 채취하여 줄기껍질의 가시는 제거한다. 둘 다 약재로 사용하기에 적당한 크기로 잘라서 3~4일간 햇볕에 말려 사용한다.

| **효능 주치** |

① 당뇨병, 간경변, 급성간염, 신장염 등의 치료에 사용하고 위경련, 신경쇠약이나 류머티즘 관절염 등의 치료에도 효과가 있다.

② 당뇨병에는 줄기껍질을 열탕으로 달여 아침저녁으로 계속 복용한다.

동의보감 원문 性平無毒煮作茹作菹食之佳處處有之春初採之.

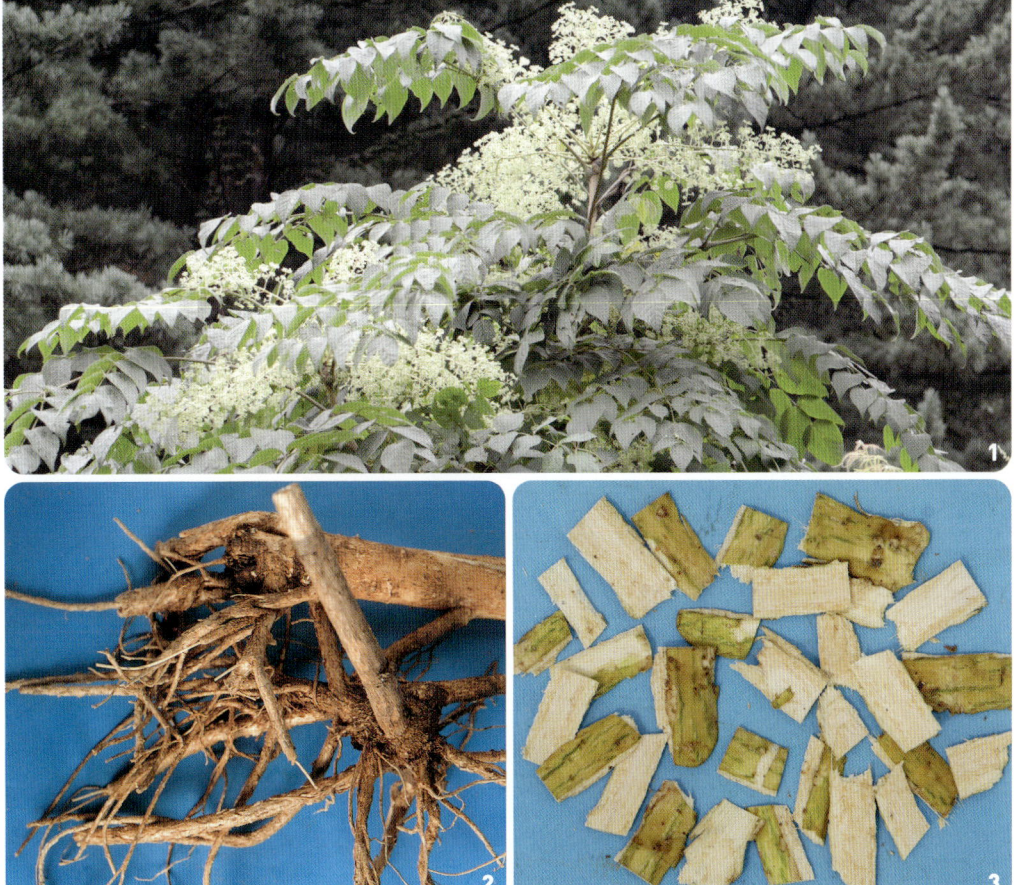

❶ 두릅나무_ 수형 ❷ 두릅나무_ 채취한 생뿌리 ❸ 두릅나무_ 줄기껍질(절단)

③ 신경통에는 뿌리껍질과 우슬을 열탕으로 달여 복용한다.

④ 소염, 이뇨, 거풍, 자양강장, 안신의 효능이 있다.

| 약용법 |

① 약재로 세절(細切) 건조한 줄기껍질과 뿌리껍질을 1일량 20~30g을 물 700mL에 반

TIP

[두릅 새순 식용법]

1. 4~5월 줄기의 끝에서 돋아나는 새순(어린잎)을 식용한다. 대부분 끓는 물에 적당히 데쳐서 초고추장에 찍어 먹으나 소금으로 엷게 맛을 들인 후 튀김 가루를 발라 튀겨 먹기도 한다. 또 끓는 물에 데쳐 썬 다음 초장이나 깨소금으로 무침을 하여 먹기도 한다.
2. 기름이나 버터에 볶아도 맛이 있다.
3. 두릅을 석쇠에 올려 구운 다음 된장, 설탕, 조미료, 술을 약간 넣어 만든 양념을 쳐서 먹기도 한다.

량이 되도록 달여 2~3회 매 식후에 복용한다.
② 두릅나무 새순(어린잎)은 목두채(木頭菜)라 부르는데, 약재로 쓰이기도 한다. 초봄 (4~5월)에 새순을 채취하여 끓는 물에 데쳐서 나물로 먹거나 바람이 잘 통하는 그늘에 말려서 약용한다. 기력 없는 데, 위장병에는 건조시킨 새순 10g을 물 700mL에 넣고 반량이 되도록 달여서 1일 2~3회 식후에 마신다.

주의사항 특별한 주의사항은 없다.

두릅나무의 기능성 및 효능에 관한 특허자료

▶ **두릅을 용매로 추출한 백내장에 유효한 조성물**

본 발명은 두릅 추출물 및 이를 유효성분으로 하는 치료제에 관한 것으로, 본 발명의 조성물 및 치료제는 백내장의 예방, 진행의 지연 및 치료의 효과가 있다. 본 발명에 따라 두릅의 수(水) 추출물을 4가지 용매-클로로포름, 에틸아세테이트, 부탄올 그리고 물로 추출한다. 이 추출물에 마이오-이노시톨 또는 타우린을 추가하면 백내장 치료의 상승 효과를 얻을 수 있다. 또한 두릅 추출물을 유효성분으로 포함하는 음료, 생약제제, 건강보조식품은 경구 투여에 의해 당에 기인하는 백내장의 예방, 지연, 치료 및 회복의 효과를 얻을 수 있다.

― 출원번호 : 10-2000-0004354, 특허권자 : (주)메드빌

▶ **두릅과 산딸기를 용매로 추출한 항산화 효과를 가진 추출물**

본 발명은 두릅과 산딸기의 추출물로서 강력한 항산화작용이 있어 노화로 인한 백내장 등의 질환을 예방, 진행의 지연 및 치료의 효과가 있는 조성물에 관한 것으로, 두릅과 산딸기를 물이나 알코올로 추출한다. 이 추출물은 기존에 알려져 있는 다른 항산화물질들과 혼합하여 사용될 수 있으며, 마이오-이노시톨 또는 타우린을 포함하여 백내장 치료의 상승 효과를 얻을 수 있다. 또한 두릅과 산딸기 추출물을 유효성분으로 포함하는 음료에 의해 음용을 가능하게 함으로써 노화에 따르는 여러 질병에 대해 예방, 지연 및 치료의 효과를 얻을 수 있다.

― 출원번호 : 10-2000-0025522, 특허권자 : (주)메드빌

▶ **두릅나무 추출물을 포함하는 혈압강하용 조성물**

본 발명은 두릅나무 추출물을 포함하는 혈압강하용 조성물에 관한 것이다. 보다 구체적으로, 본 발명은 두릅나무를 물 또는 유기용매로 추출하여 수득한 두릅나무 추출물을 포함하는 것을 특징으로 하는 혈압강하용 조성물에 관한 것이다. 본 발명에 따른 혈압강하용 조성물은 고혈압 또는 고혈압 합병증과 같이 혈압이 비정상적으로 상승된 상태로 유지되는 것으로 인해 발생하는 질병의 치료 또는 예방에 매우 유용하게 사용될 수 있다.

― 공개번호 : 10-2002-0073456, 특허권자 : (주)싸이제닉

두릅나무주

맛은 약간 맵다. 기호와 식성에 따라 꿀, 설탕 등을 가미하여 음용할 수 있다.

【적용병증】

- **골절번통(骨折煩痛)** : 뼈가 쑤시고 아픈 증상이다. 30mL를 1회분으로 1일 1~2회씩, 12일 정도 음용한다.
- **위경련(胃痙攣)** : 내장에 심한 통증이 오는 경우로서 일명 가슴앓이 병이라고 한다. 30mL를 1회분으로 1일 1~2회씩, 10~11일, 심하면 20일까지 음용한다.
- **신기허약(腎氣虛弱)** : 늘 피로하고 일에 대한 의욕이 없고 권태증이 나는 경우이다. 30mL를 1회분으로 1일 1~2회씩, 12~15일 음용한다.
- **기타 질환** : 강장제, 건비위, 관절염, 신경쇠약, 중풍

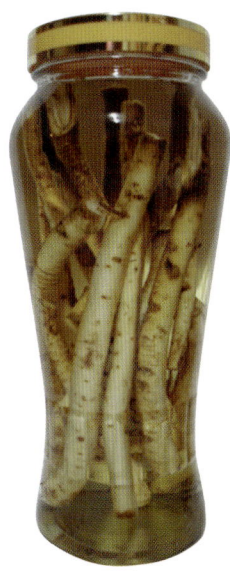

【담그는 방법】

① 약효는 나무껍질(樹皮)이나 뿌리껍질(根皮)에 있으므로 주로 수피와 근피를 사용한다.
② 3~5월에 채취한 수피와 근피를 썰어서 말려 사용하거나 생으로 사용한다. 수피의 가시는 제거하고 사용한다.
③ 잘게 썰고 쪼개서 사용하면 효과적이다.
④ 생약재는 약 250g, 말린 것은 약 100g을 소주 3.8L에 넣고 밀봉하여 서늘한 냉암소에서 보관, 숙성시킨다.
⑤ 6~9개월 침출한 다음 찌꺼기를 걸러내고 보관, 음용한다. 또는 찌꺼기를 걸러낸 후 2~3개월 더 숙성하여 음용하면 향미(香味)가 좋아진다.

【구입방법 및 주의사항】

- 재배 농가나 약령시장에서 구입하여 사용한다. 또는 산의 군락지에서 5~6월 봄에 직접 채취하여 사용한다.
- 당뇨병에는 장기간 음용할 수 있다.
- 장기 음용해도 해롭지는 않으나 치유되는 대로 금한다.
- 본 약술을 음용하는 중에 특별히 가리는 음식은 없다.

▶ 내분비 질환・당뇨병・목본

주목

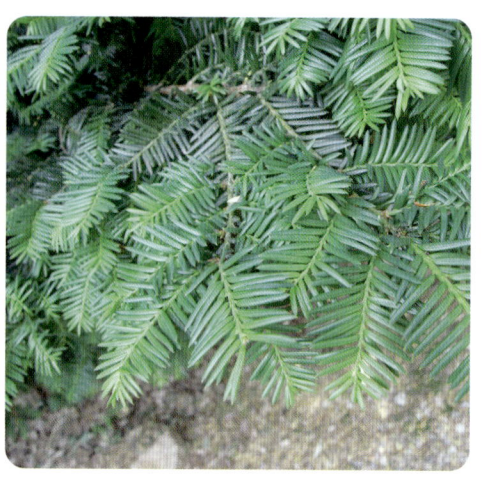

- 학 명 : *Taxus cuspidata* Siebold & Zucc.
- 과 명 : 주목과
- 이 명 : 화솔나무, 적목, 경복, 노가리나무, 적벽송, 수송, 자백송, 저목
- 생약명 : 주목(朱木), 자삼(紫杉)
- 생육지 : 높은 산지 자생
- 개화기 : 4~5월
- 채취기 : 봄~가을
- 용 도 : 관상용, 약용, 식용, 공업용
- 약 효 : 당뇨병, 이뇨, 통경, 혈압강하, 난소암, 자궁암

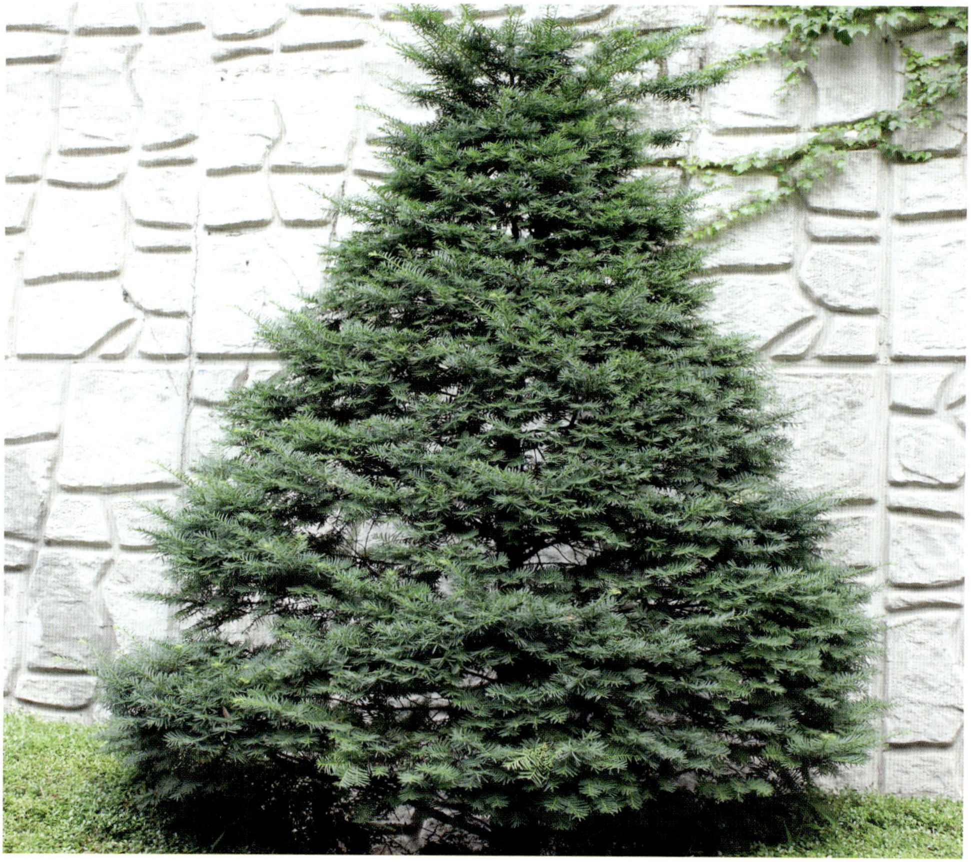

| **생김새와 특징** | 주목은 상록침엽 교목으로, 키는 17~20m, 지름은 1m까지 자란다. 가지가 사방으로 퍼지고 큰 가지와 원대는 홍갈색이며 껍질이 얇게 띠 모양으로 벗겨진다. 잎은 어긋나고, 잎 모양은 좁고 끝이 바늘처럼 뾰족한 선형이며 표면은 짙은 녹색이나 뒷면은 엷은 황록색이다. 꽃은 4~5월에 잎겨드랑이에 착생하고, 수꽃은 6개의 비늘 조각으로 싸여 있으며, 암꽃은 10개의 비늘 조각으로 싸여 있다. 열매는 8~9월에 난원형의 핵과로 붉게 익는데 맛이 달고 종피 속에 자줏빛을 띤 갈색의 종자가 들어 있다. 원줄기가 곧게 서지 않고 밑에서 여러 개로 갈라지는 것은 눈주목이라고 하며, 줄기가 비스듬히 자라면서 땅에 닿은 가지에서 뿌리가 내리는 것은 설악눈주목이라고 한다. 주목 씨눈에서 항암물질인 택솔이 발견되었는데, 1997년부터 대량으로 증식하고 있다. 우리나라가 원산지인 주목은 일본, 중국 동북부, 시베리아 등지에도 분포한다. 우리나라에서는 전국의 표고 700~2,500m의 높은 산지에서 자란다.

| **성품과 맛** | 맛은 달고 쓰다. 성질은 시원하다.

| **사용 부위** | 잎, 가지, 열매(종자).

| **작용 부위** | 신(腎), 방광(膀胱), 비(脾) 경락.

| **성분** | 탁시닌(taxinine), 포나스테론(ponasterone) A, 엑다이스테론(ecdysterone) 등의 알

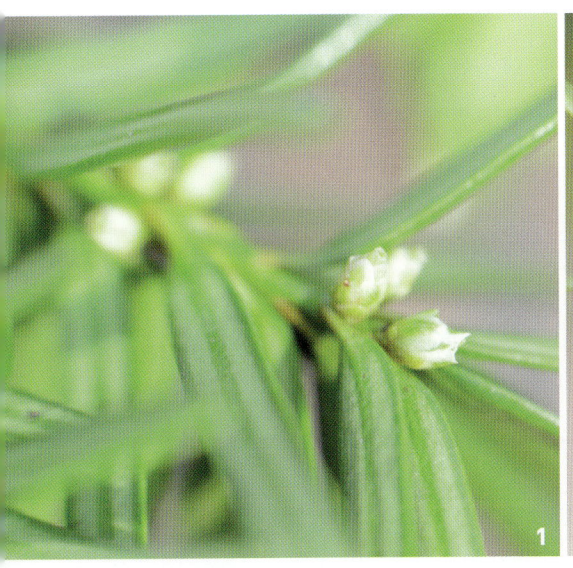 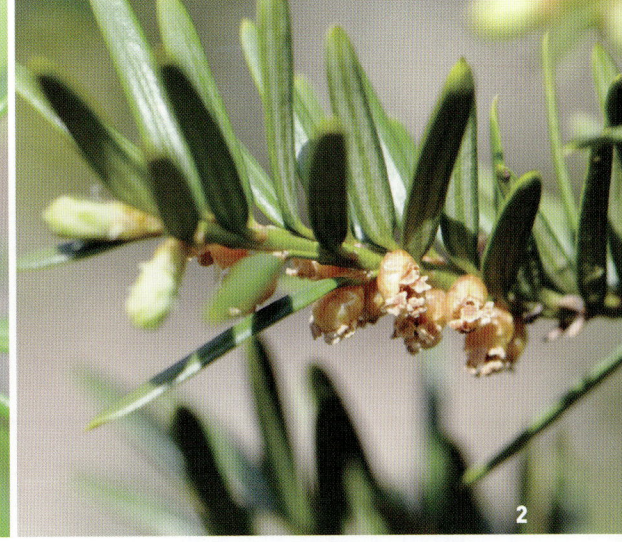

❶ 주목_ 암꽃 ❷ 주목_ 수꽃

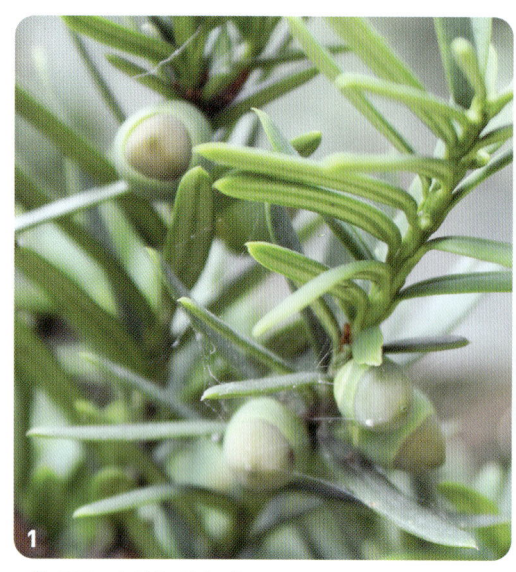 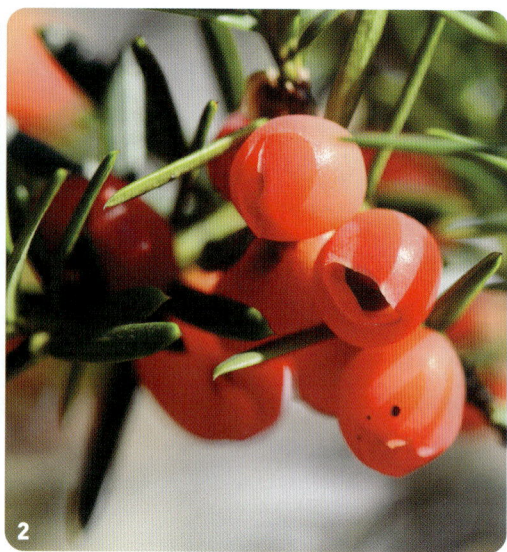

❶ 주목_ 덜 익은 열매 ❷ 주목_ 익은 열매

칼로이드와 항암 효과가 있는 택솔(taxol) 등을 함유한다.

| 채취 및 조제 | 봄부터 가을 사이에 채취하여 깨끗이 손질한 후 그늘에 말려 사용하거나 생것으로 사용하기도 한다.

| 효능 주치 |

① 특히 당뇨병에 좋으며 이뇨, 통경, 혈압강하, 난소암, 자궁암 등에도 효과가 있다.
② 신장염, 부종, 월경불순 치료에 효과가 있다.
③ 우리나라의 주목이 미국의 주목보다 유효 성분이 25~30배 많으며 약성도 강하다고 한다.

| 약용법 |

① 주목 가지와 잎 30g을 물 600mL에 넣고 반으로 될 때까지 약한 불로 달여서 아침저녁으로 식후에 1컵씩(150mL) 마신다. 자궁암, 유방암 등에 효과가 있는데, 구토 등의 부작용이 있으면 복용을 중지한다.
② 위장병에는 1회를 기준으로 새로 나온 어린 싹이나 덜 익은 열매 8~10g을 물 600mL에 넣고 중불로 반량이 될 때까지 달여서 하루에 2~3회씩 10일 이상 복용한다.
③ 당뇨병에는 나무껍질을 벗긴 것 30g 정도를 900mL의 물에 넣고 반 정도 될 때까지

달여서 차 대용으로 1컵씩(150mL) 매 식후 마시면 효과가 있다.

④ 독감에는 주목 가지와 잎 말린 것 10g과 날달걀(유정란)을 물 1L에 넣고 끓인 뒤 약한 불로 반쯤 달여 2~3회 복용한다. 달걀을 넣을 때 깨서 넣지 말아야 하며, 달인 뒤 달걀은 먹지 말고 꼭 버려야(주목의 독성을 빨아들였기 때문) 한다.

주의사항 특별한 주의사항은 없다.

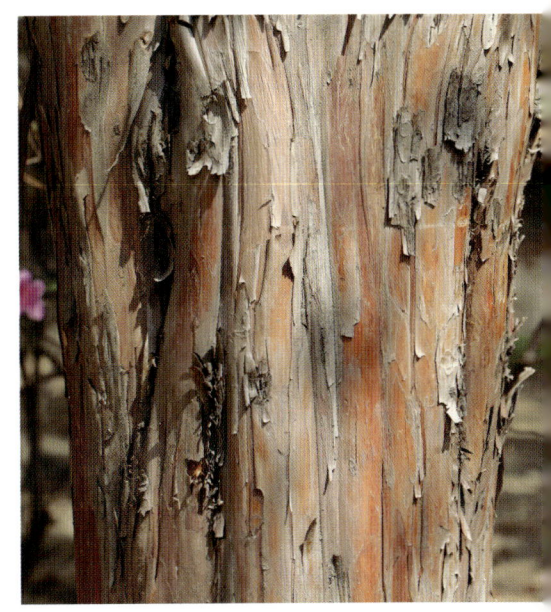

주목_ 수피

주목의 기능성 및 효능에 관한 특허자료

▶ **주목의 형성층 또는 전형성층 유래 식물 줄기세포주를 유효성분으로 함유하는 항산화, 항염증 또는 항노화용 조성물**

본 발명은 주목의 형성층 또는 전형성층 유래 세포주, 그 추출물, 그 파쇄물 및 그 배양액 중 어느 하나 이상을 함유하는 항산화, 항염증 또는 항노화용 조성물에 관한 것이다. 본 발명에 따른 조성물은 기존 항산화제와 항염증제의 부작용을 최소화하며, 세포 내의 대사작용에 관여하여 세포 내 활성산소를 감소시키고, 노화와 관련된 신호들을 감소 및 유도시키는 효과가 있으므로, 노화의 방지 및 지연에 유용하다. 아울러 본 발명에 따른 조성물은 멜라닌 생성을 억제하는 효과가 있어 미백용 화장료 조성물로서도 유용하다.

- 공개번호 : 10-2009-0118877, 출원인 : (주)운화

▶ **주목과 뽕나무 추출물을 이용한 당뇨 치료용 약학 조성물 및 이의 제조 방법**

본 발명은 당뇨병 또는 고혈압 치료제로 사용할 수 있는 주목과 뽕나무가 혼합된 추출물 또는 주목, 뽕나무 및 솔잎이 혼합된 추출물에 대한 것이다. 솔잎을 비롯하여 뽕나무의 뿌리인 상백피 혹은 뽕나무 잎과 줄기 등은 당뇨병이나 고혈압에 효과가 있다고 알려져 있지만 주목이 당뇨병과 고혈압의 치료제로 사용된 사례는 본 발명이 처음이다.

- 등록번호 : 10-0964603-0000, 출원인 : 오동석, 박윤수

주목주

맛은 달고 쓰다. 특별히 당류를 가미할 필요는 없다.

【적용병증】

- **신장염(腎臟炎)** : 신장에 염증이 생겨 배뇨가 힘들고 구갈이 따르는 질환이다. 얼굴이 검은색을 띠는 것은 신장병 때문에 생식기능에 장애가 생겨 나타나는 증상이다. 30mL를 1회분으로 1일 1～2회씩, 15～25일 음용한다.
- **소변불통(小便不通)** : 오줌을 누는 데 불편을 느끼는 증세이다. 30mL를 1회분으로 1일 1～2회씩, 7～10일 음용한다.
- **암(癌)** : 불치병의 하나이다. 30mL를 1회분으로 1일 1～2회씩 20～25일, 심하면 1개월 이상 음용한다.
- **기타 질환** : 당뇨병, 성인병, 위암, 조갈증, 통경

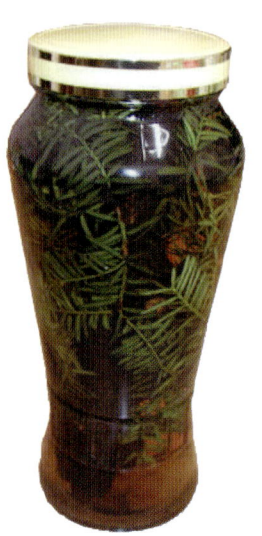

【담그는 방법】

① 약효는 가지와 잎, 열매에 있다.
② 채취한 가지와 잎, 열매를 생으로 쓰거나 그늘에 말려서 사용한다.
③ 생가지와 생잎, 생열매는 각각 200g씩 사용한다. 말린 것은 각각 160g씩 소주 3.8L에 넣고 밀봉하여 서늘한 냉암소에서 보관, 숙성시킨다.
④ 4～6개월 침출한 다음 찌꺼기를 걸러내고 보관, 음용한다. 또는 찌꺼기를 걸러낸 후 2～3개월 더 숙성하여 음용하면 향미(香味)가 좋아진다.

【구입방법 및 주의사항】

- 전국의 고산지대에서 자생하고 있는 주목을 약술로 담그려면 산지(産地)에서 채취하여 사용한다. 약재상에서는 취급하지 않는다.
- 치유되는 대로 중단한다.
- 본 약술을 음용하는 중에 가리는 음식은 없다.

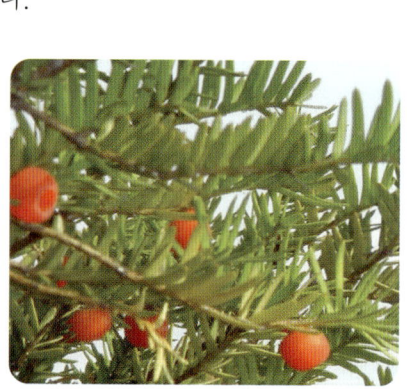

⬆ 주목 잎과 가지

▶ 내분비 질환・**부종・수종**・초본

오이

- 학 명 : *Cucumis sativus* L.
- 과 명 : 박과
- 이 명 : 물외, 호과, 왕과
- 생약명 : 호과(胡瓜), 황과(黃瓜)
- 생육지 : 재배
- 개화기 : 5~6월
- 채취기 : 개화 후 10일 내외
- 용 도 : 식용, 약용, 화상 치료용(열매의 수액)
- 약 효 : 이뇨, 숙취 해소, 소염

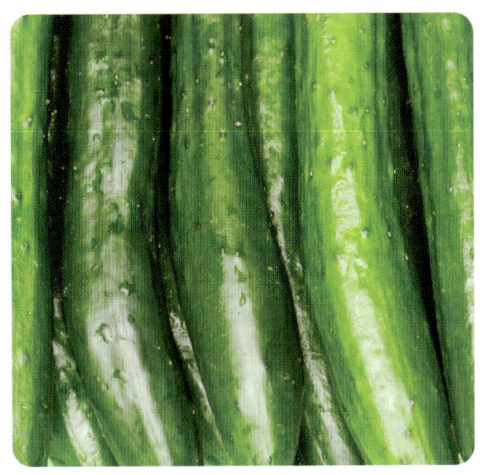

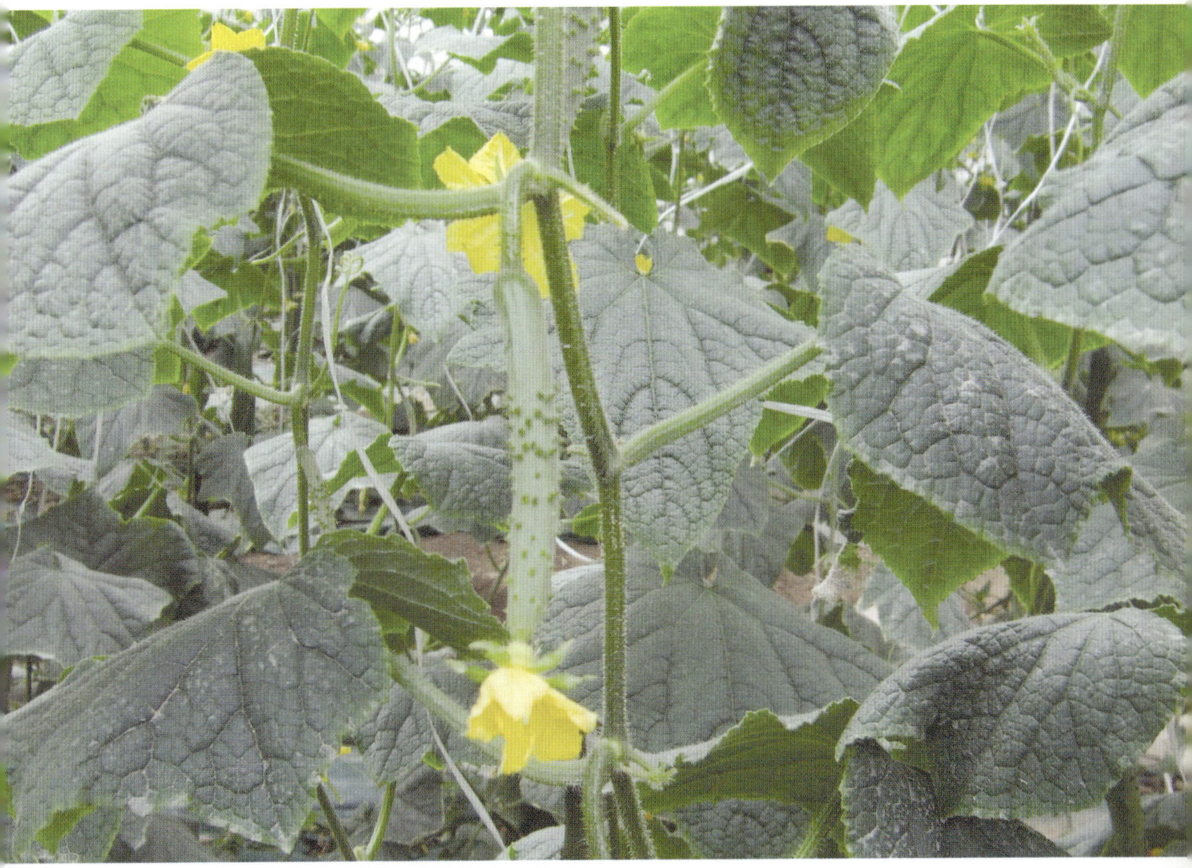

| 생김새와 특징 | 오이는 덩굴성 한해살이풀로, 줄기는 능선과 더불어 굵은 털이 있고 덩굴손으로 감으면서 다른 물체에 붙어서 길게 자란다. 잎은 어긋나고 잎자루가 길다. 잎은 손바닥 모양으로 얕게 갈라지고 가장자리에 톱니가 있으며 거칠다. 꽃은 5~6월에 지름 3㎝ 정도로 노란색으로 피고 주름이 진다. 열매는 길이 15~30㎝의 원주형이며 짙은 녹색에서 황갈색으로 익는다.

대부분 식용하나 약재로도 이용된다. 특히 오이 꼭지는 숙취 해소와 항암 효과가 탁월하고 면역증진 효과가 있다.

오이는 인도가 원산지인 중요 작물의 하나로, 전 세계에 퍼져 있다. 우리나라에서도 많은 품종이 개발되어 있으며 전국 각지에서 재배한다. 비교적 높은 온도에서 잘 자란다.

| 성품과 맛 | 맛은 달며 성질은 차다. 독성은 없다.

| 사용 부위 | 열매와 줄기(덩굴).

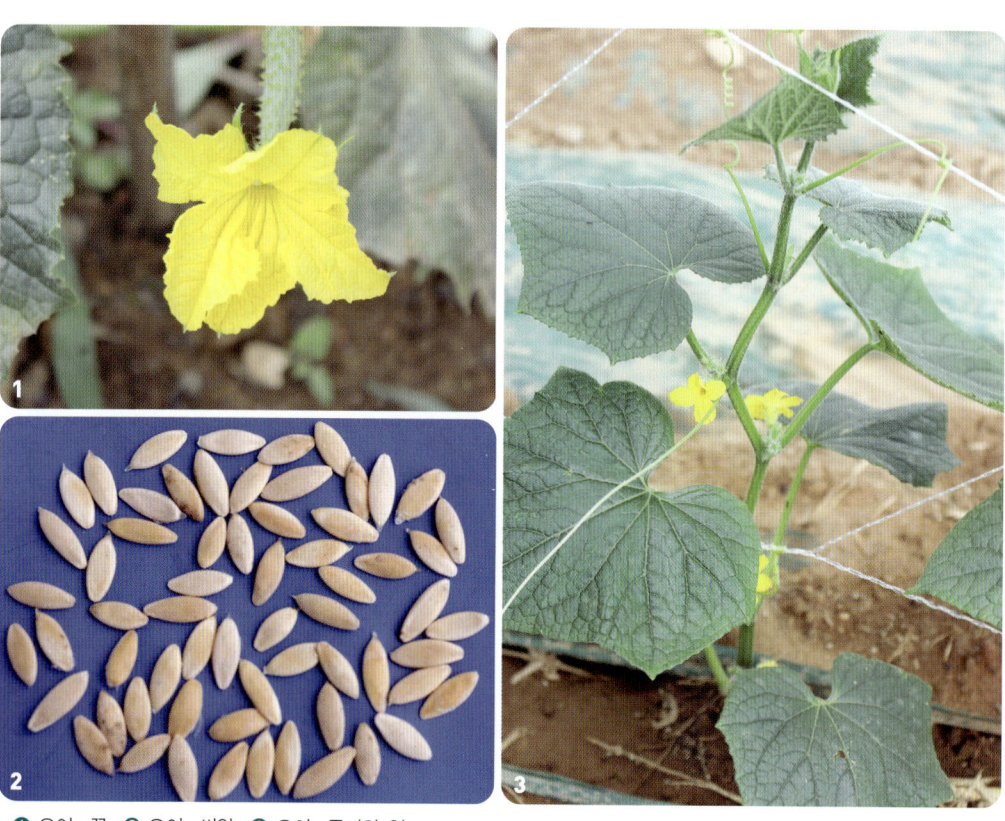

❶ 오이_ 꽃 ❷ 오이_ 씨앗 ❸ 오이_ 줄기와 잎

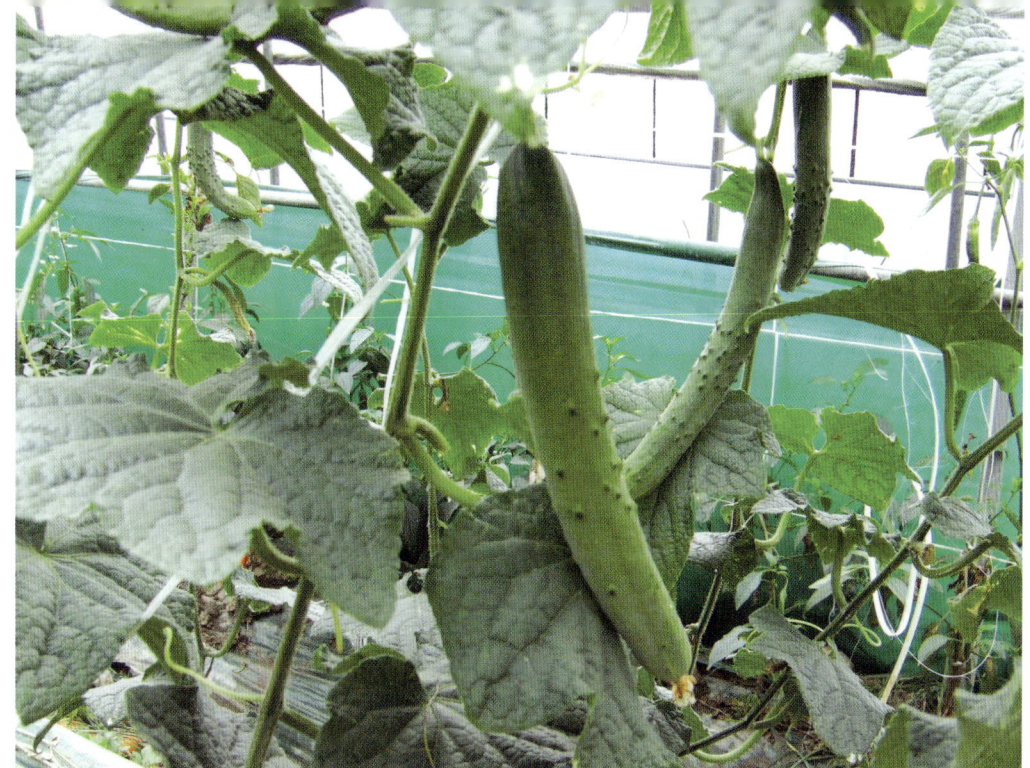

오이_ 열매

| 작용 부위 | 심(心), 폐(肺) 경락.

| 성분 | 고미성분인 커큐비타신(cucurbitasin) A~D가 함유되어 있고 글루코스(glucose), 람노스(rhamnose), 만노스(mannose), 루틴(rutin), 케르세틴(quercetin), 비타민 C 등이 함유되어 있다.

| 채취 및 조제 | 오이는 개화 후 10일 내외에 채취하여 생과실로 사용한다.

| 효능 주치 |

① 이뇨 효과가 있고 장과 위를 이롭게 하고 소갈(消渴: 당뇨)을 그치게 한다.
② 부종이 있을 때 오이덩굴을 달여 먹기도 한다. 너무 많이 먹으면 한열(寒熱: 한사와 열사가 일어나는 증상)을 일으키기 쉽고 학질과 같은 증상의 병이 생기기 쉬우므로 주의를 요한다.

동의보감원문

性寒味甘無毒不可多食動寒熱多　病. 卽今常食瓜子也老則色黃故謂之黃瓜.
① 葉 : 主小兒閃癖接汁服得吐下良.
② 根 : 搗付狐刺毒腫.

③ 오이의 과즙, 잎, 덩굴, 종자 등은 이뇨, 소염, 숙취 제거 등에 효과가 있다.
④ 최근에는 면역증진 작용과 항암 효과도 밝혀졌다.
⑤ 잎은 어린아이가 갑자기 몸을 비틀거나 굽혔다가 폈다 할 때 오이 잎을 주물러 즙을 내어 먹인 다음 토하거나 설사를 하면 효과를 볼 수 있다.
⑥ 가시에 찔려 생긴 독성이 있는 종기에 짓이겨 붙인다.

| 약용법 |

① 습진에는 오이를 얇게 잘라 환부에 붙여주거나 잘게 으깨어 붙여주면 좋다.
② 열매 10g을 물 700mL에, 또는 줄기 40g을 물 1.2L에 넣고 달인 액을 반으로 나누어 아침저녁으로 복용한다.
③ 오이소박이김치로 담가 먹는다.
④ 장아찌로 담가 먹는다.

주의사항 찬 성질이 있어서 지나치게 많이 먹지 않도록 한다. 참외, 수박, 오리알 등과 함께 먹지 않도록 한다.

TIP

[오이소박이김치]
1. 재료로는 오이 10개, 소금 4큰술, 부추 1/2단, 대파 2대, 마늘, 생강, 고춧가루 5큰술, 소금, 설탕 1작은술을 준비한다.
2. 오이를 소금에 비벼 씻은 다음 5cm 길이로 잘라 열십자로 칼집을 내어 소금물에 30분 정도 절인다.
3. 부추는 손질한 후 깨끗이 씻어 1cm 길이로 자르고 대파, 마늘, 생강은 깨끗이 씻은 후 곱게 다진다.
4. 잘라놓은 부추에 다진 파와 마늘, 생강, 고춧가루, 소금, 설탕을 넣고 가볍게 버무려 속을 만든다.
5. 절인 오이를 거즈로 싸 물기를 꼭 짠 다음 오이의 칼집 사이사이에 속을 채워 넣고 항아리에 담는다.
6. 심심하게 간을 한 소금물을 항아리에 붓고 익힌다.

[오이장아찌]
1. 재료로는 오이, 소금, 재래식 간장, 고추장을 준비한다.
2. 오이를 소금에 절인 후 재래식 간장 또는 된장에 하룻밤 정도 재운다.
3. 절인 오이의 물기를 면으로 된 천을 이용해 꼭 짠다.
4. 채반에 널어 2~3일 꾸둑꾸둑하게 말린 다음 고추장에 박아두었다가 맛이 들면 꺼내어 먹는다.

▶ 내분비 질환•**부종•수종**•초본

질경이

- 학 명 : *Plantago asiatica* L.
- 과 명 : 질경이과
- 이 명 : 길장구, 빼뿌쟁이, 길짱귀, 차전초(車前草)
- 생약명 : 차전(車前), 차전자(車前子)
- 생육지 : 길가, 풀밭, 들판 자생
- 개화기 : 6~8월
- 채취기 : 여름(전초), 가을(종자)
- 용 도 : 식용, 약용
- 약 효 : 소염, 종기, 황달, 진해거담, 편도선염, 항균, 피부궤양, 건위

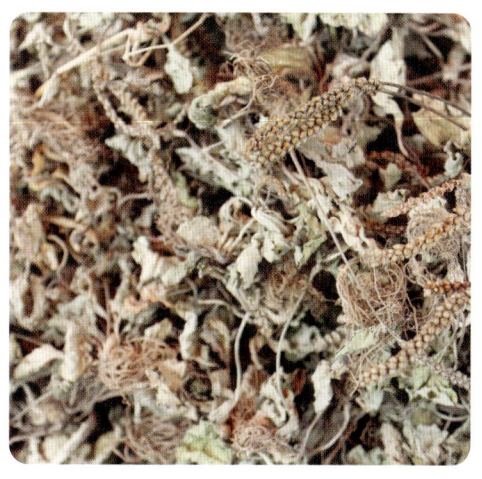

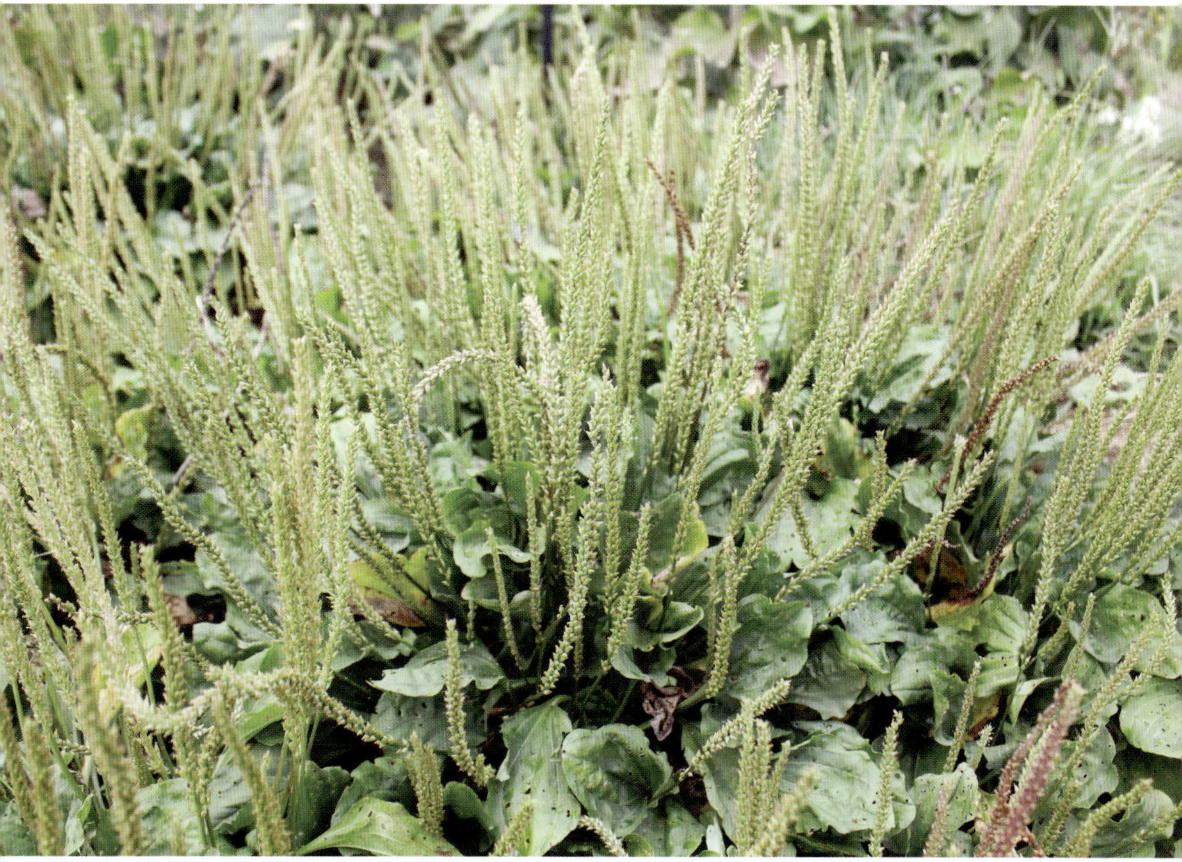

질경이 • 171

| **생김새와 특징** | 질경이는 여러해살이풀로, 키는 10~50cm로 자란다. 수염뿌리가 있으며 원줄기가 없고 많은 잎이 뿌리에서 총생(叢生)하여 올라와 비스듬히 퍼진다. 잎은 난형 또는 타원형에 잎자루가 길고 잎 끝은 둔하며 잎 가장자리는 파상이고 잎맥이 5~7개 나타나 있다. 잎의 길이는 4~15cm, 폭은 3~8cm이다. 꽃은 6~8월에 흰색으로 핀다. 화관은 적으며 4개의 열편은 뒤로 젖혀져 있고 4개의 수술과 1개의 암술이 있다. 열매는 삭과(蒴果: 열매 속이 여러 칸으로 나뉘고, 각 칸 속에 많은 종자가 들어 있음)로, 결실하면 옆으로 갈라지면서 6~8개의 흑갈색 종자가 나온다.

옛날에 마차가 지나간 바퀴자국 옆에 잘 자란다고 하여 차전초(車前草) 혹은 차과로초(車過路草)라고 하였고, 씨앗(종자)은 차전자(車前子)라고 하여 약용한다. 우리나라를 비롯하여 일본, 사할린, 타이완, 중국, 시베리아 동부, 히말라야, 자바, 말레이시아 등

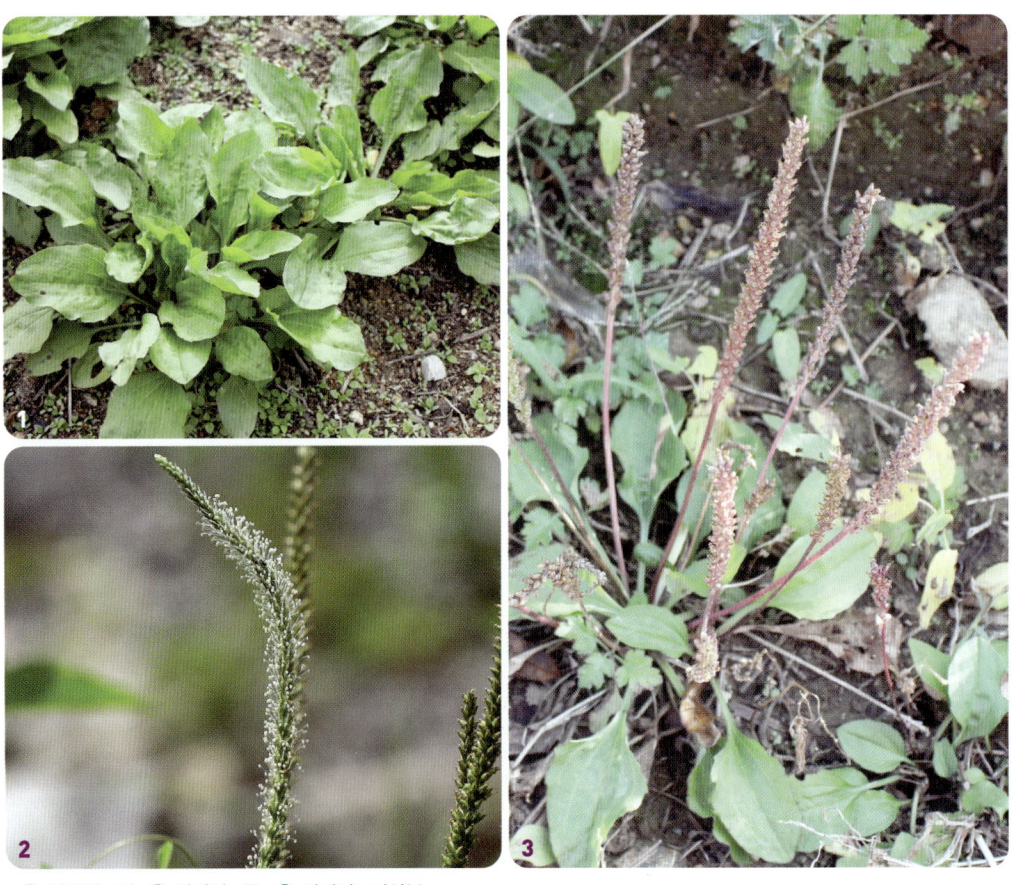

❶ 질경이_ 잎 ❷ 질경이_ 꽃 ❸ 질경이_ 지상부

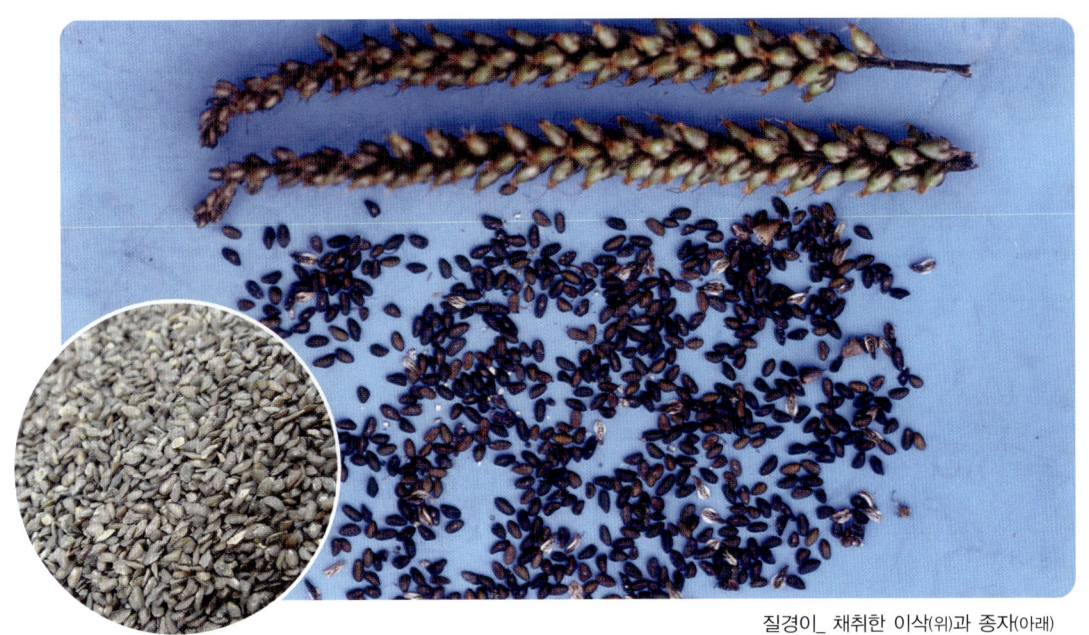

질경이_ 채취한 이삭(위)과 종자(아래)

지에 분포한다. 우리나라 전국의 길가나 들판, 빈터, 풀밭 등지에 잘 자란다.

| 성품과 맛 | 맛은 달고 성질은 차다(평하다고도 함).

| 사용 부위 | 뿌리를 포함한 전초, 종자(씨).

| 작용 부위 | 간(肝), 폐(肺), 신(腎), 비(脾) 경락.

| 성분 | 전초에 아우쿠빈(aucubin), 플란타기닌(plantaginin), 우르솔산(ursolic acid), 헨트리아콘탄(hentriacontane), 베타시토스테롤(β-sitosterol)이 함유되어 있다. 종자에는 다량의 점액, 호박산, 콜린(choline), 팔미트산(palmitic acid), 스테아르산(stearic acid), 올레산(oleic acid) 등이 함유되어 있다.

| 채취 및 조제 | 전초는 여름에 꽃이 필 때 채취하여 흙을 깨끗이 털어내고 햇볕에 말려서 사용한다. 또한 종자(씨)를 사용하는 약초는 종자가 완전히 성숙했을 때 채취하는 것

| 동의보감원문 | 性寒(一云平)味甘鹹無毒主氣癃通五淋利水道通小便淋澁明目能去肝中風熱毒風衝眼赤痛障瞖. 卽苤苢也大葉長穗好生道傍喜在牛跡中生故曰車前也五月採苗九十月採實陰乾. 略炒搗碎用用葉勿用子.

이 일반적이다. 미리 채취하면 약의 기운이 씨앗에 완전히 전달되지 못하기 때문이다. 질경이도 결실기인 가을에 종자가 들어 있는 삭과(蒴果)의 이삭을 채취하여 말린 후 비벼서 이삭껍질과 협잡물을 제거하고 씨만 사용한다.

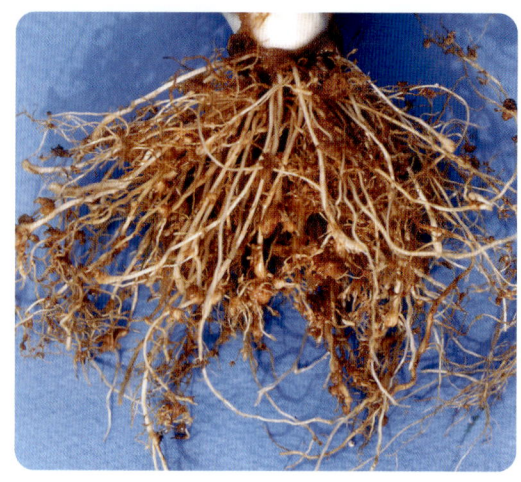

질경이_ 뿌리

| 효능 주치 |

① 청열, 소염, 이뇨, 진해거담, 지혈, 건위의 효능이 있다.
② 안질환, 황달, 종통, 편도선염, 피부궤양 등을 치료한다.
③ 포도상구균을 비롯한 각종 세균에 대해서 항균작용이 뛰어나다.
④ 차전자는 설사를 멈추게 하며, 간 기능을 활성화하여 어지럼증과 두통에 효과가 있고, 폐열로 인한 해수에도 효과가 있다.
⑤ 차전초는 이뇨 작용이 있어 신우신염, 방광염, 요로염의 치료에 사용한다.

| 약용법 |

① 차전자(씨)의 1회 복용량은 건조된 것으로 12~20g이다. 달여서 복용해도 되고, 볶은 후 분말로 만들어 복용하거나 가루로 환을 만들어 복용해도 된다.
② 질경이 씨는 볶아서 차로도 이용한다. 질경이 차는 점막의 저항력을 강하게 하고

TIP

[질경이 어린잎(새순) 식용법]

질경이 지상부 어린잎(새순)은 봄에 쌈, 나물무침, 볶음, 국거리, 튀김으로 식용한다. 삶아서 말려두었다가 묵나물로도 이용할 수 있다. 쌀과 섞어서 밥과 죽을 끓이기도 한다.

1. 소금을 한 줌 넣은 끓는 물에 어린잎을 데쳐서 한참 동안 우려낸다.
2. 그것을 꼭 짜서 잘게 썬 것을 겨자간장무침, 참깨무침, 초된장무침 등으로 식용한다.
3. 같은 방법으로 데친 것을 잘라서 기름에 볶고 간장으로 조미하여도 맛있게 먹을 수 있다.
4. 튀김으로 먹으려면 잎을 씻어서 물기를 닦고 양면에 튀김가루를 입혀 약간 높은 온도로 튀긴다.

소화액의 분비를 정상적으로 만들며 간을 튼튼하게 한다.
③ 민간요법 중 하나. 예전에는 간장염으로 인한 부종과 복수에 질경이 전초 50g과 옥수수수염 25g을 물 600mL에 넣고 열탕으로 달여 양이 반 정도가 되면 하루 2∼3회 복용했다.

주의사항 성질이 차고 이수(利水: 이뇨)하면서 기가 함께 빠져나가기 때문에 반드시 기를 보충해주어야 한다. 비만인이 차전자를 사용할 경우 율무를 함께 사용하는 것은 이러한 원리이다.

질경이의 기능성 및 효능에 관한 특허자료

▶ **항암 기능을 가진 질경이 추출물**
본 발명은 질경이가 가지는 탁월한 암세포 억제 성분(항암 성분)을 인체에 적절하게 적용할 수 있도록 하여 각종 암 예방은 물론 그 치료까지도 기대할 수 있는 항암 효능을 가진 질경이 추출물에 관한 것이다.
― 공개번호 : 10-2002-0036807, 출원인 : 학교법인 계명대학교

▶ **뇌 신경세포 보호물질을 포함하는 질경이 추출물을 포함하는 조성물**
본 발명은 뇌 신경세포 보호물질을 포함하는 질경이 추출물을 포함하는 퇴행성 신경질환의 예방 또는 치료용 조성물에 관한 것이다. 보다 구체적으로 뇌 신경세포 보호물질로서 4-비닐-2-메톡시페놀을 포함하고 산화적 스트레스 유발을 감소시키며 세포 활성을 증대시킬 뿐만 아니라 치매 모델 동물실험의 대안행동 및 스텝 스루 레이턴시(step through latency) 수동회피검사에서 기억학습 능력을 유지시키는 질경이 추출물이 포함된 인체에 무해한 퇴행성 신경질환의 예방 또는 치료용 조성물에 관한 것이다.
― 공개번호 : 10-2010-0002836, 출원인 : 고려대학교 산학협력단

▶ **질경이 추출물을 함유하는 항산화 및 지질 대사 개선용 식품 조성물**
본 발명은 질경이 추출물을 유효성분으로 함유하는 것을 특징으로 하는 항산화용 또는 지질 대사 개선용 식품 조성물을 개시한다.
― 공개번호 : 10-2012-0124975, 출원인 : (주)엔자임바이오

▶ **질경이 추출물을 함유하는 자외선에 대한 피부 보호용 화장료 조성물**
본 발명은 질경이 추출물을 함유하는 자외선에 대한 피부 보호용 화장료 조성물에 관한 것으로, 질경이 추출물이 자외선을 흡수하고, 자외선에 의한 피부 세포의 변형을 완화시키며, 피부 자극이 나타나지 않는 효과가 있어 자외선 차단 화장료에 사용하였을 경우 자외선 차단 효과의 상승 작용은 물론 자외선에 의해 손상된 피부의 회복에 도움을 줄 수 있는 효과가 있다.
― 공개번호 : 10-2009-0025500, 출원인 : (주)더페이스샵코리아

▶ 내분비 질환 · **부종 · 수종** · 초본

팥

- 학 명 : *Vigna angularis* (Willd.) Ohwi & H.Ohashi
- 과 명 : 콩과
- 이 명 : 소두, 적두, 홍두
- 생약명 : 적소두(赤小豆)
- 생육지 : 재배
- 개화기 : 8월
- 채취기 : 가을
- 용 도 : 식용, 약용
- 약 효 : 소염, 이뇨, 배농, 해독, 거습, 옹종, 각기

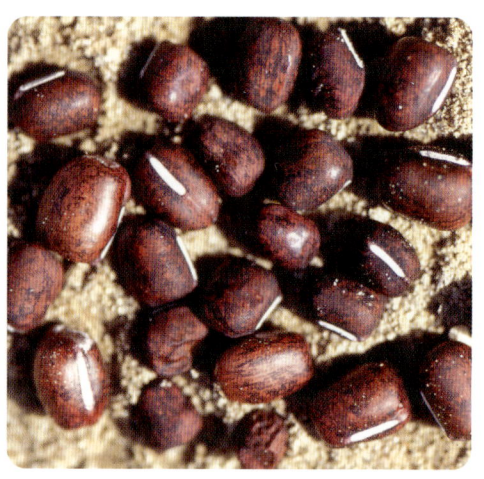

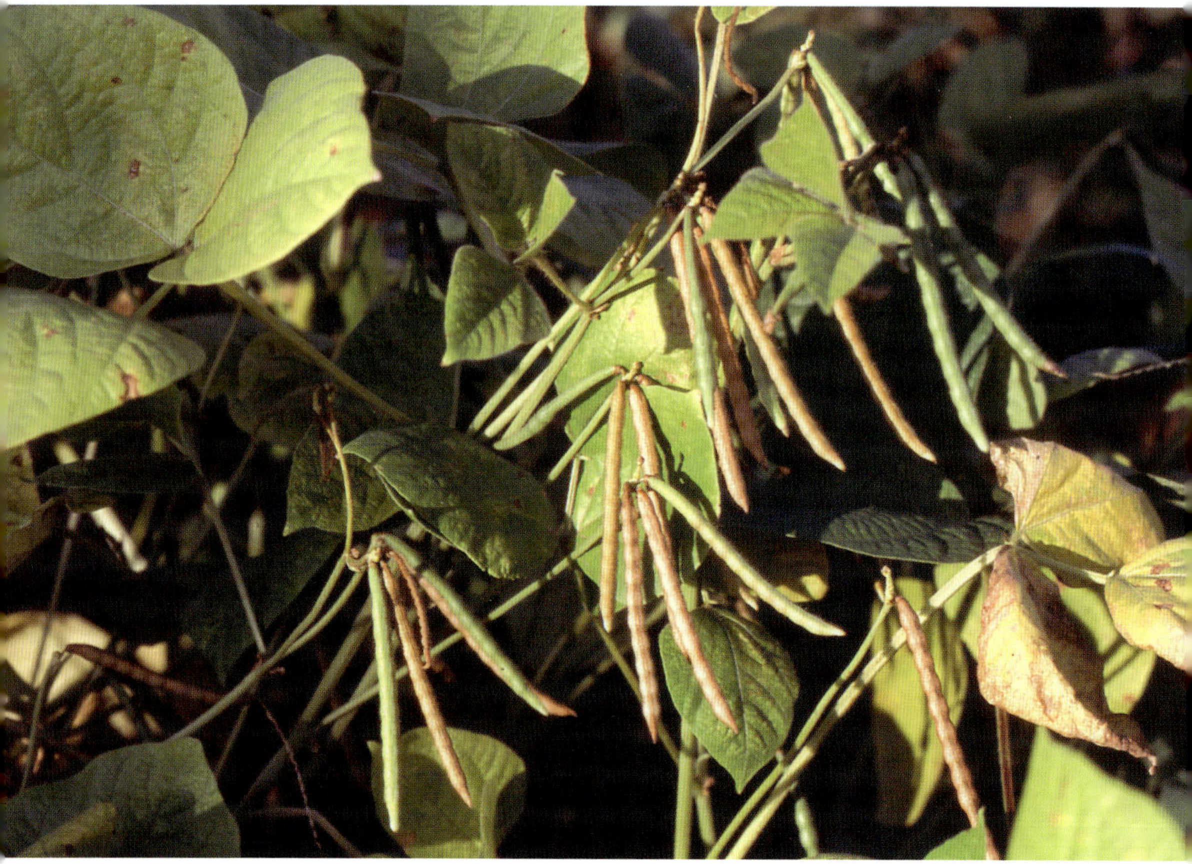

| 생김새와 특징 | 팥은 덩굴성 한해살이풀로, 키는 30~50cm이다. 줄기는 열매보다 가늘며 길고 덩굴이 뻗는 경향이 있어 쓰러지기 쉽다. 줄기는 녹색 또는 홍자색을 띤다. 잎은 어긋나고 마름모꼴의 작은 잎이 3개 있다. 꽃은 8월에 노란색으로 피는데, 성숙하면 연한 노란색, 연한 갈색, 검은 갈색으로 변한다. 열매는 길이 6~10cm의 협과로 달리는데 안에 6~10개의 종자가 들어 있다. 종자의 색은 붉은색 또는 연갈색이다. 또한 흰색, 연한 노란색, 검은색, 연한 녹색, 검은색 무늬가 있는 것 등 다양한 품종이 개발되어 있다. 팥(종자)으로는 팥밥을 지어 먹고 팥고물, 팥소로도 쓴다. 팥죽을 쑤어 먹기도 한다. 옛날에는 문짝에 뿌려서 액운을 막기도 하였다. 팥의 원산지는 중국으로 추정되고 우리나라에서도 오랜 옛날부터 재배해왔으며 지금도 전국 각지에서 식용과 약용으로 재배하고 있다.

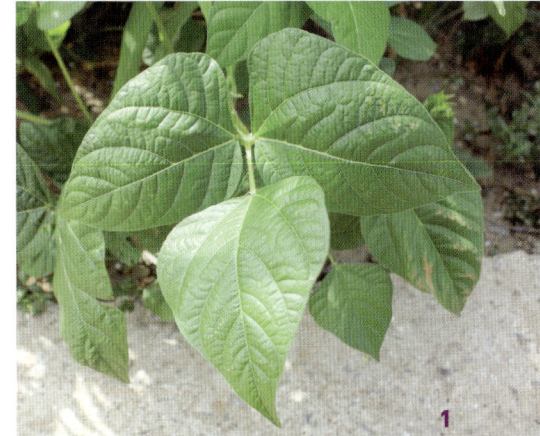

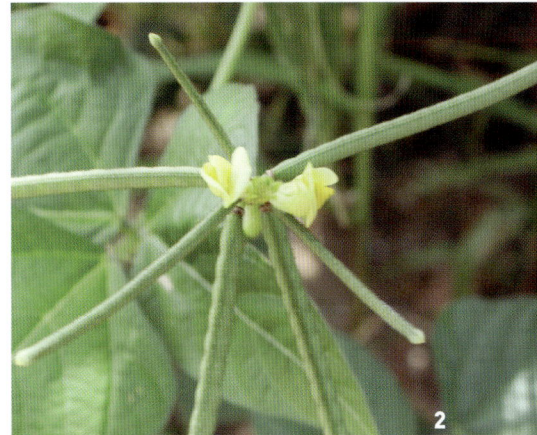

❶ 팥_ 잎 ❷ 팥_ 꽃과 꼬투리

| 성품과 맛 | 맛은 달고 시며 성질은 평하다 (약간 차다고도 하고 따뜻하다고도 함). 독성은 없다.

| 사용 부위 | 열매.

| 작용 부위 | 심(心), 소장(小腸) 경락.

| 성분 | 녹말 등의 탄수화물이 약 50% 함유되어 있으며, 그 밖에 단백질이 약 20% 함유

동의보감원문
性平一云微寒一云溫味甘酸無毒. 主下水排癰腫膿血治消渴止泄利小便下水腫脹滿. 消熱癰腫散惡血.

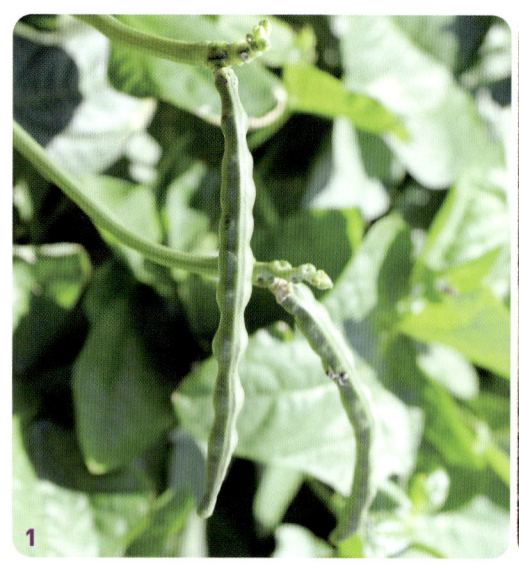 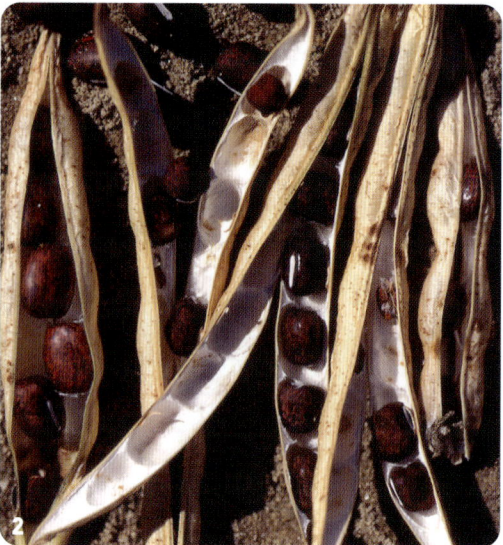

❶ 팥_ 열매 꼬투리 ❷ 팥_ 꼬투리가 벌어지고 나온 붉은 종자

되어 있다. 씨껍질의 색소는 안토시안이므로 알칼리나 철 냄비에 끓이면 검은색을 띠고, 산이나 공기에 접촉하면 붉은색을 띤다. 사포닌, 팔미트산(palmitic acid), 스테아르산(stearic acid), 아라키딘산(arachidic acid), 아르기닌산(arginin acid), 레시틴(lecithine), 리놀레산(linoleic acid) 등이 함유되어 있다.

TIP

[팥죽]

붉은 팥을 푹 삶아 체에 거른 팥물에 불린 쌀을 넣고 약한 불에서 나무 주걱으로 저어가며 끓인다. 죽이 거의 익으면 찹쌀가루를 익반죽하여 찹쌀 경단을 만들어 넣는다.

[팥찰밥]

1. 찹쌀을 일어 2~3시간 물에 담갔다가 건져서 찜통에 보자기를 깔고 찐다.
2. 팥은 껍질이 터지지 않고 팥물이 1컵 정도 남게 삶고, 대추는 씻어서 씨를 발라낸 다음 2쪽으로 쪼개고 밤은 겉껍질과 속껍질을 벗겨서 준비해놓는다.
3. 쪄놓은 찹쌀과 삶은 팥, 대추, 밤, 설탕, 간장, 참기름 등을 고루 섞고 팥물 2/3컵을 섞어 촉촉하게 버무려 찜통에 담고 1시간쯤 찐다.
4. 뜸이 푹 들면 떠서 대접한다. 이때 소금만으로 간을 하여 지으면 더 담백한 맛이 난다.
5. 찰밥은 차게 식혀두고 후에 먹어도 좋다.
6. 끓여서 지을 경우에는 멥쌀보다 물을 1/4가량 적게 붓고 지으면 된다.

| 채취 및 조제 | 팥 열매를 가을에 채취하여 이용한다.

| 효능 주치 |

① 소염, 이뇨, 배농, 해독, 거습(祛濕)의 효능이 있다. 옹종, 변비, 각기로 인한 부종, 무좀 등의 치료에 사용한다.
② 위장을 튼튼하게 해준다.
③ 숙취와 주독을 풀어주고 음주 후 두통을 치료한다.
④ 허약한 기운을 보충하는 효능이 뛰어나다.
⑤ 간의 열과 심장의 열을 내려준다. 특히 스트레스 해소에 좋은 효과가 있다.
⑥ 섬유질이 풍부하여 변비 치료에도 좋다.

| 약용법 |

① 팥을 가루 내어 같은 양의 황백 분말과 밀가루를 섞어 잘 갠 다음 환부에 바른다.
② 팥죽을 쑤어 먹는다.
③ 팥찰밥으로 만들어 먹는다. 김치 이외에 시원한 냉채나 맑은 국을 곁들이면 좋다.

주의사항 상극 사포닌을 함유하고 있기 때문에 인삼과는 함께 사용할 수 없다.

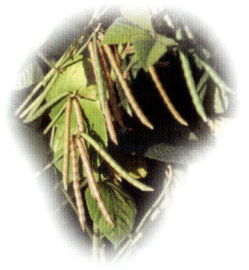

팥의 기능성 및 효능에 관한 특허자료

▶ 구강 세균에 대한 항균성을 갖는 팥 추출물을 포함하는 조성물

본 발명은 팥 추출물을 포함하는 구강질환의 예방 또는 치료용 조성물에 관한 것이다. 본 발명에 따른 팥 추출물은 구강질환 병원균인 *S.mutans*, *S.sobrius*, *P.intermedia* 및 *P.gingvalis*에 대해 항균력 및 살균력이 매우 우수하므로, 구강질환의 예방 또는 치료에 유용하게 사용될 수 있다.

– 공개번호 : 10-2014-0020131, 출원인 : 성신여자대학교 산학협력단

▶ 내분비 질환·**부종·수종**·목본

으름덩굴

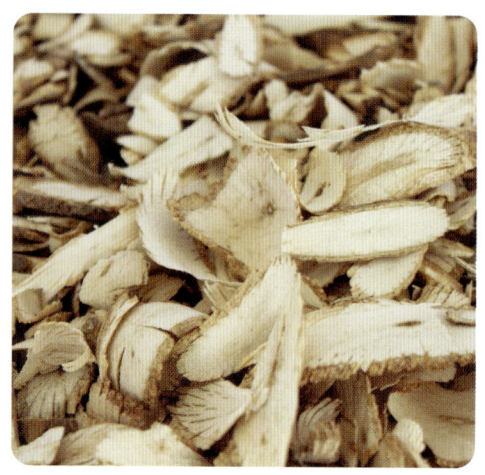

- 학　명 : *Akebia quinata* (Houtt.) Decne.
- 과　명 : 으름덩굴과
- 이　명 : 으름, 어름, 해풍등, 야목과, 마목통, 목통실, 통초
- 생약명 : 목통(木通)
- 생육지 : 산골짜기, 계곡 자생
- 개화기 : 4~5월
- 채취기 : 가을
- 용　도 : 관상용, 약용, 식용(차 대용)
- 약　효 : 어깨결림, 신경통, 관절염, 수종, 이뇨, 각종 결석, 소염

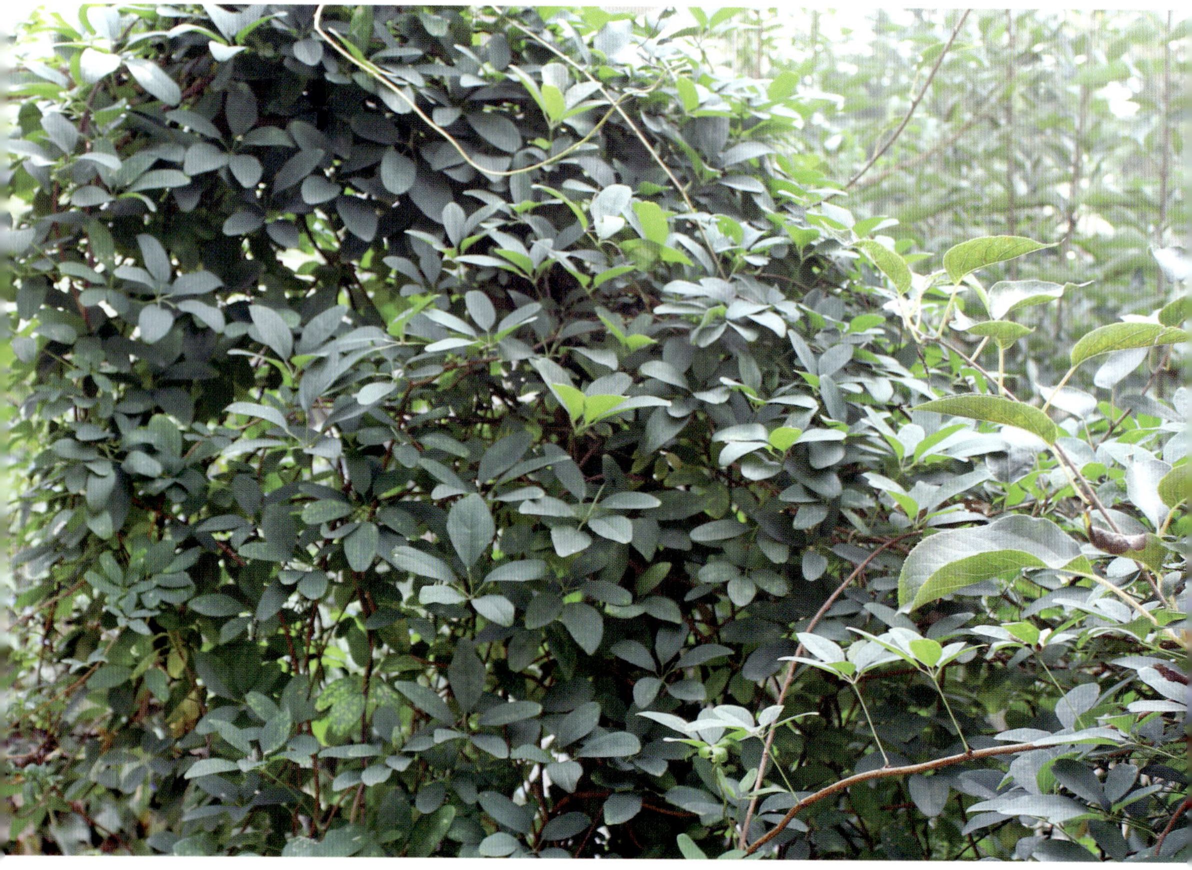

| **생김새와 특징** | 으름덩굴은 낙엽활엽 덩굴식물로, 덩굴줄기는 5m 정도까지 자란다. 줄기는 털이 없으며 갈색이다. 잎은 손바닥 모양의 겹잎으로, 새 가지에서는 어긋나고 오래된 가지에서는 모여난다. 작은 잎은 5~6개로, 달걀 모양 또는 타원형이며 끝이 오목하다. 작은 잎의 크기는 길이 3~6cm, 폭 1~4.5cm이다. 꽃은 암수한그루이고 4~5월에 짧은 가지의 잎 사이에서 짧은 총상꽃차례가 나오며 자줏빛을 띤 갈색으로 달린다. 수꽃은 작고 많으며, 암꽃은 크고 적다. 암꽃은 갈색이 도는 보라색이다. 열매는 6~10cm의 긴 타원형으로, 10월에 갈색으로 익으면 터지듯이 벌어지며 종자가 나온다. 으름덩굴 뿌리는 길고 비대하다.

열매의 과피(果皮)는 두꺼운 편이며 과육은 식용 가능하다. 또한 덩굴줄기의 겉껍질을 제거하고 세절(細切) 건조한 것을 목통(木通)이라고 하여 약용한다. 신선한 어린잎은

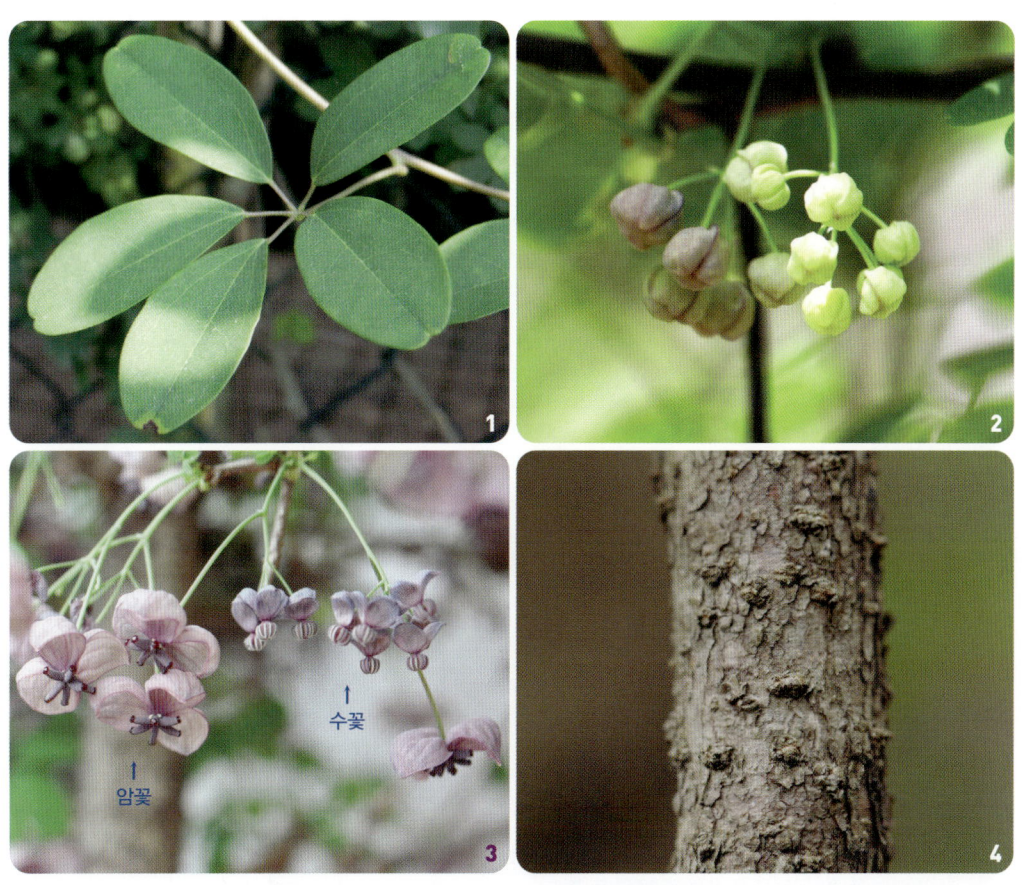

❶ 으름덩굴_ 잎 ❷ 으름덩굴_ 꽃봉오리 ❸ 으름덩굴_ 암꽃과 수꽃 ❹ 으름덩굴_ 수피

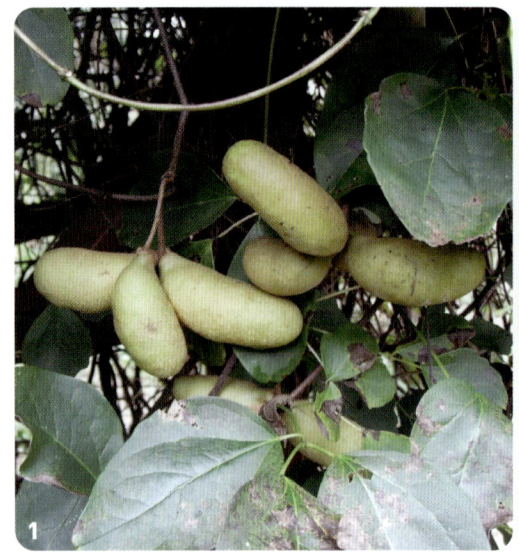
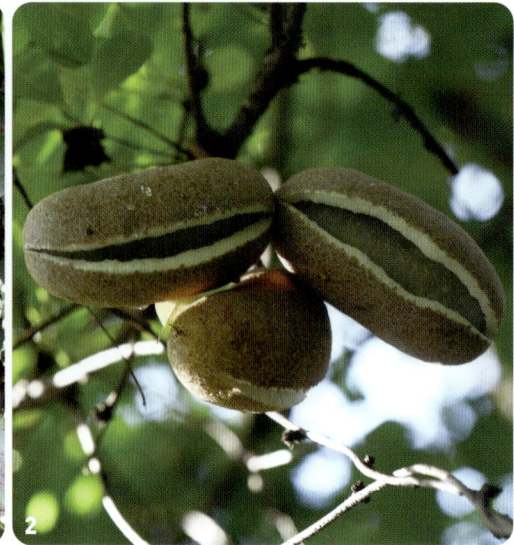

❶ 으름덩굴_ 덜 익은 열매 ❷ 으름덩굴_ 익은 열매

건조시켜 차로 음용하거나 데쳐서 나물로도 먹는다.

으름덩굴은 우리나라가 원산지이며 일본, 중국에도 분포하고 있다. 우리나라에서는 강원도를 제외한 황해도 이남의 산골짜기나 계곡에서 주로 무리를 지어 서식하며 이웃 나무를 감고 올라가거나 바위에 기대어 자란다.

| 성품과 맛 | 맛은 맵고 달며, 성질은 평하다(약간 차다고도 함). 독은 없다.

| 사용 부위 | 덩굴줄기, 열매.

| 작용 부위 | 심(心), 소장(小腸), 방광(膀胱) 경락.

| 성분 | 헤데라게닌(hederagenin), 아케빈(akebin) 등.

동의보감원문

性平(一云微寒)味辛甘無毒治五淋利小便開關格治水腫除煩熱通利九竅出音聲療脾疸常欲眠墮胎去三蟲. 生山中作藤蔓大如指每節有二三枝枝頭出五葉結實如小木瓜核黑瓤白食之甘美謂之燕覆子正月二月採枝陰乾. 莖有細孔兩頭皆通含一頭吹之則氣出彼頭者良. 通草卽木通也心空有瓣輕白可愛去皮節生用通行十二經故名爲通草. 木通性平味甘而淡主小便不利導小腸熱通經利竅. 木通通草乃一物也處處有之江原道出一種藤名爲木通色黃味苦瀉濕熱通水道有效治瘡亦效別是一物也或云名爲木防己瀉濕爲最.

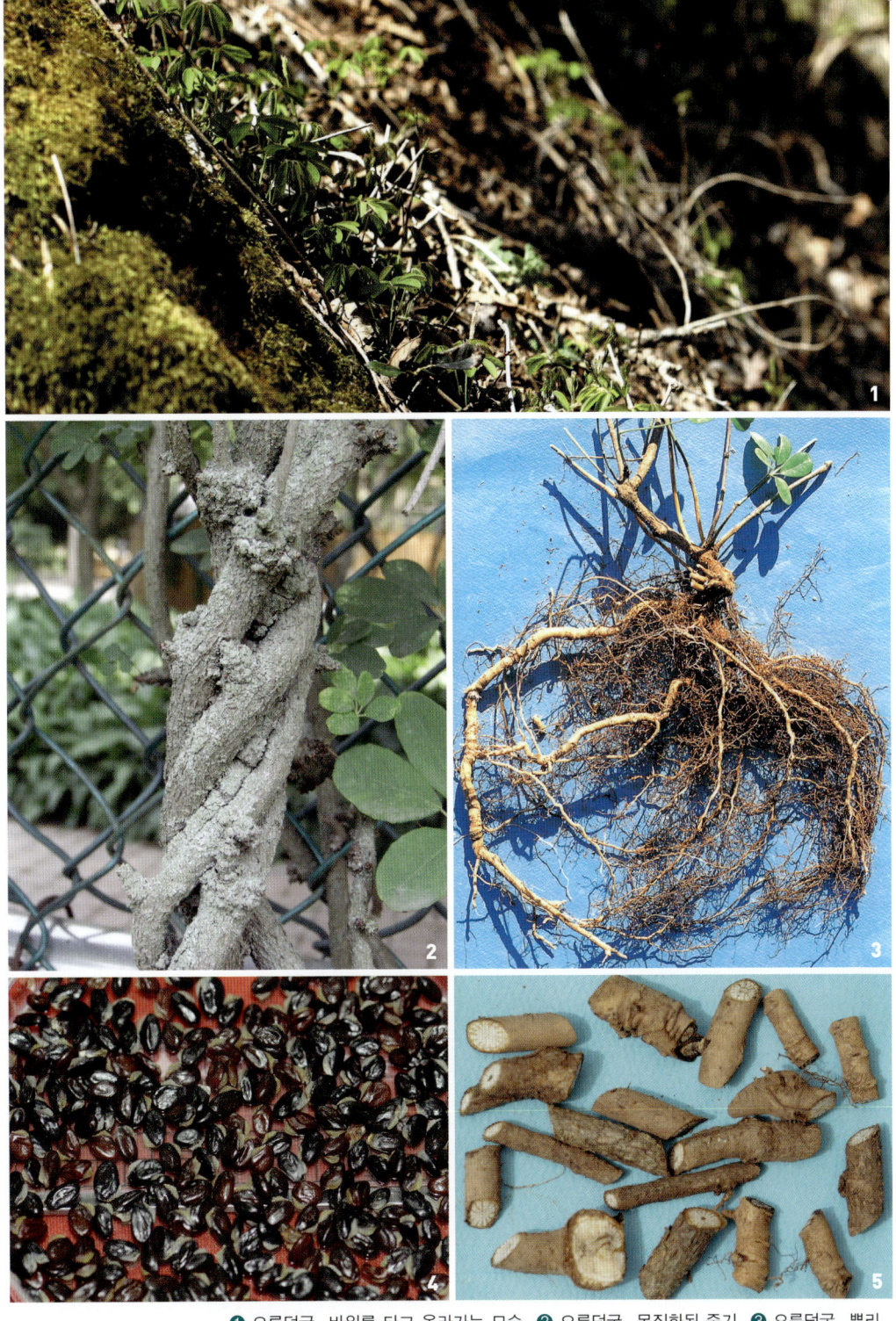

❶ 으름덩굴_ 바위를 타고 올라가는 모습 ❷ 으름덩굴_ 목질화된 줄기 ❸ 으름덩굴_ 뿌리
❹ 으름덩굴_ 씨앗 ❺ 으름덩굴_ 생뿌리(절단)

|채취 및 조제| 덩굴줄기와 열매는 가을에 채취하여 깨끗이 손질한 후 햇볕에 말려서 보관한다. 특히 덩굴줄기는 겉껍질을 벗겨내고 잘게 썰어서 건조한 후에 사용한다.

|효능 주치|
① 덩굴줄기에 소염, 이뇨, 통경작용의 효능이 있다.
② 오줌이 잘 나오지 않는 증세, 요로결석, 담도결석, 체내에 수습(水濕)이 정체되어 발생하는 수종(水腫), 신경통, 월경통, 늑막염 등의 치료에 효과가 있다.

|약용법|
① 말린 덩굴줄기 2~6g을 300mL의 물에 넣고 약한 불에서 반으로 달이거나 가루로 빻아 식후에 한 달 정도 복용한다.
② 말린 열매 25g을 물 900mL에 넣고 중불에서 절반 이하로 달인 액을 나누어 아침저녁으로 식후에 장기 복용한다.

주의사항 동의보감에서는 으흐름너출(으름덩굴)이라 정의하고, 약재 이름을 통초(通草)라고 하여 줄기와 열매, 그리고 통탈목의 줄기 속 흰 부분을 함께 취급하고 있으나 으름덩굴은 목통(木通), 통탈목은 통초(通草)로 분류해야 한다.

으름덩굴의 기능성 및 효능에 관한 특허자료

▶ **으름덩굴 종자 추출물을 포함하는 항암 조성물 및 그의 제조방법**
본 발명은 으름덩굴 종자 추출물을 포함하는 항암 조성물 및 그의 제조방법에 관한 것으로, 본 발명의 조성물은 우수한 항암성을 나타내며, 이에 추가적으로 전호, 인삼 또는 울금 추출물을 처방하여 보다 증강된 항암 효과를 얻을 수 있어, 암의 예방 또는 치료제로서 유용하게 사용할 수 있다.
- 공개번호 : 10-2005-0087498, 출원인 : 김송진

▶ **으름덩굴 추출물을 유효성분으로 포함하는 최종당화산물(AGEs) 생성 억제용 피부 외용제 조성물**
본 발명은 으름덩굴 추출물을 유효성분으로 포함하는 최종당화산물 생성 억제용 피부 외용제 조성물에 관한 것이다. 본 발명의 조성물은 최종당화산물 생성을 억제하여 세포손상으로부터 섬유모세포를 보호하는 기전을 통해 피부 주름 개선 등의 효과를 가진다. 그리고 세포독성 및 피부 부작용이 없어 화장료 또는 의약품에 안전하게 적용할 수 있다.
- 공개번호 : 10-2014-0115742, 출원인 : 바이오스펙트럼(주)

으름덩굴주

덩굴줄기의 맛은 맵고 달며, 열매는 달다. 기호와 식성에 따라 꿀, 설탕을 가미하여 음용할 수 있다.

【적용병증】

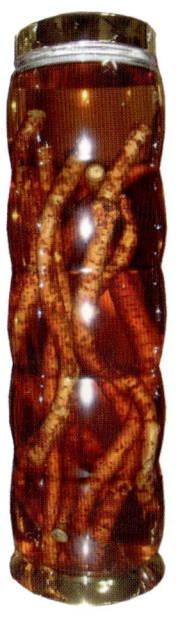

- **당뇨(糖尿)** : 췌장(脆臟)에 이상이 생겨 혈액 또는 소변에 당이 증가되는 증상이다. 30mL를 1회분으로 1일 2~3회씩, 90~180일 음용한다.
- **번열(煩熱)** : 몸에 열이 몹시 나고 가슴이 답답하며 괴로운 증세로, 수족이 병적으로 달아오르는 증세이다. 30mL를 1회분으로 1일 3~4회씩, 3~4일 음용한다.
- **이명증(耳鳴症)** : 귓속에서 여러 가지 잡음을 느끼는 증세이다. 30mL를 1회분으로 1일 2~3회씩, 15~20일 음용한다.
- **기타 질환** : 관절염, 방광염, 부종, 신경통, 인후통증, 통풍, 혈액순환

【담그는 방법】

① 약효는 덩굴줄기나 익은 열매에 있다.
② 덩굴줄기나 열매를 채취하여 깨끗이 물로 씻은 후 물기를 완전히 제거한다. 덩굴줄기는 건조시켜 사용하고 열매는 그대로 생으로 사용한다.
③ 말린 덩굴줄기는 200g, 익은 열매는 250g을 소주 3.8L에 넣고 밀봉하여 서늘한 냉암소에서 보관, 숙성시킨다.
④ 덩굴줄기는 8개월, 익은 열매는 4개월 정도 침출한 다음 찌꺼기를 걸러내고 보관, 음용한다. 또는 찌꺼기를 걸러낸 후 2~3개월 숙성하여 음용하면 향미(香味)가 더 좋아진다.

【구입방법 및 주의사항】

- 약재상이나 약령시장에서 구입하여 사용한다. 또는 산지(產地)에서 채취하여 사용한다. 전국의 산기슭, 들, 숲 속에서 자생한다.
- 장복해도 해롭지는 않으나 치유되는 대로 중단한다. 본 약술을 음용하는 중에 가리는 음식은 없다.
- 임산부는 음용을 금한다.

▶ 내분비 질환·**항암**·초본

마타리

- 학 명 : *Patrinia scabiosaefolia* Fisch. ex Trevir.
- 과 명 : 마타리과
- 이 명 : 가양취, 미역취, 가얌취, 야황화, 황아용아, 마초
- 생약명 : 황화패장(黃花敗醬)
- 생육지 : 산비탈, 들판 자생
- 개화기 : 7~8월
- 채취기 : 가을
- 용 도 : 식용(어린순), 약용, 관상용
- 약 효 : 이뇨, 해독, 간염, 위장염, 산후 복통, 항암

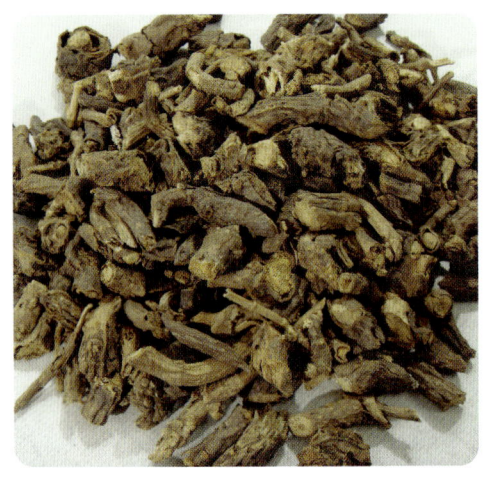

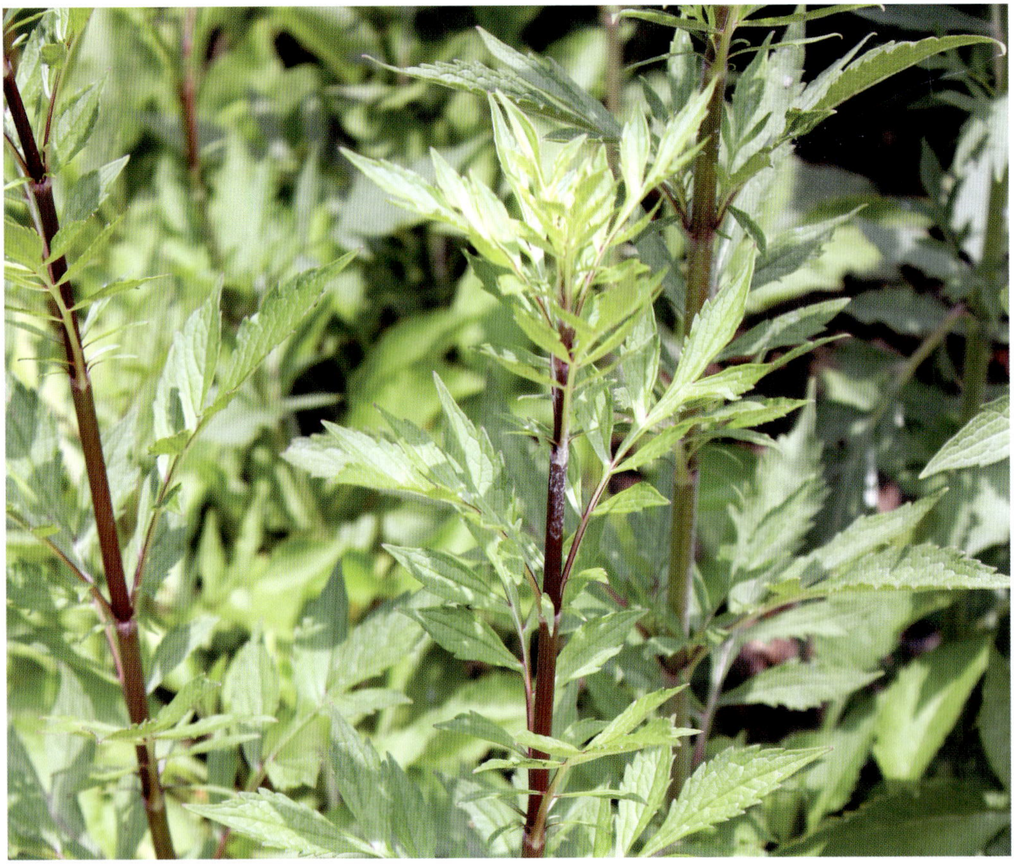

| **생김새와 특징** | 마타리는 숙근성 여러해살이 풀로, 키는 60~150㎝이다. 줄기는 곧게 서며 온몸에 잔털이 난다. 잎은 새의 깃 모양으로, 깊이 갈라지고 마주난다. 꽃은 7~8월에 가지 끝과 원줄기 끝에 노란색으로 피는데, 지름이 0.5㎝가량 되는 꽃들이 많이 달린다. 열매는 9~10월에 익는데, 타원형이며 길이가 0.5㎝ 정도 되는 종자가 달린다. 어린순은 식용, 뿌리는 약용하며 노란색 꽃이 아름다워 관상용으로도 쓰인다. 노란색 꽃이 피고 뿌리에서는 간장 썩은 냄새가 난다고 하여 '황화패장(黃花敗醬)'이라는 명칭이 붙었다.

우리나라와 일본, 타이완, 중국 및 시베리아 동부 등지에 분포한다. 우리나라 전국 각처의 산비탈이나 들판에 흔히 자란다.

| **성품과 맛** | 맛은 짜고 쓰며 성질은 평하다(약간 차다고도 함). 독성은 없다.

| **사용 부위** | 뿌리를 포함한 전초(잎, 줄기, 뿌리).

| **작용 부위** | 위(胃), 대장(大腸), 간(肝) 경락.

| **성분** | 올레아놀릭산(oleanolic acid), 헤데라게닌(hederagenin), 타닌(tannin), 다종의 사포닌(saponin) 등.

| **채취 및 조제** | 가을에 전초를 채취한 후 깨끗이 씻어서 햇볕에 말린 뒤 잘게 잘라서 약재로 이용한다. 4~5월의 봄에는 어린순을 뜯어 식용하기도 한다.

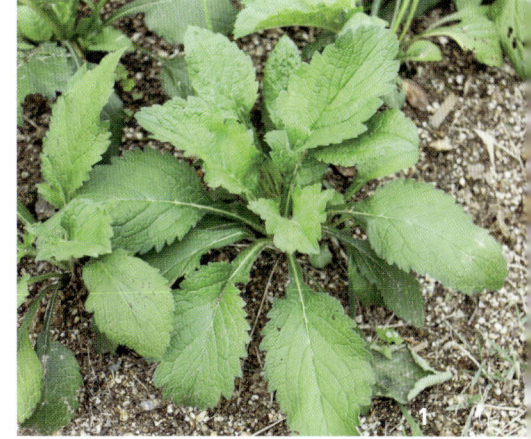
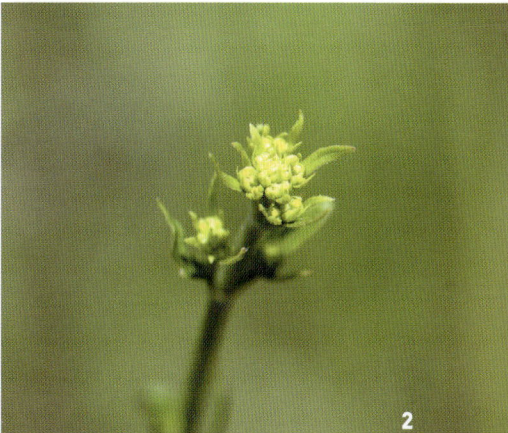
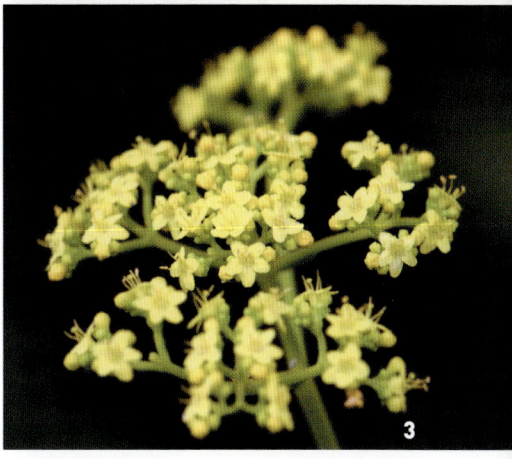

❶ 마타리_ 어린잎
❷ 마타리_ 꽃 피기 전 ❸ 마타리_ 꽃(확대)

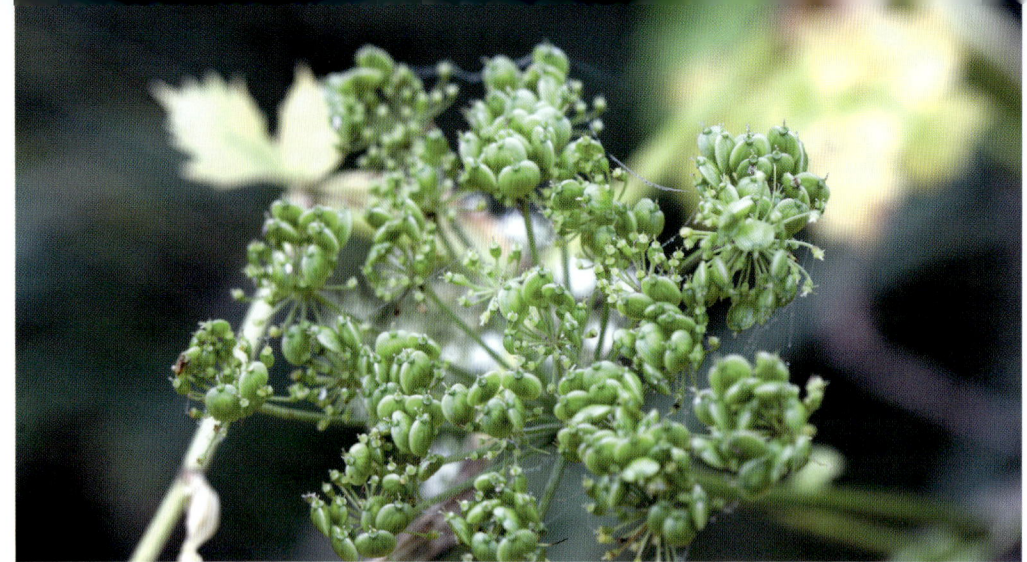

마타리_ 종자 결실

| 효능 주치 |

① 암의 치료에 쓴다.
② 간장 보호, 진통, 해독, 배농, 소종(消腫) 등에 효능이 있다. 간농양, 간염, 간 기능 장애, 위장통증, 위궤양, 유행성 이하선염, 자궁 내막염, 대하증, 산후 복통 등의 질병을 치료한다.
③ 옴, 종기 등의 피부질환 치료에도 효능이 있다.

| 약용법 |

① 1회에 세절(細切) 건조한 마타리 전초 4~6g을 물 200~300mL에 넣고 약한 불에서 반으로 달인 액을 한 달 정도 식후에 복용한다.
② 피부 질환에는 생풀을 짓찧어 환부에 붙인다.
③ 눈이 피로할 때는 햇볕에 잘 말린 뿌리 10g을 잘게 잘라서 물 500~600mL에 넣어 절반이 될 때까지 달인 후 찌꺼기는 버리고 하루 3회로 나누어 식사 1시간 전에 마시면 좋다.
④ 어린순을 나물로 해 먹거나 쌀과 섞어서 나물밥을 해 먹는다. 기름으로 볶아서 먹기도 한다. 나물로 식용할 때에는 쓴맛이 나기 때문에 데쳐서 우려낸 다음에 조리

동의보감원문

性平(一云微寒)味苦鹹無毒主破多年凝血能化膿爲水及産後諸病能催生落胞療暴熱火瘡瘡瘍疥癬丹毒治赤眼障膜努肉聤耳又排膿補瘻. 生山野根紫色似柴胡作陳敗豆醬氣故以爲名八月採根暴乾. 入足少陰經手厥陰經.

해야 한다. 식초나 겨자를 가미하면 맛이 더욱 좋다.

주의사항 맛이 쓰고 차서 혈액순환을 활성화시키고 어혈을 흩어지게 하는 작용이 있으므로 실열(實熱)이나 어혈(瘀血)이 없는 경우에는 신중하게 사용해야 하며, 출산 후의 과도한 출혈이나 혈허(血虛) 또는 비위가 허약한 사람이나 임산부도 사용에 신중을 기해야 한다.

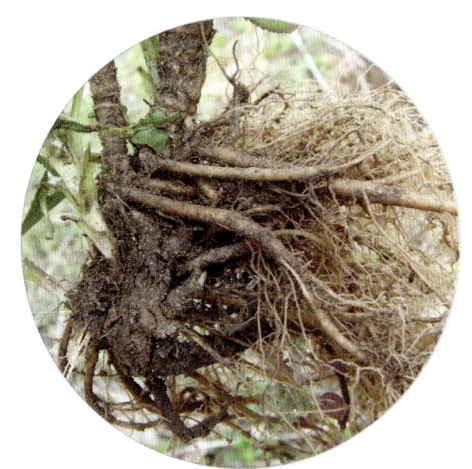

마타리_ 수확한 뿌리

마타리의 기능성 및 효능에 관한 특허자료

▶ **마타리와 황백피의 혼합 수추출물을 함유하는 면역증강제 조성물**

본 발명은 마타리와 황백피(황벽나무 줄기 속껍질)의 혼합 수추출물을 유효성분으로 함유하는 면역증강제 조성물에 관한 것이다. 본 발명의 추출물은 우수한 면역증강작용을 가지고 있어서 항암 화학요법이나 방사선 요법을 받는 환자에게서 손상된 면역기전을 부활 또는 증가시키고, 또한 면역 관련 백신을 사용할 때에 면역보조제로 사용함으로써 항체 생성 강도를 증가시키는 효과를 나타낸다.

- 공개번호 : 10-1998-0021297, 출원인 : (주)파마킹, 한영복

▶ **마타리와 황백피의 혼합 추출물로 구성된 B형 간염 및 간경화 치료 조성물**

본 발명은 B형 간염 및 간경화에 대해 치료 효과를 나타내는 마타리와 황백피(황벽나무 줄기 속껍질)의 혼합 추출물과 이 혼합 추출물의 제조 방법, B형 간염 및 간경화에 대해 치료 효과를 가진 조성물에 관한 것이다.

- 공개번호 : 10-2001-0104497, 출원인 : (주)메드빌

▶ **마타리와 황백피의 혼합 추출물을 함유하는 C형 간염 치료제 조성물**

본 발명은 마타리와 황백피(황벽나무 줄기 속껍질)의 혼합 추출물, 특히 혼합 수추출물 또는 알코올 추출물을 유효성분으로 함유하는 C형 간염 치료제 조성물에 관한 것이다. 본 발명의 혼합 추출물은 부작용을 나타내지 않고, 약물의 내성도 생기지 않을 뿐 아니라 장시간 사용해도 활성 효과가 지속되는 특징을 가진 식물 혼합 추출물이다.

- 공개번호 : 10-1999-0015612, 출원인 : 김영희, 박유로, 한용우

▶ 내분비 질환 • **항암** • 초본

바위솔

- 학 명 : *Orostachys japonica* (Maxim.) A. Berger
- 과 명 : 돌나물과
- 이 명 : 지붕지기, 지붕직이, 와연화, 와화, 오송
- 생약명 : 와송(瓦松)
- 생육지 : 산지, 기와지붕 위 자생
- 개화기 : 9월
- 채취기 : 가을
- 용 도 : 약용, 관상용
- 약 효 : 간암, 치질, 토혈, 습진, 화상, 후두암

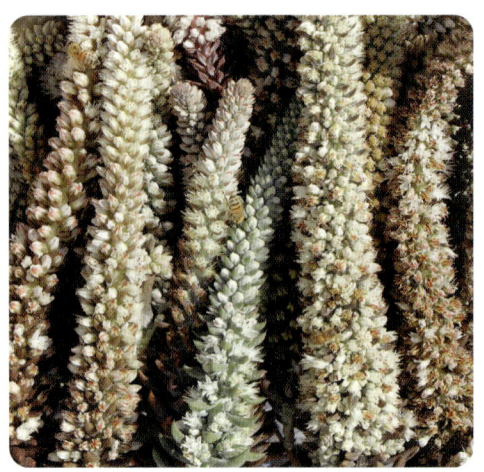

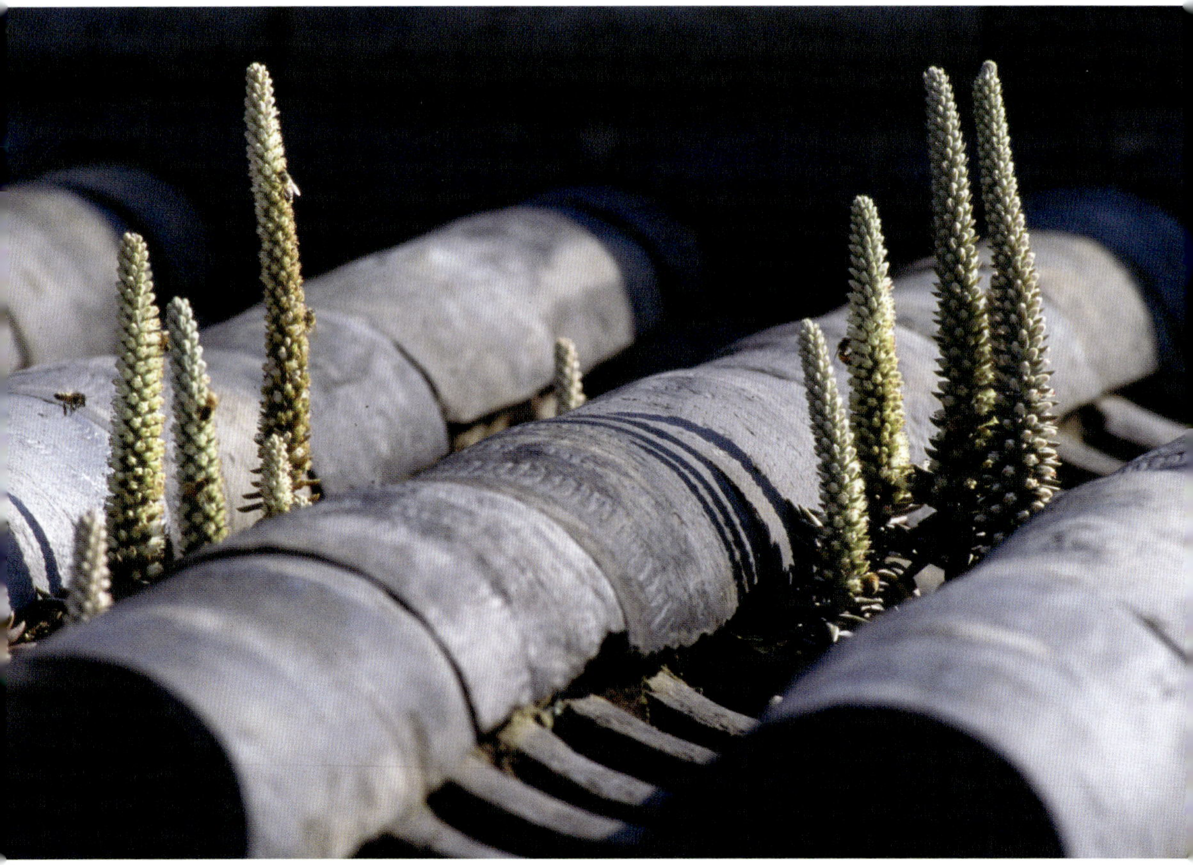

| 생김새와 특징 | 바위솔은 여러해살이풀로서 키는 30㎝ 정도이다. 뿌리에서 나온 잎은 방석처럼 퍼지며 끝이 굳어져 가시처럼 된다. 원줄기에 달린 잎은 자주색 또는 흰색이며 끝이 굳어지지 않고 잎자루가 없다. 꽃은 흰색이고 9월에 수상꽃차례를 이루며 빽빽이 핀다. 꽃잎과 꽃받침조각은 각 5개씩이고 수술은 10개, 씨방은 5개이며 꽃밥은 적색에서 점차 적자색으로 변한다. 열매는 10월에 익는다.

지붕의 기와에 붙어서 자라는 솔잎 같다고 하여 와송(瓦松)이라고도 한다. 다육식물로서 선인장 같은 느낌이 나며 실내에서도 재배할 수 있다. 재배 조건이 좋지 않으면 통통한 잎들이 밑에서부터 하나씩 돌아가면서 떨어지게 된다. 꽃이 피고 열매를 맺으면 죽는다.

우리나라와 일본, 만주에 분포한다. 우리나라 전국 산지의 바위 표면에 붙어서 자라며 기와지붕 위에 자생하기도 한다.

| 성품과 맛 | 맛은 시고 쓰며 성질은 서늘하다. 독성은 없다. 동의보감에는 성질이 평하고 맛은 약간 시다고 하였다. 독은 없다.

| 사용 부위 | 뿌리를 포함한 전초.

| 작용 부위 | 간(肝), 폐(肺) 경락.

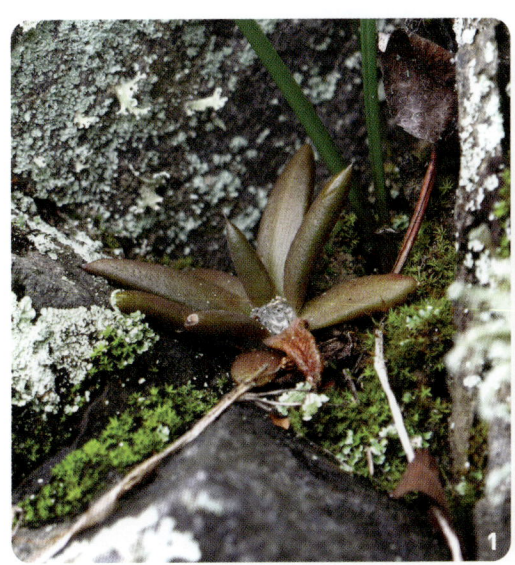 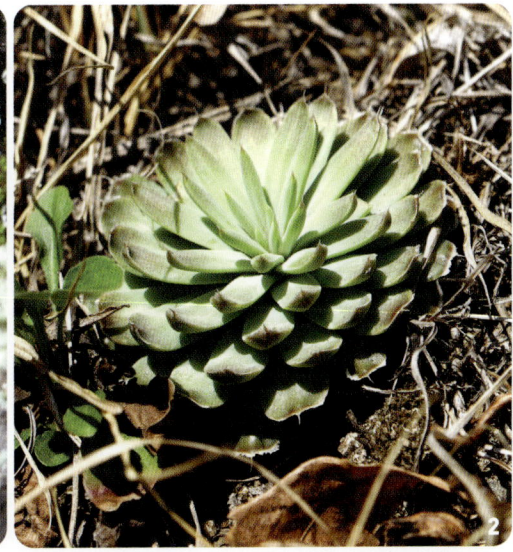

❶ 바위솔_ 새순 올라오는 모습 ❷ 바위솔_ 잎 전개된 모습

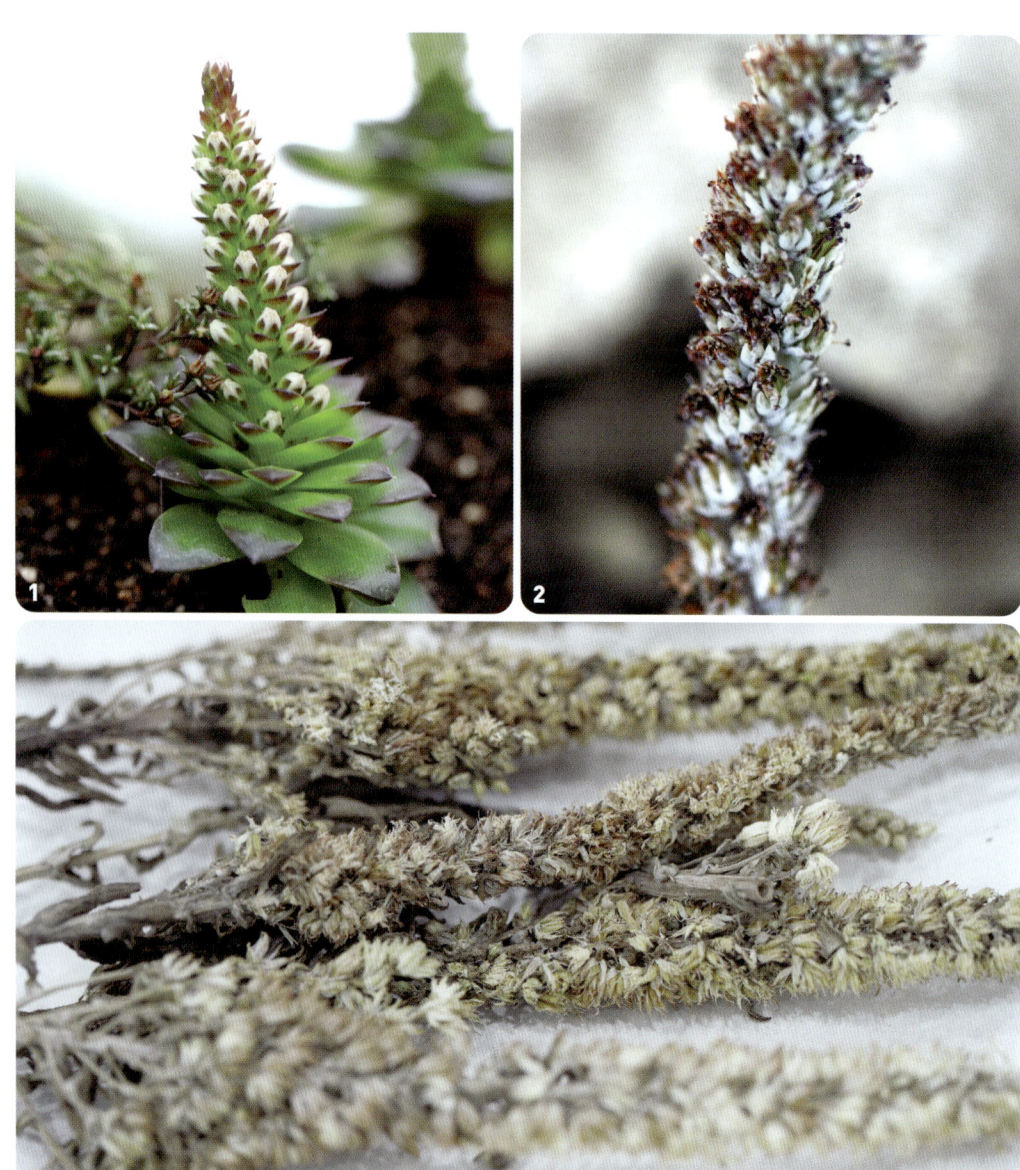

❶ 바위솔_ 꽃 ❷ 바위솔_ 종자 결실 ❸ 바위솔_ 건조한 전초

> 동의
> 보감
> 원문
>
> 性平微酸無毒. 主水穀血痢. 生年久瓦屋上遠望如松 故一名瓦松. 六月七月採日乾.

| 성분 | 캠페롤(kaempferol), 케르세틴(quercetin), 케르시트린(quercitrin) 등.

| 채취 및 조제 | 가을에 전초를 채취하여 깨끗이 씻은 후 그늘에 말린다.

| 효능 주치 |

① 항암제로 사용되며 청열, 해독, 지혈, 이습, 종기를 삭게 하는 소종(消腫), 간염, 치질, 습진, 화상을 치료한다.
② 일본에서는 잎을 습진에 사용한다.

| 약용법 |

① 말린 바위솔 전초 30g을 물 900mL에 넣고 반량이 될 때까지 약한 불로 달여서 매 식후 1컵씩(150mL) 한 달 정도 복용한다.
② 위암, 식도암에는 말린 바위솔 전초 100g을 물 2L에 넣고 반량이 될 때까지 달인 물을 매 식후 1컵씩(150mL) 복용한다. 직장암과 대장암에도 효과가 있다.
③ 피로회복을 위한 경우, 1회에 말린 바위솔 전초 가루 10g을 달여서 하루 3차례 복용한다.

주의사항 청열작용이 있으므로 비위가 허하고 찬 사람은 사용할 수 없다.

바위솔(와송)의 기능성 및 효능에 관한 특허자료

▶ **바위솔(와송) 추출물을 유효성분으로 포함하는 항혈전 약학조성물**

본 발명은 바위솔(와송) 추출물을 포함하는 항혈전 조성물에 관한 것이다. 바위솔 추출물은 출혈시간 또는 응고시간을 연장시키거나 조직인자의 활성을 감소시킴으로써, 항혈전 예방 또는 치료에 유용하게 사용될 수 있다.

– 공개번호 : 10-2011-0019262, 출원인 : 사단법인 진안군친환경홍삼한방산업클러스터사업단

▶ **바위솔(와송)의 에틸아세테이트 분획물을 유효성분으로 포함하는 간암의 예방 또는 치료용 조성물**

본 발명에 따른 와송 에틸아세테이트 분획물은 세포독성이 없고, 항세포사멸 인자인 bcl-2, caspase-3, caspase-8 및 caspase-9를 억제하며 세포사멸을 유도한다고 알려져 있는 시토크롬 C의 발현을 촉진 또는 증가시켜 간암 세포의 세포사멸을 유도하는 활성을 가지고 있다. 본 발명에 따른 바위솔의 에틸아세테이트 분획물을 유효성분으로 포함하는 본 발명의 조성물은 간암의 치료 및 예방에 유용한 치료제 및 간암을 개선할 수 있는 기능성 식품의 제조에 사용할 수 있는 효과가 있다.

– 공개번호 : 10-2014-0065184, 출원인 : 인제대학교 산학협력단

▶ 내분비 질환 • **항암** • 초본

속새

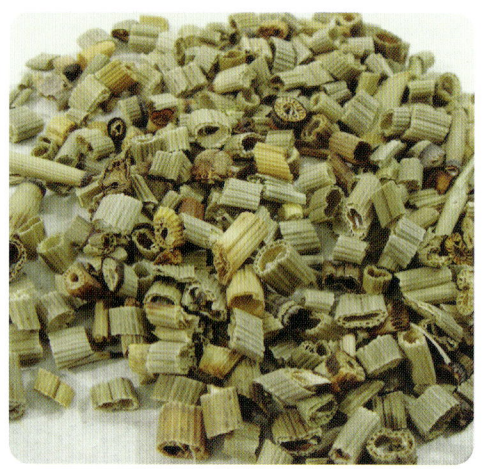

- **학 명** : *Equisetum hyemale* L.
- **과 명** : 속새과
- **이 명** : 필관초(筆管草), 필두초(筆頭草), 절절초(節節草)
- **생약명** : 목적(木賊)
- **생육지** : 산지, 들판 자생
- **개화기** : 꽃이 피지 않음(포자 번식)
- **채취기** : 여름~가을
- **용 도** : 약용, 관상용
- **약 효** : 지혈제, 산통, 발한, 간암, 장출혈

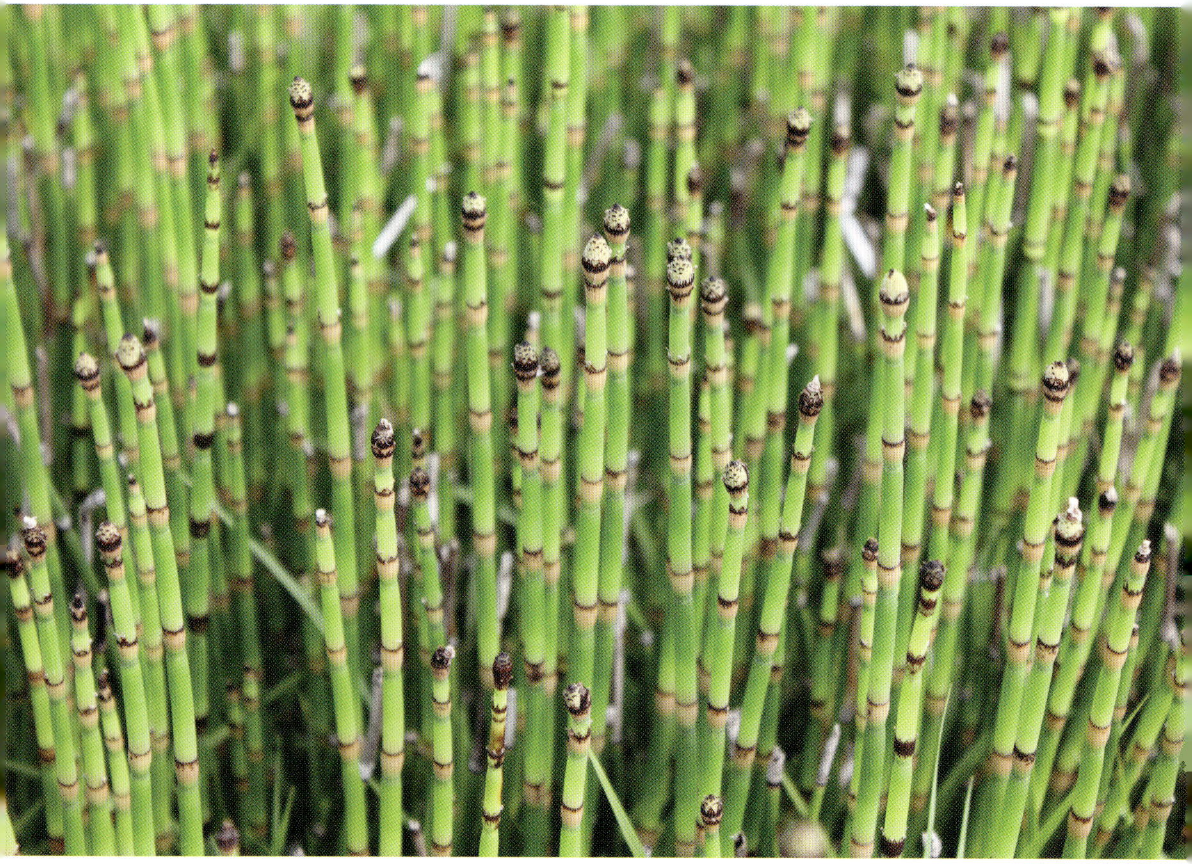

194

| **생김새와 특징** | 속새는 상록 여러해살이풀로, 키는 30~60㎝이다. 줄기는 짙은 녹색이고 곧추서며, 땅속줄기가 옆으로 뻗으면서 모여난다. 잎은 퇴화되어 비늘 같고 마디를 싸서 잎집으로 되어 있다. 잎집의 밑부분과 톱니는 갈색 또는 검은빛을 띤다. 포자 번식하므로 꽃이 피지 않는다. 포자낭 이삭은 녹갈색에서 황색으로 변하며 원줄기 끝에 달리고 원뿔 모양이다.

줄기의 능선에 규산염이 있어 나무를 가는 데에 썼기 때문에 목적(木賊)이라고 불렸다. 전초는 약용한다.

우리나라와 일본, 캄차카, 중국 동북부, 시베리아, 투르키스탄, 히말라야, 유럽 및 북아메리카 등 세계적으로 널리 분포하고 있다. 우리나라 강원 이북 산지의 습지나 제주도에서 무리를 지어 자란다.

| **성품과 맛** | 맛은 달고 약간 쓰며 성질은 평하다.

| **사용 부위** | 지상부 전초.

| **작용 부위** | 간(肝), 폐(肺), 담(膽) 경락.

| **성분** | 팔루스트린(palustrine), 디메틸설폰(dimethylsulfone), 티민(thymine), 바닐린(vanillin), 캠페롤(kaempferol), 사포닌(saponin), 규산염, 무수규산, 케르세틴(quercetin) 등.

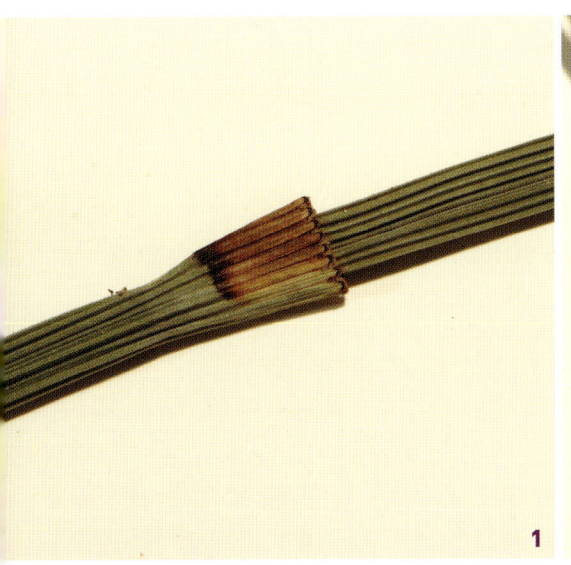 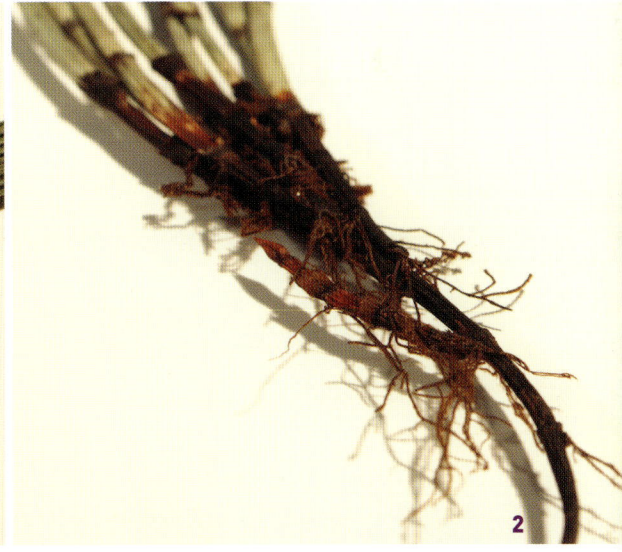

❶ 속새_ 건조한 줄기 ❷ 속새_ 건조한 뿌리

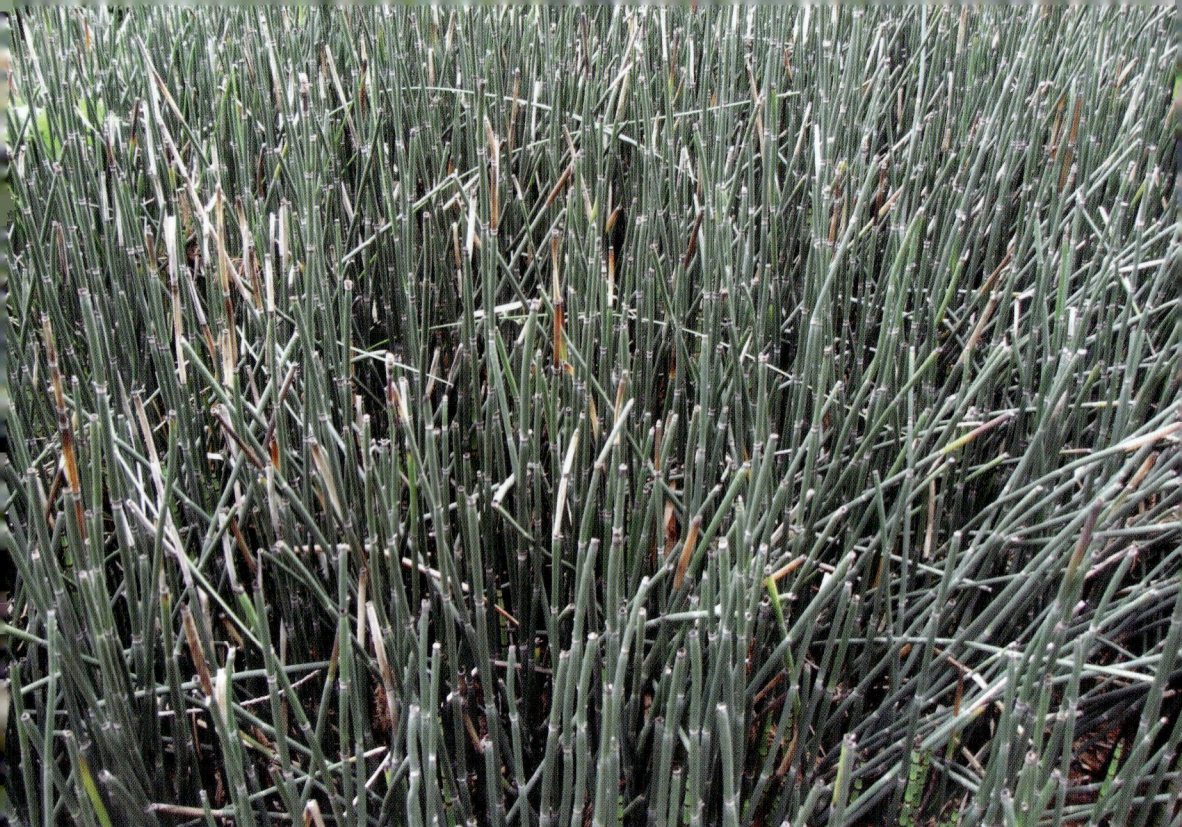

속새_ 무리

| 채취 및 조제 | 여름에서 가을에 걸쳐 지상부 전초를 채취하여 그늘이나 햇볕에 말려서 잘게 잘라 사용한다.

| 효능 주치 | 자궁내막염, 산통, 지혈제로서 효과가 있으며 발한, 간암, 탈항, 장출혈, 지혈제, 명안, 치질 등에 사용한다.

| 약용법 |

① 자궁출혈이 있고 피가 섞인 대하가 나올 때, 하루에 말린 지상부 전초 3g을 물 600mL에 넣고 중불에서 서서히 반으로 달여서 아침저녁으로 식후에 2주 정도 마시면 효과적이다. 단, 기혈이 허한 사람, 안질이 갑자기 붉어진 사람은 복용을 삼가는 게 좋다.

> **동의보감원문** 性平味甘微苦無毒益肝膽明目退瞖膜療腸風下血止血痢去風主月水不斷崩中赤白. 處處有之去節用眼藥多用童便浸一宿晒乾用. 此物發汗至易去節剉以水濕潤火上烘用.

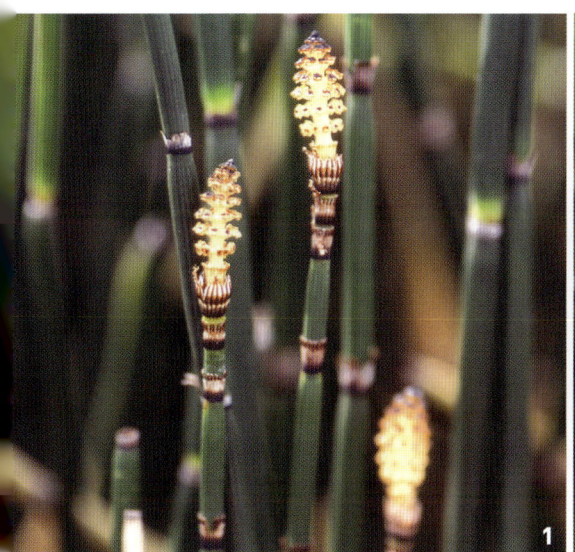
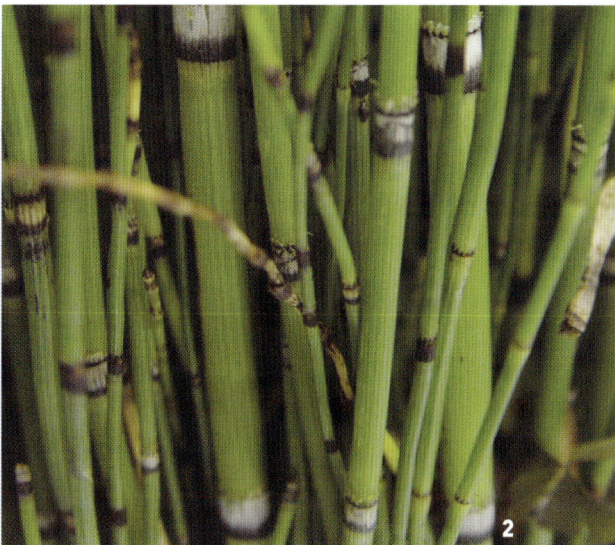

❶ 속새_ 포자낭 ❷ 속새_ 줄기

② 다래끼가 났을 때, 말린 지상부 전초를 달여 찌꺼기를 거르고 약물이 따뜻할 때 가제에 적셔서 눈에 덮어두면 차츰 삭는다.

주의사항 발산작용으로 진액이 손상될 우려가 있으므로 혈(血)이 허해서 오는 두통, 목현(目眩) 및 위가 허한 경우에는 사용에 신중을 기해야 한다.

속새(목적)의 기능성 및 효능에 관한 특허자료

▶ **속새 등 약용식물 추출 발효물을 유효성분으로 함유하는 숙취 예방 또는 해소용 조성물 및 그 제조방법**

본 발명은 속새, 감초, 갈근 등 약용식물 추출 발효물을 유효성분으로 함유하는 숙취 예방 또는 해소용 조성물 및 그 제조방법에 관한 것으로, 보다 상세하게는 인체에 부작용이 없으면서, 알코올 탈수소효소(ADH) 활성을 저해하면서 알데하이드 탈수소효소(ALDH) 활성을 촉진하여 숙취해소 효과가 뛰어난 약용식물 추출 발효물을 유효성분으로 함유하는 숙취 예방 또는 해소용 조성물 및 제조방법에 관한 것이다.

– 등록번호 : 10-0963227-0000, 출원인 : 극동에치팜(주)

▶ 내분비 질환 • 항암 • 초본

짚신나물

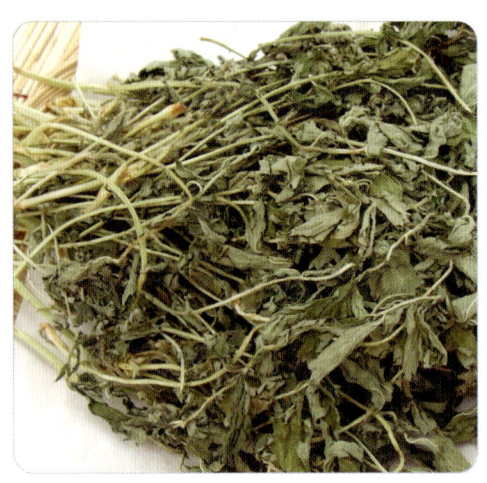

- 학 명 : *Agrimonia pilosa* Ledeb.
- 과 명 : 장미과
- 이 명 : 등골짚신나물, 과향초, 황화초, 지선초, 자모초, 남아초
- 생약명 : 용아초(龍芽草), 선학초(仙鶴草), 낭아(狼牙)
- 생육지 : 산, 들 자생
- 개화기 : 6~8월
- 채취기 : 꽃이 피기 전
- 용 도 : 식용(어린잎), 약용
- 약 효 : 항암제, 부스럼, 종기, 지혈, 건위, 타박상, 간질환

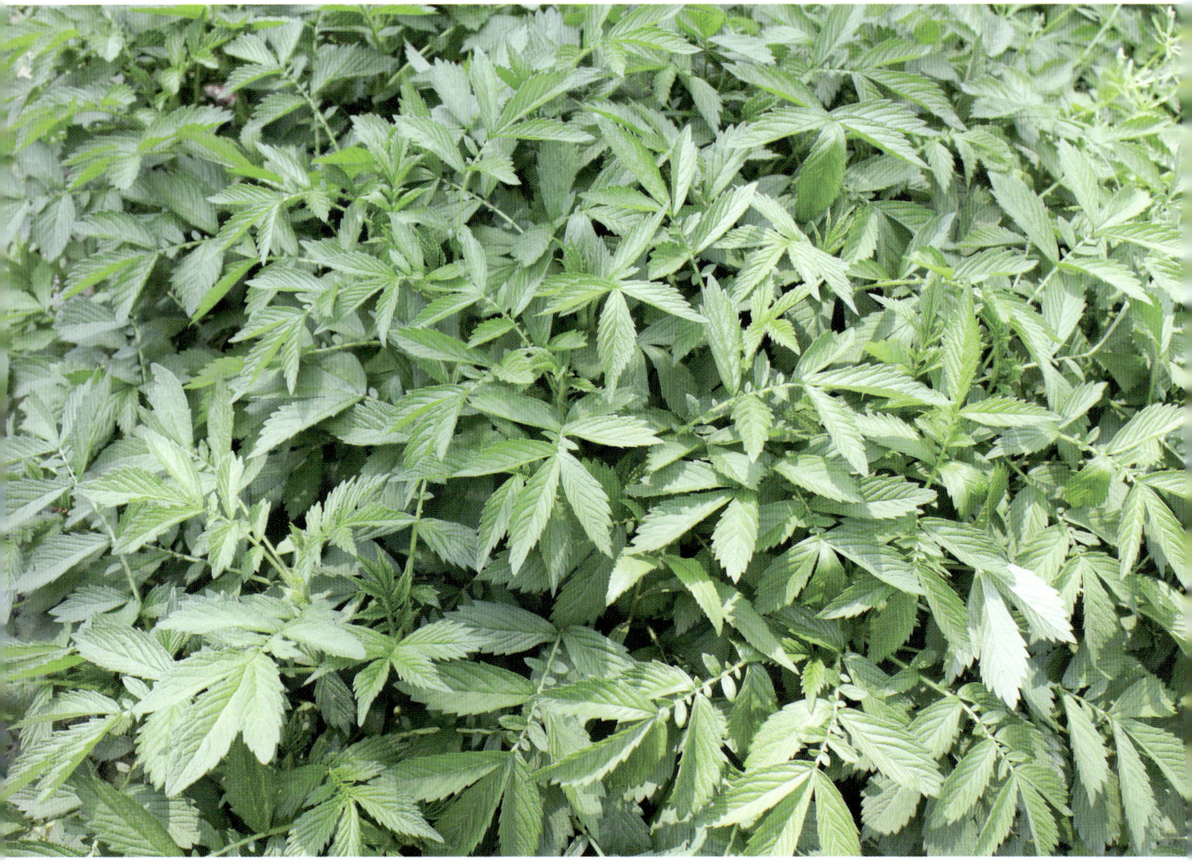

| 생김새와 특징 | 짚신나물은 여러해살이풀로, 키는 30~100㎝이며 줄기 전체에 털이 나 있다. 어긋난 잎이 긴 타원형 또는 달걀 모양 긴 타원형으로 나는데 5~7개의 작은 잎으로 구성되어 있으며, 잎 가장자리에 톱니가 있다. 6~8월에 줄기 끝과 가지 끝에 노란색 꽃이 피고, 열매는 수과이고 8~9월에 익으며 많은 가시 모양의 털이 있어 옷이나 짐승의 몸에 잘 붙는다. 주름진 잎맥이 마치 짚신을 연상시켜 짚신나물이라는 이름이 붙었다고 하며, 열매에 가시 같은 것이 있어서 옛날에 짚신이나 버선에 잘 달라붙어 이런 이름이 붙었다는 이야기도 전한다. 또 열매에 있는 털이 날카로워 용의 어금니를 닮았다고 하여 용아초(龍芽草)라고도 부른다.

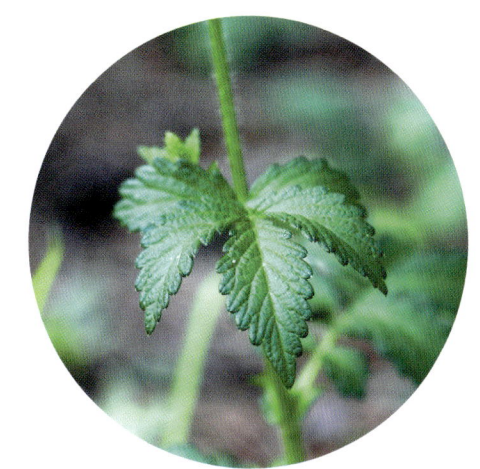

짚신나물_ 잎

우리나라와 일본, 중국, 인도, 히말라야, 몽골, 시베리아, 유럽 등지에 분포한다. 우리나라 각처의 산과 들에 자란다. 어린잎은 식용하며, 전초는 약용한다. 모양이 특이하여 화분에 심어두면 관상용으로 좋다.

| 성품과 맛 | 맛은 쓰고 떫으며 성질은 평하다. 독성은 없다. 동의보감에는 맛이 쓰고 시며 성질은 평하고, 독성이 있다고 하였다.

| 사용 부위 | 지상부 전초.

| 작용 부위 | 폐(肺), 간(肝), 비(脾) 경락.

| 성분 | 대부분 정유이고 타닌, 스테롤(sterol), 유기산, 사포닌, 아그리모닌(agrimonin) 및 교질 등을 함유하고 있다.

| 채취 및 조제 | 짚신나물은 꽃이 피기 전에 지상부 전초를 채취하여 깨끗이 손질한 후 그늘에서 말리거나 생것을 사용한다.

| 효능 주치 |

① 말린 전초를 지혈, 하리, 대하, 자궁출혈, 구충, 고혈압, 해수, 장출혈, 안질, 거풍(祛風), 강장(强壯), 강심(强心) 등의 약으로 사용하며, 최근에는 항암 효과도 밝혀졌다.

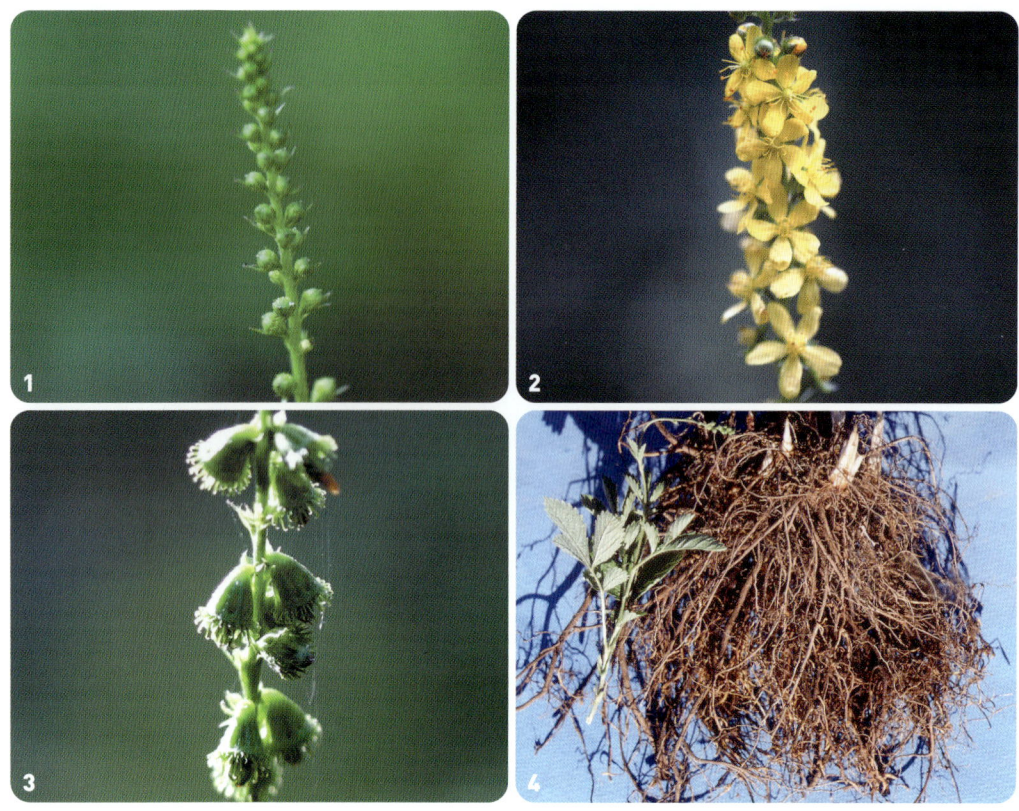

❶ 짚신나물_ 꽃봉오리 ❷ 짚신나물_ 꽃 ❸ 짚신나물_ 종자 결실 ❹ 짚신나물_ 뿌리

② 중국 의서인 『암류방치연구』에서는 자궁암 치료를 위한 여러 가지 처방전에 이 짚신나물을 집중 첨가한다고 나온다.

③ 북한의 『동의학사전』에서는 위암, 식도암, 대장암, 간암, 자궁암, 방광암 등에 쓰이는 항암 약재라고 소개하고 있다.

| 약용법 |

① 말린 짚신나물 전초 10g을 물 700mL에 넣고 약한 불에서 반 이하가 될 때까지 서서히 달인 액을 아침저녁으로 식후에 한 달 정도 복용하거나 생즙을 내어 복용한다.

② 나물로도 해 먹는다. 봄에 새순을 따서 소금에 잠시 절인 다음 데쳐서 무치든지, 튀김이나 양념 볶음으로 조리한다. 양념 고추장에 찍어서 생식으로 먹어도 좋다. 짚

동의보감원문
性寒味苦酸有毒主疥癬惡瘡瘑痔殺寸白蟲及腹中一切蟲. 苗似蛇莓而厚大深綠色根黑若獸之齒牙故以名之一名牙子二月八月採根暴乾中濕腐爛生衣者殺人.

신나물에는 배추, 상추보다 단백질이 4배, 지질이 5배 이상 함유되어 있고 당질은 4배, 섬유질은 16배 정도 많으며 비타민 C도 상추보다 13배 이상 많다.

③ 짚신나물이 암 치료에 효력을 나타낸다는 것은 영양물질이 워낙 많기 때문이다. 재배 채소보다 훨씬 뛰어난 물질을 인체에 넉넉히 공급하므로 인체 활성에 보탬을 준다.

주의사항 특별히 주의사항은 없다.

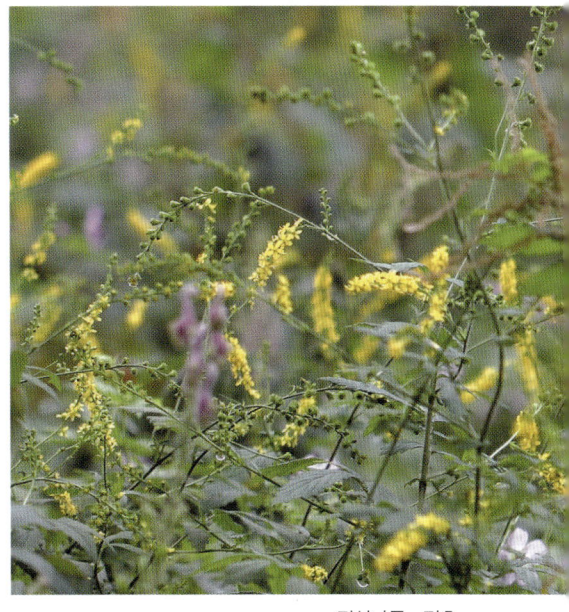

짚신나물_ 전초

짚신나물(선학초)의 기능성 및 효능에 관한 특허자료

▶ **짚신나물 추출물을 포함하는 진통제 조성물**

본 발명은 짚신나물속(Agrimonia) 식물 추출물을 유효성분으로 함유하는 진통제 조성물 및 이를 포함하는 통증 개선용 식품 조성물에 관한 것이다.
― 공개번호 : 10-2011-0075336, 출원인 : 대한민국(농촌진흥청장), 한림대학교 산학협력단

▶ **선학초 추출물을 유효성분으로 함유하는 장출혈성 대장균 감염증의 예방 또는 치료용 약학 조성물**

본 발명은 선학초(짚신나물) 추출물을 유효성분으로 함유하는 장출혈성 대장균 감염증의 예방 또는 치료용 약학 조성물에 관한 것이다. 본 발명에 따른 선학초 추출물은 장출혈성 대장균 O157:H7에 대한 항균활성을 우수하게 나타냄으로써, 장출혈성 대장균 감염증의 예방 또는 치료에 유용하게 사용될 수 있다.
― 공개번호 : 10-2013-0096093, 출원인 : 경희대학교 산학협력단

▶ **짚신나물 추출물을 유효성분으로 함유하는 항아토피용 화장료 조성물**

본 발명은 항아토피용 화장료 조성물에 관한 것으로, 보다 구체적으로는 짚신나물 추출물 및 이를 유효성분으로 함유하는 항아토피성 화장료 조성물에 관한 것이다. 상기 본 발명에 따른 화장료 조성물은 사이토카인 분비 조절 및 면역 억제를 통해 홍반 개선, 가려움증 개선, 건조피부의 진정 효과 등을 나타내어 아토피 증상을 효과적으로 개선할 수 있어 아토피 피부염 개선을 위하여 유용하게 이용될 수 있다.
― 공개번호 : 10-2010-0128770, 출원인 : 대전대학교 산학협력단

▶ 내분비 질환・**항암**・목본

꾸지뽕나무

- **학 명** : *Cudrania tricuspidata* (Carr.) Bureau ex Lavallee
- **과 명** : 뽕나무과
- **이 명** : 구지뽕나무, 굿가시나무, 활뽕나무
- **생약명** : 자목(柘木), 자수(柘樹)
- **생육지** : 산기슭, 밭둑 자생
- **개화기** : 5~6월
- **채취기** : 봄, 가을
- **용 도** : 약용, 관상용
- **약 효** : 소염, 진통, 거풍, 요통, 신경통, 타박상, 습진, 항암

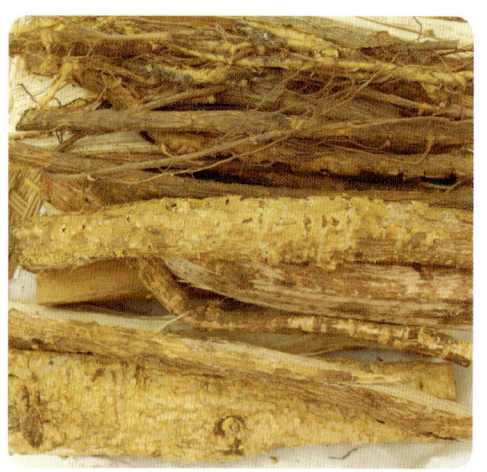

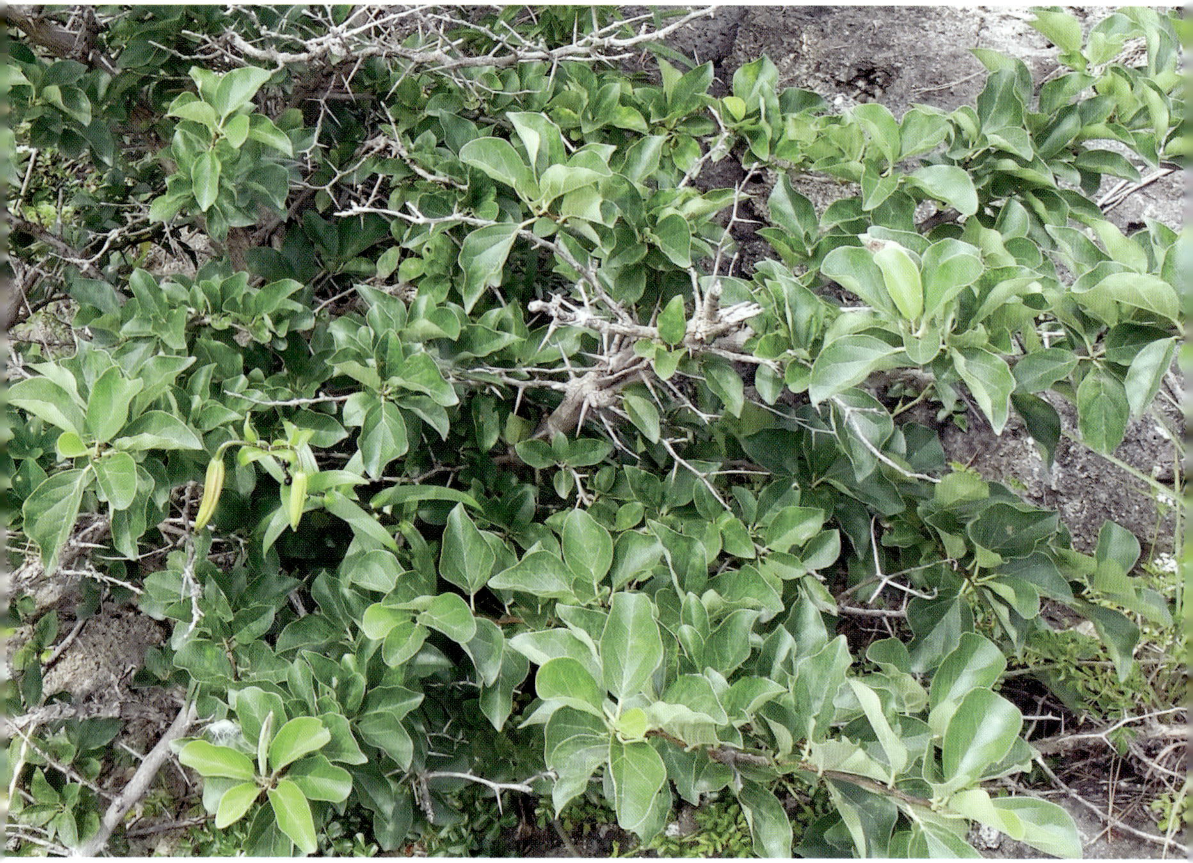

| **생김새와 특징** | 꾸지뽕나무는 낙엽활엽 소교목 또는 관목으로, 키는 2~8m까지 자란다. 나무(줄기)껍질은 회갈색으로 벗겨지는데, 가지에 0.5~3㎝의 가지가 변형된 예리하고 딱딱한 가시가 많이 나 있으며 가지에 껍질눈이 발달되어 있다. 잎은 서로 어긋나고 반들반들한 혁질(革質)에 가까우며 난형 또는 도란형으로, 밑부분은 원형이고 잎끝은 뭉툭하거나 날카롭다. 꽃은 암수딴그루이며 5~6월에 황색으로 핀다. 열매는 구형에 가까우며 9~10월에 적색으로 익는다. 열매의 지름은 2~3㎝이다.

잎은 뽕잎 대용으로 쓰고, 열매는 먹을 수 있는데 특히 잼을 만들거나 술을 담가 먹는다. 줄기껍질과 뿌리는 약용한다. 항암 치료에 효과가 좋다고 소문이 나면서 야생 꾸지뽕나무가 전국적으로 마구 채취되고 있다. 우리나라와 일본, 중국 등지에 분포한다. 우리나라에서는 전라남북도와 경상남북도, 충남, 황해도 지방 산기슭의 양지쪽, 밭둑,

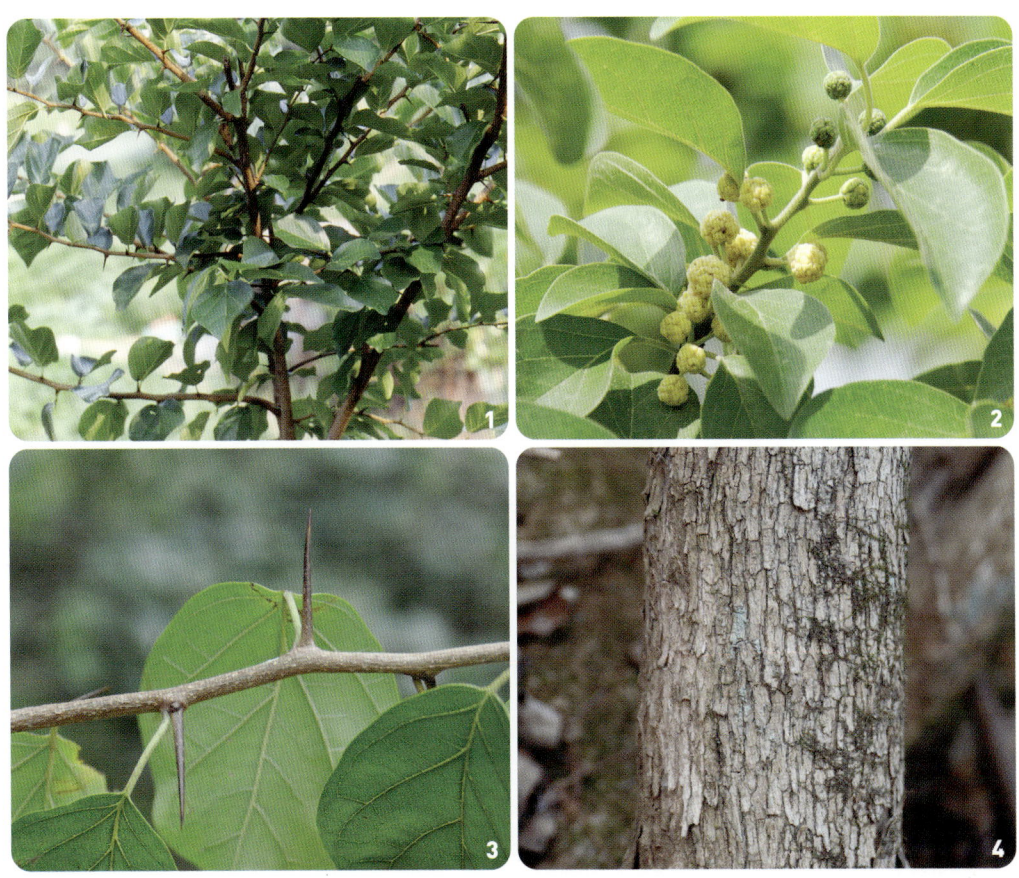

❶ 꾸지뽕나무_ 잎과 가지 ❷ 꾸지뽕나무_ 꽃 ❸ 꾸지뽕나무_ 가시 ❹ 꾸지뽕나무_ 수피

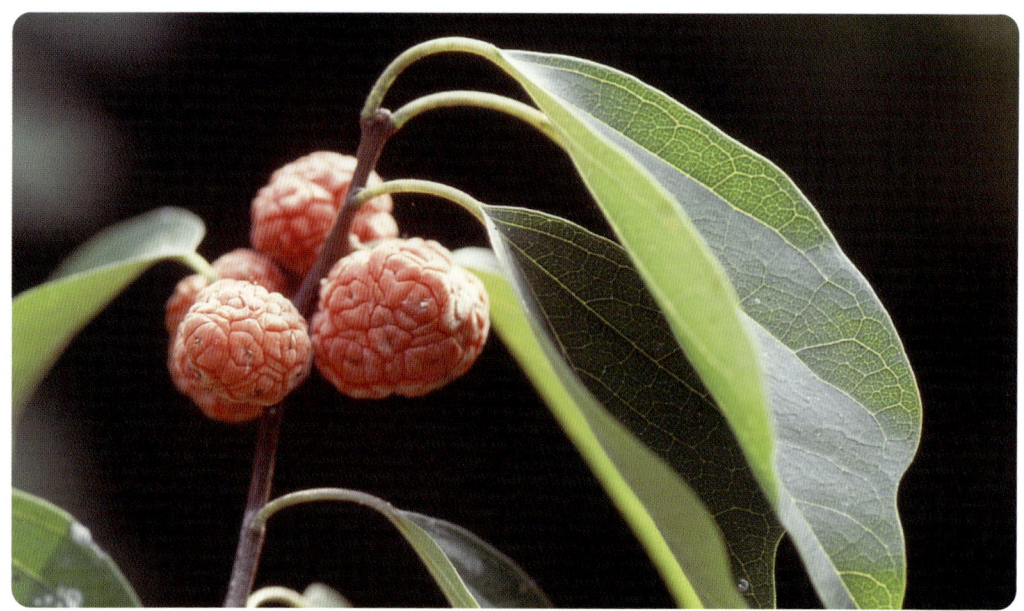

꾸지뽕나무_ 열매

혹은 마을 근처에서 자란다.

| 성품과 맛 | 맛은 달고 성질은 따뜻하다. 독성은 없다.

| 사용 부위 | 뿌리껍질과 줄기껍질, 가지, 잎, 열매.

| 작용 부위 | 간(肝), 폐(肺), 위(胃), 대장(大腸) 경락.

| 성분 | 모린(morin), 포풀닌(populnin), 스타키드린(stachydrine), 프롤린(proline), 글루타민산(glutamic acid), 아르기닌(arginine), 아스파라긴산(asparagin acid) 등.

| 채취 및 조제 | 뿌리껍질은 가을에 물이 내린 다음부터 이듬해 봄에 물이 오르기 전에 채취하여 껍질을 벗겨 정제한 후 잘게 잘라 햇볕에 말려 사용한다. 잎과 줄기껍질, 가지는 단오 전후에 채취하여 음지에서 건조하여 사용한다. 열매는 가을에 채취하여 햇볕에 말려 사용한다.

동의보감 원문

性溫味甘無毒. 主風虛耳聾　疾 煮汁堪染黃

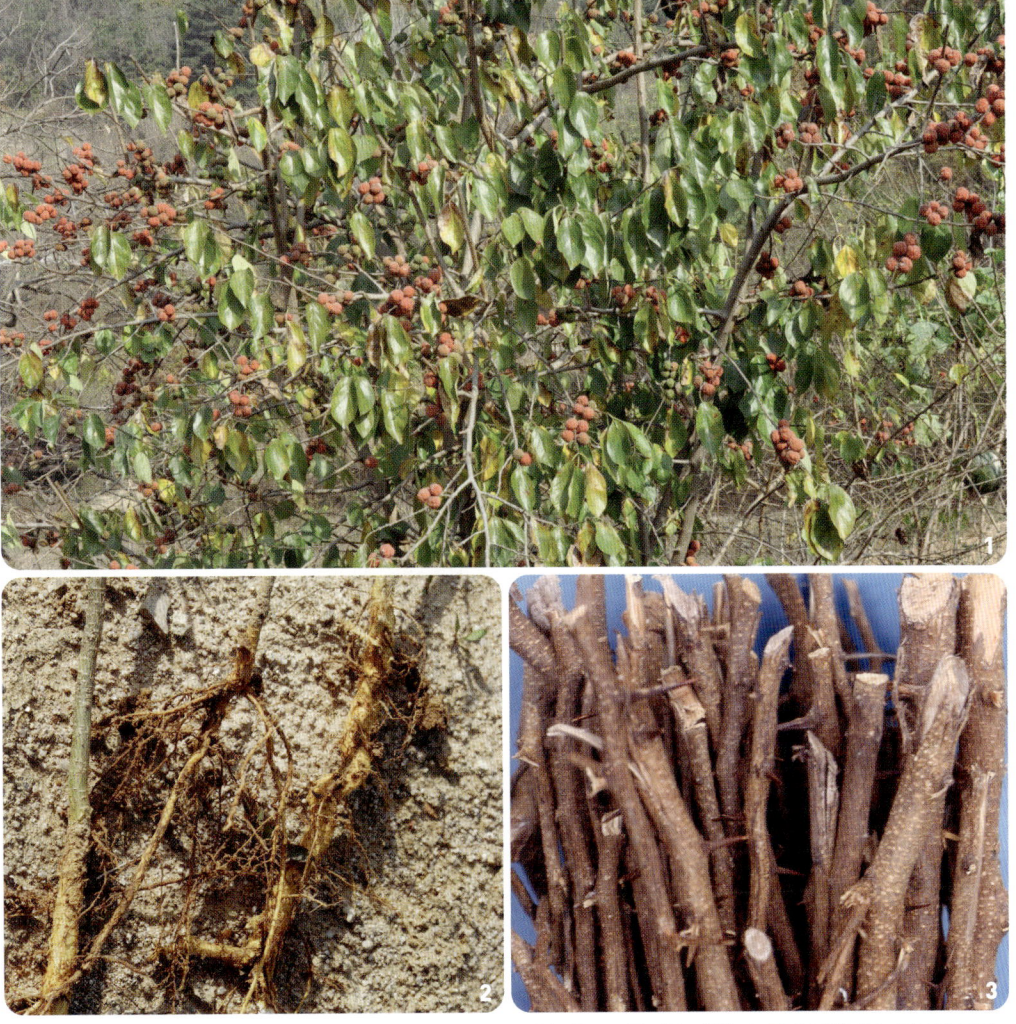

❶ 꾸지뽕나무_ 잘 익은 열매가 달린 수형 ❷ 꾸지뽕나무_ 생뿌리 ❸ 꾸지뽕나무_ 건조한 가지

| 효능 주치 |

① 소염, 진통, 거풍의 효능이 있으며, 요통, 신경통, 타박상, 습진, 암의 치료제로 쓴다.
② 신진대사가 잘 이뤄지지 않아서 발생하는 만성피로 및 근육통 등의 치료에 좋은 효능을 보인다.
③ 여성은 자궁에, 남성은 정력증강에 좋은 효능을 보이고, 모세혈관의 혈류를 좋게 하여 근육을 강화시키는 효과가 있다.

| 약용법 |

① 각종 암에는 말린 줄기껍질 또는 뿌리껍질 40~100g을 물 900mL에 넣고 열탕으로 달여서 매 식후 1컵씩(150mL) 하루 3회 복용한다. 소염, 진통에 좋은 효과가 있다.

② 줄기껍질(또는 가지)과 잎 20g, 감초 10g을 물 600mL에 넣고 반이 될 때까지 달여 아침저녁 2회 1컵씩(150mL) 복용하기도 한다.

③ 민간요법으로 신경통이나 요통에는 줄기껍질(또는 가지)과 잎 30~60g을 물 600mL에 넣고 열탕으로 반량이 되도록 달여 하루 2~3회 복용하여 치료한다.

④ 잎과 열매는 식용, 약용으로 모두 쓴다. 잎은 뽕잎 대용으로도 쓰며 열매는 잼을 만들어 먹거나 술을 담가 음용한다.

주의사항 특별한 주의사항은 없다.

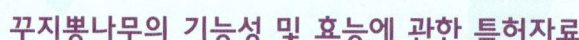

꾸지뽕나무의 기능성 및 효능에 관한 특허자료

▶ **꾸지뽕나무 잎 추출물을 포함하는 신경세포 손상의 예방 또는 치료용 조성물**

본 발명은 꾸지뽕나무 잎의 메탄올 추출물 또는 에탄올 추출물을 포함하는 신경세포 손상의 예방, 개선 또는 치료용 조성물에 관한 것이다. 또한 본 발명의 조성물은 척수 손상, 말초신경 손상, 퇴행성 뇌질환, 뇌졸중, 치매, 알츠하이머병, 파킨슨병, 헌팅턴병, 픽(Pick)병 또는 크로이츠펠트 야콥병 등의 예방, 개선 또는 치료를 위하여 사용될 수 있다.

- 공개번호 : 10-2013-0016679, 출원인 : 한창석

▶ **꾸지뽕나무 줄기 추출물을 함유하는 아토피 질환 치료용 조성물**

본 발명은 꾸지뽕나무 추출물을 유효성분으로 함유하는 조성물에 관한 것으로, 보다 구체적으로는 꾸지뽕나무 줄기 추출물을 함유하는 아토피 유사 피부질환 예방 및 치료용 약학조성물 또는 건강기능성 식품에 관한 것이다.

- 공개번호 : 10-2013-0019352, 출원인 : 한양대학교 산학협력단

▶ **꾸지뽕나무 잎 추출물을 포함하는 췌장암의 예방 및 치료용 조성물**

본 발명은 꾸지뽕나무 잎의 에탄올 추출물을 포함하는 췌장암의 예방 또는 치료용 약학조성물에 관한 것이다. 또한 본 발명은 꾸지뽕나무 잎의 에탄올 추출물을 포함하는 췌장암의 예방 또는 개선용 식품조성물에 관한 것이다.

- 공개번호 : 10-2013-0016678, 출원인 : 한창석

▶ **꾸지뽕나무 추출액을 포함하는 면역보강제**

본 발명은 꾸지뽕나무 추출액을 유효성분으로 포함하는 면역보강제에 관한 것으로서, 더욱 상세하게는 꾸지뽕나무로부터 추출된 수추출액을 포함함으로써 항원에 대한 체액 반응 및 세포 면역반응 특이성을 향상시키는 것을 특징으로 하는 면역보강제에 관한 것이다.

- 공개번호 : 10-2011-0078695, 출원인 : 건양대학교 산학협력단

꾸지뽕나무주

꾸지뽕나무 나무껍질의 맛은 떫고 달며, 열매는 달다.
기호와 식성에 따라 꿀, 설탕을 가미하여 음용할 수 있다.

【적용병증】

- **생리통(生理痛)** : 일반적인 생리 전후에 따르는 현상으로, 주로 아랫배가 심히 아픈 증세를 총칭하는 말이다. 30mL를 1회분으로 1일 3~4회씩, 2~3일 음용한다.
- **명목(明目)** : 주로 노쇠현상에서 오는 경우로, 눈이 침침하여 사물을 알아보기 힘든 경우에 눈을 밝게 하기 위한 처방이다. 30mL를 1회분으로 1일 2~3회씩, 7~12일 음용한다.
- **익기(益氣)** : 몸속의 기력을 보완하기 위한 처방이다. 30mL를 1회분으로 1일 2~3회씩, 10~15일 음용한다.
- **기타 질환** : 강장(强壯), 관절통, 요통, 타박상, 해열, 활혈

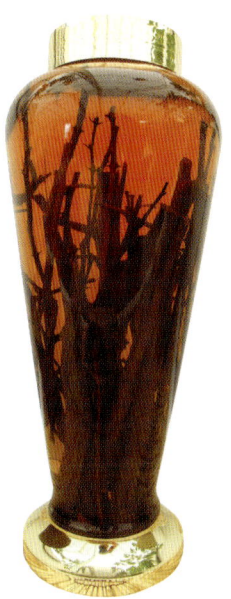

【담그는 방법】

① 약효는 주로 나무껍질이나 가지에 있으며 익은 열매도 사용할 수 있다.
② 나무껍질이나 가지는 단오 전후의 봄에 채취하여 깨끗이 씻어 말린 다음 썰어서 사용한다.
③ 말린 나무껍질이나 가지는 190g, 익은 열매는 240g을 소주 3.8L에 넣고 밀봉하여 서늘한 냉암소에서 보관, 숙성시킨다.
④ 나무껍질이나 가지는 8~12개월, 열매는 4~6개월 침출한 다음 찌꺼기를 걸러내고 보관, 음용한다. 또는 찌꺼기를 걸러낸 후 2~3개월 더 숙성하여 음용하면 향미(香味)가 좋아진다.

【구입방법 및 주의사항】

- 약재상이나 약령시장에서 구입하여 사용한다. 또는 산지(産地)에서 직접 채취하여 사용한다. 전국의 산기슭이나 밭둑, 마을 부근에서 자생한다.
- 장복해도 해롭지는 않으나 치유되는 대로 금한다.
- 음용하는 중에 도라지, 복령, 지네, 철을 금한다.

▶ 내분비 질환 • 항암 • 목본

참느릅나무

- 학 명 : *Ulmus parvifolia* Jacq.
- 과 명 : 느릅나무과
- 이 명 : 세엽랑유, 소엽유(小葉楡)
- 생약명 : 유백피(楡白皮), 유근피(楡根皮), 낭유피(郎楡皮)
- 생육지 : 산 계곡, 물가, 밭둑 자생
- 개화기 : 9월
- 채취기 : 가을 이후~초봄
- 용 도 : 약용, 관상용, 공업용
- 약 효 : 종기, 항암, 치통, 위통, 창종

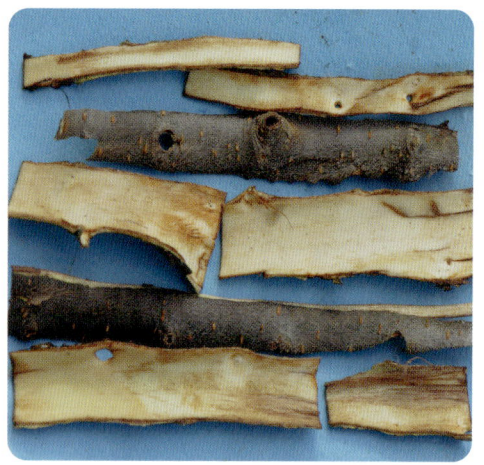

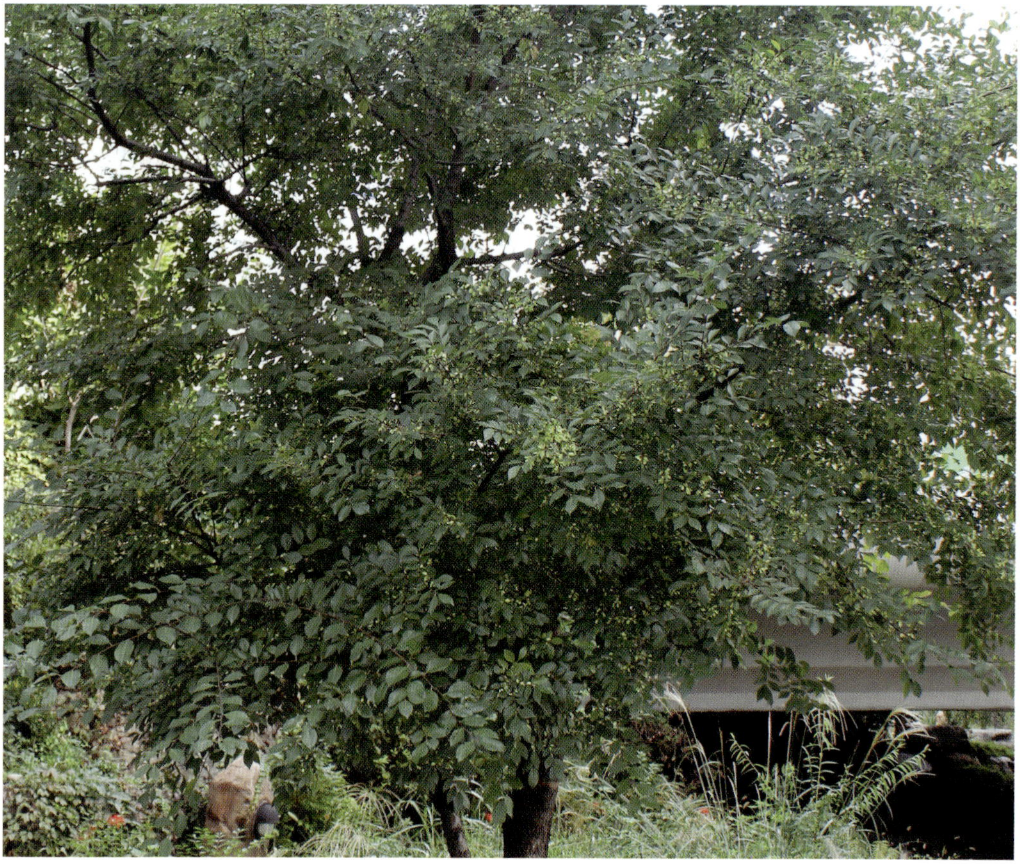

| **생김새와 특징** | 참느릅나무는 낙엽활엽 교목으로, 키는 10m, 지름은 70cm까지 자란다. 작은 가지에 약간의 털이 있다. 잎은 타원형 혹은 타원상 도란형으로, 약간 두텁고 잎 가장자리에는 톱니가 나 있다. 잎 전면은 반들거리고 짙은 녹색이며, 뒷면은 어릴 땐 털이 있으나 차츰 떨어진다. 잎자루는 짧으며 턱잎은 좁고 일찍 떨어진다. 꽃은 9월에 황갈색으로 피고 열매는 시과(翅果)로, 10~11월에 담갈색으로 익는데 종자는 날개 중앙에 있다.

어린잎은 식용하며 유근피(楡根皮: 느릅나무 뿌리껍질)와 유백피(楡白皮: 느릅나무 줄기껍질), 잎은 약용한다. 참느릅나무는 느릅나무보다 깊은 산에 자생하여 효능도 더 뛰어나다. 우리나라, 일본, 타이완, 중국 등지에 분포한다. 우리나라는 중부 이남의 깊은 산 계곡이나 맑은 물가, 묵은 밭둑에 주로 서식한다.

| **성품과 맛** | 맛은 달고 성질은 차다. 독성은 없다.

| **사용 부위** | 나무껍질과 뿌리껍질, 줄기와 잎.

| **작용 부위** | 간(肝), 방광(膀胱), 위(胃), 소장(小腸) 경락.

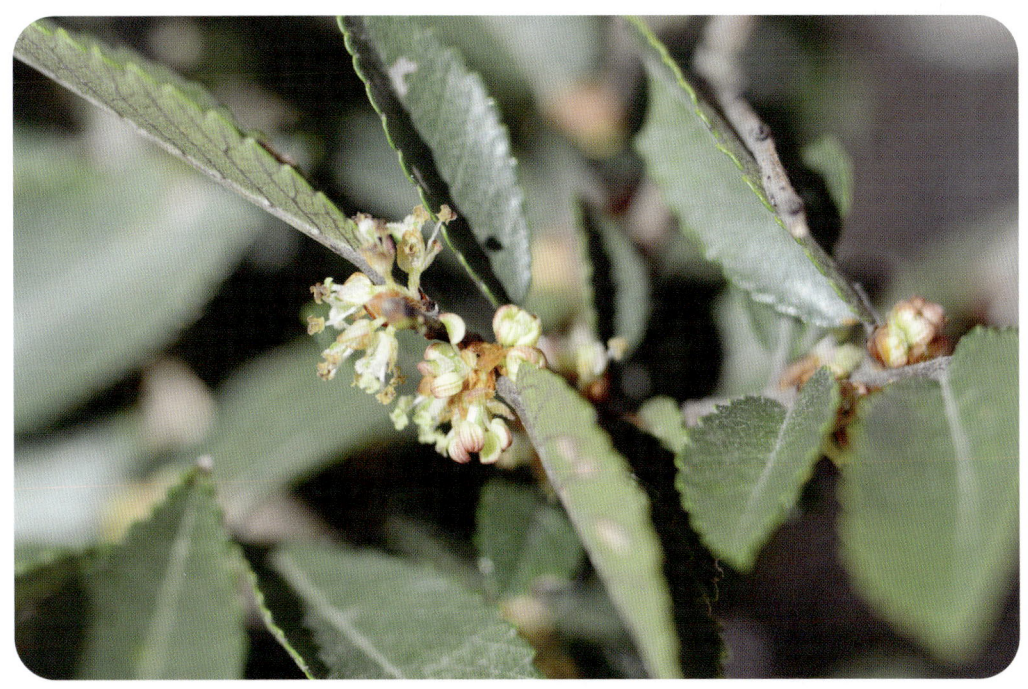

참느릅나무_ 꽃

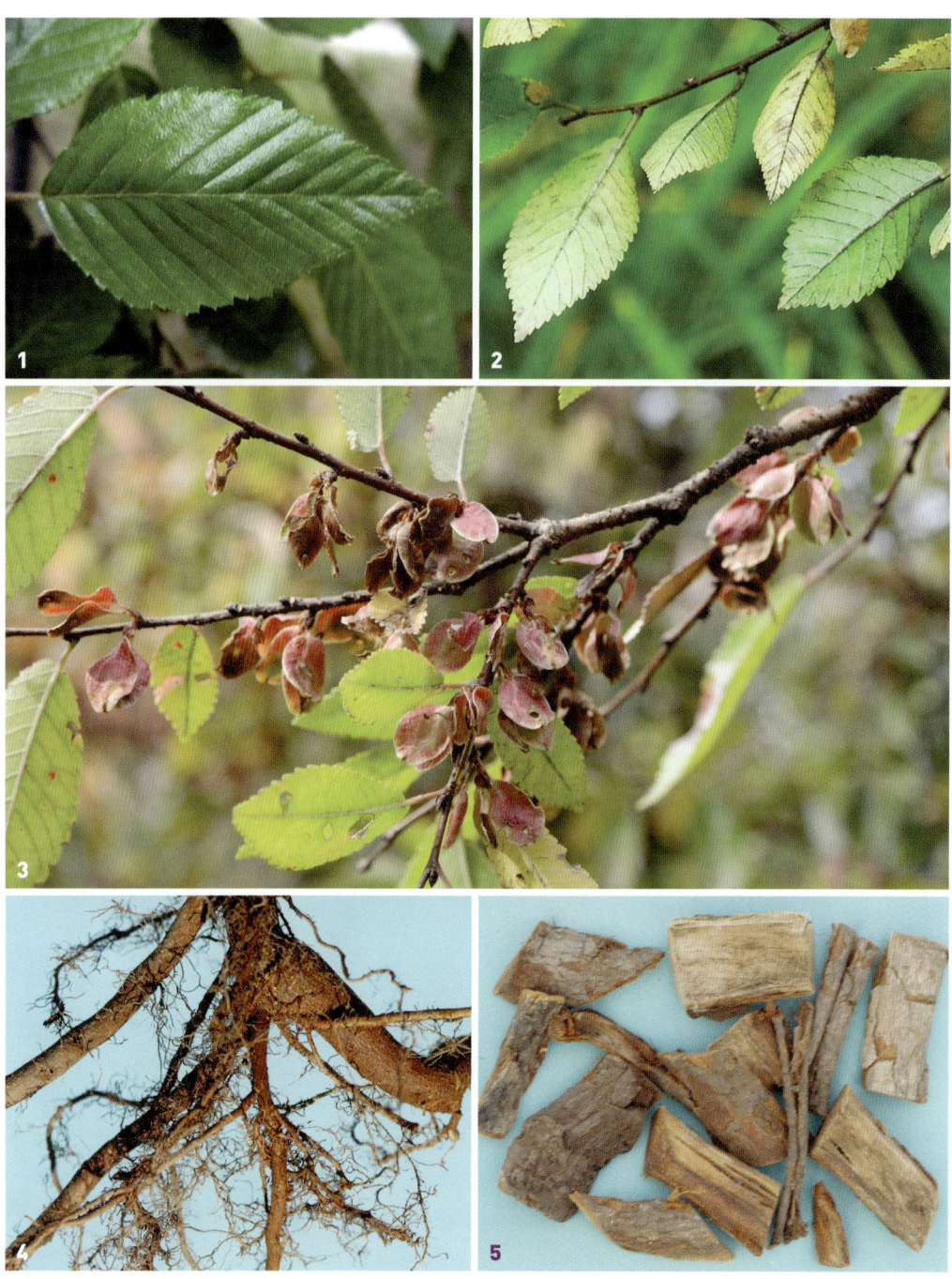

❶ 참느릅나무_ 잎(앞면) ❷ 참느릅나무_ 잎(뒷면) ❸ 참느릅나무_ 익은 열매
❹ 참느릅나무_ 뿌리 ❺ 참느릅나무_ 건조한 뿌리껍질

| 성분 | 타닌(tannin), 스티그마스테롤(stigmasterol) 등의 피토스테롤(phytosterol)과 셀룰로오스(cellulose), 리그닌(lignin), 펙틴(pectin), 유지 등.

| 채취 및 조제 | 참느릅나무, 느릅나무, 당느릅나무 등의 나무껍질은 봄에, 뿌리껍질은 가을 이후~초봄 사이에 채취하여 생것으로 사용하거나 말려서 사용한다. 어린잎은 봄에 채취하여 바람이 잘 통하는 그늘에 말려서 쓴다.

| 효능 주치 |

① 옛날부터 종기, 위염, 위궤양, 창종, 치통 등의 치료에 사용하여왔으며 임상적으로 위암이나 위통, 위궤양 등의 치료에 효과가 좋은 것으로 나타난다.

② 불면증에 말린 것 15g을 물 700mL에 넣고 달여서 마신다.

③ 기미, 주근깨에 말린 것 달인 물을 바른다.

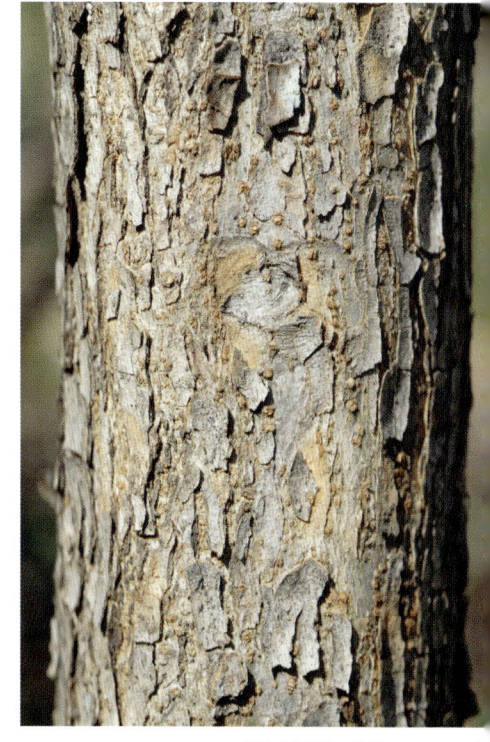

참느릅나무_ 수피

| 약용법 |

① 말린 유백피(나무껍질) 50~100g을 물 700mL에 넣어 열탕으로 반 정도가 되도록 달여서 하루 2~3회 나누어 복용한다.

② 민간요법으로는 위염이나 위궤양의 치료에 유백피를 열탕으로 달여서 하루 2~3회 복용한다.

③ 소변이 잘 나오지 않는 경우, 말린 유근피와 옥수수수염을 각 40g씩 2L의 물에 넣고 달인다. 찌꺼기는 짜서 버리고 그 물을 마신다. 방광염이 있는 경우에도 말린 유근피와 옥수수수염을 각 30g씩 물 300mL에 넣고 달여서 수시로 마시면 좋다.

④ 어린잎을 데쳐서 나물로 먹거나 멥쌀에 섞어 설기떡(느릅떡)을 해 먹는다.

주의사항 성질이 찬 약재이므로 비위가 허하고 냉한 사람은 지나치게 많이 복용하지 않도록 주의한다.

참느릅나무(느릅나무)의 기능성 및 효능에 관한 특허자료

▶ 참느릅나무 수피 추출물을 유효성분으로 함유한 면역억제제 및 이의 이용방법

본 발명은 참느릅나무 수피 추출물을 유효성분으로 함유한 면역억제제 및 이의 이용방법에 관한 것으로서, 더욱 상세하게는 참느릅나무의 수피를 환류냉각장치를 이용해 유기용제 및 증류수로 추출, 여과하여 얻은 수용성 고분자를 유효성분으로 함유시킴으로써, 장기이식 시 발생하는 거부반응의 제어, 자가면역 질환의 치료 및 만성 염증의 치료에 효과적인 면역억제제와 이의 이용방법에 관한 것이다.

— 공개번호 : 10-1998-0086059, 출원인 : 한솔제지(주)

▶ 느릅나무 메탄올 추출물을 포함하는 항암 조성물

본 발명은 느릅나무 메탄올 추출물을 유효성분으로 포함하는 항암 조성물에 관한 것으로, 암세포사멸(apoptosis)을 유도할 수 있는 느릅나무 메탄올 추출물을 포함하는 항암 조성물을 제공한다.

— 공개번호 : 10-2011-0049129, 출원인 : 대한민국(농촌진흥청장), 단국대학교 산학협력단

▶ 항천식 활성을 갖는 유근피 추출물을 함유하는 약학조성물

본 발명은 물, 알코올 또는 이들의 혼합물로 추출된 유근피(느릅나무 뿌리껍질) 추출물을 유효성분으로 함유하는 천식의 예방 또는 치료용 약학적 조성물을 제공한다. 본 발명의 유근피 추출물은 천식의 예방 및 치료를 위한 약학적 조성물 또는 건강보조식품 또는 건강기능식품으로서 이용될 수 있다.

— 공개번호 : 10-2011-0047745, 출원인 : 한국한의학연구원

▶ 유백피 추출물을 포함하는 혈관 이완용 조성물

본 발명은 유백피(느릅나무 겉껍질을 벗긴 수피) 추출물을 유효성분으로 함유하는 혈관 이완용 조성물에 관한 것으로서, 본 발명에 따른 조성물은 항산화 작용 및 혈관 평활근 이완 작용을 통해 우수한 혈압강하 효과를 나타내므로, 고혈압 및 고혈압의 합병증으로 인한 각종 심혈관계 질환의 예방 및 치료를 위한 약학 조성물 또는 건강기능 식품으로 유용하게 사용될 수 있다.

— 공개번호 : 10-2009-0064823, 출원인 : 한국화학연구원 및 한국식품연구원

▶ 느릅나무 추출물을 포함하는 궤양 치료용 겔 페이스트제 및 이의 제조방법

본 발명은 느릅나무 추출물을 포함하는 궤양 치료용 겔 페이스트에 관한 것으로, 본 발명에 의하면 한방에서 종기 또는 종창 치료에 사용하는 천연 느릅나무 추출물을 사용하여 부작용 없이 조직이 빠르게 재생될 수 있을 뿐만 아니라, 다가알코올과 생체적합성 고분자를 사용하여 종래 치료제보다 수분 증발량을 감소시켜 장시간 최적의 습윤 환경을 조성하고, 감마선 조사를 통해 무균의 치료제를 사용하여 만성 창상인 궤양의 치료 효율을 증가시킬 수 있다.

— 공개번호 : 10-2009-0107339, 출원인 : 한국원자력연구원

▶ 느릅나무과에서 추출한 만소논이를 포함하는 항암제

본 발명은 느릅나무과에서 추출한 만소논이를 포함하는 항암제에 관한 것으로 본 발명의 항암제는 독성이 적으면서도 뛰어난 항암 효과가 있다.

— 공개번호 : 10-2001-0068837, 출원인 : (주)코오롱

참느릅나무주

맛은 달다. 기호와 식성에 따라 꿀, 설탕을 가미하여 음용할 수 있다.

【적용병증】

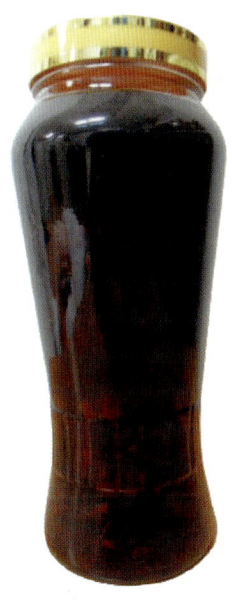

- **암(癌)** : 정상세포가 정상적인 성장조절 방법을 벗어나 무한대로 증식하는 악성 종양 현상을 말한다. 30mL를 1회분으로 1일 2~3회씩 30일 이상 장복한다.
- **오로보호(五勞保護)** : 오장(심로, 폐로, 간로, 비로, 신로 등)의 과로(過勞)를 뜻하는 것으로, 질병의 우선이 되는 것을 약을 써서 보완해주는 것이다. 30mL를 1회분으로 1일 2~3회씩, 15~20일 음용한다.
- **완화(緩和)** : 급한 일이 닥쳤을 때 급한 성질이나 마음이 일어나는 증상을 느긋하게 하기 위한 처방이다. 30mL를 1회분으로 1일 2~3회씩, 8~10일 음용한다.
- **기타 질환** : 부종, 수종, 이뇨

【담그는 방법】

① 약효는 나무껍질이나 뿌리껍질에 있다.
② 나무껍질이나 뿌리껍질을 구입하여 물로 깨끗이 씻어 말린 다음 적당히 썰어서 사용한다.
③ 말린 나무껍질이나 뿌리껍질 200~250g을 소주 3.8L에 넣고 밀봉하여 서늘한 냉암소에서 보관, 숙성시킨다.
④ 6~8개월 침출한 다음 찌꺼기를 걸러내고 보관, 음용한다. 또는 찌꺼기를 걸러낸 후 2~3개월 더 숙성하여 음용하면 향미(香味)가 좋아진다.

【구입방법 및 주의사항】

- 약재상이나 약령시장에서 구입할 수 있으며 경우에 따라서는 산지(産地)에서 직접 채취하여 사용한다.
- 해롭지는 않으나 치유되는 대로 중단한다.
- 본 약술을 음용하는 중에 가리는 음식은 없다.

▶ 내분비 질환·**항암**·목본

화살나무

- **학 명** : *Euonymus alatus* (Thunb.) Siebold
- **과 명** : 노박덩굴과
- **이 명** : 흔립나무, 홋잎나무, 신전목, 귀견우, 귀우전, 참빗나무, 참빗살나무
- **생약명** : 귀전우(鬼箭羽), 위모(衛矛)
- **생육지** : 산, 들 자생
- **개화기** : 5월
- **채취기** : 연중 수시
- **용 도** : 관상용, 약용
- **약 효** : 항암, 당뇨병, 기침가래, 월경불순, 산후에 어혈로 인한 복통, 구충

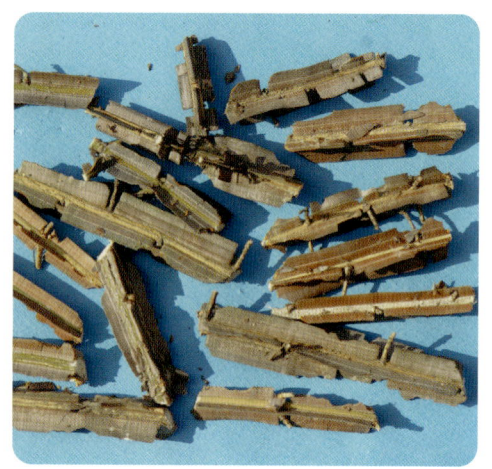

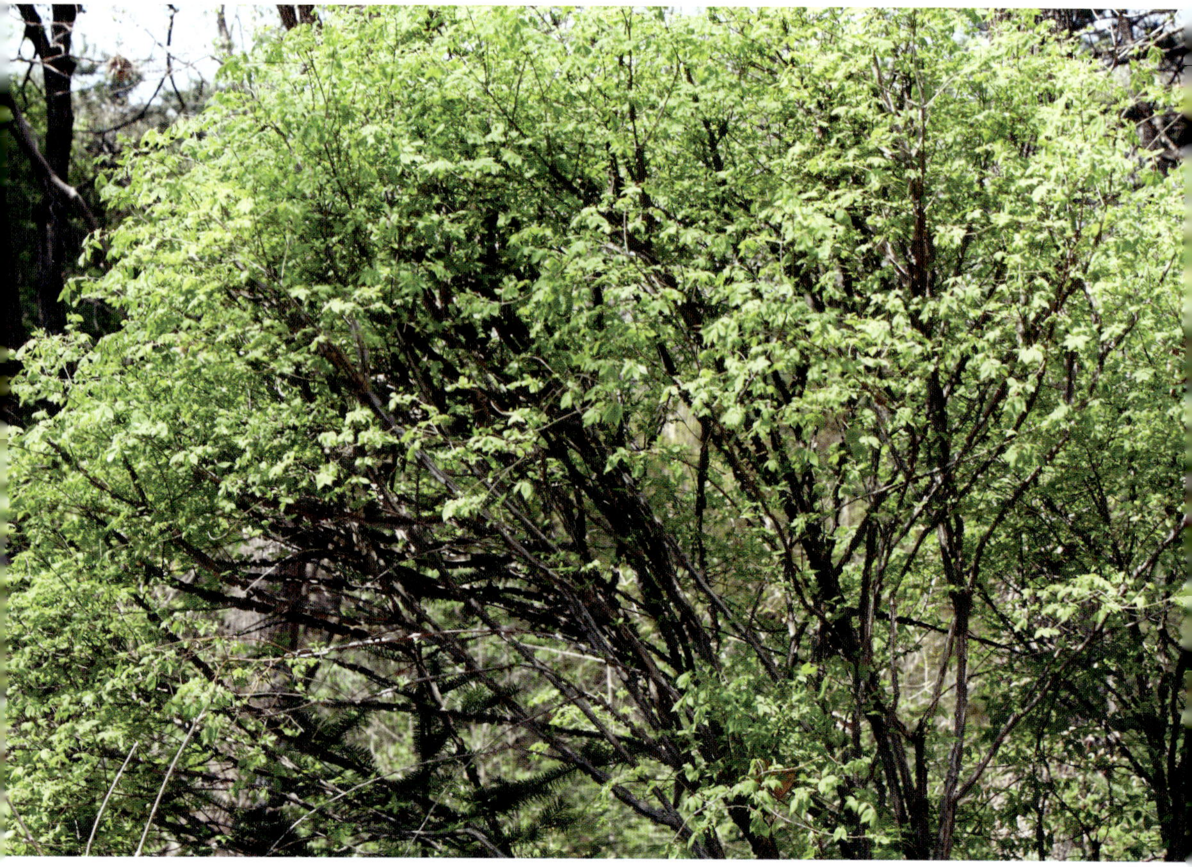

| 생김새와 특징 | 화살나무는 낙엽활엽 관목으로, 높이는 3m 정도 자라고 가지가 사방으로 퍼져 있으며 잔가지에 2~4개의 코르크질 날개가 있다. 잎은 달걀형이며 2장이 마주 보고 달려 있고 짧은 잎자루가 있으며 가장자리에는 작은 톱니가 있고 뒷면은 잿빛을 띤 녹색이다. 5월에 연한 녹색 또는 황록색으로 꽃이 피며 꽃받침 조각과 꽃잎, 수술은 4개씩 있다. 열매는 둥글고 9~10월에 붉은색 혹은 갈색으로 익으며 종자는 흰색이다. '화살나무'는 줄기의 겉에 날개가 달려 있는 것이 꼭 화살 같다고 해서 붙여진 명칭이며, 귀전우(鬼箭羽)라는 생약명은 줄기에 붙어 있는 코르크질의 날개를 말한다. 우리나라를 비롯해 일본, 사할린, 중국 등지에도 분포한다. 우리나라의 경우 전국적으

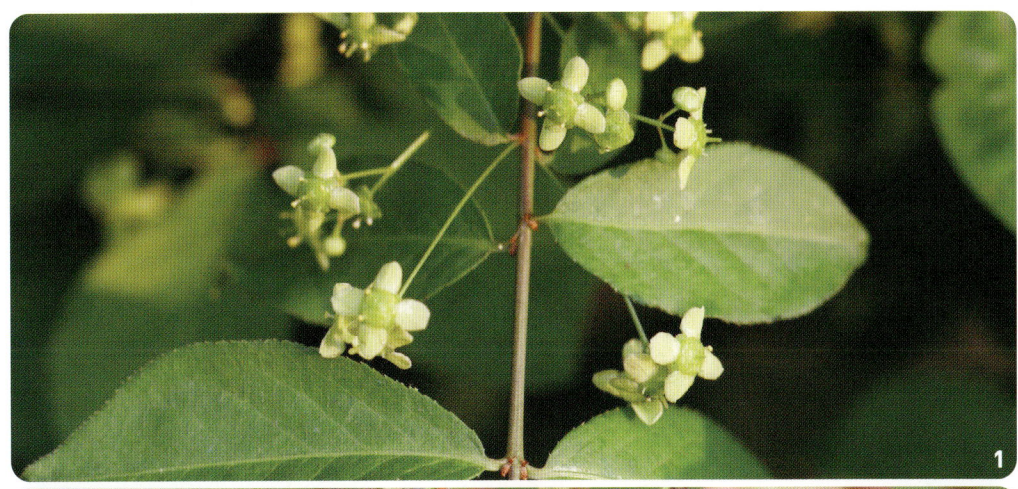

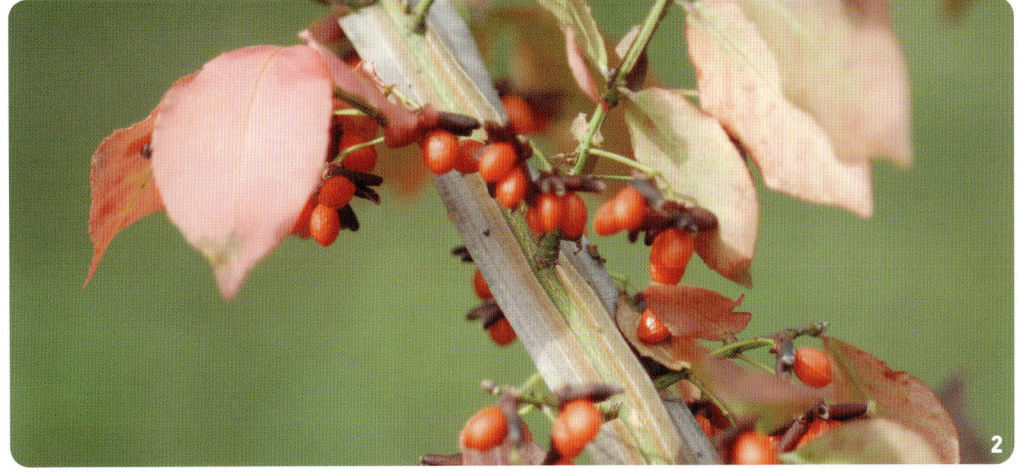

❶ 화살나무_ 꽃 ❷ 화살나무_ 익은 열매

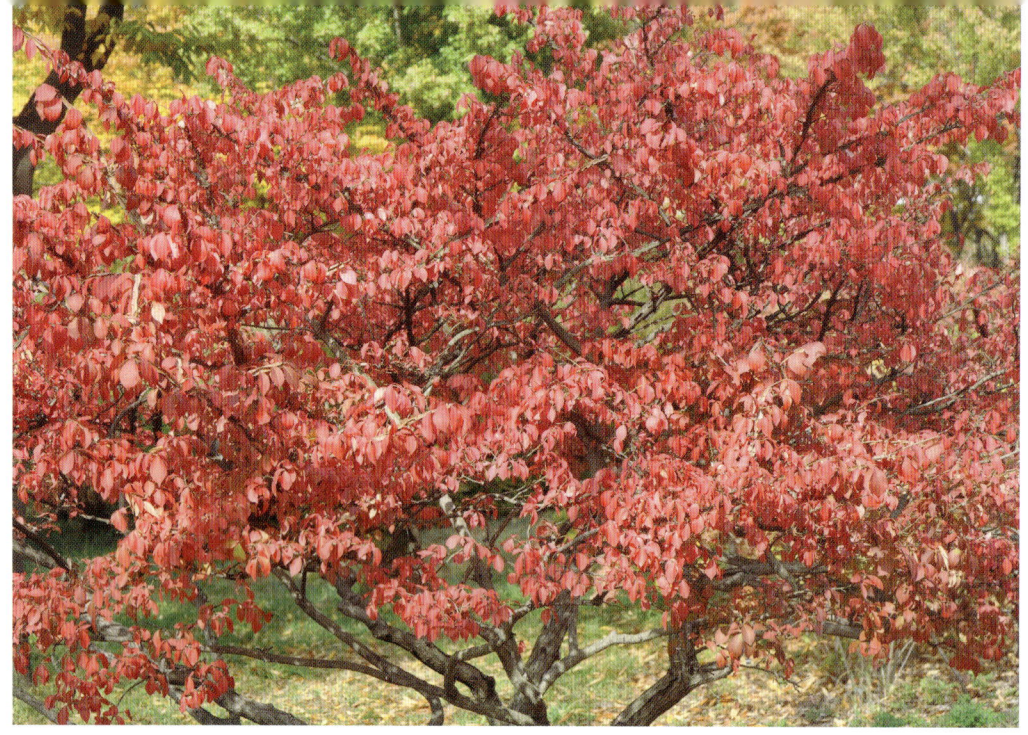

화살나무_ 단풍 든 모습

로 1,700m 이하의 산야에 많이 자생하며 내건성과 내한성이 강해 전국적으로 재배가 가능하다.

| 성품과 맛 | 맛은 쓰며 성질은 차다. 독성은 없다.

| 사용 부위 | 가지에 붙은 코르크질의 익상물(翼狀物)을 포함한 줄기, 어린잎.

| 작용 부위 | 간(肝) 경락.

| 성분 | 에피프리데라놀(epifriederanol), 프리데린(friederin), 케르세틴(quercetin), 리놀산(linolic acid), 안식향산, 옥살(oxal), 초산, 카프릭산(capric acid) 등.

| 채취 및 조제 | 수시로 채취하여 그늘에 말려 사용한다.

| 효능 주치 |

① 가지에 붙은 코르크질의 익상물은 암세포 억제작용이 있어 항암제로 사용한다.

> 동의보감원문
> 性寒味苦無毒一云小毒. 主蟲痊中惡腹痛 除邪殺鬼及白邪鬼魅殺腹藏蟲 通月經 破 結 止血崩 帶下 産後瘀痛 消風毒腫 能落胎. 一名鬼箭 處處有之 基幹有三羽 狀如箭翎. 八月十一月十二月採削取皮羽用之. 又名鬼箭羽 人家多燔之 以袪祟

② 한방에서는 지혈, 구어혈(驅瘀血), 통경에 사용하고 산후출혈, 당뇨병, 구충, 정신불안, 여성의 자궁출혈, 대하, 어혈을 없애는 약으로 쓴다.

③ 열매를 오랫동안 달여 고약을 만들어서 피부병 치료에 사용했다.

④ 혈당량을 낮추고 인슐린 분비를 늘리는 작용을 하는 등 당뇨병에도 효험을 보인다.

| 약용법 |

① 일반적으로는 화살나무 줄기에 붙어 있는 코르크질 날개[귀전우] 30g을 물 900mL에 넣고 반량이 될 때까지 약한 불로 달여서 하루에 3회, 매 식후 1컵씩(150mL) 복용한다.

② 당뇨병에는 화살나무 어린잎과 코르크질 날개[귀전우] 30g을 물 900mL에 넣고 반으로 될 때까지 달여서 하루 3회씩 식간에 마시면 혈당량을 낮추고 인슐린 분비를 돕는다.

③ 화살나무 잎을 그늘에서 말려 차로 달여 먹어도 좋다. 그늘에서 잘 말린 어린잎 10g을 뜨거운 물 60mL에 넣고 3~4분간 우려낸 것을 귀전우차라고 하는데 생리불순과 자궁염에 효과가 있다.

주의사항 성미가 쓰고 차기 때문에 비위가 냉한 경우에는 함부로 사용해서는 안 된다.

화살나무(귀전우)의 기능성 및 효능에 관한 특허자료

▶ **항암 활성 및 항암제의 보조제 역할을 하는 화살나무 수용성 추출물**

본 발명은 화살나무 수용성 추출물 및 이의 용도에 관한 것으로서, 더욱 상세하게는 화살나무를 유기용매로 처리하여 유기용매 용해성 분획을 제거한 후 남은 잔사를 물로 추출하여 기존의 화살나무 수추출물과는 다른 새로운 수용성 추출물을 얻고, 이 수용성 추출물이 항암 활성을 가지고, 또한 항암제의 보조제 역할로 항암제의 독성 완화 및 활성을 증강시키는 등의 효능이 강하고 독특한 생리활성을 밝힘으로써 이를 이용한 항암 및 항암제 보조용의 기능성 건강식품의 제조에 관한 것이다.

– 공개번호 : 10-2004-0097446, 출원인 : 동성제약(주), 이정호

▶ **귀전우 추출물을 포함하는 당뇨병 예방 및 치료용 조성물**

본 발명은 현저한 혈당강하 효과를 갖는 귀전우(화살나무 줄기에 붙어 있는 코르크질의 날개) 추출물을 유효성분으로 함유하는 조성물에 관한 것으로서, 본 발명의 귀전우 추출물은 우수한 알파-글루코시다제 저해활성을 나타낼 뿐만 아니라 식후 탄수화물의 소화 속도를 느리게 하여 혈중 포도당 농도의 급격한 상승을 억제하므로, 이를 포함하는 조성물은 당뇨병 예방 및 치료를 위한 의약품으로 유용하게 이용될 수 있다.

– 공개번호 : 10-2007-0097867, 출원인 : 인제대학교 산학협력단

제3장
소화기 질환

인체가 정상적인 기능을 수행하기 위해서는 음식물을 섭취하고 이를 물리적, 화학적으로 분해하여 영양분을 흡수하고 찌꺼기는 몸 밖으로 배출하여야 한다. 이와 관련된 일련의 기관계를 소화기계라 하며 소화관과 소화선으로 구분한다.

소화관은 구강(oral cavity), 인두(pharynx), 식도(esophagus), 위(stomach), 소장(small intestine), 대장(large intestine), 항문(anus)으로 구성되며, 소화선은 타액선(salivary gland)과 간(liver), 췌장(pancreas)으로 구성된다.

① 건위제
   감초 草本, 마늘 草本, 창포 草本, 굴거리나무 木本, 밤나무 木本, 산사나무 木本, 예덕나무 木本, 죽순(대나무) 木本, 탱자나무 木本

② 딸꾹질
   감나무 木本

③ 변비
   결명자(긴강남차) 草本, 피마자 草本

④ 소화불량
   고삼 草本, 무 草本, 민들레 草本, 박하 草本, 용담 草本, 자주쓴풀 草本, 귤 木本

⑤ 지사·정장
   이질풀 草本, 매실나무 木本, 산당화(명자꽃) 木本, 인동덩굴 木本

건위제 : 건위제는 위장을 튼튼하게 하는 약제이다. 소화액의 분비를 왕성하게 하고 위장의 운동을 촉진시켜서 소화, 흡수작용을 돕는다.

▶ 감초 / 마늘 / 창포 / 굴거리나무 / 밤나무 / 산사나무 / 예덕나무 / 죽순(대나무) / 탱자나무

딸꾹질 : 딸꾹질이란 횡경막의 불수의적 운동에 의해 성문(聲門)이 갑자기 닫히면서 특이한 소리가 들리는 것을 말하는데, 음식을 갑자기 먹었을 때나 수술 후, 그리고 뇌막염 등에 의해서 흔하게 유발된다. 딸꾹질은 대개 수분 이내에 저절로 멈추지만, 자주 재발되거나 장시간 지속되는 경우도 있다. 딸꾹질은 여자보다 남자에게 흔하다고 하며 심한 경우 진정제 투여가 도움이 된다. 딸꾹질이 생겼을 때 찬물로 세수를 한다든지 혀를 잡아당긴다든지 숨을 멈춘다든지 귀를 간지럽히는 등의 민간요법이 있는데 매우 효과적이다. 민간요법으로 잘 해결되지 않는 경우 임의로 약을 쓰지 말고 병원을 찾아 원인을 밝히고 치료하도록 한다.

▶ 감나무

변비 : 변비는 변이 순조롭게 나오지 않는 증세로서 식사성 변비, 기능성 변비(경련성 변비, 이완성 변비), 기질성 변비 등이 있다. 병적인 변비가 아닐 경우, 즉 수분이나 섬유질이 부족하여 생기는 식사성 변비는 식사나 운동, 생활습관을 바꿔 개선시킬 수 있다. 그러나 스트레스로 인한 장 경련(과민성 대장증상) 변비나 고령자에게서 많이 볼 수 있는 장 기능 또는 운동 부족으로 인한 이완성 변비, 그리고 장 협착증 및 폴립, 직장·결장암으로 인한 기질성 변비증도 있을 수 있으므로, 만병의 근원인 변비를 간단히 생각하면 안 된다. 현대의학에서는 조금씩 변비가 있는 것은 병의 범주에 넣지 않고 있으며, 치료법으로는 관장과 하제를 사용한다. 병적인 원인이 없는 이른바 기능성 변비나 스트레스가 원인이 되어 생긴 변비로서 건강 상태가 의심이 되는 경우 한방약은 아주 효과적이다.

▶ 결명자(긴강남차) / 피마자

소화불량 : 소화불량이란 음식섭취 후 일어나는 소화장애 증세를 총칭한다. 한 가지 증상만을 일컫는 것이 아니고 속쓰림, 트림, 구역질, 상복부 불쾌감, 위장의 팽만감, 고창(鼓脹) 등의 소화기 증세와 아울러 복통까지 동반되어 일어나는 제반 증상을 포함한다.
소화불량은 좋지 않은 음식물을 섭취했을 때나 좋은 음식이라도 몸에 맞지 않는 음식을 먹어 체내에서 자연스럽게 용해되지 않을 때 일어난다. 스트레스와 긴장도 원인이 된다.
소화불량일 때는 동반되는 증상, 음식과의 관계, 음식섭취 후 증상이 나타난 시간, 지속시간, 스트레스와의 관계 등을 면밀히 살펴야 한다.

▶ 고삼 / 무 / 민들레 / 박하 / 용담 / 자주쓴풀 / 귤

지사·정장 : 지사(止瀉)란 설사 중에서도 물이 쏟아지는 것처럼 묽게 나오나 복통을 동반하지 않은 설사를 멈추게 하는 것을 말한다. 설사는 원인에 따라 생리적 설사(과식, 과음, 추운 데서 잠을 잘 경우), 알레르기성 설사(우유, 달걀 등 특정식품을 섭취한 경우), 신경성 설사(과민성 대장증상), 감염성 설사(세균, 바이러스 감염, 식중독 등), 장의 기질적 장애 등이 있다.
증상으로는 무력감, 피로, 트림, 구역질, 구토, 손발이 찬 증세, 식욕부진, 배가 무지근함, 배에서 소리가 남, 배변 양이 적고 잔류감이 있음, 배가 아픔, 변비와 설사의 반복 그리고 소변 양이 줄어드는 현상이 나타난다.

▶ 이질풀 / 매실나무 / 산당화(명자꽃) / 인동덩굴

▶ 소화기 질환 • **건위제** • 초본

감초

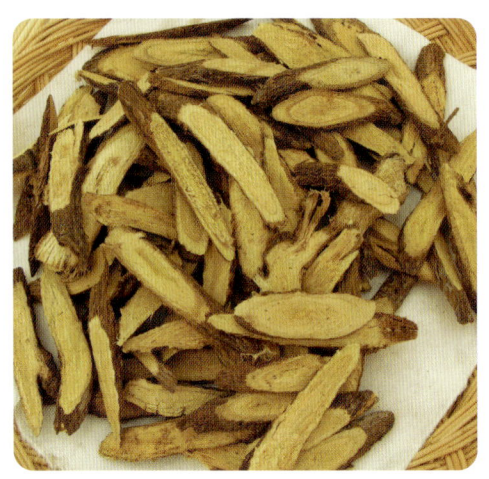

- **학 명** : *Glycyrrhiza uralensis* Fisch.
- **과 명** : 콩과
- **이 명** : 우랄감초, 만주감초, 국노(國老), 밀감(蜜柑), 미초(美草)
- **생약명** : 감초(甘草)
- **생육지** : 들, 재배
- **개화기** : 7~8월
- **채취기** : 가을
- **용 도** : 약용(뿌리), 감미료
- **약 효** : 인후염, 구내염, 유방염, 피부습진, 여드름, 해독, 소화성궤양, 건위

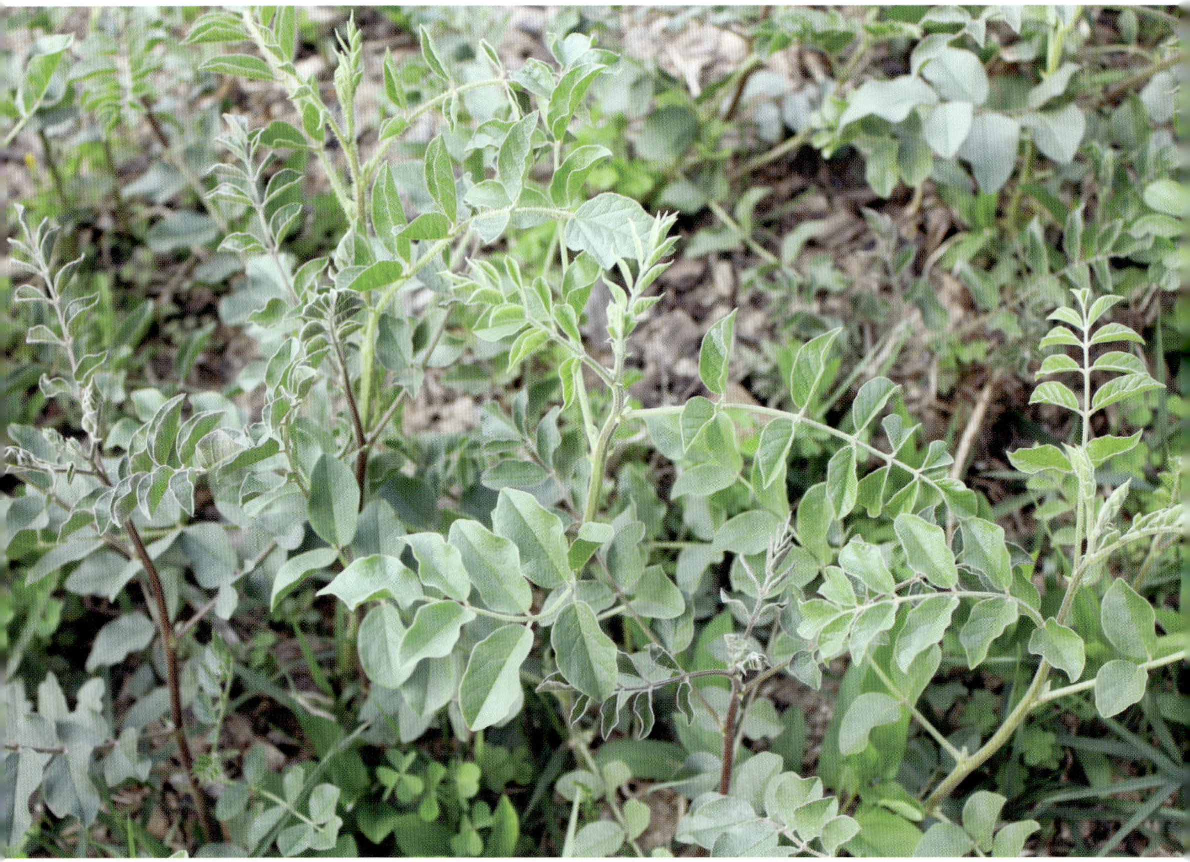

| 생김새와 특징 | 감초는 여러해살이풀로, 크기는 1m에 달한다. 줄기는 곧추서며, 잔털이 많이 나 회백색을 띤다. 잎은 어긋나며 홀수 깃꼴 겹잎이고 작은 잎은 7~17개씩 달린다. 잎의 모양은 달걀 모양 또는 넓은 달걀 모양으로, 길이는 2~5cm, 지름은 1~3cm의 크기이다. 꽃은 7~8월에 보라색으로 피며 총상꽃차례를 이룬다. 꽃의 크기는 1.4~2.5cm이다. 열매는 길쭉한 삽과가 활처럼 굽으며 달리는데, 길이는 3~4cm, 지름은 8mm 내외이며 겉에 가시 같은 털이 난다. 삽과 안에는 콩팥처럼 생긴 종자가 6~8개 들어 있다.

뿌리가 땅속 깊이 들어가는데, 이를 감초라고 하여 약재로 이용한다. 약재뿐만 아니라 식품첨가제로도 많이 이용되나 대부분을 수입에 의존하고 있다. 원산지는 여러 곳으로, 몽골과 시베리아, 북중국 등 한랭한 지역의 종자가 우량하다. 중국 북부와 시베리아, 만주, 몽골 등지에 자생하며 재배도 많이 한다.

| 성품과 맛 | 맛은 달고 성질은 평(平)하다. 독은 없다.

| 사용 부위 | 뿌리.

| 작용 부위 | 간(肝), 비(脾), 위(胃), 폐(肺) 경락.

| 성분 | 글리시리진(glycyrhizin), 리큐리티게닌(liquritigenin), 사포닌(saponin), 이소리퀴리티게닌(isoliquiritigenin), 리퀴리틴(liquiritin), 네오이소리퀴리틴(neoisoliquiritin) 등.

| 채취와 조제 | 가을에 뿌리를 채취하여 말린 다

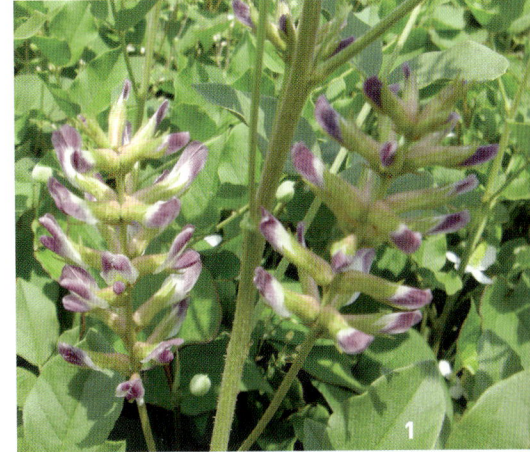
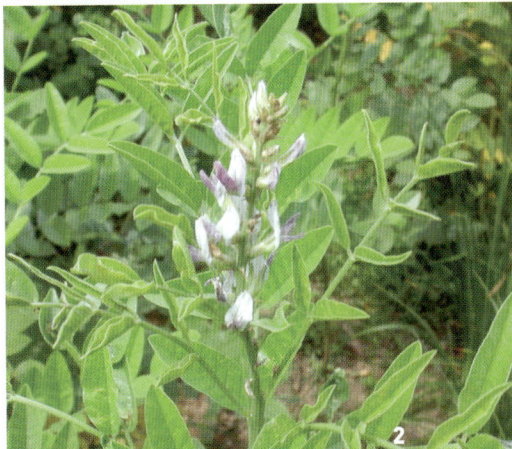
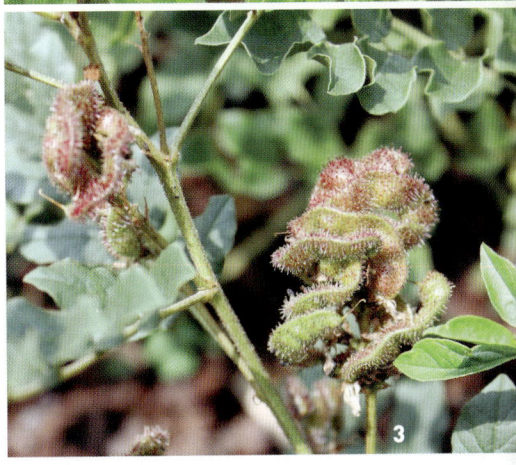

❶ 감초_ 꽃 ❷ 유럽감초_ 꽃 ❸ 감초_ 열매

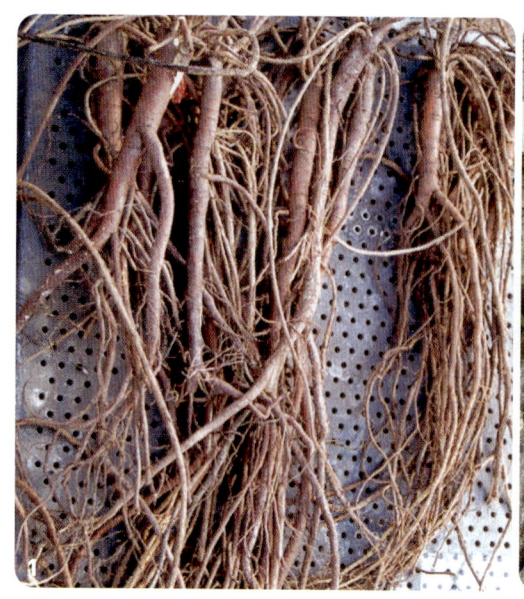 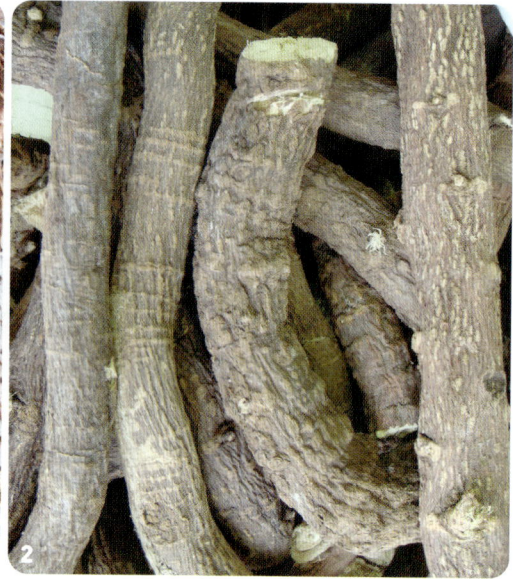

❶ 감초_ 생뿌리 ❷ 감초_ 건조한 뿌리

음 그대로 사용하거나 꿀을 흡수시켜 볶아서[밀자(蜜炙)] 사용한다.

| 효능 주치 |

① 일반 염증, 위염, 구내염의 치료에 특히 좋다.
② 인후염, 유방염, 전염성 간염, 피부습진, 여드름, 해독, 소화성궤양 등을 치료한다.
③ 글리시리진은 디프테리아 독소로, 파상풍, 독소, 뱀독, 복어 독의 해독 및 부종억제 작용이 있다.

| 약용법 |

① 세절(細切) 건조한 감초 뿌리 15g을 물 700mL에 넣고 반으로 될 때까지 달인 액을 나누어 아침저녁으로 복용한다.

> **동의보감원문**
>
> 性平味甘無毒解百藥毒爲九土之精安和七十二種石一千二百種草調和諸藥使有功故號爲國老. 主五藏六府寒熱邪氣通九竅利百脈堅筋骨長肌肉. 二月八月除日採根暴乾以堅實斷理者爲佳折之則粉出故號爲粉草. 入足三陰經灸則和中生則瀉火. 嘔吐中滿嗜酒之人不可久服多服. 自中原移植於諸道各邑而不爲繁殖惟咸鏡北道所産最好.

② 외용약으로 쓸 때는 뿌리를 분말로 만들어 뿌리거나 달인 물로 씻는다.
③ 생뿌리를 짜서 즙을 내어 1찻순갈씩 하루 3회 복용하거나 달여 마신다.
④ 시럽을 만들어서 한 번에 1~2찻순갈씩 하루 3회 복용한다.

주의사항 생약재를 이용하여 식품을 가공할 때 쓴맛을 완화하기 위하여 감초를 넣는 경우가 많은데, 감초에는 스테로이드 성분이 함유되어 있어서 대용량을 장기간 사용하는 것은 피해야 한다. 배추, 해조류, 돼지고기, 보골지 등은 함께 먹지 않는다.

감초의 기능성 및 효능에 관한 특허자료

▶ **신강 감초로부터 유용성분의 추출방법 및 그 추출물의 용도**

본 발명은 에탄올을 추출용매로 사용하여 신강 감초로부터 유용성분을 추출함에 있어서, 글리시리진의 양은 줄이고, 리코칼콘 A를 극대로 추출하는 방법에 관한 것으로, 항암, 항염, 항궤양, 항균, 항산화 등의 기능성이 있는 의약품, 화장품, 식품 등의 제품개발에 매우 유용한 발명이다.

– 공개번호 : 10-2012-0107652, 출원인 : (주)애드바이오텍

▶ **동물의 면역능을 증강시키는 감초 추출물 및 그 제조 방법**

본 발명은 동물의 주요 면역세포의 활성을 증강시키고 세포 면역능을 증진시키는 감초 추출물 (Glycyrrhiza) 및 그 제조 방법에 관한 것으로, 동물용 면역증강제, 백신보좌제, 보조치료제 등으로 광범위한 활용이 가능하다.

– 공개번호 : 10-2008-0106789, 출원인 : 농림수산식품부 국립수의과학검역원

▶ **감초 추출물 성분인 Isoangustone A를 함유하는 신장섬유증 또는 사구체경화증 억제용 조성물**

본 발명은 당뇨합병증으로 인해 초래되는 신장섬유증 나아가서는 사구체경화증에 억제 활성을 갖는 감초 헥산/에탄올 추출물(licorice hexane/ethanol extract)의 함유성분인 이소앙구스톤 에이(Isoangustone A)를 함유한 조성물에 대한 것이다.

– 공개번호 : 10-2011-0060993, 출원인 : 한림대학교 산학협력단

▶ **감초 추출물을 유효성분으로 함유하는 퇴행성 신경질환 예방 및 치료용 조성물**

본 발명의 감초 추출물은 산화적 스트레스에 대한 신경세포의 산화적 손상을 억제하여 신경세포를 보호하면서 세포 사멸을 억제하는 효과가 매우 우수하고 인체에는 거의 무해한 효과를 제공함으로써 새로운 퇴행성 신경질환 예방 및 치료용 조성물을 제공한다.

– 공개번호 : 10-2009-0016883, 출원인 : 경남대학교 산학협력단

감초차

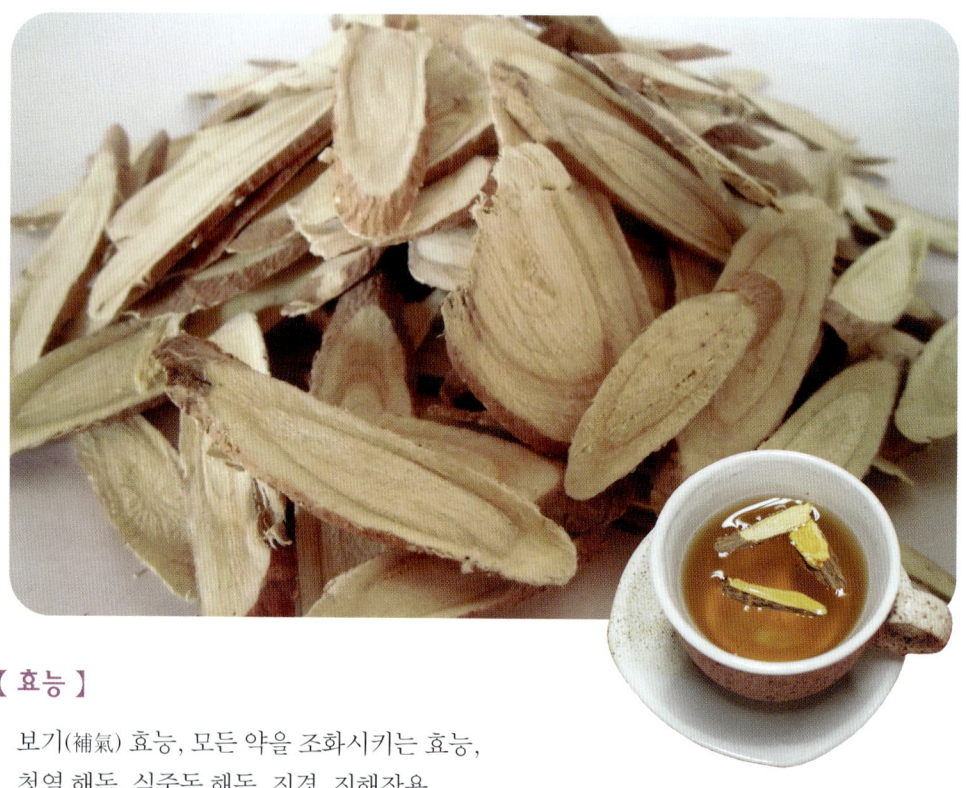

【 효능 】

보기(補氣) 효능, 모든 약을 조화시키는 효능,
청열 해독, 식중독 해독, 진경, 진해작용

【 만드는 방법 】

① 물 1L에 감초 30g을 넣고 센불에서 30분 정도 끓인다.
② 약불에서 2시간 정도 은은하게 우려낸다.
③ 감초 자체만으로도 단맛을 내는 좋은 차가 된다.
④ 단맛이 있으므로 모두가 음용해도 무방하다.
⑤ 법제감초라 하여 꿀물을 흡수시켜 볶은 감초를 사용하면 더 따뜻하고 온화한 맛을 즐길 수 있다.

감초주

맛은 달고 감초향이 난다. 기호와 식성에 따라 꿀, 설탕을 가미하여 음용할 수 있다.

【적용병증】

- **오장보익(五臟補益)** : 음용하면 오장의 피로를 개선해준다. 30mL를 1회분으로 1일 1~2회씩, 20~30일 음용한다.
- **근골격통(筋骨格通)** : 근육과 뼈에서 일어나는 통증으로, 운동이 어려워지는 증상을 말한다. 30mL를 1회분으로 1일 1~2회씩, 20~30일 음용한다.
- **기타 질환** : 건망증, 과실중독, 비위허약, 소변불통, 신경쇠약, 심장병, 편도선염

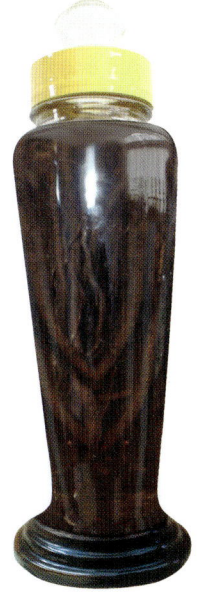

【담그는 방법】

① 약효는 뿌리에 있으므로 주로 뿌리를 사용한다. 약간의 방향성(芳香性)이 있다.
② 대개는 약재상에서 가공·건조하여 절단된 약재를 구입하여 사용한다.
③ 오래 묵지 않은 약재가 더욱 효과적이다.
④ 말린 감초 뿌리 약 200g을 소주 3.8L에 넣어 밀봉하여 서늘한 냉암소에서 보관, 숙성시킨다.
⑤ 2~3개월 침출한 다음 찌꺼기를 걸러내고 보관, 음용한다. 또는 찌꺼기를 걸러낸 후 2~3개월 더 숙성하여 음용하면 향미(香味)가 좋아진다.

【구입방법 및 주의사항】

- 약재상이나 약령시장 또는 재래시장에서 약재를 구입하여 사용한다. 또는 재배 농가에서 구입하여 사용할 수 있다. 우리나라에서도 시험 재배에 성공하여 보급 중에 있다.
- 치유되는 대로 중단하는 것이 좋다. 많은 양을 장기 음용하는 것은 피한다. 또한 기준량을 사용한 후 중단하는 것이 좋다.
- 본 약술을 음용하는 중에 특별히 가리는 음식은 없다.

▶ 소화기 질환・**건위제**・초본

마늘

- 학　명 : *Allium sativum* L.
- 과　명 : 백합과
- 이　명 : 호마늘, 육지마늘, 대마늘, 왕마늘, 호대선
- 생약명 : 대산(大蒜), 호산(胡蒜), 청산(靑蒜)
- 생육지 : 재배
- 개화기 : 6~7월
- 채취기 : 5~7월(잎이 고사할 때)
- 용　도 : 식용, 약용
- 약　효 : 소화불량, 노화방지, 치통, 냉증, 항균, 항진균, 해독, 살충, 독사교상

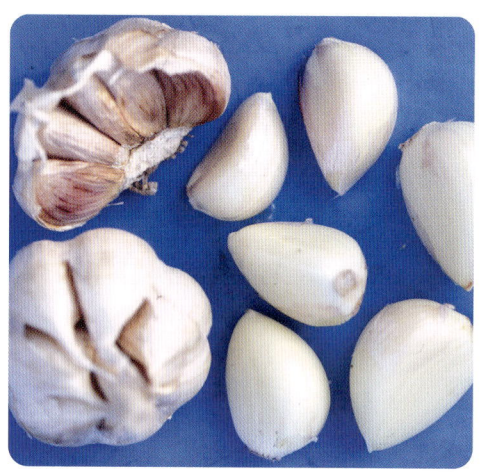

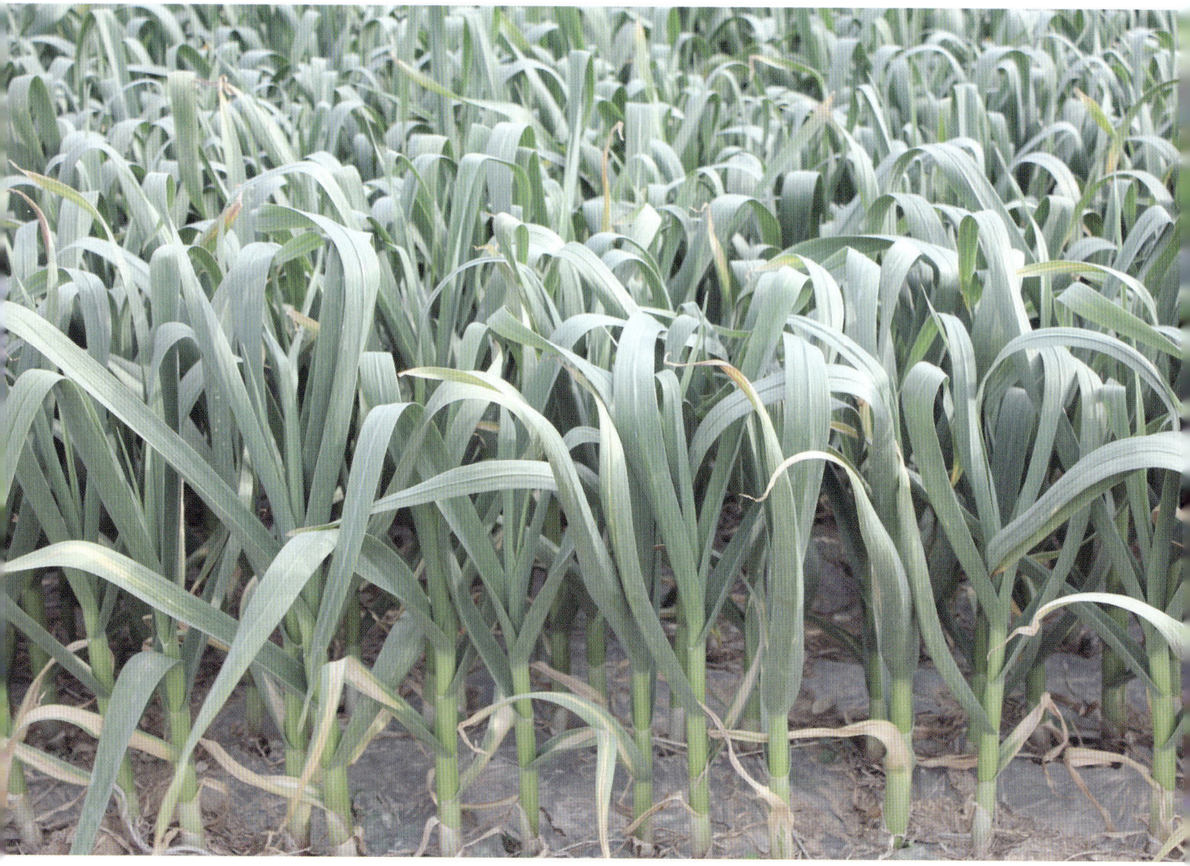

| **생김새와 특징** | 마늘은 여러해살이풀로, 키는 60㎝이다. 풀 전체에서 특유의 매운 냄새가 난다. 땅속의 비늘줄기(뿌리)는 연한 갈색의 껍질 같은 잎으로 싸여 있으며, 안쪽에 5~6개의 작은 비늘줄기가 들어 있다. 잎은 3~4개가 어긋나며 가늘고 길다. 꽃은 6~7월에 연한 홍자색으로 핀다.

마늘은 단군신화에도 나오는 뿌리채소로, 오랜 옛날부터 재배되어왔다. 우리가 보통 '마늘'이라고 부르며 식용하는 부분은 땅속의 굵은 비늘줄기이다. 『본초강목』에는 산에서 나는 마늘을 산산(山蒜), 들에서 나는 것을 야산(野蒜), 재배한 것을 산(蒜)이라 하고, 후에 서역에서 알이 굵은 대산(大蒜)이 들어오자 기존에 있었던 마늘 품종은 소산(小蒜)이라 하였다고 한다.

마늘은 중앙아시아가 원산지이며 세계적으로 재배한다. 이집트가 원산지라는 설도 있다. 우리나라에서는 경남 남해 등이 주산지이나 전국적으로 재배된다.

| **성품과 맛** | 맛은 맵고 성질은 따뜻하다(생마늘은 덥다). 독성이 있다.

| **사용 부위** | 땅속의 비늘줄기.

| **작용 부위** | 비(脾), 위(胃), 폐(肺) 경락.

| **성분** | 알리인(alliin), 알리신(allicin), 아릴시스테인(allylcysteine), 수분 60%, 단백질 8.4%, 비타민 $B_1 \cdot B_2 \cdot C$ 등.

| **채취 및 조제** | 땅속의 비늘줄기를 5~7월 잎이 시들 때 채취한다.

| **효능 주치** |

① 건위, 소화, 정장, 발한, 냉증, 거담, 부스럼, 종기, 무좀, 살충, 이질, 말라리아, 백일해의 치료에 좋다.
② 노화방지, 방부제, 거담제의 역할을 하며, 장의 경련을 가라앉히는 진정 효과가 있다.
③ 결핵균, 호열자균, 이질균, 임질균 등에 대한 항균 효과가 있고, 항진균 효능도 있어서 무좀의 치료에도 효과적이다.

동의보감원문

性溫(一云熱)味辛有毒主散癰腫除風濕去瘴氣爛瘡癬破冷除風健脾溫胃止霍亂轉筋辟瘟疫療勞瘧去蠱毒療蛇蟲傷. 園圃皆種之經年者良五月五日採. 蒜葷菜也今人謂葫爲大蒜性最葷臭不可食久食傷肝損目. 獨顆者謂之獨頭蒜殼鬼去痛灸癰疽方多用之. 久食能淸血令髮早白.

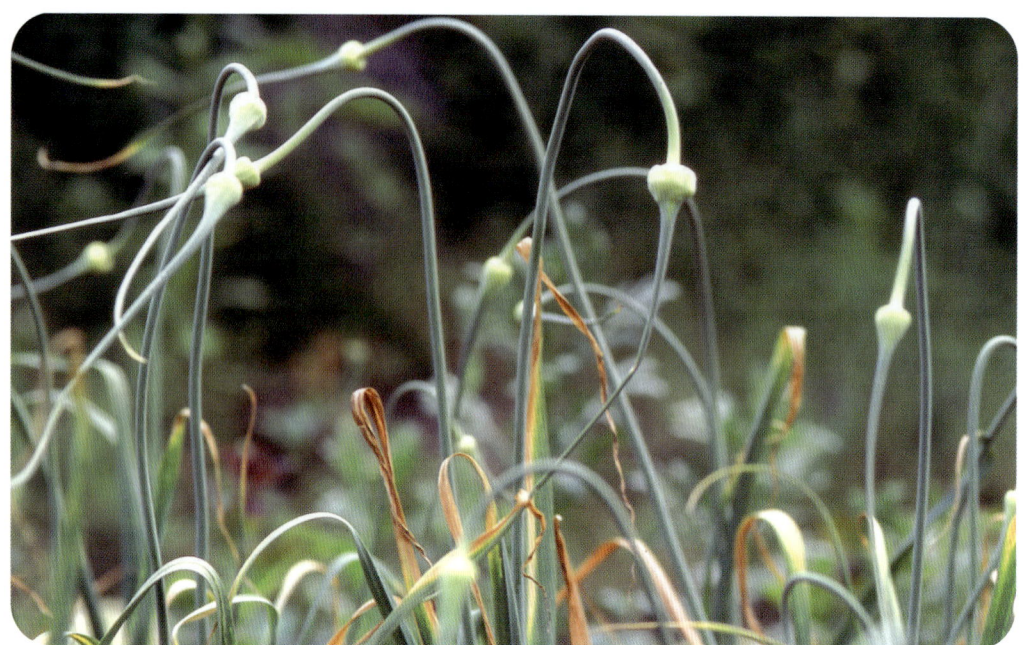
마늘종

| 약용법 |

① 무좀일 때는 환부를 깨끗이 씻고 물기를 말린 다음 마늘을 짓찧어 붙이고 가제로 잘 감싼다. 환부 외의 피부는 바셀린을 발라 마늘이 직접 닿지 않도록 해야 한다.
② 여드름, 습진일 때는 마늘 20~30쪽을 강판에 갈아서 즙을 만든 다음 물 5컵을 붓고 끓인다. 물 3컵 정도로 졸아들면 따뜻할 정도로 식혀 얼굴과 목 부위를 세수하듯

TIP

[마늘장아찌 만들기]
1. 쪽마늘의 껍질을 벗겨 양 끝을 칼로 자른다.
2. 끝을 잘라낸 쪽마늘을 소쿠리에 담아서 물로 씻은 다음 그늘에서 말린 후 용기에 담는다.
3. 된장과 간장을 6 : 4의 비율로 섞고, 용기의 절반 정도를 채운 마늘과 잘 섞이도록 한다. 이때 용기에 담은 마늘이 된장과 간장의 혼합액 위로 드러나지 않도록 한다. 또 용기의 15% 정도는 여유 있게 비워둔다.
4. 마늘이 잘 가라앉으면 단단히 밀봉해서 8개월 정도 묵혀둔다.
5. 식사 때마다 한두 쪽씩 얇게 잘라 식용한다.

이 씻으면 효과가 좋다.
③ 옛 사람들은 마늘 냄새가 악귀나 액을 쫓는 것으로 믿었고, 밤에 마늘 트림을 하면 각종 사귀(邪鬼)나 병귀(病鬼)를 물리칠 수 있다고 여겨 밤길을 떠나기 전에 마늘을 먹기도 하였다.
④ 마늘장아찌로 만들어 식용한다.

주의사항 열성 음식으로서 생마늘로는 하루 1통(5~6쪽) 이상을 먹으면 안 된다. 또 익혀 먹으면 음기를 동하게 하고, 생으로 많이 먹으면 진액을 손상시킬 염려가 있다. 개고기를 먹을 때 생마늘을 함께 먹으면 기를 손상시키고 시력이 약해질 염려가 있으므로 주의해야 한다.

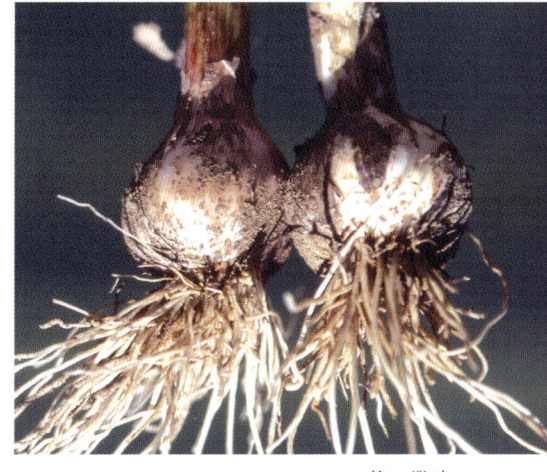

마늘_ 뿌리

마늘의 기능성 및 효능에 관한 특허자료

▶ **마늘 당절임 추출물을 유효성분으로 함유하는 혈당강하 또는 당뇨병의 예방 및 치료용 조성물**
당에 의한 삼투작용으로 마늘의 유용성분들을 추출함으로써 고농도로 농축된 본 발명의 마늘 당절임 추출물이 함유된 식이투여 시, 혈당 조절 효과가 우수하여 당뇨병의 예방 및 치료에 유용한 약학조성물 및 건강기능식품에 이용될 수 있다.
- 등록번호 : 10-1071511, 출원인 : 인제대학교 산학협력단

▶ **마늘기름 추출방법 및 마늘기름을 함유하는 여드름 진정 및 개선용 화장료 조성물**
마늘기름을 유효성분으로 함유하는 화장료 조성물은 여드름 발생을 미연에 예방하고 여드름의 악화를 막아주는 등 여드름 진정 및 개선에 관한 조성물로 사용될 수 있다.
- 공개번호 : 10-2009-0026446, 출원인 : 이경희

▶ **피로회복에 도움을 주는 먹기 좋은 마늘진액 조성물**
본 발명은 피로회복에 도움을 주는 먹기 좋은 마늘진액 조성물에 관한 것으로서, 마늘추출액, 벌꿀, 사과농축액, 사과향을 혼합하여 피로회복에 도움을 주면서 마늘 고유의 매운맛과 마늘향을 줄이고 알리나아제의 파괴를 최소화하여 먹기 좋도록 하였다.
- 공개번호 : 10-2011-0087921, 출원인 : 김영식

▶ 소화기 질환 · **건위제** · 초본

창포

- 학 명 : *Acorus calamus* L.
- 과 명 : 천남성과
- 이 명 : 장포, 향포, 왕창포, 수창, 지심, 경포
- 생약명 : 백창(白菖)
- 생육지 : 산이나 들판의 냇가, 습지 자생
- 개화기 : 6~7월
- 채취기 : 7~8월
- 용 도 : 약용, 향료(땅속줄기, 잎), 입욕제
- 약 효 : 부인병, 소화불량, 설사, 기관지염, 방향성 건위약

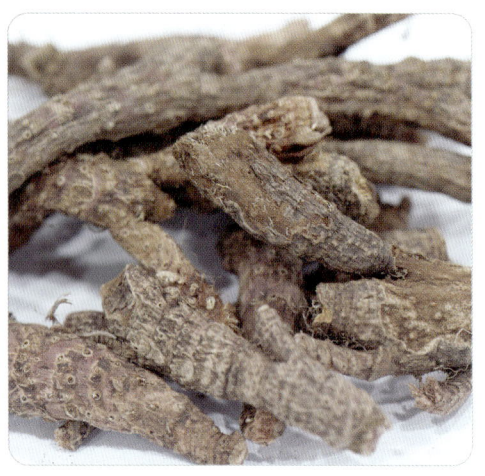

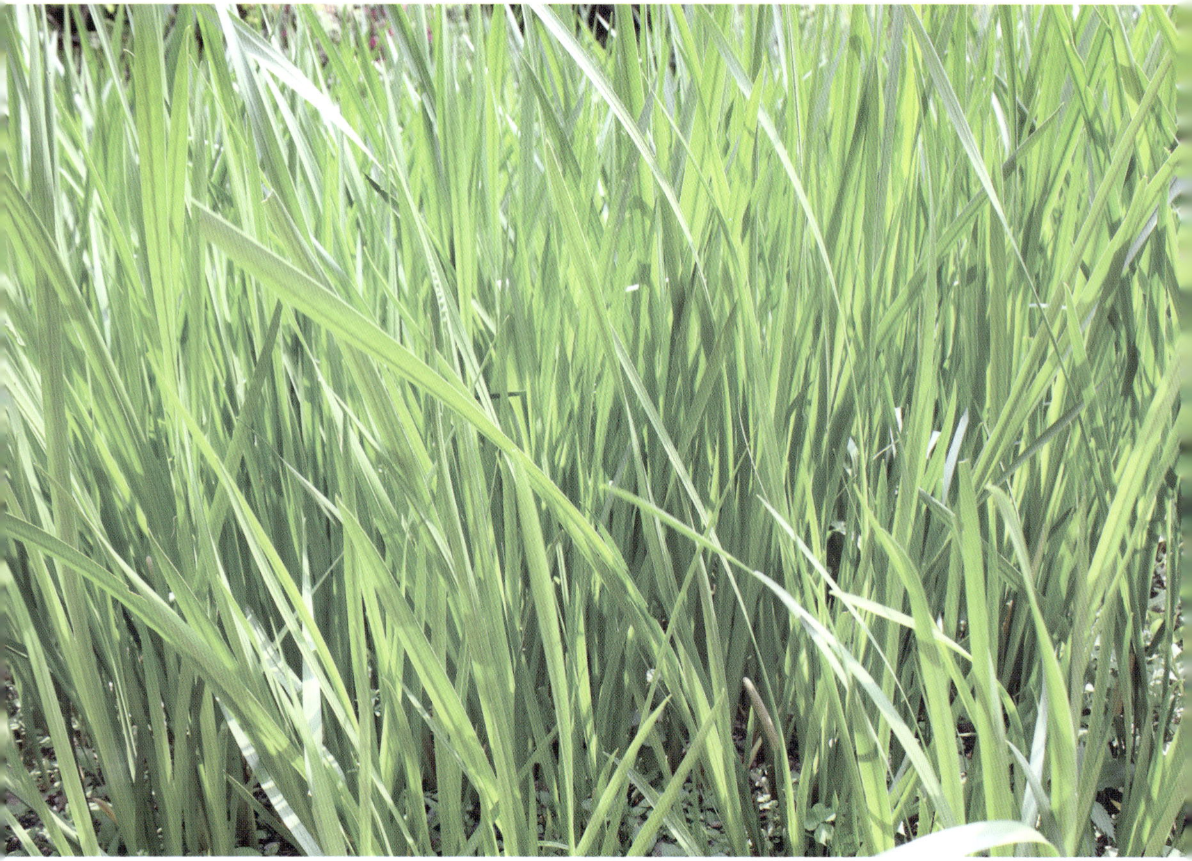

| 생김새와 특징 | 창포는 여러해살이풀로, 키는 약 70㎝이다. 적갈색의 뿌리줄기는 통통하며 옆으로 길게 자라고 마디가 많다. 잎은 뿌리줄기 끝에서 무더기로 곧게 나오며 끝이 차츰 뾰족해진다. 길이가 70㎝, 폭이 1~2㎝ 크기로, 짙은 녹색을 띠며 광택이 난다. 꽃은 6~7월에 황록색으로 꽃자루에 밀착하여 피며, 수술은 6개, 암술은 1개이다. 씨방은 타원형이며 꽃밥은 노란색이다. 식물 전체에서 향기가 난다.

옛날부터 단옷날 여인들이 머리를 감을 때 사용했으며 향료나 입욕제로도 쓰였다. 요즘은 약용식물로 이용되어 특용작물로 재배하기도 하며, 묵은땅을 이용하여 대단위로 재배해 관광 특화상품으로 개발하기도 한다. 우리나라가 원산지이며 일본, 중국 등지에도 분포하고 있다. 우리나라 전국의 산이나 들판의 냇가, 호수나 연못가의 습지 등에서 자란다.

| 성품과 맛 | 맛은 맵고 쓰며(동의보감에는 맵다고 함) 성질은 따뜻하다(평하다고도 함).

| 사용 부위 | 뿌리줄기, 잎.

| 작용 부위 | 간(肝), 폐(肺), 신(腎), 위(胃) 경락.

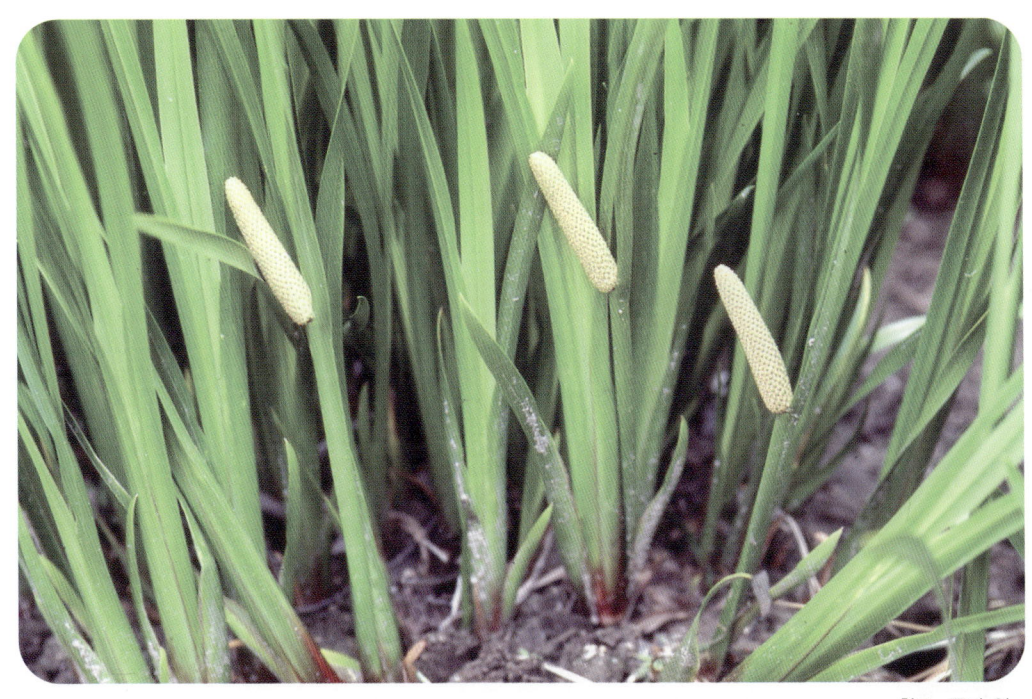

창포_ 꽃과 잎

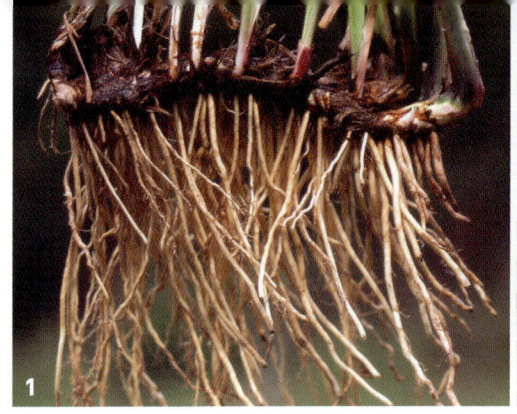 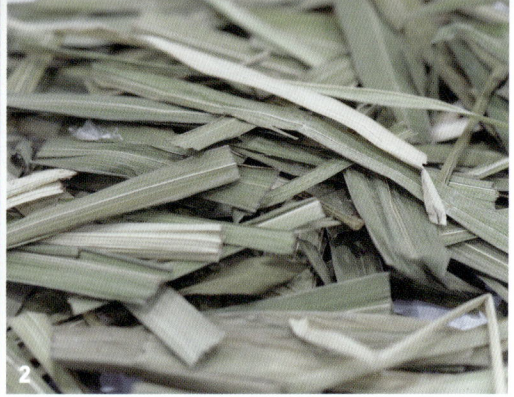

❶ 창포_ 생뿌리 ❷ 창포_ 건조한 잎

| 성분 | 정유가 대부분이고, 유제놀(eugenol), 아사론(asarone), 쇼부논(shyobunone), 아사릴알데히드(asarylaldehyde) 등.

| 채취와 조제 | 늦가을에서 이듬해 봄까지 창포 뿌리줄기를 채취하여 수염뿌리는 제거하고 물에 깨끗이 씻은 후 햇볕에 말려 사용한다.

| 효능 주치 |
① 건위약으로서 소화불량을 치료한다.
② 진정, 진통, 항경련, 진해, 거담, 옹종 개선의 효과가 있다.
③ 류머티즘, 설사, 기관지염 등도 치료한다.

| 약용법 |
① 일반적으로는 세절(細切) 건조한 창포 뿌리줄기 3~10g을 하루 양으로 쓰는데, 물 1L를 붓고 약한 불에서 반량이 되도록 달여서 식후에 3회 나눠 마신다. 또는 물로 달이거나 가루로 만든 것을 개어 환부에 붙이기도 한다.
② 눈이 좋지 않을 경우에는 그늘에서 말린 뿌리줄기 10g을 잘게 잘라서 물 500~600mL에 넣어 절반이 될 때까지 달여서 찌꺼기를 거른 뒤 하루에 3회, 식간에 나누어 마신다.

동의보감원문

性溫(一云平)味辛無毒主開心孔補五藏通九竅明耳目出音聲治風濕癉痺殺腹藏蟲辟蚤蝨療多忘長智止心腹痛. 生山中石澗沙磧上其葉中心有脊狀如劒刃一寸九節者亦有一寸十二節者五月十二月採根陰乾今以五月五日採露根不可用. 初採虛軟暴乾方堅實折之中心色微赤嚼之辛香少滓. 生下濕地大根者名曰菖陽止主風濕又有泥菖夏菖相似並辟蚤蝨不堪入藥又有水菖生水澤中葉亦相似但中心無脊. 蓀無劒脊如韭葉者是也菖蒲有脊一如劒刃.

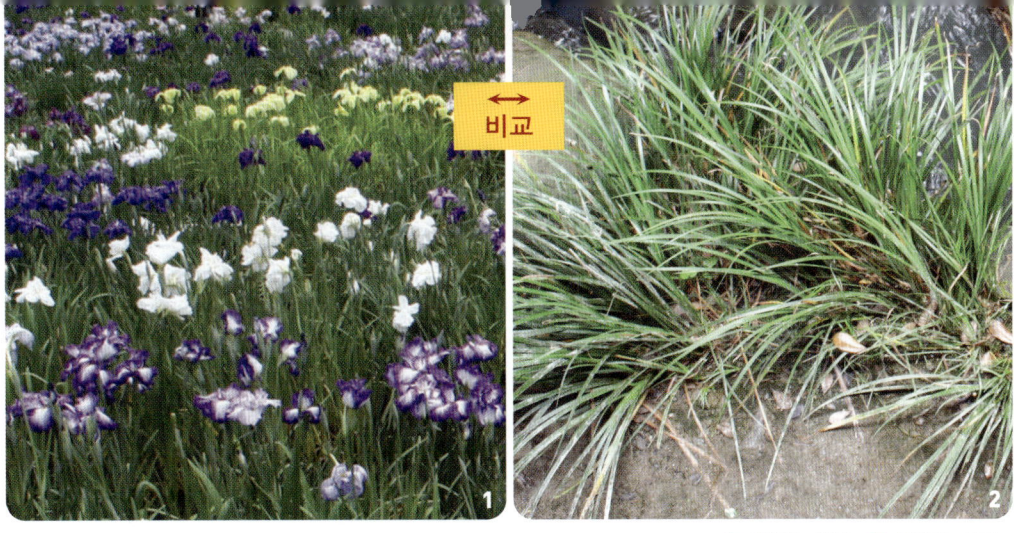

❶ 꽃창포_ 무리 ❷ 석창포_ 무리

③ 목욕할 때 햇볕에 말린 잎을 뜨거운 물에 넣어 사용한다.

주의사항 쓰고 맵고 따뜻한 성미로, 진액이 부족하거나 땀을 많이 흘리는 사람, 또는 활정(滑精) 등의 병증에는 신중하게 사용해야 한다.

창포의 기능성 및 효능에 관한 특허자료

▶ **창포 추출물을 이용한 미용향장용 조성물, 바디 전용 비누, 두피 전용 비누 및 두피 세정제**

본 발명은 창포 추출물을 이용한 미용향장용 조성물, 바디 전용 비누, 두피 전용 비누 및 두피 세정제에 관한 것으로, 창포 추출물의 부위별 기능에 따라 항균 항염 기능이 달라지는 것을 이용하여 항균, 항염 기능과 부가적으로 육모 및 양모 기능을 갖는 창포 추출물을 이용한 미용향장용 조성물, 바디 전용 비누, 두피 전용 비누 및 두피 세정제에 관한 것이다.

- 공개번호 : 10-2011-0012601, 출원인 : 권세환, 영농조합법인 대나무바이오

▶ **창포 오일을 포함하는 여드름 피부 개선을 위한 화장료 조성물**

본 발명은 창포 오일을 포함하는 여드름 피부 개선용 화장료 조성물에 관한 것으로, 본 발명의 수증기 증류법으로 추출한 창포 오일은 여드름균에 대한 강한 항진균 작용을 나타내므로 여드름에 의한 피부 트러블의 개선 효과가 탁월할 뿐만 아니라, 피부 자극이 전혀 없으므로 여드름 피부 개선을 위한 기능성 화장료 조성물로 이용될 수 있다.

- 등록번호 : 10-0538142, 출원인 : (주)네추럴에프앤피

▶ **창포 잎의 수(水) 추출물을 함유하는 항염증용 조성물**

본 발명은 창포 잎의 수(水) 추출물을 함유하는 항염증용 조성물에 관한 것이다. 상기 발명에 의한 항염증용 조성물을 함유한 화장료 조성물은 세포 독성이 없어 피부에 안전하며, 염증성 사이토카인의 생성을 억제하는 항염증 효과에 의해 알레르기성 피부의 염증 질환을 예방 및 개선할 수 있다.

- 공개번호 : 10-2009-0108257, 출원인 : 전남대학교 산학협력단

▶ 소화기 질환 • 건위제 • 목본

굴거리나무

- 학 명 : *Daphniphyllum macropodum* Miq.
- 과 명 : 굴거리나무과
- 이 명 : 청대동, 산황수(山黃樹), 만병초(萬病草)
- 생약명 : 교양목(交讓木)
- 생육지 : 산기슭 자생
- 개화기 : 3~4월
- 채취기 : 10~11월
- 용 도 : 약용
- 약 효 : 소화, 건위, 식욕부진, 구충

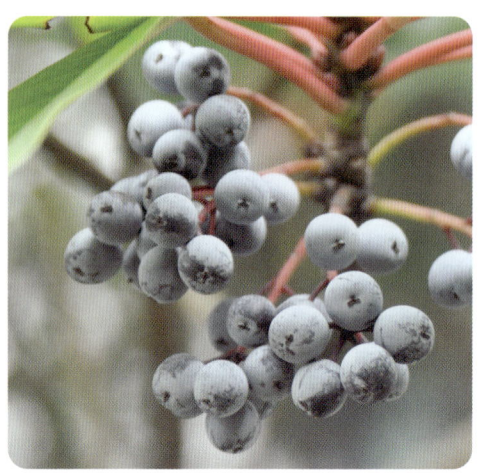

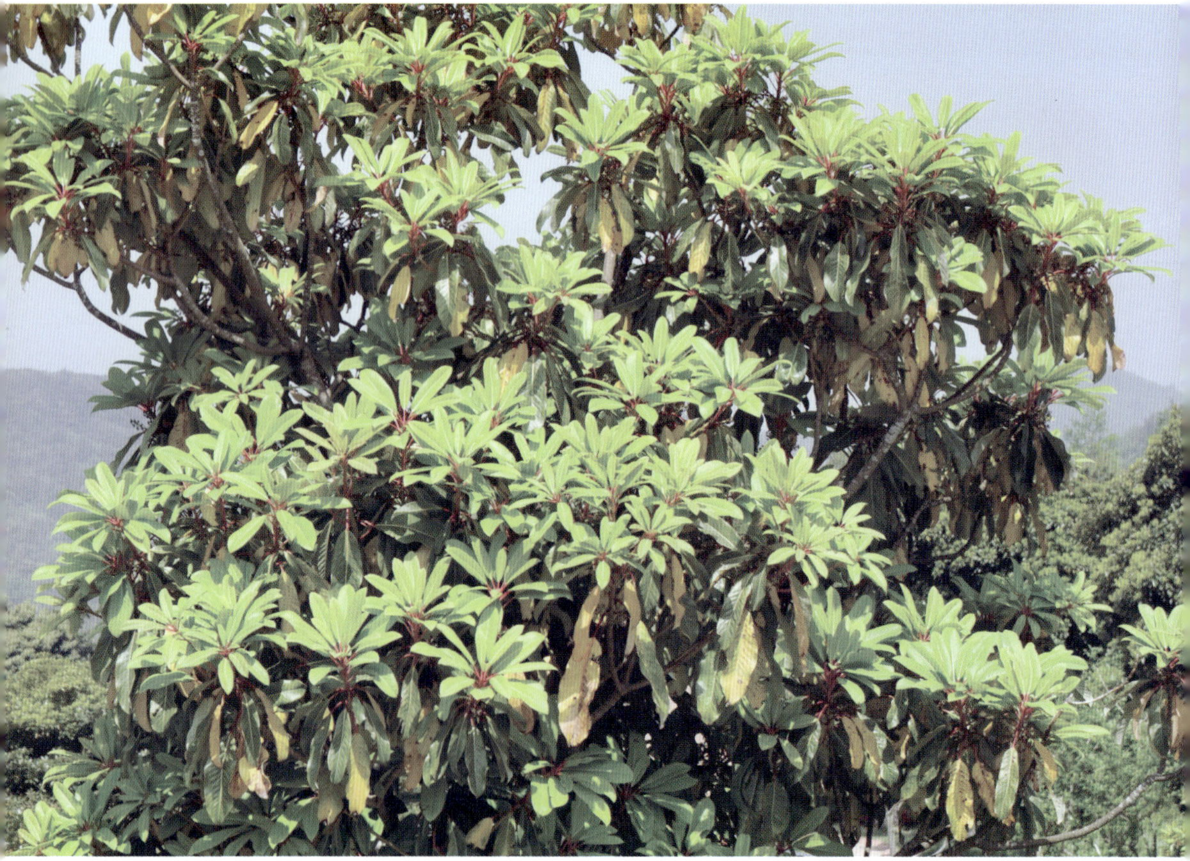

| 생김새와 특징 | 굴거리나무는 상록활엽 관목으로, 키는 3~10m이다. 어린 가지는 적색을 띠며 털이 없고 줄기는 굵고 녹색이다. 잎은 어긋나고 타원형이며 길이가 12~20㎝로 가지 끝에 모여난다. 잎 앞면은 진한 녹색이고, 뒷면은 회백색이다. 한겨울에도 잎이 마르거나 시들지 않는다. 꽃은 3~4월에 잎겨드랑이에 꽃덮개가 없이 녹색으로 피어 총상꽃차례를 이룬다. 암꽃에는 둥근 씨방에 2개의 암술대가 있고 씨방 밑에 퇴화한 수술이 있으며 수꽃은 8~10개의 수술이 있다. 긴 타원형 혹은 둥글게 생긴 열매는 9월 말~11월에 짙은 푸른색으로 익는다.

한자어로는 교양목(交讓木)이라고도 부른다. 이는 새잎이 난 뒤에 지난해의 잎이 떨어

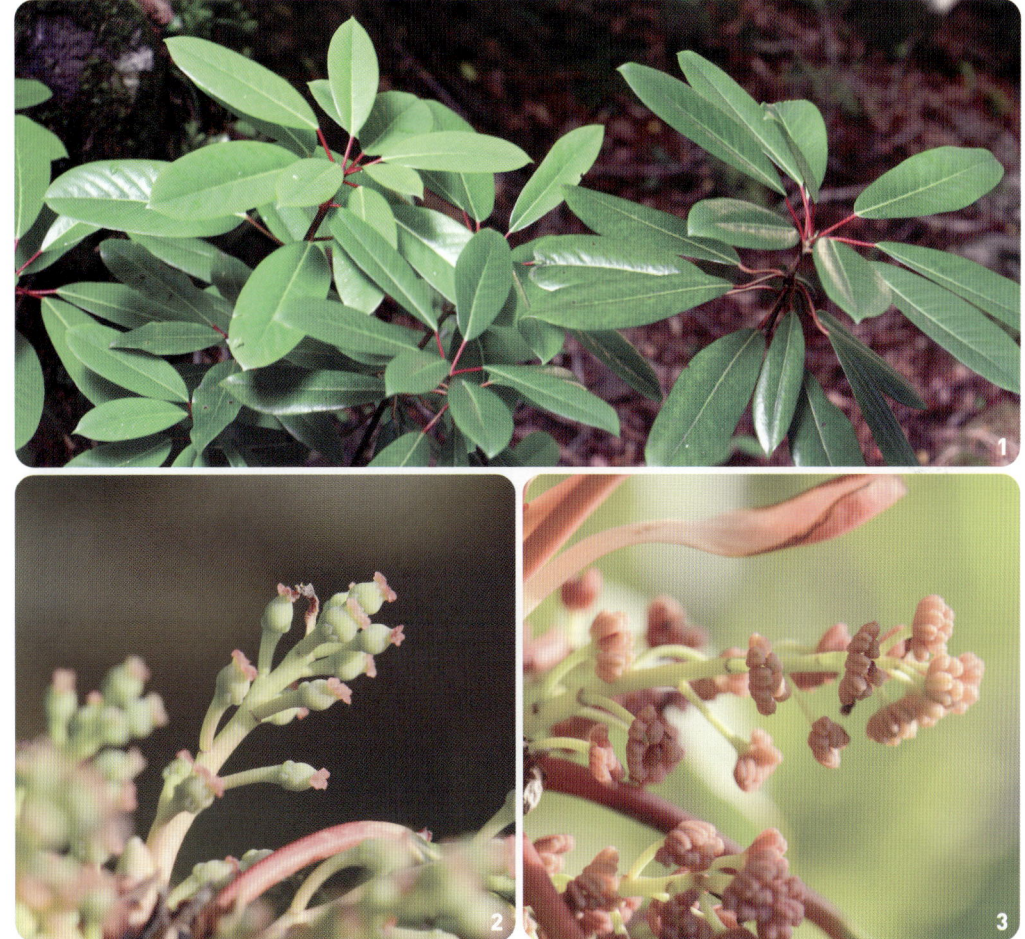

❶ 굴거리나무_ 잎 ❷ 굴거리나무_ 암꽃 ❸ 굴거리나무_ 수꽃

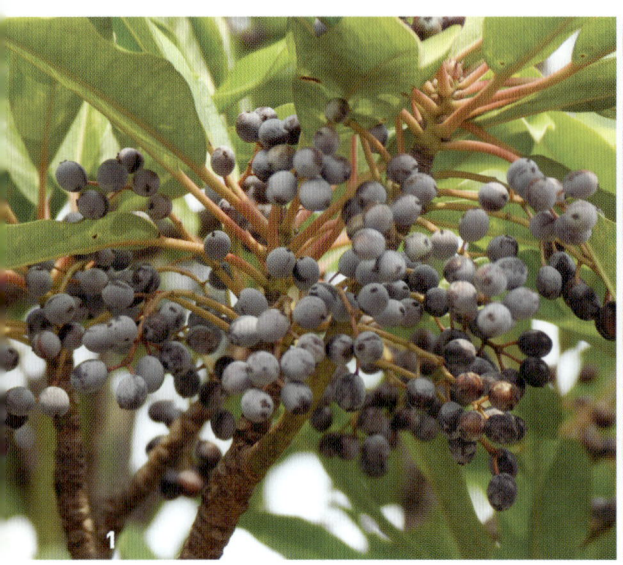 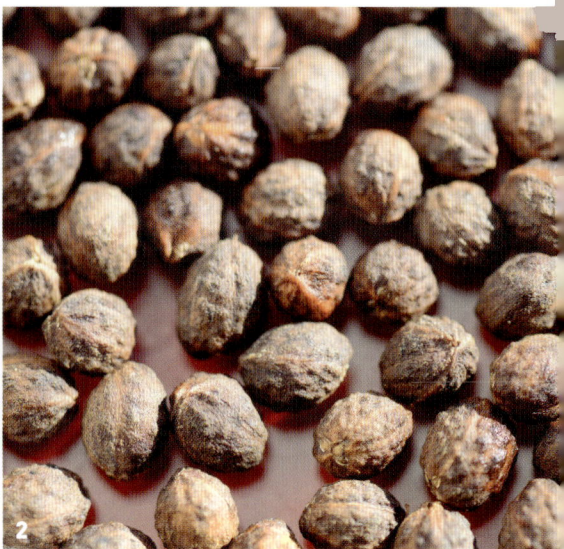

❶ 굴거리나무_ 열매 ❷ 굴거리나무_ 건조한 열매

져 나가는 것에서 유래하는 명칭으로, 자리를 후손에게 물려주고 떠난다는 뜻이다. 또 나무가 만병초를 닮아서 '만병초'라는 이명으로도 불리지만 만병초(*Rhododendron brachycarpum*)라는 식물은 따로 있다. 굴거리나무 잎을 만병초 잎 대용품으로 쓰기도 한다.

굴거리나무는 우리나라를 비롯해 일본, 중국, 타이완 등지에 분포한다. 우리나라에서는 전라도와 경상도, 충남 지방의 산기슭이나 숲 속에서 잘 자란다. 전북 정읍 내장산에는 천연기념물 제91호로 지정된 굴거리나무 군락지가 있다.

| 성품과 맛 | 맛은 맵고 쓰며 성질은 서늘하다(평하다고도 함). 약간의 독성이 있다.

| 사용 부위 | 잎 또는 열매.

| 작용 부위 | 간(肝), 신(腎) 경락.

| 성분 | 케르세틴(quercetin), 다프니마크린(daphnimacrin), 다프니필린(daphniphyllin), 루틴(rutin) 등.

| 채취와 조제 | 잎은 수시로 채취하여 햇볕에 말려 사용하고, 열매는 가을에 채취하여 사용한다.

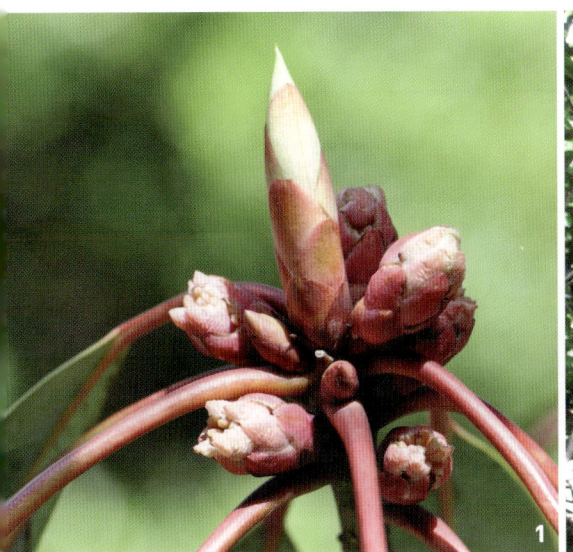 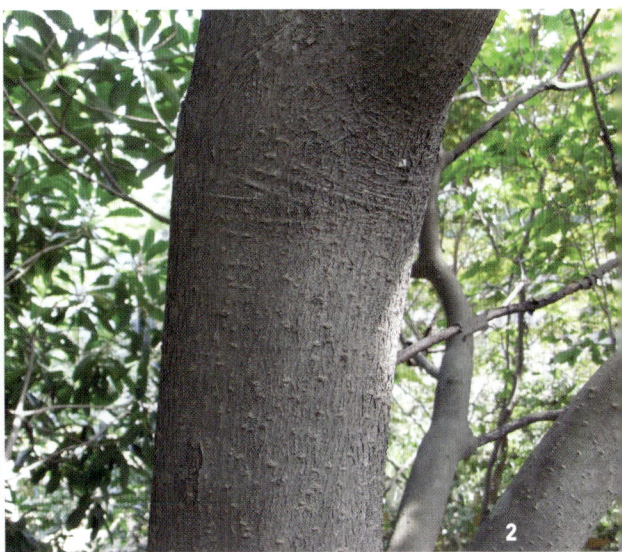

❶ 굴거리나무_ 겨울눈 ❷ 굴거리나무_ 수피

| 효능 주치 |

① 소화, 건위, 식욕부진, 구충제 등으로 사용한다.
② 잎과 줄기껍질은 습성 늑막염, 복막염 치료에 사용한다.
③ 발기력 감퇴, 불임증, 월경불순 등의 치료에 효과가 있다.
④ 허리와 등이 저리고 아픈 증세, 관절통, 요통, 두통의 치료에도 효과가 있다.

| 약용법 |

① 말린 굴거리나무 잎 또는 열매 10g을 물 700mL에 넣고 약한 불에서 서서히 400mL 정도가 될 때까지 달인 물을 아침저녁으로 나누어 식후 복용한다.
② 생잎으로 즙을 낸 후 끓여서 구충제로도 쓴다.

주의사항 특별한 주의사항은 없다.

▶ 소화기 질환 · **건위제** · 목본

밤나무

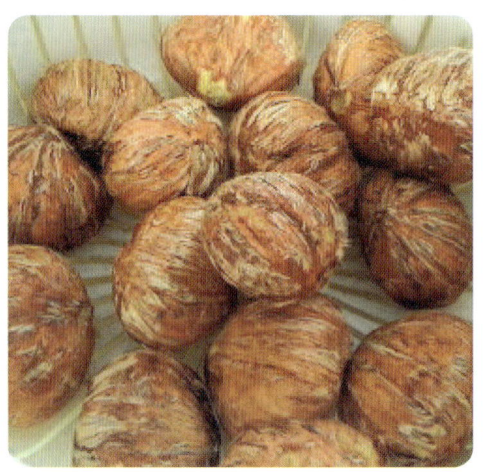

- 학 명 : *Castanea crenata* Siebold & Zucc.
- 과 명 : 참나무과
- 생약명 : 율자(栗子)
- 생육지 : 산, 들판 자생
- 개화기 : 5~6월
- 채취기 : 늦가을
- 용 도 : 식용, 약용
- 약 효 : 신체허약증, 설사, 혈변, 구역질, 구토, 건위

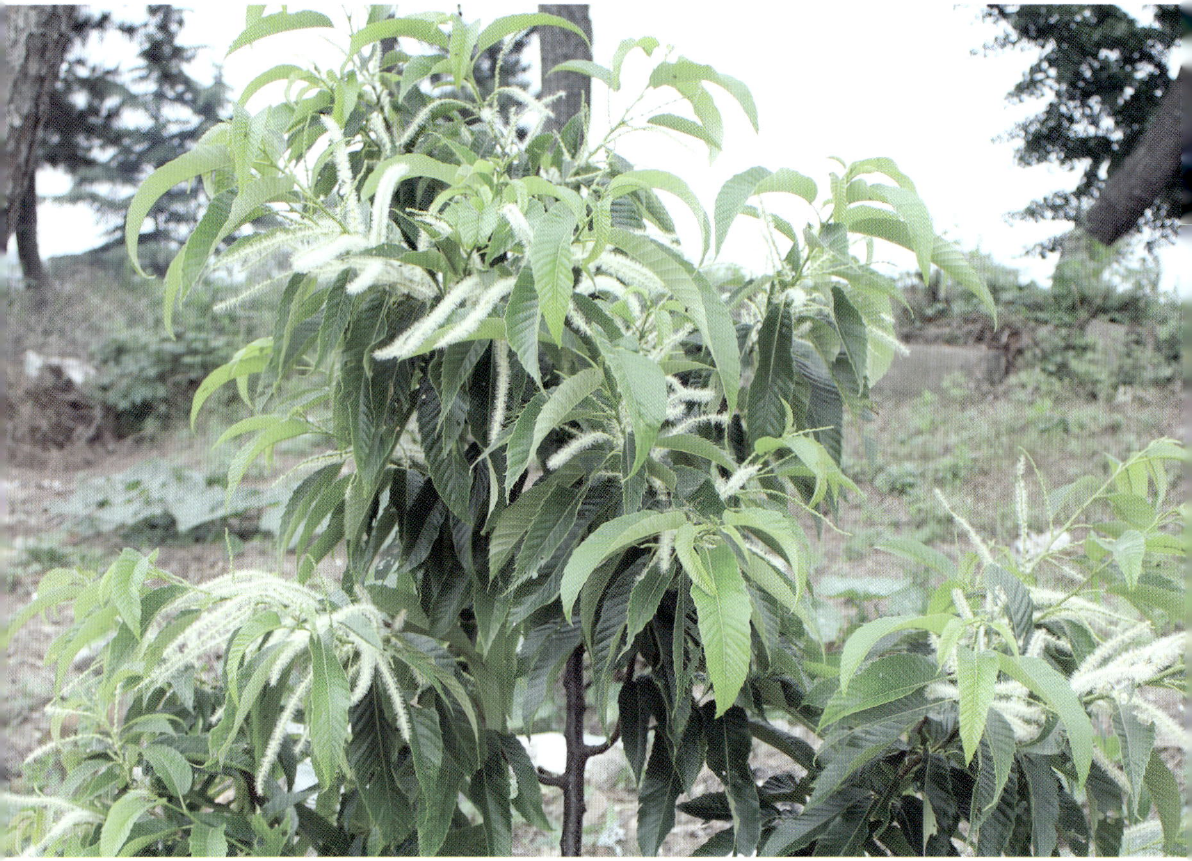

| **생김새와 특징** | 밤나무는 낙엽활엽 교목으로, 키는 15m, 지름은 11m 정도로 자란다. 일년생(어린) 가지는 자줏빛이 도는 적갈색이며 털이 있으나 없어진다. 나무껍질은 짙은 갈색 또는 짙은 회색이며 세로로 불규칙하게 갈라진다. 잎은 어긋나며 길이 10~20㎝, 폭 4~6㎝인 긴 타원형 또는 둥근 모양으로, 가장자리에 뾰족한 톱니가 있다. 꽃은 암수한그루이며 5~6월에 잎겨드랑이에서 꼬리모양꽃차례로 하얗게 핀다. 열매는 9~10월에 견과로 익고 가시가 많이 난 밤송이가 되며 그 속에 1~3개의 밤이 들어 있다. 여러 종이 있으나 열매를 먹는 것으로는 한국종과 중국종이 있다. 중국종도 맛은 좋으나 병충해에 약해 재배에는 효율이 떨어진다.

밤나무는 아시아와 유럽, 북아메리카, 북아프리카 등의 온대지역에 분포한다. 우리나라에서는 예로부터 집 주변에 심거나, 산이나 들판, 강가에 자생하도록 하고 열매를 수확해왔다. 충남 공주가 주산지이다.

| **성품과 맛** | 맛은 달고 짜며(동의보감에는 짜다고 함) 성질은 따뜻하다. 독은 없다.

| **사용 부위** | 열매.

| **작용 부위** | 비(脾), 위(胃), 신(腎) 경락.

| **성분** | 녹말, 포도당, 자당, 펜토산(pentosan), 리파아제(lipase) 등.

| **채취와 조제** | 늦가을에 잘 익은 밤알을 채취하여 껍질을 벗겨서 생으로 사용하거나 말려

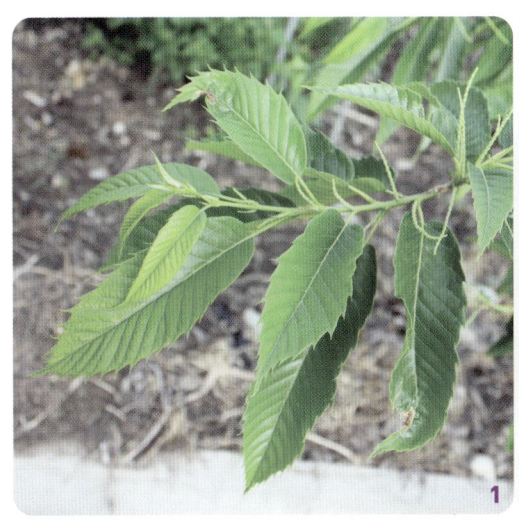 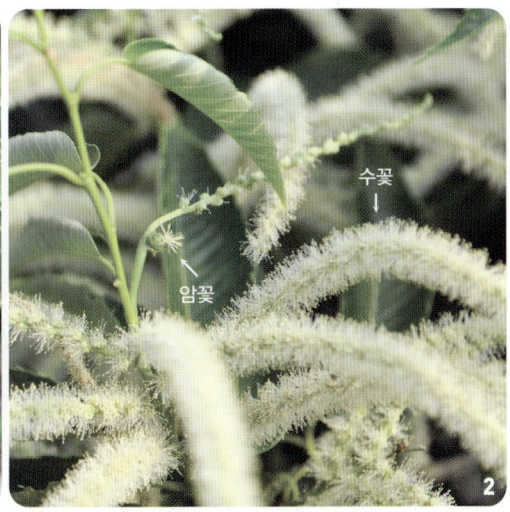

❶ 밤나무_ 잎 ❷ 밤나무_ 암꽃과 수꽃

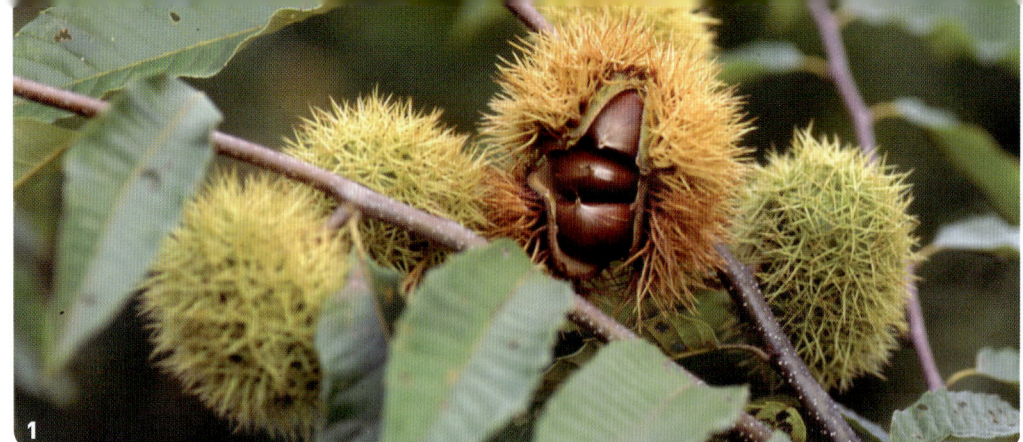
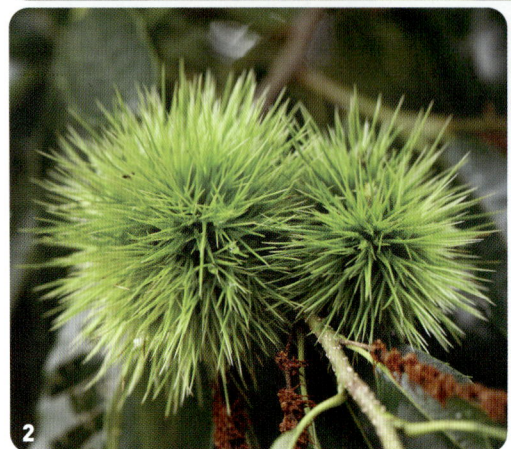
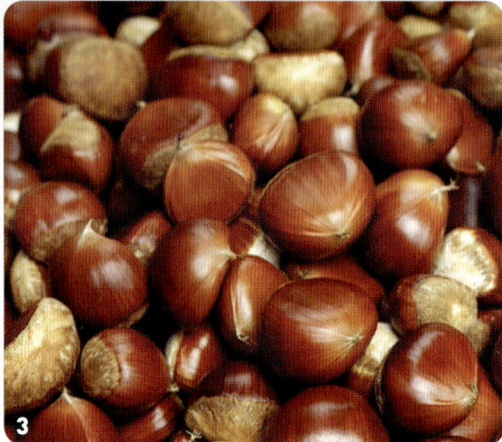

❶ 밤나무_ 익은 열매(밤송이) ❷ 밤나무_ 덜 익은 열매 ❸ 밤나무_ 채취한 열매(밤)

서 사용한다.

| 효능 주치 |

① 위장과 비장의 기능을 강화시켜서 소화불량, 구역질, 설사를 치료한다.
② 푸른 변을 보는 아기들에게 밤암죽을 만들어서 먹이면 효과가 있다.

동의보감원문

性溫味鹹無毒. 益氣厚腸胃補腎氣令人耐飢. 處處有之九月採. 果中栗最有益欲乾莫如暴欲生收莫如潤沙中藏至春末夏初向如初採摘. 生栗可於熱灰中煨令汗出食之良不得通熟熟則壅氣生則發氣故火煨殺其木氣耳. 有一種果頂圓末尖謂之旋栗但形差小耳.

<皮> 名扶卽栗子上皮也和蜜塗人令急縮可展老人面皮皺. 栗上薄皮名扶擣爲末和蜜塗面令皮肉急縮可展老人面皺.

<毛殼> 止反胃及消渴瀉血煮汁飮又療毒腫. 主小兒火丹及五色丹栗殼煮汁洗.

<栗楔> 栗三顆共一毬其中者楔也亦作楔理筋骨風痛幷付瘰癧腫痛出箭頭及惡刺.

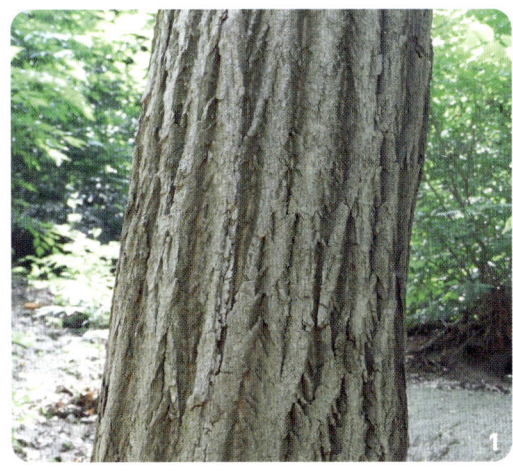 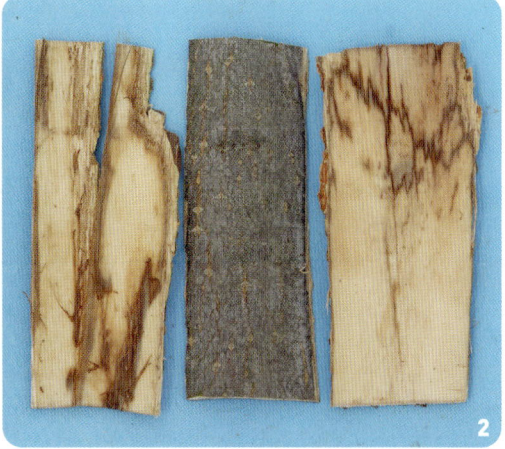

❶ 밤나무_ 수피 ❷ 밤나무_ 벗겨서 자른 수피

③ 밤 껍질을 벗겨 말린 것은 건위, 보신, 익기에 효능이 있다.
④ 한방에서는 그늘에 말린 수꽃은 목구멍에 생긴 연주창을 치료한다.
⑤ 달인 물을 식혀서 습진이나 옻이 오른 데 바르면 효과적이다.
⑥ 피(皮: 밤 속껍질) : 밤알의 겉껍질로서 부(扶)라고도 한다. 이것을 꿀에 개어 바르면 피부가 탱탱해지고 노인의 얼굴에 생긴 주름살이 펴진다.
⑦ 모각(毛殼: 밤송이) : 음식을 먹고 토하는 증상과 갈증이 생기는 것, 항문으로 피를 쏟는 증상 등을 그치게 한다. 또 독성이 있는 종기를 낫게 한다. 밤송이를 달여서 그 물을 마신다.
⑧ 율설(栗楔: 밤 가운데 톨) : 밤송이 안에 있는 밤톨 3알 중 가운데 것을 말한다. 쐐기톨

TIP

[밤주악]
밤을 가루 내어 찹쌀가루와 섞어 반죽한 피 속에 잣이나 계피, 말린 생강 또는 깨 등을 꿀에 범벅해서 소를 만들어 넣고 송편 모양으로 빚어 기름에 지진 뒤에 설탕과 계핏가루를 입힌다.

[밤경단]
1. 재료로는 밤 10개, 찹쌀가루 2컵, 꿀 3큰술, 소금 조금을 준비한다.
2. 찹쌀가루에 소금을 조금 넣고 체에 내린 후 뜨거운 물로 익반죽한다.
3. 밤은 속껍질까지 벗기고 삶아 으깬다.
4. 반죽을 조금씩 떼어 둥글게 빚은 다음 끓는 물에 삶아 찬물에 빨리 헹군 후 꿀을 묻히고 삶은 밤 가루에 굴린다.

이라고도 하며 바람으로 인해 뼈와 힘줄이 아픈 것을 낫게 하고, 림프절에 멍울이 생겨 붓고 아픈 데 붙이면 효과를 볼 수 있다. 화살촉이나 가시를 빼내기도 한다.

| 약용법 |
① 적당한 양의 밤을 날것으로 또는 삶아서 먹는다.
② 말린 밤을 분말로 만들어 한 숟가락씩 먹거나 다른 음식에 섞어서 먹는다.
③ 밤주악으로 먹는다.
④ 경단으로 만들어 먹는다.

| 민간요법 |
① 밤을 검게 태워 참기름에 반죽한 다음 머리에 바르면 탈모 치료에 좋다.
② 밤알을 달여 먹으면 만성 구토와 당뇨병 치료에 좋다.
③ 코피가 멎지 않을 때에 불에 구운 밤을 가루 내어 죽에 타서 먹었다.
④ 옛날에는 열매의 속껍질을 가루로 만들어 꿀과 섞어 얼굴에 바르면 윤이 나고 주름살이 펴진다고 하여 마사지용으로도 사용하였다.
⑤ 불에 데었을 때 밤송이나 줄기에서 나오는 진액을 바르면 효과가 있다.

주의사항 쇠고기를 기(忌)한다.

밤나무의 기능성 및 효능에 관한 특허자료

▶ **밤나무 잎 추출물을 함유하는 항알레르기약**

본 발명에 따르면 밤나무 잎 추출물을 함유하는 항알레르기약이 제공된다. 상기 추출물을 수득하기 위한 추출용매로서는 물, 탄소수 4 이하의 저급 알칸올, 에틸아세테이트, 할로겐화탄화수소, 저급 알킬 에테르 및 핵산에서 선택된 용매를 사용하는 것이 바람직하다. 본 발명의 밤나무 잎 추출물은 생체 안전성이 극히 양호하였고 뛰어난 항알레르기 효과를 보인다.

― 공개번호 : 10-1997-0014770, 출원인 : 김경만

▶ **율피(밤 속껍질) 추출물을 포함하는 숙취해소용 조성물**

본 발명은 생약 혼합 추출물을 함유하는 숙취해소용 조성물에 관한 것으로, 율피(밤 속껍질)의 추출물 또는 율피, 연자육 및 지구자의 추출물을 유효성분으로 함유하는 본 발명의 숙취해소용 조성물은 ADH와 ALDH의 활성을 촉진시켜서 알코올과 아세트알데히드의 분해를 촉진하는 효과가 있으므로 숙취해소용 식품, 음료로서 유용하게 사용될 수 있다.

― 공개번호 : 10-2010-0119150, 출원인 : (주)진로

▶ 소화기 질환 · **건위제** · 목본

산사나무

- 학 명 : *Crataegus pinnatifida* Bunge
- 과 명 : 장미과
- 이 명 : 아가위나무, 애광나무, 찔광나무, 찔구배나무, 질배나무
- 생약명 : 산사(山楂), 산사자(山査子)
- 생육지 : 산기슭, 계곡, 밭둑 자생
- 개화기 : 4~5월
- 채취기 : 여름
- 용 도 : 약용, 관상용
- 약 효 : 소화불량, 식중독, 식체, 장염, 요통, 월경통

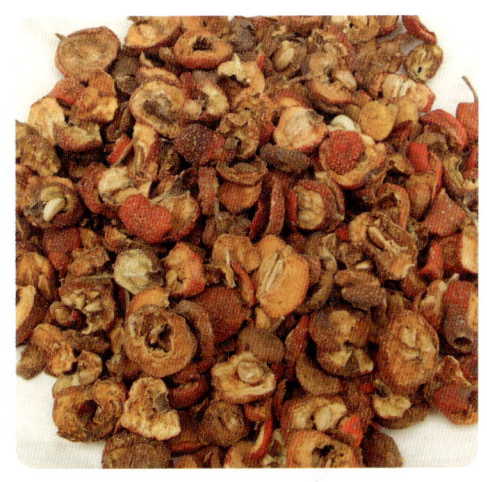

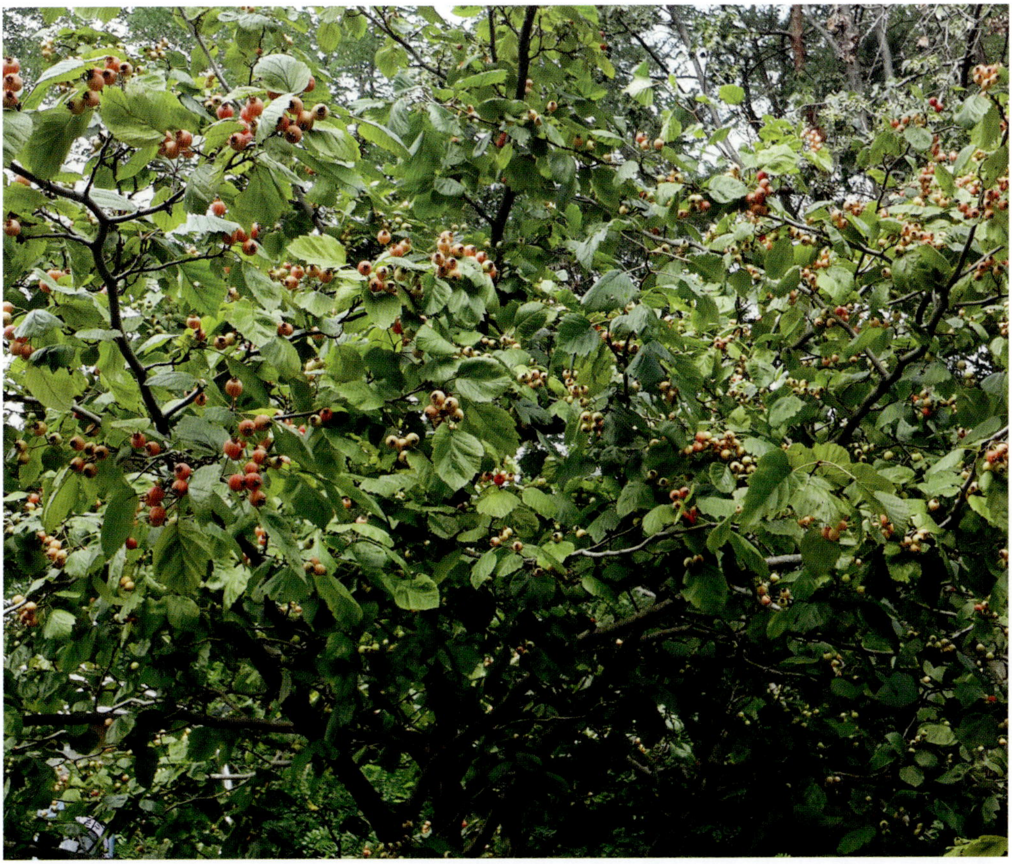

산사나무 · 243

| **생김새와 특징** | 산사나무는 낙엽활엽 교목으로, 키는 6m 정도이다. 가지에 가시가 있고 나무껍질은 잿빛이다. 잎은 어긋나며 크기는 길이 6~8㎝, 폭 5~6㎝로, 달걀 모양에 가깝다. 끝이 깃처럼 갈라지며 가장자리에 불규칙한 톱니가 난다. 꽃은 4~5월에 지름 약 1.8㎝로 편평꽃차례를 이루며 흰색이나 연한 분홍색을 띠며 핀다. 꽃잎은 둥글며 꽃받침과 더불어 각각 5개이다. 배꽃 같은 작은 꽃이 몇 송이씩 뭉쳐서 핀다. 열매는 이과로서 둥글며 백색 반점이 있다. 열매의 지름은 1.5㎝가량 되고 9~10월에 붉게 익

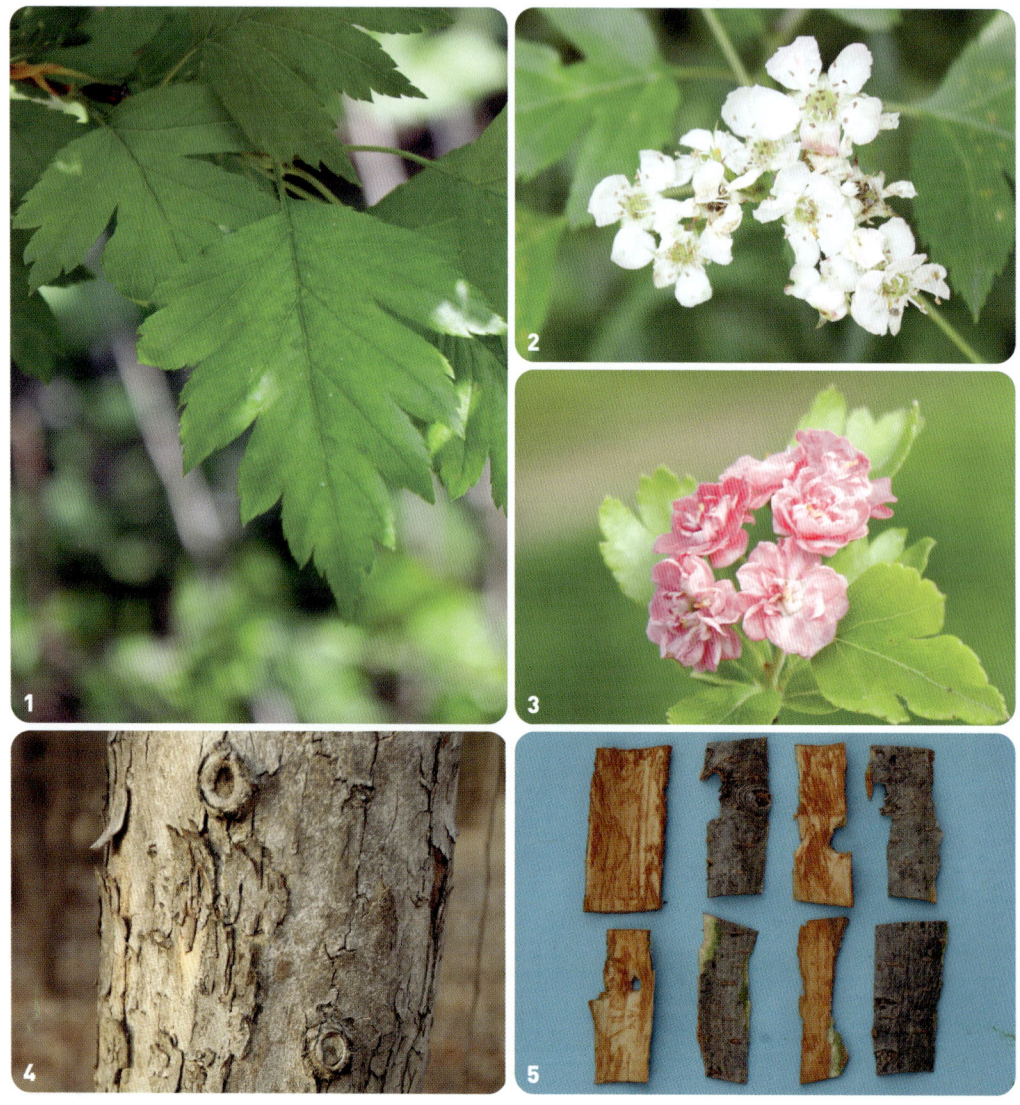

❶ 산사나무_ 잎 ❷ 산사나무_ 흰색 꽃 ❸ 산사나무_ 연분홍색 꽃
❹ 산사나무_ 수피 ❺ 산사나무_ 벗겨서 자른 수피

으며 간혹 노랗게 익기도 한다.

산사나무 열매를 산사자(山査子)라고 하여 약재로 쓰며, 유사종인 넓은잎산사나무, 좁은잎산사나무, 털산사나무의 열매도 함께 약용한다.

우리나라와 중국, 시베리아 등지에 분포한다. 우리나라에서는 해발 100~1,200m 되는 산기슭의 계곡이나 냇가 주변, 마을 주변의 밭둑에 자생한다. 특히 강원도에서 많이 생산된다.

| 성품과 맛 | 맛은 시고 달며 성질은 약간 따뜻하다.

| 사용 부위 | 열매(산사자).

| 작용 부위 | 비(脾), 위(胃), 간(肝) 경락.

| 성분 | 히페로사이드(hyperoside), 케르세틴(quercetin), 올레아놀릭산(oleanolic acid), 하이페린(hyperin), 타닌(tannin), 올레산(oleic acid), 비타민 C 등.

| 채취와 조제 | 완숙되기 전의 붉게 물든 시고 떫은 산사나무 열매를 채취하여 물로 씻은 뒤 쪄서 반으로 나누어 씨를 버리고 햇볕에 말려서 씨를 제거한 후 사용한다.

| 효능 주치 |

음식을 먹고 체하거나 신경을 많이 써서 체했을 때 몸속에 덩어리가 생긴 것을 풀어준다. 비장과 위장을 튼튼하게 하며 이질, 설사를 그치게 하고 종기를 빨리 삭게 한다.
① 건위, 소화, 진통, 지사, 이뇨, 산후복통, 위통 등에 효능이 있다.
② 근래에는 항균작용이 있다는 것도 밝혀졌다.
③ 식중독, 식체, 장염, 요통, 월경통 등의 치료에도 효과가 있다.
④ 콜레스테롤의 축적을 억제해주고 혈압저하 작용도 한다.

| 약용법 |
① 말린 산사나무 열매를 1회에 2~5g씩 300mL의 물에 넣고 약한 불에서 서서히 반으로 달여 복용한다.

동의보감원문

消食積化宿滯行結氣消積塊痰塊血塊健脾開膈療痢疾兼催瘡痛. 一名棠毬子山中處處皆有之生青熟紅其半熟而酸澁者入藥陳久者良水洗蒸軟去核晒乾用.
(内傷) 治食積能消食蒸熟取肉晒乾煎服或取肉爲末神麴糊和丸服名曰寬中丸. 又治食肉多成積山楂肉一兩水煮先飲湯後吃楂肉.

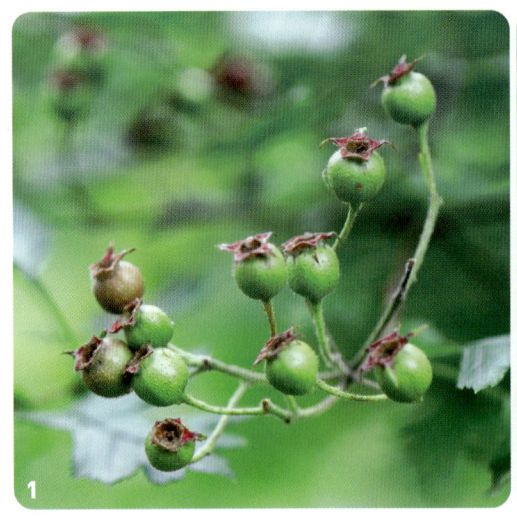 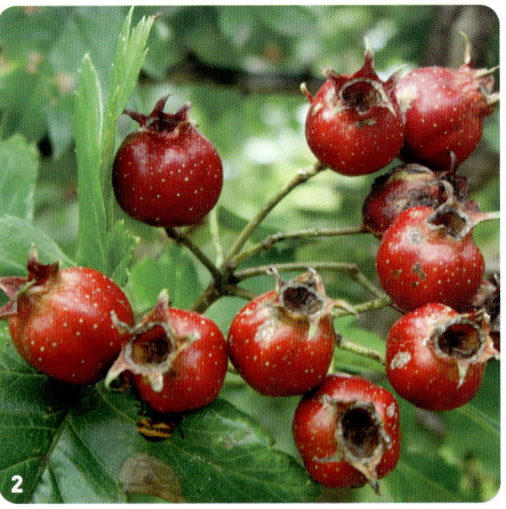

❶ 산사나무_ 덜 익은 열매 ❷ 산사나무_ 익은 열매

② 말린 산사나무 열매를 가루로 빻아 식후 1주일 정도 복용하면 좋다.

③ 중국에서는 산사나무 열매를 물엿으로 조려서 과자를 만들며, 육류를 먹고 난 다음 산사자를 넣어서 끓인 죽을 먹는다.

주의사항 생김새가 비슷한 꽃사과(애기사과) 열매를 산사나무 열매인 산사자로 섞어서 파는 경우가 있으나 산사자는 겉면이 거칠고 애기사과는 매끈하므로 잘 구분하여 사용해야 한다. 산사나무 열매를 육류 요리에 사용하면 식체를 피할 수 있다.

산사나무(산사자)의 기능성 및 효능에 관한 특허자료

▶ **산사자 추출물을 유효성분으로 함유하는 퇴행성 뇌질환 치료 및 예방용 조성물**

본 발명은 장미과에 속하는 산리홍의 성숙한 과실인 산사자의 추출물을 유효성분으로 함유하는 건망증 개선 및 퇴행성 뇌질환 치료용 약학 조성물 또는 건강기능식품에 관한 것으로, 상세하게는 본 발명의 산사자 추출물은 스코폴라민에 의해 유도된 기억력 감퇴 동물군에서 수동 회피 실험, 모리스 수중 미로 실험 및 Y 미로 실험에서 학습 증진 및 공간지각 능력을 높은 수준으로 향상시키는 탁월한 효능을 나타내므로 건망증 개선 및 퇴행성 뇌질환 치료에 유용한 약학 조성물 또는 건강기능식품을 제공한다.

- 공개번호 : 10-2011-0065151, 출원인 : 대구한의대학교 산학협력단

▶ **산사 및 진피의 복합 추출물을 유효성분으로 함유하는 비만 또는 지질 관련 대사성 질환의 치료 또는 예방용 약학 조성물**

본 발명은 산사 및 진피의 복합 추출물을 유효성분으로 포함하는 약학 조성물 또는 건강기능식품을 제공한다. 상기 복합 추출물은 체중을 감소시키고, 혈관 내 지질을 감소시키는 효과를 나타낸다.

- 공개번호 : 10-2014-0028293, 출원인 : (주)뉴메드

산사자주

맛은 시고 달다. 기호와 식성에 따라 꿀, 설탕을 가미하여 음용하면 더욱 효과적이다.

【적용병증】

- **장출혈(腸出血)** : 장에서 나는 출혈로, 변의 색깔이 검다. 장암이나 십이지장궤양도 같은 색의 변을 본다. 30mL를 1회분으로 1일 2~3회씩, 7~10일 음용한다.
- **위팽만(胃膨滿)** : 위가 점점 부풀어 배가 터질 듯한 증세를 말한다. 배 속은 비어 있는데 배는 팽팽하게 붓는다. 30mL를 1회분으로 1일 2~3회씩, 8~12일 음용한다.
- **건위제(健胃制)** : 소화가 잘 안 되거나 위가 약한 경우의 약재이다. 30mL를 1회분으로 1일 2~3회씩, 6~10일 음용한다.
- **기타 질환** : 복통, 설사, 소화불량, 식욕부진, 위염, 장염

【담그는 방법】

① 약효는 익은 열매에 있다. 방향성(芳香性)이다.
② 익은 열매를 9~10월에 채취하여 물에 깨끗이 씻어 물기를 없앤 다음 사용한다.
③ 익은 열매 생것 250g을 소주 3.8L에 넣고 밀봉하여 서늘한 냉암소에서 보관, 숙성시킨다.
④ 8개월 정도 침출한 다음 찌꺼기를 걸러내고 보관, 음용한다. 또는 찌꺼기를 걸러낸 후 2~3개월 더 숙성하여 음용하면 향미(香味)가 좋아진다.

【구입방법 및 주의사항】

- 산지(産地)에서 직접 채취하거나 구입해서 쓴다.
- 오래(20일 이상) 음용하여도 무방하다.
- 음용하는 중에 비위 허약자나 입안에 병이 있는 경우에는 금한다.

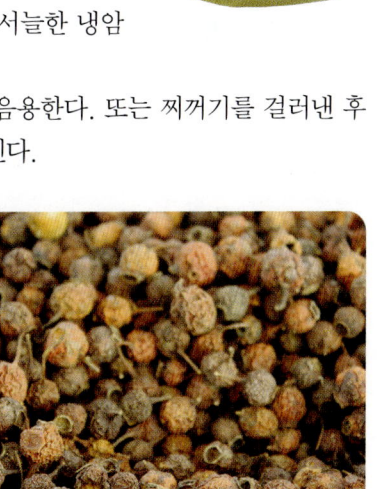

○ 산사나무 건조한 열매

▶ 소화기 질환 · **건위제** · 목본

예덕나무

- **학 명** : *Mallotus japonicus* (L.f.) Müll. Arg.
- **과 명** : 대극과
- **이 명** : 꽤잎나무, 예닥나무, 야동(野桐), 채성엽(採盛葉)
- **생약명** : 야오동(野梧桐)
- **생육지** : 산기슭, 바닷가 산야 자생
- **개화기** : 6~7월
- **채취기** : 봄 또는 가을
- **용 도** : 정원수, 약용, 건축재, 가구재
- **약 효** : 항암, 위궤양 및 위장병 개선, 식욕증진, 살균, 해독, 진통, 담석증

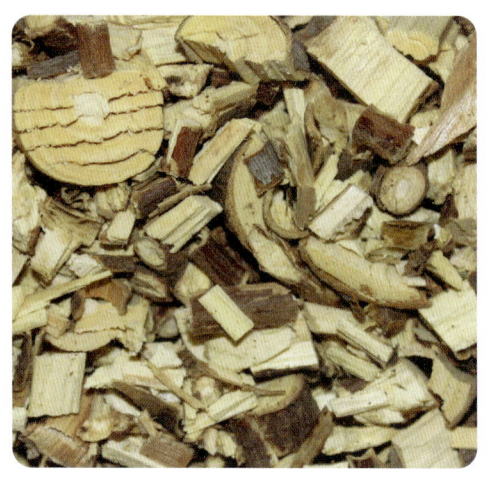

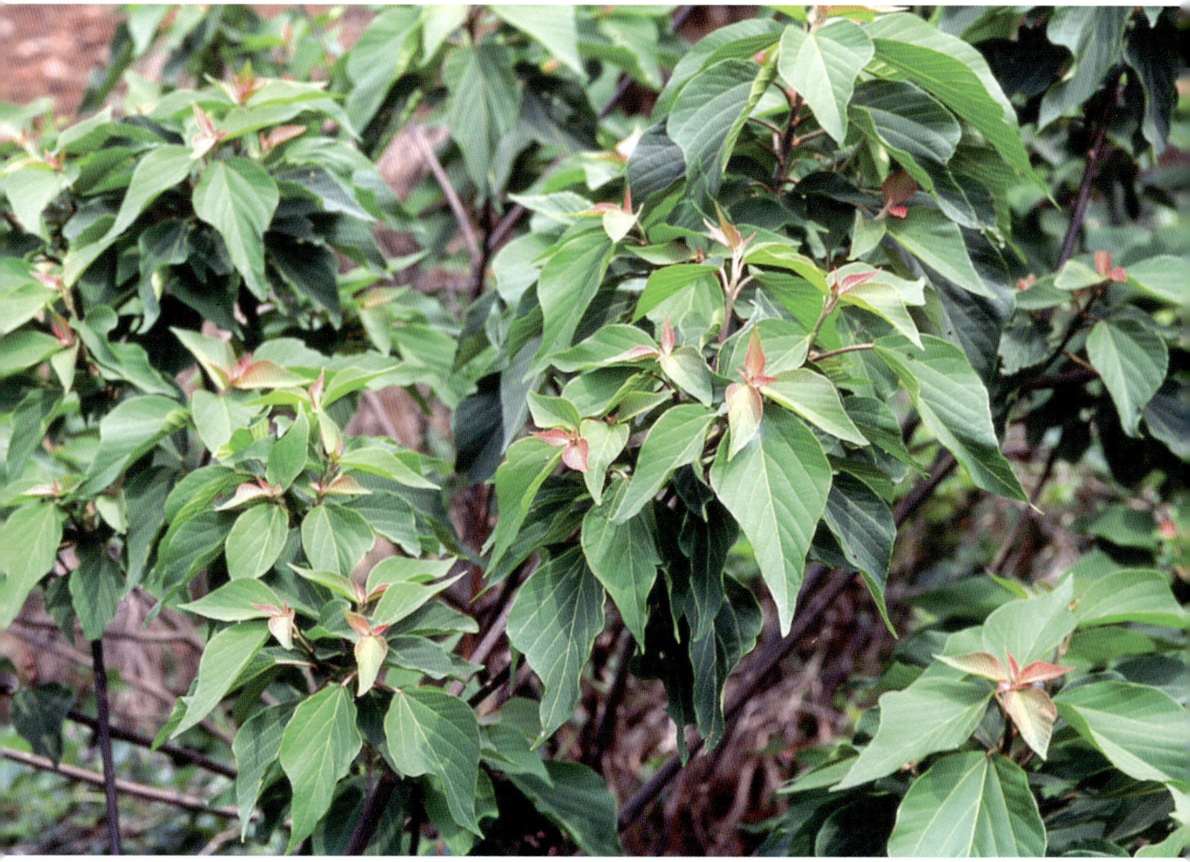

| 생김새와 특징 | 예덕나무는 낙엽활엽 소교목으로, 키는 10m에 이른다. 줄기는 붉은빛이 돌다가 회백색으로 변하며 나무껍질은 세로로 갈라진다. 어린 가지는 별 모양의 털로 덮여 있다. 잎은 달걀 모양이고 어긋나며 길이는 10~20㎝, 폭은 6~15㎝이다. 잎 앞면에는 적색의 선모가 있으며 뒷면은 황갈색이고 선점이 있다. 잎은 3개로 갈라지며 잎자루가 길다. 꽃은 암수딴그루로, 6~7월 가지 끝에서 꽃망울이 없는 꽃이 피는데, 원뿔모양꽃차례로 달린다. 수꽃은 모여 착생하는데 50~80개의 노란색 수술이 피고, 암꽃은 각 포에 1개씩 달려 그다지 눈에 띄지 않는다. 열매는 삭과이며 지름이 8㎜ 정도의 세모꼴 공 모양으로, 8월 중순~10월 초에 성숙한다.

잎이 크고 넓어서 밥이나 떡을 싸기도 하는데, 예덕나무의 독특한 향이 배어 식감이 좋게 되는 특징이 있다. 우리나라가 원산지이며 일본, 타이완 등지에도 분포하고 있

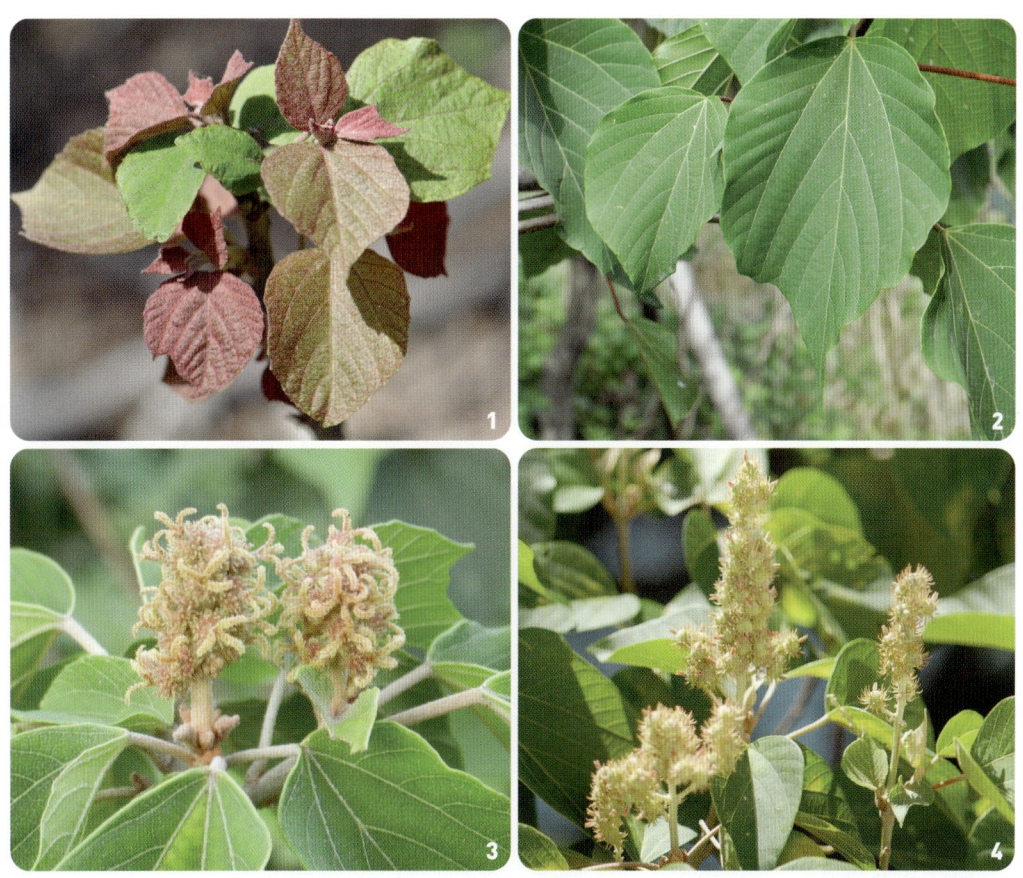

❶ 예덕나무_ 붉은색을 띠는 어린잎 ❷ 예덕나무_ 잎 ❸ 예덕나무_ 암꽃 ❹ 예덕나무_ 수꽃

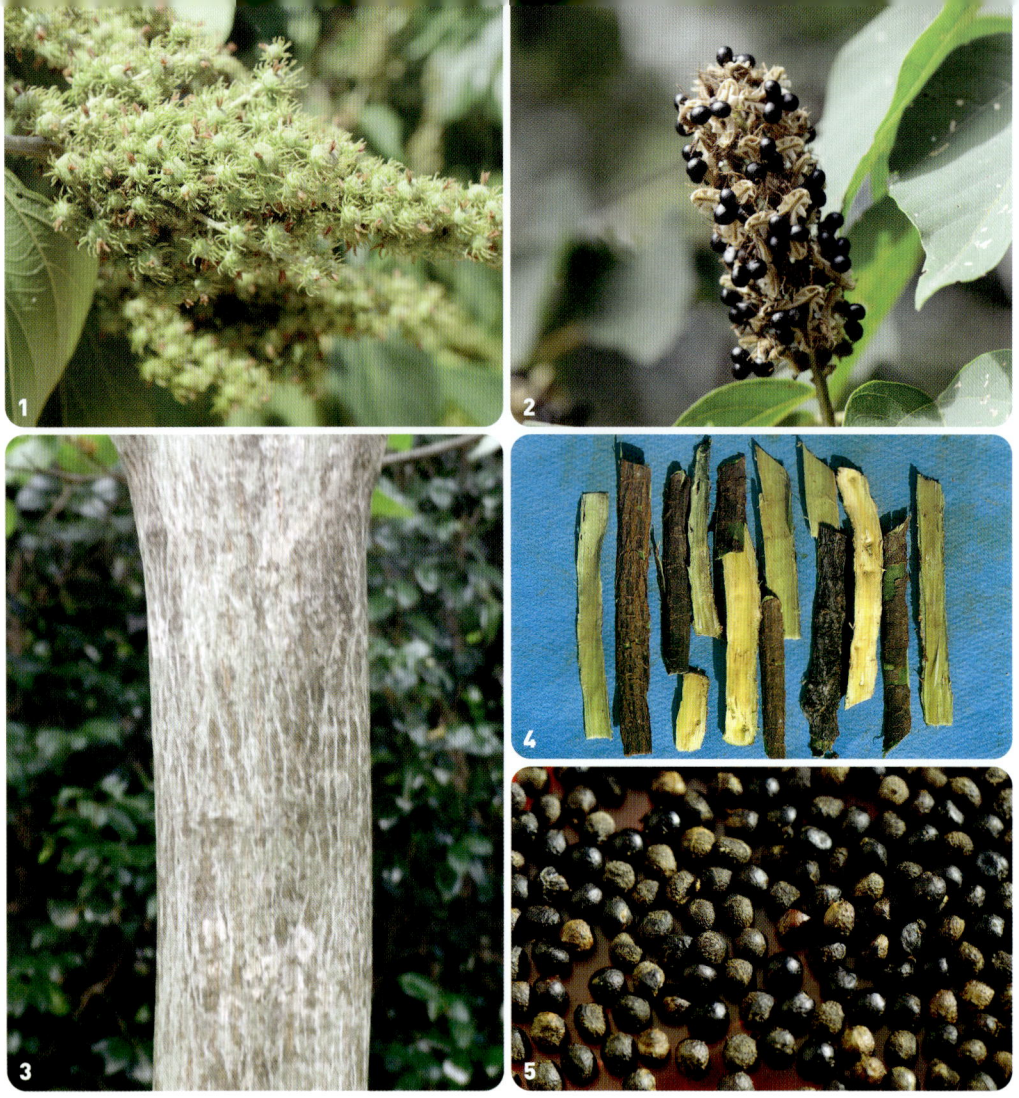

❶ 예덕나무_ 덜 익은 열매 ❷ 예덕나무_ 익은 열매
❸ 예덕나무_ 수피 ❹ 예덕나무_ 벗겨서 자른 수피 ❺ 예덕나무_ 종자

다. 충남, 경남의 산기슭이나 전남과 전북, 제주도 등 남부지방의 바닷가 산야에 흔히 자란다.

| 성품과 맛 | 맛은 쓰고 떫으며 성질은 평하다.

| 사용 부위 | 줄기껍질, 잎.

| 작용 부위 | 위(胃), 담(膽) 경락.

| 성분 | 베르갑텐(bergapten), 루틴(rutin), 베르게닌(bergenin), 말로프레놀(malloprenol) 등.

| 채취와 조제 | 예덕나무는 봄 또는 가을에 줄기껍질을 벗겨내어 햇볕에 말린 후 거친 겉껍질(조피: 粗皮)은 긁어내고 잘게 썰어서 사용한다.

| 효능 주치 |

① 예덕나무 줄기껍질은 특히 항암제로 많이 사용된다.
② 장염, 식욕증진, 살균, 해독, 진통제로도 쓰인다.
③ 위염 및 위궤양, 십이지장궤양, 담석증 치료에도 효과적이다.
④ 종기, 치질 등에도 하루에 몇 차례 끓인 액으로 씻으면 효과가 있다.
⑤ 목욕제로 쓰면 땀띠, 가려움증 치료에 좋다.

| 약용법 |

① 말린 줄기껍질 10g을 물 700mL에 넣고 약한 불에서 반 이하로 달인 액을 아침저녁으로 식후 복용한다.
② 약 2L의 물에 말린 줄기껍질 3~4g을 넣고 끓인 후 냉장고에 보관하면서 음료수로 사용한다.
③ 말린 줄기껍질을 분말로 만들어 복용해도 좋다.
④ 잎을 헝겊주머니에 담아 목욕할 때 넣어 사용한다.

주의사항 특별한 주의사항은 없다.

예덕나무의 기능성 및 효능에 관한 특허자료

▶ 예덕나무피 엑스를 유효성분으로 하는 간 기능 개선제

본 발명은 예덕나무피 엑스를 유효성분으로 하는 간 기능 개선제에 관한 것으로 본 발명의 간 기능 개선제는 간 질환의 예방 및 치료 작용을 가지고 있다.

― 공개번호 : 10-1999-0066787, 특허권자 : 오기완

▶ 예덕나무 추출물을 포함하는 여드름 피부용 화장료 조성물

본 발명은 예덕나무 추출물을 포함하는 여드름 피부용 화장료 조성물에 관한 것으로, 더욱 상세하게는 여드름의 주원인균인 프로피오니박테리움 아크네스(Propionibacterium acnes)의 성장 저해능을 가지며, 장기간 사용해도 부작용이 없는 천연물질인 대극과(Euphorbiaceae) 식물인 예덕나무, 특히 나무 수목, 잎의 피(皮)를 이용하여 만든 추출물이 여드름의 주원인균인 프로피오니박테리움 아크네스에 대해 특이적인 항균작용을 나타내는 것이다.

― 공개번호 : 10-2009-0029503, 출원인 : 방선이

▶ 소화기 질환 · **건위제** · 목본

죽순(대나무)

- **학 명** : *Phyllostachys pubescens* Mazel ex Lehaie
  [죽순대]
- **과 명** : 벼과
- **이 명** : 모죽(毛竹), 모순(毛筍)
- **생약명** : 죽순(竹筍), 죽순(竹笋)
- **생육지** : 산지, 풀밭, 마을 부근 자생
- **개화기** : 드물게 피며 불규칙함
- **채취기** : 봄
- **용 도** : 식용, 약용
- **약 효** : 건위, 불면증

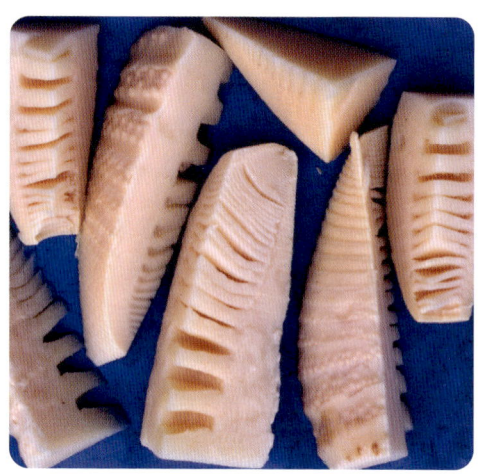

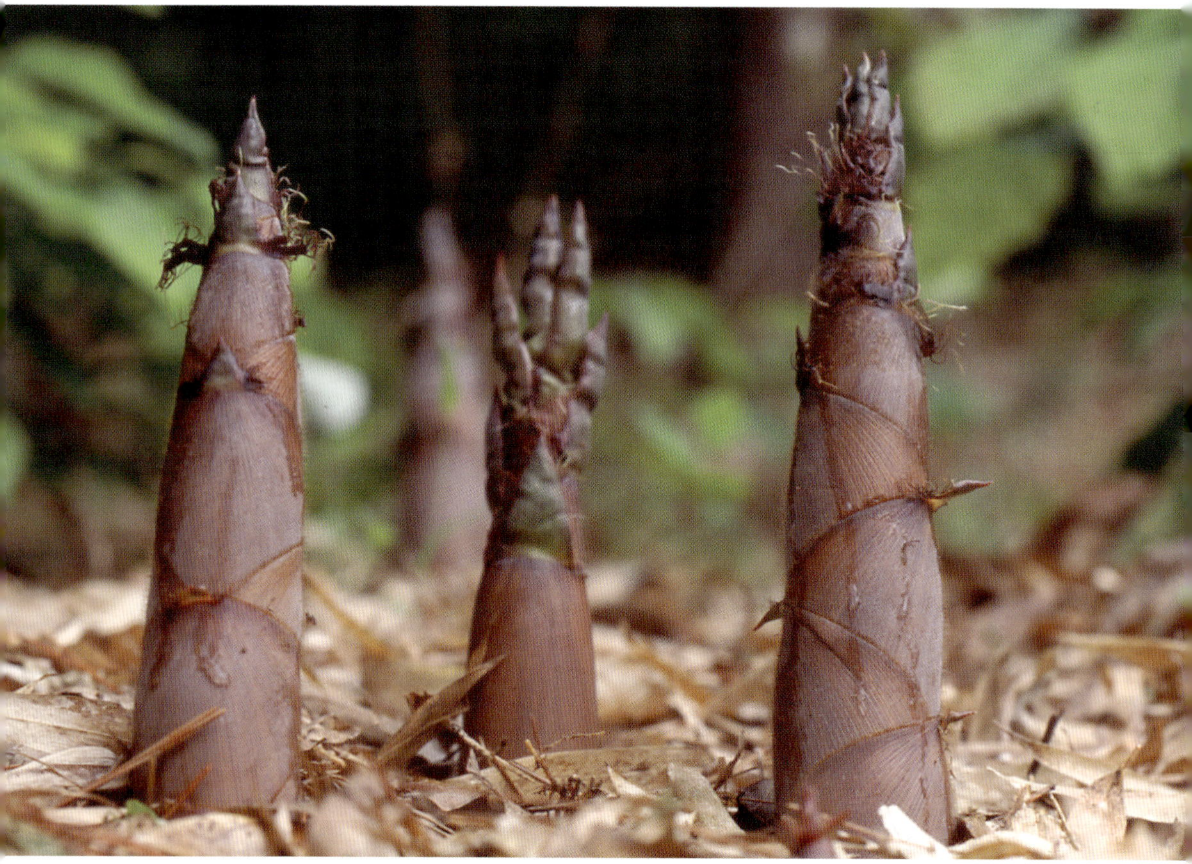

| **생김새와 특징** | 대나무는 상록성 여러해살이식물로, 키는 종류에 따라 다양하나 크게 자라는 것은 10여 m까지 올라간다. 줄기가 곧고 둥글며 마디가 있다. 줄기 속은 비어 있다. 잎은 좁고 길다. 꽃은 드물게 피는데, 번식과는 상관이 없이 3년, 4년, 30년, 60년, 120년 만에 피는 등 다양하며, 대나무 밭 전체에 일제히 꽃이 핀 후 모두 고사한다.

이른 봄, 대나무류의 땅속줄기가 뻗어 뿌리와 순을 틔워 번식한다. 이때 새로 자라난 어리고 연한 대나무 싹을 '죽순(竹筍)'이라고 하여 식용하거나 약용한다. 죽순은 대나무 종류에 따라 크기가 다양한데, 하루에 1m까지 자라기도 한다. 마디 사이가 매우 짧기 때문에 각 마디에 1개씩 좌우 교대로 붙어 있는 대나무 껍질이 두 줄로 단단하게 감싸고 있다. 죽순으로 이용되는 대나무류에는 왕대, 솜대, 죽순대(맹종죽) 등이 있는데 이 중에서 죽순대(맹종죽)의 죽순을 주로 식용, 약용하며 상품(上品)으로 꼽는다.

대나무는 전 세계에 분포하며 열대지방과 아시아의 계절풍 지대에서 많이 자란다. 우리나라에서는 중부 이남과 제주도의 산지, 풀밭, 인가 부근에서 많이 자란다. 특히 전남 담양은 특산물로 생산하고 있다. 토질은 가리지 않으나 표토가 깊고 건조하지 않은, 유기물이 많은 비옥한 땅에서 잘 자란다.

| **성품과 맛** | 맛이 달고 성질은 약간 차다. 독성은 없다.

| **사용 부위** | 죽순.

| **작용 부위** | 폐(肺), 위(胃), 심(心), 담(膽) 경락.

| **성분** | 헤미셀룰로오스(hemicellulose), 티로신(tyrosine), 베타인(betaine), 콜린(choline), 아스파라긴(asparagine), 비타민 B와 C 등.

| **채취와 조제** | 봄에 채취하여 사용한다.

| **효능 주치** |
① 건위의 효능이 있으며 불면증을 치료한다.
② 항비만, 다이어트 효과도 있다.
③ 변비와 치질, 대장암을 예방한다.

동의보감원문

性寒味甘無毒止消渴利水道除煩熱益氣. 生南方竹木中發冷動氣不可多食. 消痰利水爽胃氣取蒸煮食之. 筍類甚多滋味甚爽人喜食之然性冷難化不益脾胃宜少食之.

죽순(대나무)

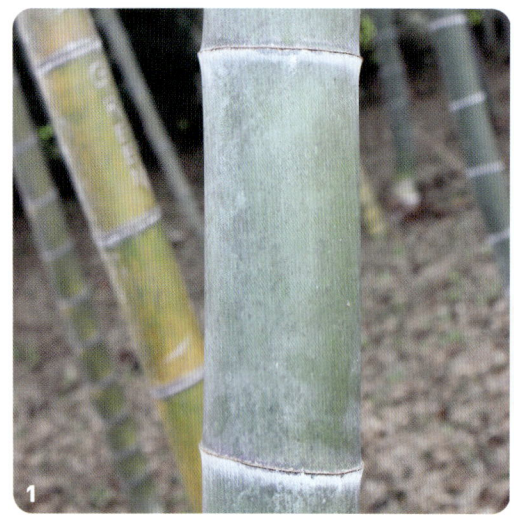 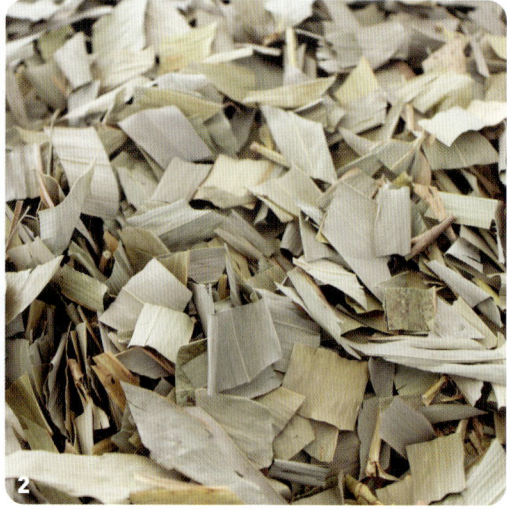

❶ 대나무_ 줄기 ❷ 대나무_ 건조한 잎

④ 콜레스테롤 수치를 낮춰 고혈압과 당뇨, 심장질환, 성인병 예방과 치료에 도움이 된다.
⑤ 줄기 내부에 있는 막상피는 죽여(竹茹)라 하여 치열과 토혈의 치료에 사용한다.
⑥ 대의 기름은 죽력(竹瀝)이라 하여 고혈압에 쓰는 만병통치약으로 알려져왔다.
⑦ 죽엽(竹葉)은 치열과 이수(利水: 소변을 잘 나오게 해주는 것), 청심제로 사용한다.
⑧ 몸에 열이 많이 나고 가슴 속이 답답한 번열과 갈증을 해소해준다. 또한 몸 안의 체액이 순조롭게 돌아가도록 해주고 원기를 회복시키는 작용을 한다.

| 약용법 |
① 죽순을 삶아서 나물을 만들어 먹거나 탕 등에 넣어서 먹는다.

TIP

[죽순 요리]

1. 죽순밥은 삶은 죽순을 가늘게 썰어 쌀 위에 얹어 밥을 한다.
2. 죽순정과(竹筍正果)는 죽순을 푹 삶아 얄팍하게 썰어서 말린 후 설탕과 물을 넣어 조리면서 물엿을 넣고 약한 불에서 윤기가 나도록 조린다.
3. 죽순을 조리할 때는 쌀겨나 쌀뜨물 또는 소금물에 담가 수산이 녹아 나오게 해야 한다. 이렇게 하면 죽순에 들어 있는 여러 성분이 산화되는 것을 방지하며 쌀겨 안에 있는 효소의 작용으로 부드럽게 되어 훨씬 맛이 좋아진다.

② 죽순밥과 죽순정과를 만들어 먹는다.

주의사항 성질이 차서 소화가 안 되고 비위를 상하게 할 수 있으므로 많이 먹지 않도록 주의한다. 또한 채취하면 수산이 생기기 시작하므로 채취 즉시 소금물이나 쌀뜨물에 담갔다가 가공한다.

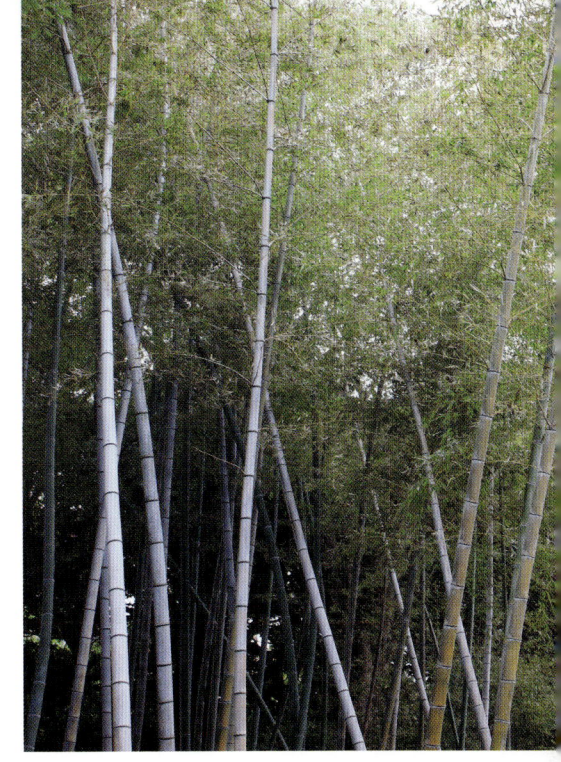

대나무_ 숲

죽순(대나무)의 기능성 및 효능에 관한 특허자료

▶ **대나무를 유효성분으로 포함하는 골 성장 촉진용 조성물**

본 발명은 대나무를 유효성분으로 포함하는 골 성장 촉진용 약학적 조성물, 식품 조성물 및 동물 사료용 조성물에 관한 것이다. 본 발명의 대나무를 유효성분으로 포함하는 조성물은 성장판 및 장골의 성장 촉진 효과가 있어, 성장기의 유소아 및 청소년의 성장 및 골격 형성을 촉진하는 데 효과적일 뿐만 아니라 본 발명의 조성물 단독으로 또는 성장호르몬 치료와 병행요법을 통해 키 성장 치료에 효과적이다.

– 공개번호 : 10-1364690-0000, 출원인 : (주)한국의약연구소, 김호현 외

▶ **죽순 분말을 첨가한 혈당강하용 담양죽로말차 및 그 제조방법**

본 발명은 죽순 분말을 첨가한 담양죽로말차 및 그 제조방법에 관한 것이다. 더욱 상세하게는 혈당강하용으로 제조된 반발효 죽로차에 관한 것으로서, 본 발명은 말차 특유의 향과 맛을 변화시키지 않으면서도 과잉 공급되는 칼로리를 낮추어 혈당을 낮춤으로써 당뇨병 예방에 뛰어난 효과가 있다.

– 등록번호 : 10-1369507-0000, 출원인 : 전동복 외

▶ **죽순을 이용한 피부 외용제 조성물**

본 발명은 피부 미백 활성, 피부 보습 활성, 여드름 개선 활성, 아토피 피부염 개선 활성을 갖는 죽순 분말 또는 죽순 추출물을 이용한 피부 외용제 조성물을 개시한다.

– 공개번호 : 10-2012-0021353, 출원인 : 담양군, 담양죽순 영농조합법인

죽순주

맛은 달다. 기호와 식성에 따라 꿀, 설탕을 가미하여 음용할 수 있다.

【적용병증】

- **해수(咳嗽)** : 기침을 심하게 하는 경우이다. 기침은 가래를 수반하는 경우와 그렇지 않은 경우가 있다. 기침은 그 자체로도 신체에 나쁜 영향을 준다. 원인 치료를 통해 기침을 멈추게 해 주는 것이 좋다. 30mL를 1회분으로 1일 1~2회씩, 7~15일 음용한다.
- **근골위약(筋骨痿弱)** : 간경에 열이 생겨서 담즙이 지나치게 많이 나와 입안이 쓰고 힘줄이 당기는 증세이다. 30mL를 1회분으로 1일 1~2회씩, 20~25일 음용한다.
- **번갈(煩渴)** : 가슴이 답답하고 병적으로 갈증이 심한 증상을 말한다. 30mL를 1회분으로 1일 1~2회씩, 20~25일 음용한다.
- **기타 질환** : 거담, 구토증, 주독, 중풍, 파상풍

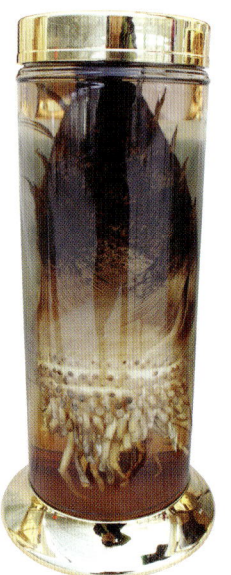

【담그는 방법】

① 햇순, 뿌리줄기에 약효가 있다.
② 뿌리줄기는 필요한 때에 항시 채취가 가능하나 죽순은 5월이 적기이다. 채취하여 깨끗이 씻어서 그늘에 말려 사용하기도 한다.
③ 주로 생으로 사용하는 것이 좋고, 5~6월에 채취하는 것이 좋다.
④ 생으로 사용할 경우, 햇순 200g, 뿌리줄기 160g 정도를 각각 소주 3.8L에 넣고 밀봉하여 서늘한 냉암소에서 보관, 숙성시킨다.
⑤ 6~10개월 침출한 다음 찌꺼기를 걸러내고 보관, 음용한다. 또는 찌꺼기를 걸러낸 후 2~3개월 더 숙성하여 음용하면 향미(香味)가 좋아진다.

【구입방법 및 주의사항】

- 산지(産地)에서 직접 채취하거나 구입하여 사용하는 것이 좋다. 경상도나 전남지역에서 많이 자생한다. 건재상, 약재상, 약령시장 또는 재래시장에서도 구입 가능하다.
- 해롭지는 않으나 치유되는 대로 중단한다.
- 본 약술을 음용하는 중에 가리는 음식은 없지만 20일 이상 음용은 금한다.

▶ 소화기 질환・**건위제**・목본

탱자나무

- 학 명 : *Poncirus trifoliata* (L.) Raf.
- 과 명 : 운향과
- 이 명 : 탱자, 청피, 진청피
- 생약명 : 지실(枳實), 구귤(枸橘)
- 생육지 : 산비탈, 풀밭 자생
- 개화기 : 5~6월
- 채취기 : 5~6월(미성숙 열매)
- 용 도 : 약용, 관상용, 울타리용
- 약 효 : 소화불량, 변비, 위통, 황달, 건위, 이뇨, 거담

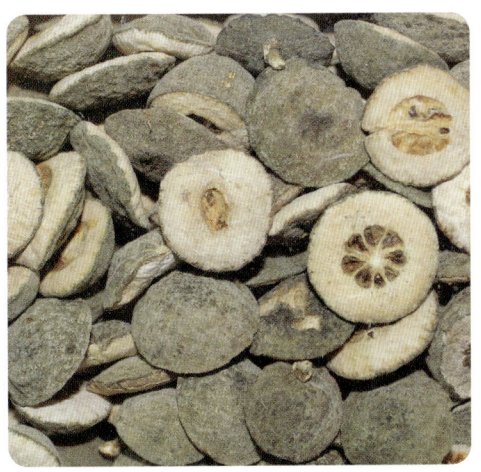

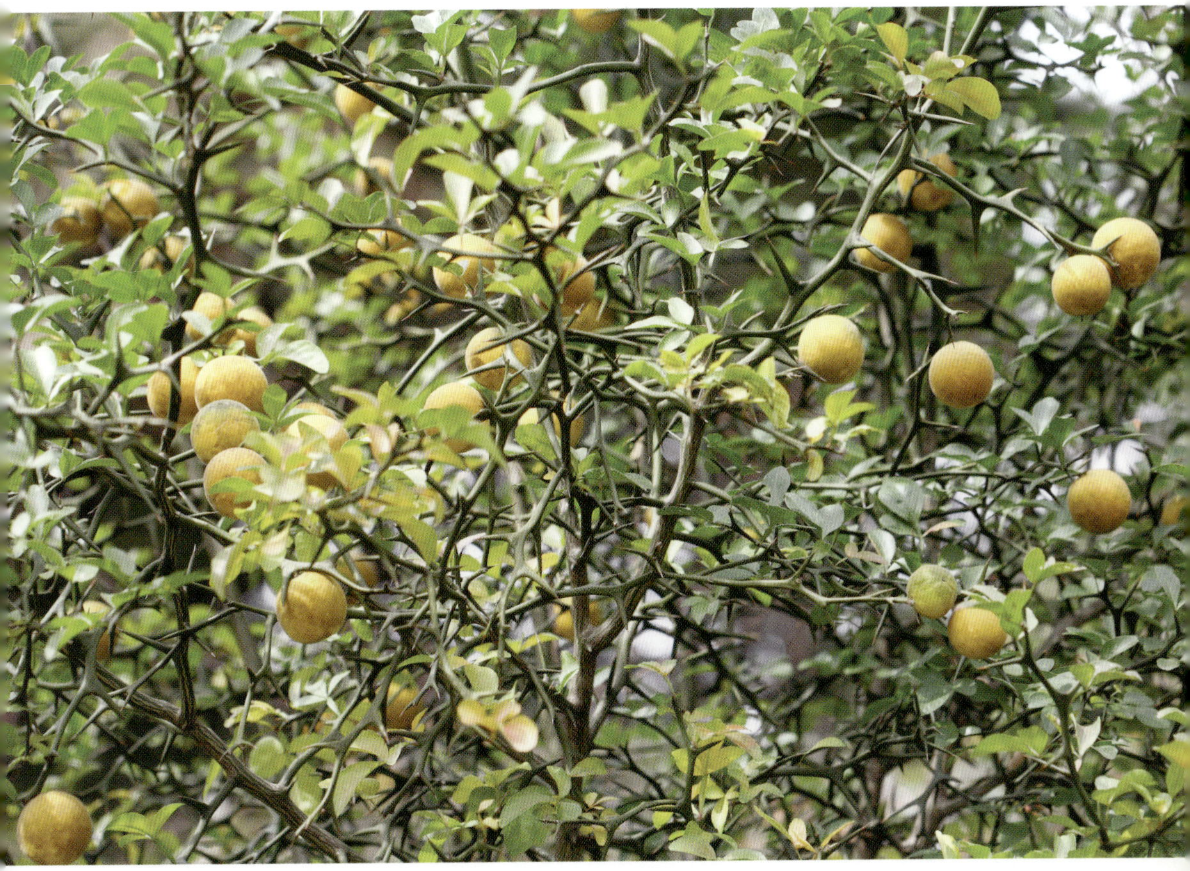

탱자나무・257

| **생김새와 특징** | 탱자나무는 낙엽활엽 관목으로, 키는 3m 정도 자라며 줄기에 3~5㎝의 억센 가시가 어긋난다. 잎은 3장의 작은 잎으로 된 겹잎이며 길이가 3~6㎝이고 가장자리에 둔한 톱니가 있으며 잎자루에 날개가 있다. 꽃은 5~6월에 잎보다 먼저 하얀색으로 핀다. 꽃향기가 강해 아카시아 향처럼 멀리 퍼진다. 열매는 9~10월에 둥글고 노랗게 익는데, 향기가 나지만 식용으로는 부적합하다. 열매 안에는 달걀 모양의 종자가 10여 개 들어 있다.

중국이 원산지이며 우리나라와 중국에 분포한다. 우리나라에는 경기도 이남의 낮은 산비탈, 마을 근처의 풀밭 등 노지에서 자생하며 예로부터 울타리용으로 많이 심었으나 현재는 재배 농가가 급격하게 줄었다.

『신농본초경(神農本草經)』과 『뇌공포자론(雷公炮炙論)』에 따르면 지실(枳實)과 지각(枳殼)은 운향과에 속하는 상록활엽 소교목인 광귤나무(*Citrus aurantium* L.)와 그 변종인

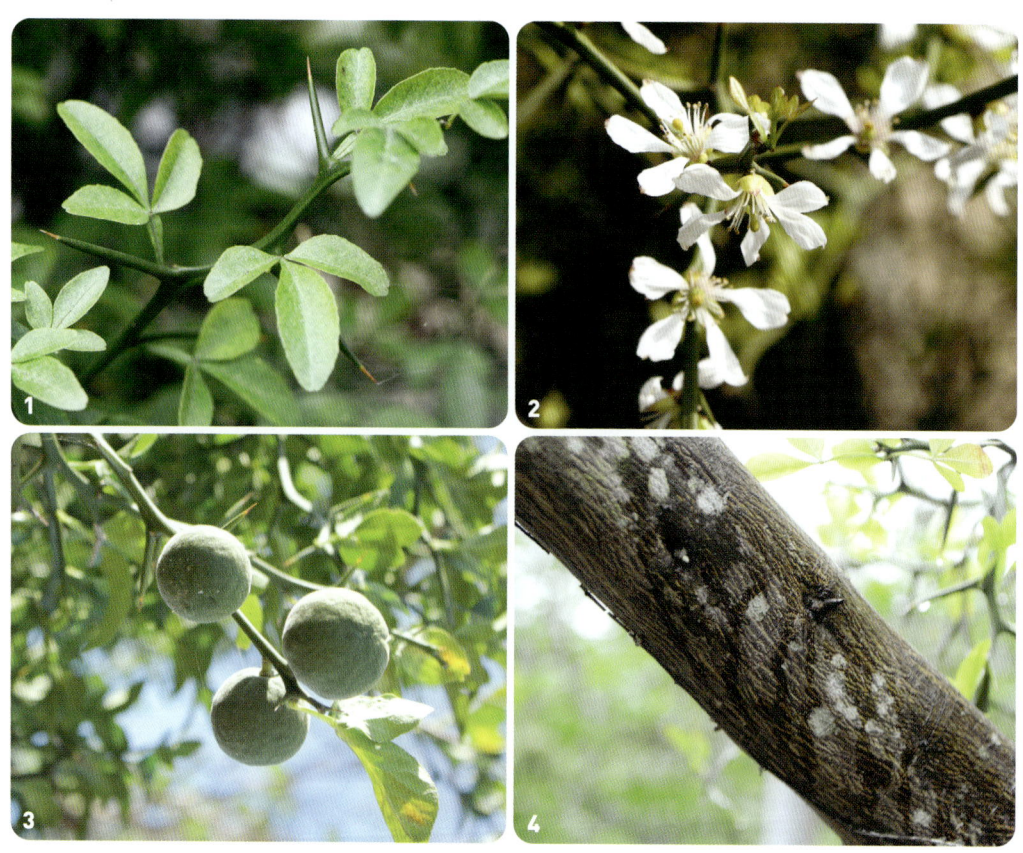

❶ 탱자나무_ 잎 ❷ 탱자나무_ 꽃 ❸ 탱자나무_ 덜 익은 열매 ❹ 탱자나무_ 수피

탱자나무 등의 열매를 취하여 쓰는 것으로 되어 있다. 지실은 5~6월 구슬 크기 정도의 미성숙한 작은 탱자 열매를 말하는데, 채취하여 가로로 반쪽을 내어서 햇볕에 말리거나 저온에서 건조하여 사용한다. 지각은 광귤나무의 미숙 과일을 기원으로 하고 있으나 일반적으로 유통되는 지각은 7~8월에 성숙해져서 노란색으로 변하기 직전 녹색의 탱자이며, 따서 중간을 가로로 잘라 햇볕에 말리거나 저온에서 건조한다.

| 성품과 맛 | 지실(枳實)은 맛이 쓰고 매우며 성질은 약간 차다. 지각(枳殼)은 맛이 쓰고 시며 성질은 약간 차고 독성은 없다.

| 사용 부위 | 열매.

| 작용 부위 | 지실은 비(脾), 위(胃), 신(腎), 대장(大腸) 경락, 지각은 간(肝), 비(脾), 폐(肺), 대장(大腸) 경락.

| 성분 | 이소사쿠라네틴(isosakuranetin), 키코쿠틴(kikokuetin), 폰키린(poncirin), 네오헤스페리딘(neohesperidin), 스킴미아닌(skimmianine) 등.

| 채취와 조제 | 5~6월에 덜 익은 녹색의 탱자나무 열매를 채취하여 적당한 두께로 썰어 햇볕에 잘 말려 사용한다.

| 효능 주치 |
① 건위, 이뇨, 거담, 진통, 이담 등에 효능이 있어서 소화불량, 변비, 위통, 황달, 가슴과 배가 부풀어 오르는 현상, 자궁하수 등을 치료한다.
② 가래를 없애주는 효과도 있다.
③ 신선한 탱자는 주로 비위(脾胃)의 기를 잘 통하게 하고, 익은 탱자는 주로 폐의 기를 잘 통하게 한다.

| 약용법 |
① 1회 복용 시 말린 탱자 열매 2~4g을 200mL의 물에 넣고 약한 불에서 뭉근하게 양이 반이 될 때까지 달이거나 가루로 빻아서 자주 복용하면 효과가 있다.

동의보감문
性寒(一云微寒)味苦酸(一云苦辛)無毒主肺氣咳嗽散胸中痰滯利大小腸消脹滿除關格壅塞消痰逐水破癥癖結氣除風痒麻痺去腸風痔腫. 七八月採實暴乾以肉厚飜肚如盆口狀陳久者爲上. 殼主高而實主下殼高主皮膚胸膈之病實低主心胃之病其主治大同小異. 枳卽橘屬水浸去瓤麩炒用. 我國惟濟州有之名倭橘.

② 말린 탱자 열매와 민들레를 물에 달여서 마시고, 두드러기가 난 부위에 바르면 효과가 있다.

주의사항 파기(破氣) 작용이 강하여 진기를 크게 손상시킬 수 있으므로 사용에 신중을 기해야 하며 비위가 허약한 사람이나 임신부는 사용에 신중해야 한다. 또한 광귤나무, 당귤나무(오렌지), 탱자나무 및 동속 근연식물로 식물 기원은 같지만, 어린 열매를 채취하여 사용하는 지실(枳實)은 지각(枳殼)과 근본적인 효능은 비슷하지만 지각에 비하여 파기(破氣)작용이 더욱 강하다.

탱자나무의 기능성 및 효능에 관한 특허자료

▶ **탱자 추출발효물 및 헬리코박터 파일로리 감염 질환의 치료용 조성물**

본 발명은 탱자나무의 과실, 즉 탱자로부터의 물 추출물을 유산균 또는 헤리페린다아제 및 나린기나아제로 이루어진 군으로부터 선택된 효소를 이용하여 발효함으로써 얻어지는 탱자 추출발효물, 상기 추출발효물을 유효성분으로 함유하는 헬리코박터 파일로리균의 감염에 의해 유발되는 질환의 치료용 조성물에 관한 것이다.

– 공개번호 : 10-2004-0019116, 출원인 : (주)엔알디

▶ **탱자나무 추출물을 함유하는 B형 간염 치료제**

본 발명은 간염 바이러스의 증식을 특이적으로 저해하며 간세포에 대한 독성이 적은 탱자나무의 추출물을 함유하는 B형 간염 치료제에 관한 것이다. 본 발명의 탱자나무 추출물을 유효성분으로 함유하는 B형 간염 치료제는 HBV-P에 대한 선택적이며 강한 저해 작용이 있으며 HBV의 증식을 억제할 뿐만 아니라 인체에는 독성이 매우 적기 때문에 간염 치료제로서 매우 유용하다.

– 공개번호 : 10-2002-0033942, 출원인 : (주)내비켐

▶ **탱자나무 추출물을 함유하는 C형 간염 치료제**

본 발명은 간염 바이러스의 증식을 특이적으로 저해하며 간세포에 대한 독성이 적은 탱자나무의 추출물을 함유하는 C형 간염 치료제에 관한 것이다. 본 발명의 탱자나무 추출물을 유효성분으로 함유하는 C형 간염 치료제는 HCV-P에 대한 선택적이며 강한 저해 작용이 있으며 HCV의 증식을 억제할 뿐만 아니라 인체에는 독성이 매우 적기 때문에 간염 치료제로서 매우 유용하다.

– 공개번호 : 10-2002-0084312, 출원인 : (주)내비켐

▶ **탱자나무 추출물 또는 이로부터 분리된 화합물을 유효성분으로 함유하는 항염증 및 항알레르기용 조성물**

본 발명의 탱자나무 추출물 또는 이로부터 분리된 21α-메틸멜리아노디올(21α-methylmelianodiol) 또는 21β-메틸멜리아노디올(21β-methylmelianodiol)은 인터루킨-5 의존적 Y16 세포의 증식 억제, 세포 주기 변화 및 세포 사멸 효과를 나타내므로 염증 질환 및 알레르기 질환의 예방 치료용 약학조성물 및 건강기능식품에 유용하게 사용될 수 있다.

– 공개번호 : 10-2009-0051874, 출원인 : 영남대학교 산학협력단

탱자주

맛은 쓰고 맵다. 기호와 식성에 따라 꿀, 설탕을 가미하여 음용할 수 있다.

【적용병증】

- **복통(腹痛)** : 장(腸)에 장애가 일어나서 통증이 오는 경우이다. 30mL를 1회분으로 1일 3~4회씩, 7~8일 음용한다.
- **설사(泄瀉)** : 세균성 질환이나 식중독 때문에 장의 연동이 심해져서 내용물이 충분히 소화되지 않고 배설되는 경우이다. 30mL를 1회분으로 1일 2~3회씩, 심하면 3~4회 음용한다.
- **이뇨(利尿)** : 노쇠 현상이나 어떤 병증으로 인하여 소변이 순조롭지 못하며 요도에 불쾌감이 오는 증상을 개선한다. 30mL를 1회분으로 1일 2~3회씩, 15~17일 음용한다.
- **기타 질환** : 수종, 위축신, 축농증, 편도선염, 흉협팽만

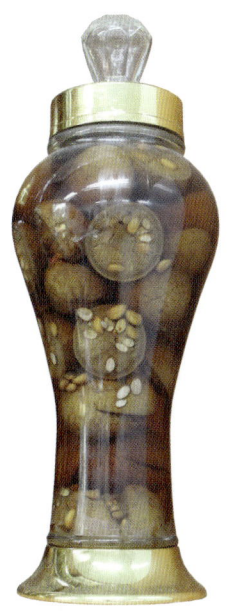

【담그는 방법】

① 약효는 덜 익은 열매에 있다. 방향성(芳香性)이다.
② 덜 익은 열매를 깨끗이 물로 씻어 반이나 사등분으로 썰어 말린 다음 사용한다.
③ 덜 익은 열매 말린 것 190g을 소주 3.8L에 넣고 밀봉하여 서늘한 냉암소에서 보관, 숙성시킨다.
④ 8개월(240일) 정도 침출한 다음 찌꺼기를 걸러내고 보관, 음용한다. 또는 찌꺼기를 걸러낸 후 2~3개월 더 숙성하여 음용하면 향미(香味)가 좋아진다.

【구입방법 및 주의사항】

- 열매가 익기 전인 5~6월부터 초가을까지, 약재상이나 약령시장, 재배 농가에서 구입하여 사용할 수 있다. 또는 산지(産地)에서 직접 채취, 건조하여 사용한다. 공해 없는 곳에서 채취하여 쓰는 것이 좋다.
- 오래 음용해도 해롭지는 않으나 치유되는 대로 중단한다.
- 본 약술을 음용하는 중에 가리는 음식은 없다. 단, 임산부는 금한다.

▶ 소화기 질환 • 딸꾹질 • 목본

감나무

- 학 명 : *Diospyros kaki* Thunb.
- 과 명 : 감나무과
- 이 명 : 돌감나무, 산감나무, 똘감나무, 시목, 홍시
- 생약명 : 시체(柹蔕＝柿蔕＝柿蒂)
- 생육지 : 과수용 식재, 재배
- 개화기 : 5~6월
- 채취기 : 봄(잎), 가을(열매)
- 용 도 : 약용, 식용
- 약 효 : 설사, 지혈, 딸꾹질, 청열, 해수, 고혈압, 야뇨증

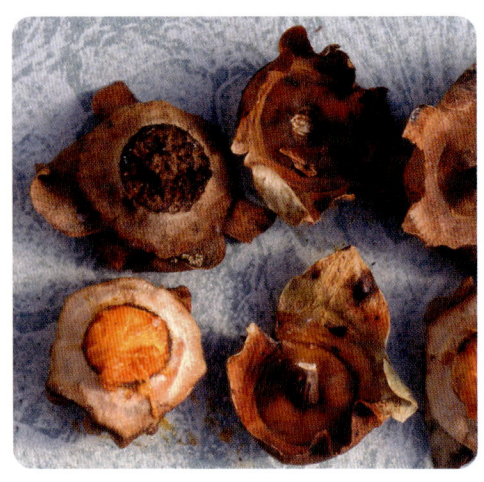

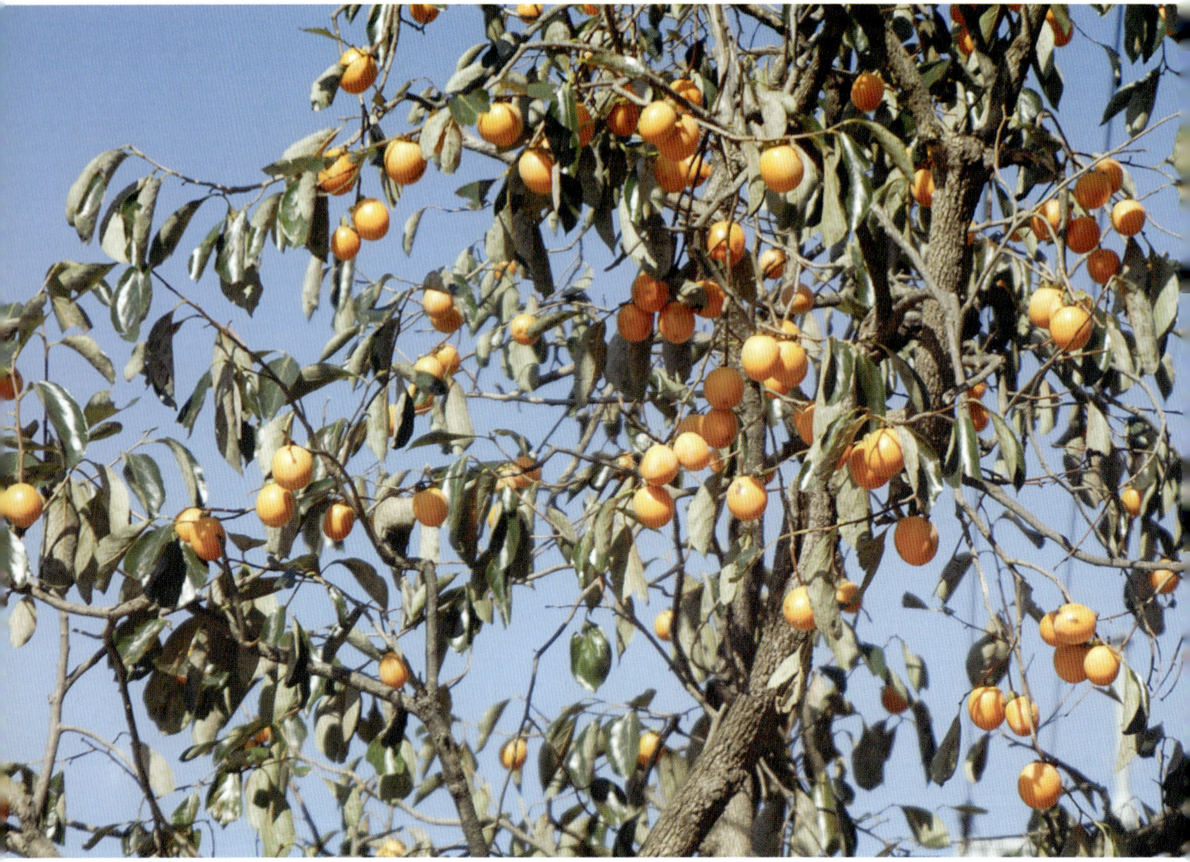

| **생김새와 특징** | 감나무는 낙엽활엽 교목으로, 키는 10~15m에 이른다. 나무껍질은 비늘처럼 갈라지며, 작은 가지에는 갈색 털이 난다. 달걀 모양의 잎은 어긋나며 가죽질이다. 잎의 길이는 7~17cm, 폭은 4~10cm이며 톱니는 없다. 꽃은 5~6월에 연한 황백색으로 잎겨드랑이에서 총상꽃차례를 이루며 핀다. 열매는 달걀 모양 또는 한쪽으로 치우친 공 모양으로 달려 10월에 황적색으로 익는다. 단맛과 향이 좋아 주요 과일로 이용되고 있다.

감나무는 동아시아 원산으로, 양쯔 강 유역이 자생지이다. 우리나라, 중국, 일본 등지에서 많이 재배되고 있고 세계적으로 개량종이 많아 800여 종의 감나무가 있다. 고욤나무 등의 유사종도 있다. 우리나라에서는 예로부터 인가 부근이나 밭에 과수용으로 심어왔으며 중부 이남에서 주로 재배하고, 특히 경남지방이 50%를 생산하는 주산지이다.

감나무 열매는 상태에 따라서 몇 가지로 나뉜다. 홍시(紅柿: 붉게 익은 감), 오시(烏柿: 홍시를 불에 말린 것으로, 화시라고도 함), 백시(白柿: 곶감. 건시 또는 황시라고도 함), 비시(먹감), 시체(柿蒂: 감꼭지) 등이 그것이다.

| **성품과 맛** | 맛이 달면서 떫고(동의보감에는 달다고 함) 성질은 차갑다.

| **사용 부위** | 열매, 감꼭지, 잎.

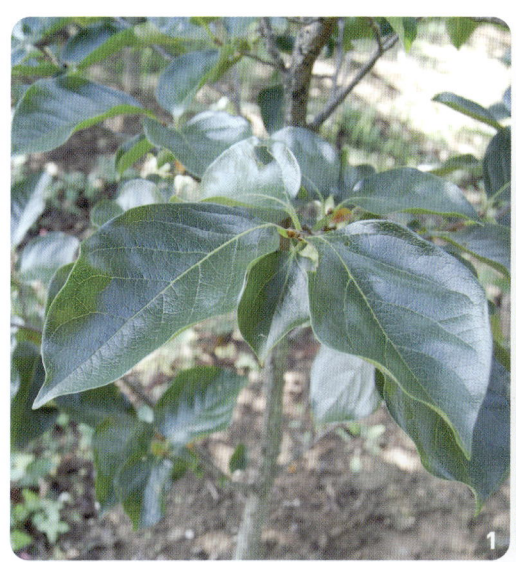 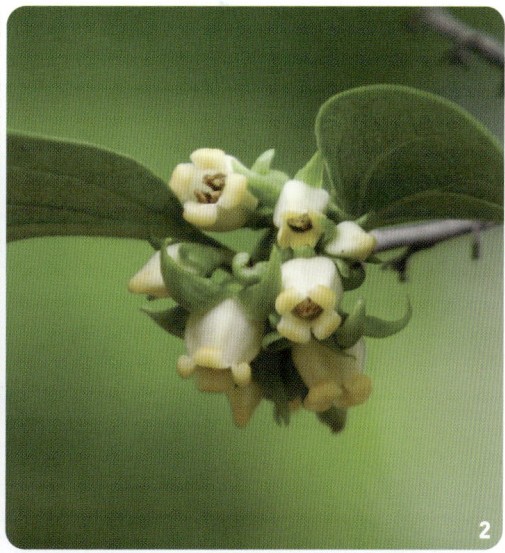

❶ 감나무_ 잎 ❷ 감나무_ 꽃

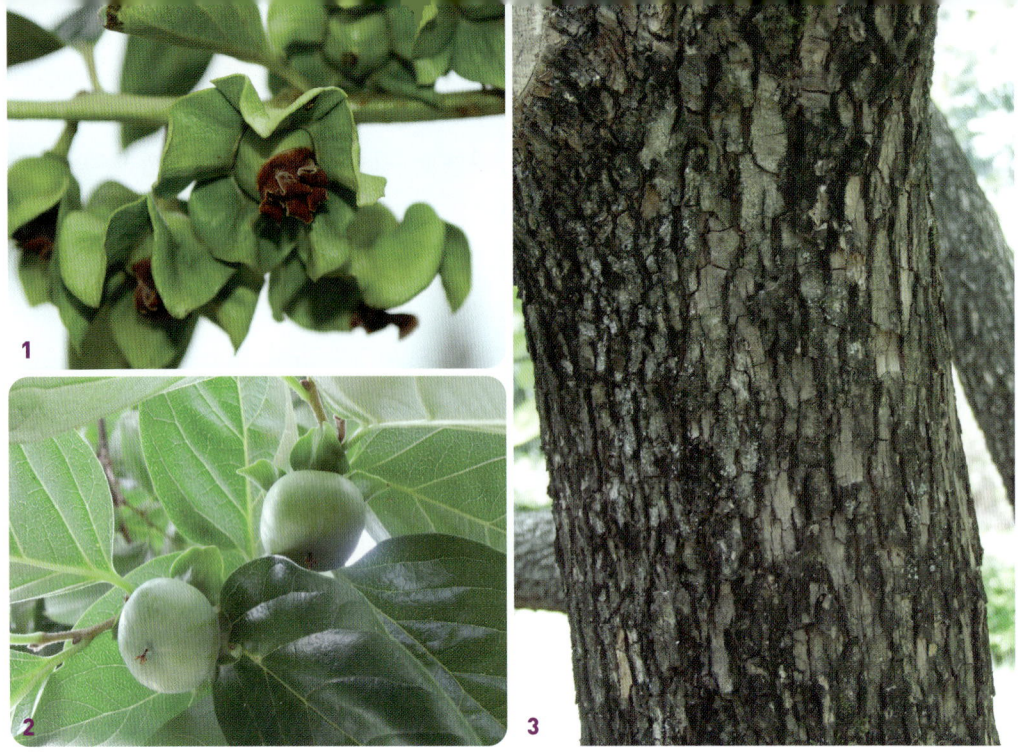

❶ 감나무_ 꽃 진 후 모습 ❷ 감나무_ 덜 익은 열매 ❸ 감나무_ 수피

| 작용 부위 | 심(心), 폐(肺), 위(胃), 대장(大腸) 경락.

| 성분 | 열매와 꼭지에 베율릭산(beyulic acid), 올레아놀릭산(oleanolic acid), 우르솔산(ursolic acid), 뿌리에 플룬바긴(plunvagin), 디오스피롤(diospyrol), 디오스피린(diospyrin), 네오디오스피린(neodiospyrin), 잎에는 아스트라갈린(astragalin), 미리시트린(myricitrin) 등이 함유되어 있다.

| 채취와 조제 | 가을에 열매를 따서 햇볕에 말려 약재로 사용한다. 과육에서 감꼭지를 도려낸 후 깨끗한 물에 씻어 햇볕에 말리거나 바람이 잘 드는 그늘에서 바싹 말려 사용한다. 감나무 잎은 봄에 채취하여 물에 깨끗이 씻어 적당히 잘라 한 번 쪄낸 후 그늘에서 바싹 말려 사용한다.

동의보감원문

性寒(一云冷)味甘無毒潤心肺止渴療肺痿心熱開胃解酒熱毒壓胃間熱止口乾亦治吐血. 生南方軟熟者爲紅柿飮酒不可食冷心痛且易醉不可與蟹同食令腹痛吐瀉. 柿有七絶一壽二多陰三無鳥巢四無蟲蠹五霜葉可玩六佳實七落葉肥大柿實初則色靑而苦澁熟則色紅澁味自無矣. 柿失果也故有牛心紅珠之稱日乾者名白柿火乾者名烏柿其白柿皮上凝厚者謂之柿霜.

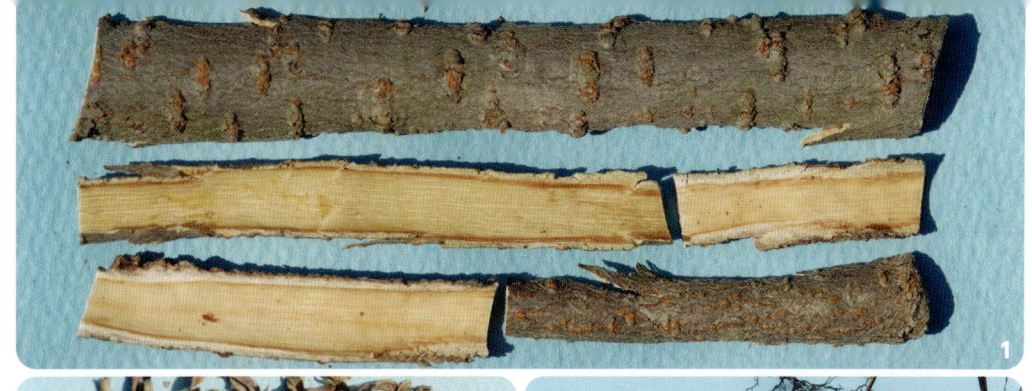
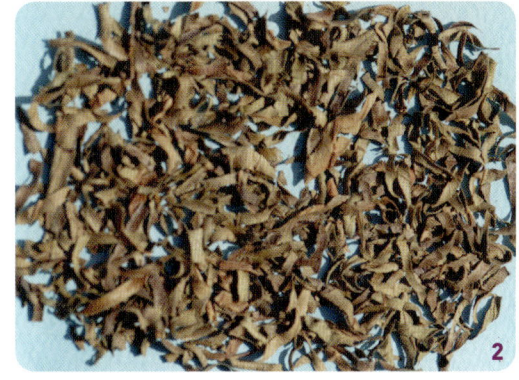
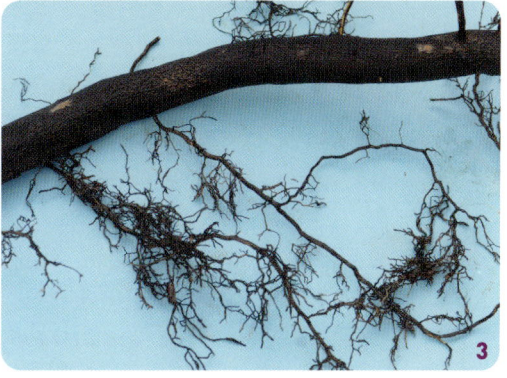

❶ 감나무_ 벗겨서 자른 수피 ❷ 감나무_ 건조한 잎 ❸ 감나무_ 생뿌리

| 효능 주치 |

① 말린 감꼭지(시체)는 딸꾹질을 멈추게 하거나 야뇨증을 고치는 데 이용한다.
② 덜 익은 열매에서 뽑아낸 타닌은 동상을 치료하거나 중풍을 예방하는 데 쓴다.
③ 술을 마신 후에 홍시를 먹으면 숙취에 좋다고 한다.
④ 고혈압에는 감잎이 효력이 있다고 하여 감잎차를 만들어 먹는다.
⑤ 곶감을 많이 먹으면 머리카락이 검어지고 얼굴의 반점이 없어진다고 한다.

TIP

[곶감쌈]
1. 재료로는 곶감 5개, 호두 5개를 준비한다.
2. 곶감은 겉에 분이 뽀얗게 피고 속이 말랑말랑한 주머니 곶감을 선택하여 손으로 만져 모양을 반듯하게 한 후 꼭지를 딴다.
3. 곶감을 손으로 조물조물하여 씨를 뽑아낸다.
4. 호두는 굵기가 일정하고 색이 노란 것으로 골라 껍질을 벗기고 가운데 박힌 심도 뽑아낸다.
5. 호두를 곶감 꼭지 쪽으로 구멍을 만들어 끼워 넣은 후 손으로 꼭꼭 주먹 쥐듯이 눌러 호두 사이사이에 곶감 살이 고루 박히도록 한다.
6. 곶감 호두 쌈을 3등분하여 자르고 모양을 동글게 매만진다.

⑥ 불면증에 감잎과 대나무 속껍질을 함께 달여 마시면 효험이 있다.
⑦ 열매는 설사를 멈추게 하거나 감기 예방에 좋다.

| 약용법 |

① 일반적으로 말린 감꼭지는 하루에 20~30g을 물 900mL에 넣고 반량으로 달여 매 식후 복용한다. 기침, 만성기관지염, 딸꾹질이 멈추지 않을 때 치료 효과가 있다.
② 말린 감잎은 하루에 20~30g을 물 900mL에 넣고 반량으로 달여 매 식후 복용한다.
③ 성숙한 생감을 식후에 1개씩 먹거나, 말린 열매 50~100g을 물 900mL에 넣고 반량으로 달여 매 식후 복용한다.
④ 호두나 잣과 같은 견과류를 안에 넣어서 곶감쌈을 만들어 먹기도 한다.

주의사항 곶감의 표면에 흰 가루가 생긴 것을 시상(柿霜)이라고 하며 진액을 생성하는 좋은 효능이 있으므로 이를 털어내지 않고 먹는 것이 좋다. 변비가 있는 사람은 과용하지 않도록 주의한다. 또한 게요리를 먹고 감을 먹으면 복통을 일으키므로 주의한다.

감나무의 기능성 및 효능에 관한 특허자료

▶ 감 추출물 또는 타닌을 유효성분으로 함유하는 면역관련 질환 치료용 조성물

본 발명은 타닌을 유효성분으로 함유하는 감 추출물 또는 타닌을 유효성분으로 함유하는 면역관련 질환 치료용 약학조성물에 관한 것으로서, 면역관련 질환 치료용 약학조성물 및 건강식품에 관한 것이다. 본 발명에 따르면 타닌을 유효성분으로 함유하는 감 추출물 또는 타닌은 아토피 유발 동물 모델에서 면역 관련 세포증가 억제효과를 나타내고 아토피, 천식, 비염 등과 같은 산화 스트레스에 의한 염증반응의 치료에 유용하다.

- 공개번호 : 10-2009-0084159, 출원인 : 경북대학교 산학협력단

▶ 감 추출물을 유효성분으로 함유하는 염증성 질환의 예방 및 치료용 조성물

본 발명은 감 추출물 또는 감꼭지(시체) 추출물을 유효성분으로 함유하는 조성물에 관한 것으로, 염증성 질환의 치료 및 예방의 유용한 약학조성물 또는 건강기능식품으로서 사용할 수 있다.

- 공개번호 : 10-2012-0031695, 출원인 : 재단법인 한국한방산업진흥원

▶ 감 미숙과 추출물을 이용한 항염증용 조성물 및 아토피성 피부염 개선용 조성물

본 발명은 구체적으로 LPS로 자극된 대식세포에서 NO, PGE2, 염증성 사이토카인 등의 생성 억제 활성을 가지고, hIFN-γ, TNF-α로 처리된 각질형성세포주인 HaCaT 세포에서 MDC 및 TARC 생성 억제 활성을 가지는 감 미숙과 추출물을 이용한 항염증용 조성물 및 아토피성 피부염 개선용 조성물을 개시한다.

- 공개번호 : 10-2014-0056192, 출원인 : 재단법인 제주테크노파크 외

감나무주

맛은 달면서 떫다. 기호와 식성에 따라 꿀, 설탕을 가미하여 음용할 수 있다.

【적용병증】

- **고혈압(高血壓)** : 최고혈압과 최저혈압이 정상범위를 넘어 지속되는 증상을 말한다. 30mL를 1회분으로 1일 1~2회씩, 20~30일 음용한다.
- **숙취(宿醉)** : 술기운이 다음 날까지 남아 있는 증상을 말한다. 30mL를 1회분으로 1일 2회 정도 음용한다.
- **기타 질환** : 뇌일혈, 방광염, 신장염, 장염, 중풍, 해수

【담그는 방법】

① 감나무는 잎이나 감꼭지에 약효가 가장 많으므로 주로 잎과 감꼭지를 사용한다.
② 잎은 5~7월에 채취하여 물에 깨끗이 씻어 적당히 잘라 한 번 쪄낸 후 그늘에서 말려 사용한다. 감꼭지는 가을에 감을 수확한 후 과육에서 감꼭지만 도려낸 후 깨끗이 씻어 햇볕이나 그늘에 말려 사용한다.
③ 말린 잎은 약 250g, 말린 감꼭지는 약 220g을 소주 3.8L에 넣고 밀봉하여 서늘한 냉암소에서 보관, 숙성시킨다.
④ 3~6개월 침출한 다음 찌꺼기를 걸러내고 보관, 음용한다. 또는 찌꺼기를 걸러낸 후 2~3개월 더 숙성하여 음용하면 향미(香味)가 좋아진다.

【구입방법 및 주의사항】

- 재배 농가나 약재상, 약령시장에서 구입하여 사용한다. 또는 산지(産地)에서 직접 채취하여 사용한다.
- 음용하는 중에 참기름을 먹는 것은 좋지 않다.
- 치유되는 대로 중단한다.

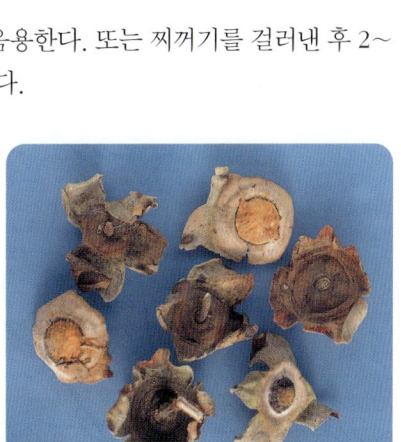

◆ 감꼭지

▶ 소화기 질환・**변비**・초본

결명자
(긴강남차)

- 학 명 : *Cassia tora* (L.) Roxb.
- 과 명 : 콩과
- 이 명 : 결명차
- 생약명 : 결명자(決明子), 초결명(草決明),
  강남두(江南豆), 양각(羊角)
- 생육지 : 들, 재배
- 개화기 : 6~8월
- 채취기 : 가을
- 용 도 : 약용, 음료수
- 약 효 : 고혈압 예방, 변비, 신경통, 시력보호,
  당뇨병, 심장병, 간염, 항균

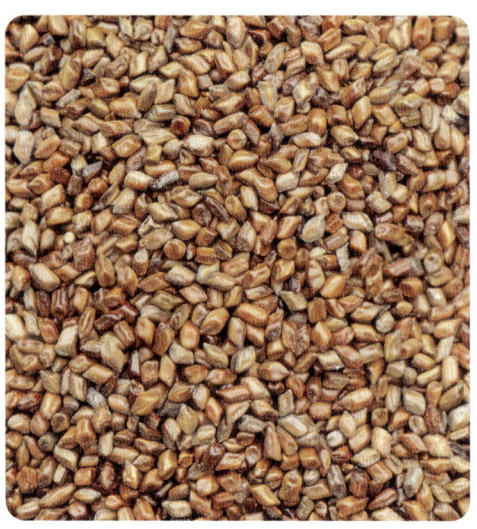

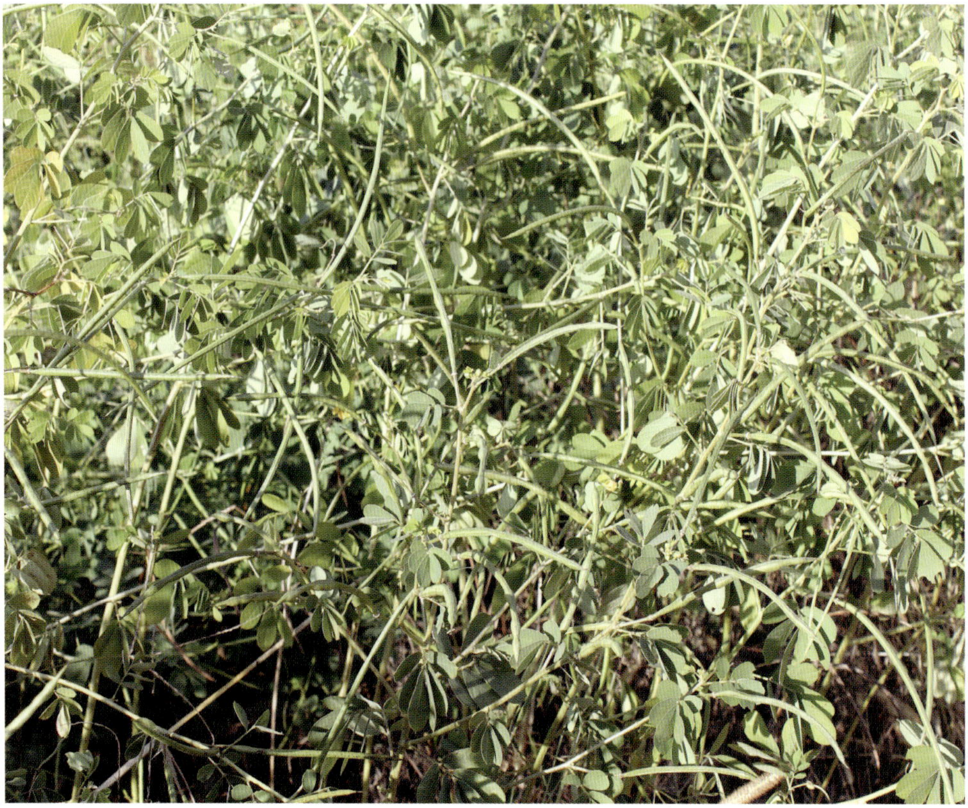

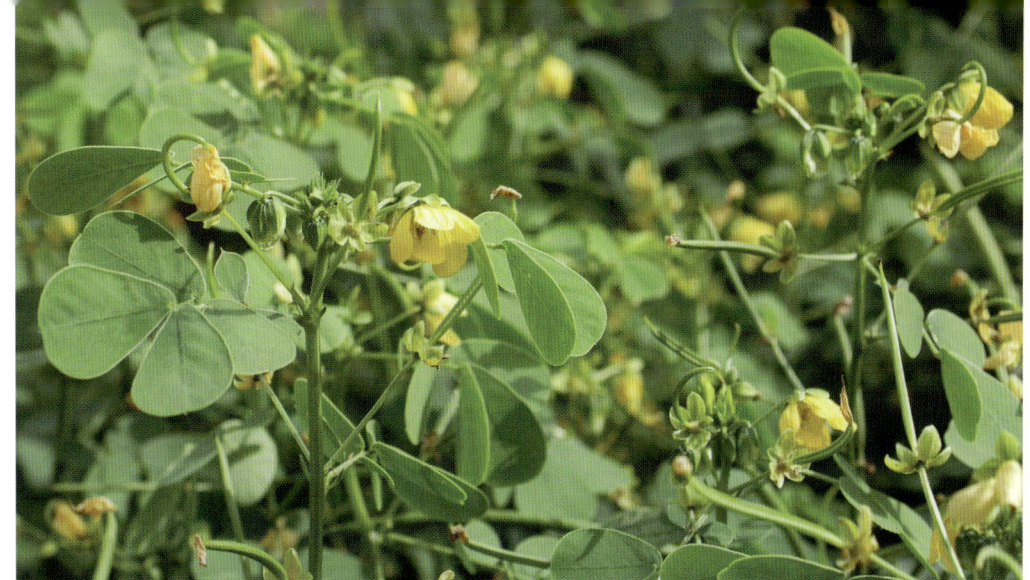

결명자_ 꽃과 잎

| 생김새와 특징 | 결명자는 한해살이풀로, 키는 1.5m 정도로 자란다. 잎은 3~4쌍의 겹잎으로 되어 있는데, 소엽은 달걀꼴이고 끝이 뭉툭하다. 꽃은 6~8월에 잎겨드랑이에서 노란색 나비 모양으로 2송이가 핀다. 꽃잎은 5장이며 긴 달걀 모양처럼 생겼다. 열매는 꽃이 진 뒤 10㎝ 정도의 긴 꼬투리가 활과 같이 구부러져 달리고, 그 속에 네모난 종자가 일렬로 배열되어 있다.

종자는 길이 3~6㎜, 지름 2~3.5㎜의 기둥 모양으로, 양측에 엷은 황갈색의 세로줄 및 띠가 나 있다. 종자를 약용하는데, 달여 마시면 눈병에 효과가 있다고 해서 결명자(決明子)라는 이름이 붙었다.

미국이 원산지이며 우리나라에서는 전국의 들에 자생하거나 재배한다. 한 평 이하의 작은 텃밭이나 화단에 재배하여도 상당히 많은 양의 종자를 수확할 수 있다.

| 성품과 맛 | 맛은 달고 짜고 쓰며 성질은 차고 독성은 없다. 동의보감에는 성질이 평하다(약간 차다고도 함)고 기록되어 있다.

| 사용 부위 | 종자(씨).

동의보감원문

性平(一云微寒)味鹹苦無毒主青盲及眼赤痛淚出淫膚赤白膜助肝氣益精水治頭痛鼻衄療脣口青. 葉似苜蓿而大七月開花黃白色其子作穗如青菉豆而銳又云子作角實似馬蹄故俗名馬蹄決明十月十日採子陰乾百日入藥微炒用. 一名還瞳子. 作枕治頭風明目.

| 작용 부위 | 간(肝), 신(腎), 대장(大腸) 경락.

| 성분 | 안트라퀴논(anthraquinone) 유도체인 에모딘(emodin), 옵투신(obtusin)과 비타민 C, 비타민 A의 전구물질인 카로틴(carotin), 캠페롤(kaempferol), 각종 필수 지방산 등.

| 채취와 조제 | 가을에 씨가 익을 무렵에 풀을 베어 햇볕에 말린 뒤 씨를 털어 불순물을 제거하고 다시 햇볕에 말려 불에 볶아 사용한다.

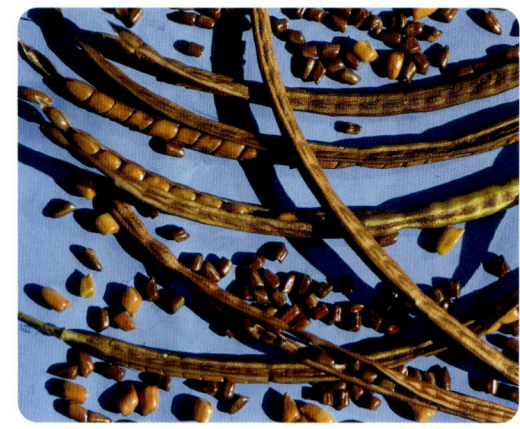

결명자_ 꼬투리와 종자

| 효능 주치 |

① 체내의 신진대사와 혈액순환을 좋게 하고 눈을 밝게 해준다.
② 각종 부인병, 고혈압 치료에 효능이 있다.
③ 방광염, 임질, 심장병, 당뇨병, 각기, 산전 산후의 각종 질환 등의 치료에 효과가 있다.
④ 완하(緩下)작용을 하는 안트라퀴논 유도체가 장의 연동을 촉진시켜 변비를 치료해준다.
⑤ 위장병과 간 관련 질환을 치료한다.
⑥ 야맹증이나 결막염, 백내장, 녹내장 등의 안과 질환에는 차로 마셔도 좋다.
⑦ 신장병에 결명차를 마시면 수분이 대변과 함께 많이 배설되기 때문에 신장의 부담을 가볍게 하여 피로한 신장이 회복되도록 도와준다.
⑧ 과음한 후에 진하게 끓인 결명차를 마시고 자면 숙취가 풀린다.

TIP

[결명자죽]

1. 결명자(씨)를 볶은 후 달여서 즙을 낸다.
2. 즙에 멥쌀을 넣고 죽을 쑤다가 죽이 끓을 무렵 얼음 설탕을 넣어준다.
3. 더위를 잘 타거나 안색이 좋지 않고, 특히 변비가 있을 때 좋다.
4. 결명자는 성질이 차므로 얼굴이 창백하고 몸이 찬 사람은 과용하지 않는 것이 좋다.

⑨ 혈압을 낮추고 콜레스테롤을 강하시켜주는 작용을 한다.
⑩ 항균작용, 항진균작용이 있다.

| 약용법 |

① 햇볕에 말려 볶은 씨를 하루 5~10g씩 물에 달여서 2~3번에 나누어 장기 복용한다.
② 말린 결명자 씨를 이용해 죽을 끓여 먹어도 좋다.
③ 대황과 함께 끓여 마시거나 꿀을 넣어 마시면 변비 치료에 더 좋다.
④ 구강염이 생겼을 때, 결명자를 진하게 끓인 것을 2~3분간 3~4회 머금고 있으면 효과적이다. 결명자 5~10g과 3컵의 물을 붓고 껍질이 터져 속이 나올 때까지 달인 즙을 입안에 2~3분 머금고 있다가 뱉는다. 이것을 여러 번 되풀이하면 구강염의 조기 치료에 효과를 볼 수 있다.

주의사항 성질이 매우 차가우므로 비위가 냉한 사람은 과용하지 않도록 주의하며, 특히 사용 전 프라이팬에 약한 불로 오랫동안 볶아서 사용하면 좋다.

결명자의 기능성 및 효능에 관한 특허자료

▶ **항비만 효과를 갖는 결명자 추출물 및 그의 제조방법**
본 발명은 볶지 않고 말린 결명자로부터 용매 추출한 후 컬럼크로마토그래피를 이용하여 효소활성 저해능이 탁월하여 항비만 효과를 갖는 결명자 추출물 및 그의 제조방법에 관한 것이다.
- 등록번호 : 10-0772058, 출원인 : 김의용, 김갑식

▶ **결명자 또는 초결명에서 분리된 화합물을 유효성분으로 함유하는 인지기능 장애의 예방 및 치료용 조성물**
본 발명은 결명자 또는 초결명에서 분리된 화합물들은 스코폴라민에 의해 유도된 기억력 감퇴 동물군의 학습증진 효능을 나타냄으로써, 인지기능 장애의 예방 및 치료를 위한 약학 조성물 및 건강기능식품으로 유용하게 이용될 수 있다.
- 공개번호 : 10-2011-0039762, 출원인 : 경희대학교 산학협력단

▶ **결명자 추출물을 함유하는 인지기능 장애의 예방 및 치료용 조성물**
본 발명은 건망증 개선 및 치매 치료 효과를 갖는 조성물에 관한 것으로, 본 발명의 콩과에 속하는 긴강남차 및 초결명자의 종자인 결명자 조추출물, 극성용매 및 비극성용매 가용추출물은 스코폴라민에 의해 유도된 기억력 감퇴 동물군의 학습 능력 및 공간지각 능력 향상 효과 및 아세틸콜린에스테라아제의 저해 효과를 나타내어 인지기능 장애의 예방 및 치료용 약학 조성물 및 건강기능식품으로 유용하게 이용될 수 있다.
- 공개번호 : 10-2007-0054783, 출원인 : (주)이노팜

결명자차

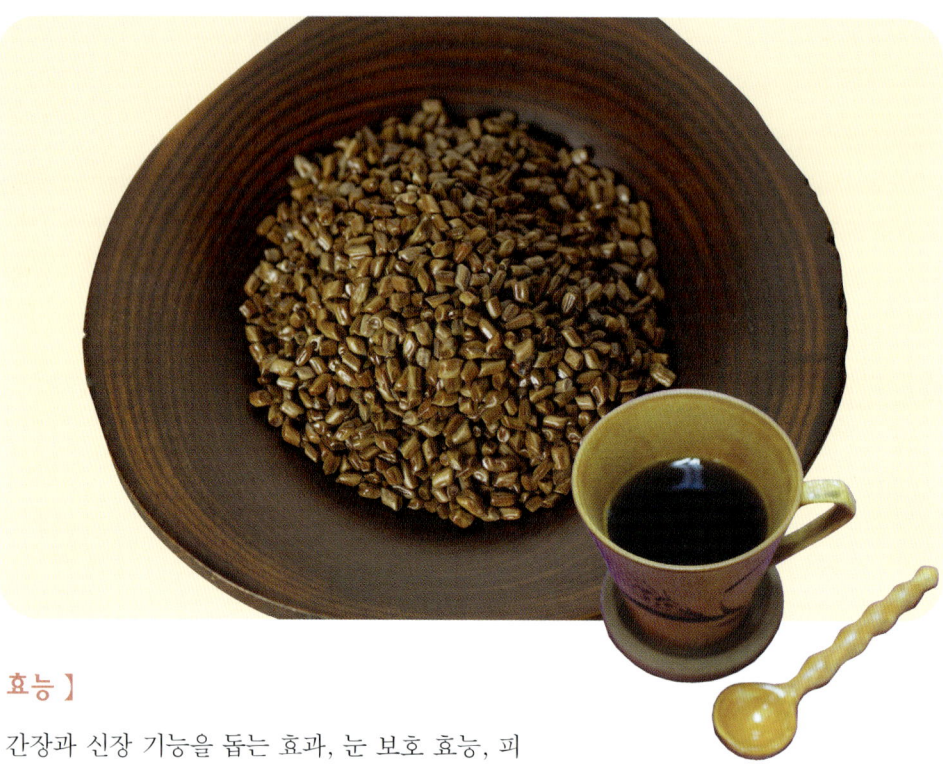

【 효능 】

간장과 신장 기능을 돕는 효과, 눈 보호 효능, 피로회복, 습관성 변비 치료, 혈당강하, 혈압강하 효능

【 만드는 방법 】

① 물 1L에 볶은 결명자 10g을 넣고 센불에서 30분 정도 끓인다.
② 약불에서 30분 정도 더 끓여서 마신다.
③ 건더기는 걸러내고 기호에 따라 꿀이나 설탕을 가미하여 마신다.
④ 이때 결명자는 깨끗이 씻어서 프라이팬이나 냄비에 볶아서 사용한다.

결명자주

맛은 쓰고 달다. 기호나 식성에 따라 꿀, 설탕을 가미하여 음용할 수 있다.

【적용병증】

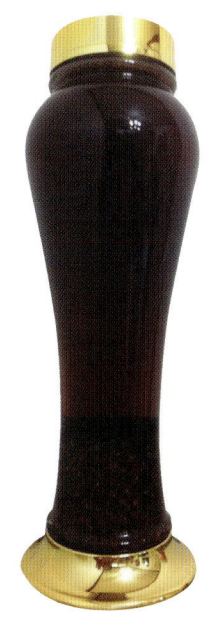

- **늑막염(肋膜炎)** : 흉곽막에 염증이 생기는 것으로, 늑막에 액이 고인 상태를 말한다. 헛기침, 식욕부진, 두통, 재채기, 딸꾹질과 늑골 부위에 통증이 온다. 30mL를 1회분으로 1일 1~2회씩, 12~20일 음용한다.
- **담석증(膽石症)** : 담낭에 결석이 생겨 심한 통증이 오는 경우이며, 구토, 오한, 변비와 경련, 허탈 증세가 생긴다. 30mL를 1회분으로 1일 1~2회씩, 25~30일 음용한다.
- **눈망울이 아플 때** : 눈병의 질환으로 수정체나 흰자위의 눈망울에 통증이 오는 경우이다. 30mL를 1회분으로 1일 1~2회씩, 15~20일 음용한다.
- **기타 질환** : 위장병, 두통, 풍열, 명목, 야맹증, 정수고갈, 홍안

【담그는 방법】

① 약효는 열매에 있으므로, 주로 열매를 사용한다. 열매가 없을 경우 잎을 사용할 수 있다.
② 구입한 열매나 잎을 깨끗한 물에 씻어 말린 다음 술로 담근다.
③ 말린 열매 또는 잎 200g을 소주 3.8L에 넣고 밀봉하여 서늘한 냉암소에서 보관, 숙성시킨다.
④ 열매는 6~8개월, 잎은 5~7개월 침출한 다음 찌꺼기를 걸러내고 보관, 음용한다. 또는 찌꺼기를 걸러낸 후 2~3개월 더 숙성하여 음용하면 향미(香味)가 좋아진다.

【구입방법 및 주의사항】

- 약재상, 약령시장 또는 재래시장, 재배 농가에서 구입하여 사용한다.
- 장기 음용해도 해롭지는 않으나 치유되는 대로 금한다.
- 본 약술을 음용하는 중에 특별히 가리는 음식은 없다.

결명자(긴강남차)

▶ 소화기 질환 • **변비** • 초본

피마자

- 학 명 : *Ricinus communis* L.
- 과 명 : 대극과
- 이 명 : 아주까리, 아주까루, 피마주, 마자
- 생약명 : 피마자(蓖麻子)
- 생육지 : 들판, 길가 자생
- 개화기 : 8~9월
- 채취기 : 10월(열매)
- 용 도 : 약용, 관상용, 식용, 공업용
- 약 효 : 변비, 진정, 거담(祛痰), 소종(消腫)

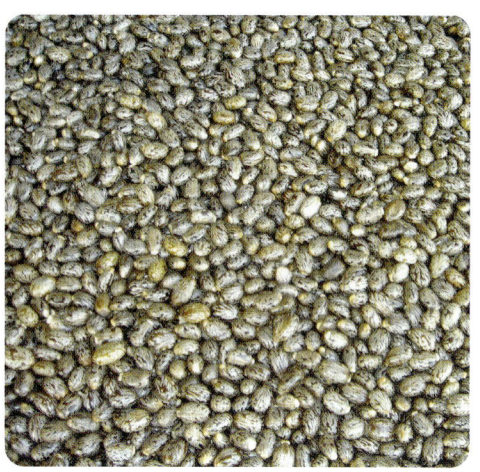

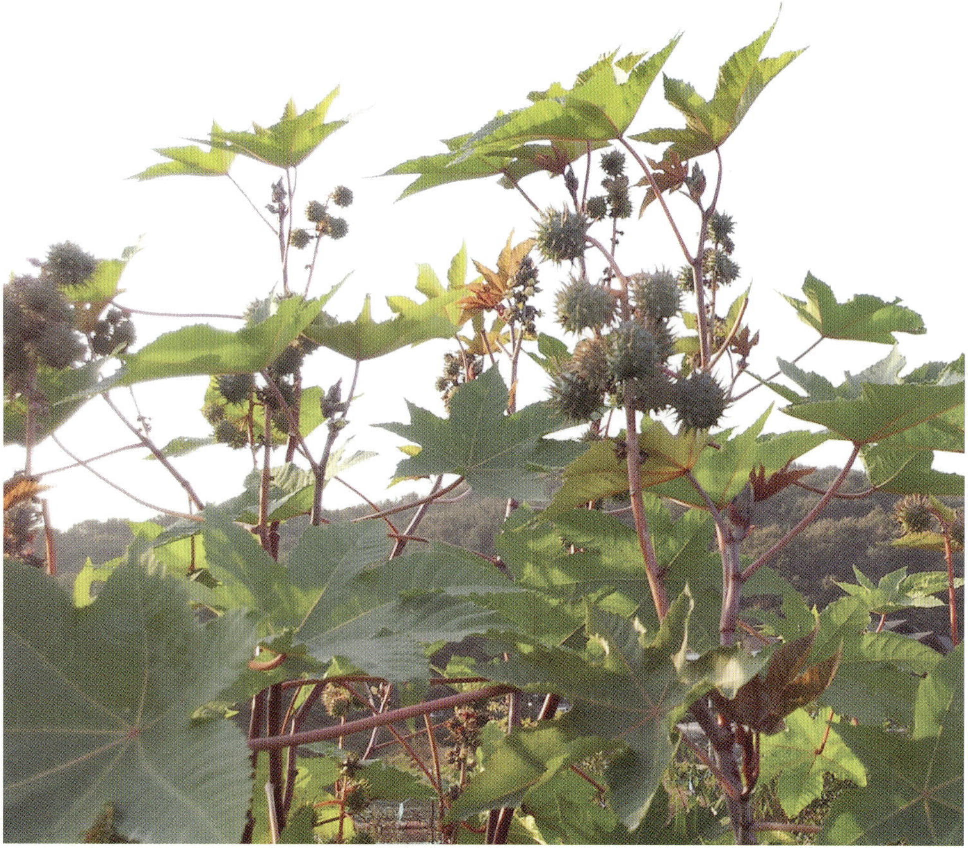

| **생김새와 특징** | 피마자는 한해살이풀(원산지에서는 나무처럼 자라는 여러해살이풀)로, 키는 2m 정도이다. 그러나 키가 12m나 되는 것도 있으며 줄기가 나무처럼 단단하게 된다. 줄기는 원기둥인데 나뭇가지처럼 갈라져 자란다. 잎은 어긋나며 크기는 30~100㎝로 매우 크다. 잎은 손바닥 또는 방패 모양이며 5~11개로 갈라진다. 잎의 가장자리에는 톱니가 있다. 꽃은 암수한그루이며 8~9월에 엷은 홍색 또는 황색으로 총상꽃차례를 이루며 핀다. 수꽃은 밑에 달리고 암꽃은 위에 핀다. 열매는 9~10월에 결실한다. 방이 3개 있는 삭과로, 각 실에 종자가 1개씩 들어 있다.

종자는 타원형이고 밋밋하며 마치 새알처럼 갈색 점이 있다. 종자에는 기름이 있는데, 피마자유라고 하여 약용, 산업용으로 쓰인다. 특히 옛날에는 머리에 바르는 기름으로 이용했으며, 공업용 윤활유와 페인트, 니스를 만드는 재료가 된다.

원산지는 열대 아프리카로, 전 세계의 온대 지역에 분포하며 우리나라에 귀화한 식물이다. 우리나라에서는 전국 각처의 들판, 밭둑, 길가에 자생하며 재배하기도 한다.

| **성품과 맛** | 맛은 달고 매우며 성질은 평하고 약간의 독성이 있다.

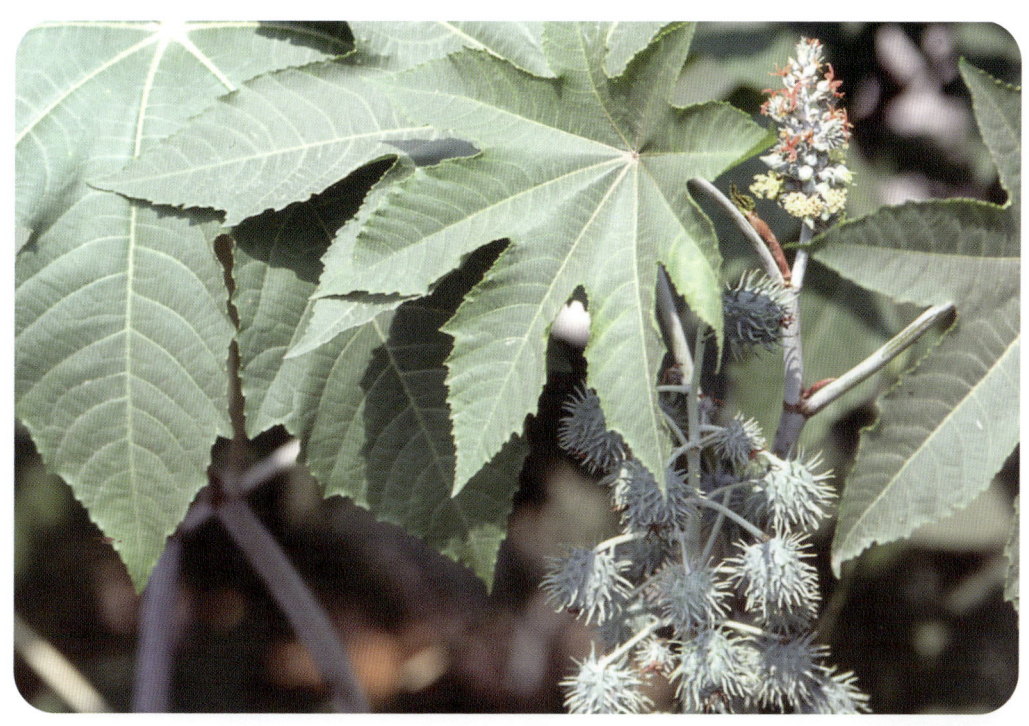

피마자_ 꽃과 잎

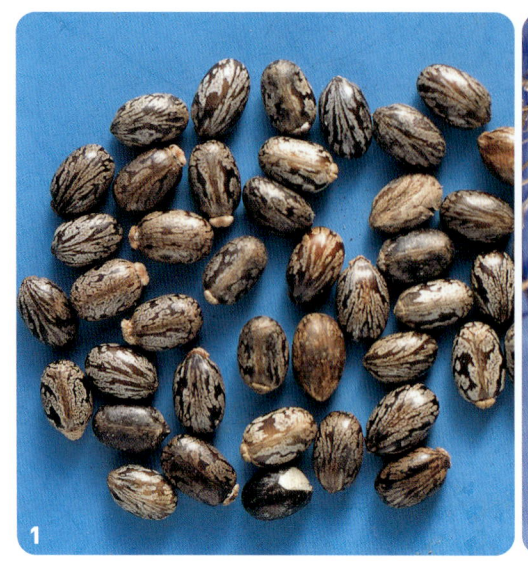 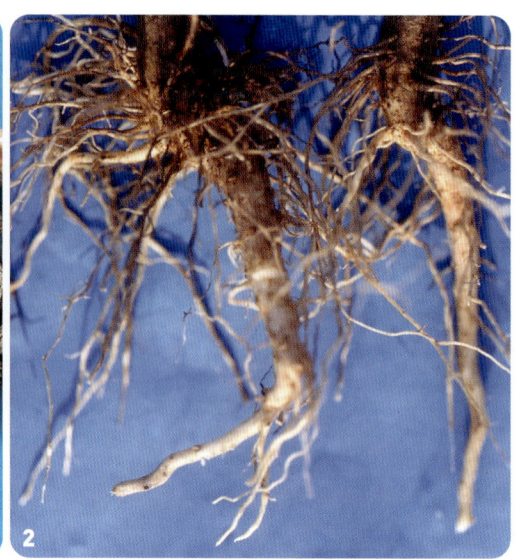

❶ 피마자_ 채취한 종자 ❷ 피마자_ 생뿌리

|사용 부위| 씨, 뿌리, 잎.

|작용 부위| 간(肝), 비(脾), 폐(肺), 대장(大腸) 경락.

|성분| 지방유가 대부분이며 리시닌(ricinine), 리신(ricine) 및 리파아제(lipase) 등 함유.

|채취와 조제| 열매는 10월경 채취하고, 잎은 여름에 수시로 채취하여 말렸다가 사용한다. 뿌리는 9월경 채취하는 것이 좋다.

|효능 주치|

① 피마자 씨는 기름을 짜서 설사약[사하(瀉下)]으로 사용한다. 용량과 용법을 조절하여 변비약으로도 쓴다.

② 뿌리는 진정작용이 있으며 잎은 식용한다. 해수, 천식이나 음낭종통의 치료에 효과가 있다.

③ 피마자유는 화상의 치료제로 효과가 좋다.

> **동의보감원문**
> 性平味甘辛有小毒治水脹腹滿催生瘡瘍疥癩去水癥浮腫水腫惡氣. 葉似大麻而極大其子形如牛蟬蟲故以名之. 草麻能出有形質之滯物善吸氣當是外科要藥塩水煮去皮取仁.

④ 중풍의 구안와사, 반신불수의 치료에도 효과가 있다.

| 약용법 |

① 피마자 씨로 기름을 짜서 설사용으로 사용할 경우, 성인 기준 1회 20mL를 복용하고, 변비 치료용으로는 5~10mL를 복용한다.
② 불이나 끓는 물에 화상을 입었을 때, 민간요법으로 피마자유를 화상 부위에 바르고 가제나 헝겊을 도포하면 좋다.
③ 독충에 물리거나 독종통(毒腫痛)으로 부어오를 때 피마자 씨를 짓찧어 붙이면 잘 낫는다.
④ 나물로도 식용한다. 서리가 내리기 전 줄기 위쪽의 부드러운 잎을 따 짚으로 엮어서 추녀 밑이나 그늘진 곳에 매달아둔다. 겨울을 보내고 음력 정월 보름에 잡곡밥과 갖가지 나물을 먹을 때 쌈으로 먹는다.

주의사항 사하(瀉下)작용이 매우 심한 약재이므로 사용에 주의가 필요하다.

피마자(아주까리)의 기능성 및 효능에 관한 특허자료

▶ **피마자 추출물을 유효성분으로 함유하는 골 질환 예방 및 치료용 조성물**

본 발명은 피마자 추출물을 유효성분으로 함유하는 골 질환 예방 및 치료용 조성물에 관한 것이다. 본 발명에 의한 피마자 추출물은 천연물로서 부작용이 없고, 뼈의 분해 억제가 아닌 형성을 촉진하여 기존의 뼈 분해억제제의 단점을 보완하여 골다공증 및 관련 질병의 치료에 효과적이다.

- 공개번호 : 10-2012-0111399, 출원인 : 연세대학교 산학협력단

▶ **피마자유 등을 유효성분으로 하는 코막힘 해소 및 가래 제거용 의약 조성물**

본 발명은 피마자유, 행인유, 박하유 등을 유효성분으로 하는 코막힘 해소 및 가래 제거용 의약 조성물에 관한 것이다. 살구씨, 피마자씨로부터 추출한 행인유와 피마자유를 열처리한 다음, 박하유와 용뇌유를 혼합한 다음 여과하고 상기 여과한 기름에 에틸알코올을 첨가한 후 규격용기에 포장하여 제조된 본 발명 의약 조성물은 코막힘을 해소하고 가래를 소거하는 뛰어난 효과가 있다.

- 공개번호 : 10-2002-0083782, 출원인 : 이시복

▶ 소화기 질환 • 소화불량 • 초본

고삼

- 학 명 : *Sophora flavescens* Aiton
- 과 명 : 콩과
- 이 명 : 도둑놈의지팡이, 너삼
- 생약명 : 고삼(苦蔘), 고골(苦骨), 야괴(野槐)
- 생육지 : 산, 들 자생
- 개화기 : 6~8월
- 채취기 : 가을
- 용 도 : 약용, 관상용
- 약 효 : 소화불량, 식욕부진, 신경통, 간염, 황달

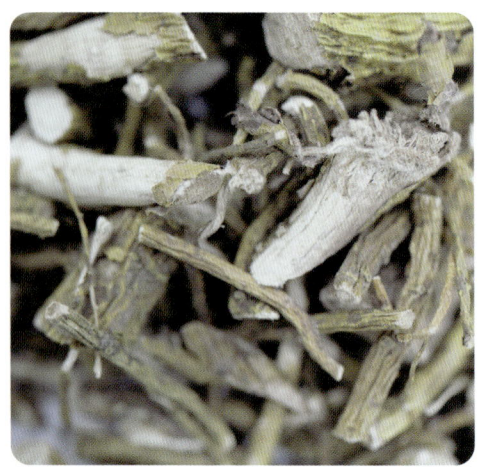

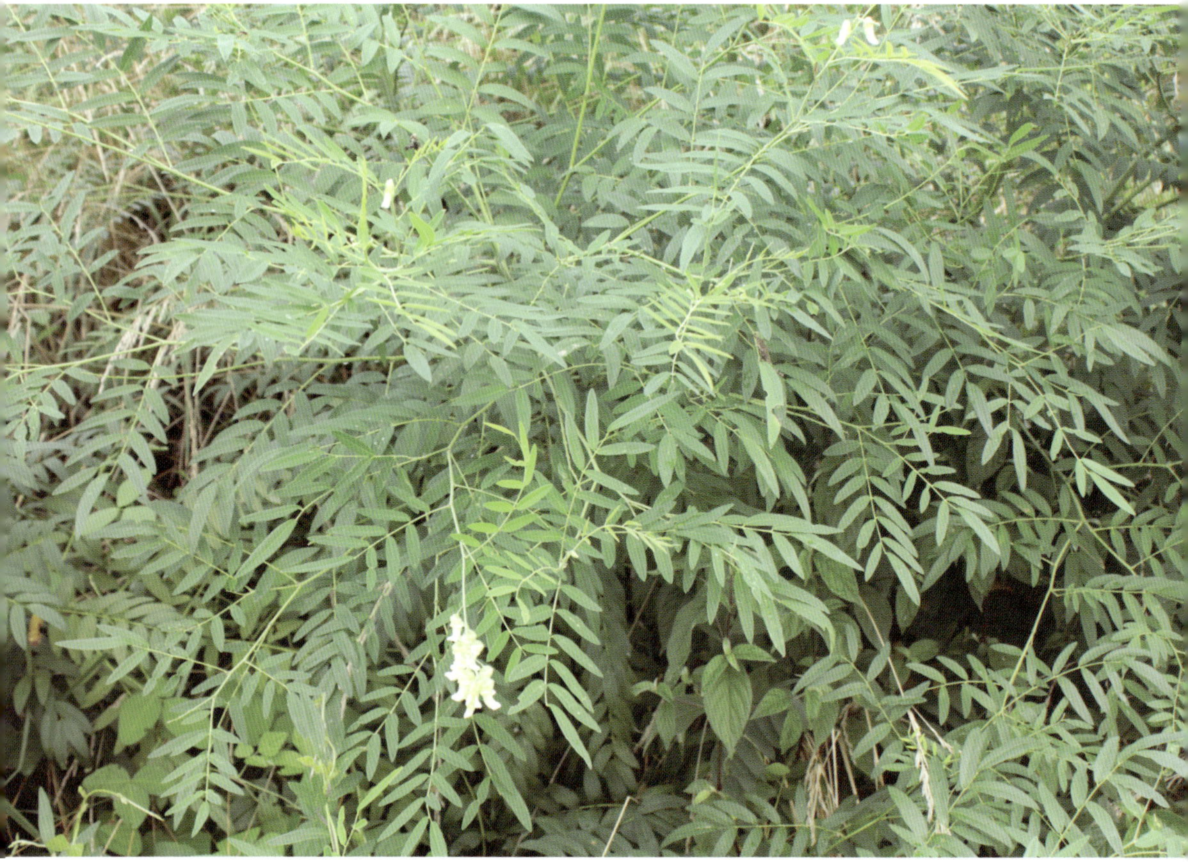

| 생김새와 특징 | 고삼은 여러해살이풀로, 키는 1m 정도이다. 줄기는 곧게 서며 윗부분에서 가지를 치고, 일년생 가지는 털이 있지만 차차 없어진다. 잎은 어긋나며 15~40개의 작은 잎으로 이루어진 홀수 깃 모양 겹잎으로, 길이는 15~25cm, 폭은 3~8cm이다. 작은 잎은 긴 타원형 또는 긴 달걀 모양이며 길이는 2~4cm, 폭은 7~15mm이다. 꽃은 6~8월에 원줄기 끝과 가지 끝에 연황색으로 총상꽃차례를 이루며 많이 달린다. 꽃의 크기는 15~18mm이다. 열매는 염주처럼 생긴 협과이고 길이는 7~8cm, 폭은 7~8mm이며 협과 속에 3~7개의 밤갈색 종자가 들어 있다.

뿌리는 굵은 황갈색이며 맛이 매우 쓰다. 이것을 말린 것을 '고삼(苦蔘)'이라고 하여 약용한다. 꽃과 열매가 보기 좋아 관상용으로도 쓰이며, 소화불량 등 일상적인 증세에 약 대신 쉽게 사용할 수 있다.

우리나라가 원산지이며 일본, 중국, 러시아 극동부 등지에도 분포한다. 우리나라 전역의 산과 들에서 자라는데 햇볕이 잘 들어오고 부엽질이 풍부하며 물 빠짐이 좋은 곳에서 잘 자란다.

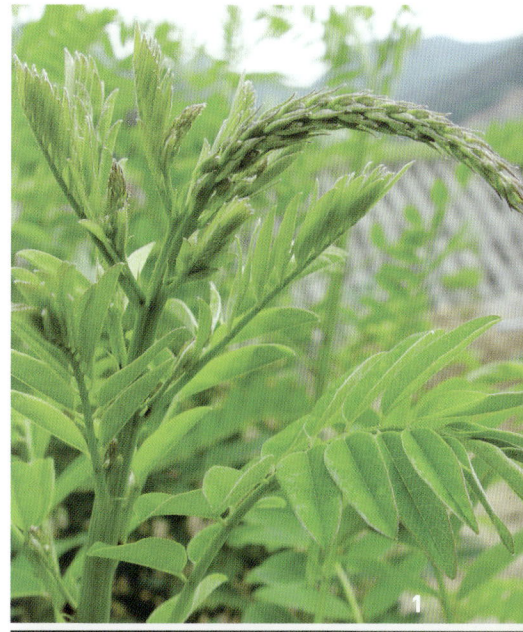
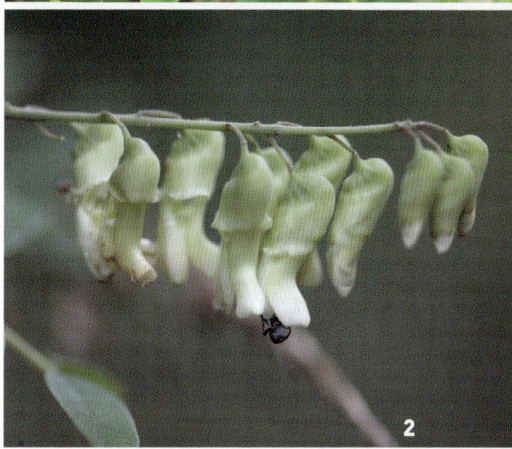

❶ 고삼_ 상층부의 새순 ❷ 고삼_ 꽃

| 성품과 맛 | 맛은 쓰며 성품은 차고 독은 없다.

| 사용 부위 | 뿌리를 채취하여 말린 것.

| 작용 부위 | 심(心), 위(胃), 간(肝), 대장(大腸), 방광(膀胱) 경락.

| 성분 | 마트린(matrine), 악시마트린(axymatrine) 등.

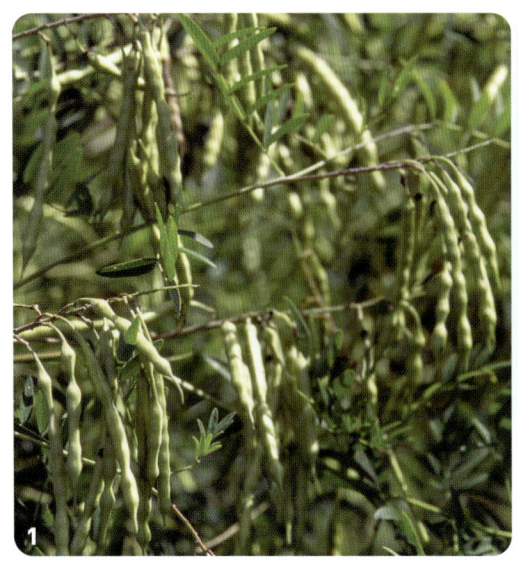 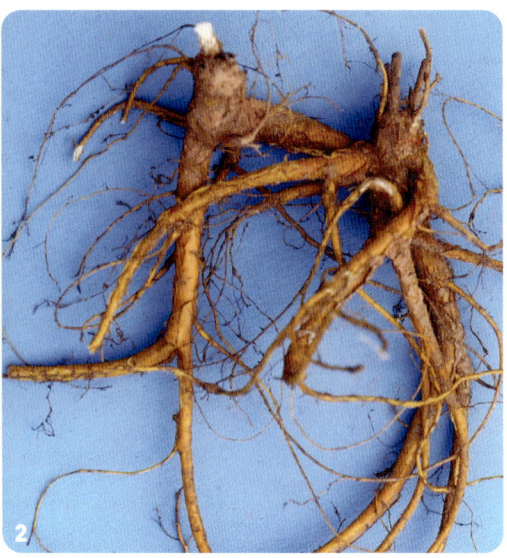

❶ 고삼_ 꼬투리 ❷ 고삼_ 뿌리

| 채취 및 제조 | 꽃이 만개한 후 시들기 전에 채취한 뿌리를 쪼개어 외피를 제거하고 햇볕에 말려 사용한다.

| 효능 주치 |

① 소화불량, 식욕부진, 신경통을 개선시킨다.
② 열을 식히고 습을 제거해주며, 풍을 제거하고 벌레를 죽인다.
③ 소변이 잘 나오게 하고, 혈변을 치료한다.
④ 황달과 적백대하(여성들의 냉)를 다스린다.
⑤ 이 밖에도 편도선염, 화상, 피부소양증, 옴 등을 치료한다.
⑥ 씨는 오래 먹으면 몸이 가벼워지고 늙지 않으며 눈이 밝아진다.

| 약용법 |

① 건조 가공한 고삼 뿌리 10g을 물 700mL에 넣고 중불에서 양이 반 이하가 될 때까지

> **동의보감원문**
> 性寒味苦無毒治熱毒風皮肌生瘡赤癩眉脫除大熱嗜睡明目止淚養肝膽氣除伏熱腸澼小便黃赤療齒痛及惡瘡下部䘌. 處處有之葉極似槐故一名水槐一名地槐三月八月十月採根暴乾不入湯用. 入足少陽經味至苦入口卽吐胃弱者愼用糯米泔浸一宿蒸三時久晒乾少入湯藥多作丸服治瘡酒浸治腸風炒至烟起爲末用. 能峻補陰氣.

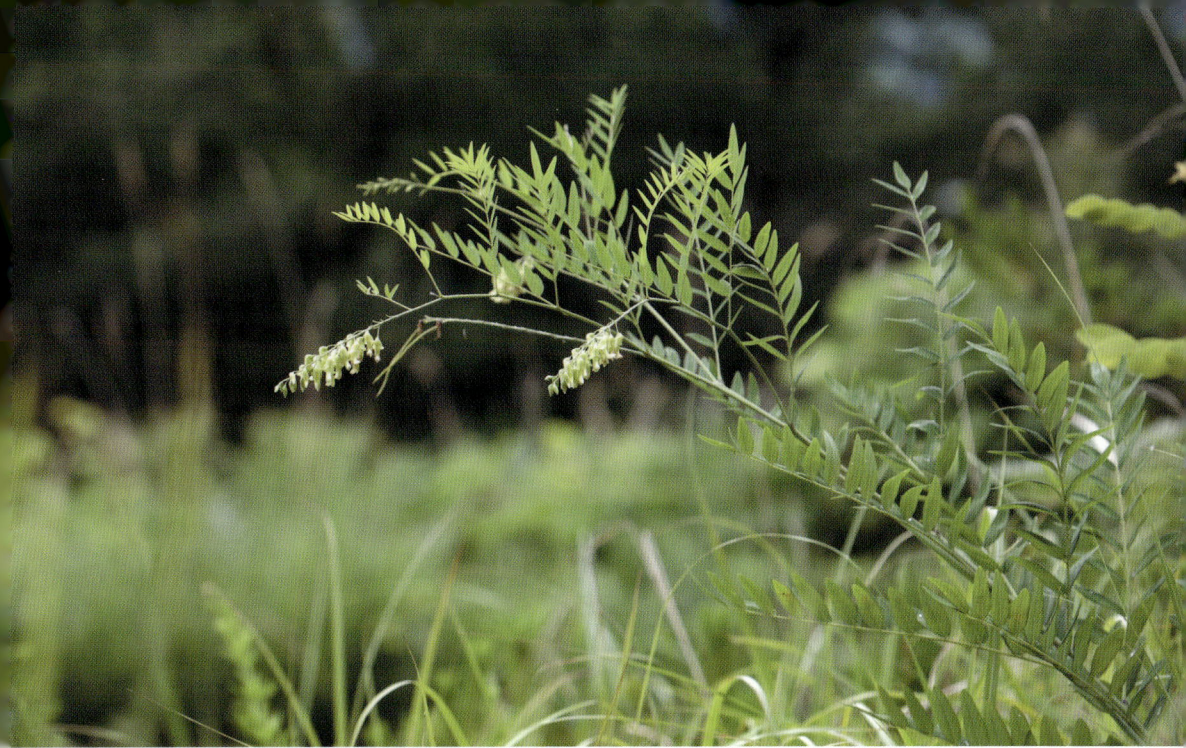

고삼_ 지상부

서서히 달인 액을 나누어 아침저녁 식전에 복용하되 2~3주 복용한다.
② 외용할 때는 고삼 뿌리 달인 액으로 환부를 씻는다.
③ 가루 또는 환으로 만들어 복용한다.

주의사항 독은 없으나 맛이 쓰고 성품이 매우 차므로 비위가 냉한 사람은 사용에 주의해야 한다.

고삼의 기능성 및 효능에 관한 특허자료

▶ **화학식 1 내지 8로 표시되는 화합물 또는 고삼 추출물을 유효성분으로 포함하는 면역 증강용 조성물**

본 발명은 화학식 1 내지 8로 표시되는 화합물 또는 이들을 포함하는 고삼 추출물, 이의 분획물을 유효성분으로 포함하는 인터페론 베타 발현 유도를 통한 면역 증강용 조성물, 이를 포함하는 사료 첨가제, 사료용 조성물, 약학적 조성물, 식품 조성물, 의약외품 조성물 및 상기 조성물의 투여를 통한 면역 증강 방법에 관한 것이다.

- 공개번호 : 10-2012-0031861, 출원인 : 한국생명공학연구원

▶ 소화기 질환・소화불량・초본

무

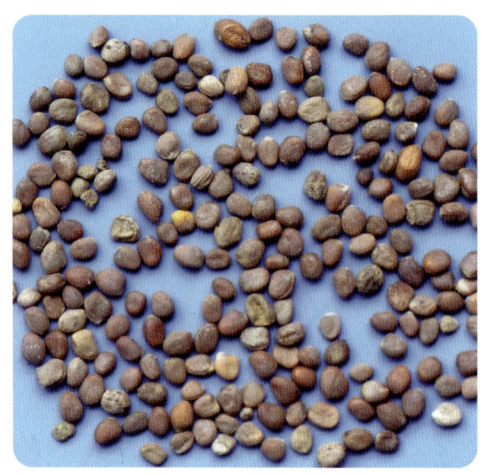

- 학 명 : *Raphanus sativus* L.
- 과 명 : 십자화과
- 이 명 : 무우, 라복, 무시, 자송
- 생약명 : 내복(萊菔=萊葍), 나복(蘿葍), 내복자(萊葍子)
- 생육지 : 재배
- 개화기 : 4~5월
- 채취기 : 5~6월, 7~8월, 11월
- 용 도 : 식용, 약용
- 약 효 : 소화촉진, 장내 노폐물 제거, 대장암 예방, 항균, 항진균

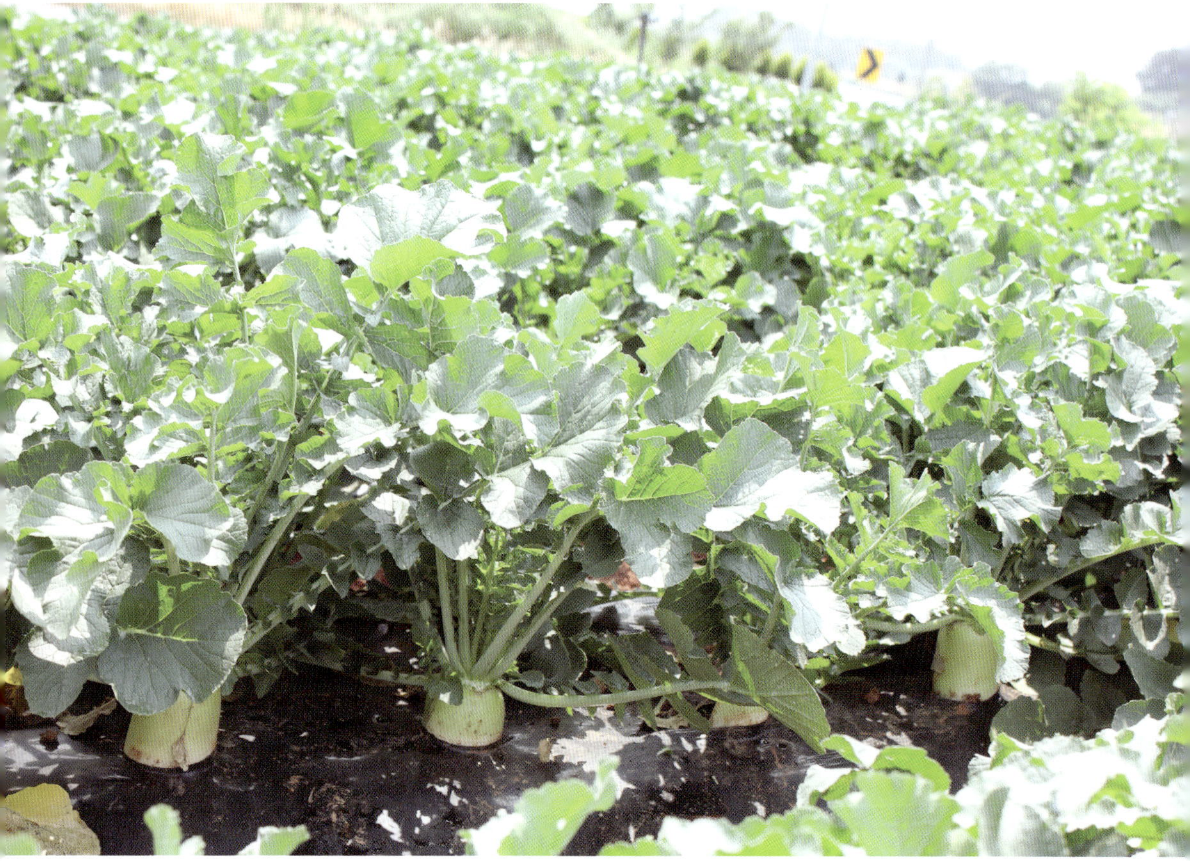

| 생김새와 특징 | 무는 한해살이 또는 두해살이풀로, 키는 20~100㎝이다. 뿌리에서 나온 잎은 긴 타원형으로, 1회 우상복엽이며 마지막 갈래가 가장 크다. 잎의 겉에는 털이 난다. 꽃은 4~5월에 연한 자주색이나 흰색으로 총상꽃차례를 이룬다. 열매는 5㎝ 길이의 단단한 각과로, 안에 적갈색 또는 황갈색의 종자 2~10개가 들어 있다.

오랜 옛날부터 채소로 재배하여 개량종이 많다. 뿌리는 원형, 원통형 또는 가늘고 긴 형 등 여러 가지가 있고, 뿌리의 색상도 흰색이 주류를 이루나 검은색과 붉은색 등 다양하다. 재래종은 대개 뿌리의 길이가 20㎝, 지름 7~8㎝이며, 무게는 800~900g에 이른다. 알타리무라고 불리는 서울 봄무는 뿌리의 길이 8~9㎝, 지름은 2~3㎝, 무게는 300g 정도이다. 뿌리와 줄기의 경계가 뚜렷하지 않은 것이 특징이다.

지중해 연안 또는 아시아가 원산지이며, 우리나라와 중국, 일본 등 세계 각지에 분포한다. 우리나라에서는 전국 각지에서 재배되는데, 가을무는 8월에 심는다. 여름 무는 600m 이상의 고랭지에서 재배하는데, 대관령이 주생산지이다.

| 성품과 맛 | 맛은 맵고 달며 성질은 평하다(따뜻하다고도 함). 독성은 없다. 동의보감에서 '따뜻하다(차다고도 하고 평하다고도 함)'고 한 것은 익혀서 먹는 것과 생으로 먹는 차이로서 사용방법을 고려해야 한다.

| 사용 부위 | 뿌리와 종자(씨).

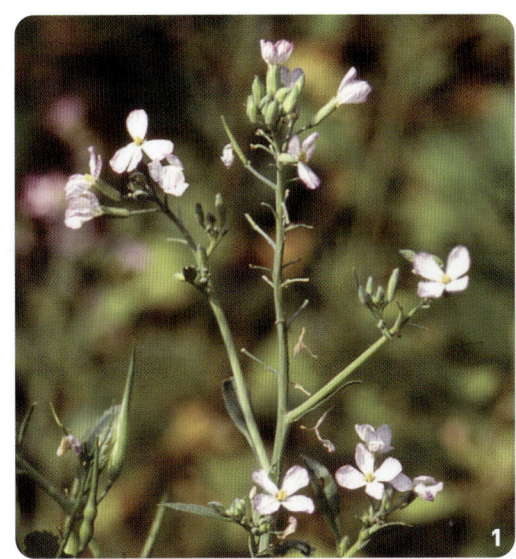 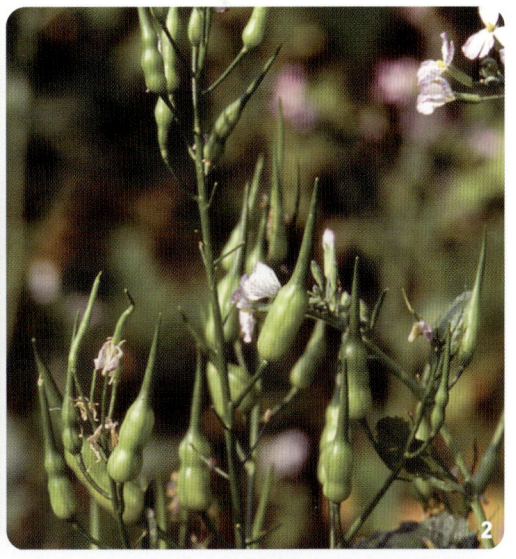

❶ 무_ 꽃 ❷ 무_ 열매 꼬투리

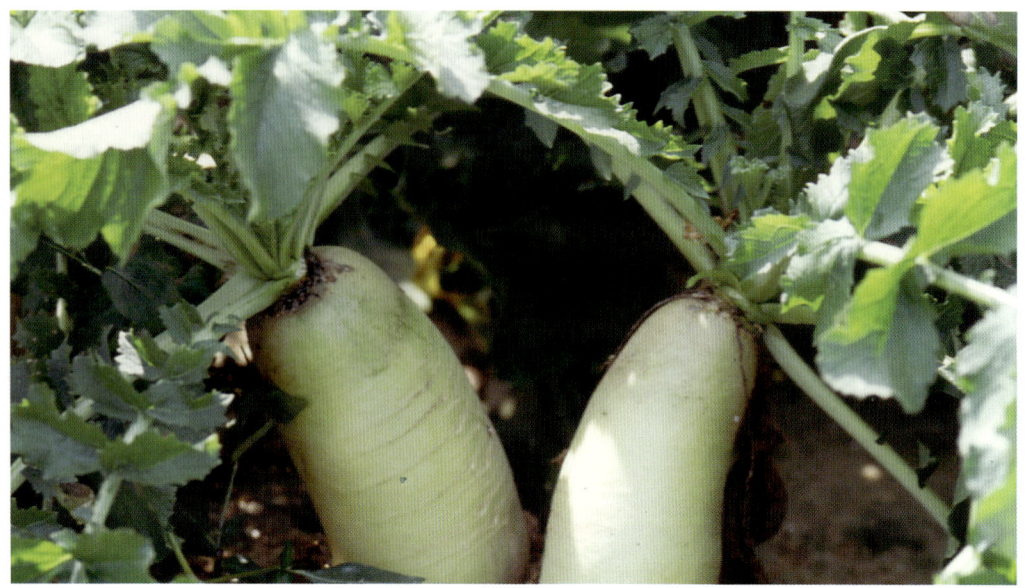

식용하는 무 뿌리

| **작용 부위** | 비(脾), 위(胃), 폐(肺) 경락.

| **성분** | 에루신산(erucic acid), 리놀레산(linoleic acid), 리놀렌산(linolenic acid), 글리세린-시나픽산(glycerin-sinapic acid), 라파닌(raphanin), 멘틸티올(menthylthiol) 등이 함유되어 있다.

| **효능 주치** |

① 장내의 노폐물을 청소하는 효능이 있어 꾸준히 먹으면 위통증과 위궤양, 대장암을 예방할 수 있다. 또한 변비와 설사의 치료에도 좋으며, 미용 및 노화방지에도 효과가 있다.
② 항균작용, 항진균작용, 거담작용도 가지고 있다.
③ 씨는 건위제 및 거담제로 사용한다.
④ 뿌리는 소화작용, 이뇨작용도 있다.

동의보감원문
性溫(一云冷一云平)味辛甘無毒消食去痰癖止消渴利關節練五藏惡氣治肺痿吐血勞瘦咳嗽. 處處種之常食之菜也此物下氣最速久服澁榮衛令鬚髮早白. 俗名蘿蔔亦曰蘆菔以能制來麵麪毒故亦名萊菔.

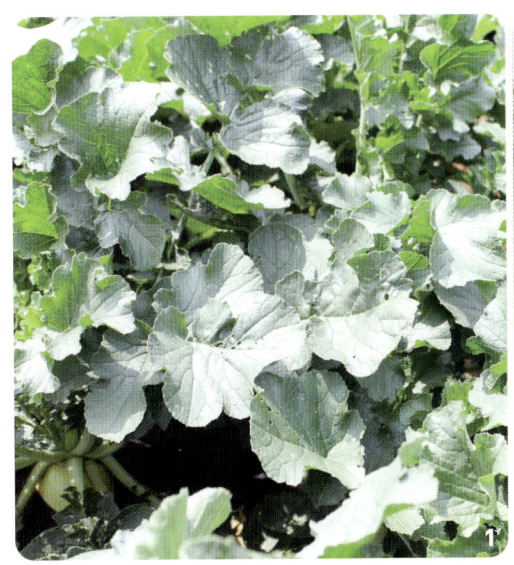 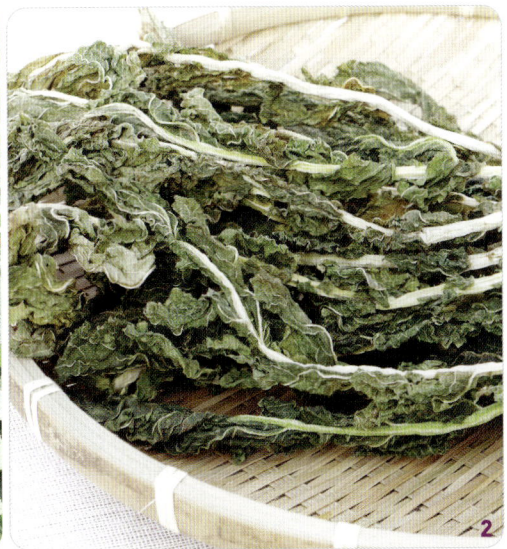

❶ 무_ 잎 ❷ 무_ 무청 시래기

| 약용법 |

① 머리에 열이 날 때, 무를 냉장시켜 차게 만든 후 갈아서 비닐봉지에 넣고, 다시 그 비닐봉지를 타월로 감싼 후 머리에 얹어놓으면 효과가 있다.

② 치아질환이 있을 땐 무를 강판에 갈아서 잇몸과 볼 사이에 넣고 5분 정도 머금는 것을 되풀이한다.

③ 관절염에는 무즙과 물엿(또는 꿀)을 1:1의 비율로 섞어 매일 차처럼 마신다. 감기와 목통증에도 좋다. 무즙을 갈 땐 급하게 갈면 매워지고 천천히 갈면 단맛이 강해지므로 천천히 가는 것이 좋다.

④ 체한 듯 소화가 잘 안 되고 속이 쓰릴 때에는 무를 채 썰어 찹쌀가루와 섞어 무떡을 만들어 먹는다. 몸이 찬 사람은 생즙보다 무떡을 해 먹는 것이 좋다.

주의사항 무 씨는 정기를 소모시킬 우려가 있어 중초의 기가 허약한 경우 또는 음식을 먹고 체한 경우가 아닐 때는 신중하게 사용한다. 숙지황이나 하수오를 먹을 때는 무를 기(忌)한다.

▶ 소화기 질환·소화불량·초본

민들레

- 학 명 : *Taraxacum platycarpum* Dahlst.
- 과 명 : 국화과
- 이 명 : 안질방이
- 생약명 : 포공영(蒲公英)
- 생육지 : 산, 들, 길가 자생
- 개화기 : 4~5월
- 채취기 : 꽃이 피고 있을 때
- 용 도 : 식용, 약용
- 약 효 : 해열, 기관지염, 늑막염, 담낭염, 소화불량, 변비

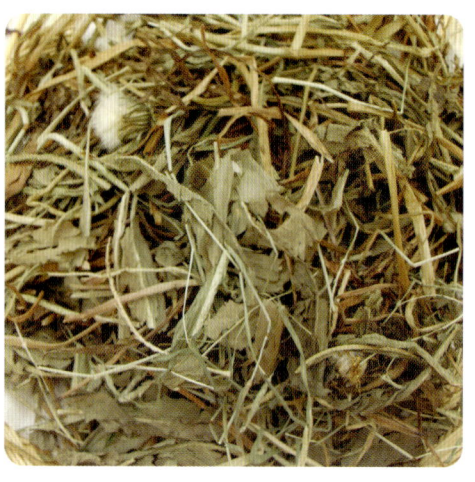

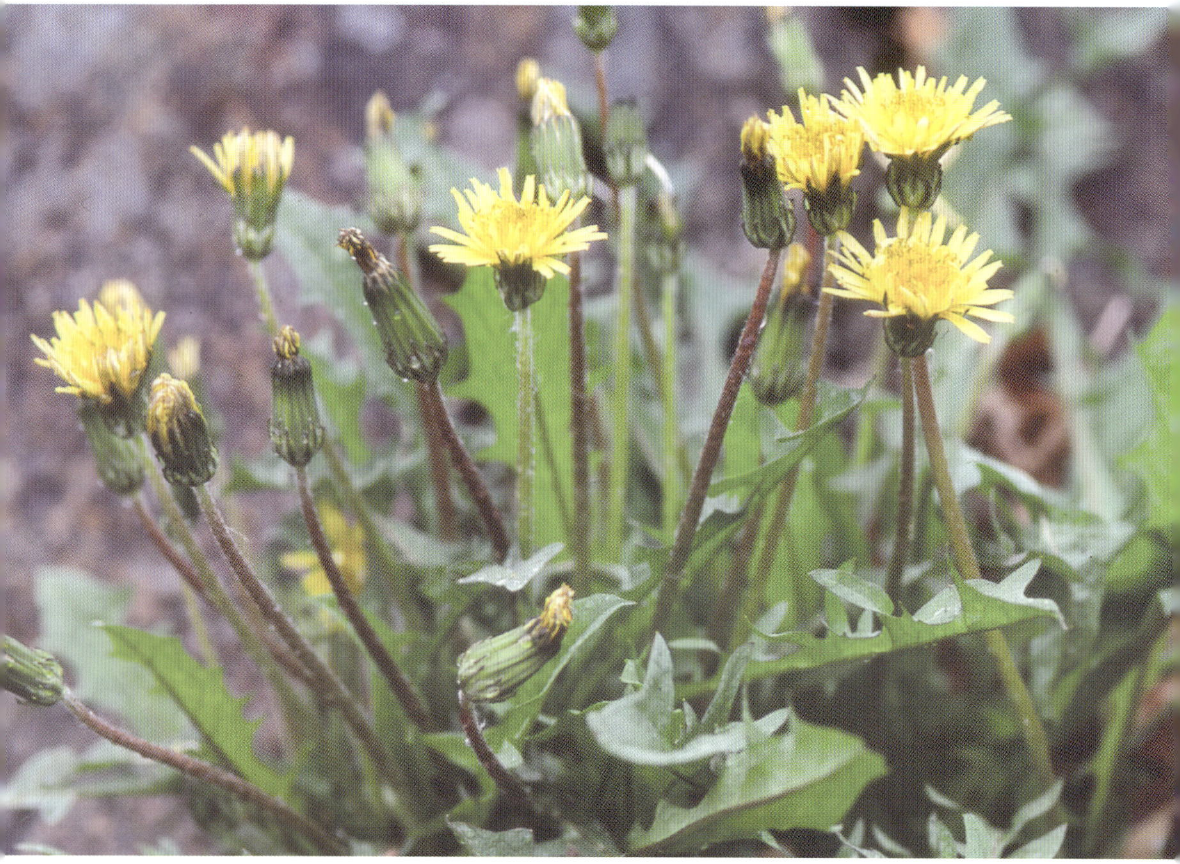

| 생김새와 특징 | 민들레는 여러해살이풀로, 키는 30㎝ 정도이다. 원줄기가 없이 잎이 뿌리에서 모여나 옆으로 퍼진다. 잎의 길이는 20~30㎝, 폭은 2.5~5㎝이고 모양은 뾰족하다. 잎몸은 깊게 갈라지고 갈래는 6~8쌍이며 가장자리에 톱니가 있다. 꽃은 4~5월에 노란색으로 잎과 같은 길이의 꽃줄기 위에 달리며, 지름은 3~7㎝이다. 서양 민들레는 3~9월에 꽃이 핀다. 열매는 5~6월에 검은색 종자로 맺는데 종자에 하얀색이나 은색 날개 같은 갓털이 붙어 있다. 종자는 공처럼 둥글게 뭉쳐 있는데, 이것이 바람에 날려 사방으로 퍼져 번식한다.

토종 민들레는 꽃받침이 그대로 있지만 서양 민들레는 아래로 뒤집혀 처진다. 뿌리는 육질이고 길며 포공영이라고 해서 약용한다. 생명력이 강하여 뿌리를 잘게 잘라도 다시 살아난다. 우리나라가 원산지이며 만주, 일본, 타이완 등지에도 분포하고 있다. 우리나라 전국 각처의 산비탈이나 들판, 길가에 흔히 자란다. 경남 의령과 강원도 양구에서 많이 재배한다.

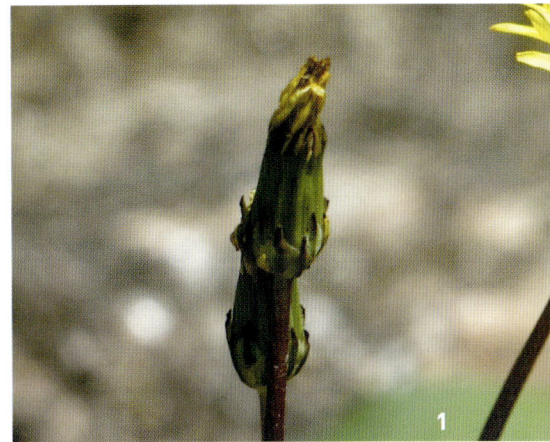
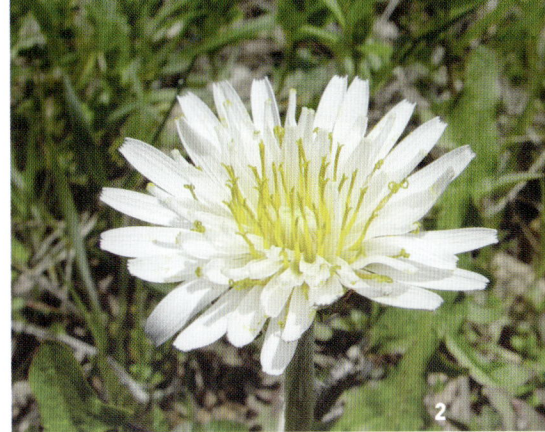

❶ 민들레_ 꽃봉오리 ❷ 민들레_ 꽃(흰색)

| 성품과 맛 | 성질은 차고, 맛은 쓰고 달다(동의보감에는 성질이 평하고 맛은 달다고 하였음). 독성은 없다.

| 사용 부위 | 뿌리를 포함한 전초.

| 작용 부위 | 간(肝), 위(胃), 방광(膀胱), 대장(大腸) 경락.

| 성분 | 타라사스테롤(taraxasterol), 콜린(choline), 이눌린(inulin), 펙틴(pectin), 타락세롤(taraxerol), 스티그마스테롤(stigmasterol), 베타시토스테롤(β-sitosterol), 비타민 C, 루테

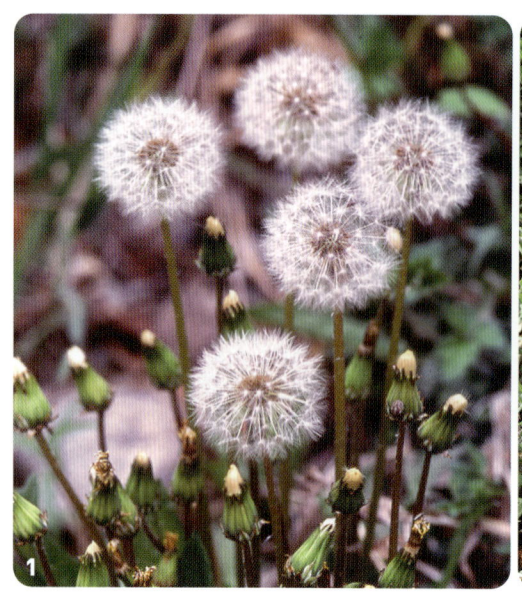 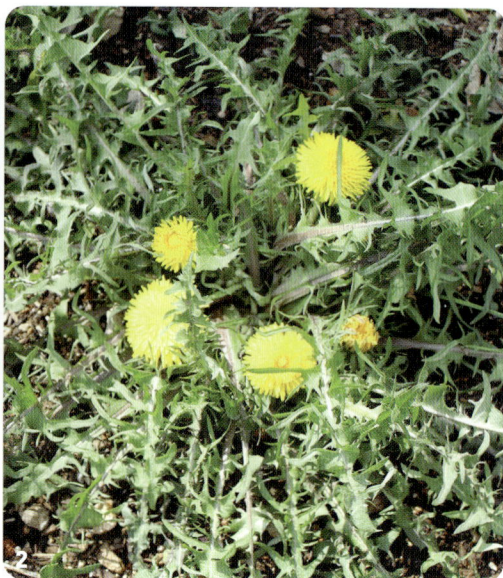

❶ 민들레_ 종자 결실 ❷ 민들레_ 지상부

인(lutein), 유기산, 과당, 포도당 등.

| 채취와 조제 | 꽃이 피어 있을 때에 뿌리를 포함한 전초를 채취하여 깨끗이 씻은 후 건조기 또는 햇볕에 잘 말려서 사용한다. 사용하기 전에 잘게 자른다.

| 효능 주치 |

① 해열, 건위, 발한, 이뇨, 소염 등의 효능이 있다.
② 감기로 인한 열, 기관지염, 늑막염, 담낭염, 소화불량, 변비, 유방염을 치료한다.
③ 종창과 눈의 충혈, 폐의 농양, 장의 농양, 습열, 황달 등을 치료하는 데 효과가 있다.
④ 민간에서는 젖을 빨리 분비하게 하는 데에도 사용한다.

| 약용법 |

① 말린 민들레 전초를 1회에 5~10g씩 200mL의 물에 넣고 달여서 식후에 약 1주일 정도 복용한다.

> **동의보감원문**
> 性平味甘無毒主婦人乳癰腫. 處處有之葉如苦苣三四月採黃花似菊莖葉斷之有白汁出人皆啖之俗呼爲蒲公英. 化熱毒消惡腫散結核解食毒散滯氣有奇功可入陽明太陰經. 一名地丁治疗腫最效.

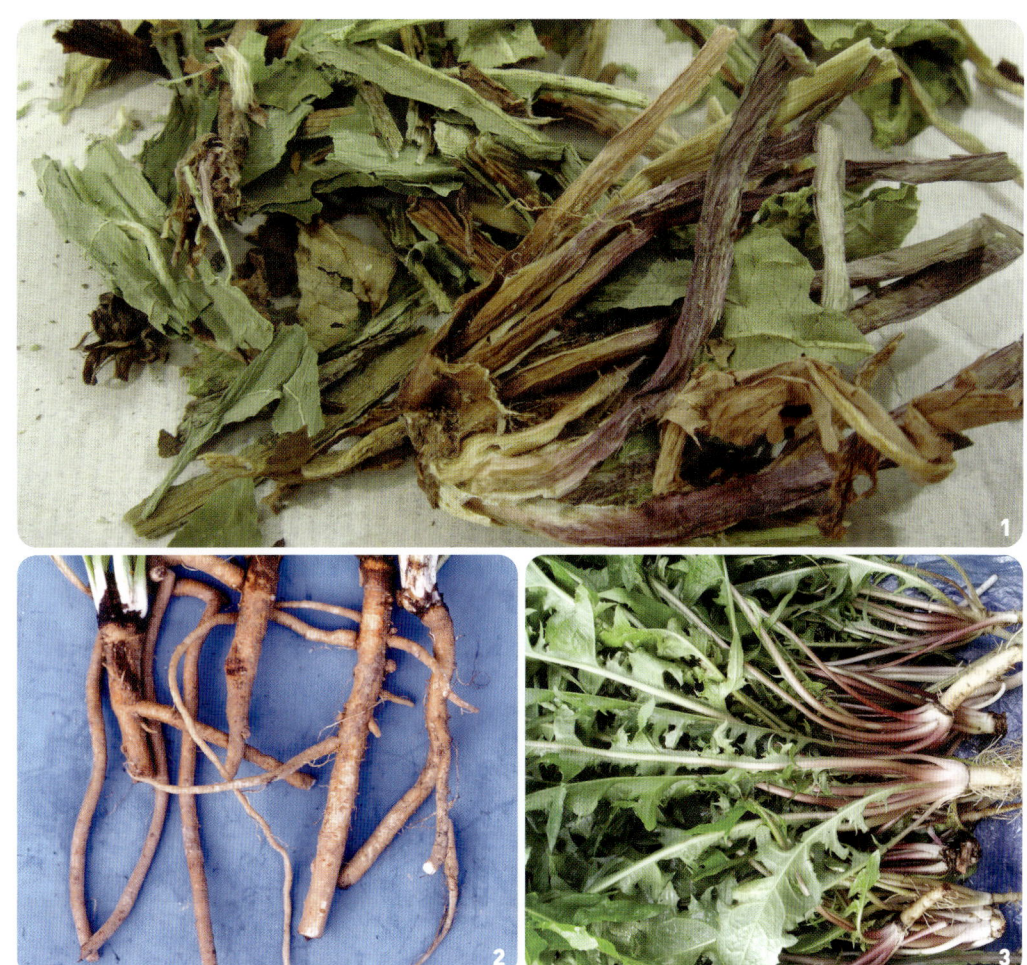

❶ 민들레_ 건조한 전초 ❷ 민들레_ 생뿌리 ❸ 민들레_ 뿌리를 포함한 전초

② 위염의 경우 말린 민들레 전초 10g을 잘게 잘라서 물 700mL에 넣고 양이 절반이 되도록 서서히 달인 후 하루에 2~3회 식간에 나누어 마신다.

③ 어린순을 뿌리째 캐서 물에 우려낸 다음 냉이처럼 나물이나 국으로 만들어 먹는다. 쓴맛이 강하므로 데쳐서 우려낸 다음 조리해야 한다.

④ 요즘은 분말을 밀가루와 혼합하여 국수로 개발하는 등 다양하게 응용되고 있다.

주의사항 성질이 차고 써서 청열이습의 작용이 있으므로 허하고 차서 기가 빠진 허한 기함(虛寒氣陷)의 경우에는 신중하게 사용해야 한다.

민들레(포공영)의 기능성 및 효능에 관한 특허자료

▶ 포공영 추출물을 함유하는 급만성 간염 치료 및 예방용 조성물

본 발명은 급만성 간염 치료 및 예방 효과를 갖는 포공영 추출물 및 이를 함유하는 조성물에 관한 것으로, 각종 식이 방법에 의해 유발된 증가된 GOT 및 GPT 수치를 유의적으로 억제하여 급만성 간염의 예방 및 치료에 효과적이고 안전한 의약품 및 건강기능식품을 제공한다.

- 공개번호 : 10-2005-0051629, 출원인 : 학교법인 인제학원

▶ 민들레 추출물을 함유하는 비만 억제용 및 항산화 조성물

본 발명은 민들레에 추출 용매로 물을 이용하여 초음파 추출하고, 이로부터 수득한 추출물을 pH가 6~8로 되도록 조정함으로써 제조한 민들레 추출물을 유효성분을 함유하는 것을 특징으로 하는 비만 억제용 조성물 및 민들레에 추출 용매로 물을 첨가하여 추출하고, 이로부터 수득한 추출물을 pH가 6~8이 되도록 조정함으로써 제조한 민들레 추출물을 유효성분으로 함유하는 것을 특징으로 하는 항산화 조성물에 관한 것으로, 실질적이고 유효한 비만 억제 및 항산화 효과를 발휘한다.

- 공개번호 : 10-2011-0114278, 출원인 : 강원도 양구군

▶ 민들레 추출물을 포함하는 알코올성 간 질환의 예방 및 치료용 조성물

본 발명은 민들레 추출물의 신규한 용도에 관한 것으로, 보다 상세하게는 민들레 추출물을 포함하는 알코올성 간 질환의 예방 및 치료용 조성물에 관한 것이다. 본 발명의 조성물은 알코올성 간 질환 및 간 기능 개선과 숙취해소 효과가 있어 알코올성 간 질환의 치료, 예방 및 개선하는 효과를 갖는다. 따라서 본 발명의 조성물은 알코올성 간 질환의 예방, 치료 및 개선의 목적으로 사용할 수 있다.

- 공개번호 : 10-2009-0018524, 출원인 : 이은자

▶ 민들레 추출물을 포함하는 우울증 질환의 예방 및 치료를 위한 약학 조성물

본 발명은 민들레 추출물을 포함하는 우울증 질환의 예방 및 치료를 위한 약학 조성물에 관한 것으로, 본 발명의 민들레 추출물은 우울증의 원인이 되는 MAO의 활성을 저해하여 항우울 효과를 나타내므로, 본 발명의 민들레 추출물을 포함하는 조성물은 우울증 질환의 예방 및 치료를 위한 의약품 또는 건강기능식품으로 유용하게 이용될 수 있다.

- 공개번호 : 10-2007-0013377, 출원인 : 건국대학교 산학협력단

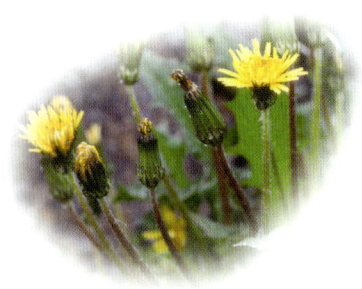

민들레주

맛은 달고 쓰다. 기호와 식성에 따라 꿀, 설탕을 가미하여 음용할 수 있다.

【적용병증】

- **유선염(乳腺炎)** : 젖 분비선에 염증이 생기는 증상을 말하며, 초산부의 수유기에 많이 발생한다. 30mL를 1회분으로 1일 1~2회씩, 8~9일 공복에 음용한다.
- **황달(黃疸)** : 살갗과 오줌이 누렇게 변하는 소화성 질환으로, 습한 기운과 냉열의 작용으로 혈액이 소모되어 나타난다. 30mL를 1회분으로 1일 1~2회씩, 12~15일 공복에 음용한다.
- **인후통증(咽喉痛症)** : 목구멍이 아프고 붓는 증세의 총칭으로, 감기로 인한 경우가 많으며 인후염도 같은 증세이다. 30mL를 1회분으로 1일 1~2회씩, 12~15일 공복에 음용한다.
- **기타 질환** : 갱년기장애, 건위, 기관지염, 담낭염, 심장병

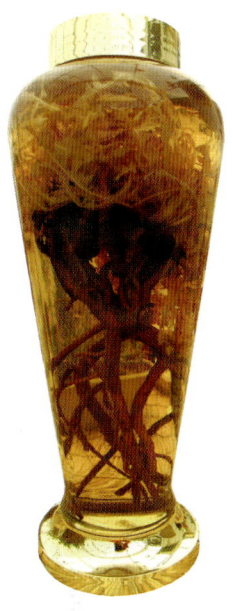

【담그는 방법】

① 약효는 뿌리를 포함한 전초에 있으므로 전초를 사용한다.
② 꽃이 피어 있을 때에 뿌리를 포함한 전초를 채취하여 깨끗이 씻은 후 건조기 또는 햇볕에 잘 말려서 사용한다.
③ 말린 전초(뿌리 포함) 약 200g을 소주 3.8L에 넣고 밀봉하여 서늘한 냉암소에서 보관, 숙성시킨다.
④ 6개월 정도 침출한 다음 찌꺼기를 걸러내고 보관, 음용한다. 또는 찌꺼기를 걸러낸 후 2~3개월 더 숙성하여 음용하면 향미(香味)가 좋아진다.

【구입방법 및 주의사항】

- 약령시장에서 건조된 것을 구입할 수 있으며, 전국 산지(産地)의 길가나 들에서 직접 채취하여 사용할 수 있다.
- 오래 음용하여도 무방하다.
- 본 약술을 음용하는 중에 가리는 음식은 없다.

▶ 소화기 질환 • 소화불량 • 초본

박하

- 학 명 : *Mentha piperascens* (Malinv.) Holmes
- 과 명 : 꿀풀과
- 이 명 : 털박하, 영생이, 페퍼민트
- 생약명 : 박하(薄荷)
- 생육지 : 들판, 냇가 자생
- 개화기 : 7~9월
- 채취기 : 여름부터 가을까지
- 용 도 : 약용, 식용
- 약 효 : 위경련, 소화불량, 두통, 치통, 감기, 눈 충혈, 부스럼, 인후종통 등

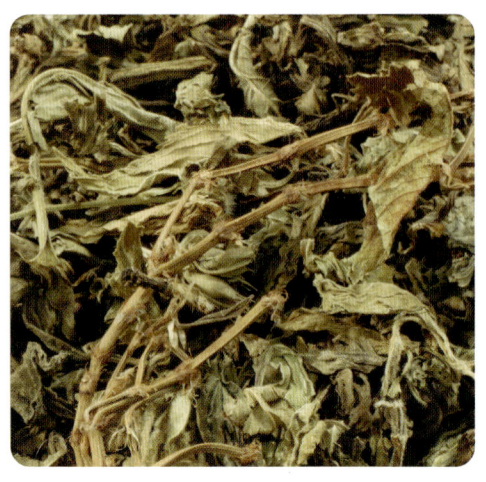

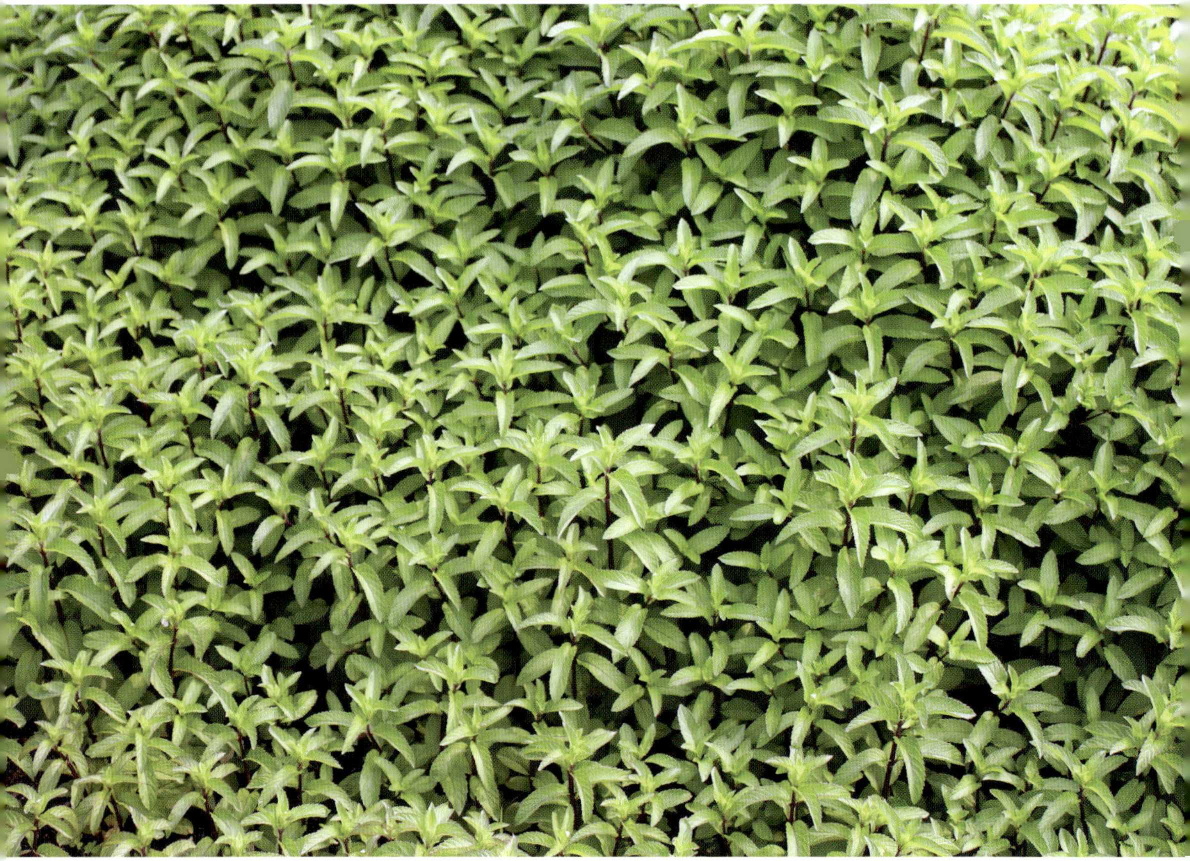

| **생김새와 특징** | 박하는 여러해살이풀로, 키는 50cm이다. 줄기는 방추형으로 마주나고 마디가 여럿 있으며 전체에 털이 있다. 줄기의 단면은 흰색이나 속이 비어 있다. 잎은 마주나기를 하며 길이 2~7cm, 폭 1~3cm 크기의 긴 타원형이고 잎 끝은 좁다. 잎 표면에는 기름샘이 있다. 꽃은 7~9월에 윗부분과 가지의 잎겨드랑이에 연한 자줏빛으로 달려 층을 이룬다. 꽃받침은 녹색이며 끝이 5개로 갈라진다. 열매는 긴 타원형이고 종자는 달걀 모양이며 연한 갈색이다.

향이 은은하여 기분을 상큼하게 해주어서 예로부터 향신료로 이용된 식물로, 식품의 향료, 추잉검, 치약 등에 첨가제로 많이 쓰인다. 품종도 많은데, 유럽 원산의 녹색박하가 향이 가장 좋고, 유라시아 원산인 서양박하는 페퍼민트로, 털이 없고 잎자루가 있는 것이 특징이다. 남유럽, 에스파냐 등지에서 야생하는 페니로열 박하는 교미(矯味), 교취(矯臭), 건위, 발한이나 비누, 향료로 이용된다. 이 밖에도 생육 초기에 파인애플 향이 나는 파인애플박하 등이 있다.

박하는 중국 원산으로 알려져 있으며, 세계 각지에 분포한다. 우리나라 각지의 들판, 냇가, 습지에 자라며, 재배도 많이 하고 있다.

| **성품과 맛** | 맛은 매우며 성질은 시원하고 독성은 없다. 동의보감에는 맵고 쓰며 성질이 따뜻하다고 하였다.

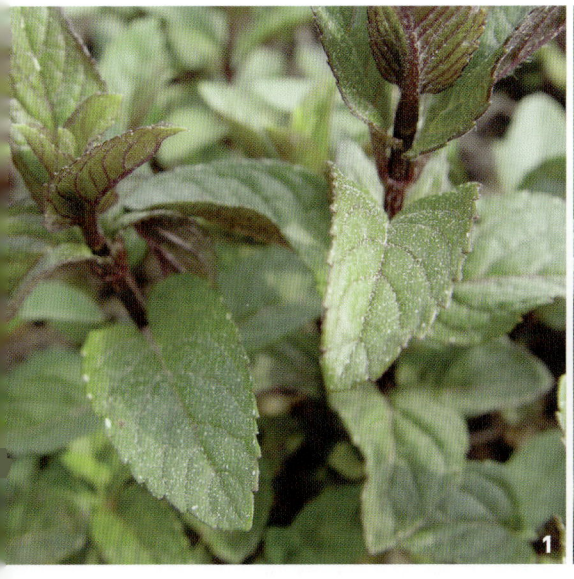 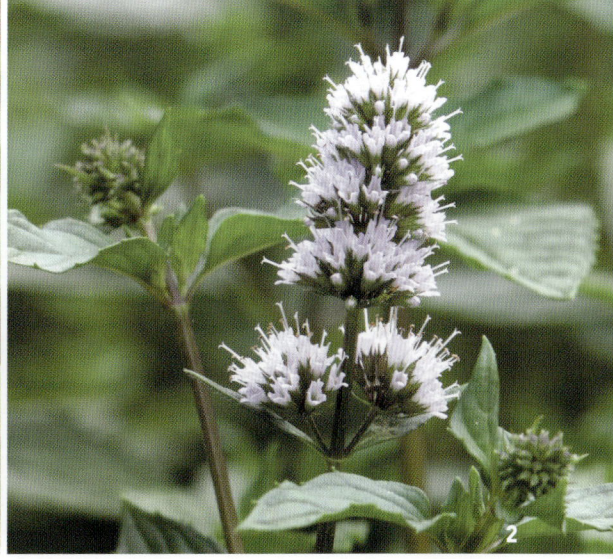

❶ 박하_잎 ❷ 박하_꽃

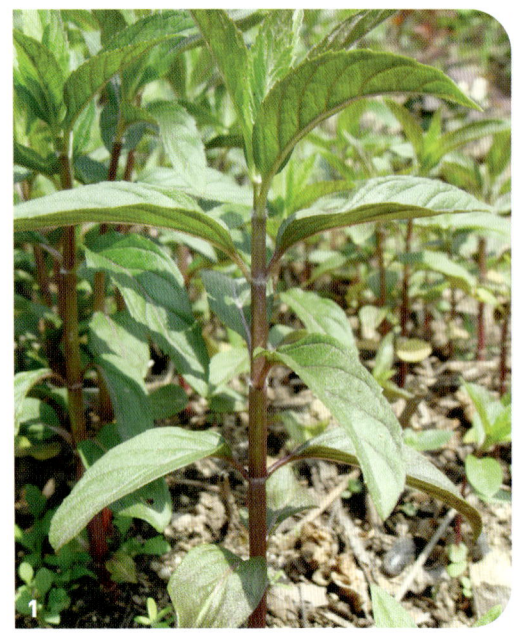 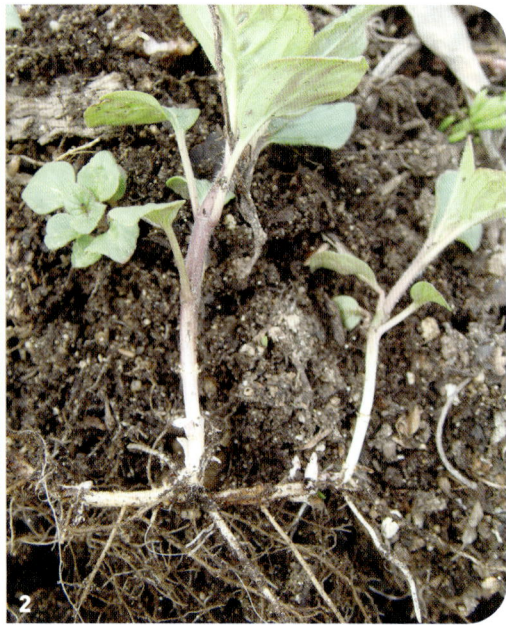

❶ 박하_ 줄기 ❷ 박하_ 뿌리

|사용 부위| 지상부 전초(잎과 줄기).

|작용 부위| 폐(肺), 간(肝), 위(胃) 경락.

|성분| 멘톨(menthol) 70~90%, 정유(1%), 멘톤, 이소멘톤, 캄펜, 리모넨 등.

|채취와 조제| 여름부터 가을까지 박하의 지상부 전초(잎과 줄기)를 두 번에 걸쳐 채취하여 깨끗하게 씻은 후 햇볕 또는 그늘에서 말린다. 사용하기 전에 잘게 자른다.

|효능 주치|

① 발한, 해열, 진통, 건위, 해독제, 감기, 두통, 인후종통, 피부병에 사용한다.
② 유럽에서는 페퍼민트 잎을 이용해 이담, 진통, 진경, 진정제, 위경련, 위산과다, 소화불량, 설사 등을 치료한다.

동의보감원문

性溫(一云平)味辛苦無毒能引諸藥入榮衛發毒汗療傷寒頭痛治中風賊風頭風通利關節大解勞乏. 圃中種蒔可生啖亦宜作菹夏秋採莖葉暴乾用. 性味辛凉最清頭目治骨蒸入手太陰手厥陰經上行之藥也. 苗食薄荷則醉.

③ 치과에서 입 헹굴 때 쓰는 구중수로 이용한다. 악취 제거 외에 멘톨이 갖는 국소마취, 살균, 방부의 작용도 있다.

| 약용법 |

① 1회에 2~4g의 말린 약재를 200~300mL의 물에 넣고 약한 불에서 반으로 달인 후 식후 1~2주 복용한다. 하루 용량은 3~10g이다.
② 치아 질환에는 박하 잎을 손으로 잘 비벼서 질환이 있는 치아로 물고 있으면 효과가 있다.

주의사항 방향성이 강한 약재로서 많은 양을 장기간 복용할 때는 진액이 마를 수 있으므로 주의해야 한다.

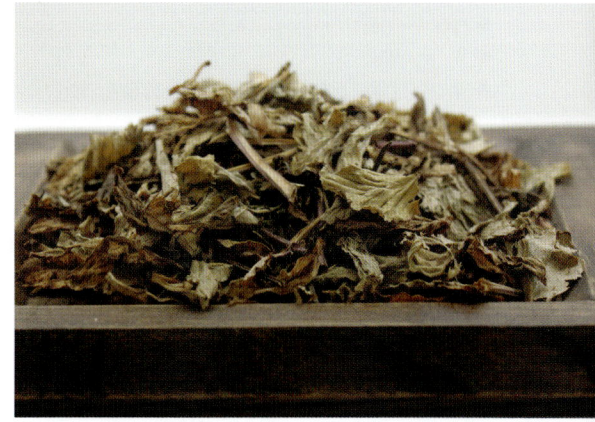

박하_ 약재로 사용하는 박하 잎줄기 건조한 것

박하의 기능성 및 효능에 관한 특허자료

▶ **박하 등 생약혼합물의 추출물을 함유하는 스트레스 해소용 건강기능식품**

본 발명은 박하, 감국, 하고초, 향유, 울금을 포함하는 생약혼합물의 추출물을 함유하는 건강기능식품에 관한 것으로서, 상기 생약혼합물의 추출물을 함유하는 조성물은 스트레스 해소 효과가 우수하여 수험생, 직장인, 일상에 지친 현대인들의 스트레스 해소용 식품으로 용이하게 사용 가능하다.

- 등록번호 : 10-1450813-0000, 출원인 : 구미경

▶ **분말 또는 생즙으로 가공된 박하 잎 등의 생약 지혈제**

본 발명은 생약성분으로 되어 구강과 같이 사용자가 섭취할 우려가 있는 부위에도 사용이 가능하며, 지혈 효과뿐만 아니라 상처가 빨리 아물도록 도와주는 새로운 생약 지혈제에 대한 것이다. 본 발명에 따르면 분말 또는 생즙으로 가공된 박하 잎, 칡잎, 제비풀을 포함하여 이루어진 것을 특징으로 하는 생약 지혈제가 제공된다.

- 공개번호 : 10-2012-0077257, 출원인 : 고봉기

▶ 소화기 질환 · **소화불량** · 초본

용담

- 학 명 : *Gentiana scabra* Bunge
- 과 명 : 용담과
- 이 명 : 초룡담, 섬용담, 가는과남풀, 지담초(地膽草), 고담(苦膽)
- 생약명 : 용담(龍膽), 용담초(龍膽草)
- 생육지 : 산, 들 자생
- 개화기 : 8~9월
- 채취기 : 가을
- 용 도 : 약용
- 약 효 : 건위, 소화불량, 두통, 뇌염, 방광염, 항균

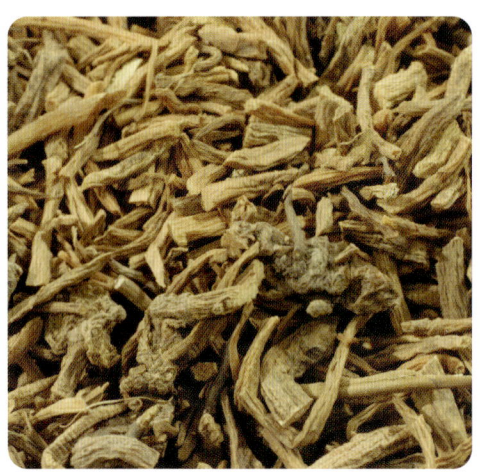

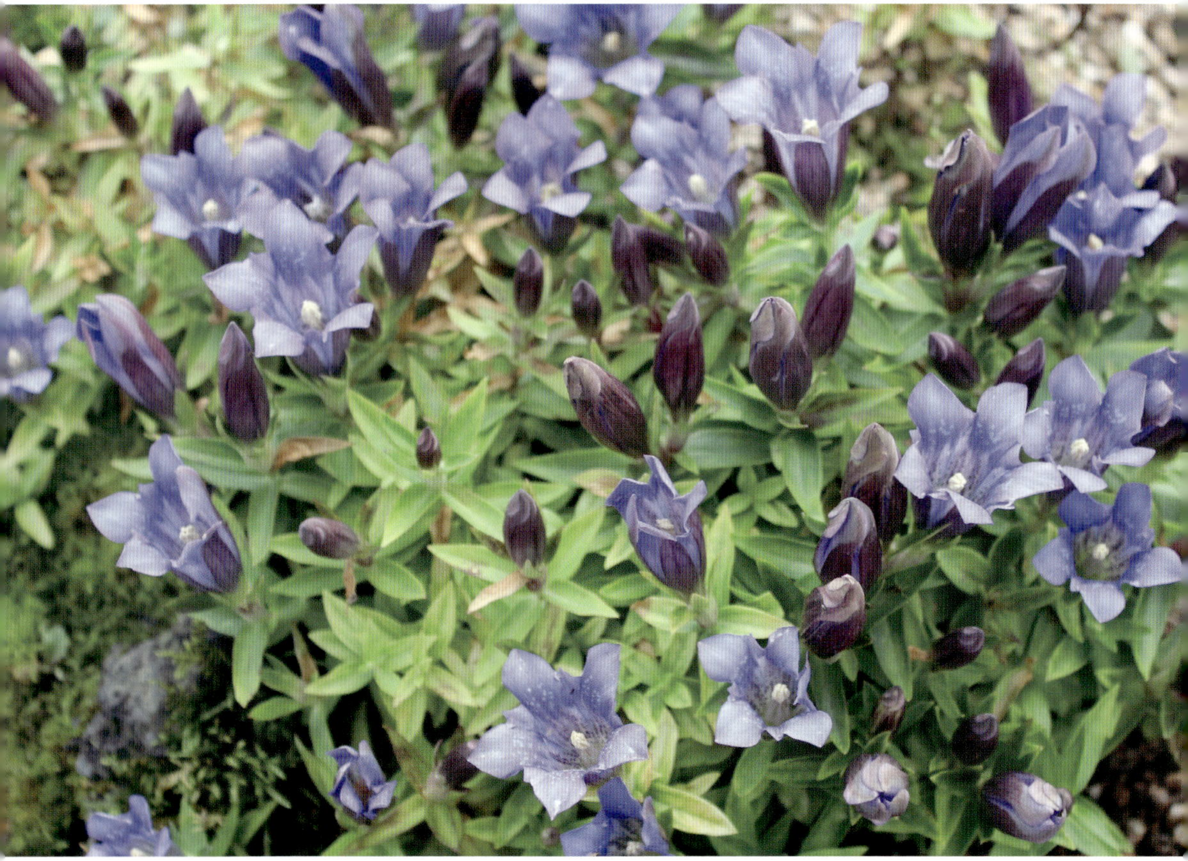

| 생김새와 특징 | 용담은 숙근성 여러해살이풀로, 키는 20~60cm이다. 줄기는 4개의 가는 줄이 있고 곧게 서나 꽃이 필 때는 옆으로 눕는다. 잎은 마주나며, 앞면은 녹색이고 뒷면은 회백색을 띤 연녹색이며 길이는 4~8cm, 폭은 1~3cm이다. 잎자루가 없이 뾰족하며, 세 개의 평행한 잎맥이 있고 잎 가장자리를 손으로 만져보면 깔깔하다. 꽃은 8~9월에 잎겨드랑이와 끝에 자주색 종 모양으로 달리며 끝이 다섯 갈래로 갈라진다. 꽃자루는 없고 꽃의 길이는 4.5~6cm, 지름은 2.5cm 정도이다. 열매는 10~11월에 맺으며 열매가 익으면 두 갈래로 갈라지면서 종자가 나온다.

성글게 굵은 뿌리가 많이 뻗으며 잔뿌리가 난다. 뿌리가 곰의 쓸개보다 더 효험이 있다고 하여 용담(龍膽)이라는 이름이 붙었다. 우리나라가 원산지이며 우리나라 외에 일본, 중국 동북부 등지에 분포한다. 우리나라 전국의 산야에 자라는데 특히 백두산, 지

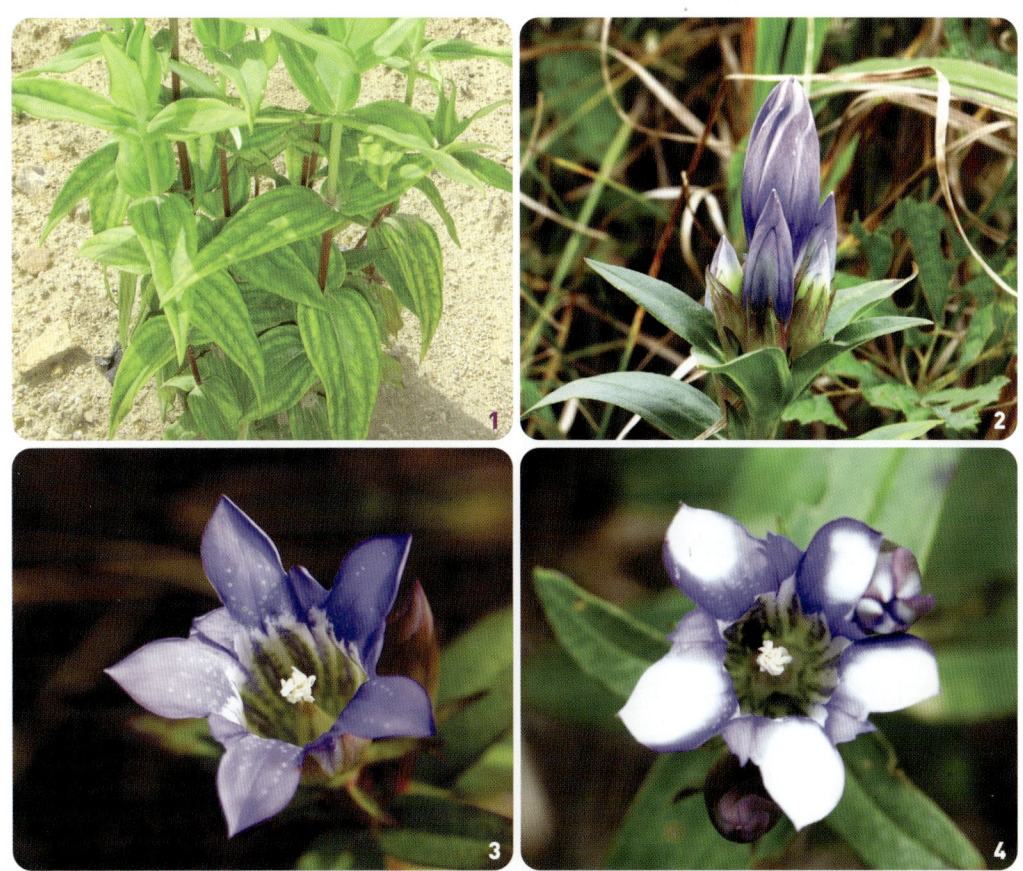

❶ 용담_ 잎 ❷ 용담_ 꽃봉오리 ❸ 용담_ 꽃 ❹ 용담_ 키메라 현상으로 하얗게 변한 꽃

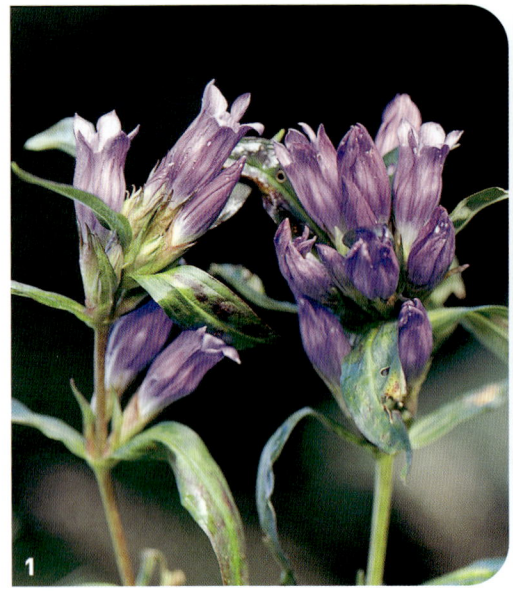 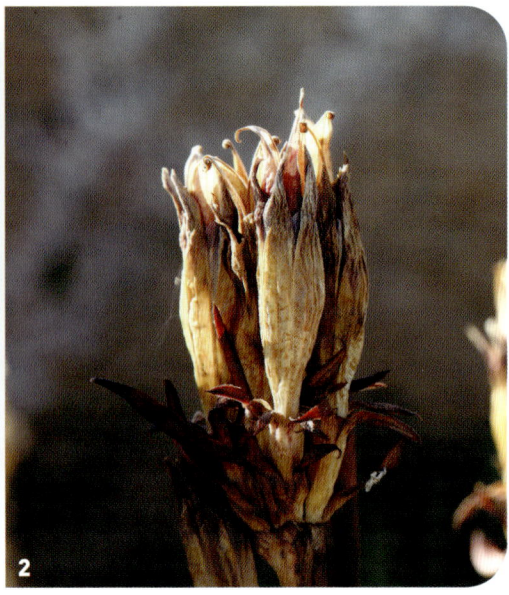

❶ 용담_ 꽃(측면) ❷ 용담_ 종자 결실

리산 등 높은 산기슭의 풀숲이나 양지에서 잘 자란다.

| 성품과 맛 | 맛은 쓰며 성질은 매우 차다. 독성은 없다.

| 사용 부위 | 뿌리.

| 작용 부위 | 간(肝), 담(膽) 경락.

| 성분 | 겐티오피크린(gentiopicrin), 겐티아닌(gentianine)과 고미배당체인 겐티오피크로사이드(gentiopicroside)와 삼당체인 겐티아노스(gentianose) 등.

| 효능 주치 |
① 건위, 해열, 소염, 소화불량 치료에 효과가 있다.
② 담낭염, 황달, 두통, 뇌염, 방광염, 요도염, 음낭이 부어오르고 아픈 증세 치료에 효과가 있다.
③ 눈의 충혈 증세를 치료한다.

> **동의보감 원문**
> 性大寒味苦無毒除胃中伏熱時氣溫熱熱泄下痢益肝膽氣止驚惕除骨熱去腸中小蟲明目. 根黃白色下抽根十餘本類牛膝味苦如膽苦俗呼爲草龍膽二月八月十一月十二月採根陰乾採得後以銅刀切去髭土了甘草湯中浸一宿暴乾用勿空腹餌之令人尿不禁. 治下焦濕熱明目凉肝. 治眼疾必用之藥也酒浸則上行虛人酒炒黑用之.

| 채취와 조제 | 용담 뿌리는 가을에 채취하여 깨끗하게 씻은 후 햇볕에 말린다. 사용 시 잘게 잘라서 쓴다.

| 약용법 |

① 1회에 말린 용담 뿌리 2~3g을 물 300mL에 넣고 약한 불에서 물의 양이 반이 될 때까지 달여서 2~3회 나누어 복용한다. 또는 잘 건조한 뿌리를 가루 내어 차 스푼으로 한 스푼씩 아침저녁 식후에 1~2주 복용한다.
② 말린 용담 뿌리를 가루나 환제로 만들어 복용하면 편리하다.

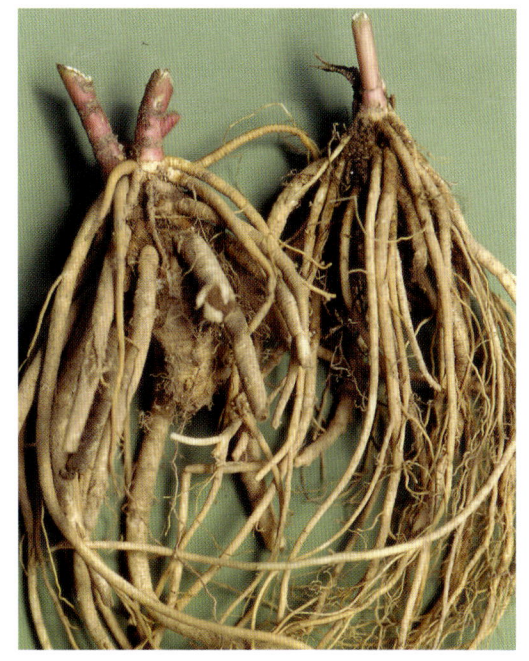

용담_ 생뿌리

주의사항 맛이 쓰고 성품이 매우 차므로 비위가 모두 허하여 설사를 하는 사람이나 습열(濕熱)로 인한 실열이 없는 사람은 사용을 피한다.

용담의 기능성 및 효능에 관한 특허자료

▶ **용담 추출물의 분획물을 유효성분으로 포함하는 당뇨병 전증 또는 당뇨병의 예방 또는 치료용 조성물**

본 발명은 용담 추출물의 특정 분획물의 당뇨병 전증 또는 당뇨병의 예방 또는 치료용 조성물에 관한 것이다. 상기 조성물은 생체 내 독성이 없으면서도, 인간 장내분비세포에서의 GLP-1의 분비를 촉진하고 혈당 강하 효능을 가지므로, 당뇨병 전증 또는 당뇨병의 예방 또는 치료에 효과적인 의약품 또는 건강기능식품으로 사용할 수 있다.

- 공개번호 : 10-2014-0147482, 출원인 : 경희대학교 산학협력단

▶ **초용담 추출물을 유효성분으로 함유하는 약물 중독 및 금단증상의 예방 및 치료용 조성물**

본 발명은 초용담(용담) 추출물을 유효성분으로 함유하는 조성물에 관한 것으로서, 초용담 추출물은 약물 중독의 지표로 사용되는 행동적 민감화 반응인 보행성 활동량의 감소 효과뿐만 아니라 뇌의 측핵과 선조체에서의 신경활성 지표인 c-Fos 발현을 급격히 감소시킴을 확인함으로써 상기 조성물은 약물 중독 및 금단증상의 예방 및 치료를 위한 약학조성물 또는 건강기능식품으로 유용하게 이용될 수 있다.

- 공개번호 : 10-2011-0034876, 출원인 : 대구한의대학교 산학협력단

용담주

맛은 쓰다. 기호와 식성에 따라 꿀, 설탕을 가미하여 음용할 수 있다.

【적용병증】

- **위산과다(胃酸過多)** : 위에서 분비되는 산(酸)의 양이 많아 신물이 나는 증상을 말한다. 30mL를 1회분으로 1일 1~2회씩, 7~10일 음용한다.
- **식욕부진(食慾不振)** : 식욕이 줄어들거나 없는 증상을 말한다. 30mL를 1회분으로 1일 1~2회씩, 3~4일 음용한다.
- **요도염(尿道炎)** : 주로 오줌의 성분 중에 있는 염류가 가라앉아서 신우나 방광에 염증이 생기는 증상을 말한다. 30mL를 1회분으로 1일 2~3회씩, 10~12일 음용한다.
- **기타 질환** : 간염, 담낭염, 방광염, 오한, 황달

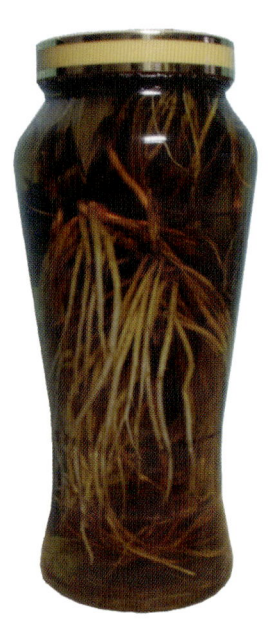

【담그는 방법】

① 약효는 뿌리에 있으므로 뿌리를 주로 사용한다.
② 뿌리를 구입하여 물에 씻어 건조한 다음 사용한다.
③ 말린 뿌리 130g을 소주 3.8L에 넣고 밀봉한다.
④ 6개월 정도 침출한 다음 찌꺼기를 걸러내고 보관, 음용한다. 또는 찌꺼기를 걸러낸 후 2~3개월 더 숙성하여 음용하면 향미(香味)가 좋아진다.

【구입방법 및 주의사항】

- 약령시장에서 구입 가능하며 산지(産地)에서 직접 채취하여 사용할 수도 있다. 전국의 산과 들에 자생한다.
- 음용 중에 지황, 쇠붙이를 멀리한다.

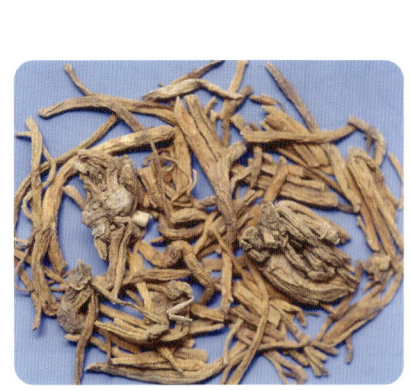

◑ 말린 용담 뿌리

▶ 소화기 질환 • **소화불량** • 초본

자주쓴풀

- 학 명 : *Swertia pseudochinensis* H. Hara.
- 과 명 : 용담과
- 이 명 : 털쓴풀, 쓴풀, 천진, 장아채(獐牙菜)
- 생약명 : 당약(當藥)
- 생육지 : 산지 자생
- 개화기 : 9~10월
- 채취기 : 개화기
- 용 도 : 약용, 관상용
- 약 효 : 소화불량, 식욕부진

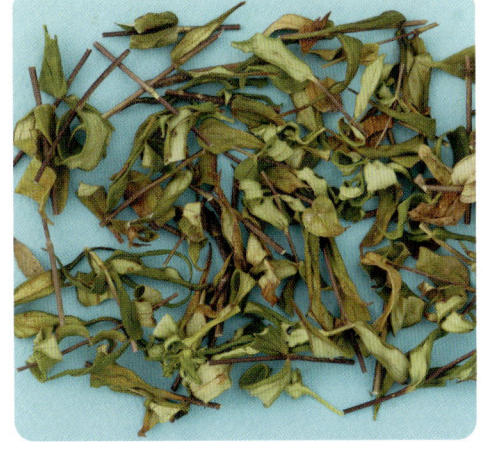

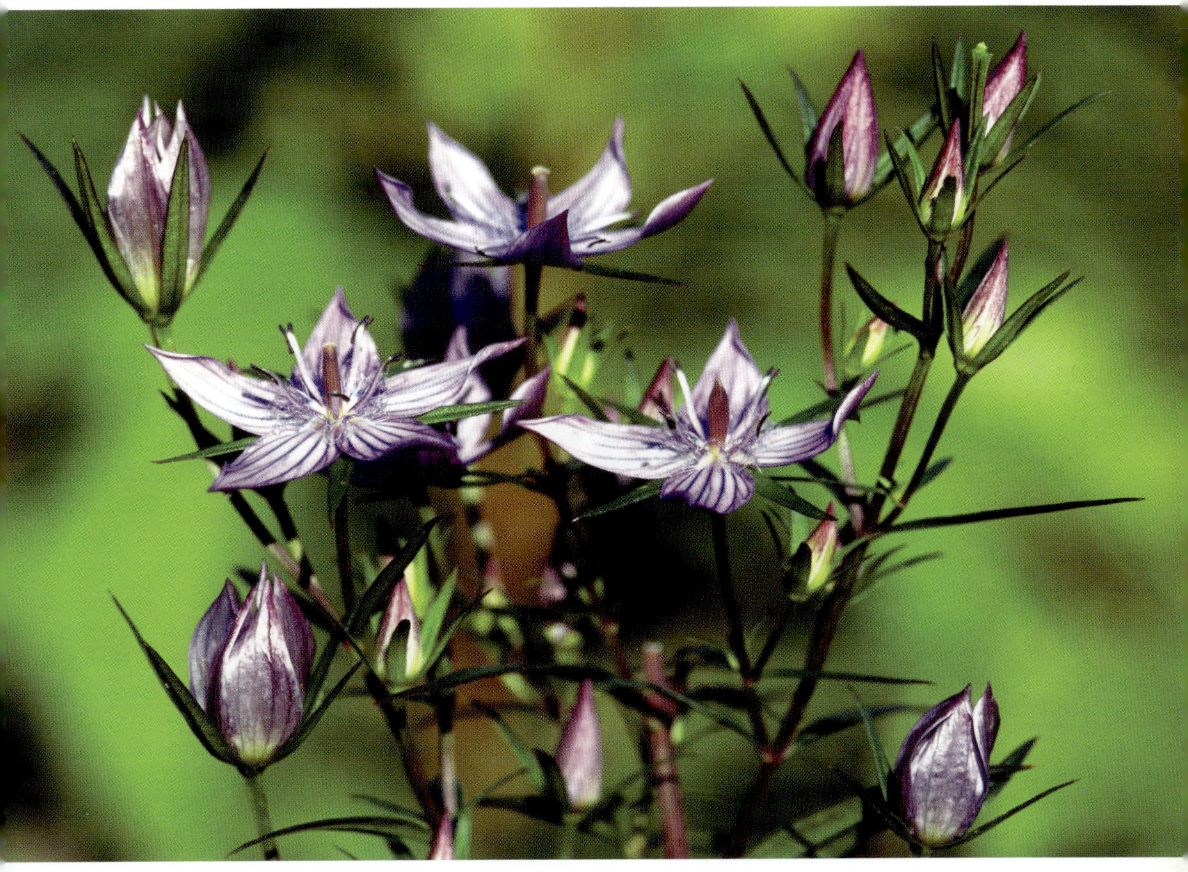

| 생김새와 특징 | 용담과의 두해살이풀로, 키는 15~30㎝이다. 줄기는 곧게 서고 가지가 갈라진다. 잎은 마주나며 길이 2~4㎝, 폭 0.3~0.8㎝로 양끝이 뾰족하다. 잎자루는 없다. 꽃은 9~10월 원줄기 윗부분에 자주색으로 달려 원추형 취산꽃차례를 이룬다. 꽃잎은 5장이고 길이가 1~1.5㎝이며 짙은 색의 잎맥이 있고 밑부분에는 가는 털들이 많이 나 있다. 열매는 11월경에 피침형으로 맺고 종자는 둥글고 밋밋하다. 뿌리는 노란색이고 매우 쓰며 전체에 털이 없다.

뿌리부터 잎과 꽃까지 모두 매우 쓴맛이 나서 뜨거운 물에 천 번을 우려내도 쓰다고 하여 '쓴풀'이라고 한다.

우리나라와 일본, 중국, 헤이룽 강 등지에 분포한다. 우리나라에서는 전국적으로 산지의 양지쪽에서 잘 자란다.

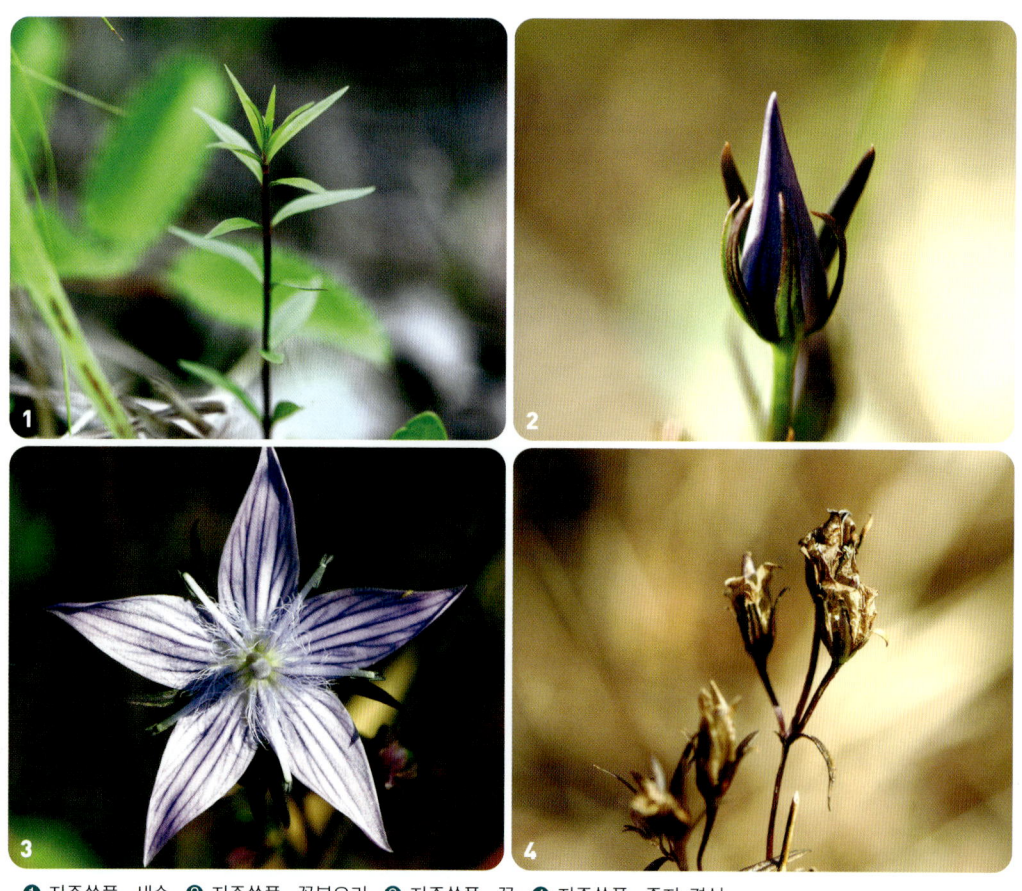

❶ 자주쓴풀_ 새순 ❷ 자주쓴풀_ 꽃봉오리 ❸ 자주쓴풀_ 꽃 ❹ 자주쓴풀_ 종자 결실

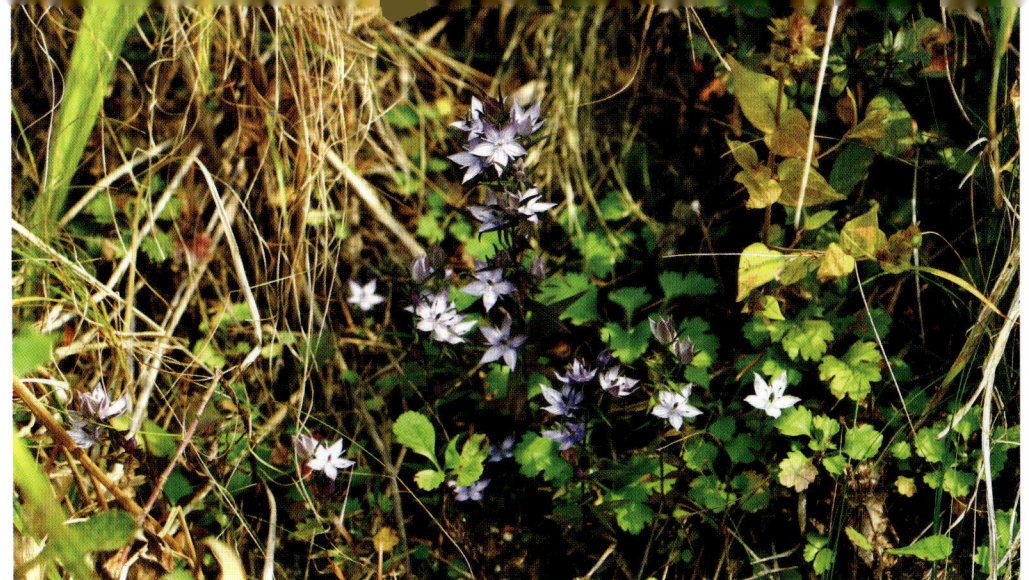

자주쓴풀_ 무리

| 성품과 맛 | 맛이 쓰며 성질은 차다.

| 사용 부위 | 꽃이 피었을 때 뿌리를 포함한 전초.

| 작용 부위 | 위(胃) 경락.

| 성분 | 스웨르티아마린(swertiamarin), 스웨르티신(swertisin), 겐티신(gentisin) 등.

| 채취와 조제 | 꽃이 피었을 때, 뿌리를 포함한 전초를 채취하여 햇볕에 말린 후 잘게 잘라서 사용한다.

| 효능 주치 |
① 건위작용을 하여 소화를 돕고 소화불량, 식욕부진에 효과가 있다.
② 일본에서는 건위 약재 외에 지사약이나 회충, 요충 등의 구충약으로도 사용하고 있으며, 기타 복통이나 매독의 치료에도 사용한다.
③ 위장병의 전반, 과식, 가슴앓이, 원형탈모증 치료에도 효과가 있다고 알려져 있다.

| 약용법 |
① 1회에 말린 자주쓴풀 전초 0.3~1g을 물 200mL 정도에 넣고 중불에서 반으로 달여서 식후에 먹거나 가루로 만들어서 복용한다.
② 탈모증의 경우 복용하면서 탈모 부위에 액을 바르면 효과가 있다.

| 주의사항 | 맛이 쓰고 성품이 매우 차므로 속이 냉한 사람은 신중하게 사용해야 한다.

▶ 소화기 질환・소화불량・목본

귤

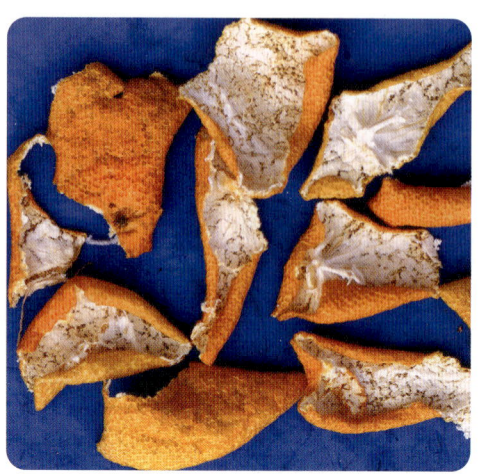

- 학 명 : *Citrus unshiu* S. Marcov.
- 과 명 : 운향과
- 이 명 : 귤나무, 귤홍, 감자목
- 생약명 : 진피(陣皮), 귤피(橘皮), 청피(靑皮)
- 생육지 : 재배(제주도, 남부지방)
- 개화기 : 5~6월
- 채취기 : 10월
- 용 도 : 식용, 약용, 관상용
- 약 효 : 감기, 소화불량, 피부미용

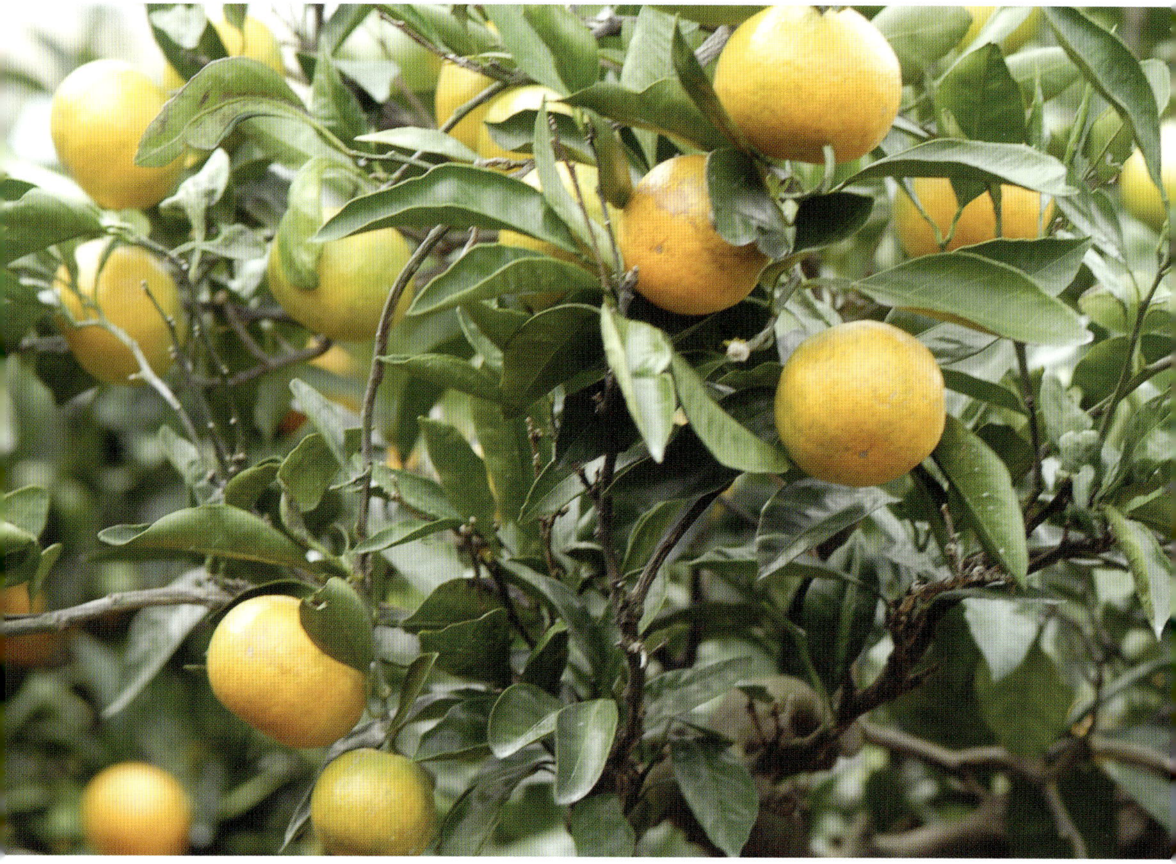

| **생김새와 특징** | 귤은 상록활엽 소교목으로, 키는 5m 정도이다. 잎은 피침형이며 어긋난다. 잎의 크기는 길이 5~7㎝, 지름 5㎝로, 가장자리가 밋밋하거나 물결 모양의 잔 톱니가 있다. 꽃은 5~6월에 흰색으로 하나씩 달린다. 꽃잎과 꽃받침은 각각 5개이고 20개의 수술과 1개의 암술이 있다. 열매는 지름 3~4㎝의 편구형으로, 10월에 등황색 또는 황적색으로 익는다. 열매의 가운데 껍질은 흰 솜처럼 되어 있으며, 속껍질은 여러 개의 콩팥 모양 주머니로 되어 있어 마늘쪽처럼 방사상으로 배열되어 있다.

귤껍질은 과육과 잘 떨어지므로 껍질을 벗기고 열매를 식용한다. 잘 익은 귤껍질은 진피(陳皮)라 부르며 약용하고, 차로 달여 마시거나 목욕할 때 이용하기도 한다. 과육은 잼을 만들거나 술로 담가 복용하기도 한다. 미성숙한 어린 열매의 껍질은 청피(靑皮)라 하여 약용한다.

귤 원산지는 인도에서 중국 중남부에 이르는 아시아 대륙의 동남부와 그 주변의 섬들로 추정되며, 세계적으로 다양한 감귤류가 재배되고 있다. 우리나라에서는 제주도 및 남부지방에서 재배한다.

| **성품과 맛** | 맛은 맵고 쓰며 성질은 따뜻하고 독성은 없다.

| **사용 부위** | 열매는 식용하고 과피(귤껍질)는 약용.

| **작용 부위** | 진피는 비(脾), 위(胃), 폐(肺) 경락[청피는 간(肝), 담(膽), 위(胃) 경락].

| **성분** | 정유인 리모넨(limonene)과 헤스페리딘(hesperidin), 나린진(naringin), 네오헤스페

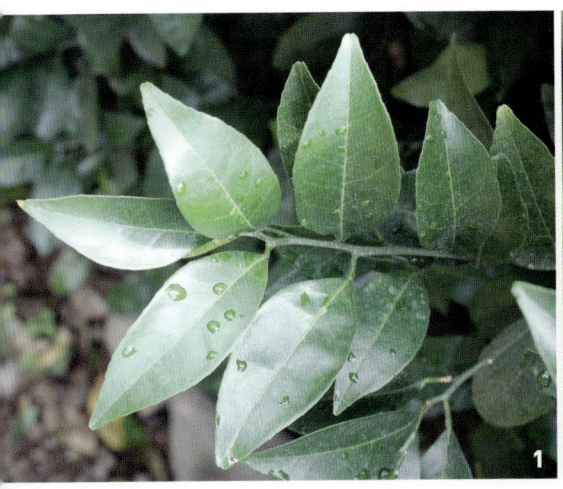 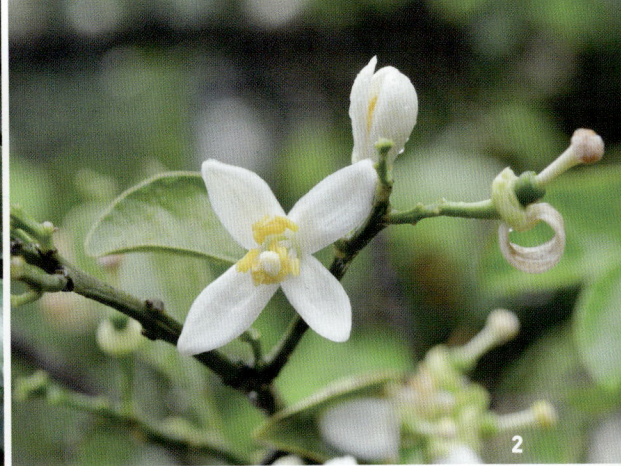

❶ 귤_잎 ❷ 귤_꽃

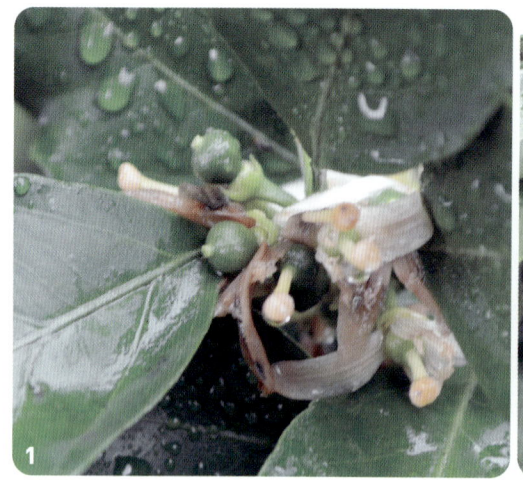
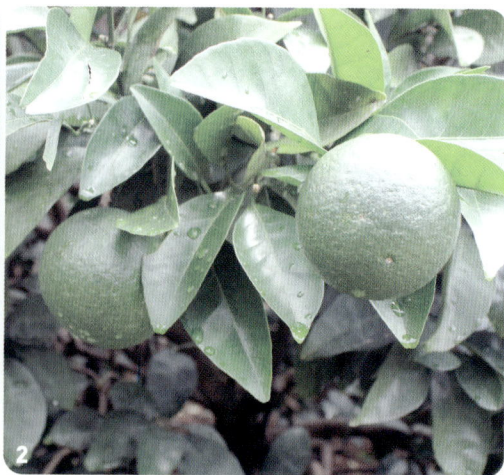

❶ 귤_ 어린 열매 ❷ 귤_ 덜 익은 열매

리딘(neohesperidin) 등.

| 채취와 조제 | 진피는 가을(10월)에 잘 익은 열매를 채취하고 청피는 미성숙한 과실을 채취하여 귤껍질만 벗겨 햇볕에 말려서 사용한다.

| 효능 주치 |

① 건비(健脾), 조습(燥濕), 화담(化痰), 조중(調中)의 효능이 있다.
② 과식, 소화불량, 식욕부진에 효과가 있다.
③ 초기 감기의 기침이나 열을 완화해준다.
④ 발한, 건위, 항궤양, 항염, 이담작용, 피로회복, 진통 등의 효과가 있다.

| 약용법 |

① 귤껍질을 말려두고 차로 달여 마신다. 말린 귤껍질 200g, 물 1컵을 주전자에 담고 중불에서 끓인다. 맛이 적당히 우러나면 꿀 1찻숟갈을 넣어 마신다.
② 설탕에 재어두었다가 귤잼으로 먹어도 좋다. 육질을 한 알씩 떼어낸 귤 1kg과 설탕

> **동의보감문**
> 性溫(一云煖)味苦辛無毒能治胸膈間氣開胃止痢消痰涎主上氣咳嗽止嘔逆利水穀道. 木高一二丈葉如枳無別刺生莖間夏初生白花六七月而成實至冬黃熟乃可啖十月採以陳者爲良生南方. 我國惟產濟州其靑橘柚子柑子皆產焉. 補脾胃不去白若利胸中滯氣須去白色紅故名紅皮日久者佳故名陳皮. 留白者補胃和中去白者消痰泄氣. 有白朮則補脾胃無白朮則瀉脾胃有甘草則補肺無甘草則瀉肺. 入下焦用塩水浸肺燥者童便浸晒用.

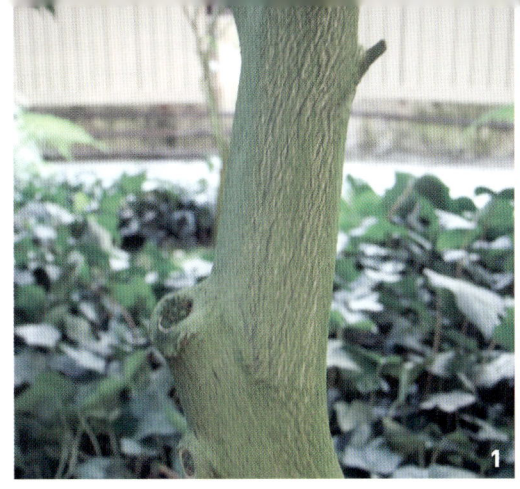 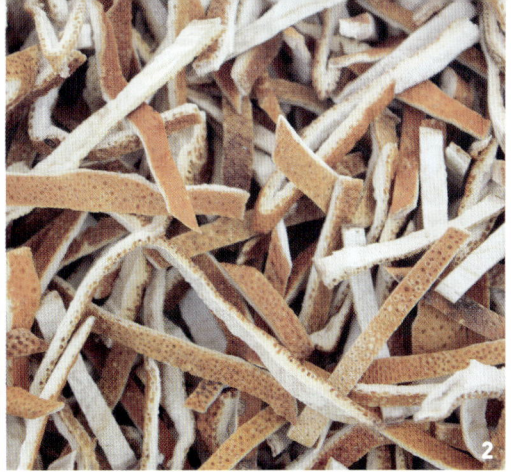

❶ 귤_ 수피 ❷ 귤_ 건조한 열매껍질(절단)

1kg을 약 4L 정도 크기의 냄비에 넣고 중불에서 끓인다. 찬물에 떨어뜨려서 퍼지지 않을 정도로 조린다.

③ 목욕할 때 이용하면 냉증과 저혈압증, 빈혈증, 요통, 신경통 등에 효과가 있다. 귤껍질을 4~5일간 서늘한 곳에서 말렸다가 헝겊주머니에 담아 욕조에 넣고 목욕을 한다.

④ 술로 담가 식전에 1~2잔 마시면 식욕을 돋워 미용에 좋고, 동맥경화 예방 효과도 있다. 반으로 자른 귤 1kg과 소주 1.8L를 넣은 후 1개월 정도 숙성시킨다.

주의사항 매운맛이 기를 흩어지게 하고 쓴맛이 진액을 말리며, 따뜻한 성질이 조열(燥烈)하기 때문에 기가 허한 사람이나 음기가 허하면서 마른기침을 하는 사람들은 신중하게 사용해야 한다.

귤(진피)의 기능성 및 효능에 관한 특허자료

▶ **귤껍질 분말 또는 이의 추출물을 함유하는 위장 질환 예방 및 치료용 조성물**
본 발명은 귤껍질 분말 또는 이의 추출물을 유효성분으로 함유하는 조성물에 관한 것으로, 상세하게는 귤껍질 분말 또는 이의 추출물은 위장의 궤양 저해 효과를 나타내므로 위장 질환 예방 및 치료용 약학 조성물 및 건강기능식품으로 이용될 수 있다.
- 공개번호 : 10-2008-0094982, 출원인 : 강릉대학교 산학협력단

▶ **진피 추출물을 유효성분으로 함유하는 혈관신생용 약학적 조성물**
본 발명은 진피(귤껍질) 추출물을 유효성분으로 함유하는 혈행 개선, 나아가 신생혈관 촉진, 허혈성 심장질환 및 국부 혈류부족 예방 및 치료용 약학적 조성물에 관한 발명에 관한 것으로 진피 추출물을 유효성분으로 함유하는 신규한 식품, 화장품 및 생물의약 소재를 제공하는 뛰어난 효과가 있다.
- 공개번호 : 10-2014-0115887, 출원인 : (주)사임당화장품

귤피주

맛은 맵고 쓰다. 기호와 식성에 따라 꿀, 설탕을 가미하여 음용할 수 있다.

【적용병증】

- **생선체(生鮮滯)** : 담수어나 바닷고기 등을 먹고 체한 경우이다. 30mL를 1회분으로 1일 1~2회씩, 3~5일 음용한다.
- **위팽만(胃膨滿)** : 위가 부풀어 터질 듯한 증세로, 배를 두드리면 북소리가 나며 심하면 온몸이 붓는다. 30mL를 1회분으로 1일 1~2회씩, 3~10일 음용한다.
- **흉협팽만(胸脇膨滿)** : 명치에서부터 양 옆구리에 걸쳐 사지를 누르면 긴장감과 저항이 느껴지고 압통이 나는 병증이다. 30mL를 1회분으로 1일 1~2회씩, 1~2일 음용한다.
- **기타 질환** : 기담, 진해, 소화불량, 유즙 결핍, 산후부종

【담그는 방법】

① 약효는 과일(껍질)에 있다. 방향성(芳香性)이 있다.
② 농약을 사용하지 않은 귤껍질을 구하여 깨끗이 씻어 말린 다음 사용한다.
③ 말린 귤껍질 180g을 소주 3.8L에 넣고 밀봉하여 서늘한 냉암소에서 보관, 숙성시킨다.
④ 5~6개월 침출한 다음 찌꺼기를 걸러내고 보관, 음용한다. 또는 찌꺼기를 걸러낸 후 2~3개월 더 숙성하여 음용하면 향미(香味)가 좋아진다.

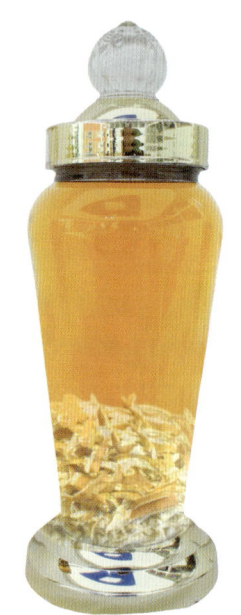

【구입방법 및 주의사항】

- 제주도 등의 산지(産地)에서 농약을 사용하지 않은 귤껍질을 구하도록 한다.
- 신체허약자나 다한증(多汗症)이 있는 경우에는 금한다.
- 본 약술을 음용하는 중에 특별히 가리는 음식은 없다.

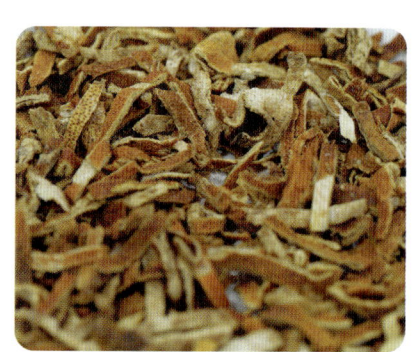

◐ 말린 귤껍질

▶ 소화기 질환 • 지사 • 정장 • 초본

이질풀

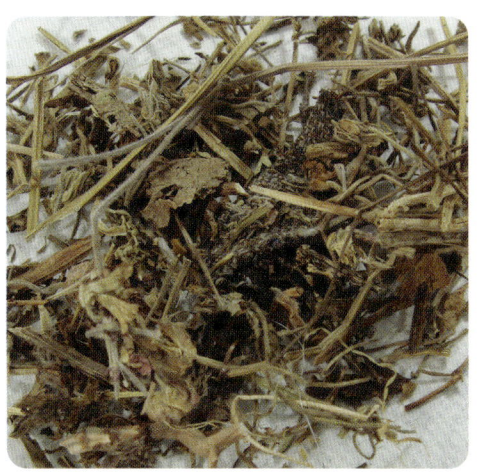

- 학 명 : *Geranium thunbergii* Siebold & Zucc.
- 과 명 : 쥐손이풀과
- 이 명 : 개발초, 쥐손이풀, 방우인묘, 이질초, 방우아초
- 생약명 : 노관초(老鸛草), 현초(玄草)
- 생육지 : 산, 들 자생
- 개화기 : 8~9월
- 채취기 : 여름에서 가을 사이
- 용 도 : 약용
- 약 효 : 이질, 설사, 장염, 종기, 무좀, 항균, 항바이러스, 해독, 타박상, 거풍

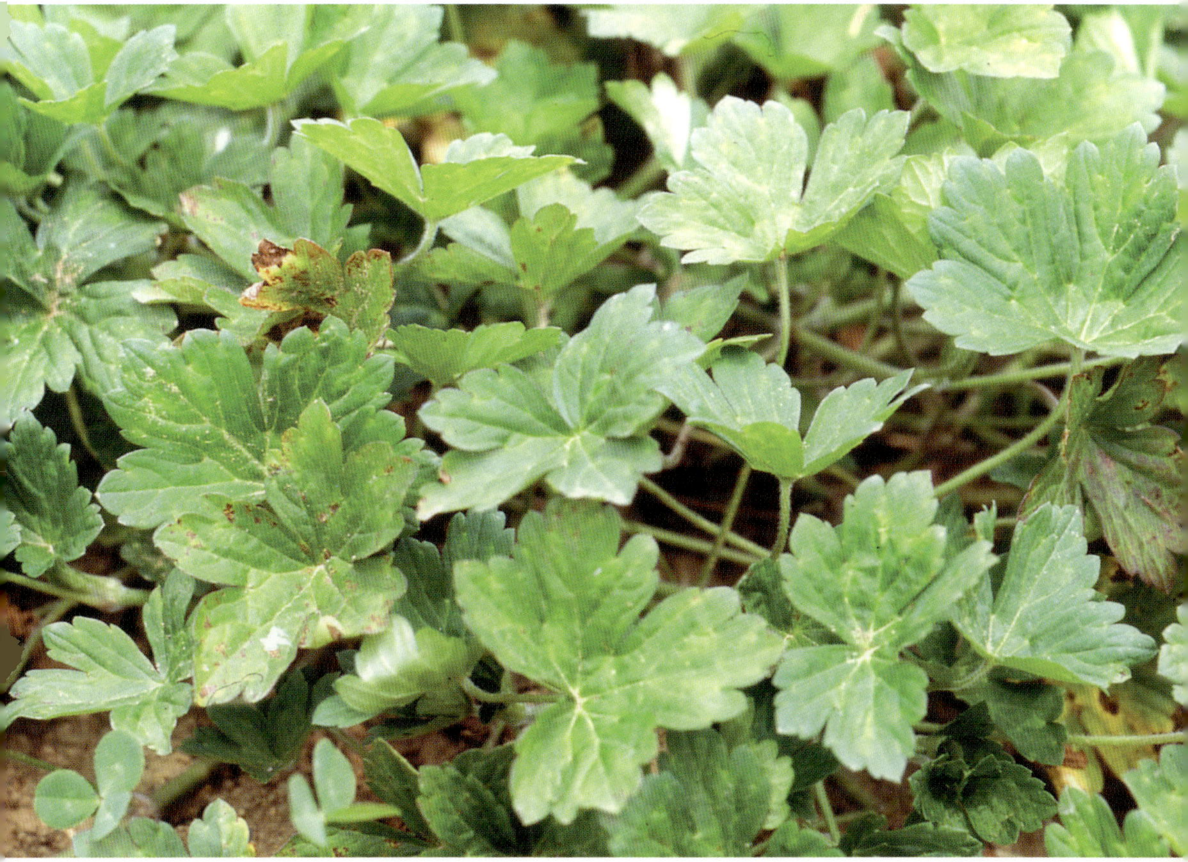

이질풀 • 309

| 생김새와 특징 | 이질풀은 여러해살이풀로, 키는 50~100cm이며 줄기가 옆으로 비스듬히 뻗거나 기는 듯이 자란다. 잎은 마주나고 잎자루가 있다. 잎의 모양은 손바닥을 편 것 같으며 잎몸은 3~5개로 갈라진다. 꽃은 8~9월에 연한 홍색, 홍자색 또는 흰색으로 피며 지름은 1~1.5cm이다. 꽃줄기에서 2개의 작은 꽃줄기가 갈라져 각 1개의 꽃이 달린다. 열매는 10월경에 달리며 길이가 1.5~2cm로, 학의 부리처럼 생겼다. 검은색의 씨방이 5개로 갈라져서 위로 말리며 각각의 씨방에 종자가 1개씩 들어 있다.

이질풀과 쥐손이풀(이명: 손잎풀, 이질풀)의 동속 근연식물 열매가 달린 전초를 노관초(老鸛草)라 하며 약용하는데, 특히 이질에 걸렸을 때 달여 마시면 탁월한 효과가 있다고 하여 이질풀이라는 이름이 붙었다. 우리나라가 원산지이며 일본, 타이완 등지에 분

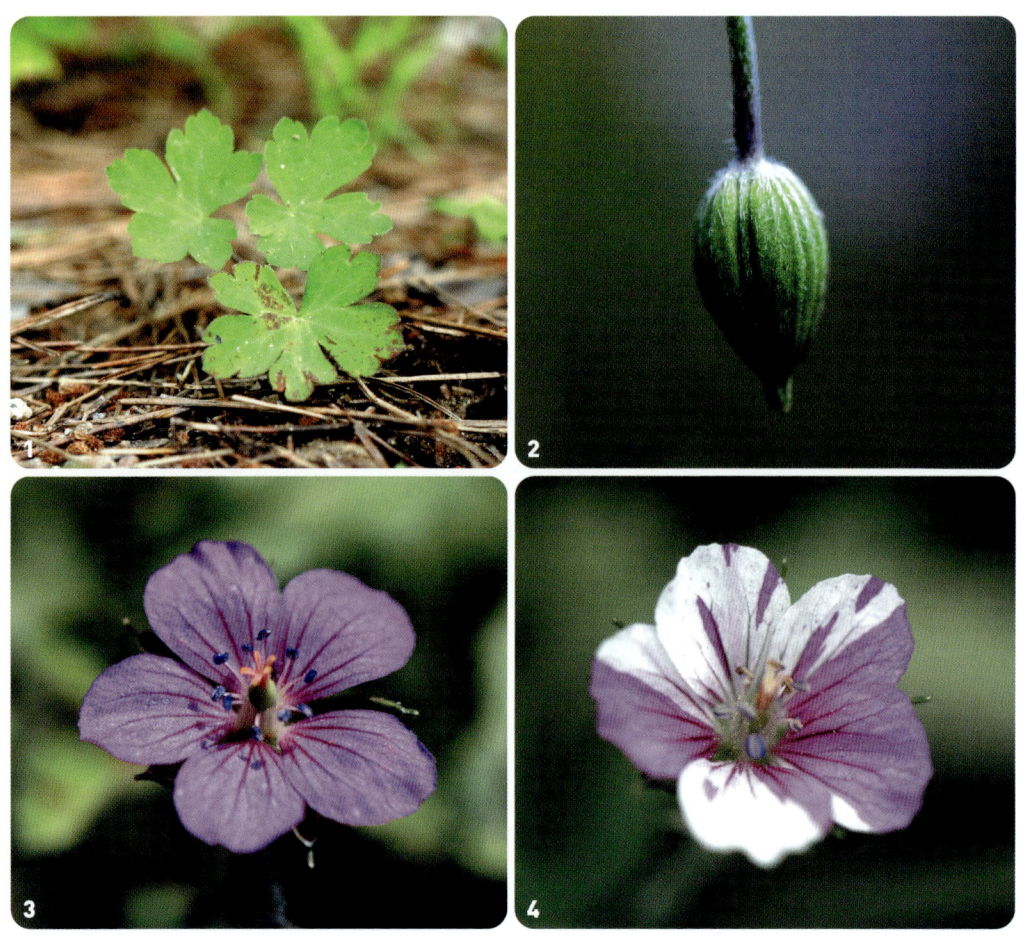

❶ 이질풀_ 잎 ❷ 이질풀_ 꽃봉오리 ❸ 이질풀_ 꽃 ❹ 이질풀_ 꽃잎이 하얗게 변하는 키메라 현상

포한다. 우리나라 전국 각지의 산과 들에 많이 자란다.

| 성품과 맛 | 맛은 맵고 쓰며 성질은 평하고 독은 없다.

| 사용 부위 | 지상부 전초 또는 뿌리를 포함한 전초.

| 작용 부위 | 간(肝), 대장(大腸), 심(心) 경락.

| 성분 | 타닌(tannin) 성분인 제라닌(geraniin), 코릴라진(corilagin), 브레비프딘(brevifdin), 갈산(gallic acid), 몰식자산(沒食子酸), 호박산 등.

| 채취와 조제 | 여름에서 가을 사이, 열매를 맺기 시작할 때 전초를 채취하여 햇볕에 말린 뒤 잘게 잘라서 사용한다.

| 효능 주치 |
① 풍을 풀어주고 혈액순환을 도우며 해독작용을 해준다.
② 이질, 설사, 장염, 종기 등의 치료약으로 사용한다.
③ 동맥경화증을 예방하는 효과가 있다.
④ 습진이나 피부염에는 액을 냉습포하여 환부에 대어주면 효과가 있다.

| 약용법 |
① 체해서 복통과 설사 등 장 카타르 등이 일어났을 때에는 말린 이질풀 전초 20~

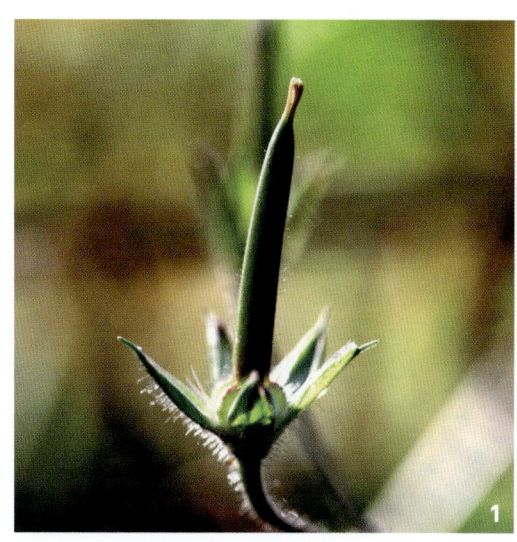 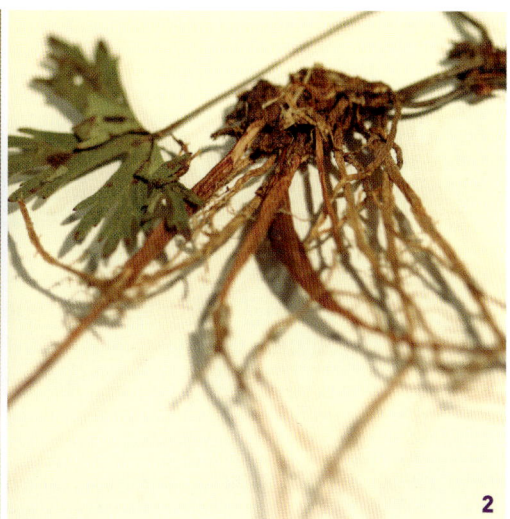

❶ 이질풀_ 종자 결실(꼬투리) ❷ 이질풀_ 건조한 뿌리

26g을 물 700mL 정도에 넣고 물의 양이 반이 될 때까지 서서히 달인 후 2~3번 복용한다.

② 간(肝)이 약할 때는 2L 주전자에 물을 2/3 정도 채운 후 결명자를 커피 스푼으로 3~4스푼 넣는다. 여기에 말린 이질풀 전초를 조금 넣고 끓여서 차 대신 장복한다.

③ 말린 이질풀 잎줄기를 진하게 달여 액을 가제에 묻혀 환부에 바르고 식으면 교체한다.

④ 거친 피부에는 이질풀 잎줄기를 건조시켜 헝겊주머니에 넣어 목욕할 때 넣는다.

 **주의사항** 설사와 변비를 동시에 개선할 수 있는 효과가 있다. 즉 줄기와 잎을 끓여서 따뜻하게 복용하면 설사를 다스리고, 차게 식혀서 복용하면 변비를 다스릴 수 있다.

이질풀의 기능성 및 효능에 관한 특허자료

▶ 항염증 효능을 가지는 이질풀 추출물 및 이를 유효성분으로 함유하는 조성물

본 발명은 NF-κB, 사이클로옥시게나제-2(Cyclooxygenase-2), 콘드로이티나제(chondroitinase)의 활성화 저해를 통해 항염증 효능을 가지는 이질풀 추출물 및 이를 유효성분으로 함유하는 항염증용 조성물, 발효유, 음료 및 건강기능식품에 관한 것으로서, 이질풀 추출물은 항염증 효능을 가지는 작용이 탁월하여 염증성 질환의 치료 및 예방을 목적으로 하는 약학적 조성물 등으로 이용될 수 있다.

－ 공개번호 : 10-2009-0056171, 출원인 : (주)한국야쿠르트

▶ 항산화 및 세포 손상 보호 효능을 갖는 이질풀 추출물 및 이를 함유하는 화장료 조성물

본 발명은 항산화 및 세포 보호 효능을 갖는 이질풀 추출물 및 이를 함유하는 화장료 조성물에 관한 것으로, 더욱 상세하게는 세포에 독성이 없고, 피부에 자극을 유발하지 않을 뿐만 아니라, 산화적 스트레스(OxidativeStress)로부터 세포 손상 보호 효능을 가지며, 자유 라디칼(Free Radical) 소거능을 통한 항산화 효과를 나타내는 피부 노화 방지 화장료 조성물로 사용할 수 있다.

－ 공개번호 : 10-2012-0004743, 출원인 : (주)래디안

▶ 항식중독 기능을 가진 수건 또는 행주로 유용하게 사용할 수 있는 이질풀의 추출물을 이용한 항균성 헝겊 및 이의 제조방법

본 발명은 이질풀의 추출물, 바람직하게는 열수 추출물을 헝겊에 염색시켜 항균성을 보유하도록 한 항균성 헝겊을 제공한다. 이와 같은 본 발명에 따른 항균성 헝겊은 병원성 세균, 특히 식중독균에 대하여 항균성을 가지고 있어 행주나 수건으로 사용할 경우 행주나 수건의 감염을 예방할 수 있어 식중독 등과 세균 감염에 의한 질병을 억제할 수 있는 효과가 있다.

－ 출원번호 : 10-2005-0072929, 특허권자 : 원광대학교 산학협력단

⑥ 음식을 만들다 칼에 베었거나 긁힌 상처가 났을 때, 곪아서 염증이 생겼을 때, 상처 부위에 매실 농축액을 바르면 효과가 있다.

| 약용법 |

① 말린 매실 5g을 물 500mL에 넣고 중불에서 반이 될 때까지 달인 액을 나누어 아침 저녁으로 복용하면 효과가 있다.

② 매실주로 담가 마신다. 덜 익은 매실 열매를 같은 양의 설탕과 함께 10배 분량의 30도 소주에 담근다. 매실주는 식욕부진이나 더위를 먹었을 때 복용하면 효과가 좋다.

③ 중국에서는 익은 열매를 꿀이나 설탕에 조려서 먹기도 한다.

④ 매실 진액과 장아찌로도 만들어 먹는다.

주의사항 술을 담그거나 당침을 할 경우, 담근 지 30~40일이 지나면 열매를 건져내고 침출액만 숙성시켜야 한다. 돼지고기, 양고기, 노루고기 등은 매실과 함께 사용할 수 없다.

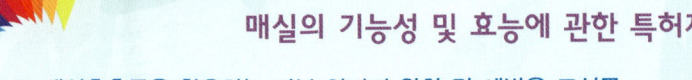

매실의 기능성 및 효능에 관한 특허자료

▶ 매실추출물을 함유하는 피부 알러지 완화 및 예방용 조성물

매실 추출물이 알러지의 주된 인자인 히스타민의 유리를 탁월하게 억제하는 것으로부터 착안하여 피부 알러지 완화를 목적으로 하는 조성물에 대한 것이다.

– 등록번호 : 10-0827195, 출원인 : (주)엘지생활건강

▶ 항응고 및 혈전용해 활성을 갖는 매실 추출물

천연물로부터 유래되어 인체에 안전할 뿐 아니라 항응고 및 혈전용해 효과가 뛰어난 매실 추출물의 유효성분을 함유하는 식품 및 의약 조성물을 제공한다.

– 공개번호 : 10-2011-0036281, 출원인 : 정산생명공학(주)

▶ 매실을 함유하는 화상치료제

본 발명은 매실의 성분을 함유하는 화상치료제에 관한 것으로서, 수포, 동통, 발적과 같은 화상으로 인한 증상을 완화시켜 손상된 피부의 치유기간을 단축시키는 역할을 한다.

– 등록번호 : 10-0775924, 출원인 : 한경동

매실나무 · 317

매실차

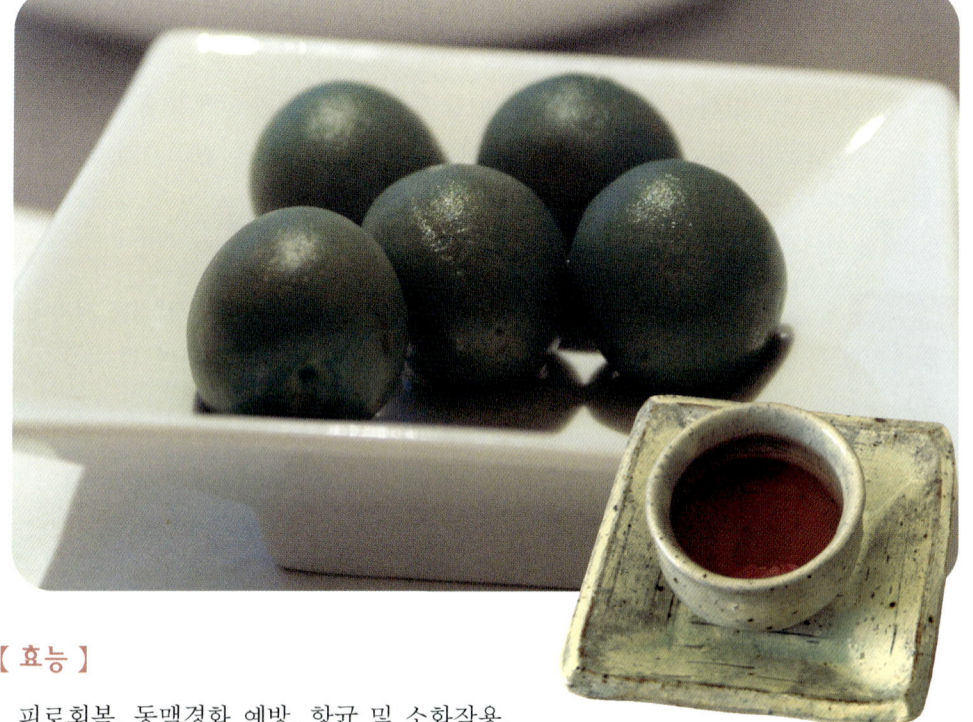

【 효능 】

피로회복, 동맥경화 예방, 항균 및 소화작용,
노화지연 효능

【 만드는 방법 】

① 매실 500g을 깨끗이 씻어서 강판에 간다.
② 즙을 내어 약불에서 천천히 저어가며 끓인다.
③ 거품이 뽀글뽀글 생길 때 불에서 내린다.
④ 기호에 따라 꿀이나 설탕을 넣어서 마신다.
⑤ 이렇게 만든 매실은 유리병에 담아 냉장보관한다.

매실주

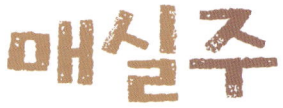

맛은 시다. 기호와 식성에 따라 꿀, 설탕을 가미하여 음용할 수 있다.
1년 이상 숙성시켜 보관할 경우에는 설탕을 가미하지 않는다.

【적용병증】

- **숙취(宿醉)** : 취기가 남아 그 후유증이 심한 경우를 말한다. 전날 술을 과음하여 이튿날이 되어도 술이 깨지 않고 몸이 잘 움직여지지 않으며 속이 쓰리고 구토가 나며 두통이 심하다. 30mL를 1회분으로 1일 1~2회씩, 7~8일 음용한다.
- **구토(嘔吐)** : 구역질을 하거나 먹은 음식을 토하는 것을 말하며, 이런 증상이 계속되면 위장장애가 심한 경우이다. 30mL를 1회분으로 1일 1~2회씩, 12~15일 음용한다.
- **차멀미** : 교통수단을 이용할 때 멀미가 나는 경우이며, 심하면 자율신경충동으로 두통, 빈혈, 구토를 하게 된다. 30mL를 1회분으로 1일 1~3회씩 음용한다.
- **기타 질환** : 거담, 늑막염, 담석증, 설사, 위경련, 피로, 혈변

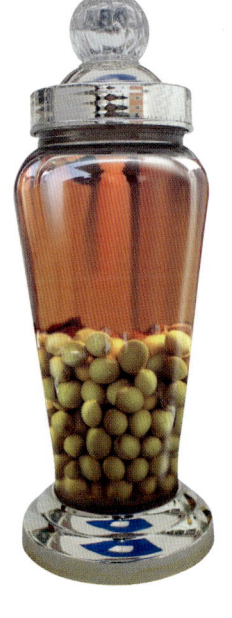

【담그는 방법】

① 약효는 덜 익은 열매에 있으므로, 주로 덜 익은 푸른 열매(속 씨는 단단해진 것)를 사용한다.
② 씻어서 물기를 제거하고 사용한다.
③ 매실 생열매 320g을 소주 3.8L에 넣고 밀봉하여 서늘한 냉암소에서 보관, 숙성시킨다.
④ 30~40일 침출한 후 찌꺼기를 걸러내고, 1년 이상 숙성시켜 사용하면 효과적이다. 생매실을 통째로 담그면 씨앗에서 유독성분이 나오기 때문에 생매실 속의 핵을 제거하고 담그거나 최대 3개월을 넘기지 말아야 한다.

【구입방법 및 주의사항】

- 시장이나 재배 농가에서 직접 구입한다.
- 위산과다인 경우에는 음용을 하지 않으며, 본 약술을 음용하는 중에 돼지고기를 금한다.
- 특히 돼지고기 양념재료로 매실청을 사용하는 경우가 많다. 하지만 이는 배합이 맞지 않으므로 피하는 것이 좋다.

▶ 소화기 질환 · **지사 · 정장** · 목본

산당화(명자꽃)

- ● 학 명 : *Chaenomeles speciosa* (Sweet) Nakai
- ● 과 명 : 장미과
- ● 이 명 : 중국목과(和木瓜), 목과실(木瓜實), 가시덱이
- ● 생약명 : 목과(木瓜), 명사(榠樝)
- ● 생육지 : 야산의 양지 자생
- ● 개화기 : 4~5월
- ● 채취기 : 가을
- ● 용 도 : 약용, 관상용
- ● 약 효 : 구토, 지사, 이질, 각기, 수종

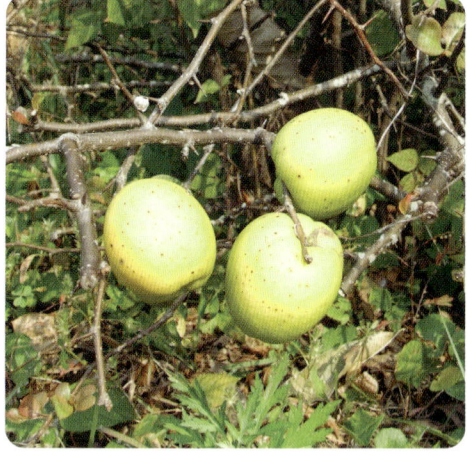

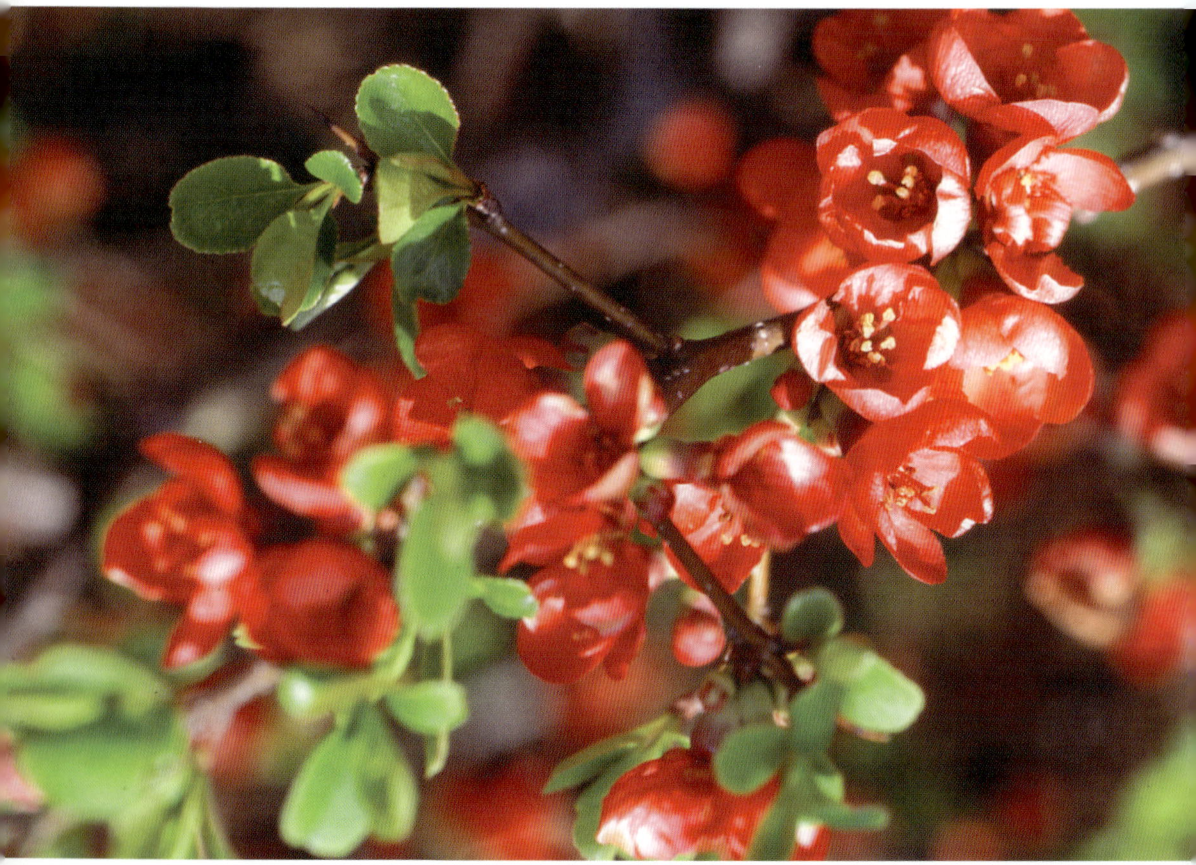

| 생김새와 특징 | 산당화(명자꽃)는 낙엽활엽 관목으로, 키는 1~2m이다. 줄기 밑부분이 반 정도 눕고(풀명자는 땅 가까이 눕는다) 나무껍질은 암자색이며, 대부분의 가지 끝이 가시로 변한다. 잎은 타원형이며 어긋나고 가장자리에 톱니가 있으며 길이는 4~8㎝이다. 암수한그루로서 꽃은 4~5월에 흰색, 분홍색, 홍자색 등 다양한 색상으로 피고, 암꽃과 수꽃이 따로 핀다. 수술은 30~50개이며, 암술대는 5개로, 밑부분에 털이 있다. 타원형으로 생긴 열매는 크기가 10㎝ 정도로, 9~10월의 가을에 누런 황색으로 익는다. 표면이나 모양이 모과와 같은 느낌이 난다.

열매는 신맛이 나는 향기가 강하여 방향제로도 쓰이며 약용과 식용으로도 사용한다. 유사종으로 풀명자(*Chaenomeles japonica*)가 있는데, 애기명자나무라고도 부르며 키와 열매가 모두 산당화(명자꽃)보다 작다. 산당화는 중국 원산으로, 우리나라와 중국 등지에 분포한다. 우리나라에서는 경기도와 남부지방의 야산, 양지바른 곳에서 많이 자란다. 오래전부터 마당이나 집 주변에 관상용으로 심었는데, 꽃이 아름다워 여자들이 바람이 난다고 해서 집 안에 심는 것을 금기시하기도 했다.

| 성품과 맛 | 맛은 시고 떫으며 성질은 따뜻하다.

| 사용 부위 | 열매.

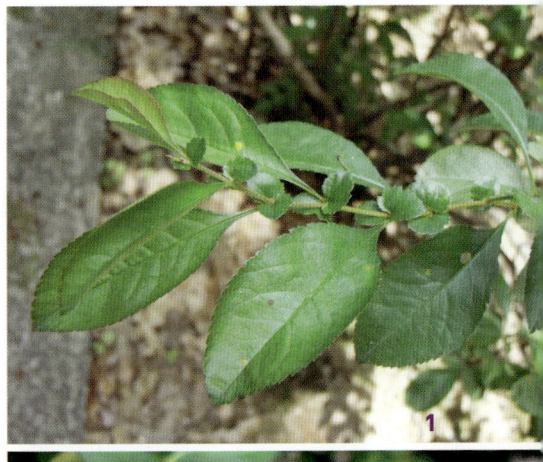

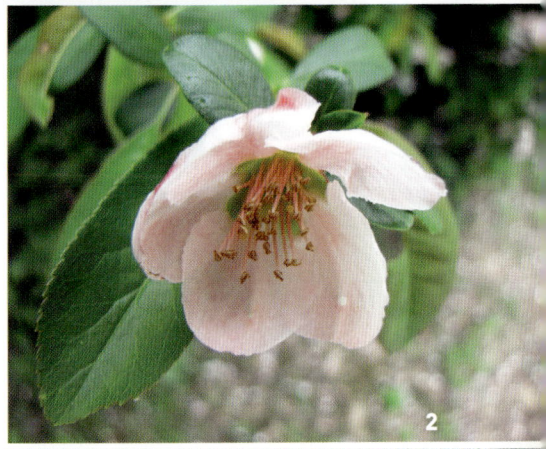

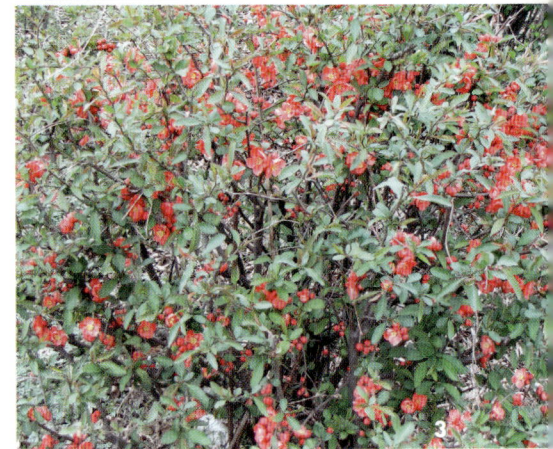

❶ 산당화_ 잎 ❷ 산당화_ 분홍색 꽃
❸ 산당화_ 수형

산당화(명자꽃) • 321

| 작용 부위 | 비(脾), 간(肝) 경락.

| 성분 | 사포닌(saponin), 비타민 C, 플라보노이드(flavonoid), 사과산, 구연산, 주석산, 타닌, 시안화수소산(hydrocyanic acid) 등.

| 채취와 조제 | 가을(9~10월)에 익은 열매를 채취하여 끓는 물에 5~10분간 삶은 후 햇볕에 말려서 사용한다.

| 효능 주치 |

① 구토, 근육경련, 지사, 이질, 류머티즘성 마비, 각기, 수종(水腫) 등을 치료한다.

② 거풍, 평간, 건위의 효능이 있다.

③ 지해, 주독, 토사곽란의 치료에 효과가 있다.

④ 생목이 오르는 것을 치료한다.

| 약용법 |

① 산당화(명자꽃) 열매 말린 것 5~15g을 1일량으로 900mL의 물에 넣고 중불에서 서서히 반으로 달여서 하루 2~3회 매 식후 복용한다.

② 각기(脚氣)에는 말린 열매를 하루에 5g씩 끓여 먹으면 효과가 있다.

③ 술로 만들어 마셔도 좋다. 채취한 열매를 생것 그대로 사용하거나 반으로 쪼개어 사용하며, 큰 것은 사등분해서 사용한다. 피로를 풀어주고 정기를 돕는 효력이 있다.

④ 근육통에는 말린 열매 4~6g을 물 300~400mL에 넣고 약한 불로 서서히 달여서 아침저녁으로 2~3회씩 3~4일 복용하면 된다.

주의사항 맛이 시기 때문에 과식하면 치아와 골격이 손상되므로 주의해야 한다.

산당화(명자꽃)의 기능성 및 효능에 관한 특허자료

▶ 항산화 효과 등이 있는 산당화 추출물을 함유하는 화장료 조성물

본 발명은 산당화 추출물 및 이를 주요 활성성분으로 함유하는 화장료 조성물에 관한 것으로서, 좀 더 구체적으로는 장미과의 낙엽관목인 산당화의 줄기와 꽃의 추출물을 활성성분으로 0.001 내지 30.0 중량%를 함유하는 것을 특징으로 하는 항산화 효과, 주름 방지 효과, 여드름 방지 효과, 자극완화 효과가 우수한 화장료 조성물에 관한 것이다.

– 공개번호 : 10-2008-0103890, 출원인 : (주)코스트리

산당화주(명자주)

맛은 시고 떫다. 기호와 식성에 따라 꿀, 설탕을 가미하여 음용할 수 있다.

【적용병증】

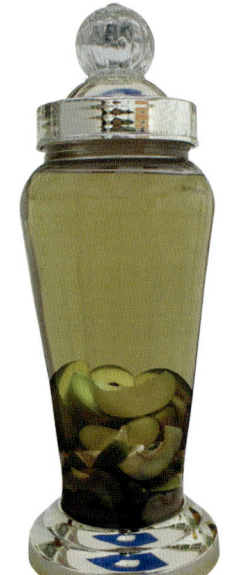

- **곽란(霍亂)** : 주로 여름철에 음식을 잘못 먹고 체해서 토하거나 설사를 하게 되는 급성위장병이다. 30mL를 1회분으로 1일 1~2회씩, 6~7일 음용한다.
- **장염(腸炎)** : 이급후중(裏急後重)이나 만성장염을 통틀어 장염이라 한다. 주로 설사가 심한 경우이다. 30mL를 1회분으로 1일 2~3회씩, 12~15일 음용한다.
- **장출혈(腸出血)** : 장(腸)에서 나는 출혈로, 변의 색깔이 검다. 장암이나 십이지장궤양도 같은 색의 변을 본다. 30mL를 1회분으로 1일 1~2회씩, 12~15일 음용한다.
- **기타 질환** : 건위, 위염, 복통, 설사, 피로, 해수

【담그는 방법】

① 약효는 열매에 있으므로, 주로 열매를 사용한다.
② 가을(9~10월)에 익은 열매를 채취한다. 채취한 열매는 깨끗이 씻어 물기를 제거한 다음, 작은 열매는 반으로, 큰 열매는 사등분으로 쪼개어 사용한다.
③ 열매 생것으로 약 270g을 소주 3.8L에 넣고 밀봉하여 서늘한 냉암소에서 보관, 숙성시킨다.
④ 3~4개월 침출한 다음 찌꺼기를 걸러낸 후 2~3개월 더 숙성하여 음용하면 향미(香味)가 좋아진다.

【구입방법 및 주의사항】

- 약재상에서 구입하거나 산지(産地), 재배지에서 구입하여 사용한다.
- 오래 음용해도 해롭지는 않으나 치유되는 대로 중단한다.
- 본 약술을 음용하는 중에 가리는 음식은 없다.

산당화(명자꽃) · 323

▶ 소화기 질환 · **지사 · 정장** · 목본

인동덩굴

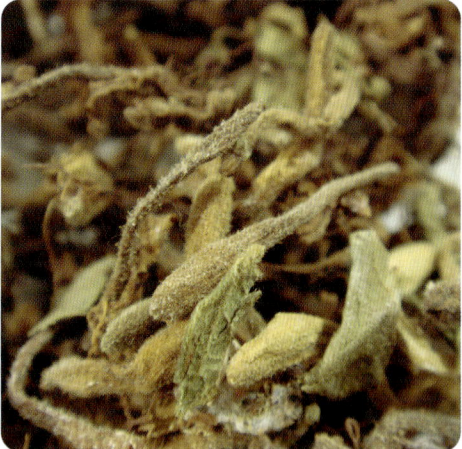

- **학 명** : *Lonicera japonica* Thunb.
- **과 명** : 인동과
- **이 명** : 인동(忍冬), 인동초(忍冬草), 인동화(忍冬花)
- **생약명** : 금은화(金銀花: 꽃봉오리), 인동등(忍冬藤: 줄기 와 잎), 은화자(銀花子: 열매)
- **생육지** : 산기슭, 들판 자생
- **개화기** : 6~7월
- **채취기** : 6~7월(꽃봉오리), 가을~겨울(줄기와 잎)
- **용 도** : 약용, 관상용, 식용
- **약 효** : 화농성 질환, 염증, 해열, 해독, 소종, 이질, 수렴, 이뇨, 근골동통, 황달, 장염

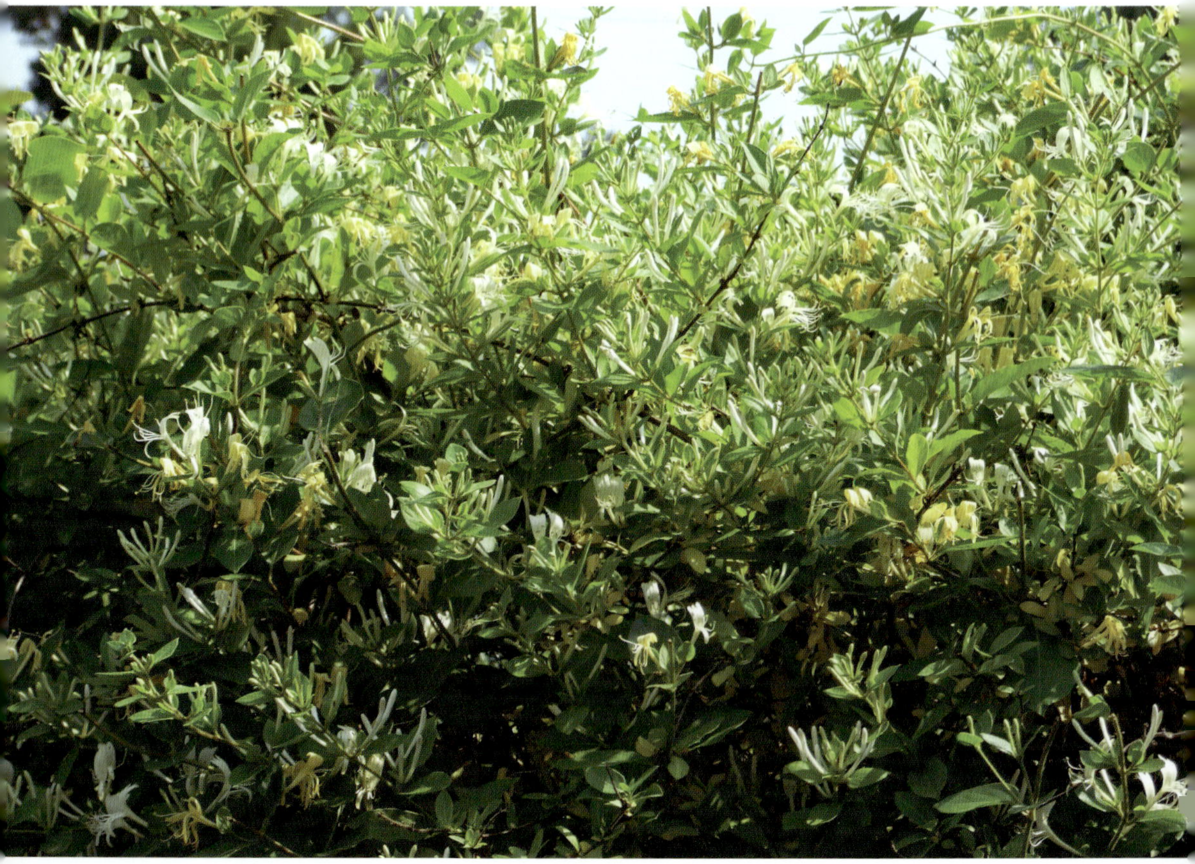

| 생김새와 특징 | 인동덩굴은 반상록활엽 덩굴성 관목으로, 높이는 3~4m에 이른다. 덩굴 줄기가 다른 물체의 오른쪽으로 감아 올라가며, 덩굴줄기는 속이 비어 있고 어린 가지 에는 짧은 털이 밀생하여 있다. 잎은 난원형 또는 긴 달걀형이며 서로 어긋나고 잎자루 는 짧은 편이다. 잎 끝은 뾰족하고 밑부분은 둥글거나 심장형에 가깝다. 잎 가장자리에 는 부드러운 털이 나 있다. 꽃은 6~7월 잎겨드랑이에서 흰색으로 피어 점차 황금색으 로 변해간다. 꽃잎은 5㎝쯤 되는 입술 모양이며 좌우대칭을 이룬다. 열매는 9~10월에 검은색으로 익는다.

반상록성으로서 겨울을 참고 견딘다고 하여 인동(忍冬)이라는 이름이 붙었으며, 그 줄 기와 잎은 인동등(忍冬藤)으로 부른다. 또한 흰색과 황금색 꽃이 함께 피는 것처럼 보 여 금은화(金銀花)라고도 부른다. 우리나라를 비롯해 대만, 중국, 일본에 분포하는 인 동덩굴은 우리나라 전역의 산에서 자란다. 800m 이하의 양지바른 산기슭이나 들판의 숲 가장자리, 임도 주변에서 잘 자란다.

| 성품과 맛 | 인동등과 금은화 모두 맛은 달고 성질은 약간 차다. 독은 없다.

| 사용 부위 | 꽃봉오리(금은화), 덩굴줄기와 잎(인동등), 열매(은화자).

| 작용 부위 | 금은화는 심(心), 폐(肺), 위(胃) 경락, 인동등은 심(心), 폐(肺) 경락.

| 성분 | 루테올린(luteolin), 이노시톨(inositol), 사포닌(saponin), 타닌(tannin), 리니세린 (linicerin), 플라보노이드, 알칼로이드 등.

| 채취 및 조제 | 6~7월, 꽃이 피기 전에 꽃봉오리(금은화)를 채취하여 그늘에 말려서 사용 한다. 장기간 보관할 필요가 있을 때는 불순물을 제거하고 약한 불에 흑갈색이 될 정 도로 볶아서 저장하여 사용한다. 덩굴줄기와 잎(인동등)은 가을~겨울에 채취하여 햇 볕에 말린 후 썰어서 사용한다. 열매(은화자)는 10~11월에 채취하여 햇볕에 말린 후 볶아서 사용한다.

| 효능 주치 |

① 인동덩굴 꽃봉오리를 말린 것은 금은화(金銀花)라고 하여 장티푸스균, 녹농균, 포도

동의 보감 원문

性微寒味甘無毒主寒熱身腫熱毒血痢療五尸. 處處有之莖赤紫色宿者有薄白皮膜 其嫩莖有毛花白蘂紫十二月採陰乾. 此草藤生蔓繞古木上其藤左纏附木故名爲左 纏藤凌冬不凋故又名忍冬草花有黃白二色故又名金銀花. 一名老翁鬚草一名鷺鷥 藤又名水楊藤其藤左纏花五出而白微香體帶紅色野生蔓延. 今人用此以治癰疽熱 盛煩渴及感寒發表皆有功.

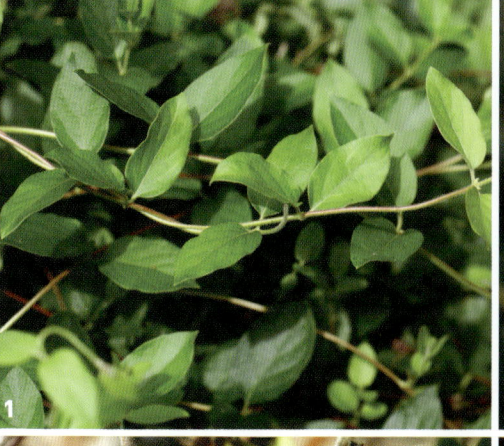
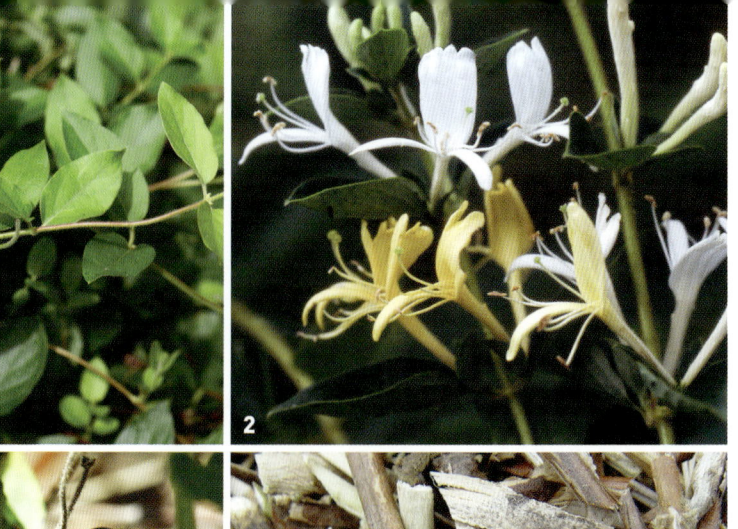
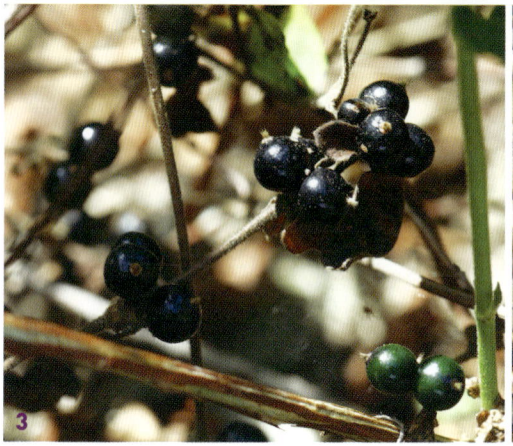
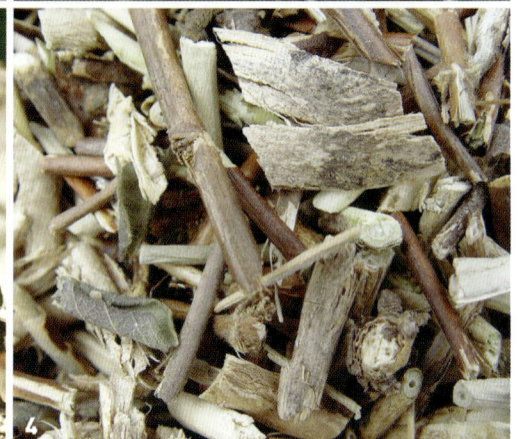

❶ 인동덩굴_ 잎 ❷ 인동덩굴_ 꽃봉오리와 꽃 ❸ 인동덩굴_ 열매 ❹ 인동덩굴_ 건조한 줄기와 잎

상균 등 세균을 억제하는 효과가 커 화농성 질환, 각종 염증 등의 치료제로 사용한다.

② 또한 금은화는 해열, 해독, 종독, 세균성 적리, 장염, 이하선염, 치루 등의 치료에도 쓰인다.

③ 인동덩굴 줄기와 잎을 말린 것은 인동등(忍冬藤)이라고 하여 청열, 해열, 열독, 창독, 전염성 간염, 근골동통, 방광염 등을 치료하는 데 사용한다.

TIP

[인동차]

1. 겨울에 인동덩굴 잎을 따서 깨끗이 씻어 끓는 물에 살짝 데친 것을 잘게 썰어 그늘에 2~3일간 말린다.

2. 말린 인동덩굴 잎을 솥에 넣고 약한 불에 바삭바삭해질 때까지 볶는다.

3. 이와 같이 준비한 것을 끓인 물에 조금씩 넣어 따뜻하게 해서 수시로 마신다. 맛이 달고 건강에도 좋다.

④ 인동덩굴 열매는 은화자(銀花子)라고 하며 청열, 청량, 해독, 거습열, 장풍, 적리를 치료한다.

| 약용법 |

① 1일량으로 인동등(줄기와 잎) 생것 150g(말린 것은 30g)을 900mL의 물에 넣고 반량이 되도록 달여서 매 식후 1컵씩(150mL) 마신다. 해열과 이뇨작용을 하며 고열, 더위 먹은 데, 급성 간염, 감기, 심한 종기를 치료하는 데 효과적이다. 또한 입안 염증, 곪은 상처에는 말린 인동등을 달인 액을 바른다.

② 각종 염증이나 화농성 질환에는 1일량으로 말린 금은화(꽃봉오리) 20g을 600mL의 물에 넣은 후 반량이 되도록 달여서 아침저녁으로 식후에 1컵씩(150mL) 마신다. 장염과 이질을 치료하고 임파선 종양, 후두염, 기침감기, 땀띠, 치질을 개선하는 데 효과적이다.

③ 민간요법에서는 각종 종기, 창독(瘡毒), 부스럼 등이 났을 때, 금은화나 인동등을 채취하여 1일량으로 생것은 100~150g, 말린 것은 40~50g을 600mL의 물에 넣고 열탕으로 반량이 되도록 달여서 하루 3회, 식후에 복용한다.

④ 인동덩굴 잎을 이용해 차를 만들어 복용한다.

주의사항 성미가 차기 때문에 비위가 냉하여 변이 무른 사람은 신중하게 사용해야 한다.

인동덩굴의 기능성 및 효능에 관한 특허자료

▶ 인동 추출물을 유효성분으로 포함하는 항염증 의약조성물

본 발명은 인동 추출물 및 꾸지나무 추출물을 유효성분으로 포함하는 염증 및 통증의 경감 또는 치료를 위한 의약 조성물에 관한 것이다. 본 발명의 의약조성물은 예를 들어 기관지염, 천식, 만성폐쇄성폐질환, 호흡기계 염증성 질환, 류마티스성 관절염, 골관절염, 퇴행성 관절염, 다발성 관절염, 급성염증, 알러지성 염증, 건선 등의 피부질환, 요통, 발치 후 동통, 두통, 수술 후 통증 및 염증, 치통, 생리통 등 소염 진통 효과를 필요로 하는 각종 질병의 치료에 사용될 수 있다.

　　　　　　　　　　　　　　　　　　　　　　　　　- 공개번호 : 10-2012-0039610, 출원인 : (주)파마킹, 강원대학교 산학협력단

▶ 성장호르몬 분비 촉진 활성이 뛰어난 인동 추출물, 이의 제조방법 및 용도

본 발명의 인동초 추출물은 강력한 성장호르몬 분비 촉진 활성을 나타냄은 물론, 천연 약재로서 안전성이 확보되어 있으므로 성장호르몬 분비 촉진제용 의약품, 화장품 및 식품 등으로 유용하게 사용될 수 있다.

　　　　　　　　　　　　　　　　　　　　　　　　　　　　　- 공개번호 : 10-2005-0005633, 출원인 : (주)엠디바이오알파

인동꽃차

【 효능 및 꽃의 이용 】

인동꽃차는 향기가 좋으며 이질, 장염, 임파선종, 각종 종기 치료에 좋다. 덩굴로 자라는 인동덩굴은 처음에는 희게 피었다가 시일이 지남에 따라 노랗게 변한다. 그래서 금은화라는 예쁜 이름을 지니고 있다. 이 인동덩굴은 모진 겨울을 이기고 꿋꿋이 자라나는 기특한 식물로, 노옹수, 금채고라는 별명이 있다. 꽃을 술로 담가 아침저녁 반주로 30mL씩 한 잔 정도를 마시면 식욕 증진을 비롯하여 냉증, 생리통, 고혈압, 건위, 피로회복에 좋다.

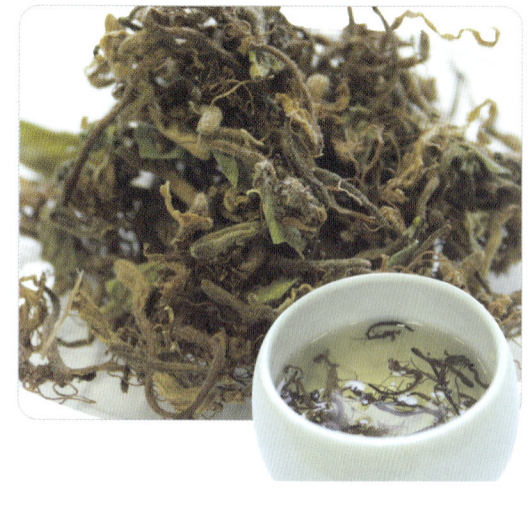

인동의 꽃에는 이노시톨, 루테올린, 타닌 등이 함유되어 있다. 진한 향기가 나는 꽃차로 맛이 아주 좋고 달콤함이 느껴진다.

【 채취 방법 】

봉오리에서 바로 핀 꽃을 선택한다.

【 꽃차 만드는 방법 】

① 꽃을 수확하여 암술과 수술을 제거하고 깨끗이 씻어 말린다.

② 그늘에 말려 방습제를 넣은 밀폐용기에 보관하면서 이용한다.

③ 찻잔에 꽃 3송이 정도를 넣고 끓는 물을 부어 1~2분 후 마신다.

【 차로 마신 후 꽃 이용법 】

차로 한 번 마신 인동꽃차는 재탕하여 마신다.

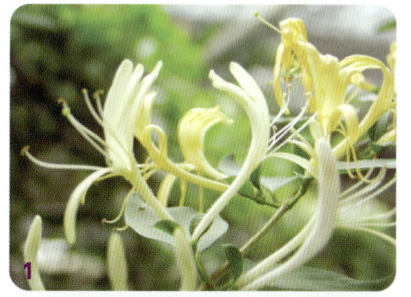

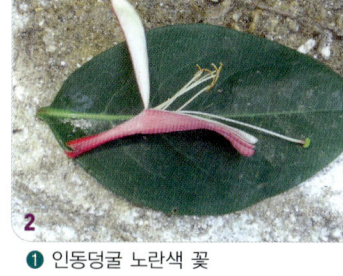

❶ 인동덩굴 노란색 꽃
❷ 인동덩굴 붉은색 꽃과 잎

인동덩굴주

맛은 달다. 기호와 식성에 따라 꿀, 설탕을 가미하여 음용할 수 있다.

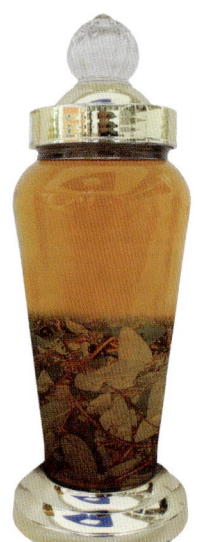

【적용병증】

- **충수염(蟲垂炎)** : 맹장염과 같은 말이다. 맹장 끝에 붙어 있는 가느 다란 관 모양의 중앙돌기에 염증이 생겨 오른쪽 복부 아래에 통증을 일으키는 증세이다. 그러나 만성의 경우는 다음의 처방이 적합하다. 30mL를 1회분으로 1일 1~2회씩, 7~10일 음용한다.
- **방광염(膀胱炎)** : 방광 속 점막에서 생기는 염증으로, 오줌이 자주 마렵고 참지 못하며 아랫배가 묵직하다. 30mL를 1회분으로 1일 1~2회씩, 5~10일 음용한다.
- **혈변(血便)** : 변에 혈액이 묻어 나오는 경우이다. 소장과 대장 또는 항문 질환 등의 증상으로 발전한다. 30mL를 1회분으로 1일 1~2회씩, 5~7일 음용한다.
- **기타 질환** : 관절통, 근골통, 매독, 열독증, 이하선염, 타박상, 통풍

【담그는 방법】

① 약효는 덩굴줄기와 잎(인동등), 꽃봉오리(금은화)에 있으며 약술로 담글 때는 주로 인동등을 쓴다.
② 인동등은 가을부터 겨울 사이에 채취하여 햇볕에 말려 사용한다.
③ 말린 인동등 200g을 소주 3.8L에 넣고 밀봉하여 서늘한 냉암소에서 보관, 숙성시킨다.
④ 4~6개월 침출한 다음 찌꺼기를 걸러내고 보관, 음용한다. 또는 찌꺼기를 걸러낸 후 2~3개월 더 숙성하여 음용하면 향미(香味)가 좋아진다.

【구입방법 및 주의사항】

- 약재상에서 구입할 수 있으며, 산지(産地)에서 직접 채취하여 사용할 수 있다. 전국 각지의 산기슭이나 들판에서 잘 자란다.
- 치유되는 대로 중단한다.
- 본 약술을 음용하는 중에 가리는 음식은 없다.

제4장
순환기 질환

인체의 모든 장기와 조직 들은 항상 물질대사를 하고 있기 때문에 소화기관에서 흡수한 영양분과 호흡기관에서 교환된 산소를 신체 내의 모든 조직에 공급하고, 각 조직에서 발생된 노폐물과 CO_2는 폐와 신장을 통해 체외로 내보낸다. 이러한 영양물과 산소, 노폐물과 CO_2 등을 수송하는 데는 매개체인 액체 성분을 필요로 하게 되고 그 액체를 수송할 관이 형성되어 있어야 한다. 인체 내에 존재하는 액체를 수송하는 역할을 하는 것을 순환계 또는 맥관계라 한다. 순환계는 혈액을 운반하는 혈관계와 림프액을 운반하는 림프계로 구성된다. 혈관계는 혈액순환의 중추적 펌프 역할을 하는 심장, 영양물과 산소를 신체 여러 곳에 운반하는 동맥, 노폐물과 CO_2를 체외로 배출하기 위하여 운반하는 정맥으로 구성되며 동맥과 정맥은 모세혈관에 의해 연결되어 있다. 림프계는 모세림프관에서 시작하여 림프관, 림프절과 림프성 조직을 거쳐 정맥으로 유입되는 일련의 계통이다.

혈액은 전신을 순환하면서 모든 조직에 여러 가지 물질을 공급해야 하기 때문에 그 주된 기능은 운반이며 그 외에도 호흡가스 운반, 영양물질 운반, 노폐물 운반, 세포 생산물의 운반, 항상성 유지, 생체 보호작용, 체액의 다량 손실 방지 기능을 한다.

고혈압 : 고혈압이란 보통 수축기 혈압이 160mmHg 이상, 확장기 혈압이 95mmHg 이상인 경우를 말한다. 혈압이 높으면 두통 외에도 어지럼증, 심계항진(가슴이 두근거리는 것), 피로 등이 나타나기도 한다. 고혈압에 의해 동맥경화가 진행되면 비출혈(코피), 혈뇨, 어지럼증, 시야 흐림 등이 나타나며 심부전에 의한 협심증, 호흡곤란 등의 증상이 나타나기도 한다. 특히 당뇨병과 동반되는 고혈압의 경우를 조심하여야 하는데, 당뇨병이 있는 사람이 혈압이 높으면 당뇨병의 미세혈관 합병증과 대혈관 합병증을 촉발하거나 심하게 할 수 있기 때문에 고혈압을 치료하는 것이 매우 중요하다.

▶ 꿀풀 / 메꽃 / 메밀 / 미나리 / 천마 / 토마토 / 겨우살이 / 뽕나무

동맥경화 : 어떤 원인에 의해서 혈관 내벽이 두꺼워지고 석회가 침착되어 혈관에 석회가 끼게 되면 탄력을 잃고 좁아져 혈관이 터지거나 혈액순환에 방해를 받게 된다. 지질대사 장애가 중요한 원인으로 작용하나 고지혈증, 고혈압, 비만증 등을 주된 촉진 인자로 보고 있다. 그 밖에 당뇨병, 운동부족, 정신적 긴장 등도 동맥경화를 유발하는 원인으로 본다. 증상은 어느 장기의 동맥이 더 많이 굳어졌는가에 따라 차이가 있다.

심장동맥경화(관상동맥경화)일 때에는 심장부의 통증을 주 증상으로 하는 협심증, 심근경색증을 일으킬 수 있고, 뇌동맥경화증일 때에는 두통, 기억력 장애, 이명이 있으며 머리가 몹시 아프다. 또 말초동맥경화증일 때에는 팔다리가 저리고 땀이 적게 나며 감각이 달라지면서 걸음을 오래 걸으면 다리나 장딴지가 아파 오며 더 이상 걸음을 걷기가 힘들어진다.

▶ 해바라기 / 돈나무

심장병 : 심장병은 운동한 다음, 술을 마신 후, 걱정거리가 있어서 긴장될 때, 불안과 공포, 정신적 긴장(심장 신경증 등), 심장 질환(허혈성 심장병 외) 등의 원인으로 생긴다. 전혀 증상이 없는 경우도 있고 가슴이 답답하거나 가슴이 죄어지는 듯하다. '지금 바로 죽는 것은 아닌가?'하는 공포감에 사로잡히고 안절부절못한다. 한밤중에 자다가 갑자기 심장이 답답하고 심하게 두근거리며, 얼굴이 창백해지고 손발이 차가워지고, 호흡곤란에 빠지는 등 원인에 따라 갖가지 증상이 나타난다.
증상이 나타났을 때 맥박을 재어보면 강약이 있거나, 맥의 세기가 불규칙하다. 부정맥 증상이 있을 때에는 자가진단을 하는 것은 위험하다. 반드시 전문가에게 심전도나 '홀터심전도' 등의 진찰을 받아야 한다.

▶ 복수초 / 은방울꽃 / 수국

중풍 : 중풍은 뇌출혈, 지주막하 출혈, 뇌혈전 등에 의한 뇌혈관 장애로 일어나며 음주, 흡연, 정신적 스트레스, 과로, 오한, 고혈압, 심장병 등이 원인이다. 중풍은 갑자기 심한 두통이 찾아오면서 의식을 잃고 반신불수가 되어 구토, 경련을 일으키는 병이다. 다만 소뇌로 출혈된 경우이거나 경증인 경우에는 의식이 확실하다. 지주막하 출혈은 갑자기 심한 두통과 구역질이 나타나고 의식을 잃을 수도 있다. 뇌혈전의 증상은 대부분 갑자기 나타나는 것이 아니라 몇 시간에 걸쳐 서서히 나타난다. 먼저 손발이 마비되고 말을 하지 못하며 일반적으로 두통이 생기지만 의식을 잃는 경우는 거의 없다.
중풍은 빠른 시간 내에 의사의 진찰을 받아 치료해야 한다. 치료는 주로 지혈제나 항응고제 같은 약물 요법으로 행한다. 의사의 판단에 따라 수술을 하기도 하며, 의료기술이 발달하여 예전에는 사망할 만한 경우도 요즘에는 충분히 살릴 수가 있다.

▶ 식방풍(갯기름나물) / 천남성 / 형개

지혈 : 혈액은 산소의 운반책이다. 출혈량이 많으면 에너지와 산소부족으로 신체 각 조직은 기능부전을 일으키고 뇌빈혈을 비롯해, 쇼크 증세, 의식장애가 되며 심할 경우 사망하기도 한다. 출혈에는 체표에 출혈하는 외출혈과 체강 내나 조직 틈새 내로 출혈하는 내출혈이 있다. 출혈을 멎게 하는 방법을 지혈법이라고 하는데, 외출혈에 대한 지혈법에는 국소안정(필요 시 부목 고정)과 환부의 거상, 냉엄법(冷罨法: 찬물에 적신 천이나 차가운 성질의 약품 따위를 사용하는 찜질)을 병행하여 행한다. 지혈법에는 직접지혈법, 지압지혈법, 지혈대에 의한 지혈법 등 세 가지가 있다.

▶ 냉이 / 부추 / 쇠뜨기 / 엉겅퀴 / 할미꽃

▶ 순환기 질환 · **고혈압** · 초본

꿀풀

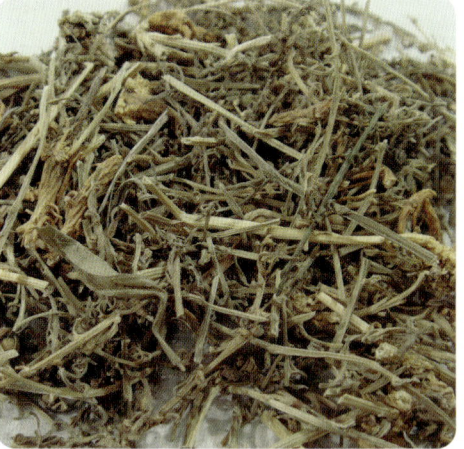

- ● 학 명 : *Prunella vulgaris* var. *lilacina* Nakai
- ● 과 명 : 꿀풀과
- ● 이 명 : 꿀방망이, 가지골나물, 양호초
- ● 생약명 : 하고초(夏枯草)
- ● 생육지 : 들판, 풀밭 자생
- ● 개화기 : 5~7월
- ● 채취기 : 여름
- ● 용 도 : 식용(어린잎), 약용(전초)
- ● 약 효 : 고혈압, 간염, 폐결핵, 유선염, 항균, 종기, 이뇨, 항암

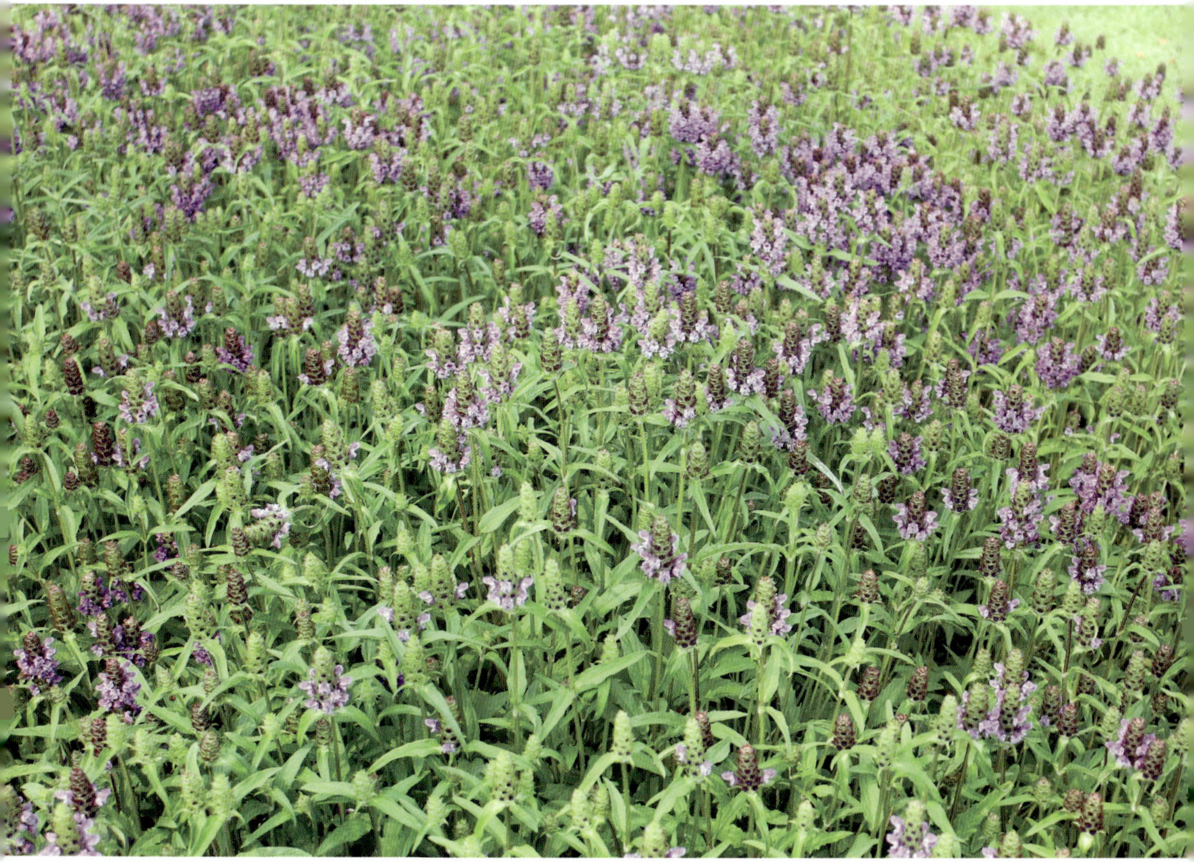

| 생김새와 특징 | 꿀풀은 숙근성 여러해살이풀로, 키는 20~30㎝이다. 전체에 짧은 흰 털이 흩어져 나 있다. 줄기는 네 개의 각이 지고 다소 뭉쳐나며 여러 대가 곧게 자란다. 잎은 마주나며 길이가 2~5㎝로, 긴 달걀 모양이다. 꽃은 5~7월에 보랏빛으로 피고 길이는 3~8㎝이며 줄기 끝에서 원기둥 모양으로 모여서 난다. 포에는 3개의 꽃이 달려 있고 가장자리에 털이 있으며 꽃받침은 5갈래로 갈라진다. 열매는 7~8월에 황갈색으로 달리고 꼬투리는 마른 채 가을에도 남아 있다.

어린잎은 식용하며 꽃을 포함한 줄기와 잎은 하고초(夏枯草)라 하여 약용한다. 하고초는 여름이면 시든다고 하여 붙여진 이름이다. 밀원식물로서 꿀을 만드는 데에 이용된다. 경남 함양에서는 매년 7월 '하고초축제'를 연다. 우리나라와 일본, 중국, 타이완, 사할린, 시베리아 남동부 등지에 분포한다. 우리나라 전국 각지의 햇볕이 잘 드는 풀

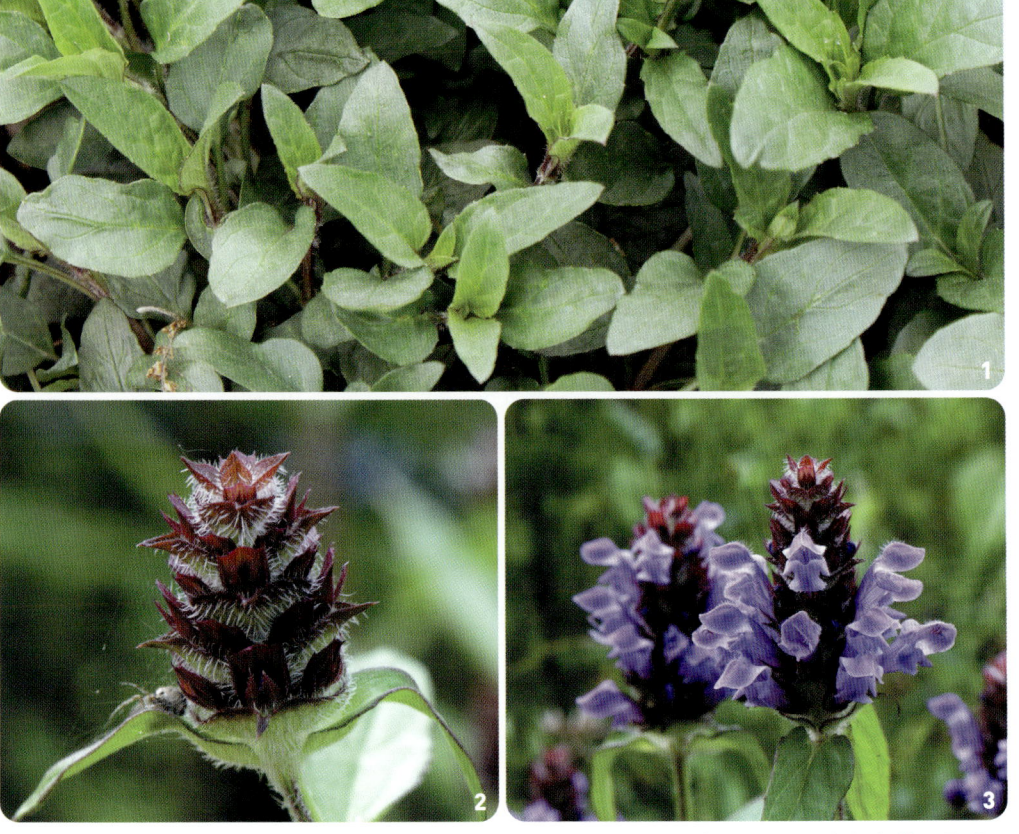

❶ 꿀풀_ 잎 ❷ 꿀풀_ 꽃이 피기 전 ❸ 꿀풀_ 꽃

꿀풀·333

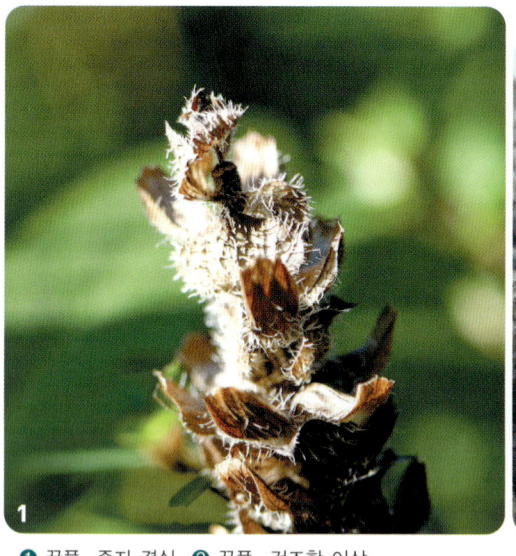 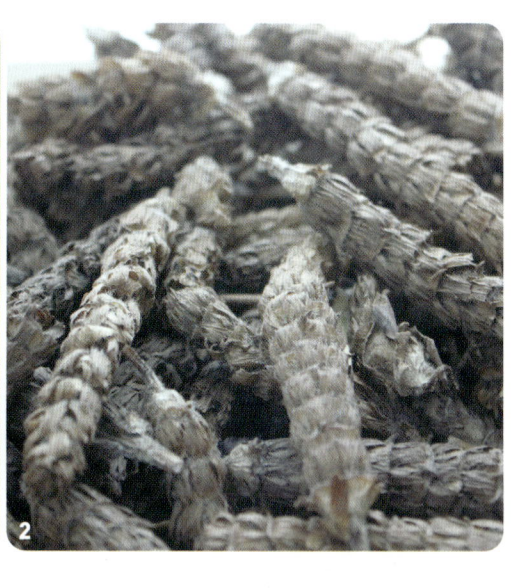

❶ 꿀풀_ 종자 결실 ❷ 꿀풀_ 건조한 이삭

밭, 들판에서 흔히 자란다.

| 성품과 맛 | 맛은 쓰고 매우며 성질은 차다. 독성은 없다.

| 사용 부위 | 지상부 전초.

| 작용 부위 | 간(肝), 담(膽) 경락.

| 성분 | 트리터페노이드 사포닌(triterpenoid saponin), 올레아놀릭산(oleanolic acid), 우르솔산(ursolic acid), 루틴(rutin), 카로틴(carotene), 타닌(tannin), 비타민 C 등.

| 채취 및 조제 | 여름에 이삭이 반쯤 말라 홍갈색을 띨 때, 이삭을 포함하는 지상부 전초를 채취하여 햇볕에 말려 사용하거나 생풀로 사용하기도 한다.

| 효능 주치 |

① 혈압강하, 이뇨, 소종(消腫) 등의 효능이 있으며 한방에서는 특히 고혈압 치료에 많이 쓰인다.

> **동의 보감 원문**
>
> 性寒味苦辛無毒主寒熱瘰癧鼠瘻頭瘡破癥散癭結氣治目疼. 處處有之冬生不凋春開白花至五月枯四月採. 月令云靡草死得金氣而生至夏火盛而死四月採陰乾. 此草稟純陽之氣得陰氣則枯有補陽厥陰血脈之功故治目疼如神者以陽治陰也.

② 급성유선염, 폐결핵, 간염, 임질, 결핵, 종기, 연주창의 치료에 효과가 있다.

③ 5대 항암식물로 불리며 간 기능이 약해졌을 때 특히 효과가 있다.

| 약용법 |

① 꿀풀의 지상부 전초 말린 것으로 1일량 10~20g을 700mL의 물에 넣고 약한 불에서 서서히 반으로 달여서 1일 2~3회 식후에 복용하거나 가루로 빻아 복용한다.

② 어린잎을 나물로 먹을 때에는 쓴맛이 강하므로 데쳐서 하루 정도 우려낸 다음 조리한다.

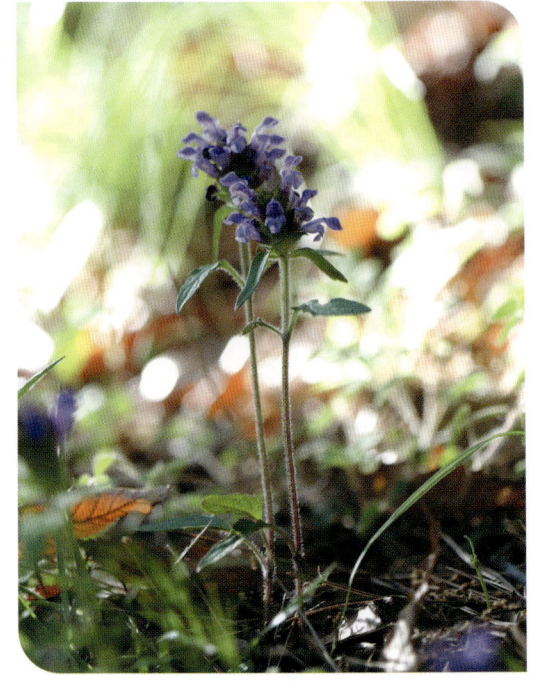

꿀풀_ 지상부 전초

주의사항 쓰고 찬 성질이 있어서 비위가 허약한 사람 또는 속이 냉한 사람은 신중하게 사용해야 한다.

꿀풀의 기능성 및 효능에 관한 특허자료

▶ **꿀풀 추출물을 함유하는 항암제 조성물**

본 발명은 꿀풀의 메탄올 추출물을 유효성분으로 함유하는 항암 조성물 및 이를 포함하는 건강식품에 관한 것이다. 본 발명에 따른 꿀풀 추출물은 자궁암, 결장암, 전립선암 및 폐암 세포주에 대한 증식 억제 활성을 나타내면서도 정상세포에는 낮은 증식 억제 활성을 가지기 때문에 상기 암 질환 치료에 큰 도움이 될 수 있으리라 기대된다.

– 공개번호 : 10-2010-0054599, 출원인 : 한국생명공학연구원

▶ 순환기 질환 · **고혈압** · 초본

메꽃

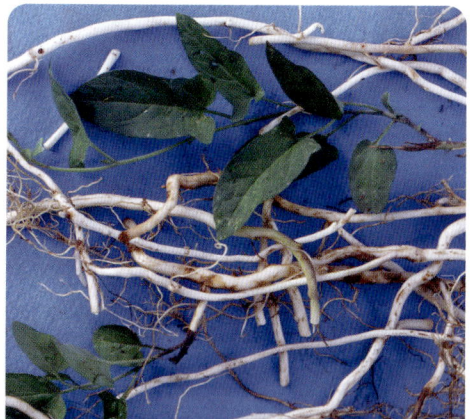

- **학 명** : *Calystegia sepium* var. *japonicum* (Choisy) Makino
- **과 명** : 메꽃과
- **이 명** : 메, 미초(美草), 근근화(筋根花), 고자화(鼓子花)
- **생약명** : 선화(旋花), 구구앙(狗狗秧)
- **생육지** : 들에 자생
- **개화기** : 6~8월
- **채취기** : 개화기
- **용 도** : 약용, 식용
- **약 효** : 고혈압, 방광염, 당뇨병, 중풍, 천식, 이뇨, 건위, 강장, 강음, 단독, 열독

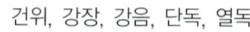

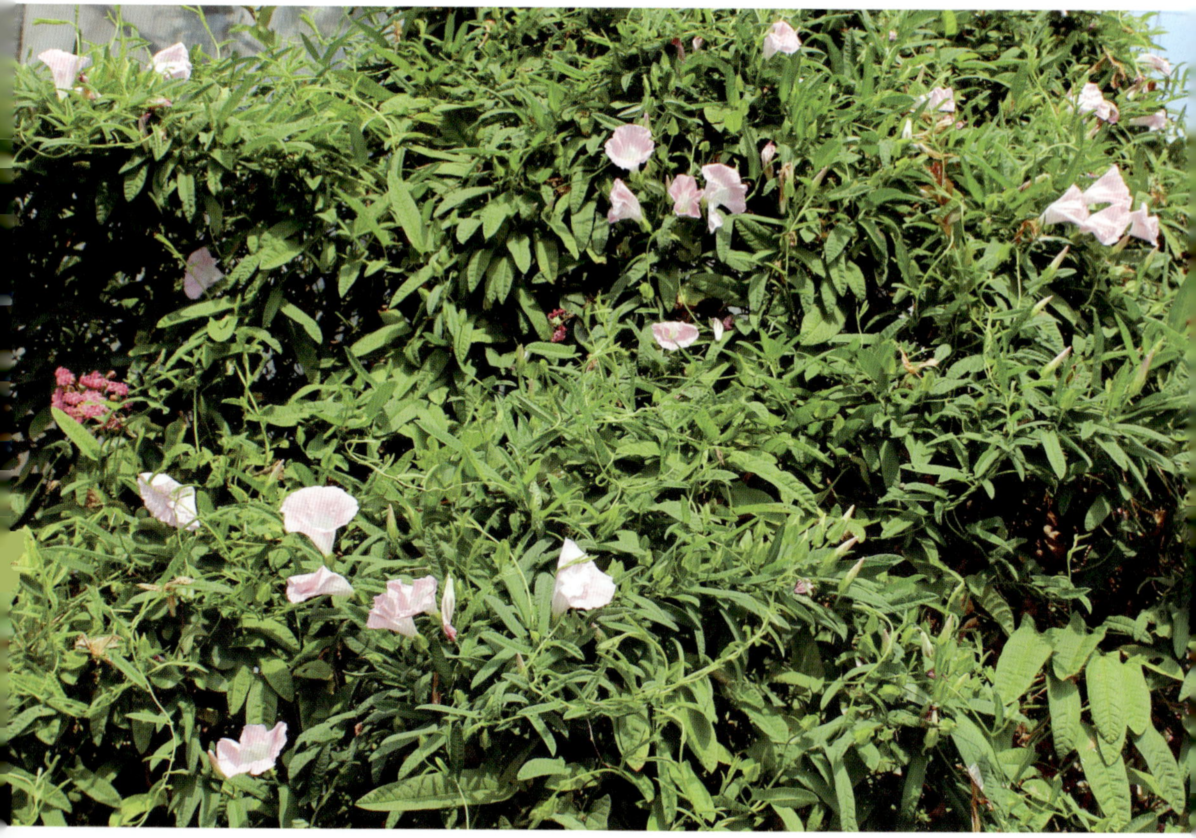

| **생김새와 특징** | 메꽃은 덩굴성 여러해살이풀로, 덩굴 길이는 1~2m로 자란다. 땅속에 있는 흰 뿌리줄기 군데군데에서 덩굴줄기가 나와서 다른 식물이나 물체를 감고 올라간다. 잎은 서로 어긋나고 양쪽 밑에 귀처럼 생긴 돌기가 있다. 잎의 끝은 뾰족하며 길이가 1~4㎝가 되는 잎자루가 있다. 꽃은 6~8월에 잎겨드랑이에서 긴 꽃줄기 끝에 1개씩 위를 향하여 핀다. 꽃은 깔때기 모양이며 연한 홍색을 띠고 지름은 5㎝ 정도이다. 수술은 5개, 암술은 1개가 있는데, 흔히 열매를 맺지 않는다.

어린순은 식용하며, 전초는 약용한다. 우리나라와 중국, 일본 등지에 분포한다. 우리나라 전국 각처의 들에서 흔히 자란다.

| **성품과 맛** | 맛은 달고 성질은 따뜻하다. 독성은 없다.

| **사용 부위** | 뿌리를 포함한 전초.

| **작용 부위** | 비(脾), 신(腎) 경락.

| **성분** | 캠페롤(kaempferol), 람노사이드(rhamnoside), 사포닌(saponin) 등.

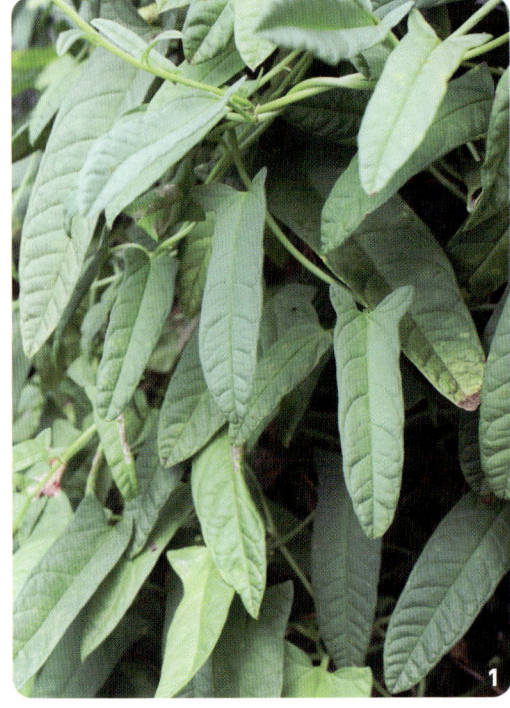

❶ 메꽃_ 잎 ❷ 메꽃_ 덩굴줄기가 다른 식물을 감고 오르는 모습

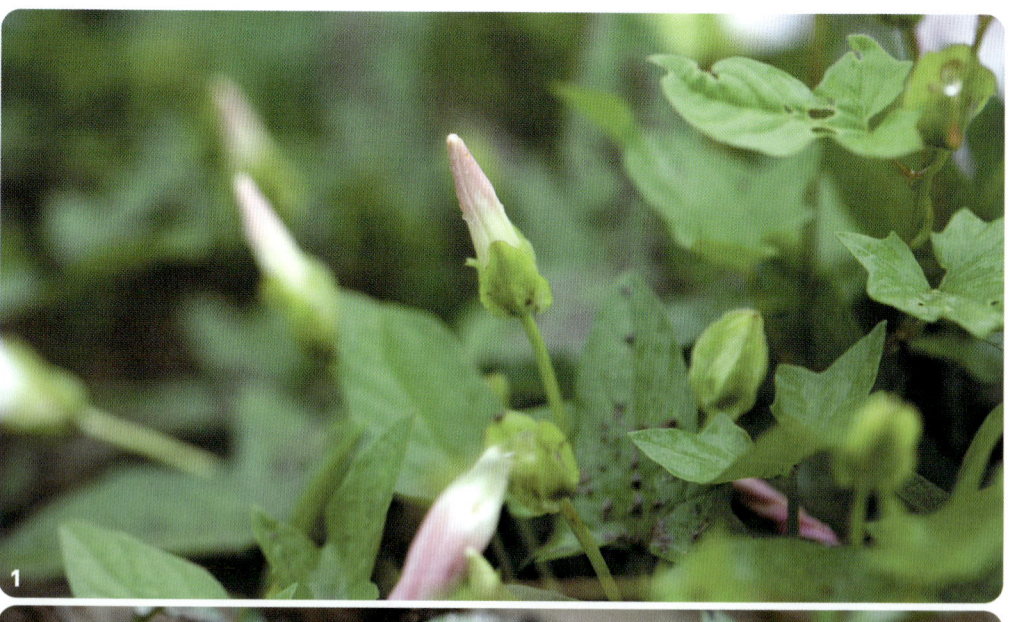

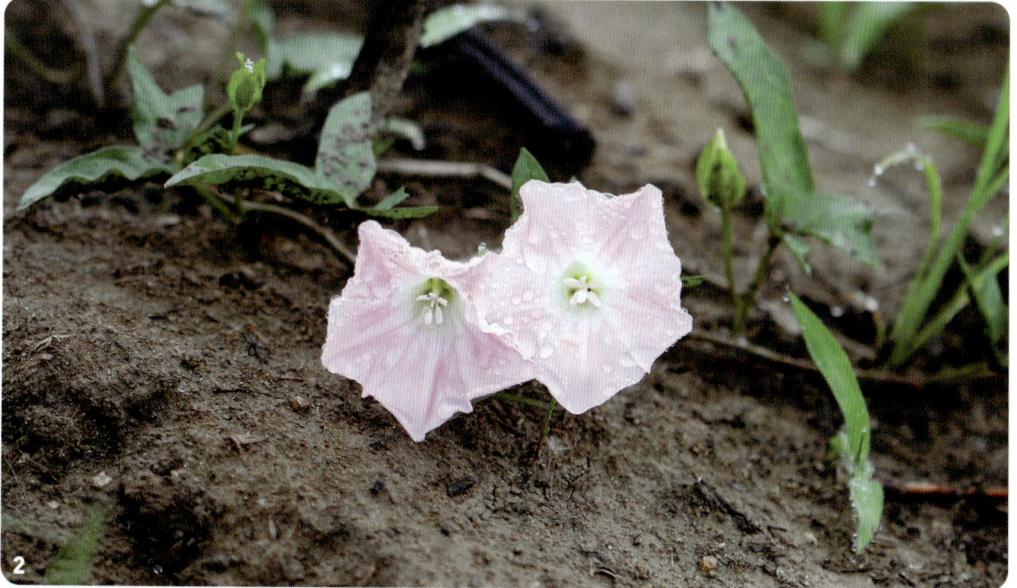

❶ 메꽃_ 꽃봉오리 ❷ 메꽃_ 꽃

동의
보감
원문

性溫味甘無毒主益氣去面皯令顔色媚好. 一名鼓子花言其形肖也五月採花陰乾.
此卽生平澤旋葍之花也蔓生葉似薯蕷而多狹長花紅白色根無毛節蒸煮堪啖味甘
美食之不飢生田野處處有之最難鋤治.

| 채취 및 조제 | 꽃이 필 무렵에 뿌리를 포함한 전초를 채취하여 햇볕에 말려서 사용하거나 생풀을 사용하기도 한다.

| 효능 주치 |

① 뿌리, 잎, 줄기 등 메꽃은 전체가 이뇨(利尿), 강장(强壯), 피로회복 등에 효능이 있으며, 특히 고혈압과 당뇨병의 치료에 좋다.

② 방광염, 타박상 등에 치료제로 쓴다.

| 약용법 |

① 말린 전초를 1일량 20~40g씩 900mL의 물에 넣고 약한 불에서 서서히 반으로 달여서 하루에 2~3회 식후에 장기 복용한다. 신선한 메꽃 생풀을 짓찧어서 생즙을 내어 복용하기도 한다.

② 지하경(땅속줄기)을 밥에 넣어 쪄 먹거나 쌀과 함께 죽을 끓여 먹으며 떡에 넣어 먹기도 한다. 또 기름에 볶거나 무침, 튀김 등으로 조리하여 식용한다.

③ 어린잎은 생식하거나 나물로 먹으며 꽃은 튀김으로 식용한다. 즙을 내어 마시기도 한다.

주의사항 특별한 주의사항은 없다.

메꽃의 기능성 및 효능에 관한 특허자료

▶ 메꽃 추출물을 유효성분으로 함유하는 당뇨병 예방 및 치료용 약학적 조성물

본 발명은 메꽃 추출물을 유효성분으로 함유하는 당뇨병 예방 및 치료용 약학적 조성물에 관한 것으로, 보다 상세하게는, 메꽃 추출물이 유의하게 α-글루코시다제 활성저해 효과를 나타내므로, 당뇨병 예방 및 치료용 약학적 조성물 또는 상기 목적의 건강식품 조성물로 유용하게 사용될 수 있다.

– 공개번호 : 10-2014-0125594, 출원인 : (주)화평디엔에프

▶ 메꽃 추출물 및 산약 추출물을 포함하는 혈당 강하용 조성물

본 발명은 메꽃 및 산약(마) 추출물을 유효성분으로 함유하는 당뇨병 예방 및 치료용 약학적 조성물에 관한 것으로, 산약 및 메꽃 등을 혼합하였을 경우, 상기 추출물을 단독으로 사용하였을 경우보다 현저하게 높은 α-글루코시다제 활성저해 효과를 나타내므로, 상기 혼합물은 당뇨병 예방 및 치료용 약학적 조성물 또는 상기 목적의 건강식품 조성물로 유용하게 사용될 수 있다.

– 공개번호 : 10-2014-0131049, 출원인 : (주)화평디엔에프

▶ 순환기 질환 • **고혈압** • 초본

메밀

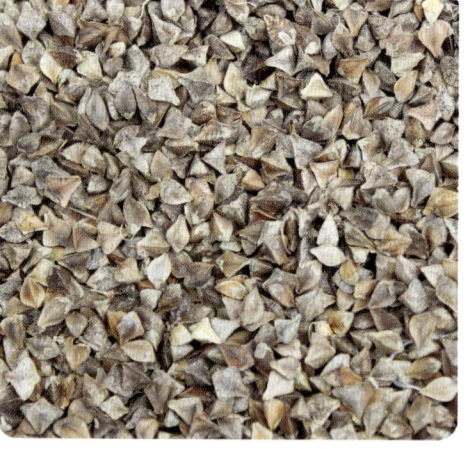

- **학 명**: *Fagopyrum esculentum* Moench
- **과 명**: 마디풀과
- **이 명**: 모밀, 뫼밀, 매몰
- **생약명**: 교맥(蕎麥)
- **생육지**: 재배
- **개화기**: 7~10월
- **채취기**: 가을
- **용 도**: 약용, 식용
- **약 효**: 고혈압, 당뇨병, 화상, 만성설사, 위장적체, 지혈, 옹종

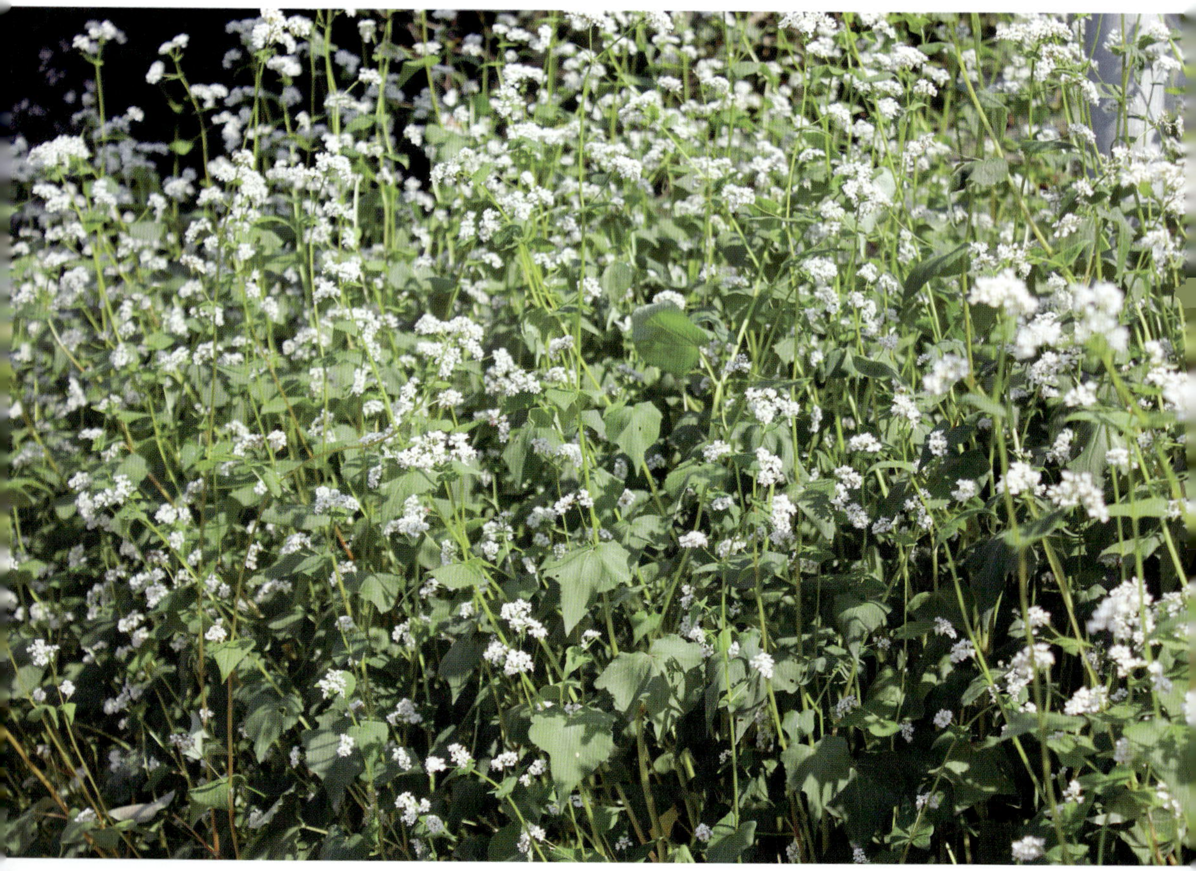

340

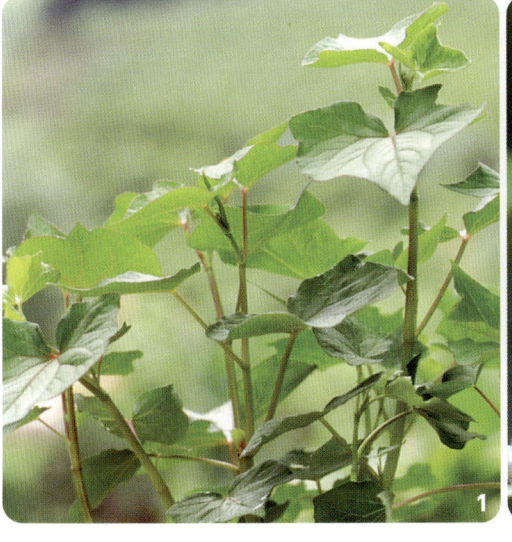 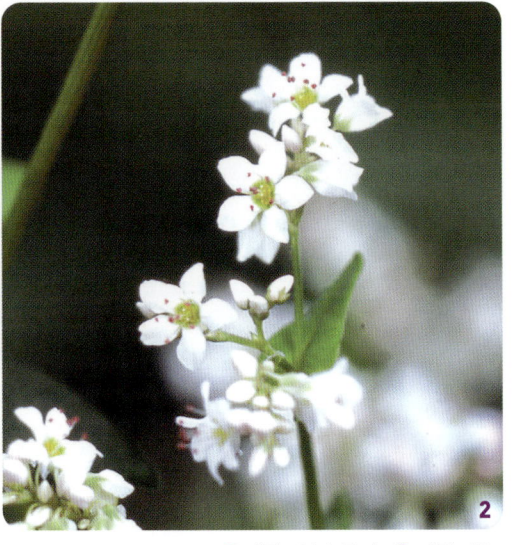

❶ 메밀_ 잎과 줄기 ❷ 메밀_ 꽃

| 생김새와 특징 | 메밀은 한해살이풀로, 키는 40~70㎝이다. 줄기 속은 비어 있고 연한 녹색이지만 붉은빛을 띤다. 원뿌리는 가뭄에 강하고 길이는 90~120㎝이다. 잎은 원줄기 아래쪽의 1~3마디는 마주나나 그 외에는 어긋난다. 꽃은 7~10월에 흰색으로 무리 지어 피며 5장의 꽃잎과 수술 8~9개, 암술 1개가 있다. 꽃에 꿀이 많아 벌꿀의 밀원이 되고 타가수정을 주로 한다. 열매는 세모꼴이고 흑갈색을 띠며 가을에 익는데, 열매의 종자를 교맥(蕎麥)이라 부르며 식용 또는 약용한다.

농작물로 재배하며 꽃이 오래 피어 관상용으로도 많이 심고 있다. 원산지는 동부 아시아의 북부 및 중앙아시아로 추정되며, 서늘하고 비가 알맞게 내리는 지역에서 잘 자란다. 우리나라 전국 각지의 밭에서 재배하고 있다.

| 성품과 맛 | 맛은 달고 성질은 서늘하다(동의보감에는 평하고 차다고 함). 독성은 없다.

| 사용 부위 | 메밀 씨(종자).

| 작용 부위 | 비(脾), 위(胃), 대장(大腸) 경락.

> **동의보감원문**
>
> 性平寒味甘無毒. 實腸胃益氣力雖動諸病 能鍊五臟滓穢續精神. 久食動風令人頭眩 合猪羊肉食 成風癩

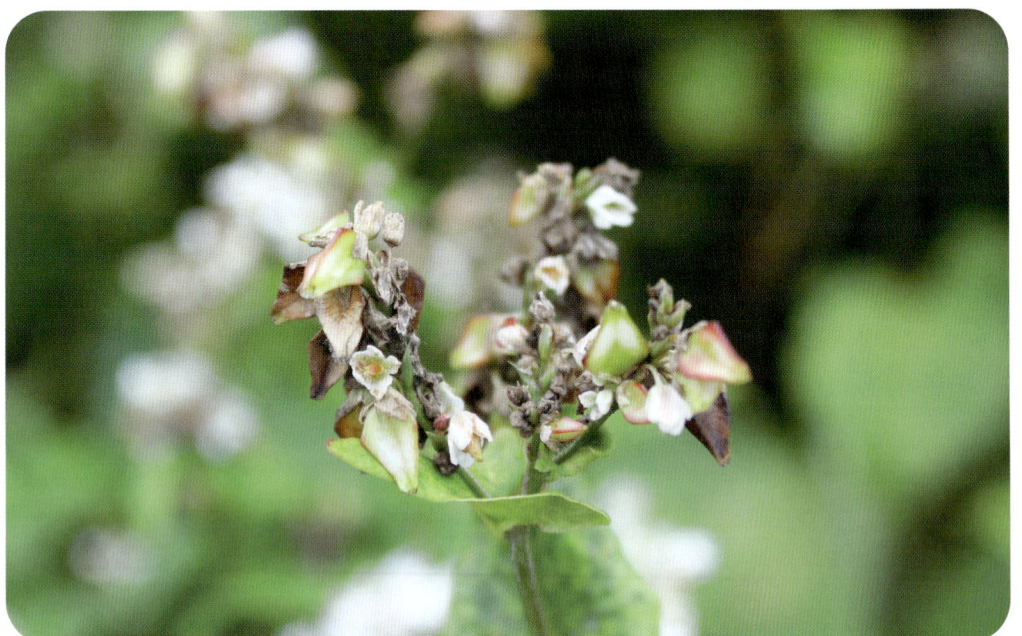

메밀_ 종자 결실

| 성분 | 루틴(rutin), 파고피린(pagophyrin), 케르세틴(quercetin), 살리실아민(salicylamine), 비텍신(vitexin), 사포나레틴(saponaretin) 등.

| 채취 및 조제 | 가을에 서리가 내릴 때 메밀 씨(종자)를 채취하여 햇볕에 말린다.

| 효능 주치 |

① 혈압을 내리는 효능이 있어 동맥경화, 고혈압, 당뇨병, 화상 등의 치료에 좋다.

② 위장적체, 만성설사, 출혈, 옹종, 백탁, 대하 등을 치료한다.

③ 메밀의 빻은 가루를 체로 치고 남은 찌꺼기를 메밀나깨라고 하는데 이것은 장의 활동을 원활하게 하여 변통을 좋게 하고 이뇨작용을 하므로 체내의 노폐물 제거에 좋다.

TIP

[메밀수제비]

1. 메밀가루 한 컵을 냄비에 넣고 잘 저어 뜨거운 물을 붓고 적당하게 반죽을 한다.

2. 약한 불에서 주걱으로 천천히 섞으면서 잘 갠다.

3. 다시마 등으로 양념 국물을 만들어 곁들여 먹는다.

④ 메밀껍질을 베개 안에 넣고 자면 뇌와 눈이 맑아지고 고혈압에도 효과가 있다. 메밀껍질 대신 검은콩, 결명자, 국화 꽃을 같은 양으로 혼합하여 베갯속으로 사용해도 좋다.

| 약용법 |

① 메밀 200g으로 묵을 만들어 하루에 1~2번씩 두 달 동안 먹는다.

② 주스로 만들어 먹는다. 메밀가루에 물을 붓고 갠 후 꿀을 섞어서 따뜻한 물에 서서히 부은 후 유자 껍질이나 레몬을 곁들여 마시면 동맥경화 예방에 좋다.

③ 메밀가루와 대황 가루를 섞어 잠자기 전에 온수나 술로 먹으면 소화불량에 효과가 좋다.

④ 메밀수제비는 두뇌 회전을 원활히 하는 데 도움을 준다.

주의사항 오래 복용하면 풍이 일어나기 쉽고 머리가 아프며 어지럽게 된다. 또 돼지고기나 양고기와 함께 먹으면 풍이나 부스럼을 유발할 수 있으므로 주의해야 한다.

메밀의 기능성 및 효능에 관한 특허자료

▶ **카뎁신 케이의 활성을 저해하는 메밀 추출물**

메밀 추출물은 카뎁신 K 효소 활성을 효과적으로 억제하는 효과가 있으며, 상기 메밀 추출물의 유효성분을 포함하여 약 또는 기능성식품을 만들면 골다공증 예방 및 치료에 효과적으로 이용할 수 있다.

– 공개번호 : 10-2004-0101621, 출원인 : (주)한국야쿠르트

▶ **메밀 추출물을 함유하는 트롬빈 저해 혈전증 예방 및 치료용 조성물**

본 발명의 메밀 종자 추출물 및 조정제물은 혈전 생성을 효율적으로 억제할 수 있으며, 혈행 개선을 통해 허혈성 뇌졸중 및 출혈성 뇌졸중과 같은 혈전증의 예방 및 치료용으로 사용할 수 있다.

– 등록번호 : 10-0740716, 출원인 : 안동대학교 산학협력단

▶ **메밀추출물을 함유하는 피부알러지 완화 및 예방용 조성물**

메밀추출물이 알러지의 주된 인자인 히스타민(histamine)의 유리를 탁월하게 억제하는 것으로부터 착안하여 피부 알러지 완화 및 예방 효과를 갖는 조성물을 제공한다.

– 등록번호 : 10-0787363, 출원인 : (주)엘지생활건강

메밀차

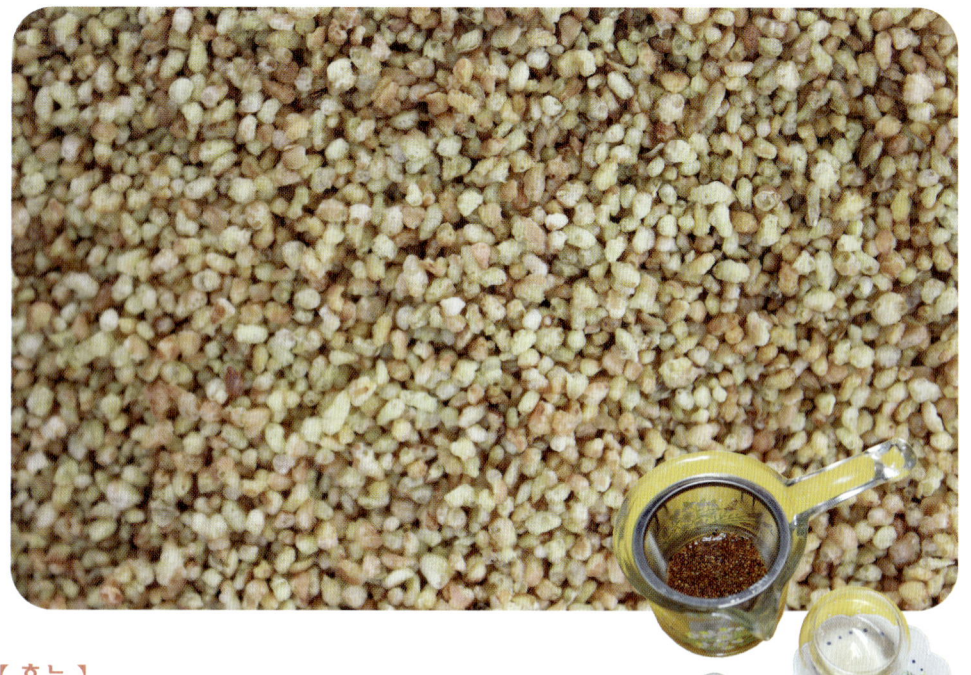

【 효능 】

성인병 예방, 신장기능 개선, 혈압강하작용,
혈당강하, 만성설사 치료에 효과

【 만드는 방법 】

① 찐 메밀이나 볶은 메밀을 구입한다.

② 끓인 물 1컵에 티스푼으로 2스푼을 넣고 1~2분 우린 뒤 마신다.

③ 누룽지처럼 구수한 향을 내므로 남녀노소 모두가 즐길 수 있는 차다.

④ 단, 몸이 냉한 사람은 지나치게 즐겨 마시지 않도록 주의한다. 메밀 자체가 성질이 차기
   때문이다.

▶ 순환기 질환 · **고혈압** · 초본

미나리

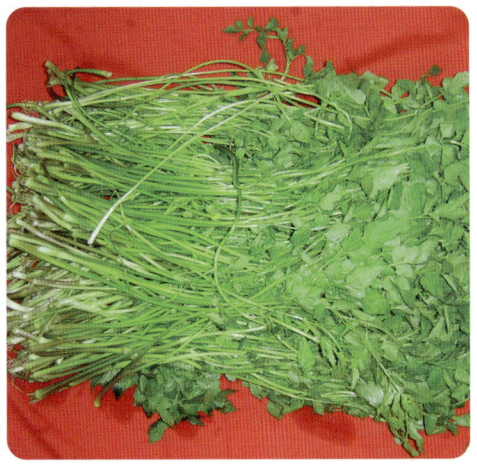

- 학 명 : *Oenanthe javanica* (Blume) DC.
- 과 명 : 산형과
- 이 명 : 잔잎미나리, 수근채(水芹菜), 근채(芹菜)
- 생약명 : 수근(水芹)
- 생육지 : 재배
- 개화기 : 7~8월
- 채취기 : 가을
- 용 도 : 식용, 약용
- 약 효 : 폐암, 혈압강하, 해열, 일사병, 월경불순,
         대하증, 이뇨

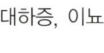 미나리 · 345

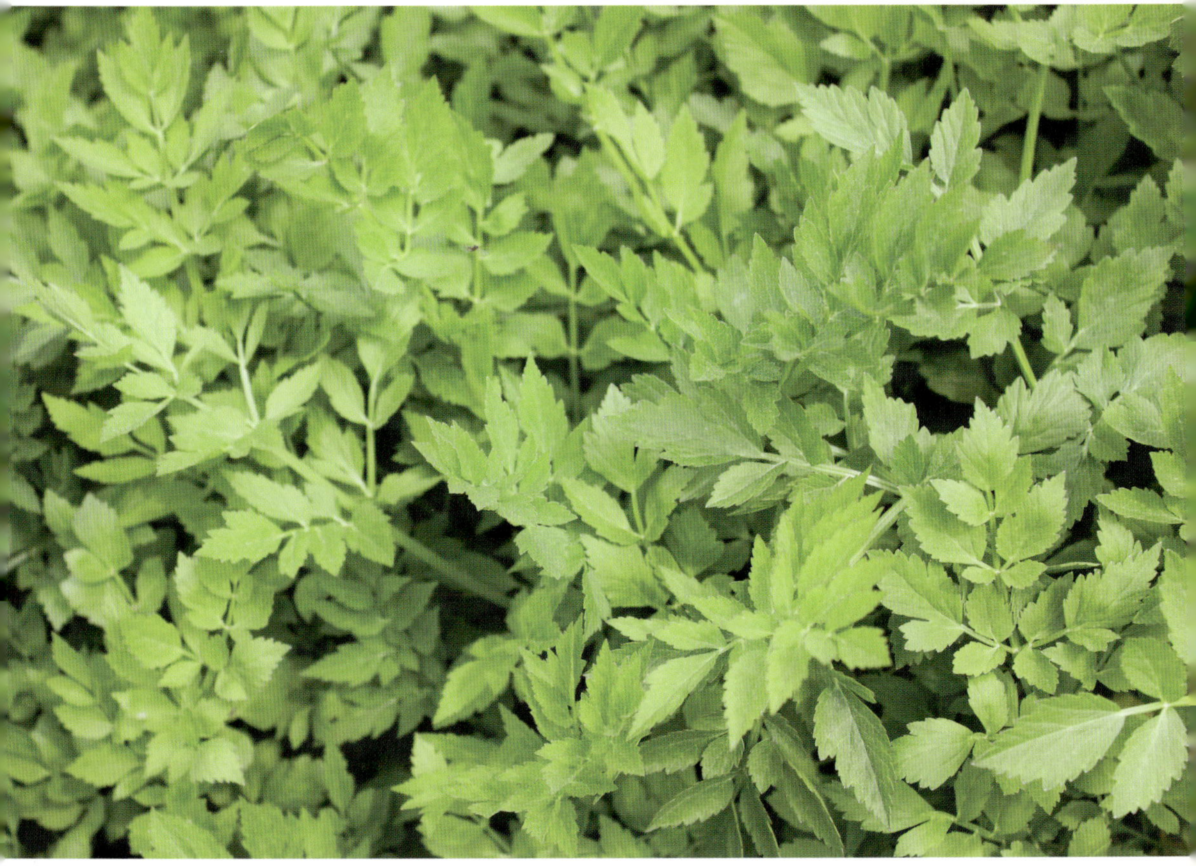

| **생김새와 특징** | 미나리는 여러해살이풀로, 키는 30~50cm이다. 뿌리줄기가 땅속으로 길게 뻗어 있다. 밑에서 가지가 갈라져 옆으로 퍼지며 밑에 있는 마디에서 하얀 뿌리가 난다. 잎은 어긋나고 달걀 모양이며 길이는 7~15cm이다. 작은 잎은 길이 1~3cm, 폭 0.7~1.5cm로, 가장자리의 끝이 뾰족하다. 꽃은 7~8월에 백색으로 줄기 끝에서 피어 산형꽃차례를 이루며, 열매는 9~10월에 타원형으로 익는다.

독특한 향을 지니고 있어 부식 재료로 많이 사용한다. 연한 부분은 식용하며, 잎과 줄기는 약용하기도 한다. 원산지는 중국으로 추정하며 우리나라와 일본, 중국, 타이완, 말레이시아, 인도 등지에 분포한다. 우리나라에서는 전국적으로 많은 농가에서 재배하고 있으며, 주산지는 전북과 경남이다.

| **성품과 맛** | 맛은 달고 매우며 성질은 시원하다(동의보감에는 평하다고 함). 독성은 없다.

| **사용 부위** | 지상부 잎줄기.

| **작용 부위** | 폐(肺), 위(胃), 비(脾), 간(肝) 경락.

| **성분** | 탄수화물, 단백질, 지방 등이 대부분이고 알칼리성 채소이며 비타민이 풍부하다.

| **채취 및 조제** | 가을에 미나리 지상부 잎줄기를 채취하여 깨끗이 손질한 후 그늘에 말리거나 생것을 사용한다.

| **효능 주치** |

① 미나리는 항암제, 양신, 익정, 주독, 장염, 황달, 해열, 고혈압, 대하증, 식욕촉진, 수종(水腫), 정혈, 신경통 등의 약으로 쓴다.

② 열을 내리고 숙취를 해소하며 이뇨작용과 지혈작용이 있고 간의 기운을 안정시키는 효능이 있다.

③ 눈이 충혈되고 인후가 붓고 아프며 입에 종창이 생기거나 잇몸이 아프고 갑상선이나 임파선이 붓고 통증이 있으며 치질이나 다쳐서 몸이 붓는 경우에도 효과가 좋다.

④ 유행성 뇌막염 치료에 효과가 있으며 습열을 제거한다.

동의보감원문

性平(一云熱)味甘無毒止煩渴養神益精令人肥健治酒後熱毒利大小腸療女子崩中帶下小兒暴熱. 一名水英生水中葉似芎藭花白色而無實根亦白色可作葅菹及煮食並得生啖亦佳亦治五種黃疸.

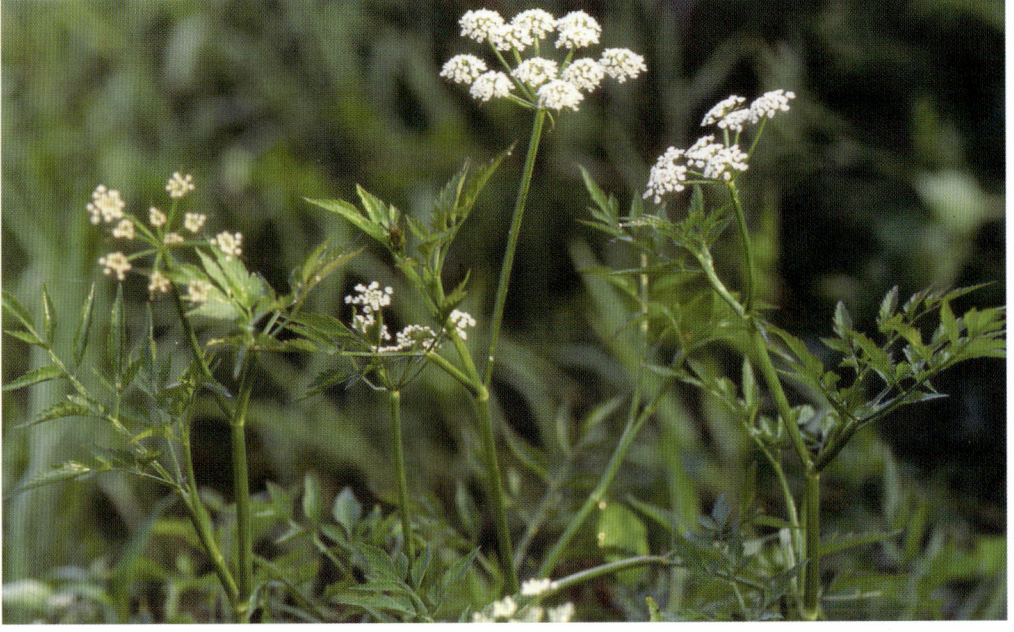

미나리_ 꽃과 잎

| 약용법 |

① 1회 기준으로 미나리 말린 잎과 줄
   기 10g을 물 700mL에 넣고 약한 불
   에서 서서히 반으로 달인 액을 하루
   에 2~3회씩 나누어 1주일 이상 복
   용하거나 생즙을 마신다.

② 혈압이 높고 신열이 심할 때에는 미
   나리의 생즙을 마시면 좋다.

③ 혈변에는 미나리 생것을 짓찧어 즙
   을 내어 한 공기씩 하루에 2번 정도
   복용하면 즉시 효과가 나타난다.

④ 임질에는 미나리 생것을 뿌리와 잎
   을 따 버리고 짓찧어 즙을 내어 한
   공기씩, 하루에 2번, 한 달 이상 복용하면 매우 좋아진다.

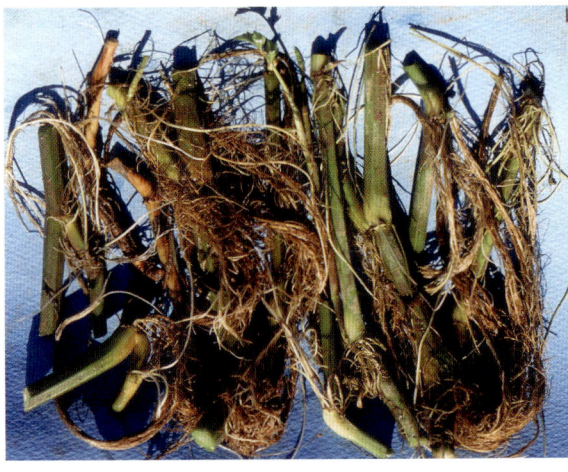

미나리_ 생뿌리

미나리 · 347

⑤ 황달에는 야생 미나리 생것을 뿌리까지 깨끗이 씻어 짓찧어 즙을 내어서 아침저녁
으로 한 공기씩 마시거나 삶아서 장기간 복용하면 효과가 있다. 특히 이른 봄에 복
용하면 매우 좋다.

주의사항 태음체질과 소음체질은 과용하지 않도록 주의한다. 소양체질에게는 좋다.

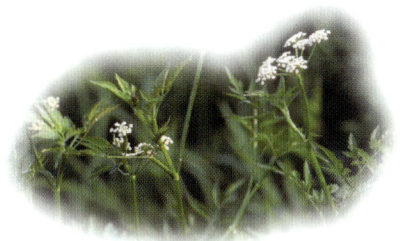

미나리의 기능성 및 효능에 관한 특허자료

▶ **미나리에서 분리한 성분으로 된 간 독성 해독작용제**

미나리로부터 추출한 메탄올 추출물 및 페르시카린은 브로모벤젠에 의해 증가된 과산화지질의 함량을
현저히 억제하고 또한 에폭사이드 분해효소인 에폭사이드 하이드로라제의 활성을 원활히 함으로써 간
독성 해독작용제에 유용한 것이다.

– 공개번호 : 10-1997-0009810, 출원인 : 박종철 외

▶ **미나리 추출물을 함유하는 폐암 예방 및 전이억제용 식이조성물**

미나리 추출물을 함유하는 식이조성물은 흡연과정 시에 발생하거나 발효식품 또는 주류에 함유된 폐암
유발물질인 우레탄 또는 흡연 시 발생하는 폐암 유발물질에 의해 유도되는 발암활성을 저해하여 폐암예
방 및 전이억제에 매우 뛰어난 효과가 있다.

– 등록번호: 10-0395214, 출원인 : 이인수

▶ **미나리 추출물을 유효성분으로 포함하는 숙취해소용 조성물 및 이를 이용한 기능성 건강식품**

미나리 추출물을 유효성분으로 하는 숙취해소용 조성물은 알코올 섭취 후 혈중 알코올 및 혈중 아세트
알데히드 양을 현저히 감소시켜 숙취에 따른 부작용을 처치하거나 예방할 수 있는 식품을 제공할 수 있
는 매우 뛰어난 효과가 있다.

– 공개번호 : 10-2008-0035853, 출원인 : (주)경인제약

▶ **미나리 추출물을 유효성분으로 함유하는 학습능력 또는 기억력 장애 예방 또는 치료용 조성물
및 그 제조방법**

미나리에서 아세틸콜린에스터라제의 활성을 억제하거나, 학습능력 또는 기억력 장애를 예방 또는 치료
할 수 있는 유효성분을 추출하여 약학 조성물 또는 건강기능식품으로 활용하는 것이다.

– 공개번호 : 10-2012-0026010, 출원인 : (주)브레인트로피아 외

▶ 순환기 질환 • **고혈압** • 초본

천마

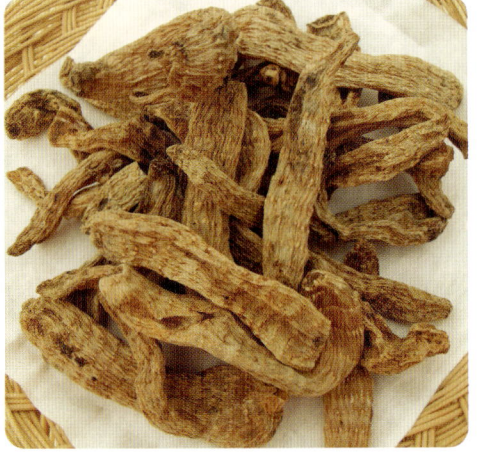

- **학 명** : *Gastrodia elata* Blume
- **과 명** : 난초과
- **이 명** : 수자해좆, 적전(赤箭)
- **생약명** : 천마(天麻)
- **생육지** : 산지, 숲 속 자생
- **개화기** : 6~7월
- **채취기** : 가을~이듬해 봄
- **용 도** : 식용, 약용(땅속줄기)
- **약 효** : 고혈압, 뇌졸중, 불면증, 백혈병, 간경화증, 암, 두통, 강장, 진정

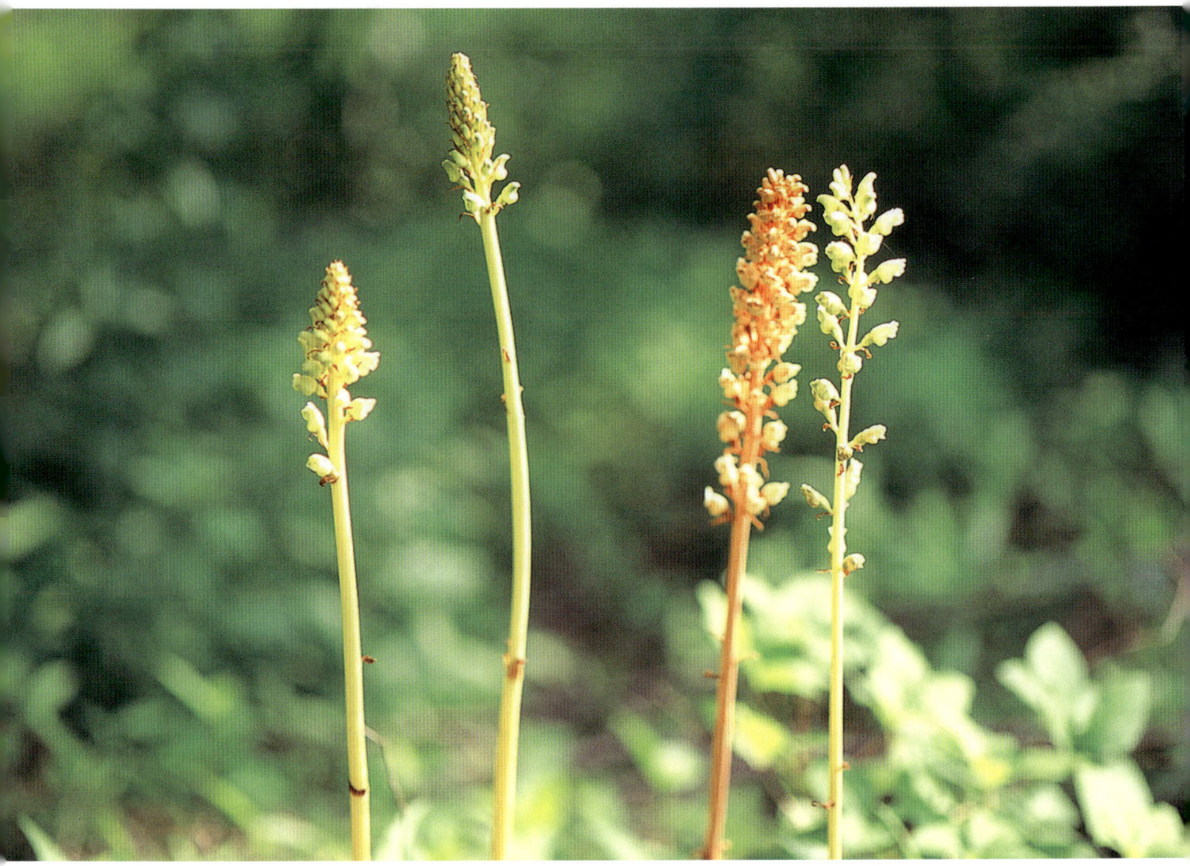

천마 • 349

| 생김새와 특징 | 천마는 여러해살이풀로서, 키는 60~100㎝이다. 잎은 엽초(잎집)로 변하여 마디에서 줄기를 감싸며 줄기는 붉은 갈색으로 듬성듬성 잎이 나 있다. 긴 타원형의 덩이줄기(뿌리)는 길이 10~18㎝, 지름 3.5㎝ 정도로 뚜렷하지 않은 테가 있다. 꽃은 6~7월에 황갈색으로 피고 꽃덮이 3개는 합쳐져 있어 찌그러진 공같이 보인다. 꽃덮이의 윗부분은 3개로 갈라지고 다시 안쪽에 2개의 내화피가 달려 있어 5개같이 보인다. 열매는 9~10월에 삭과(蒴果: 열매 속이 여러 칸으로 나뉘고, 각 칸 속에 많은 종자가 들어 있음)로 달리는데 달걀을 거꾸로 세운 모양이다.

천마는 참나무 뿌리 삭은 데에서 다른 버섯과 공생하여 자라는 반기생 식물로, 땅속 덩이줄기는 약용으로 쓰인다. 우리나라와 일본, 중국, 타이완 등지에 분포한다. 우리나라에서는 전국적으로 부식질이 많은 산지, 숲 속, 계곡에서 잘 자란다.

| 성품과 맛 | 맛은 달고 매우며 성질은 평하다. 독성은 없다.

| 사용 부위 | 땅속 덩이줄기(뿌리).

| 작용 부위 | 간(肝) 경락.

| 성분 | 가스트로딘(gastrodin), 피-하이드록시벤질알콜(p-hydroxybengylalcahol), 베타시토스테롤(β-sitosterol), 구연산, 팔미트산(palmitic acid) 등.

| 채취 및 조제 | 땅속의 덩이줄기(뿌리)는 가을부터 이듬해 봄까지 채취하여 잘 씻은 후 뜨거운 찜솥의 증기로 쪄서 말린 다음 잘게 썰어 사용한다.

| 효능 주치 |
① 고혈압에 특히 좋으며 그 밖에 뇌졸중, 불면증, 오래된 두통, 강장(强壯), 현기증, 백혈병, 간경화, 갖가지 암에도 효과가 있다.
② 진정(鎭靜), 진경(鎭痙), 통락(通絡)의 효능이 있어 반신불수, 언어장애 등의 치료에 사용한다.

동의보감원문

性平(一云寒)味辛(一云甘)無毒主諸風濕痺四肢拘攣小兒風癎驚氣治眩暈風癎語言蹇澁多驚失志强筋骨利腰膝. 卽赤箭根也形如黃瓜連生一二十枚二月三月五月八月採根暴乾苗名定風草採得乘潤刮去皮沸湯略煮過暴乾收之堅實者佳. 諸虛眩暈非此不能除也.

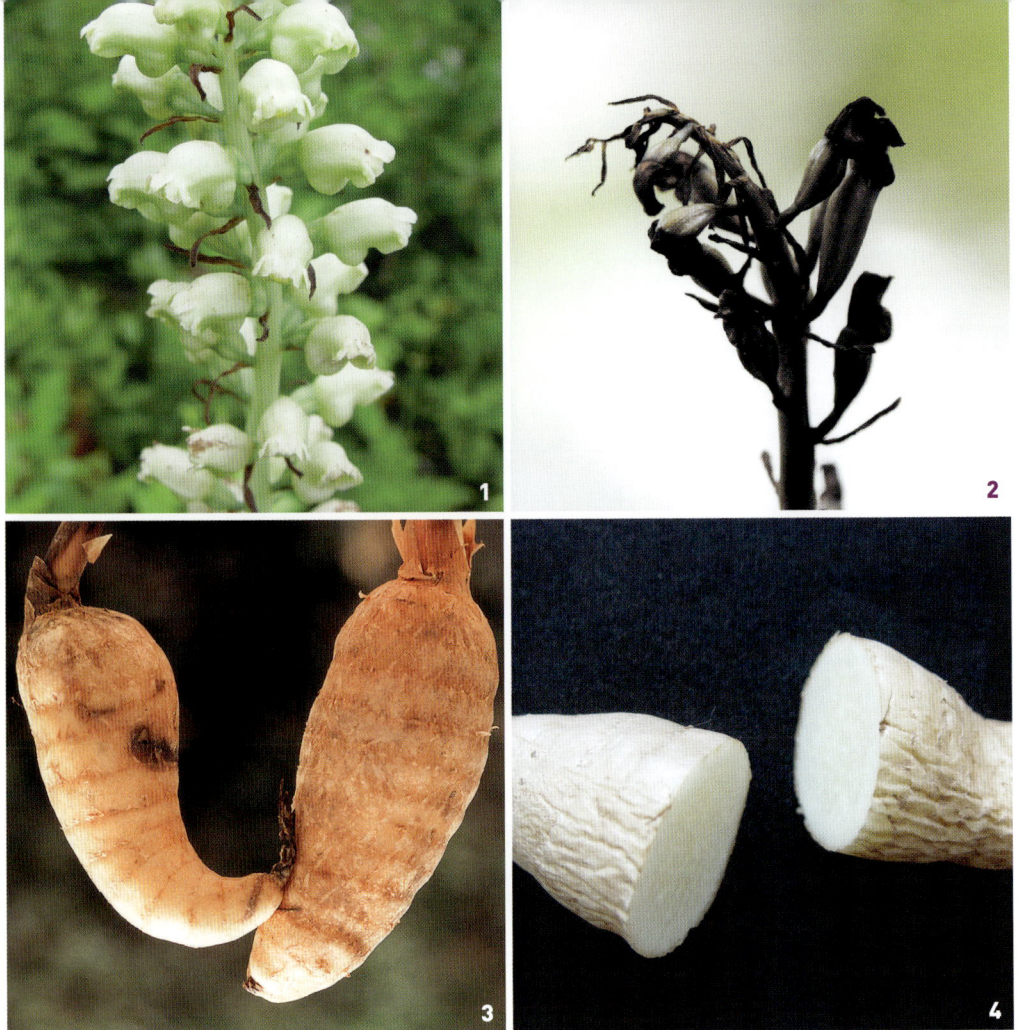

❶ 천마_ 꽃　❷ 천마_ 종자 결실　❸ 천마_ 덩이줄기　❹ 천마_ 덩이줄기 단면

| 약용법 |

① 일반적으로는 물 600mL에 건조 가공한 천마 뿌리 10g을 넣고 반으로 될 때까지 달
　인 물을 아침저녁으로 1컵씩(150mL) 복용하거나 환제, 분말로 복용한다. 반신불수
　나 사지마비의 치료에 효과가 있다.

② 고혈압, 어지럼증, 중풍에는 건조 가공한 천마 뿌리 10g을 물 900mL에 넣고 열탕으
　로 달여서 하루 3회, 매 식후 1컵씩(150mL) 복용한다. 두통을 다스리는 데도 효과적
　이다.

③ 식중독이나 농약 중독에는 천마 생뿌리를 강판에 갈아서 그 즙을 몇 순가락 떠먹는
　다. 대개 2~3일이면 깨끗하게 회복된다.

④ 수술 이후 회복기에 있거나 피부 트러블이 생겼을 때 천마 생즙이나 천마로 담근 술을 오래 먹으면 좋은 효과가 있다. 천마를 35도 이상 되는 소주에 담가 섭씨 40도 이상의 온도에서 3개월 이상 숙성시켜 복용한다. 오래된 것일수록 맛이 순하고 약효도 높다. 오래 복용하면 살결에 윤이 나고 주름살이 생기지 않는다.

⑤ 암의 경우 천마 생뿌리를 잘게 썰어 그늘에서 말린 뒤 가루 내어 한 번에 한 숟갈씩 하루 3~5번 먹는다. 폐암, 위암, 간암 등에 효과가 크다.

⑥ 피부암이나 악창, 종기, 무좀, 습진, 가려움증에는 천마를 강판에 갈아 생즙을 환부에 붙이고 천으로 싸매어둔다.

주의사항 기혈이 심하게 허약한 사람은 신중하게 사용한다.

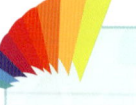

천마의 기능성 및 효능에 관한 특허자료

▶ **천마 추출물을 함유하는 위염 또는 위궤양의 예방 또는 치료용 조성물**

본 발명에 따른 천마 추출물은 침수성 스트레스 유발로 인한 위 점막 세포의 손상을 보호하고, 염증 유발 인자인 산화질소의 합성을 억제하여 위염 또는 위궤양 억제 효과를 나타내므로 위염 또는 위궤양의 예방 또는 치료에 유용하다.

– 공개번호 : 10-2009-0046425, 출원인 : 경북대학교 산학협력단

▶ **신경보호 활성을 가지는 천마 추출물 및 이를 포함하는 치매 예방 및 치료용 조성물**

본 발명은 신경보호 활성을 가지는 천마 추출물 및 이를 포함하는 치매 예방 및 치료용 조성물에 관한 것으로, 천마 추출물은 신경보호작용을 하여 아밀로이드 β-펩타이드에 의해서 유도되는 신경 세포사를 억제하는 효과가 있으므로 알츠하이머 질병, 치매 등을 예방 및 치료할 수 있는 뛰어난 효과가 있다.

– 공개번호 : 10-2003-0071035, 출원인 : C.F.(주)

▶ **천마 추출물을 유효성분으로 함유하는 파킨슨 질환의 예방 및 치료용 조성물**

본 발명의 천마 추출물은 자발운동량의 감소 및 운동 실조 수행능력 감소를 억제, 도파민의 감소와 도파민 대사율의 증가 및 티로신 하이드록실레이즈(TH) 단백질 발현의 감소를 억제함으로써 파킨슨 질환의 예방 및 치료에 유용한 약학조성물 및 건강기능식품에 이용될 수 있다.

– 공개번호 : 10-2011-0080544, 출원인 : 강원대학교 산학협력단

▶ **천마 추출물을 유효성분으로 포함하는 골다공증 예방 및 치료용 조성물**

본 발명은 천마 추출물 및 이를 유효성분으로 포함하는 골다공증 예방 및 치료용 조성물에 관한 것이다. 특히 본 발명에 따른 골다공증의 예방 및 치료용 조성물은 부작용이 없을 뿐 아니라 조골세포의 증식을 촉진하고 파골세포의 형성을 억제하여 골화 작용을 촉진함으로써 골다공증 치료에 유용하게 사용될 수 있다.

– 공개번호 : 10-2007-0115242, 출원인 : 박재영

천마주

맛은 달다. 기호와 식성에 따라 꿀, 설탕을 가미하여 음용할 수 있다.

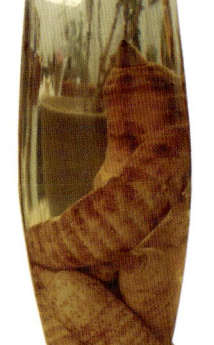

【적용병증】

- **사지구련(四肢拘攣)** : 팔과 다리를 제대로 쓰지 못하는 증상을 말한다. 30mL를 1회분으로 1일 3~4회씩, 17~20일 음용한다.
- **현기증(眩氣症)** : 눈앞에 별이 보이면서 어지러운 증상을 말한다. 30mL를 1회분으로 1일 2~3회씩, 15~20일 음용한다.
- **마비증세(麻痺症勢)** : 신경이나 힘줄 등의 기능이 정지되거나 상실되어, 지각(知覺)운동 기능의 장애가 일어나는 경우이다. 30mL를 1회분으로 1일 3~4회씩, 17~20일 음용한다.
- **기타 질환** : 뇌졸중, 발저림, 언어장애, 중풍, 척추질환

【담그는 방법】

① 약효는 천마 덩이뿌리에 있으므로 주로 덩이뿌리를 사용한다.
② 천마를 구입한 후 말리거나 생뿌리는 그대로 깨끗이 물에 씻어 물기를 제거하고 사용한다.
③ 말린 덩이뿌리는 약 200g, 덩이뿌리 생것은 370g을 소주 3.8L에 넣고 밀봉하여 서늘한 냉암소에서 보관, 숙성시킨다.
④ 생뿌리는 3~6개월, 말린 뿌리는 10개월 정도 침출한 다음 찌꺼기를 걸러내고 보관, 음용한다. 또는 찌꺼기를 걸러낸 후 2~3개월 더 숙성하여 음용하면 향미(香味)가 좋아진다.

【구입방법 및 주의사항】

- 재배지와 산지(産地)에서 직접 구입하는 것이 좋다. 자연산이 효험이 있으나 요즘은 재배가 주류를 이룬다.
- 20일 이상 음용해도 무방하다.
- 본 약술을 음용하는 중에 가리는 음식은 없다.

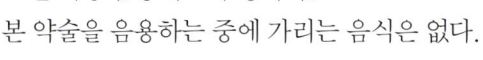

✿ 천마 덩이뿌리

천마 · 353

▶ 순환기 질환 · **고혈압** · 초본

토마토

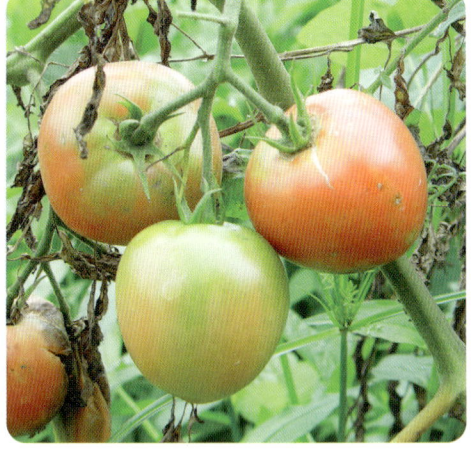

- **학 명** : *Lycopersicon esculentum* Mill.
- **과 명** : 가지과
- **이 명** : 일년감, 도마도
- **생약명** : 번가(番茄)
- **생육지** : 재배
- **개화기** : 5~8월
- **채취기** : 초여름
- **용 도** : 식용, 약용
- **약 효** : 식욕부진, 고혈압, 야맹증, 당뇨

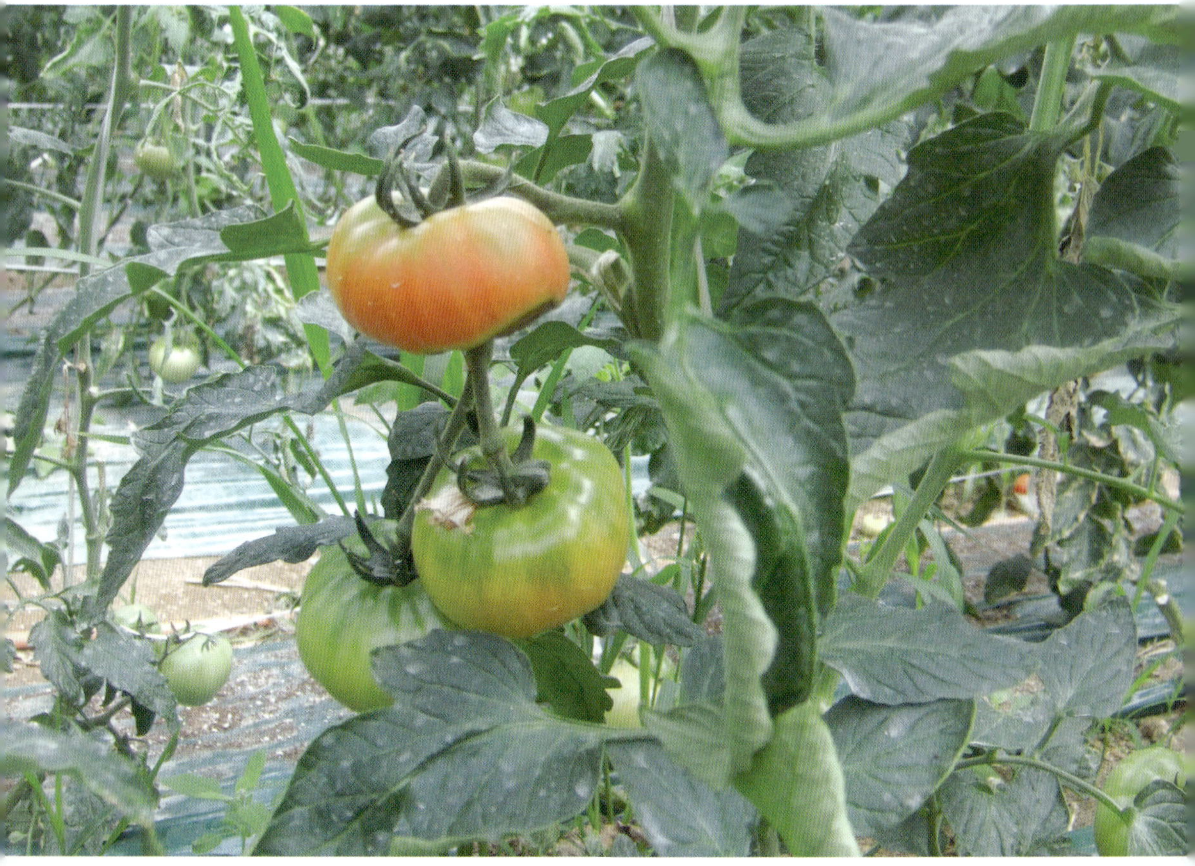

354

| 생김새와 특징 | 토마토는 한해살이풀로, 키는 1m 정도이다. 가지가 많이 갈라지고 부드러운 흰 털이 다수 분포되어 있다. 잎은 한 마디에 하나씩 달려 있으며 특이한 냄새가 난다. 잎의 길이는 15~45cm이다. 작은 잎은 9~19장이고 달걀 모양이거나 긴 타원형이며 끝이 뾰족하고 깊이 패어 들어간 톱니가 있다. 꽃은 5~8월에 마디 사이의 꽃자루에서 황색으로 피고 꽃받침은 줄 모양의 바소꼴로 갈라진다. 꽃부리는 접시 모양이며 여러 갈래로 갈라지고 지름은 약 2cm이며 끝이 뾰족하다. 열매는 둥근 장과로, 6월에 붉게 익는다.

토마토 열매를 번가(番茄)라 부르며 식용, 약용한다. 우리나라에는 17세기 초반 이전에 들어온 것으로 보인다. 원산지에서는 여러해살이풀이지만 우리나라에서는 겨울을 나지 못하므로 한해살이풀이다. 남아메리카 서부 고원지대가 원산지이며 전 세계에 분포한다. 우리나라에서도 전국 각지에서 많이 재배하고 있다.

| 성품과 맛 | 맛은 달고 시며 성질은 약간 차다.

| 사용 부위 | 열매.

| 작용 부위 | 간(肝), 비(脾), 위(胃), 심(心) 경락.

| 성분 | 사과산, 구연산, 아데닌(adenine), 트리고넬린(trigonelline), 콜린(choline), 비타민

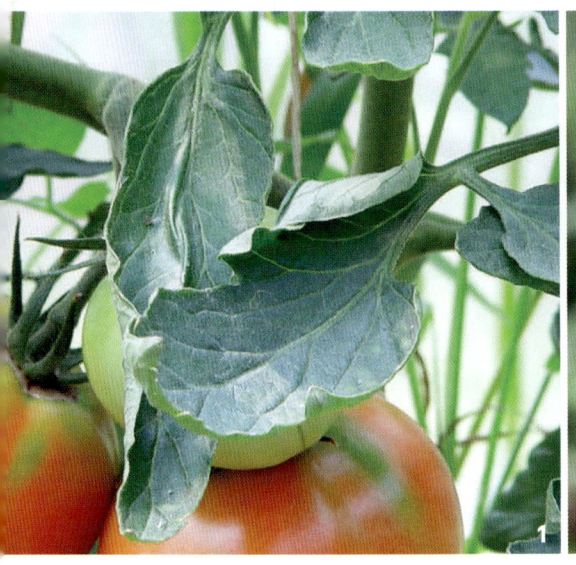
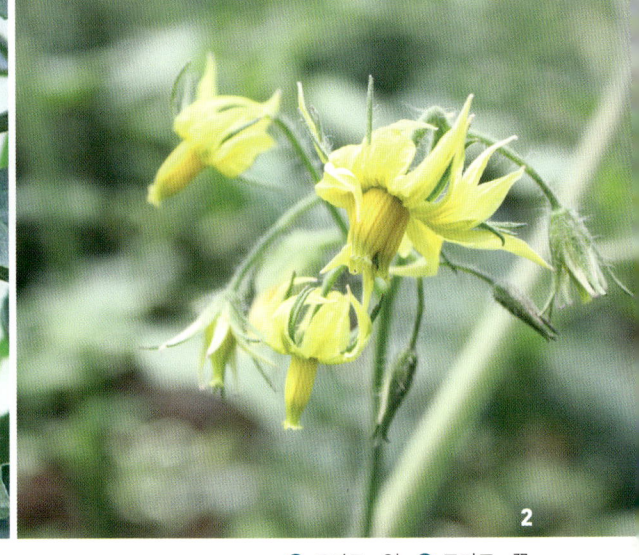

❶ 토마토_ 잎 ❷ 토마토_ 꽃

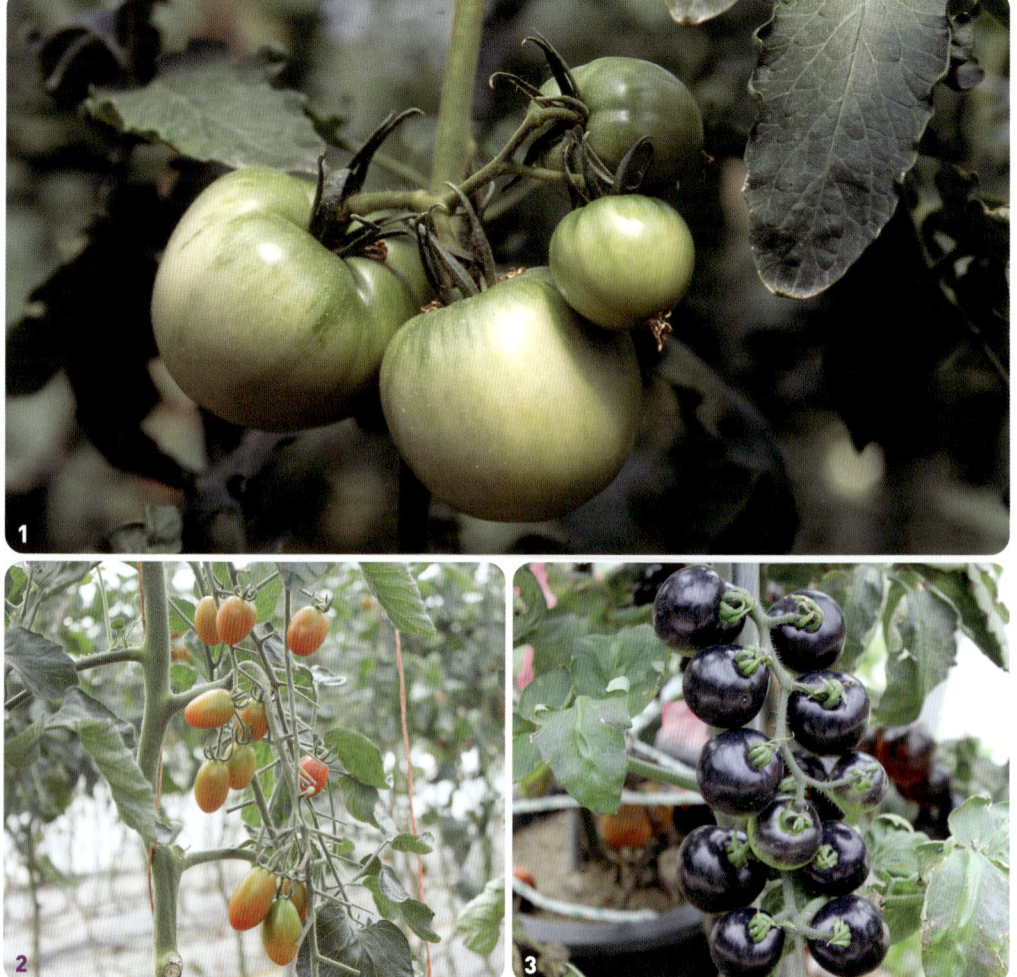

❶ 토마토_ 덜 익은 열매 ❷ 방울토마토_ 열매 ❸ 흑토마토_ 열매

A·B·C, 니코틴산(nicotinic acid) 등.

| 채취 및 조제 | 초여름에 토마토 열매를 수확하여 씻어서 사용한다.

| 효능 주치 |

　① 고혈압, 야맹증, 당뇨, 식욕부진 등을 치료하고 위장을 튼튼하게 하는 데 좋다.

　② 입이 마르면서 갈증이 나는 데, 심장이나 혈관계통의 질병, 위장병 치료 및 영양제
　　로 사용한다.

③ 폐암, 위암, 전립선암을 예방하고, 자궁경부암, 식도암, 유방암, 췌장암, 구강암 등
의 위험을 감소시켜준다.

④ 피부 개선 및 변비 예방의 효과도 있다.

| 약용법 |

① 토마토 열매를 삶아 먹거나 생식을 하고 각종 채소와 함께 주스로 만들어 섭취한다.

② 각종 피부병에 잎, 줄기, 열매, 뿌리를 같이 넣고 곤 물에 자주 씻으면 좋다.

③ 토마토 라이스나 토마토 카레 등 다양한 음식으로 만들어 먹는다.

주의사항 특별한 주의사항은 없다. 소화흡수율을 높이기 위하여 올리브유 같은 기름에
요리하여 먹거나, 식물성 지방성분이 많은 견과류를 함께 넣어 우유나 요구르트를 붓
고 갈아서 마셔도 좋고, 얇게 썰어서 치즈를 얹어서 먹어도 좋다.

TIP

[토마토 라이스]

1. 재료는 불린 쌀 2컵, 물 2컵, 올리브오일 2큰술, 다진 마늘 1큰술, 토마토 4개, 당근, 옥수수, 파, 소금 등을 준비한다.

2. 토마토는 껍질을 벗겨낸 후 다져놓는다.

3. 다진 마늘을 올리브오일을 두른 팬에 넣고 향이 나도록 볶는다.

4. 볶은 마늘에 물에 불린 쌀을 넣고 함께 볶는다.

5. 쌀에서 끈기가 느껴질 때까지 볶다가 물과 다진 토마토를 넣고 뚜껑을 열어둔 채 끓인다.

6. 10분쯤 끓이다가 불을 약하게 한 다음 당근과 옥수수, 파 등 잘게 다진 채소를 넣고 뜸을 들인 후 먹는다.

[토마토 카레]

1. 재료는 방울토마토 10개, 쇠고기 200g, 호박 1/3개, 양파 1개, 당근 1/2개, 소금과 후추 약간, 고형 카레 소스 2인분, 물 2컵을 준비한다.

2. 고기와 채소를 큼직하게 썰어 냄비에서 볶다가 물 2컵을 넣고 끓인다.

3. 채소가 익으면 토마토와 카레 소스를 넣고 약한 불에서 끓인다.

4. 마지막에 소금과 후추를 넣고 간하여 마무리하고 밥 위에 끼얹어 낸다.

▶ 순환기 질환 · **고혈압** · 목본

겨우살이

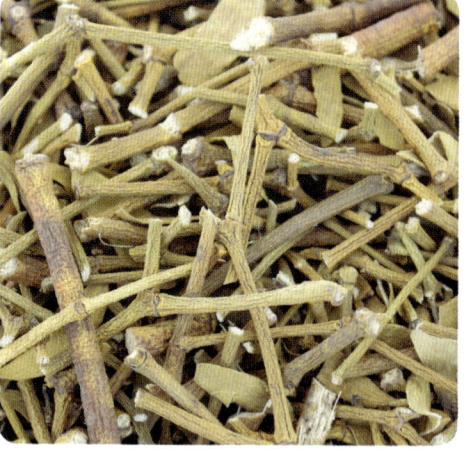

- **학 명** : *Viscum album* var. *coloratum* (Kom.) Ohwi
- **과 명** : 겨우살이과
- **이 명** : 겨우사리, 동청(凍靑), 기생초(寄生草)
- **생약명** : 상기생(桑寄生), 곡기생(槲寄生)
- **생육지** : 산골짜기 자생
- **개화기** : 4월
- **채취기** : 늦가을~이른 봄
- **용 도** : 약용
- **약 효** : 고혈압, 동맥경화, 산후요통, 신경통,
  항암제, 관절염, 풍습비통

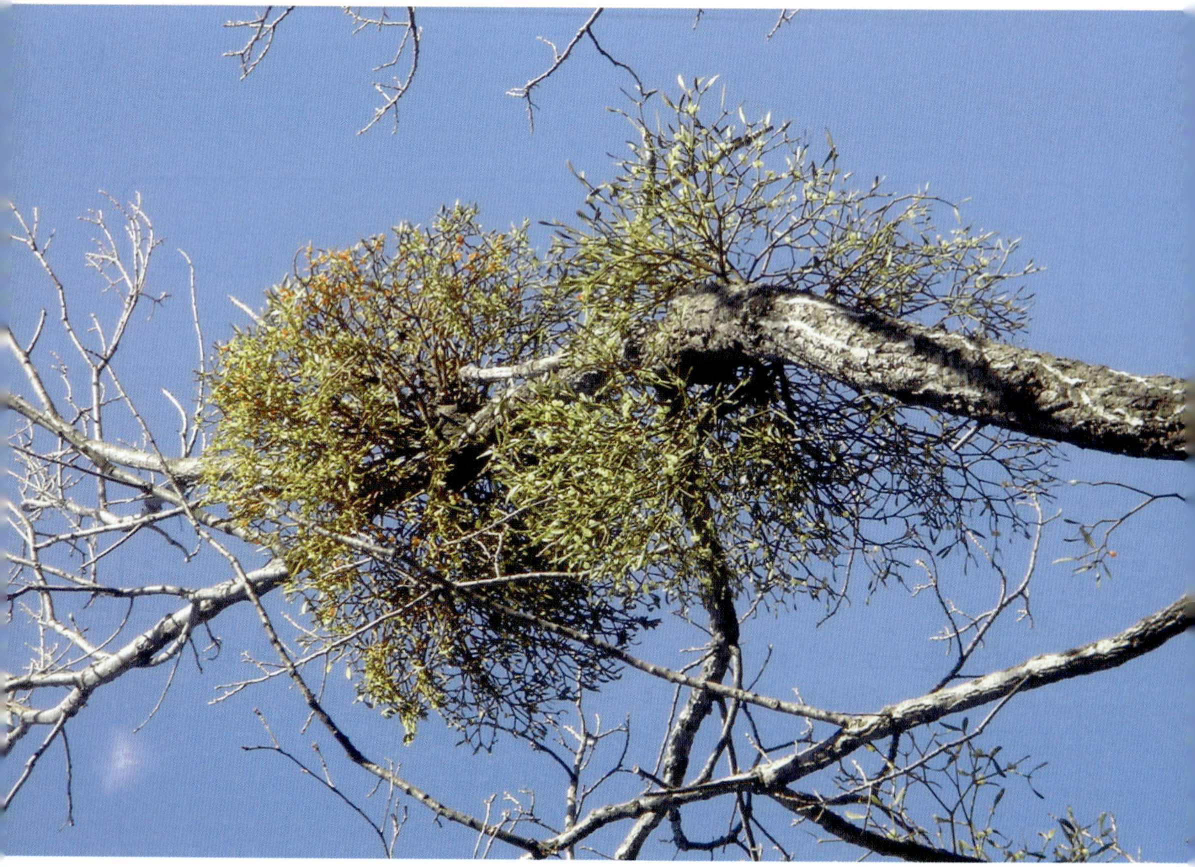

| **생김새와 특징** | 겨우살이는 참나무, 떡갈나무, 뽕나무, 팽나무, 밤나무, 자작나무 등에 기생하는 상록활엽 관목이다. 낙엽이 진 뒤에 보면 기생하는 나무 상층부에 둥근 까치집처럼 자라 있다. 잎은 마주나고 다육질이며 피침형이고 잎자루가 없이 반들반들하다. 가지는 둥글고 황록색으로, 털이 없으며 마디 사이가 3~6cm이다. 꽃은 암수딴그루로, 4월의 이른 봄에 담황색으로 피고 꽃대는 없다. 열매는 둥글고 8~10월에 녹황색 혹은 연한 노란색으로 성숙하며 다음 해 1~2월까지 매달려 있다. 과육이 잘 발달되어 산새들의 먹이가 되며 새들의 분비물에 의해 다른 나무로 옮겨 번식한다.

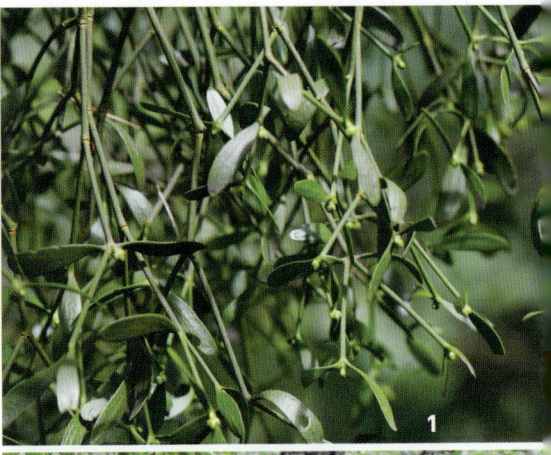

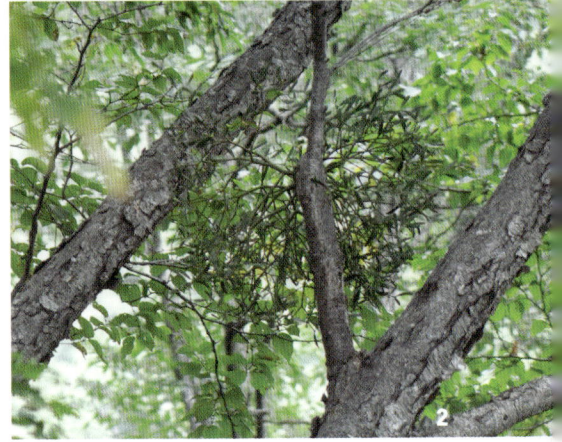

❶ 겨우살이_ 잎과 가지
❷ 신갈나무에 기생하는 겨우살이

참나무와 떡갈나무에 기생하는 겨우살이를 곡기생, 버드나무에 기생하는 겨우살이를 유기생, 뽕나무에 기생하는 겨우살이를 상기생이라 부른다. 겨우살이는 우리나라와 일본, 타이완, 중국, 유럽, 아프리카 등지에 분포하며, 우리나라에서는 한라산, 설악산, 지리산 등 높고 깊은 산의 골짜기에 많이 자란다.

열매가 붉은색으로 익는 나무를 붉은겨우살이[*Viscum album* f. *rubroauranticum* (Makino) Ohwi]라는 품종으로 구분하기도 하는데, 간혹 겨우살이와 붉은겨우살이가 한곳에서 섞여 자라기도 한다.

| **성품과 맛** | 맛은 쓰고 달며, 성질이 평하다. 독성은 없다.

| **사용 부위** | 가지와 잎.

| **작용 부위** | 간(肝), 신(腎), 심(心) 경락.

겨우살이 • 359

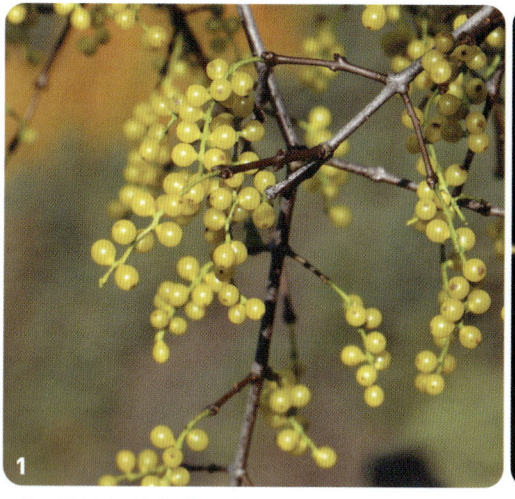 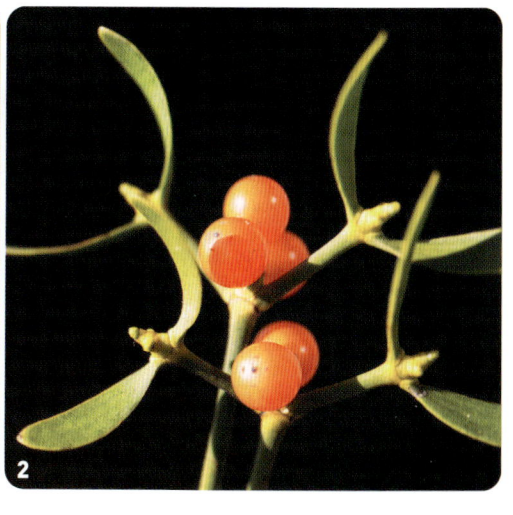

❶ 겨우살이_ 열매 ❷ 붉은겨우살이_ 열매

| 성분 | 올레아놀릭산(oleanolic acid), 루페올(lupeol), 아세틸콜린(acetylcholine), 플라보노이드, 베타아미린(β-amyrin) 등.

| 채취 및 조제 | 겨우살이 가지와 잎을 늦가을에서 이듬해 이른 봄 사이에 채취하여 햇볕에 말려 사용하거나 술을 뿌려 흡수시켜 볶아서 사용한다.

| 효능 주치 |

① 가지와 잎을 고혈압과 동맥경화, 암의 치료에 사용한다.

② 관절염과 신경통, 부인병, 치통의 치료에도 효과적이다.

③ 꾸준히 복용하면 암세포가 생기는 것을 막아줄 뿐만 아니라, 암세포가 몸으로 퍼지는 것을 막아준다. 특히 폐암이나 위암의 발병을 예방해주고 신장과 폐의 질병 치료에도 도움이 된다.

| 약용법 |

① 약재로 말린 겨우살이 가지와 잎을 1일량 10~20g씩 물에 달여 차 대신 마시면 고혈압, 관절염, 신경통 등의 치료에 효과적이다.

동의보감원문

性平味苦甘無毒助筋骨益血脈充肌膚長鬚眉主腰痛治癰腫及金瘡療女子懷胎漏血能令胎牢固除産後餘疾及崩漏. 生老桑樹上葉似橘而厚軟莖似塊枝而肥脆三四月開花黃白色六七月結實黃色如小豆大他木上皆有寄生惟桑上者入藥三月三日採莖葉陰乾. 此物極難得眞或云斷其莖而視之其色甚黃幷實中有汁稠粘者爲眞.

② 소화기계통 암에는 말린 가지와 잎 30g을 물 900mL에 넣고 반으로 될 때까지 달여서 1컵씩(150mL) 매 식후에 복용한다.

③ 겨우살이 전체를 독한 술에 8~9개월 담가두었다가 하루에 조금씩 마셔도 좋다.

④ 타박상에는 겨우살이 생잎과 가지를 짓찧어 환부에 바른다.

주의사항 사용상 특별한 주의사항은 없다.

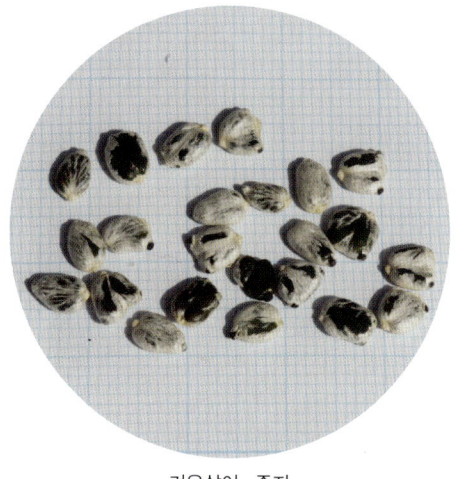

겨우살이_ 종자

겨우살이의 기능성 및 효능에 관한 특허자료

▶ 렉틴으로 강화된 겨우살이 추출물을 유효성분으로 하는 항암제용 조성물

본 발명은 렉틴으로 강화된 겨우살이 추출물을 유효성분으로 하는 항암제용 조성물에 관한 것으로, 겨우살이로부터 분리 정제한 렉틴과 증류수로 추출한 수추출물 및 상기의 렉틴과 수추출물을 혼합한 조성물은 신생 혈관 억제 활성이 있어 암의 전이 억제에 뛰어난 효과가 있고, 아폽토시스(apoptosis, 세포 계획사) 유도 활성, 텔로메라제 억제 활성, 항암 활성이 뛰어나며, 국소적으로 환부 투여가 가능한 피부암, 구강암, 인두암 등의 치료에 효과적이고, 특히 겨우살이로부터 분리, 정제한 렉틴과 수추출물을 혼합하여 제조한 본 발명 조성물은 부작용이 적고 항암 활성이 강화되는 뛰어난 효과가 있다.

– 공개번호 : 10-2003-0028855, 출원인 : (주)바이오메디팜

▶ 항노화 활성을 갖는 겨우살이 추출물

본 발명은 항노화 활성을 갖는 겨우살이 추출물에 관한 것으로, 본 발명에 따른 겨우살이 추출물 또는 이를 함유하는 기능성 식품 또는 약제학적 조성물은 생명을 연장시키는 효과가 있으며 전반적인 건강을 향상시키는 효과를 나타내는 바, 기능성 식품 또는 의약 분야에서 매우 유용한 발명이다.

– 공개번호 : 10-2010-0102471, 출원인 : (주)미슬바이오텍

▶ 항비만 활성 및 지방간 예방 활성을 갖는 겨우살이 추출물

본 발명은 비만 억제 활성 및 지방간 예방 활성을 갖는 겨우살이 추출물에 관한 것으로, 본 발명 겨우살이 추출물 또는 이를 함유하는 기능성 식품 또는 약제학적 조성물은 항비만 활성을 증강시키고 지방간을 예방하는 효과가 있어 항비만 효과에 뛰어난 효과를 나타내는 바, 기능성 식품 또는 의약 분야에서 매우 유용한 발명이다.

공개번호 : 10-2011-0136539, 출원인 : (주)미슬바이오텍

겨우살이주

맛은 쓰고 달다. 기호와 식성에 따라 꿀, 설탕을 가미하여 음용할 수 있다.

【적용병증】

- **강장보호(腔腸保護)** : 위와 장을 보호하기 위한 처방이다. 즉 소화불량, 십이지장궤양, 위궤양, 위염 등 위장이 좋지 못한 경우를 말한다. 30mL를 1회분으로 1일 1~2회씩, 10~15일 음용한다.
- **신경통(神經痛)** : 신경에 염증이 생겨 신경이 밀려나면서 통증이 오는 증상을 말한다. 30mL를 1회분으로 1일 1~2회씩, 15~25일 음용한다.
- **치통(齒痛)** : 치아의 법랑질이 치아의 세균작용에 의해 파괴되고, 입안의 음식물이 분해되어 형성된 산의 영향으로 탈피하는 경우이다. 30mL를 1회분으로 1일 1~2회씩, 2~4일 음용한다.
- **기타 질환** : 고혈압, 동맥경화, 산후요통, 암

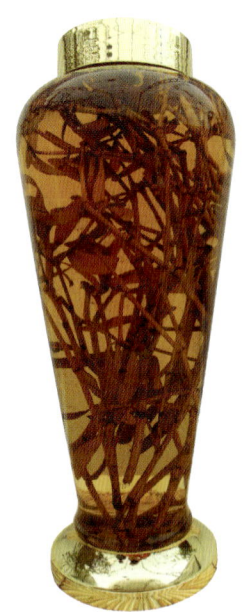

【담그는 방법】

① 약효는 겨우살이 전목(全木)에 있으며, 주로 가지와 잎을 사용한다.

② 11월경부터 이듬해 3월 사이에 가지와 잎을 채취한 다음 깨끗이 씻는다. 물기를 제거한 후 그대로 쓰거나 술을 흡수시켜 볶은 다음 건조시켜 사용한다.

③ 생약재는 270g, 건조시킨 것은 150g을 소주 3.8L에 넣고 밀봉하여 서늘한 냉암소에서 보관, 숙성시킨다.

④ 8~9개월 침출한 다음 찌꺼기를 걸러내고 보관, 음용한다. 또는 찌꺼기를 걸러낸 후 2~3개월 더 숙성하여 음용하면 향미(香味)가 좋아진다.

【구입방법 및 주의사항】

- 약재상에서 구입하거나 깊은 산골짜기 등의 자생지에서 채취하여 사용한다.
- 오래 음용해도 해롭지는 않으나 치유되는 대로 중단한다.
- 본 약술을 음용하는 중에 오이풀이나 하수오(적하수오)를 금한다.

▶ 순환기 질환 · **고혈압** · 목본

뽕나무

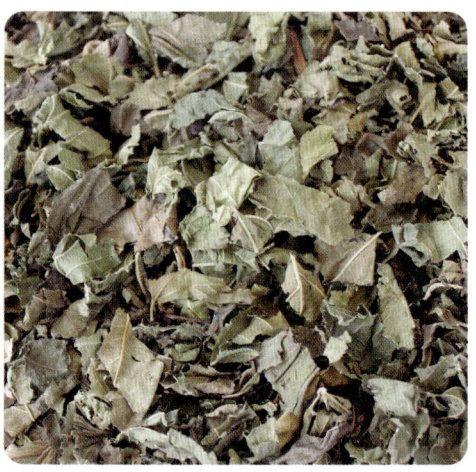

- **학 명** : *Morus alba* L.
- **과 명** : 뽕나무과
- **이 명** : 오디나무, 오디, 새뽕나무
- **생약명** : 상엽(桑葉), 상심자(桑椹子), 상백피(桑白皮)
- **생육지** : 산비탈, 들판 자생
- **개화기** : 5월
- **채취기** : 가을
- **용 도** : 약용, 식용
- **약 효** : 고혈압, 해열, 진해, 이뇨제, 소종

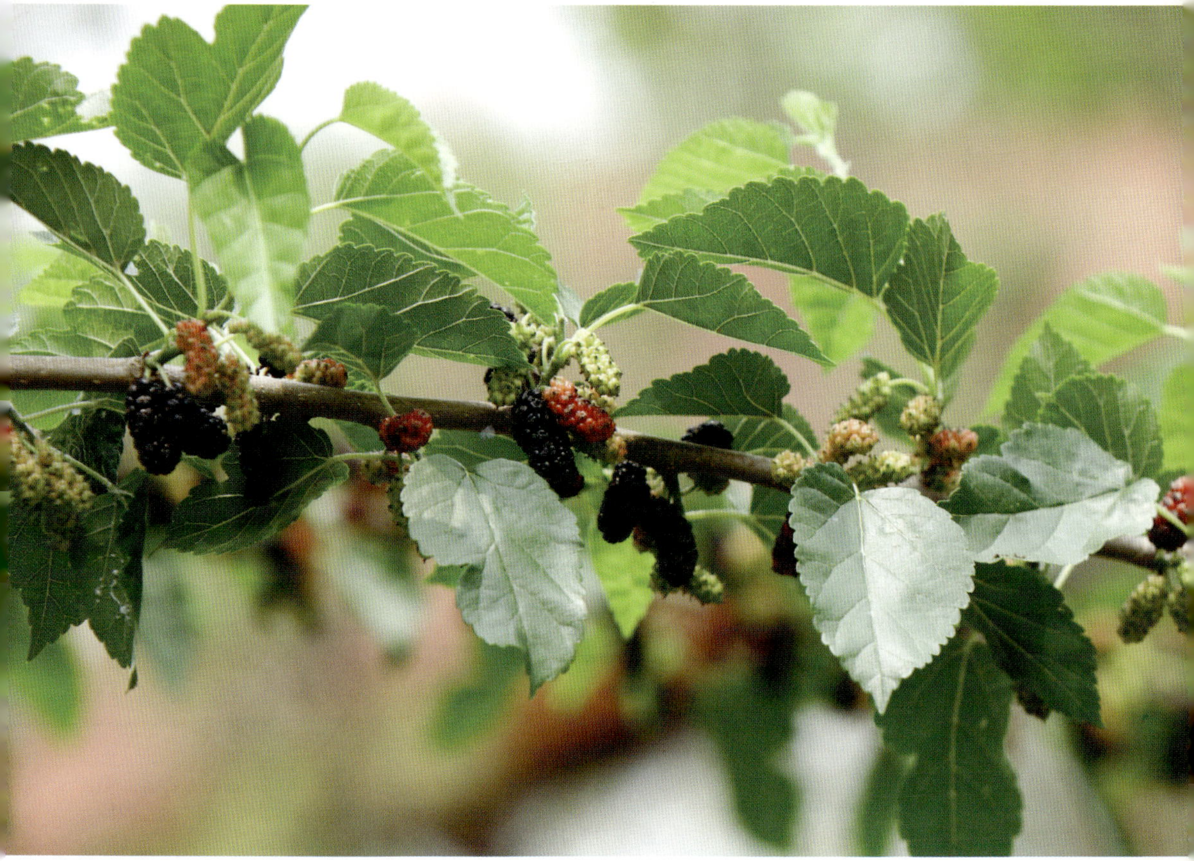

뽕나무 · 363

| 생김새와 특징 | 뽕나무는 낙엽활엽 교목 또는 관목으로, 키는 3m 정도로 자란다. 작은 가지는 회갈색 또는 회백색이고 잔털이 있으나 점차 없어진다. 어긋나는 잎은 길이 10㎝이고 3~5개로 갈라지며 가장자리에 둔한 톱니가 있고 끝이 뾰족하다. 잎의 모양은 긴 타원형 또는 달걀 모양이며 뒷면 맥 위에 잔털이 있다. 꽃은 암수딴그루로, 5월에 핀다. 열매는 6~7월에 붉은색에서 짙은 보라색, 검은색으로 익으며 산뽕나무에 비해 암술대가 짧다.

열매를 먹으면 소화가 촉진되어 방귀가 뽕뽕 나온다 하여 뽕나무라 한다고 전해진다. 뽕나무는 뿌리껍질을 상백피(桑白皮)라 하며 약용하고 잎과 열매도 각각 상엽(桑葉), 상심자(桑椹子)라는 생약명으로 부르며 약용한다. 잎은 누에를 기르는 데도 이용되고

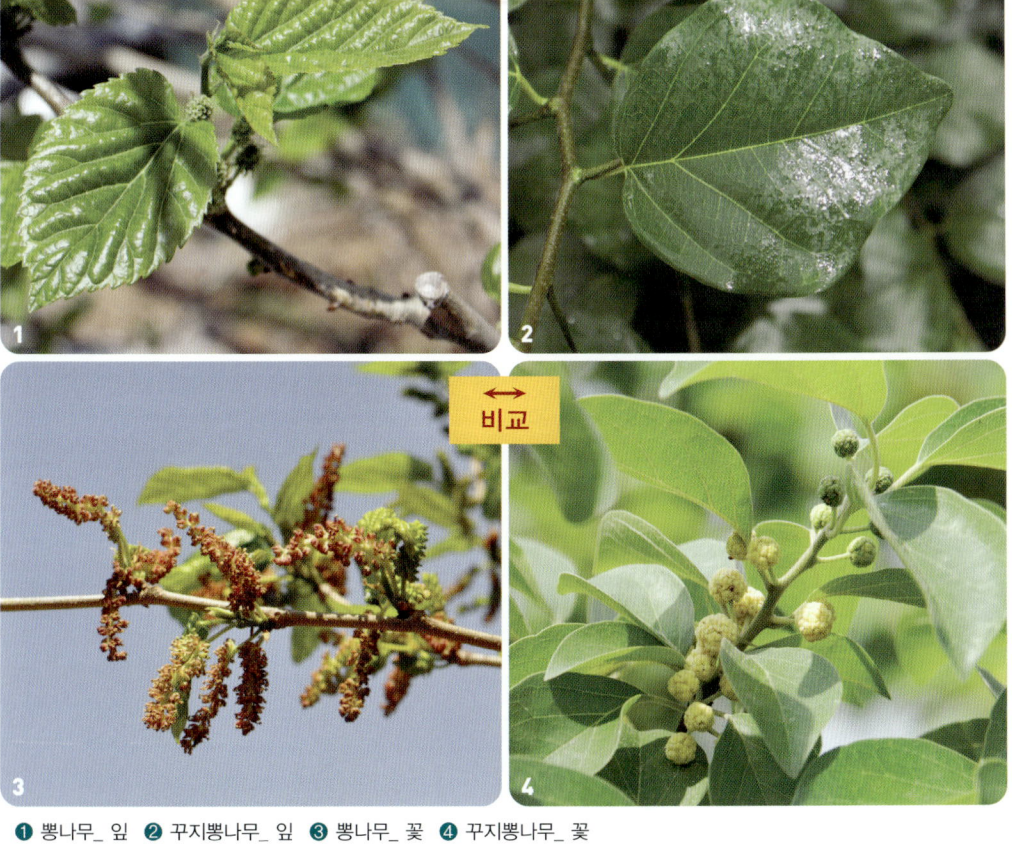

❶ 뽕나무_ 잎 ❷ 꾸지뽕나무_ 잎 ❸ 뽕나무_ 꽃 ❹ 꾸지뽕나무_ 꽃

열매는 '오디'라고 부르며 술을 담그거나 날것으로 먹는다. 예전에는 누에를 치기 위해 심었으나 오늘날에는 건강식품과 약용을 위해 재배하고 있다.

원산지는 온대, 아열대 지방이며 전 세계에 30여 종이 있다. 우리나라 전국 각지의 산비탈, 들판에 자생하며 재배도 하고 있다.

| 성품과 맛 | 사용 부위에 따라서 조금씩 다르다. 열매인 상심자(桑椹子)는 달고 시며 성질은 차다. 잎인 상엽(桑葉)은 쓰고 달며 성질은 차다. 가지인 상지(桑枝)는 쓰고 성질은 평하다. 뿌리껍질인 상백피(桑白皮)는 달고 매우며 성질은 차다. 모두 독성은 없다.

| 사용 부위 | 잎, 가지, 열매, 뿌리.

| 작용 부위 | 간(肝), 폐(肺), 비(脾), 신(腎) 경락.

| 성분 | 루틴(rutin), 케르세틴(quercetin), 베타시토스테롤, 주석산, 사과산, 아스파라긴산(asparaginic acid), 스코폴레틴(scopoletin), 타닌(tannin), 디하이드로캠페롤(dihydrokaempferol), 카로틴(carotene) 등.

| 효능 주치 |

① 고혈압, 두통, 기침, 기관지염, 해열, 이뇨, 진해, 토혈, 황달, 외상출혈, 소갈증, 변비 등을 치료한다.

② 뿌리껍질을 달여 그 물로 머리카락이 빠진 부분에 바르면 탈모를 예방하기도 하고 치료에도 효과가 있다고 한다.

③ 신장이 허약해서 생기는 당뇨에도 효과가 있다.

④ 오디는 소갈을 치료하거나 정신을 맑게 하고 소장의 열을 치료한다. 또한 오장, 관절을 이롭게 하고 혈기를 통하게 한다.

| 채취 및 조제 | 잎은 가을에 서리가 내린 뒤 채취하고, 뿌리는 수시로 채취하여 껍질을 벗겨낸 다음 햇볕에 말려 사용한다. 또한 열매는 자홍색을 나타내며 성숙해졌을 때 채취하여 이물질을 제거하고 말린다.

동의 보감 원문

治肺氣喘滿水氣浮腫消痰止渴去肺中水氣利水道治咳嗽唾血利大小腸殺腹藏蟲又可縫金瘡. 採無時出土者殺人初採以銅刀刮去上蟲皮取其裏白暴乾東行根益佳. 入手太陰經瀉肺氣之有餘利水生用咳嗽蜜蒸或炒用.

뽕나무 · 365

❶ 뽕나무_ 수피 ❷ 뽕나무_ 생뿌리 ❸ 뽕나무_ 건조한 열매(상심자) ❹ 뽕나무_ 건조한 가지(상지)

| 약용법 |

① 잘 익은 뽕나무 열매를 말려서 가루를 내어 한 번에 4g씩 하루 3번 먹는다.

② 35% 이상의 술에 오디(열매)를 넣어서 약 20일 동안 두었다가 매일 잠자리에 들기
　 전에 한 잔씩 마셔도 좋다.

③ 뽕나무 잎이나 뿌리껍질(상백피)을 하루에 20g씩, 물 300mL에 넣고 반이 될 때까지
　 끓여 수시로 나누어 마신다. 이뇨작용이 강하여 부기를 내려주고 혈압을 떨어뜨리
　 며 혈당을 강하시켜준다.

④ 봄에는 뽕나무 새싹을, 초여름에는 익은 열매를 식용한다.

주의사항　뽕나무 뿌리껍질은 폐의 열을 내리는 작용을 하므로 폐기가 찬 경우나 찬바
람을 맞아 기침을 하는 경우에는 신중하게 사용해야 한다.

뽕나무(상심자)의 기능성 및 효능에 관한 특허자료

▶ 뽕나무에서 유래되는 호흡기 질환 치료용 약학조성물

본 발명은 뽕나무로부터 유래되는 디-알로스(D-allose), 디-만니톨(D-mannitol), 탈로스(talose) 및 바닐린(vanillin) 등의 성분을 유효성분으로 함유하는 천식, 만성기관지염, 폐기종 및 기관지 확장증으로 구성된 그룹으로부터 선택되는 질환의 치료용 약학조성물에 관한 것이다.

– 등록번호 : 10-1017276-0000, 출원인 : 서운교, 손다니엘

▶ 상심자 추출물을 함유하는 면역 증강용 조성물

본 발명은 상심자(뽕나무 열매=오디)의 추출물을 함유하는 면역 활성 증강을 위한 조성물에 관한 것으로, 보다 구체적으로 본 발명은 면역 증강 인자인 NO 분비 및 사이토카인 발현 증가 효과, 박테리아 탐식 효과의 증강 효과, 여러 가지 보조 자극 분자(co-stimulatory molecule)의 발현 증가 및 TLR-4의 발현 효과, 선천성 면역에 관계된 리셉터인 TLR-4(Toll-like receptor 4) 및 CD14의 발현 증가 효과 및 마우스 생체 내(in vivo mouse)에서 면역글로불린 증강 효과 및 B 세포 및 T 세포의 활성 능력을 갖는 상심자 추출물을 함유하는 면역 증강용 조성물을 제공한다.

– 공개번호 : 10-2008-0047493, 출원인 : 원광대학교 산학협력단

▶ 주목과 뽕나무 추출물을 이용한 당뇨 또는 고혈압 치료용 약학 조성물 및 이의 제조 방법

본 발명의 주목에 뽕나무가 혼합된 추출물 또는 주목, 뽕나무 및 솔잎이 혼합된 추출물은 뽕나무나 솔잎 단일 추출물보다 동물 및 사람에게서 당뇨 및 고혈압에 대한 현저한 효과를 나타내었다.

– 등록번호 : 10-0964603-0000, 출원인 : 오동석, 박윤수

▶ 오디 추출물을 포함하는 피부 미백 및 개선용 화장료 조성물

본 발명은 오디(뽕나무 열매) 추출물을 활성 성분으로 포함하는 피부 미백 및 개선용 화장료 조성물 및 상기 조성물을 포함하는 피부 미백 및 개선용 기능성 화장품에 관한 것으로, 본 발명에 따른 오디 추출물을 활성 성분으로 포함하는 피부 미백 및 개선용 화장료 조성물 및 상기 조성물을 포함하는 피부 미백 및 개선용 기능성 화장품은 천연 오디를 아임계수 추출법을 통해 추출함으로써 레스베라트롤의 함유량이 높은 오디 추출물을 활성 성분으로 포함하면서 추가의 천연 원료 담체들을 포함하므로, 우수한 미백 효과를 나타내면서도 피부 자극 및 중금속 함량이 거의 전무하고 방부력이 우수하여 천연 미백 화장품 개발에 유용하게 활용될 수 있다.

– 공개번호 : 10-2014-0013842, 출원인 : (주)자연의벗, 숙명여자대학교 산학협력단

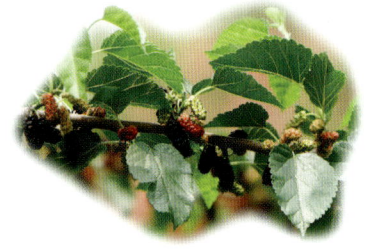

▶ 순환기 질환 · **동맥경화** · 초본

해바라기

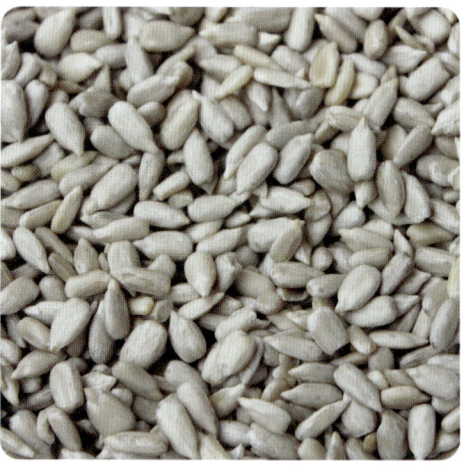

- 학 명 : *Helianthus annuus* L.
- 과 명 : 국화과
- 이 명 : 향일화, 규화, 산자연, 조일화(朝日花)
- 생약명 : 향일경심(向日莖心), 향일규(向日葵)
- 생육지 : 들판, 화단 자생
- 개화기 : 8~9월
- 채취기 : 10월
- 용 도 : 약용, 식용, 관상용
- 약 효 : 동맥경화, 타박상, 소화불량, 월경통, 창종,
소변불리

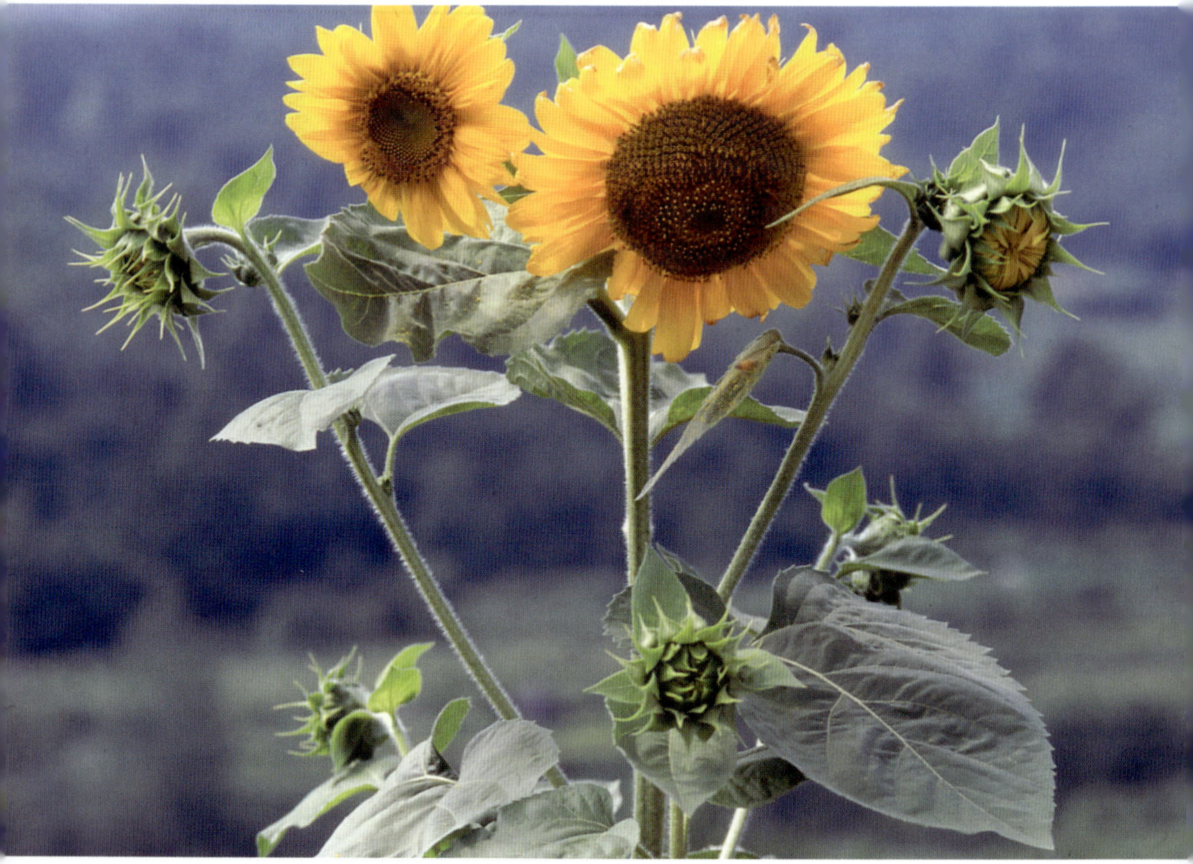

| **생김새와 특징** | 해바라기는 한해살이풀로, 키는 2m 내외로 자란다. 잎은 서로 어긋나고 달걀 모양이다. 잎자루가 길며 가장자리에 톱니가 있다. 꽃은 8~9월에 노란색으로 옆을 향해 피며 지름은 8~60cm이다. 열매는 10월에 달걀형으로 익는데, 길이 1cm, 너비 4~8mm로, 흑색의 줄이 있다. 종자는 20~30%의 기름을 포함하며 식용으로 사용한다.

한여름 강한 햇볕 아래에서도 노란 꽃을 피워 관상용으로 좋다. 또한 종자는 약용되며 특히 어린아이들의 두뇌 발달에 도움이 된다. 해바라기라는 이름은 중국 이름인 향일규(向日葵)에서 유래한다.

북아메리카 원산으로, 콜럼버스에 의해 유럽에 알려졌다고 한다. 러시아에서 많이 심고 있으며, 유럽의 중부와 동부, 인도, 페루, 중국 북부에서도 많이 식재한다. 우리나라에서도 전국 각지의 양지바른 들판, 마을 어귀, 담장 아래, 화단에 많이 심는다.

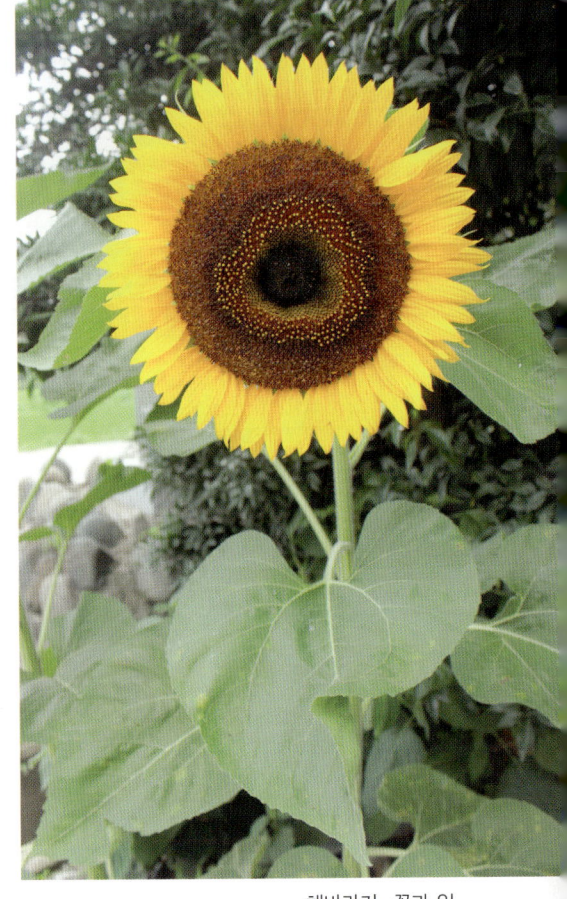

해바라기_ 꽃과 잎

| **성품과 맛** | 맛은 달고 성질은 평하다(따뜻하다고도 함).

| **사용 부위** | 씨(향일규자), 뿌리(향일규근), 줄기 속심(향일경심).

| **작용 부위** | 폐(肺), 심(心), 방광(膀胱) 경락.

| **성분** | 종자에는 베타시토스테롤(β-sitosterol), 스테롤(sterol), 베타카로틴(β-carotene), 펜토산(pentosan)을 함유하고, 잎에는 네오클로로겐산(neochlorogenic acid), 클로로겐산(chlorogenic acid), 스코폴린(scopolin)을, 뿌리에는 키네틴(kinetin)을 함유하고 있다.

| **채취 및 조제** | 가을(10월경)에 해바라기 씨를 수확한 후 뿌리는 채취하여 햇볕에 말려 사

해바라기 · 369

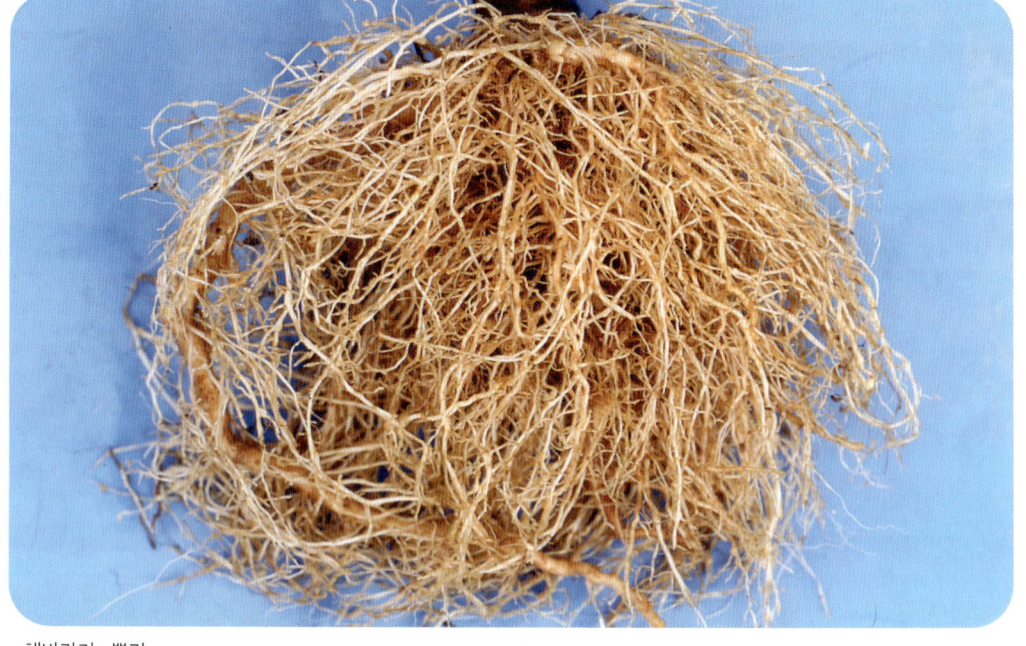

해바라기_ 뿌리

용하고, 줄기는 쪼갠 다음 속심을 채취한다.

| 효능 주치 |

① 해바라기 씨는 고지혈증 및 고콜레스테롤혈증에 대한 저하작용이 있기 때문에 동맥경화를 예방하는 데에 좋은 효과가 있다.

② 소변불리, 월경통, 타박상, 소화불량, 요로결석, 신장결석, 방광결석 등의 치료에도 사용한다.

| 약용법 | 해바라기 씨 또는 줄기 속심과 뿌리 20g을 물 800mL에 넣고 달인 액을 반으로 나누어 아침저녁으로 복용한다.

주의사항 특별한 주의사항은 없다.

해바라기꽃차

【 효능 및 꽃의 이용 】

해바라기는 씨앗뿐만 아니라 꽃잎, 꽃받침, 그리고 줄기까지도 먹을 수 있다. 씨앗의 20~30%가 기름이어서 기름을 얻는 작물로 키우기도 한다. 또 리놀렌산, 단백질, 아미노산, 비타민 E 등이 들어 있다. 그리고 최근에 해바라기 씨에 함유되어 있는 이눌린이 천식 치료에 큰 효과가 있다고 하여 주목을 받고 있다. 이전부터 꽃잎을 차로 이용하기도 하는데 감기, 기관지 등에 효과가 있다고 한다. 포기 전체로 해바라기 술을 담그기도 한다. 차 색은 연한 노란빛이며 향은 별로 없다. 맛은 순하다. 뜨거운 물을 부어도 색이 변하지 않는다.

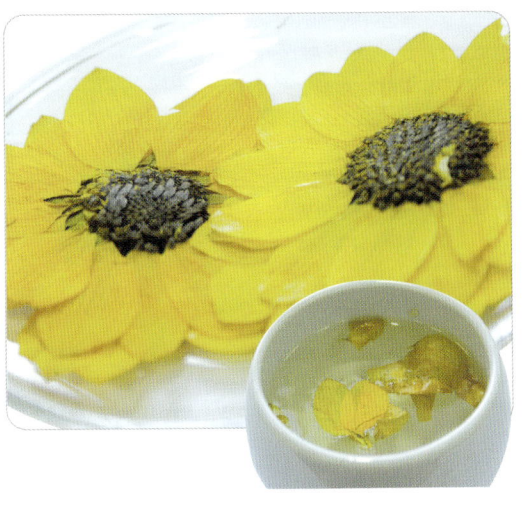

【 채취 방법 】

봉오리에서 바로 핀 꽃을 선택한다.

【 꽃차 만드는 방법 】

① 깨끗이 씻어 말린다.
② 건조 후 밀봉한다.
③ 꽃잎을 7g 정도 찻잔에 넣고 우려내어 마신다.

【 차로 마신 후 꽃 이용법 】

재탕하여 마신다.

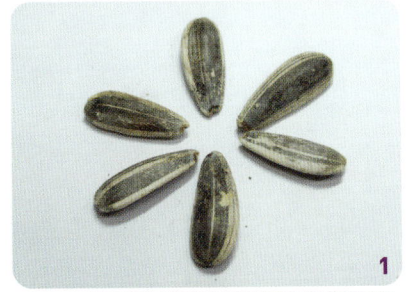

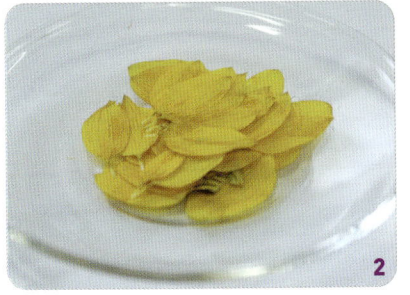

❶ 해바라기 씨앗 ❷ 건조한 해바라기 꽃

▶ 순환기 질환 • 동맥경화 • 목본

돈나무

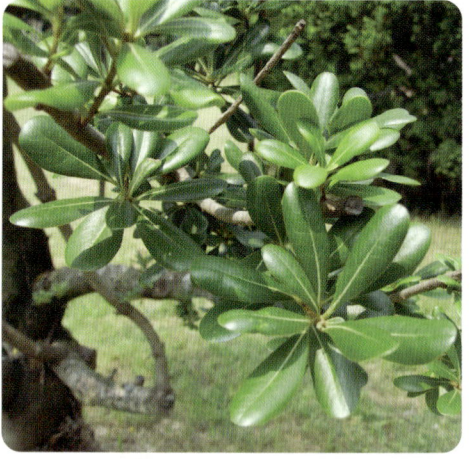

- 🟢 **학 명** : *Pittosporum tobira* (Thunb.) W.T.Aiton
- 🔵 **과 명** : 돈나무과
- 🟤 **이 명** : 섬엄나무, 섬음나무, 음나무, 갯똥나무
- 🟡 **생약명** : 칠리향(七里香)
- 🟢 **생육지** : 산기슭 자생
- 🟣 **개화기** : 5~6월
- 🔵 **채취기** : 가을~겨울 사이
- 🟣 **용 도** : 관상용, 약용
- 🔵 **약 효** : 동맥경화, 고혈압, 골절통, 습진, 종독, 소종, 활혈

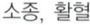

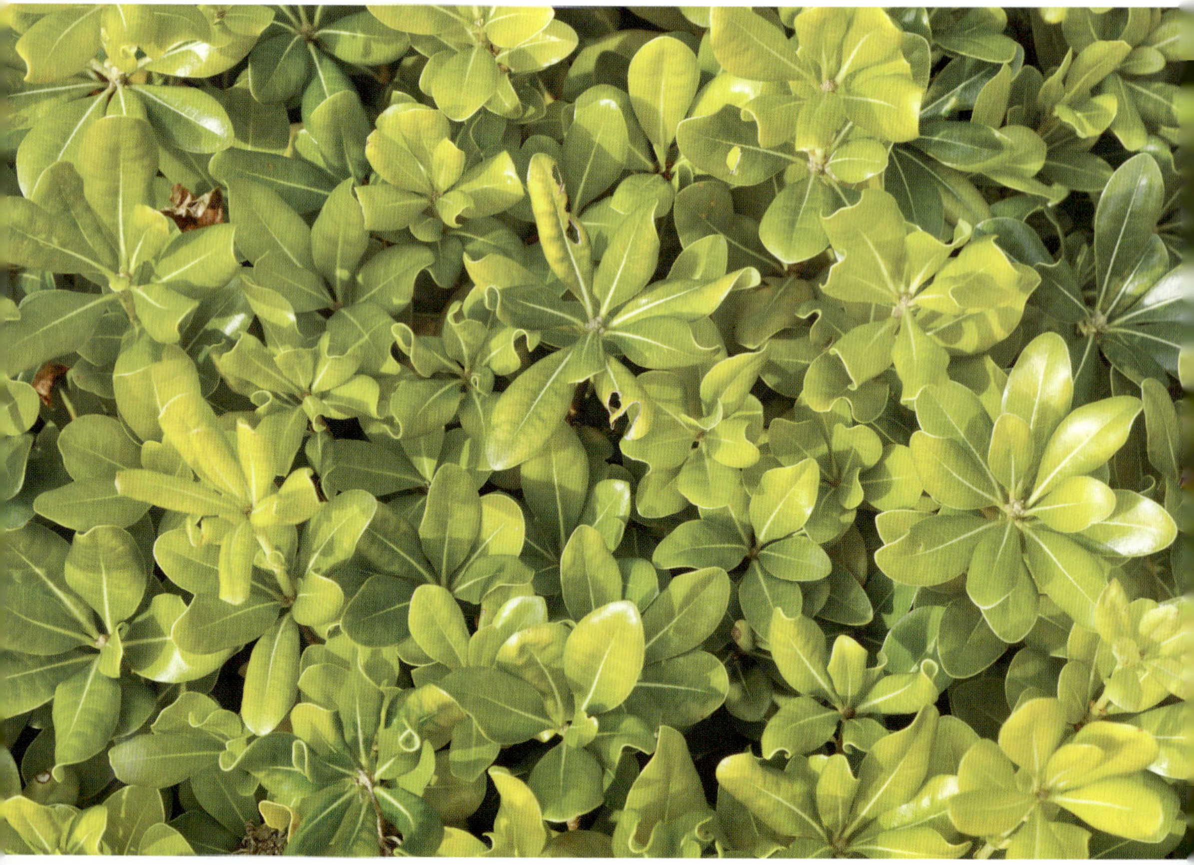

| 생김새와 특징 | 돈나무는 상록활엽 관목으로, 키는 2~3m이다. 가지는 여러 갈래로 갈라지고, 나무껍질은 흑갈색이며 잔뿌리가 많고 뿌리에서 향기가 난다. 잎은 어긋나며 4~10cm의 긴 타원형으로, 두껍고 광택이 난다. 잎의 색깔은 짙은 녹색이고 가지 끝에 모여 달리며 가장자리는 밋밋하다. 꽃은 5~6월에 유백색으로 가지 끝에 모여 피는데 향기가 있다. 열매는 삭과로, 10월에 누런 황색으로 익으며 두꺼운 껍질이 3개로 갈라지면서 붉은 종자가 나온다.

향이 좋고 수형이 아름다워 관상용으로 쓰이며, 약용으로도 재배된다. 꽃이 지고 난 뒤에도 열매에 끈적끈적하고 들쩍지근한 점액질이 묻어 있어 항시 온갖 곤충, 특히 파리가 많이 찾아와서 제주도에서는 '똥낭' 즉 '똥나무'라고 불렀다. 그것을 일본인들

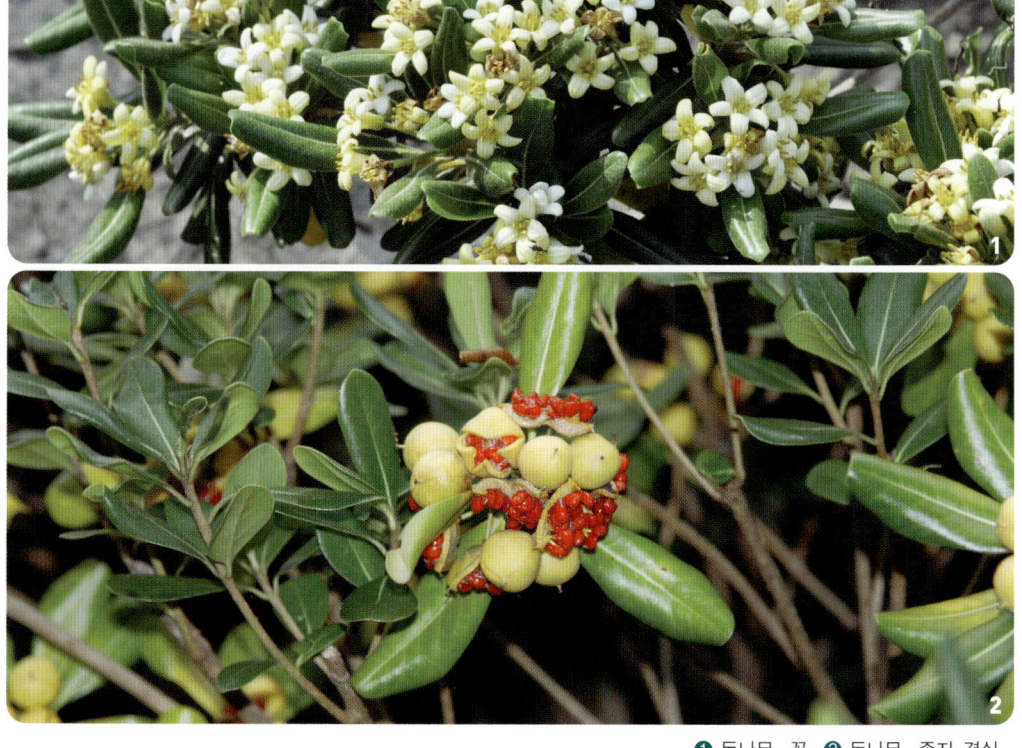

❶ 돈나무_ 꽃 ❷ 돈나무_ 종자 결실

돈나무 · 373

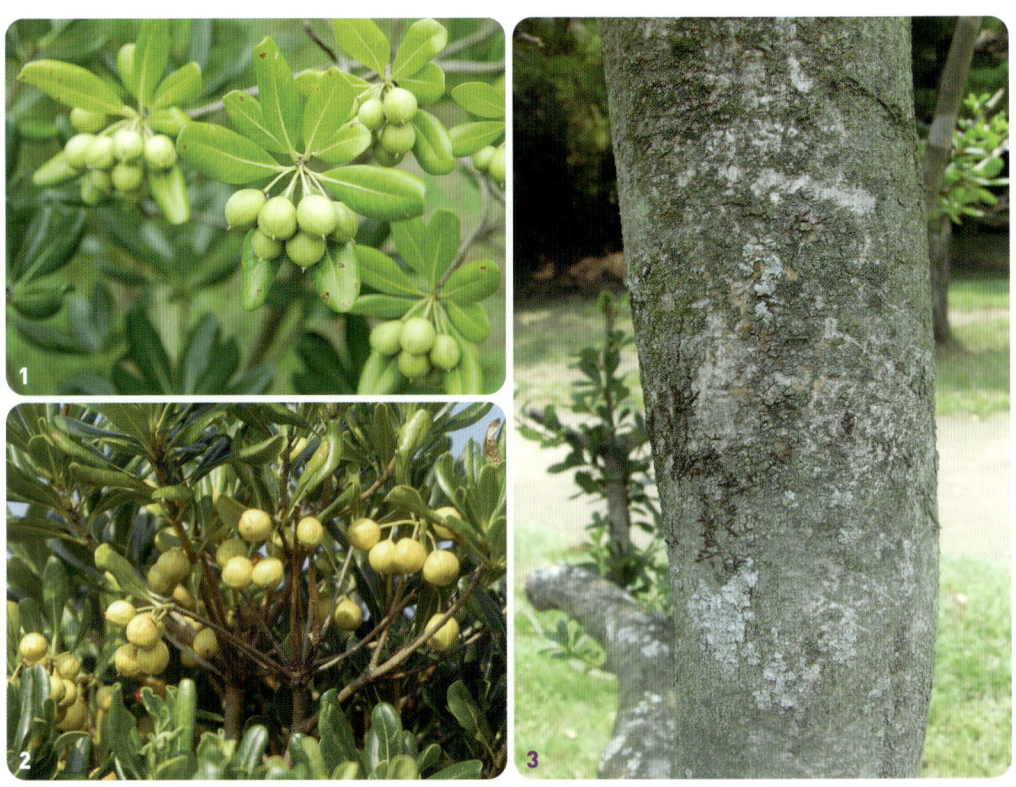

❶ 돈나무_ 덜 익은 열매 ❷ 돈나무_ 익은 열매 ❸ 돈나무_ 수피

이 돈나무로 알아들어 돈나무라고 하였다고 한다. 한방에서는 돈나무 가지를 칠리향(七里香)이라 하고 잎은 칠리향엽(七里香葉), 꽃은 해동화(海桐花)라 한다.

우리나라와 일본, 타이완, 중국 등지에 분포한다. 우리나라에는 전남과 전북, 경남, 제주도의 바닷가 산기슭에서 잘 자란다.

| 성품과 맛 | 맛은 약간 달고(또는 시고 짬), 성질은 차다(또는 시원함).

| 사용 부위 | 가지와 잎, 나무껍질, 꽃.

| 작용 부위 | 간(肝), 신(腎) 경락.

| 성분 | 잎은 정유를 함유하고 있으며 그 주성분은 리모넨(limonene), 피넨(pinene), 세스퀴테르펜(sesquiterpene) 등이다. 나무껍질에는 사포닌의 일종인 헤데라게닌(hederagenin)이 들어 있다.

| 채취 및 조제 | 연중 채취가 가능하지만 가을에서 겨울 사이에 채취하여 햇볕에 말리며 쓰기 전에 잘게 잘라 사용한다.

| 효능 주치 |

① 잎이나 나무껍질은 혈압을 낮추고 혈액순환을 도우며 종기를 치료하는 효력이 있으므로 동맥경화나 고혈압의 치료에 쓰인다.

② 가지는 관절염, 타박상, 결막염, 골수염, 습진, 종독, 활혈, 디스크, 피부염, 치통, 이질, 간경화, 천식 등의 약재로 사용한다.

③ 꽃잎을 채취하여 말려두었다가 통증을 멎게 하는 데 이용하며, 개창(疥瘡: 옴이나 부스럼)에 외용할 때는 말린 꽃에 물을 붓고 끓여서 그 물로 상처 부위를 씻어낸다.

④ 약재를 가루 내어 기름에 개어서 고약으로 붙이기도 한다.

| 약용법 |

① 1일량으로 말린 가지와 잎 10~20g을 900mL의 물에 넣고 중불에서 반으로 달여 하루 2~3회 식후에 한 달 정도 복용한다.

② 외용에는 잎이나 가지를 짓찧어서 환부에 바르거나 달인 물로 환부를 닦아낸다.

주의사항 특별한 주의사항은 없다.

돈나무의 기능성 및 효능에 관한 특허자료

▶ **돈나무 등 자생식물로부터 얻은 비만 및 당뇨병 치료 추출물**

본 발명은 한국에서 자라는 자생식물로부터 비만/당뇨 모델 마우스인 Leprdb/Leprdb 마우스에서 체중 감소 및 당뇨의 원인인 고혈당을 억제하는 추출물과 그 추출물을 유효성분으로 함유하는 비만과 당뇨의 예방 및 치료 생약제에 관한 것이다. 돈나무, 동백나무, 처녀치마로 구성된 그룹에서 선택된 하나 이상의 추출물을 주성분으로 하여 치료 또는 예방적 유효량으로 함유하는 비만 예방 및 치료용 조성물이다.

– 공개번호 : 10-2004-0016576, 출원인 : (주)머젠스

돈나무 · 375

▶ 순환기 질환 · **심장병** · 초본

복수초

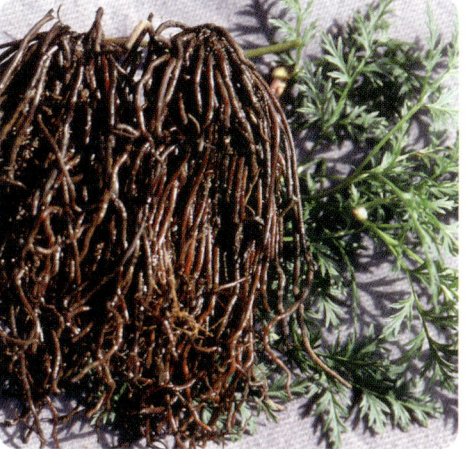

- ● 학 명 : *Adonis amurensis* Regel & Radde
- ● 과 명 : 미나리아재비과
- ● 이 명 : 가지복소초, 얼음새꽃, 눈색이꽃, 원일초, 설연화
- ● 생약명 : 복수초(福壽草)
- ● 생육지 : 산골짜기 자생
- ● 개화기 : 3~4월
- ● 채취기 : 개화기(봄)
- ● 용 도 : 약용, 관상용
- ● 약 효 : 강심제, 진통제, 창종, 이뇨제

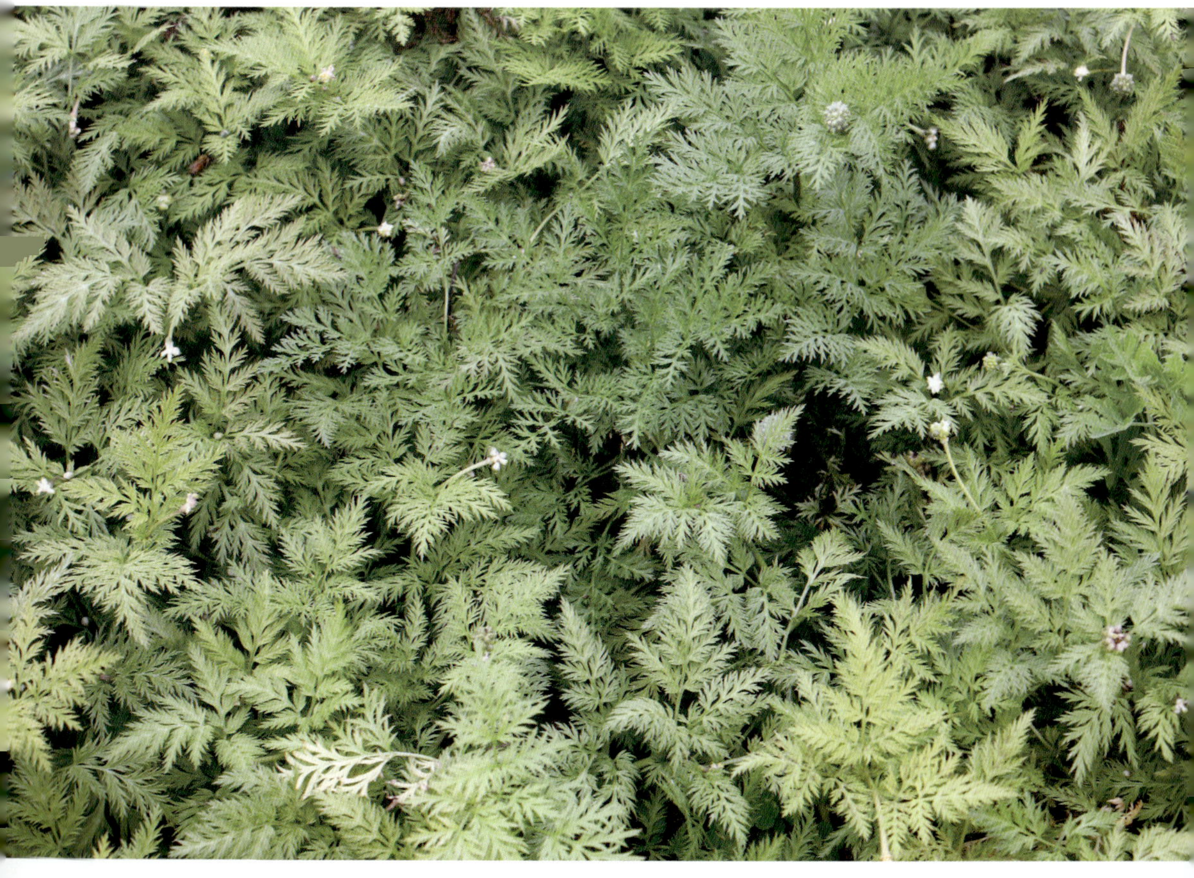

| **생김새와 특징** | 복수초는 숙근성 여러해살이풀로, 키는 10~30㎝이다. 뿌리줄기가 짧고 굵으며 흑갈색의 잔뿌리가 많다. 잎은 줄기 위에서 서로 어긋나고 뒷면에 작은 털이 있으며 줄 모양으로 2번 깊게 갈라진다. 꽃은 3~4월에 원줄기와 가지 끝에 노란색으로 1개씩 핀다. 꽃잎의 단면은 황금빛을 띠며 20~30개가 수평으로 퍼지는데, 수술은 많고 꽃받침 조각은 짙은 녹색이며 여러 개다. 열매는 6~7월에 공 모양을 띤 수과(瘦果: 성숙해도 열매껍질이 작고, 말라서 단단하여 터지지 않으며 1방에 1개의 씨가 들어 있음)로 달리며 가는 털이 있다.

이른 봄, 얼음과 눈이 채 녹기도 전에 눈 속에서 꽃이 피는 경우가 많으므로 설연화 혹은 설연꽃, 얼음새꽃으로 불리기도 한다. 여름에 하고현상으로 지상부는 사라진다. 우

❶ 복수초_ 새순 ❷ 복수초_ 눈 속에서 핀 꽃 ❸ 복수초_ 잎 ❹ 복수초_ 줄기

복수초 • 377

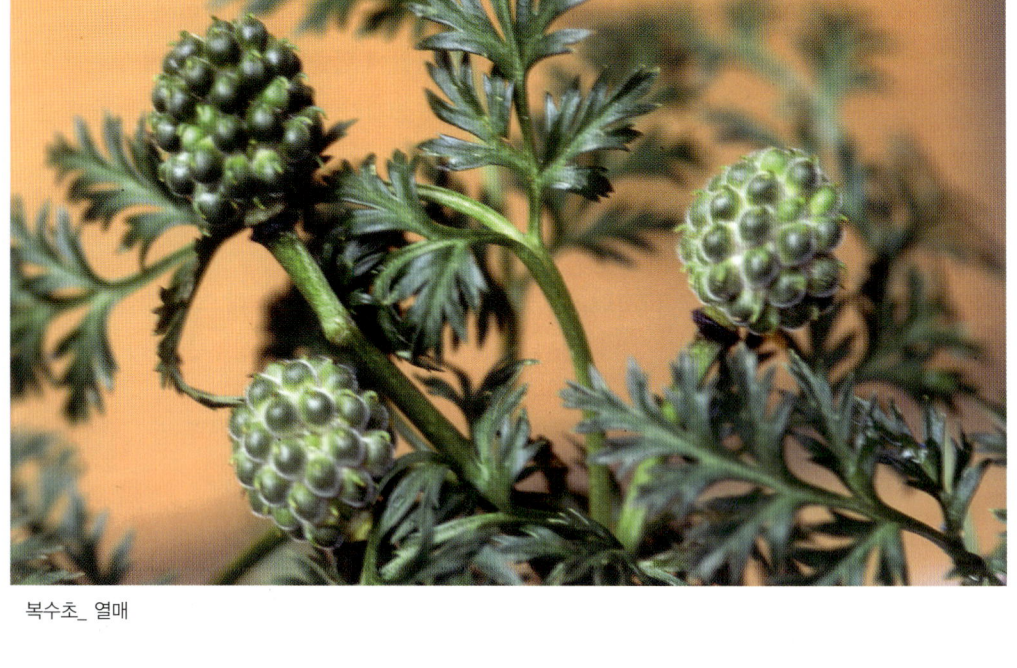

복수초_ 열매

리나라 외에 중국, 동부 시베리아, 만주 등에 분포한다. 우리나라 전국의 산골짜기 숲
속 그늘에서 자라며 관상용 품종으로도 많이 개발되어 있다.

| 성품과 맛 | 맛은 쓰고 성질은 평하다(서늘하다고도 함). 약간의 독성이 있다.

| 사용 부위 | 뿌리를 포함한 전초.

| 작용 부위 | 심(心), 방광(膀胱) 경락.

| 성분 | 강심배당체, 비강심배당체 및 쿠마린(cumarin)류, 아도닌(adonin), 시마린(cymarin),
시마롤(cymarol), 디기톡시게닌(digitoxigenin), 스트로판티딘(strophanthidin) 등.

| 채취 및 조제 | 봄에 꽃이 필 때 뿌리를 포함한 전초를 채취하여 햇볕에 말려 사용한다.

| 효능 주치 |

① 강심제로 많이 사용하며 진통제, 창종, 이뇨제로 효능이 있지만 유독성 식물이므로
주의해야 한다.

② 가슴 두근거림, 숨 가쁨, 심장쇠약, 신경쇠약, 풍습성 관절염이나 신경통 또는 소변

이 잘 안 나오거나 몸이 붓고 복수가 차는 데 사용하면 효과가 있다.

| 약용법 |

① 1일량으로 말린 전초 2~3g을 900mL의 물에 넣고 약한 불에서 반량이 되도록 달여 매 식후 1컵씩(150mL) 복용하거나 같은 양을 20mL 정도의 물에 담근 후 3~4시간 지나 물만 마신다.

② 독성이 있으므로 1주일 이상 복용해서는 안 된다.

주의사항 독성이 있으므로 사용에 신중을 기해야 한다.

복수초의 기능성 및 효능에 관한 특허자료

▶ 복수초와 엄나무 등에서 약성을 추출한 당뇨병제 및 제조방법

본 발명은 한국 산야에서 자라는 약초로 달여서 새로운 물질의 약성을 만들어내는 제조방법이다. 여러 가지 약초를 섞어 달여서 새로운 물질의 약성을 만들어 당뇨병 치료에 사용하는 데 그 목적이 있다. 이 발명은 복수초, 엄나무, 조릿대, 화살나무, 감초를 진공상태에서 달여서 약성을 추출하여 당뇨병 치료에 사용되는 약성의 물질을 만드는 방법이다.

– 공개번호 : 10-2003-0080459, 출원인 : 송호엽

▶ 세복수초 추출물 또는 그 유효물질을 이용한 항암제 조성물

본 발명은 세포실험 및 동물실험에서 항암 활성을 나타내는 세복수초 추출물 또는 그 유효물질을 이용한 항암제 조성물을 개시한다.

– 공개번호 : 10-2013-0074768, 출원인 : 재단법인 제주테크노파크

▶ 순환기 질환 · **심장병** · 초본

은방울꽃

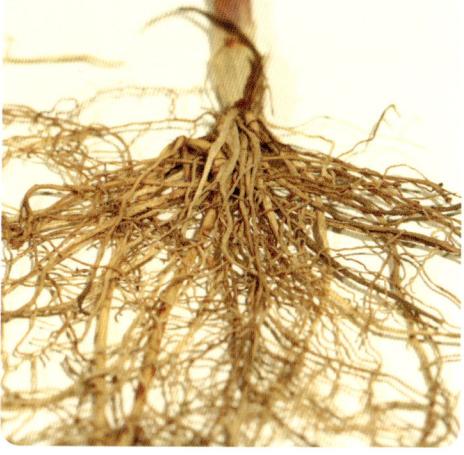

- 학 명 : *Convallaria keiskei* Miq.
- 과 명 : 백합과
- 이 명 : 초롱꽃, 영란, 초옥란, 녹령초, 향수화, 둥구리아싹
- 생약명 : 영란(鈴蘭)
- 생육지 : 산골짜기 자생
- 개화기 : 4~5월
- 채취기 : 개화기
- 용 도 : 약용, 관상용
- 약 효 : 심장쇠약, 부종, 이뇨, 타박상, 강심

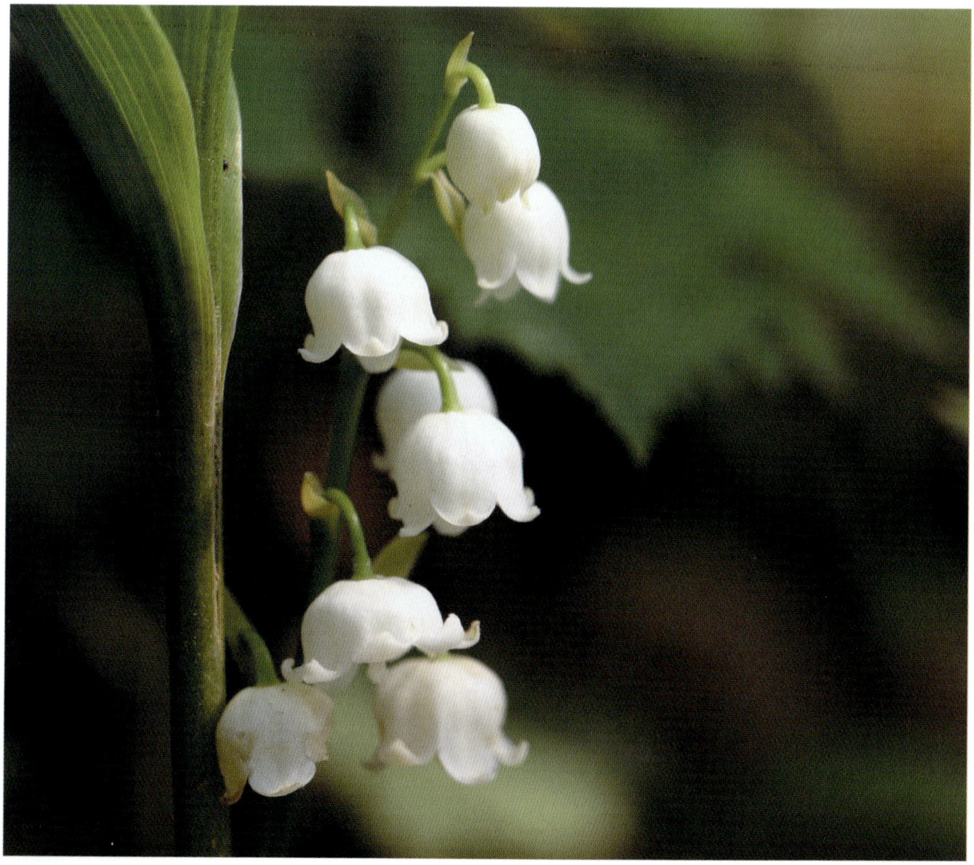

| **생김새와 특징** | 은방울꽃은 숙근성 여러해살이풀로, 키는 20～35㎝로 자라며 꽃이 아름다워 관상식물로 이용된다. 땅속줄기가 옆으로 길게 뻗으면서 많은 잔뿌리를 달고 있다. 뿌리에서 칼집 모양의 잎이 나고 그 가운데에서 2개의 잎이 나와 마주 감싼다. 잎은 길이 12～18㎝, 폭 3～7㎝로, 끝이 뾰족하고 가장자리가 밋밋하며 잎자루가 길다. 꽃은 4～5월에 종 모양으로 하얗게 피고 끝 부분이 6갈래로 갈라진다. 꽃덮이는 6장이고 수술은 6개로서 화관 밑에 달린다. 씨방은 달걀 모양이며 열매는 장과로서 7월에 붉게 익는다.

꽃의 생김새가 방울 같고 흰색을 띠어 은방울꽃이라 한다. 어린잎은 식용하며 꽃은 향기가 좋아 고급 향수를 만드는 원료로 사용한다. 우리나라와 중국, 동부 시베리아, 일본 등지에 분포한다. 우리나라 전국 각지의 산골짜기, 풀숲에서 자란다.

| **성품과 맛** | 맛은 쓰고 성질은 따뜻하다. 독성이 있다.

| **사용 부위** | 뿌리줄기 또는 전초.

| **작용 부위** | 심(心), 방광(膀胱) 경락.

| **성분** | 콘발라마린(convallamarin), 크산토필(xanthophyl), 콘발라톡신(convallatoxin) 등.

| **채취 및 조제** | 전초는 4～5월 개화 시에 채취하고, 뿌리줄기는 8월경에 채취하여 햇볕에

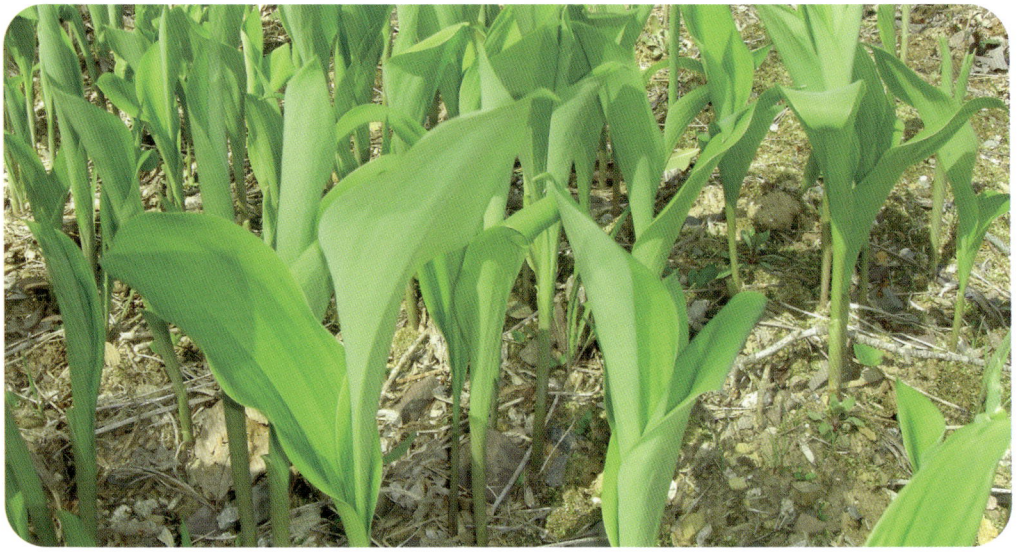

은방울꽃_ 새순

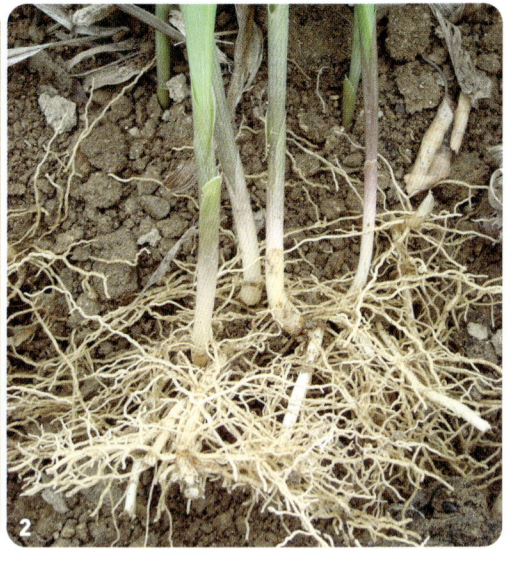 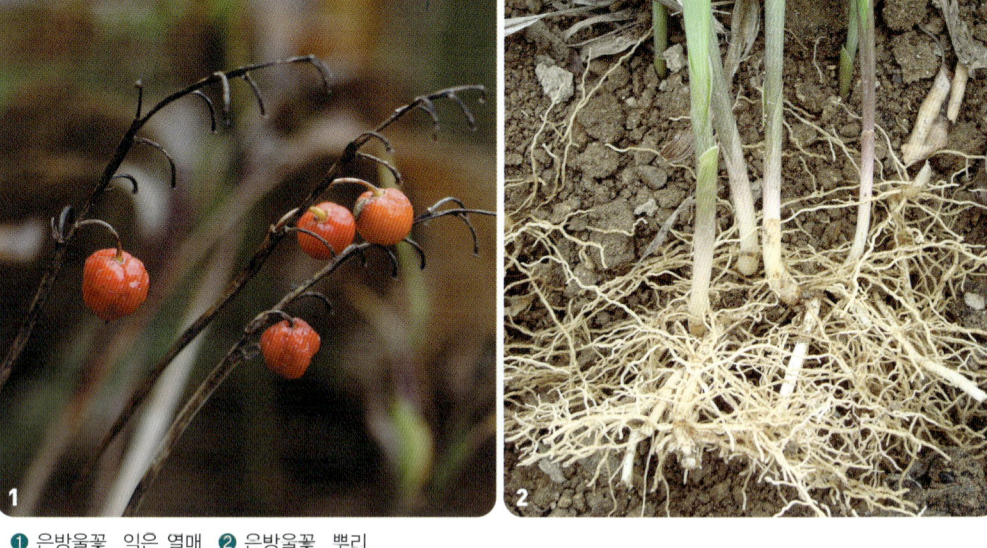

❶ 은방울꽃_ 익은 열매 ❷ 은방울꽃_ 뿌리

말려 저장, 사용한다.

| 효능 주치 |

① 강심, 이뇨 등의 효능이 있어 심장쇠약에 특히 좋다.

② 부종, 타박상 등에 약재로 사용하기도 한다.

| 약용법 |

① 약재로 말린 은방울꽃 전초나 뿌리줄기 20g을 600mL의 물에 넣고 반량이 되도록 달인 액을 아침저녁 식후에 1컵씩(150mL) 복용하거나, 가루를 내어 복용한다.

② 음지에서 건조시켜 잘게 썬 전초 30g을 900mL의 물에 넣고 반으로 될 때까지 달인 물을 1일 3회로 나누어 복용한다. 심장병을 치료하는 데 특효를 보인다.

주의사항 독성이 있으므로 과다 복용을 삼가고 신중하게 사용한다.

▶ 순환기 질환 · **심장병** · 목본

수국

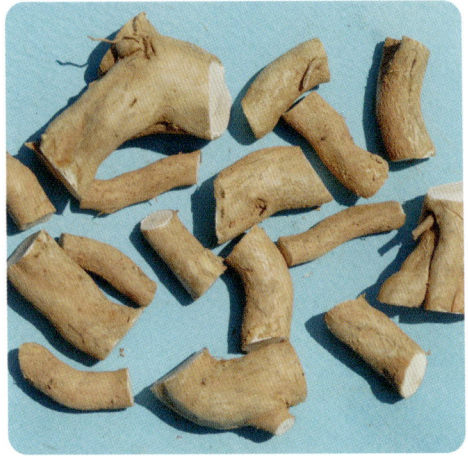

- 학 명 : *Hydrangea macrophylla* (Thunb.) Ser.
- 과 명 : 범의귀과
- 이 명 : 분수국, 자양화, 용구화
- 생약명 : 팔선화(八仙花), 수구(繡球)
- 생육지 : 산골짜기, 숲 자생
- 개화기 : 6~7월
- 채취기 : 봄~가을
- 용 도 : 관상용, 약용
- 약 효 : 강심, 학질, 해열, 심계항진, 히스테리

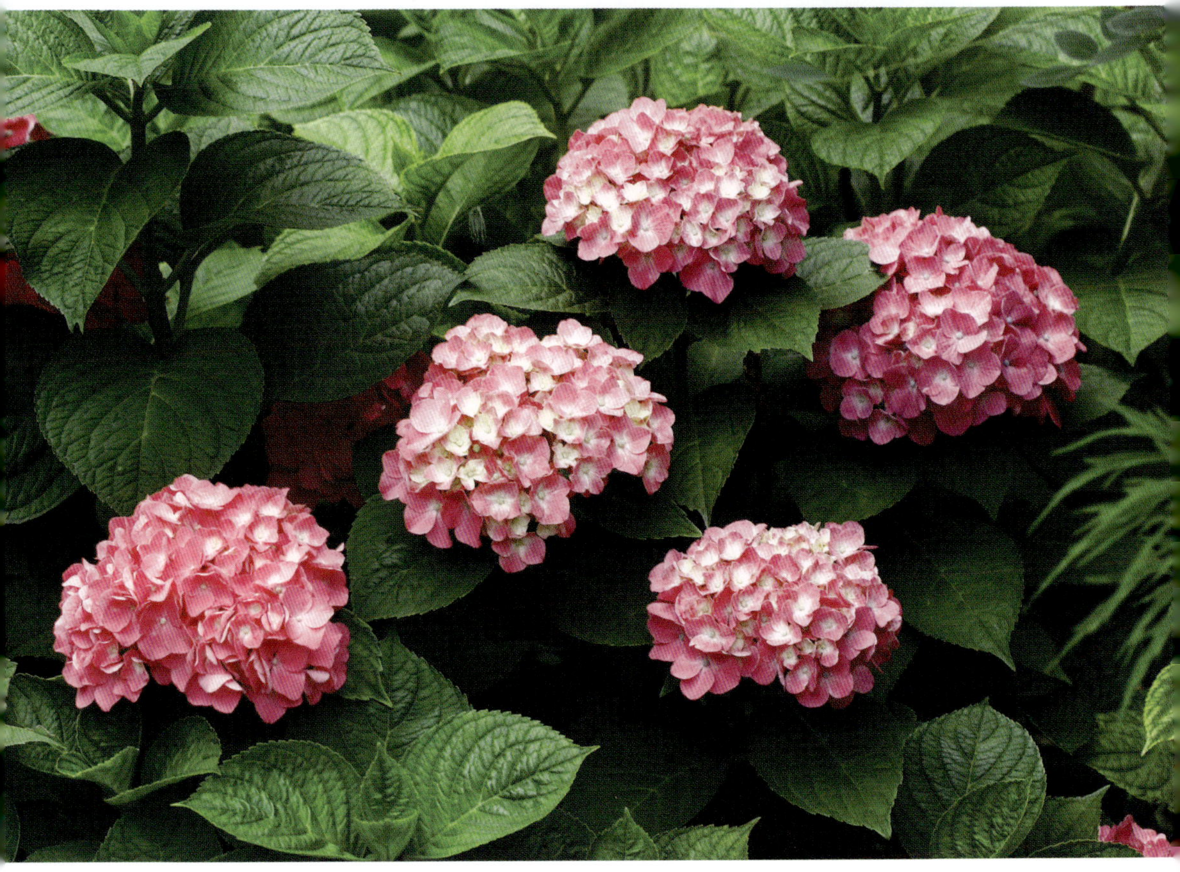

수국 · 383

| 생김새와 특징 | 수국은 낙엽활엽 관목으로, 키는 1m 정도이며, 줄기는 겨울 동안 윗부분이 고사한다. 잎은 마주나며 가장자리에 톱니가 있다. 잎의 길이는 10~15㎝로, 끝이 갑자기 뾰족해진다. 꽃은 6~7월에 10~15㎝의 크기로 산방꽃차례를 이루며 피고 꽃받침 조각은 4~5장이다. 꽃의 색깔은 연한 자주색이던 것이 하늘색으로 되었다가 다시 연한 홍색으로 된다. 작은 꽃잎은 4~5개이고, 수술은 10개 정도이며 암술은 퇴화하고 암술대는 3~4개이다.

꽃이 아름다워 관상용으로 많이 키우며, 약재로도 유용하다. 자잘한 꽃 주변에 곤충을 유인하기 위한 장식화가 아름답게 달리는 것이 특징이다. 일본 원산이며 많은 품종이 개발되어 있다. 우리나라에는 사찰 주변에 많이 심으며 중국으로부터 들어온 것으로

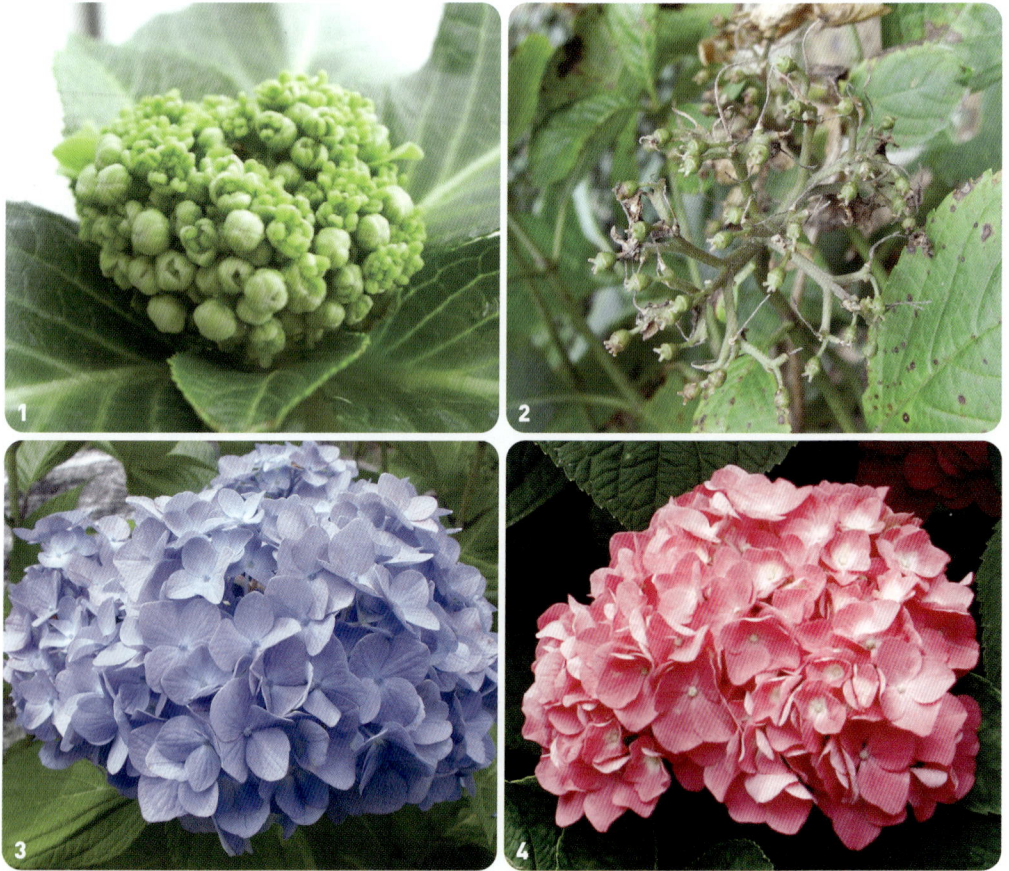

❶ 수국_ 꽃봉오리 ❷ 수국_ 열매
❸ 산성 토양에서 청색을 보이는 수국 꽃 ❹ 알칼리성 토양에서 분홍색을 보이는 수국 꽃

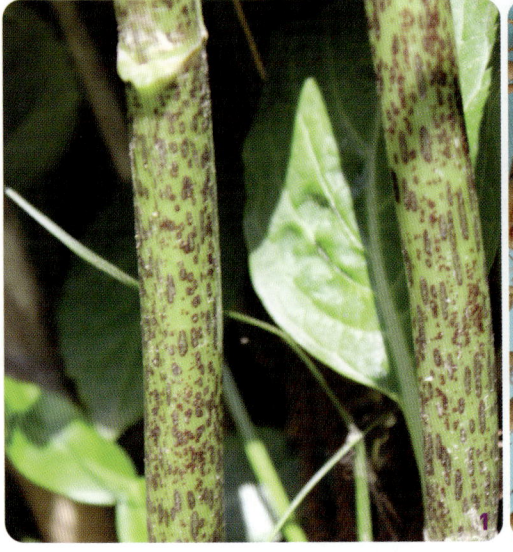 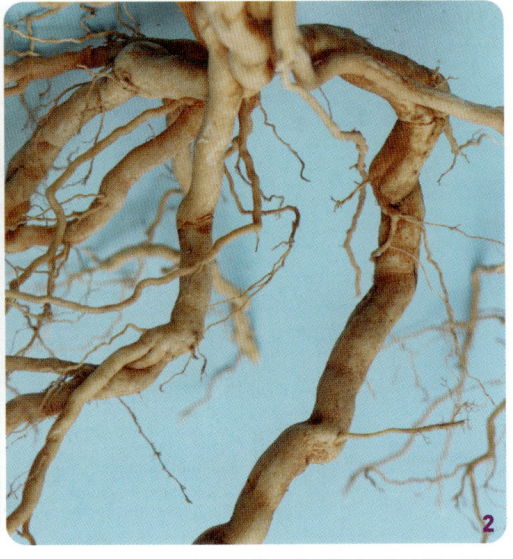

❶ 수국_ 줄기 ❷ 수국_ 뿌리

추측된다. 경기도와 강원도 이남의 습한 숲이나 산골짜기에서 자생한다.

| 성품과 맛 | 맛은 쓰고 약간 매우며 성질은 차다. 약간의 독성이 있다.

| 사용 부위 | 뿌리, 잎, 꽃.

| 작용 부위 | 간(肝)과 심(心) 경락.

| 성분 | 항말라리아 알칼로이드(alkaloid), 루틴(rutin), 움벨리페론(umbelliferone), 하이드 란게놀(hydrangenol), 필로둘신(phyllodulcin), 스킴민(skimmin) 등.

| 채취 및 조제 | 봄에서 가을까지 필요할 때 채취하여 햇볕에 말리며 사용하기 전에 잘게 썬다.

| 효능 주치 |
① 심장질환의 강심제로 쓰고 학질 및 해열제로도 사용한다.
② 장기적으로 음용 시 성인병 예방 및 노화방지에 도움을 준다.
③ 당뇨병 환자에게 큰 도움을 준다.
④ 피부를 윤기 나게 하며 체중감량의 효과가 있다.
⑤ 꽃은 학질을 치료하며, 심장이 허약해서 잘 놀라는 증상에 유용하다.

수국 · 385

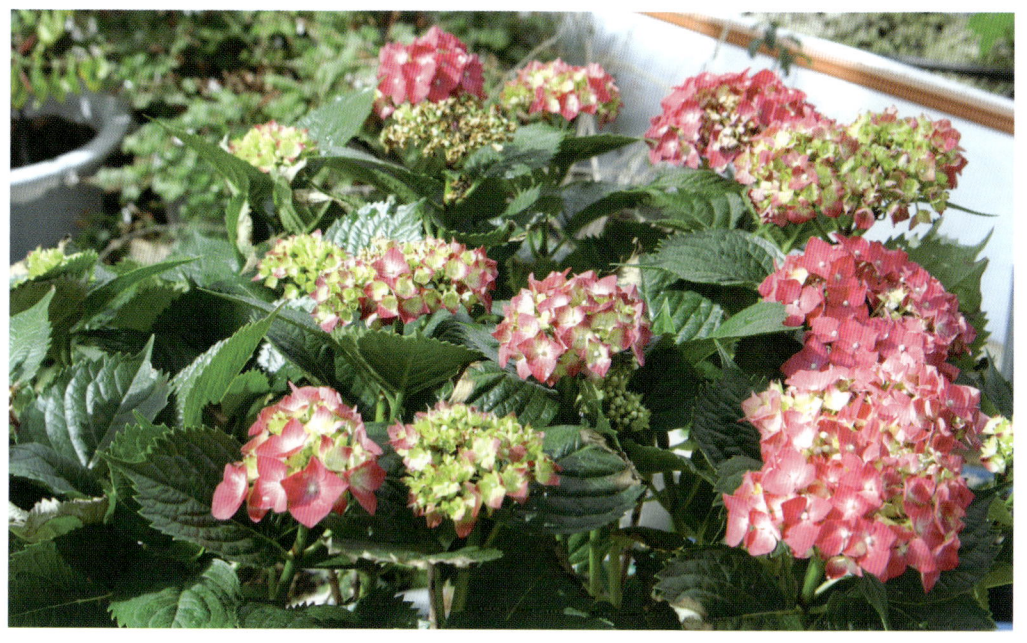

수국_ 무리

| 약용법 |

① 1회에 말린 약재 3~5g을 300mL의 물에 넣고 약한 불에서 서서히 반으로 달여서 하루 2~3회 식후에 한 달 정도 복용한다.

② 수국 꽃이나 잎을 이용해 수국차를 만들어 마시기도 한다.

주의사항 약간의 독성이 있으므로 사용에 신중을 기해야 한다.

수국의 기능성 및 효능에 관한 특허자료

▶ **티로시나제 활성 억제 효과가 우수한 수국 추출물**

본 발명의 수국 추출물을 유효성분으로 함유하는 피부 미백용 조성물은 피부에 대한 안전성을 가지며 티로시나제 활성 억제 효과가 우수하여 미백을 목적으로 하는 피부 외용제에 유용하게 적용될 수 있다.

– 공개번호 : 10-2014-0082555, 출원인 : 재단법인 홍천메디칼허브연구소

수국꽃차

【 효능 및 꽃의 이용 】

수국은 장마철에 피는 꽃으로서 직사광선을 싫어한다. 그래서 큰 나무 아래와 같은 반그늘에 심으면 잘 자란다. 전초를 팔선화(八仙花)라고 하며, 학질, 심혈관계, 심낭풍, 번조를 치료한다. 꽃에는 루틴(rutin)이 함유되어 있고 학질을 치료한다. 심장이 허약해서 잘 놀라는 증상에 사용한다. 차 맛은 약간 쓴 느낌이 나며 차 색은 노란색이다. 향은 특별히 없다. 청색 수국의 경우는 열에 안정적이어서 뜨거운 물을 부어도 색이 변하지 않는다.

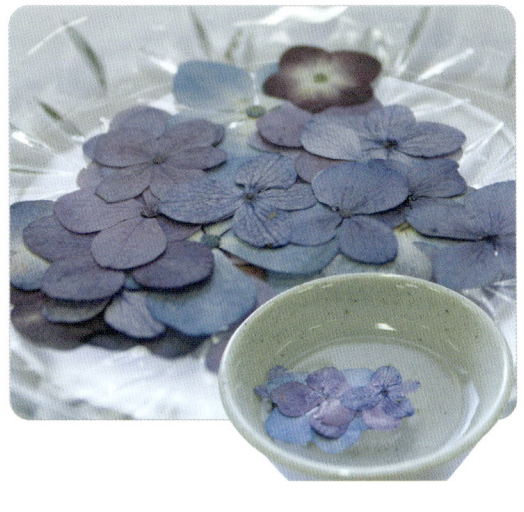

【 채취 방법 】

봉오리에서 바로 핀 꽃을 선택한다. 일찍 피어서 갈색으로 변한 것은 이용하지 않는다.

【 꽃차 만드는 방법 】

① 덩어리 꽃이므로 하나하나 떼어 말린다.
② 7~10일이면 마른다.
③ 수국 꽃 한 스푼을 찻잔에 넣고 뜨거운 물을 부어 우려내어 마신다.

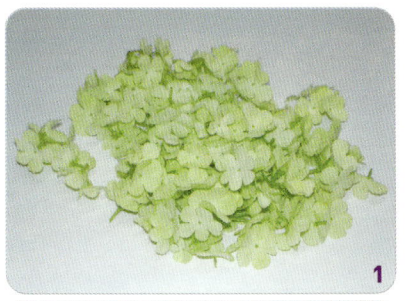

【 차로 마신 후 꽃 이용법 】

재탕하여 마시거나 화전을 부쳐 먹는다. 재건조하여 포푸리를 만들어도 예쁘다.

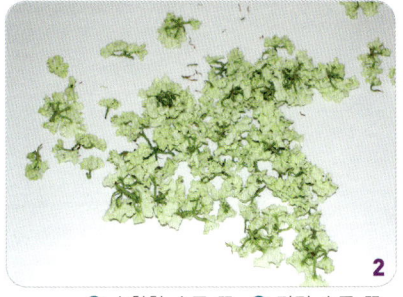

❶ 수확한 수국 꽃 ❷ 말린 수국 꽃

▶ 순환기 질환 · 중풍 · 초본

식방풍
(갯기름나물)

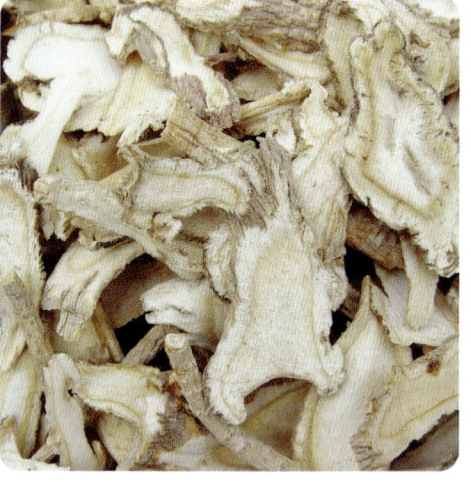

- 학 명 : *Peucedanum japonicum* Thunb.
- 과 명 : 산형과
- 이 명 : 목방풍, 산방풍, 목단방풍
- 생약명 : 식방풍(植防風)
- 생육지 : 바닷가, 냇가 자생
- 개화기 : 6~8월
- 채취기 : 봄, 가을
- 용 도 : 약용
- 약 효 : 발한, 해열, 진통, 두통, 신경통, 중풍,
  안면신경마비, 습진

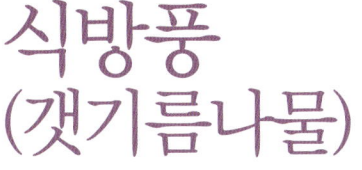

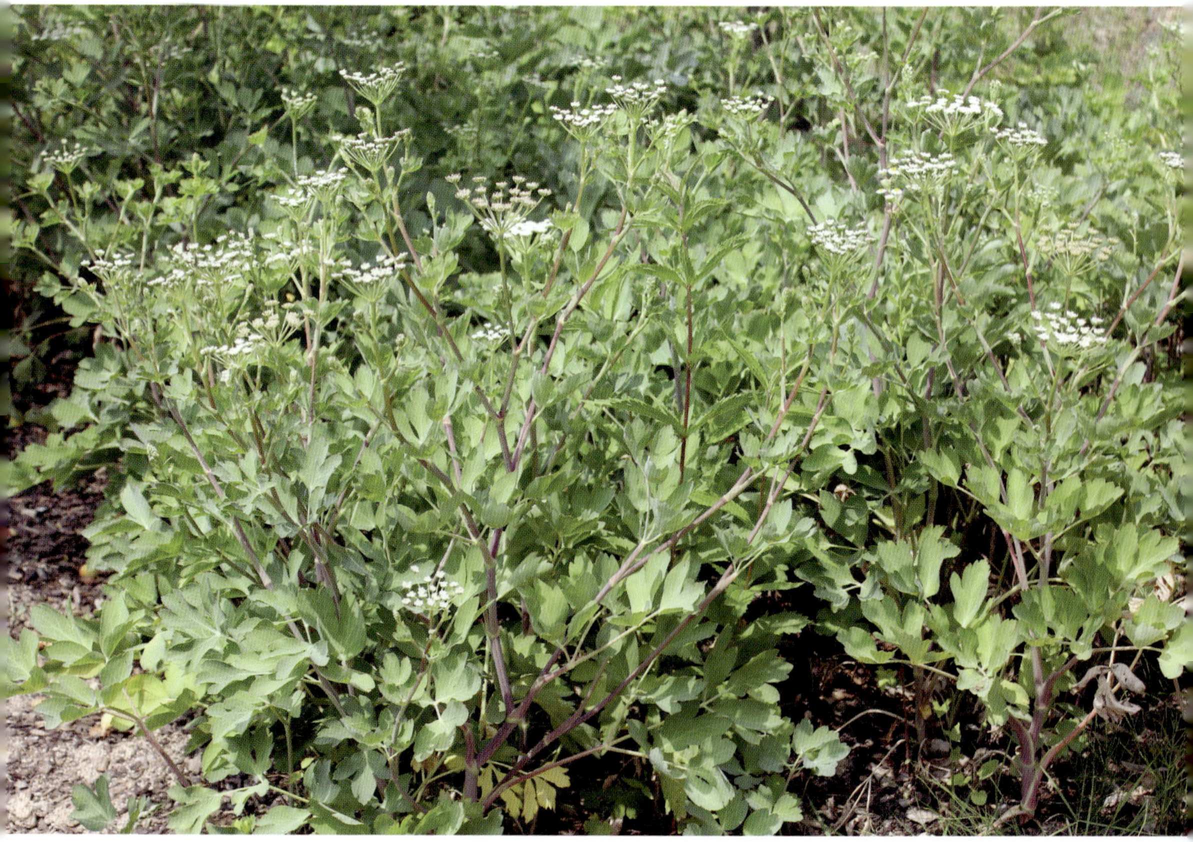

388

| 생김새와 특징 | 식방풍은 산형과의 여러해살이풀로, 키는 60~100㎝로 곧추 자란다. 끝 부분에 짧은 털이 있고 그 밖의 부분은 넓고 평평하며 뿌리는 굵고 목질부에 섬유가 있다. 잎은 어긋나고, 잎자루는 길고 회록색으로 흰 가루를 칠한 듯하며, 2~3회 깃꼴 겹잎이다. 꽃은 6~8월에 흰색으로 피고 가지 끝과 원줄기 끝의 복산형화서(우산 모양 의 꽃대 끝에 다시 부챗살 모양으로 갈라져 피는 꽃차례)에 달리며, 화서는 10~20개의 작 은 우산 모양으로 갈라져서 끝에 각각 20~30개의 꽃이 달린다.

방풍이라는 이름은 '풍을 막아준다'는 뜻으로 붙여진 것으로, 한방에서는 방풍 뿌리를 중풍 예방 및 감기와 두통, 발한과 거담 약재로 쓴다. 우리나라에서는 갯기름나물, 기 름나물, 갯방풍 뿌리를 대용품으로 쓰기도 한다. 우리나라 바닷가나 냇가에서 자란다.

| 성품과 맛 | 맛은 쓰고 매우며 따뜻하고 약간의 독성이 있다.

| 사용 부위 | 뿌리.

| 작용 부위 | 간(肝), 폐(肺) 경락.

| 성분 | 움벨리페론(umbelliferone), 퓨세다놀(peucedanol), 아세틸안젤로일켈락톤 (acetylangeloylkhellactone) 등이 함유되어 있다.

| 채취 및 조제 | 봄과 가을에 꽃대가 나오지 않은 것을 채취하여 수염뿌리와 모래, 흙 등

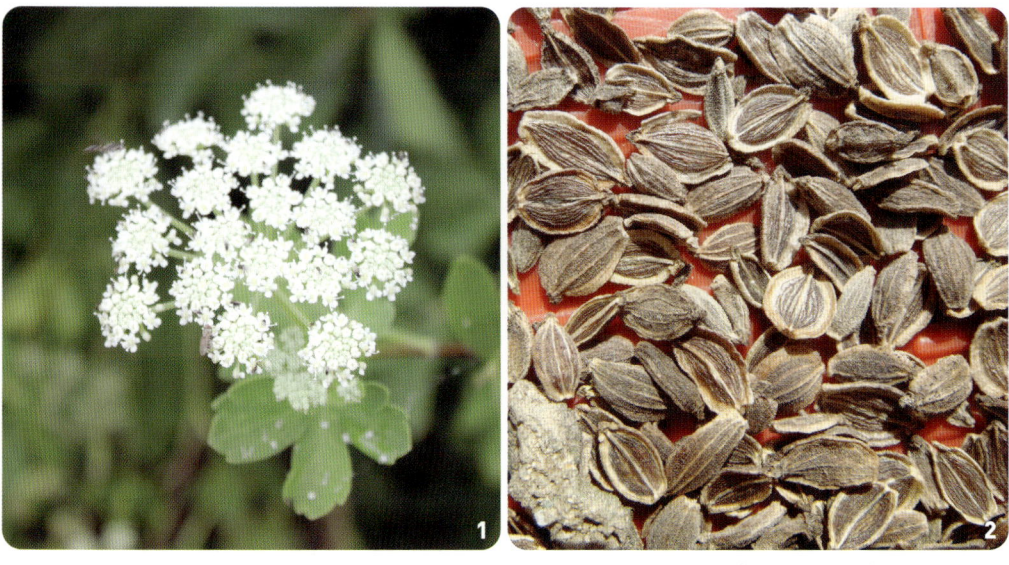

❶ 식방풍_ 꽃 ❷ 식방풍_ 종자

⑫ 식방풍(갯기름나물) • 389

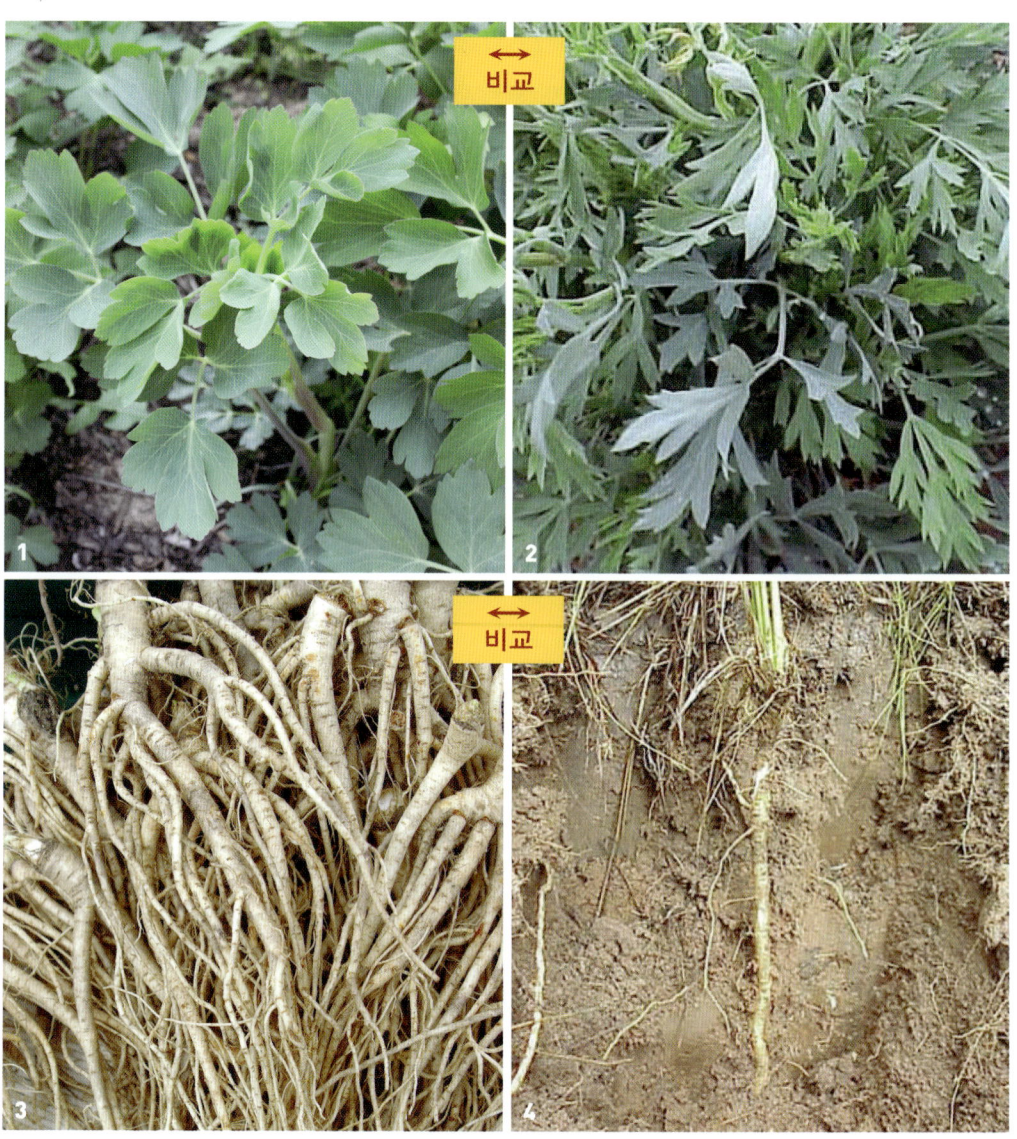

❶ 식방풍_ 잎 ❷ 방풍_ 잎 ❸ 식방풍_ 뿌리 ❹ 방풍_ 뿌리

동의보감원문

性溫味甘辛無毒治三十六般風痛利五藏關脈風頭眩痛風赤眼出淚周身骨節疼痺
止盜汗安神定志. 生山野中隨處有之二月十月採根暴乾惟實而脂潤頭節堅如蚯蚓
頭者爲好去蘆及叉頭叉尾者叉頭令人發狂叉尾發痼疾. 足陽明足太陰之行經藥也
足太陽本經藥也治風通用頭去身半以上風邪梢去身半以下風邪. 除上焦風邪之仙
藥也.

390

이물질을 제거하고 햇볕에 말려 사용한다.

| **효능 주치** | 발한(發汗), 해열(解熱), 진통(鎭痛)의 효능이 있어서 감기 발열, 두통, 신경통, 중풍, 안면신경마비, 습진 등에 응용할 수 있다.

| **약용법** |

① 말린 식방풍 뿌리 6~12g을 물 700mL에 넣고 중불에서 반으로 달인 액을 아침저녁으로 식간에 복용한다. 병세가 호전될 때까지 계속 복용한다.

② 외용에는 말린 뿌리를 가루 내어 환부에 바르면 효과가 있다.

③ 민간요법으로, 방풍과 구릿대를 1:1로 섞어서 콩알 크기로 환을 만들어 식후 1시간 정도에 따뜻한 물과 함께 20~30알씩 하루 세 번 먹어 두통을 치료하기도 한다.

주의사항 풍을 흩어지게 하고 습사(濕邪)를 다스리는 효능이 있으므로 몸 안의 진액(津液: 몸 안의 체액을 통틀어서 말함. 피, 임파액, 조직액, 정액, 땀, 콧물, 눈물, 침, 가래, 장액 등)이 고갈되어 화기가 왕성한 증상이나, 혈이 허(虛)하여 발생된 경기(驚氣)에는 사용을 피한다.

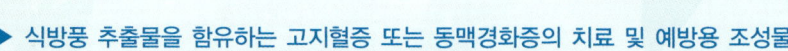

식방풍의 기능성 및 효능에 관한 특허자료

▶ **식방풍 추출물을 함유하는 고지혈증 또는 동맥경화증의 치료 및 예방용 조성물**

본 발명은 식방풍(갯기름나물 뿌리) 추출물을 함유하는 고지혈증 또는 동맥경화증의 치료 및 예방용 조성물에 관한 것으로, 본 발명의 추출물은 총 콜레스테롤 및 중성지방의 억제 효과와 HDL 콜레스테롤 비율의 증가에 관한 효과, 그리고 동맥경화 유발 지수 및 심장질환 위험 인자의 감소에 관한 효과까지 발휘함을 확인함으로써, 고지혈증 또는 동맥경화증의 예방 및 치료용 약학조성물에 이용될 수 있다.

– 공개번호 : 10-2013-0127087, 출원인 : 재단법인 한국한방산업진흥원, 조근호

▶ **식방풍 추출물을 포함하는 당뇨병 예방 및 치료를 위한 조성물**

본 발명은 식방풍(갯기름나물 뿌리) 추출물을 포함하는 당뇨병 예방 및 치료를 위한 조성물에 관한 것으로, 본 발명의 식방풍 추출물은 우수한 혈당 강하 작용을 나타내어, 당뇨병 및 이로 인한 각종 합병증의 예방 및 치료에 유용한 약제 및 건강 기능 식품으로 이용할 수 있다.

– 공개번호 : 10-2005-0003665, 출원인 : 씨제이제일제당(주)

식방풍(갯기름나물)· **391**

▶ 순환기 질환 · 중풍 · 초본

천남성

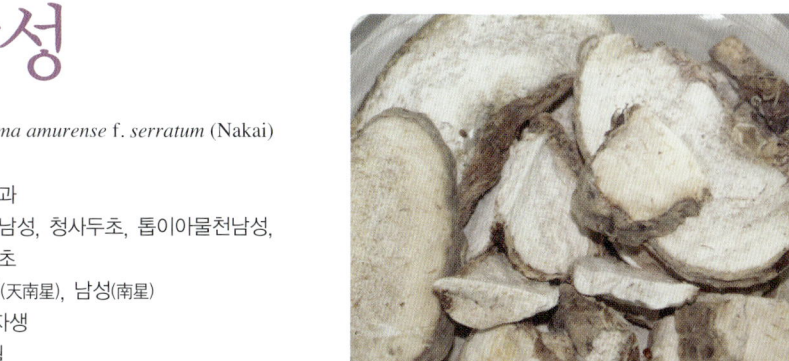

- **학 명** : *Arisaema amurense f. serratum* (Nakai) Kitag.
- **과 명** : 천남성과
- **이 명** : 가새천남성, 청사두초, 톱이아물천남성, 천사두초
- **생약명** : 천남성(天南星), 남성(南星)
- **생육지** : 산속 자생
- **개화기** : 5~7월
- **채취기** : 늦가을
- **용 도** : 약용, 관상용
- **약 효** : 중풍, 구안와사, 반신불수, 경련, 구토, 파상풍, 종기

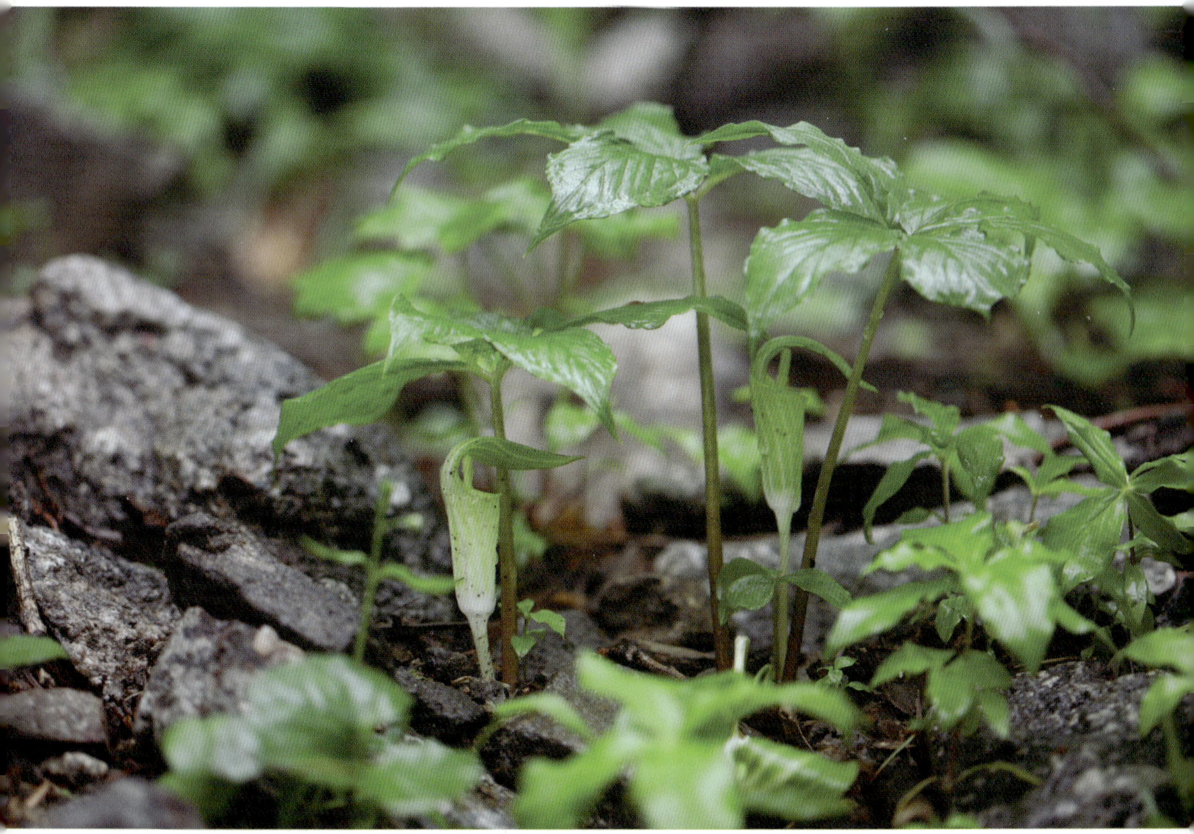

| 생김새와 특징 | 천남성은 여러해살이풀로, 키는 15~30㎝이다. 땅속에 둥글고 납작한 구근(球根: 알뿌리, 덩이줄기)이 달려 있다. 줄기는 곧추 서고 겉은 녹색이나 때로 자주색 반점이 있다. 잎은 길이가 10~20㎝이고 5~10갈래로 갈라지며 긴 타원형이다. 작은 잎은 양끝이 뾰족하고 톱니가 있다. 꽃은 5~7월에 흰 선이 있는 녹색으로 피며, 꽃의 모양은 깔때기를 닮았다. 꽃 한가운데에 곤봉과 같은 것이 달려 있으며, 꽃잎 끝은 활처럼 말린다. 열매는 10~11월에 붉은색으로 옥수수처럼 달린다.

천남성 알뿌리는 약용으로 쓰인다. 그러나 이 알뿌리는 옛날에 사약에 들어갔을 정도로 독성이 강하므로 약용하려면 독성을 완화시켜야 한다. 우리나라와 중국 동북부에 분포하며 우리나라 전국 각지의 산속, 습한 곳에서 잘 자란다.

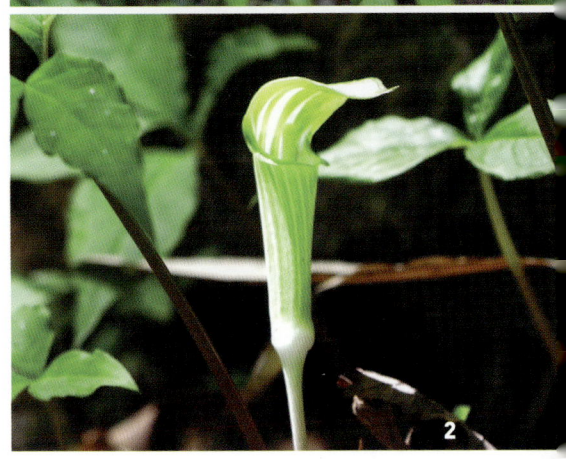
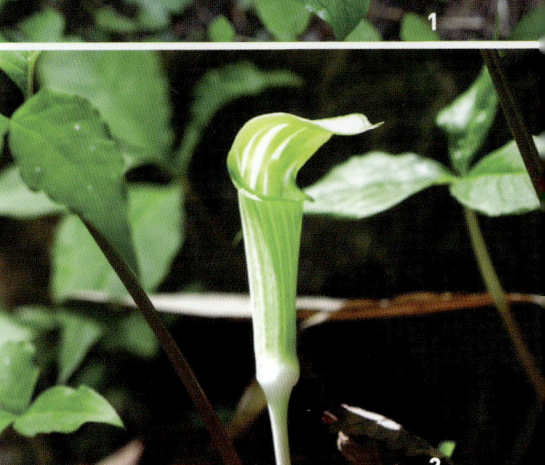

❶ 천남성_ 잎 ❷ 천남성_ 꽃

| 성품과 맛 | 맛은 쓰고 매우며 성질은 따뜻(동의보감에는 평하다고 함)하다. 독성은 매우 강하다.

| 사용 부위 | 알뿌리(덩이줄기).

| 작용 부위 | 간(肝), 비(脾), 폐(肺) 경락.

| 성분 | 트리터페노이드 사포닌(triterpenoid saponin), 안식향산, 녹말, 아미노산 등.

| 채취 및 조제 | 천남성 알뿌리(덩이줄기)는 늦가을에 채취하여 깨끗하게 손질한 후 햇볕에 말린다. 또는 반쯤 말랐을 때 유황으로 훈증하여 백색이 되면 건조하거나 백반을 녹인 물에 담가 백색이 되면 껍질을 벗겨 햇볕에 말린다.

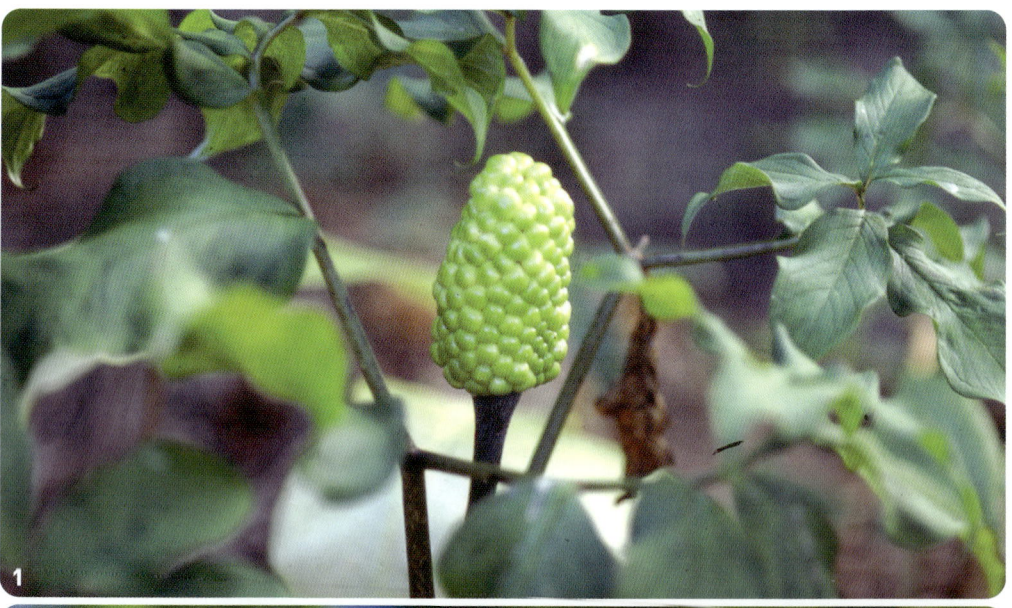

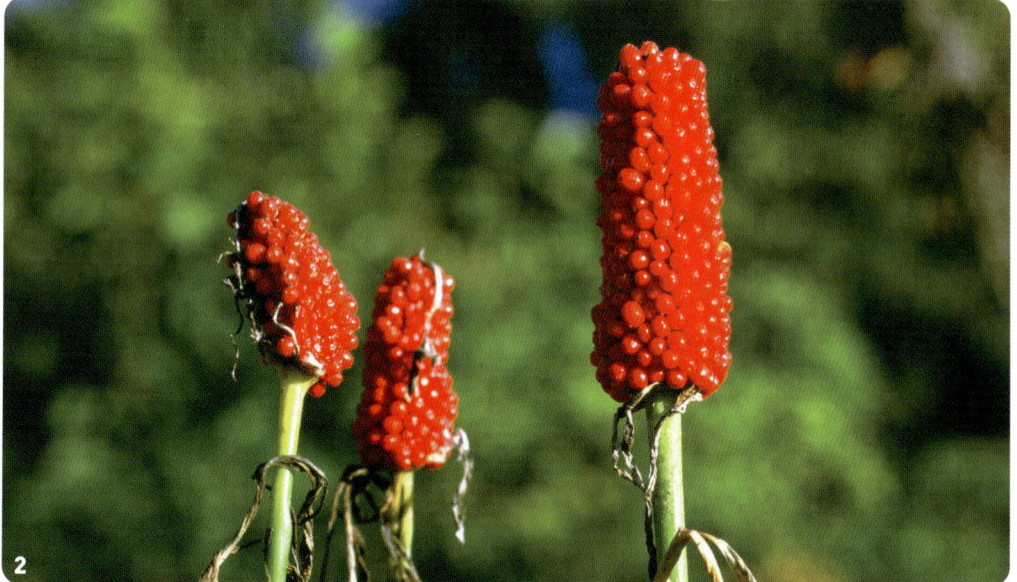

❶ 천남성_ 덜 익은 열매 ❷ 천남성_ 익은 열매

동의
보감
원문

性平味苦辛有毒主中風除痰利胸膈消癰腫墮胎又療破傷風. 生山野二月八月採根
入藥炮用. 治風痰破傷風及小兒驚癎牛膽製者尤佳. 臘月置水中凍去燥性炮裂用
或薑汁白礬煮至中心無白點亦好.

| 효능 주치 | 알뿌리는 거담, 진경, 소종 (消腫), 거풍 등의 효능이 있어 중풍, 반신불수, 상풍, 종기, 파상풍 등에 좋으나 유독성 식물이므로 사용 시 주의가 필요하다.

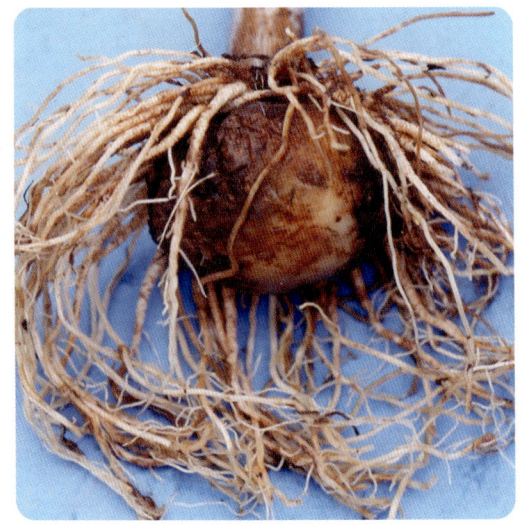

천남성_ 알뿌리

| 약용법 |

① 세절(細切) 건조하여 포제한 천남성 5g을 물 700mL에 넣고 약한 불에서 반으로 달인 액을 아침저녁으로 식후에 1개월 정도 복용하면 좋다. 단, 복용할 때 부작용이 생기면 즉시 중단해야 한다.

② 외용 시에는 건조한 천남성 알뿌리를 가루로 만들어 바른다.

③ 일부 지방에서는 어린순과 알뿌리를 함께 오랜 시간 끓여서 유독 성분을 제거한 후 식용하기도 한다. 알뿌리에 많은 녹말이 들어 있으나 독성이 강하므로 조심해야 한다.

| 포제법 | 천남성을 매일 1~2회 물을 갈아주면서 3~5일 동안 담가두었다가 물을 버리고, 명반(10%)을 탄 물에 넣고 3~5일(매일 1~2회 뒤섞는다) 담가둔다. 이것을 다시 용기에 넣고 생강[혹은 생강즙(약재 무게의 10%)]과 적당량의 물을 부어(약재 표면 위로 3~6㎝) 2~4시간 끓여서 약재의 백심(白心)이 없어지면 꺼내어 식힌 다음 80% 정도 건조되면 절편해서 말린다.

주의사항 매우 강한 독성이 있으므로 사용 시 반드시 포제를 해야 하며 전문가의 지도를 받아 신중하게 사용해야 한다.

천남성의 기능성 및 효능에 관한 특허자료

▶ 천남성 추출물을 함유하는 탈모 방지 및 발모 촉진용 조성물

본 발명은 천남성 추출물을 함유하는 탈모 방지 및 발모 촉진용 조성물에 관한 것으로서, 본 발명에 따른 천남성 추출물 및 분획물은 모낭을 성장기, 중기 또는 후기로 분화시키며, TGF-β 및 프로락틴을 억제하고, IGF 및 태반성 락토겐을 증가시키며, VEGF, c-kit, PKC-α 및 FGF의 발현을 증가시켜서 탈모를 방지하고 발모를 촉진시키는 효과가 있다.

- 공개번호 : 10-2010-0009725, 출원인 : 우석대학교 산학협력단

▶ 순환기 질환 · 중풍 · 초본

형개

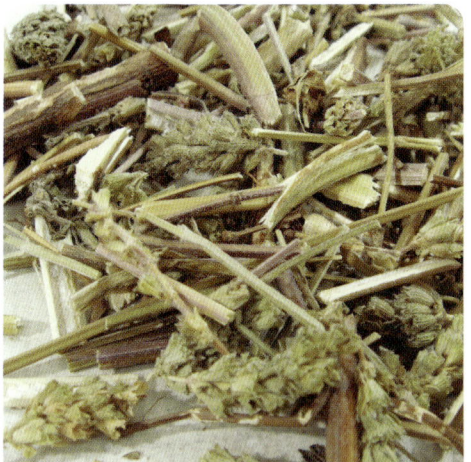

- ● 학 명 : *Schizonepeta tenuifolia* var *japonica* Kitagawa
- ● 과 명 : 꿀풀과
- ● 이 명 : 가소(假蘇), 정개(鄭芥), 정가, 강개(姜芥), 일념금(一捻金), 서명(鼠蓂)
- ● 생약명 : 형개(荊芥)
- ● 생육지 : 재배
- ● 개화기 : 8~9월
- ● 채취기 : 가을
- ● 용 도 : 약용
- ● 약 효 : 자궁출혈, 발열, 치통, 두통, 인후종통, 지혈, 중풍, 임파선염

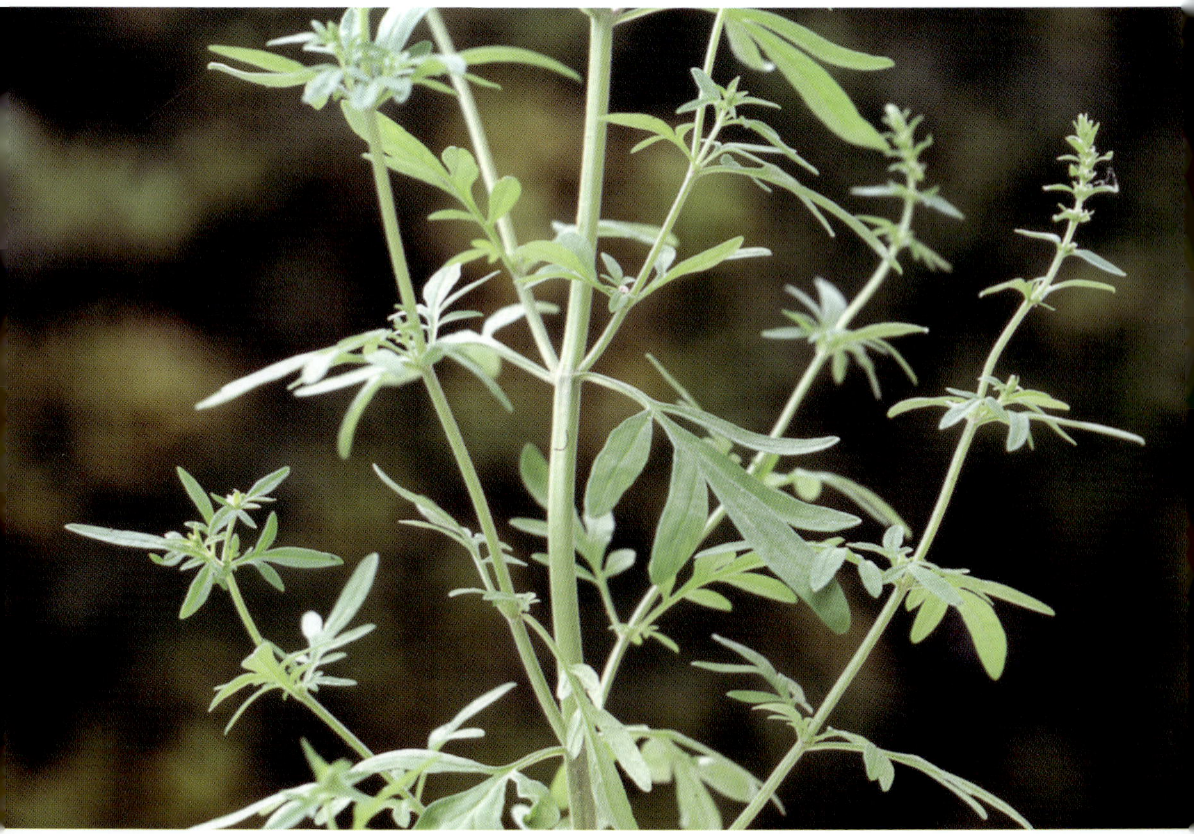

| **생김새와 특징** | 형개는 한해살이풀로, 키는 60~100㎝이며 식물체 전체에 털이 나 있고 향기가 난다. 짙은 녹색의 원줄기는 사각형이며 곧게 서고, 마디는 15개 정도로 위쪽에서 많은 가지를 친다. 잎은 마주나고 깊게 갈라진다. 꽃은 8~9월에 아랫부분부터 연한 자홍색으로 피기 시작해 위로 올라가며, 꽃부리의 대는 상위부에 붙어 있다. 꽃받침은 대롱 모양이고 녹색을 띠며 끝이 5개로 갈라지고 흰색의 짧은 털이 있다. 수과(瘦果: 성숙해도 열매껍질이 작고, 말라서 단단하여 터지지 않으며 1방에 1개의 씨가 들어 있음)인 열매는 흑갈색을 띠며 길고 둥글다. 향기가 강한 것을 으뜸으로 친다.

중국 북부가 원산지이며 우리나라와 중국에 분포한다. 우리나라에서는 약용으로 재배하고 있다.

| **성품과 맛** | 맛은 맵고 쓰며 성질은 약간 따뜻하다. 독성은 없다.

| **사용 부위** | 꽃이삭(꽃이 달려 있는 지상부 전초).

| **작용 부위** | 간(肝), 폐(肺) 경락.

| **성분** | D-메톤(D-methone), D-리모넨(D-limonene), DL-멘톤(DL-menthone) 등.

| **채취 및 조제** | 형개의 꽃이삭(꽃이 달려 있는 지상부 전초)을 가을에 채취하여 말려 사용한다.

| **효능 주치** |

① 발한, 해열, 소염, 지혈, 해독, 중풍, 임파선염, 치통, 구안와사, 화농, 창양, 옹종, 두통, 피부질환의 치료에 사용된다.

② 까맣게 볶아 쓰면 지혈작용이 있어 자궁출혈, 코피, 대변출혈, 토혈, 소변출혈 등의 치료에 응용한다.

| **약용법** |

① 약재로 말린 형개의 꽃이삭(지상부 전초) 15g을 물 700mL에 넣고 중불에서 반으로 달인 액을 나누어서 아침저녁으로 식후에 2주일 정도 복용하거나 분말로 만들어 복용한다.

동의 보감 원문

性溫味辛苦無毒治惡風賊風遍身瘑痺傷寒頭痛筋骨煩疼血勞風氣療瘰癧瘡瘍. 生圃中初生香辛可啖作菜生熟食幷煎茶服能清利頭目. 取花實成穗者暴乾入藥. 本名假蘇以氣味似紫蘇故也.

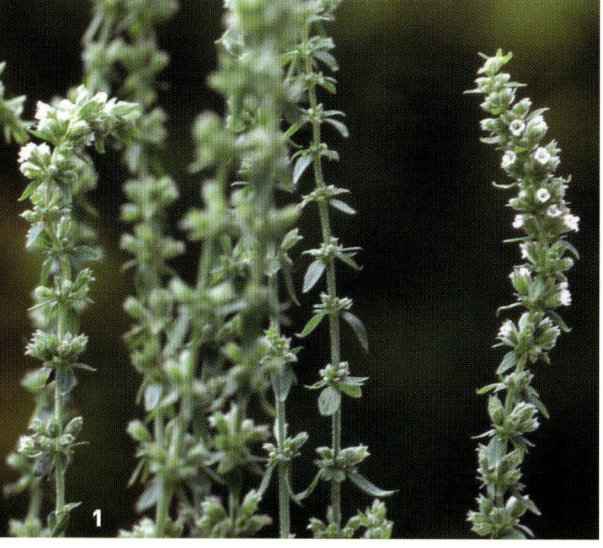 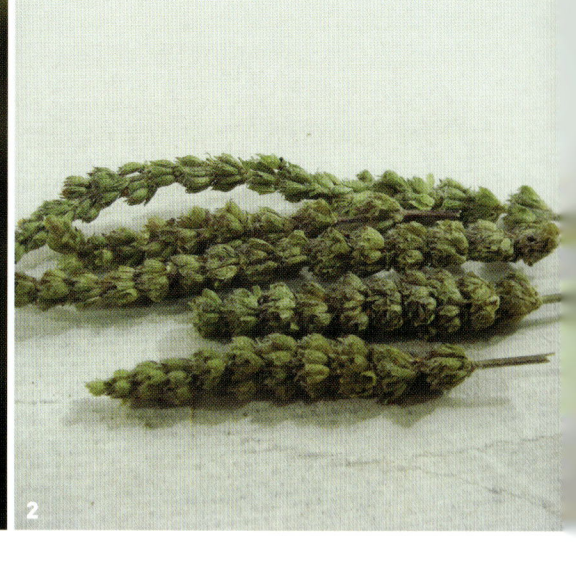

❶ 형개_ 꽃과 줄기 ❷ 형개_ 건조한 꽃이삭

② 외용에는 약재로 말린 형개의 꽃이삭(지상부 전초)을 짓찧어서 환부에 바른다.

주의사항 방향성이 있으며 맵고 따뜻한 성질이 있어서 진기를 소모시키므로 과용하지 않도록 주의한다.

형개의 기능성 및 효능에 관한 특허자료

▶ 형개 추출물을 유효성분으로 함유하는 발육 성장 촉진용 또는 골다공증의 예방 및 치료용 약학 조성물

본 발명은 형개의 추출물을 유효성분으로 함유하는 발육 성장 촉진용 또는 골다공증의 예방 및 치료를 위한 조성물에 관한 것으로, 본 발명의 형개 추출물은 골세포의 분열능, 알칼리 포스파타아제(alkaline phosphatase) 활성, 콜라겐 합성 측정을 통해 골형성 증가 활성이 탁월함을 확인함으로써, 발육 성장 촉진용 또는 골다공증의 예방 및 치료용 약학조성물에 이용될 수 있다.

– 공개번호 : 10-2013-0058790, 출원인 : (주)진생사이언스

▶ 형개 추출물을 유효성분으로 함유하는 염증성 질환의 예방 및 치료용 피부외용 조성물

형개 추출물은 염증반응을 유도하는 리포폴리싸카라이드(LPS)를 처리한 후 면역 반응에 의한 인터루킨 [(interleukin)-1β, IL-1β, IL-6, IL-8], 종양괴사인자[(tumor necrosis factor)-α, TNF-α], NO 저해활성 및 COX-2, iNOS의 생성을 탁월하게 억제하는 효과를 보여 염증성 질환의 치료 및 예방에 피부외용 약학 조성물 또는 화장료 조성물로서 사용할 수 있다.

– 공개번호 : 10-2013-0062113, 출원인 : 재단법인 한국한방산업진흥원

▶ 순환기 질환 · **지혈** · 초본

냉이

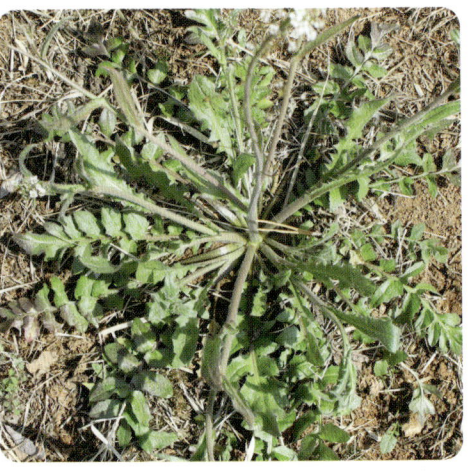

- **학 명** : *Capsella bursa-pastoris* (L.) Medicus
- **과 명** : 십자화과
- **이 명** : 나생이, 나숭게, 난생이
- **생약명** : 제채(薺菜)
- **생육지** : 산, 들 자생
- **개화기** : 5~6월
- **채취기** : 꽃이 필 때
- **용 도** : 식용, 약용
- **약 효** : 비위허약, 소변불리, 토혈, 코피, 월경과다, 산후출혈, 안질, 지혈, 당뇨병

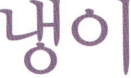

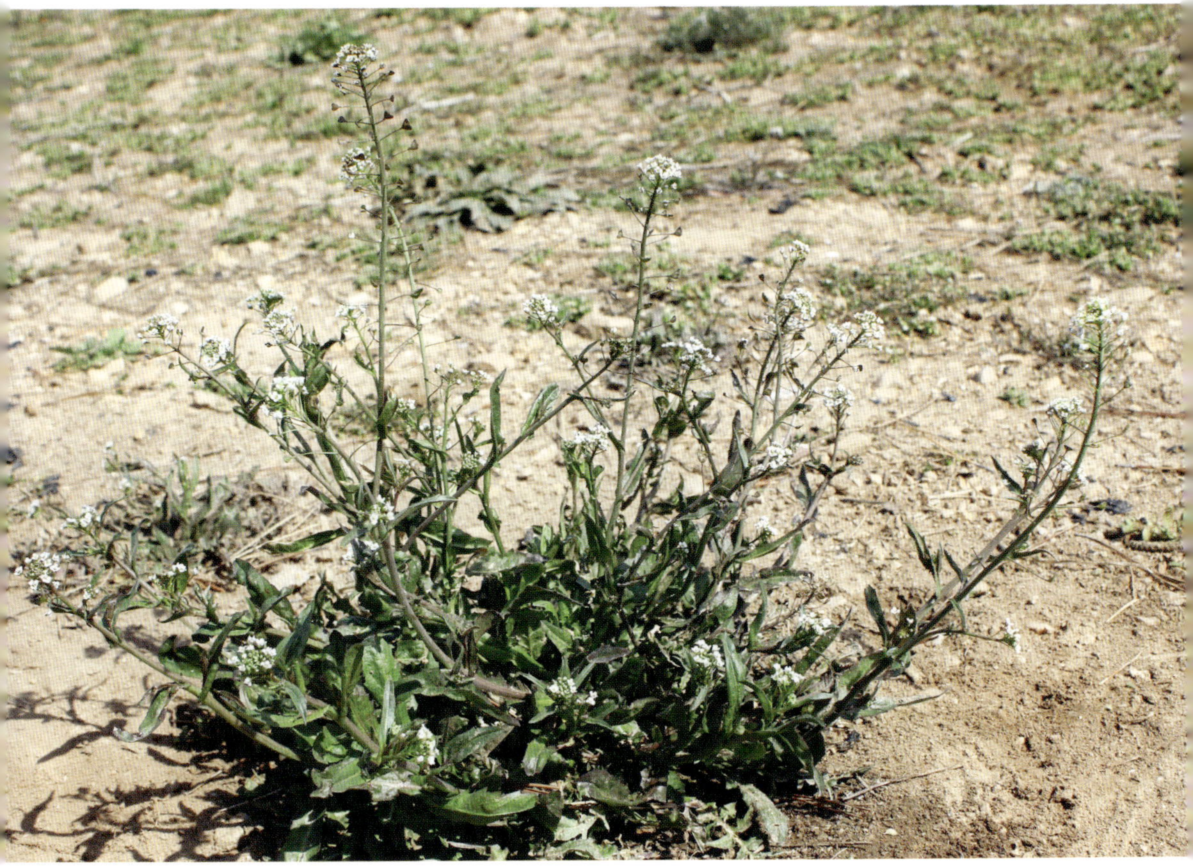

냉이 · 399

| 생김새와 특징 | 냉이는 두해살이풀로, 키는 10~50㎝이다. 줄기는 곧게 서며 줄기 상부에서 가지를 많이 친다. 뿌리에서 자라는 잎은 많이 자라서 지면으로 퍼지며 긴 잎자루가 있고 깃꼴로 갈라지지만 끝 부분이 넓다. 줄기에서 나는 잎은 어긋나고 위로 올라갈수록 작아지면서 잎자루가 없어지고 줄기를 반 정도 감싼다. 꽃은 십자형이며 5~6월에 줄기 끝에 하얗게 많이 핀다. 긴 타원형의 꽃받침은 4장이 있는데, 거꿀달걀 모양의 꽃잎도 4장이다. 열매는 편평한 삼각형으로, 20~25개의 종자가 들어 있다.

냉이는 이른 봄에 양지바른 곳에 돋아나는 봄나물의 일종으로, 독특한 향이 있는 방향성 식물이다. 흔히 봄에 먹지만 가을과 겨울에 나는 것도 식용한다. 나물로 먹고 국으로도 끓여 먹으며 전초는 약용한다. 우리나라를 비롯한 전 세계 온대지방에 널리 분포한다. 우리나라 전국 각지의 산과 들, 풀밭에 흔하게 자란다.

| 성품과 맛 | 맛은 달며 성질은 평하다(동의보감에는 따뜻하다고 함). 독성은 없다.

| 사용 부위 | 뿌리를 포함한 전초.

| 작용 부위 | 간(肝), 비(脾), 심(心), 방광(膀胱) 경락.

| 성분 | 수산, 주석산, 사과산, 피루빈산(pyruvinic acid), 각종 아미노산, 카로틴(carotene), 니코틴산(nicotinic acid), 비타민 C, 디오스민(diosmin), 만니톨(mannitol), 소르비톨(sorbitol), 콜린(choline) 등.

| 채취 및 조제 | 5~6월 냉이 꽃이 필 때, 뿌리를 포함한 전초를 채취하여 깨끗이 씻어서 햇볕에 말린 후 통풍이 잘되는 곳에 보관하거나 생으로 사용한다. 말린 것은 쓰기 전에 잘게 잘라 사용한다.

| 효능 주치 |

① 지혈, 수종(水腫), 당뇨병, 이뇨, 월경과다, 중풍 등을 치료한다.
② 기운을 나게 하고 위를 튼튼하게 하며 소화를 잘되게 하고 소변을 잘 나오게 한다.
③ 오줌에 피가 섞여 나오거나 우윳빛처럼 하얗게 나올 때 냉이 물을 내서 먹으면 효과를 볼 수 있다.

동의보감원문
性溫味甘無毒利肝氣和中利五藏. 生田野中凌冬不死煮粥喫能引血歸肝明目. 八月陰中含陽陽氣發生乃於中秋而薺麥復生也.

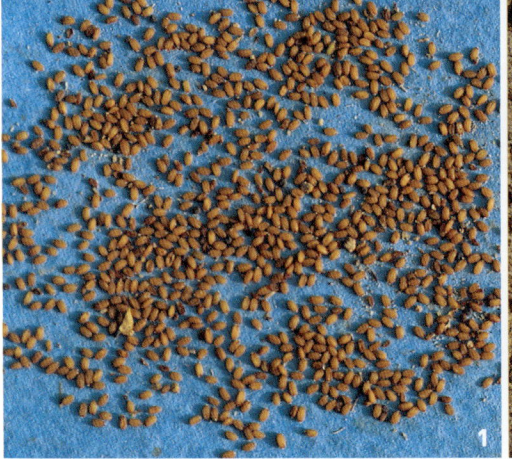 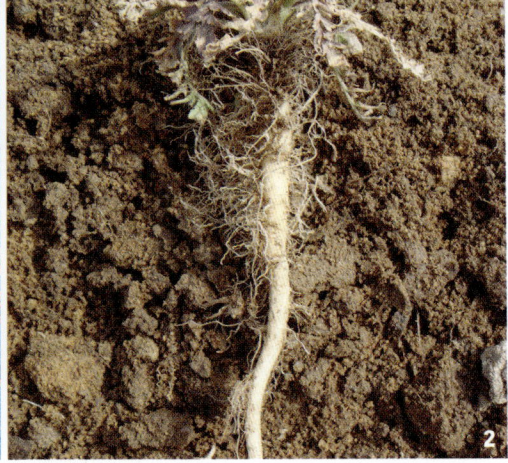

❶ 냉이_ 종자 ❷ 냉이_ 뿌리

| 약용법 |

① 하루에 말린 전초 10~20g을 900mL의 물에 넣고 약한 불에서 반으로 달인 후 식후 2~3회 복용한다.

② 어린순과 잎은 뿌리와 더불어 나물로 식용한다. 냉이국은 뿌리와 함께 넣어야 향기로운 맛이 난다. 또한 데워서 우려낸 것을 잘게 잘라 나물죽을 끓여 먹기도 한다.

③ 충혈된 눈에 신선한 냉이 짓찧은 것을 곱게 걸러서 안약 대용품으로 쓰기도 한다. 냉이를 잘 말려서 줄기와 뿌리를 삶아 그 물을 장복하는 것도 좋다.

주의사항 특별한 주의사항은 없다.

냉이의 기능성 및 효능에 관한 특허자료

▶ **슈퍼박테리아에 대한 항균 활성 및 항염증 활성을 나타내는 냉이 추출물을 유효성분으로 포함하는 조성물**

본 발명에 따른 냉이 속(Capsella sp.) 식물 추출물은 치사율이 높은 것으로 알려진 탄저균 및 항생제 내성균에 대하여 우수한 항균 활성 및 항염증 활성을 나타내므로 감염질환의 예방 또는 치료에 매우 유용하게 사용될 수 있고, 우수한 항염증 효과를 나타내므로 항염증용 조성물 또는 피부 외용제로 유용하게 이용할 수 있는 특징이 있다.

– 공개번호 : 10-2013-0112322, 출원인 : 중앙대학교 산학협력단

▶ **항산화 활성을 가지는 냉이 등의 식물 유래 추출물**

본 발명은 항산화 활성을 가지는 식물 유래 추출물에 관한 것이다. 특히 본 발명은 항산화 활성을 가져 의약 및 식품용도로 사용을 할 수 있는 냉이, 정향, 산목, 가자, 오이풀, 죽절초, 결명자, 풍개나무, 방풍, 석류나무, 소사나무 등의 군으로부터 1종 이상 선택되어진 식물로부터 추출된 추출물을 제공한다.

– 공개번호 : 10-2003-0033723, 출원인 : (주)내츄로바이오텍

 냉이 • 401

▶ 순환기 질환 · **지혈** · 초본

부추

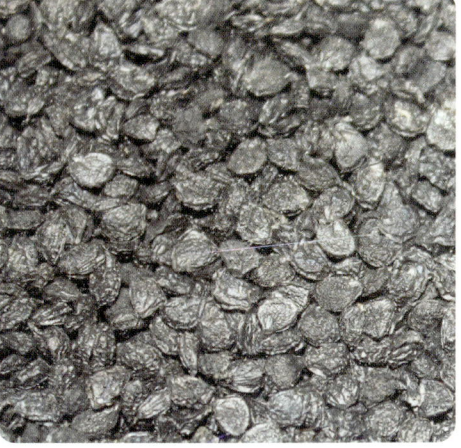

- **학 명** : *Allium tuberosum* Rottler ex Spreng.
- **과 명** : 백합과
- **이 명** : 솔, 정구지, 구백, 가구
- **생약명** : 구채(韭菜), 구자(韭子), 구근(韭根)
- **생육지** : 산비탈, 들, 재배
- **개화기** : 7~8월
- **채취기** : 가을(9월경)
- **용 도** : 식용, 약용
- **약 효** : 강장, 강정, 양위, 유정, 만성요통, 딸꾹질, 건위, 화상 치료, 요도 지혈

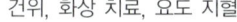

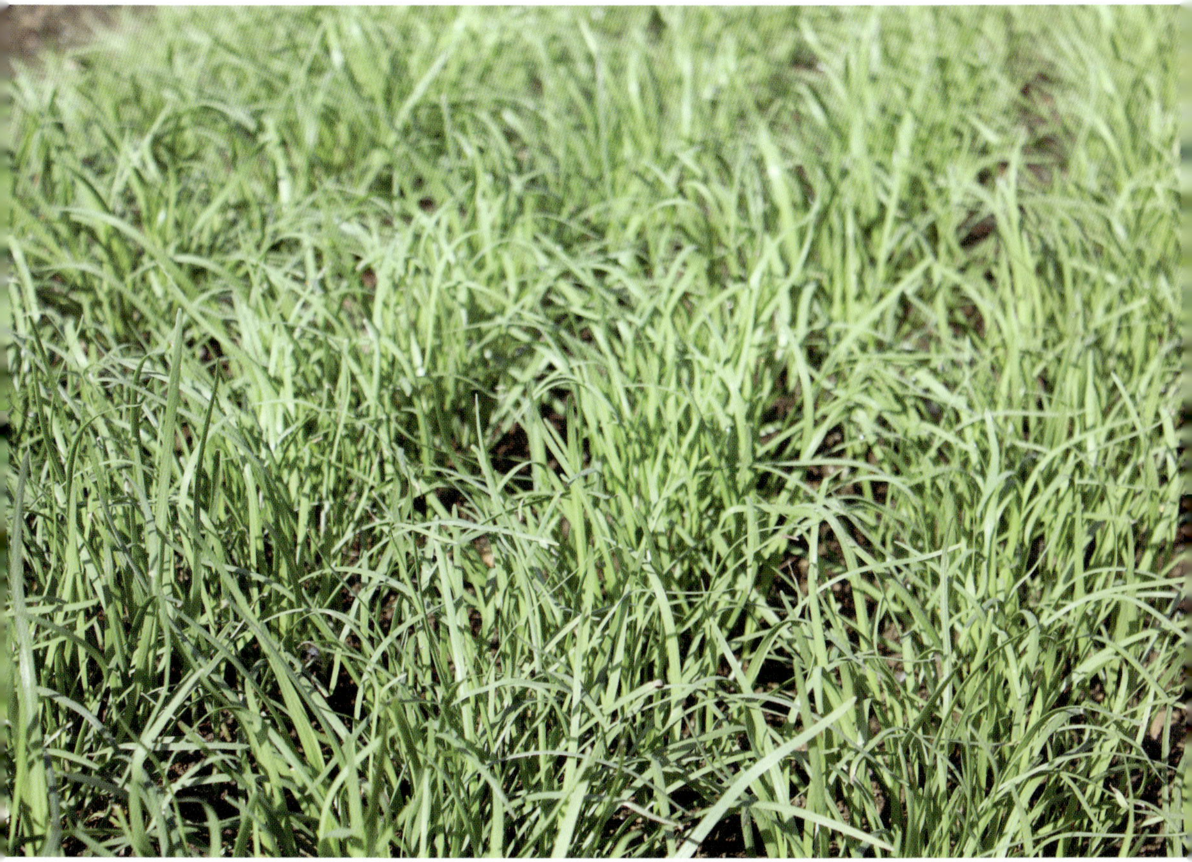

| **생김새와 특징** | 부추는 여러해살이풀로, 꽃대는 높이 30~40㎝까지 자란다. 비늘줄기 밑부분에 짧은 뿌리줄기가 있고 식물 전체에서 특이한 향이 난다. 잎은 녹색이며 줄 모양으로 길고 좁으며 연약하다. 꽃은 7~8월에 하얗게 피어 산형꽃차례를 이룬다. 꽃의 지름은 5~6㎝이며 꽃자루가 길고 꽃덮이는 수평으로 퍼진다. 열매는 삭과(蒴果: 열매 속이 여러 칸으로 나뉘고, 각 칸 속에 많은 종자가 들어 있음)이며 3갈래로 포배가 터져서 6개의 검은 종자가 나오는데 이것을 구자(韭子)라고 한다.

향이 좋아 부드러운 잎줄기는 채소로 먹으며, 비늘줄기와 씨는 약용한다. 여러해살이라서 한 번 심으면 매년 봄부터 가을까지 계속 채취할 수 있다. 부추는 동아시아와 인도 북서부가 원산지이며 우리나라와 중국, 일본, 동남아시아에 분포한다. 우리나라의 경우, 전국 각지의 산비탈이나 들에서 자라며 밭에서 재배하고 있다.

| **성품과 맛** | 종자의 맛은 달고 매우며 성질은 따뜻하다. 지상부 전초(구채)는 맵고 따뜻하다(동의보감에는 맛은 맵고 약간 시며 성질은 따뜻하다고 함).

| **사용 부위** | 잎줄기, 비늘줄기, 종자(씨).

| **작용 부위** | 종자(구자)는 간(肝), 신(腎) 경락, 지상부 전초(구채)는 간(肝), 위(胃), 신(腎) 경락.

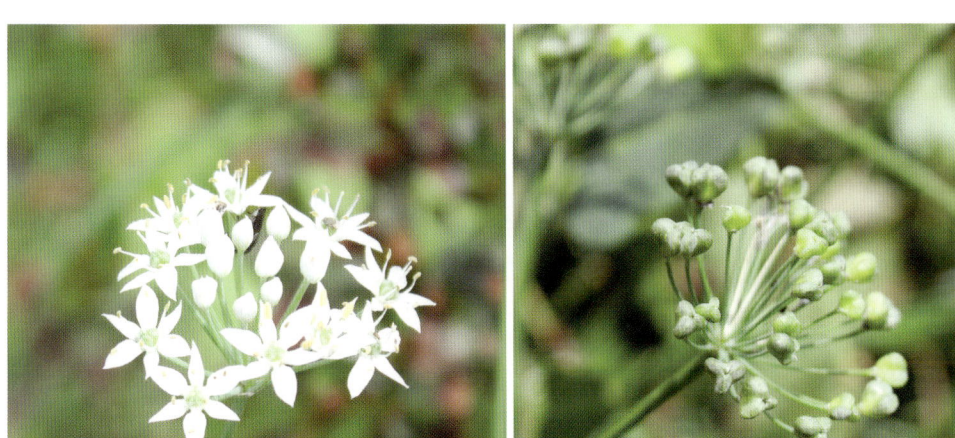

❶ 부추_ 꽃 ❷ 부추_ 종자 결실

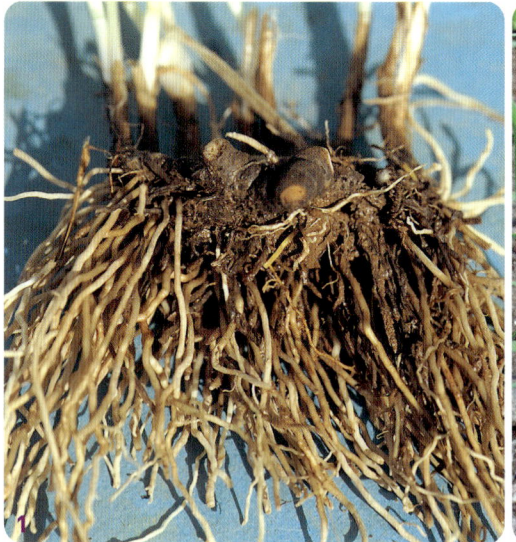 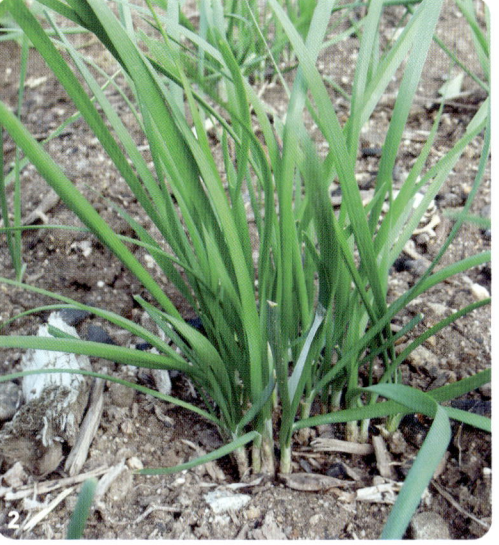

❶ 부추_ 생뿌리 ❷ 부추_ 잎줄기

| 성분 | 디메틸-다이설파이드(dimetyl-disulfide), 디알릴-설파이드(diallyl-sulfide), 리날로올 (linalool), 사포닌(saponin), 배당체, 고미질 등.

| 채취 및 조제 | 가을(9월경)에 종자(씨)가 성숙되면 채취한 후 햇볕에 말리거나 볶아서 사용한다.

| 효능 주치 |

① 부추 잎과 줄기는 코피 등의 각종 지혈제로 사용한다.

② 부추 씨는 이뇨제, 강장제로 사용한다.

③ 민간에서는 전초를 위장염, 기관지염, 신경쇠약에 사용하고 구충제로도 이용한다.

④ 유정(遺精), 타박상, 해독, 이질, 당뇨의 치료에도 효과가 있다.

⑤ 민간에서 술 마신 다음 날 설사가 잦거나 배가 살살 아플 때 부추죽을 먹으면 효과가 있다. 부추가 장내의 독성 물질을 제거하고 지사작용을 한다.

동의
보감
원문

性溫(一云熱)味辛微酸無毒歸心安五藏除胃中熱補虛乏煖腰膝除胸中痺. 韭能去胸中惡血滯氣又能充肝氣. 處處有之一種而久者故謂之韭圃人種蒔一歲而三四割之其根不傷至冬壅培先春而復生信乎一種而久者也菜中此物最溫而益人宜常食之. 此物殊辛臭最是養性所忌. 取汁服或作葅食並佳.

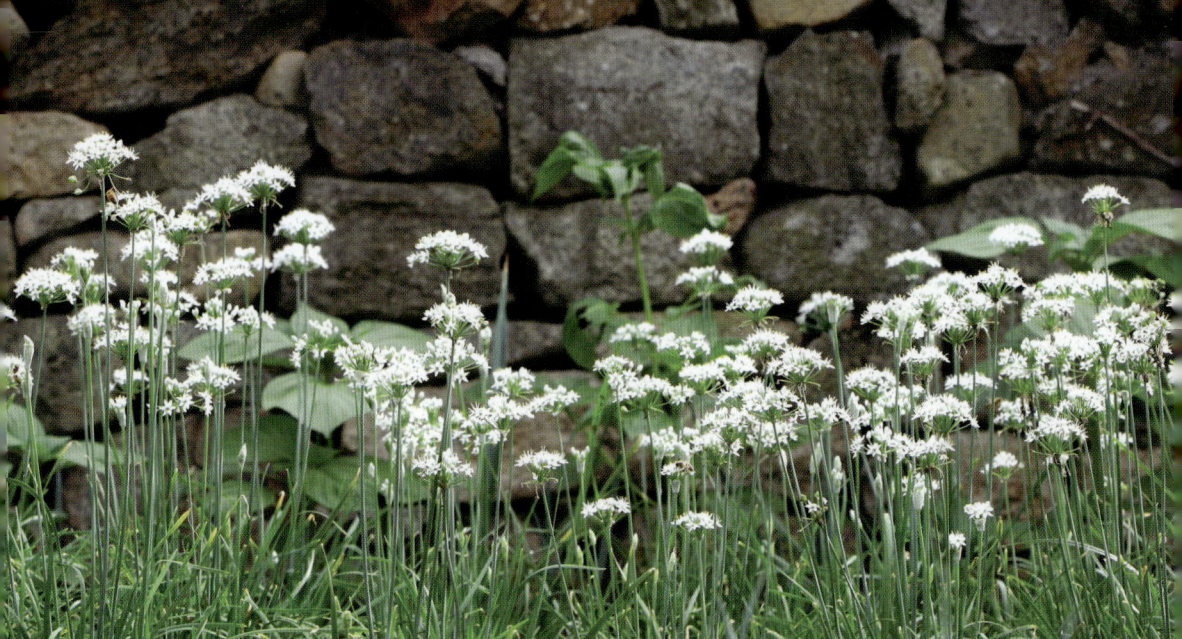

부추_ 무리

⑥ 기침이 심할 때에는 부추의 생즙을 한 되가량 마시면 효과가 있다.

⑦ 소변불통에는 부추를 삶아 그 물로 배꼽의 아랫부분을 씻으면 효과가 있다.

⑧ 월경불순에는 부추 생즙 한 공기에 어린아이의 오줌(몽정을 경험하기 전의 남자아이의 오줌) 반 공기를 타서 뜨겁게 하여 마시면 즉시 효과가 있으며, 아이의 오줌이 아니면 그 효과가 느리다고 한다(『응중거방』).

| 약용법 |

① 부추죽은 된장을 푼 물에 쌀 또는 현미를 넣고 물을 넉넉히 부어 끓이다가 쌀이 퍼지면 손질한 부추를 썰어서 넣고 푹 끓이면 된다. 죽 대신 부추에 식초를 타서 살짝 끓인 물을 따끈하게 해서 마시는 것도 좋다.

TIP

[부추 청주 음용법] – 신정(腎精)의 부족으로 생기는 요통에 효과 –

1. 신선한 부추 잎줄기 30g을 깨끗이 다듬어 씻어서 물기를 뺀 다음 잘게 썬다.

2. 잘게 썬 부추를 믹서기에 넣고 곱게 간다.

3. 즙이 생기면 거즈로 싸서 꼭 짠다.

4. 이렇게 만들어진 부추 즙에 청주를 조금 섞어서 취침 전에 20~30mL씩 마신다.

부추 · 405

② 부추를 식물성 기름으로 볶아 아주 뜨거울 때 마늘, 간장을 조금 넣고 먹는 방법도 있고, 다시마를 우려낸 국물에 된장으로 맛을 내고 현미를 넣어 끓이다가 부추를 넣어 먹기도 한다.

③ 부추 생즙에 청주를 조금 섞어 마시면 정력 부족으로 인한 요통에 효과적이다. 또한 부추 생즙에 굵은 소금과 꿀을 조금 타서 마시면 요통이 심한 생리통에 특히 좋다.

④ 잘 말린 부추 씨 3g을 한 잔의 물에 넣어 절반으로 달여 한 번에 마셔도 좋고, 부추 씨를 볶아서 가루로 만든 것을 4~6g씩 복용해도 좋다.

주의사항 음허화왕(陰虛火旺: 음적인 진액은 부족한 상태에서 양적인 화기가 왕성한 증상)인 경우에는 사용을 피한다.

부추의 기능성 및 효능에 관한 특허자료

▶ 뇌 신경세포 콜린아세틸트랜스퍼라제 활성화 기능을 갖는 부추 추출물
부추 추출물에 포함된 유효성분은 뇌신경 질환의 치료 및 예방을 위한 기능성 식품 또는 의약품의 신소재로서 유용하게 이용될 수 있다.

– 등록번호 : 10-0896700, 출원인 : 고려대학교 산학협력단

▶ 부추 추출물을 유효성분으로 함유하는 당뇨 질환의 예방 및 치료용 약학 조성물
부추 추출물은 당화 헤모글로빈 농도, 혈장 포도당 농도 및 혈장 인슐린 농도를 유의적으로 감소시키며, 또한 당뇨 질환의 예방 및 치료에 유용하게 사용될 수 있다.

– 등록번호 : 10-0535322, 출원인 : 학교법인 인제학원

▶ 부추 추출물을 함유하는 통풍의 예방 및 치료용 약학조성물
부추 추출물은 통풍의 예방 및 치료를 위한 의약품과 건강기능식품에 유용하게 사용될 수 있다.

– 등록번호 : 10-0527109, 출원인 : 학교법인 인제학원

▶ 항암 효과를 가지는 부추 추출물 및 항암 활성성분의 추출방법
본 추출물과 추출물의 유효성분들은 항암제 및 항암 효과를 가지는 기능성 식품 또는 식품 첨가물로 이용될 수 있다.

– 공개번호 : 10-2002-0086336, 출원인 : (주)제노바이오텍

▶ 순환기 질환 • **지혈** • 초본

쇠뜨기

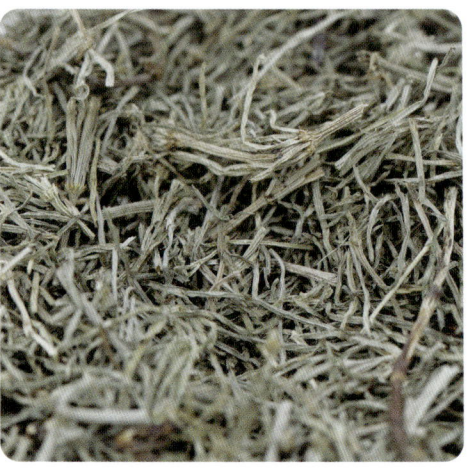

- 학 명 : *Equisetum arvense* L.
- 과 명 : 속새과
- 이 명 : 뱀밥, 쇠띠기, 준솔, 필두채, 필두엽
- 생약명 : 문형(問荊)
- 생육지 : 들판, 둑길 자생
- 개화기 : 꽃이 피지 않음(포자식물)
- 채취기 : 여름
- 용 도 : 영양줄기는 약용, 생식줄기는 식용 또는 약용
- 약 효 : 지혈, 천식, 고혈압, 장염, 눈병, 기관지병, 변비, 이뇨, 해수

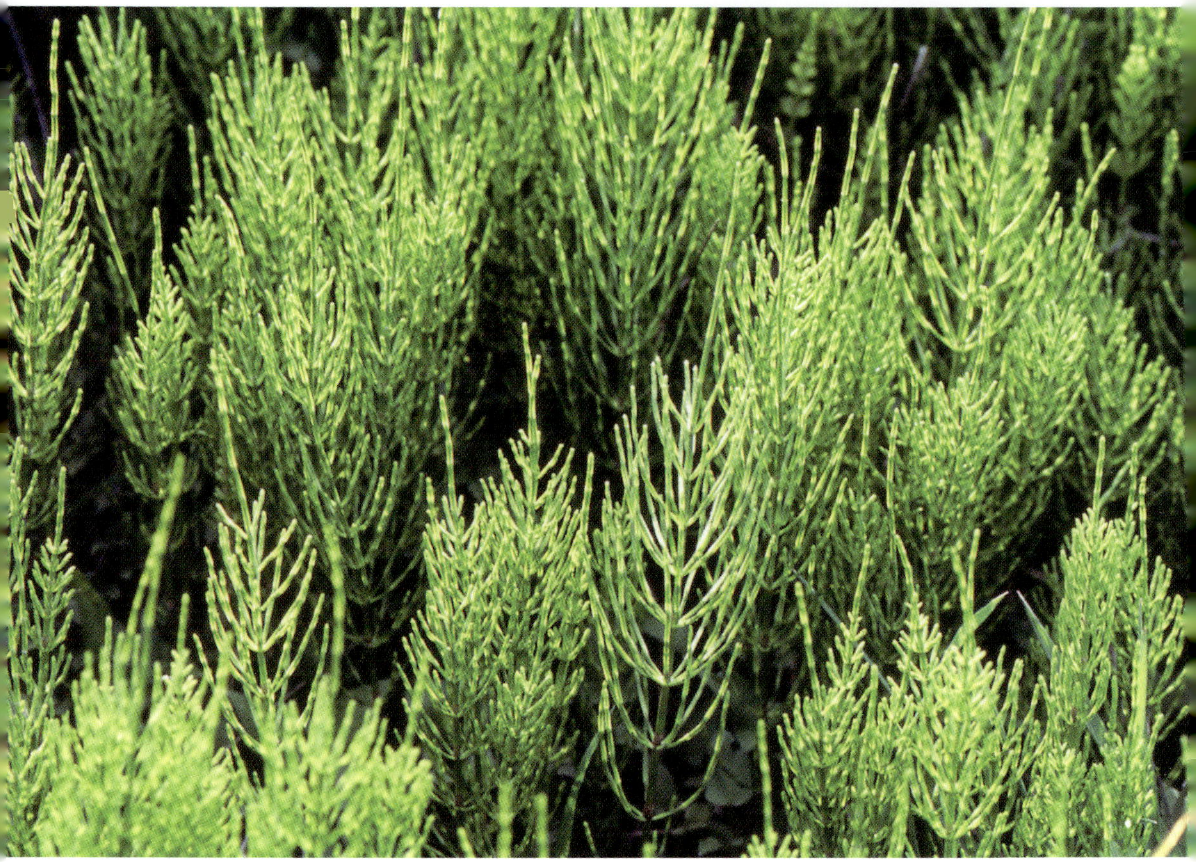

쇠뜨기 • 407

| 생김새와 특징 | 쇠뜨기는 여러해살이풀로, 키는 30~40㎝이고, 포자로 번식하는 포자식물로서 꽃이 피지 않는다. 검고 긴 땅속줄기가 뻗으면서 번식한다. 생식줄기는 이른 봄에 자라고 그 끝에 포자낭수가 달려 있다. 가지가 없고 마디에 비늘 같은 연한 갈색의 잎이 돌려난다. 영양줄기는 생식줄기가 스러질 무렵에 자란다. 영양줄기는 높이 30~40㎝로, 곧게 서며 녹색을 띠고 마디와 능선이 있으며 마디에 비늘 같은 잎이 돌려나고 가지가 갈라진다. 포자낭수는 타원 모양이며 육각형의 포자엽이 밀착하고, 안쪽에는 각각 7개 내외의 포자낭이 달린다.

쇠뜨기란 '소가 뜯는다'는 뜻으로, 소가 잘 먹어 붙여진 이름이다. 생식줄기는 식용 또는 약용하고 영양줄기는 이뇨제 등의 약재로 쓰인다. 쇠뜨기는 북반구의 난대 이북에서 한대까지 널리 분포한다. 우리나라에서는 전국 각지의 햇볕이 잘 드는 들판의 풀

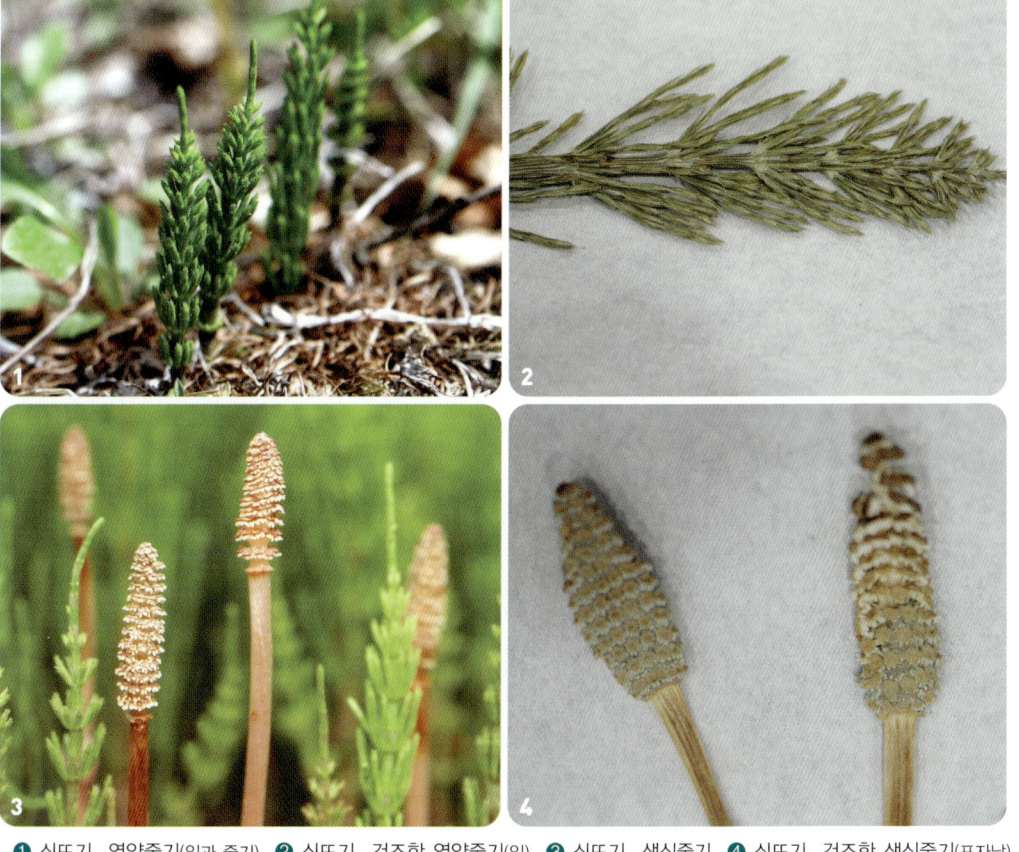

❶ 쇠뜨기_ 영양줄기(잎과 줄기) ❷ 쇠뜨기_ 건조한 영양줄기(잎) ❸ 쇠뜨기_ 생식줄기 ❹ 쇠뜨기_ 건조한 생식줄기(포자낭)

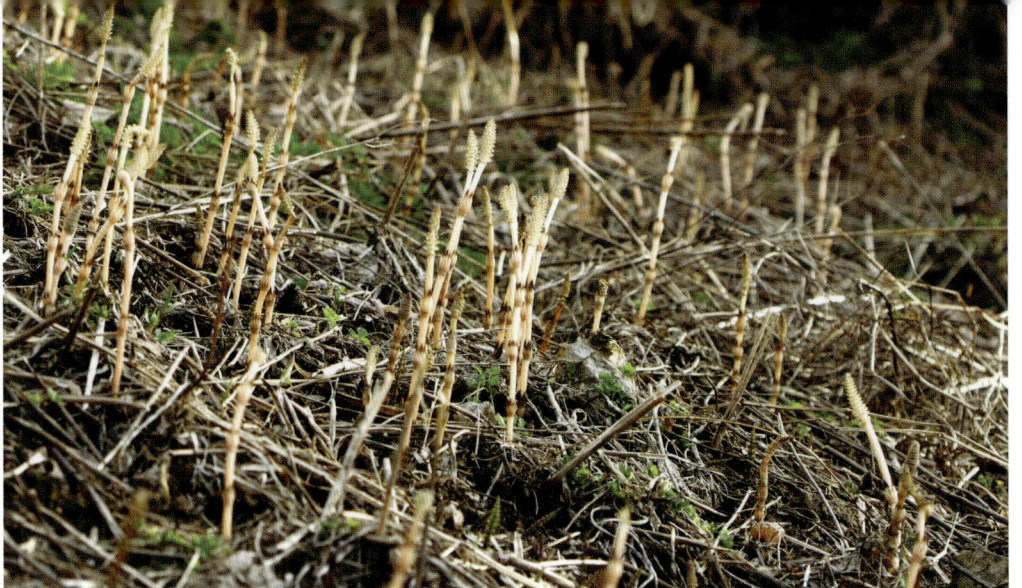

쇠뜨기_ 무리

밭이나 둑길, 밭 가운데에서 잘 자란다.

| 성품과 맛 | 맛은 쓰고 성질은 서늘하다.

| 사용 부위 | 지상부 전초.

| 작용 부위 | 폐(肺), 심(心), 방광(膀胱), 신(腎) 경락.

| 성분 | 규산 및 유기산, 에퀴세토닌(equisetonin), 에퀴세트린(equisetrin), 베타시토스테롤
(β-sitosterol), 아티클레이틴(articlatin), 갈루테올린(galuteoliln), 이소케르세틴
(isoquercetin) 등.

| 채취 및 조제 | 여름에 지상부 전초를 채취하여 그늘에서 말린 후 사용할 때는 잘게 잘라
서 사용한다. 영양줄기는 더러 생식하기도 한다.

| 효능 주치 |

① 이뇨, 청열, 지혈, 해수, 천식에 사용한다.

② 알레르기성 질환, 신장병, 신우염, 방광염, 대하, 질염 등 부인과 질환 등에 효과가
있다.

③ 탈모증에 효과가 있으며, 탈모 예방도 해준다.

④ 각종 성인병을 예방하는 효과가 있다.

⑤ 치질이나 무좀, 종기 등에도 사용한다.

쇠뜨기 · 409

| 약용법 |

① 탈모증에는 신선한 쇠뜨기 줄기를 물에 잘 씻은 다음 믹서로 갈면 나오는 액을 머리에 끼얹고 가볍게 감으면 효과가 좋다. 쇠뜨기의 즙이 줄어들어 없어질 때까지 감으면 머리카락이 반짝반짝 윤이 나고 머리털도 빠지지 않는다.

② 말린 쇠뜨기 전초 10g을 진하게 달여서 목욕물에 탄 뒤 20~30분간 목욕을 하거나 좌욕을 한다. 알레르기성 질환, 신장병, 신우염, 방광염, 대하, 질염 등 부인과 질환에 좋다.

③ 치질이나 무좀 또는 종기 등에는 쇠뜨기를 짓찧거나 구워서 습포하여 환부에 붙인다.

④ 홀씨가 성숙되기 전에 어린 홀씨 줄기를 꺾어 모아 다듬은 후 가볍게 데쳐서 나물로 먹는다. 데친 것을 기름에 볶아 간을 해서 먹거나 밀가루 옷을 입혀 튀김을 해먹어도 좋다.

⑤ 쇠뜨기 차로 만들어 음용한다. 5~6월에 쇠뜨기를 채취하여 그늘에 말린 다음 하루에 6~12g을 물 1L에 5~10분간 끓인 뒤 수시로 마신다.

⑥ 신선한 쇠뜨기 생초 한 근을 1L의 소주에 담가 100일간 숙성한 후 매일 반주로 마시면 각종 성인병을 예방하고 식욕을 돋우며 잠이 잘 온다.

주의사항 동물실험에서 혈압을 내리고, 반사성 호흡과 흥분을 일으킨 사례가 보고되었으며, 임상에서 당뇨를 치료한 사례가 보고되었으나(중국), 동물실험에서는 당뇨에 대한 효과는 아직 증명된 바 없기 때문에 함부로 사용해서는 안 된다.

쇠뜨기의 기능성 및 효능에 관한 특허자료

▶ 쇠뜨기 등의 천연식물 유래 항균 조성물 및 이를 포함하는 제품

본 발명은 쇠뜨기, 고장초, 현미, 장명채, 율무 및 임의 성분인 양파, 포공영, 당근의 열수 추출물을 유효성분으로 포함하고 대장균, 황색포도상구균, 다제내성균 등에 항균 활성을 갖는 조성물 및 상기 조성물을 포함하는 건강식품, 미용제품 또는 약제를 제공하기 위한 것이다.

– 공개번호 : 10-2013-0106062, 출원인 : 김윤영

▶ 이뇨 작용을 갖는 쇠뜨기 등의 천연식물의 음료 조성물

본 발명은 탁월한 이뇨 작용을 갖고 있는 것으로 알려진 쇠뜨기 줄기, 등칡 줄기, 으름덩굴 줄기 등, 여러 천연식물의 추출물에 비타민 C, 감미료, 유기산 등을 첨가하여 맛의 신선함과 동시에 이러한 천연식물의 생리적 효능(이뇨 작용)을 기대하는 새로운 음료 조성물 및 이에 함유되는 천연식물 추출액의 제조 방법에 관한 것이다.

– 등록번호 : 10-0177548-0000, 출원인 : 씨제이(주)

쇠뜨기차

【 효능 및 이용 】

쇠뜨기는 소가 잘 뜯어 먹기 때문에 붙여진 이름으로, 봄소식을 빨리 전해 주는 식물이며 뱀밥이라고도 부른다. 또한 층층이 돋은 잔가지가 말꼬리처럼 생겨 마초(馬草)라고도 하고, 소나무같이 생겨 준솔이라고도 한다. 차색은 노란빛이다. 민간에서는 당뇨병에 많이 사용한다. 이뇨, 혈압강하, 심장 수축력 증가, 지혈 등에 효과가 있으며, 각종 암 치료에도 효과가 있다. 향기가 달콤하고 맛이 순하다. 쇠뜨기의 껍질은 압화를 만들 때 눌러서 말려 새를 만들 때 이용하기도 한다.

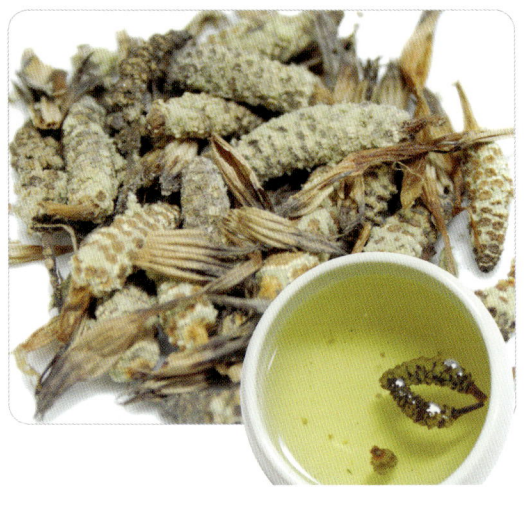

【 채취 방법 】

쇠뜨기 마디에 붙은 잎집을 떼어낸다. 포자는 사용하지 않는다.

【 차 만드는 방법 】

① 포자낭이 터지기 전에 채취하여 그늘에서 말린다.
② 마르는 과정에서 자체의 수분으로 포자가 터지는 것이 있으므로 털어주어야 한다. 건조 후 밀폐용기에 담아서 보관한다.
③ 말린 포자낭 3~4송이를 찻잔에 넣고 뜨거운 물을 부어 1분 정도 우려내어 마신다.

【 차로 마신 후 이용법 】

① 재탕하여 마신다.
② 눌러서 재건조하여 열쇠고리 등의 압화 소품으로 이용한다.
③ 쇠뜨기만을 과다섭취할 경우 폐진증 등의 부작용이 있을 수 있으므로 주의해야 한다.

▶ 순환기 질환 · **지혈** · 초본

엉겅퀴

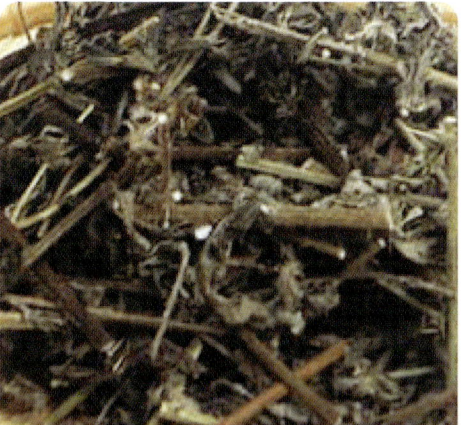

- ● 학 명 : *Cirsium japonicum* var. *maackii* (Maxim.)
  Matsum.
- ● 과 명 : 국화과
- ● 이 명 : 가시엉겅퀴, 가시나물, 항가시, 항가새
- ● 생약명 : 대계(大薊)
- ● 생육지 : 들판의 풀밭 자생
- ● 개화기 : 6~8월
- ● 채취기 : 가을(뿌리), 개화기(잎과 줄기)
- ● 용 도 : 약용, 식용(약술)
- ● 약 효 : 산후출혈, 토혈, 혈뇨, 혈변, 항균, 항암,
  감기, 백일해, 고혈압

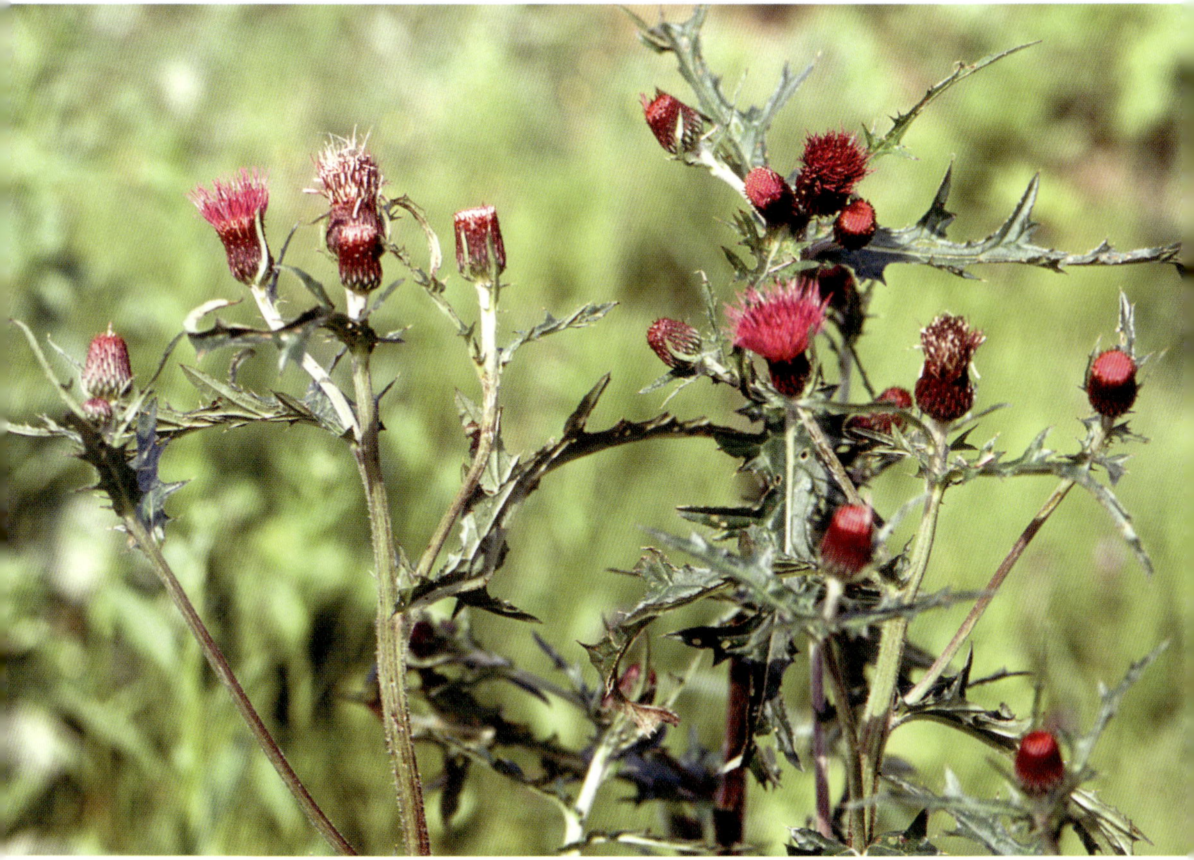

412

| 생김새와 특징 | 엉겅퀴는 여러해살이풀로, 키는 50~100㎝로 자란다. 뿌리는 키에 비해 짧은 편이며, 전체에 흰 털이 나 있다. 잎은 어긋나고 깃털 모양이며 겉에 거친 톱니와 가시가 있다. 잎의 길이는 15~30㎝, 폭은 6~15㎝이며, 잎 뒷면에 흰 솜털이 나 있다. 꽃은 6~8월에 줄기와 가지 끝에 한 송이씩 핀다. 꽃부리는 자주색 또는 붉은색이며, 꽃받침에 끈적끈적한 점액이 있는 것이 특징적이다. 열매는 9~10월에 달리고 길이가 1.6~1.9㎝이며 백색으로 된 갓털이 달려 있다.

어린순은 식용하며 잎과 줄기, 뿌리는 약용한다. 가시가 많아 '가시나물'이라고도 한다. 우리나라와 일본, 중국 북동부 및 우수리에 분포한다. 우리나라 전국 각지 들판의 풀밭, 낮은 산비탈에 흔히 자란다.

❶ 엉겅퀴_ 잎 ❷ 엉겅퀴_ 꽃봉오리와 꽃 ❸ 엉겅퀴_ 종자 결실 ❹ 엉겅퀴_ 생뿌리

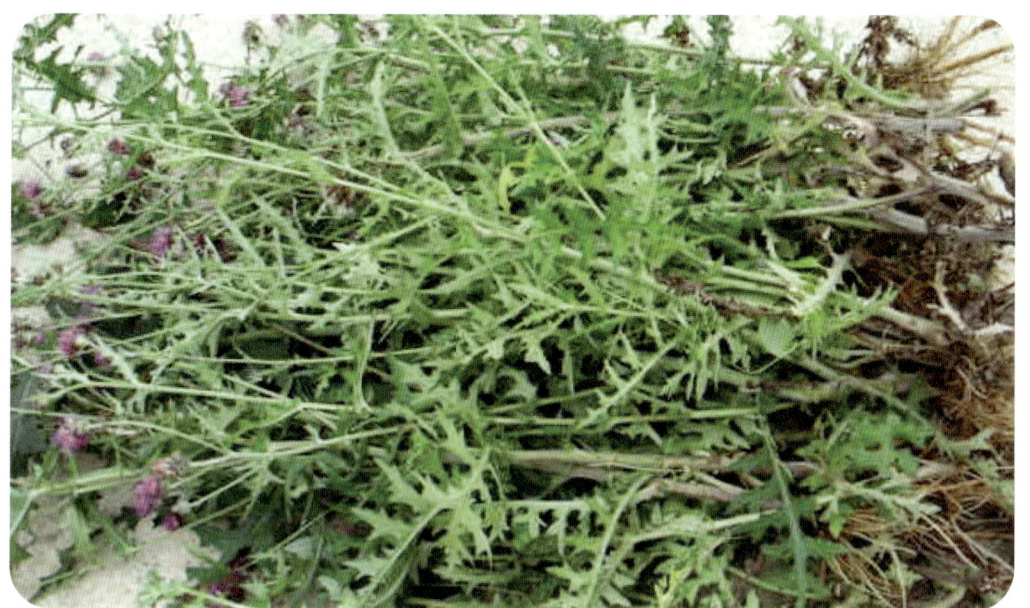

엉겅퀴_ 채취한 전초

| 성품과 맛 | 맛은 쓰고 달며 성질은 서늘하다(평하다고도 함).

| 사용 부위 | 뿌리를 포함한 전초.

| 작용 부위 | 심(心), 간(肝), 비(脾) 경락.

| 성분 | 전초에 알칼로이드(alkaloid)와 정유, 뿌리에 타락사스테릴아세테이트(taraxasteryl acetate), 스티그마스테롤(stigmasterol), 알파-아마린(α-amarin), 베타-시토스테롤(β-sitosterol) 등이 들어 있다.

| 채취 및 조제 | 가을에 꽃이 피고 난 후 뿌리를 채취하고 잎과 줄기는 꽃 필 무렵에 채취하여 햇볕에 말려 사용한다.

| 효능 주치 |

① 해열, 신경통, 종기, 건위에 효능이 있다.

동의
보감
원문

性平味苦無毒治瘀血止吐衄血療癰腫疥癬主女子赤白帶養精保血. 處處有之五月採苗葉九月採根陰乾. 地丁卽大薊也黃花者名黃花地丁紫花者名紫花地丁並主癰腫.

② 산후에 출혈이 멎지 않는 증세, 토혈, 혈뇨, 혈변, 감기, 백일해, 고혈압, 장염, 신장염, 대하증 등을 치료한다.

| 약용법 |

① 1회에 말린 약재 2~4g을 물 300mL에 넣고 약한 불에서 반으로 달여서 먹는다.

② 잘 건조시킨 후 분말로 만들어 식후 2주 정도 복용하면 좋다.

③ 종기 치료에는 생잎과 뿌리를 짓찧어서 직접 환부에 붙이기도 한다.

④ 강장(强壯), 건위, 식욕증진, 감기, 생리통, 두통에는 뿌리를 말린 후 술에 담가 복용한다.

⑤ 어린잎은 나물이나 국거리에 좋다.

⑥ 쓴맛은 별로 없으므로 연한 줄기의 껍질을 벗겨 된장이나 고추장 속에 넣어두었다가 먹기도 한다.

주의사항 비위가 차고 허하면서 어혈과 적체가 없는 경우에는 사용을 피한다.

엉겅퀴의 기능성 및 효능에 관한 특허자료

▶ **대계(엉겅퀴) 추출물을 포함하는 골다공증 예방 또는 치료용 조성물**

본 발명은 골다공증 예방 또는 치료용 조성물에 관한 것으로, 보다 상세하게는 대계(엉겅퀴) 추출물을 유효성분으로 함유하는 골다공증 예방 또는 치료용 약학적 조성물 및 건강식품에 관한 것이다. 본 발명의 대계 추출물을 포함하는 조성물은 파골세포 분화 및 관련 유전자 발현의 억제 효과가 뛰어나므로 골다공증의 예방 및 치료용으로 유용하게 사용될 수 있다.

– 공개번호 : 10-2012-0044450, 출원인 : 한국한의학연구원

▶ **엉겅퀴 추출물을 함유하는 항아토피 피부염 조성물**

본 발명은 항아토피 피부염 조성물에 관한 것으로, 보다 상세하게는 엉겅퀴 추출물을 유효성분으로 함유하여 아토피로 인한 피부 발진을 효과적으로 완화시킬 수 있는 항아토피 피부염 조성물에 관한 것이다.

– 공개번호 : 10-2010-0079586, 출원인 : 구례군, (주)유비오스랩

▶ **엉겅퀴 추출물을 함유하는 혈행 개선용 조성물**

본 발명은 엉겅퀴 추출물을 함유함으로써 적혈구의 용혈을 억제하고 혈장의 산화적 손상을 보호하며 혈관 손상을 방지하여 혈행을 개선시킴으로써 신체 질환의 예방 및 개선이 가능한 조성물에 관한 것이다.

– 공개번호 : 10-2013-0107407, 출원인 : 임실생약영농조합법인

엉겅퀴주

맛은 쓰고 약간 달다. 당류를 가미하지 않는다.

【적용병증】

- **보양(補陽)** : 남자의 양기를 돋우는 것을 말한다. 30mL를 1회분으로 1일 1~2회씩, 20~25일 음용한다.
- **보혈(補血)** : 몸을 보호하면서 기를 더하기 위한 처방이다. 30mL를 1회분으로 1일 1~2회씩, 10~20일 음용한다.
- **위염(胃炎)** : 위의 점막에 염증이 생기는 증상을 말한다. 위가 쓰리고 아프며 소화기능에 장애가 온다. 30mL를 1회분으로 1일 1~2회씩, 8~12일 음용한다.
- **기타 질환** : 관절염, 대하증, 부종, 어혈, 신경통, 심근경색

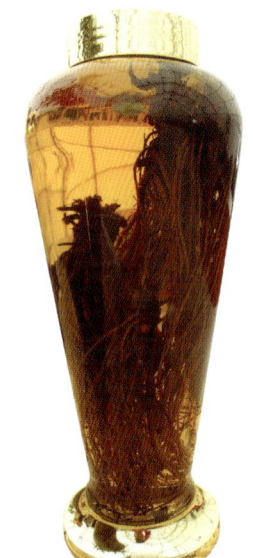

【담그는 방법】

① 약효는 잎줄기와 뿌리에 있으므로 지상부 전초와 뿌리를 주로 사용한다.
② 잎줄기는 개화기에, 뿌리는 가을에서 이듬해 봄 사이에 채취하여 물로 씻은 다음 건조해서 사용하거나 햇볕에 말려 썰어서 보관, 사용한다.
③ 생뿌리는 180g, 말린 뿌리는 130g을 소주 3.8L에 넣고 밀봉하여 서늘한 냉암소에서 보관, 숙성시킨다.
④ 5~6개월 침출한 다음 찌꺼기를 걸러내고 보관, 음용한다. 또는 찌꺼기를 걸러낸 후 2~3개월 더 숙성하여 음용하면 향미(香味)가 좋아진다.

【구입방법 및 주의사항】

- 약재상에서 구입하여 사용한다. 또는 산이나 들에서 직접 채취하여 사용할 수도 있다.
- 장기간 음용해도 해롭지는 않으나 치유되는 대로 중단한다.
- 본 약술을 음용하는 중에 가리는 음식은 없다.

🔰 엉겅퀴 건조한 뿌리

▶ 순환기 질환 • **지혈** • 초본

할미꽃

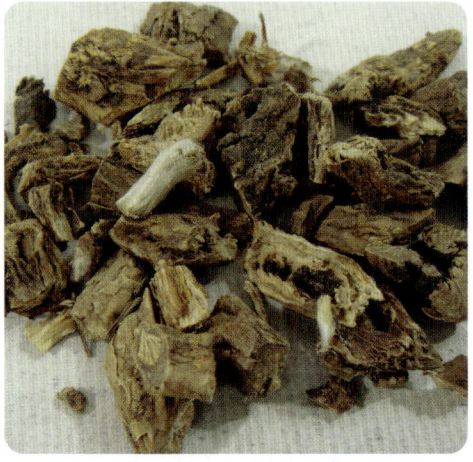

- ● **학 명** : *Pulsatilla koreana* (Yabe ex Nakai) Nakai ex Nakai
- ● **과 명** : 미나리아재비과
- ● **이 명** : 노고초(老姑草), 할미씨까비, 가는할미꽃
- ● **생약명** : 백두옹(白頭翁)
- ● **생육지** : 산, 들판 자생
- ● **개화기** : 4월
- ● **채취기** : 개화기(꽃과 잎), 가을~이듬해 봄(뿌리)
- ● **용 도** : 관상용, 약용
- ● **약 효** : 지혈, 월경장애, 지사제, 학질, 신경통, 항균, 청열, 해독, 수렴, 살균, 소염

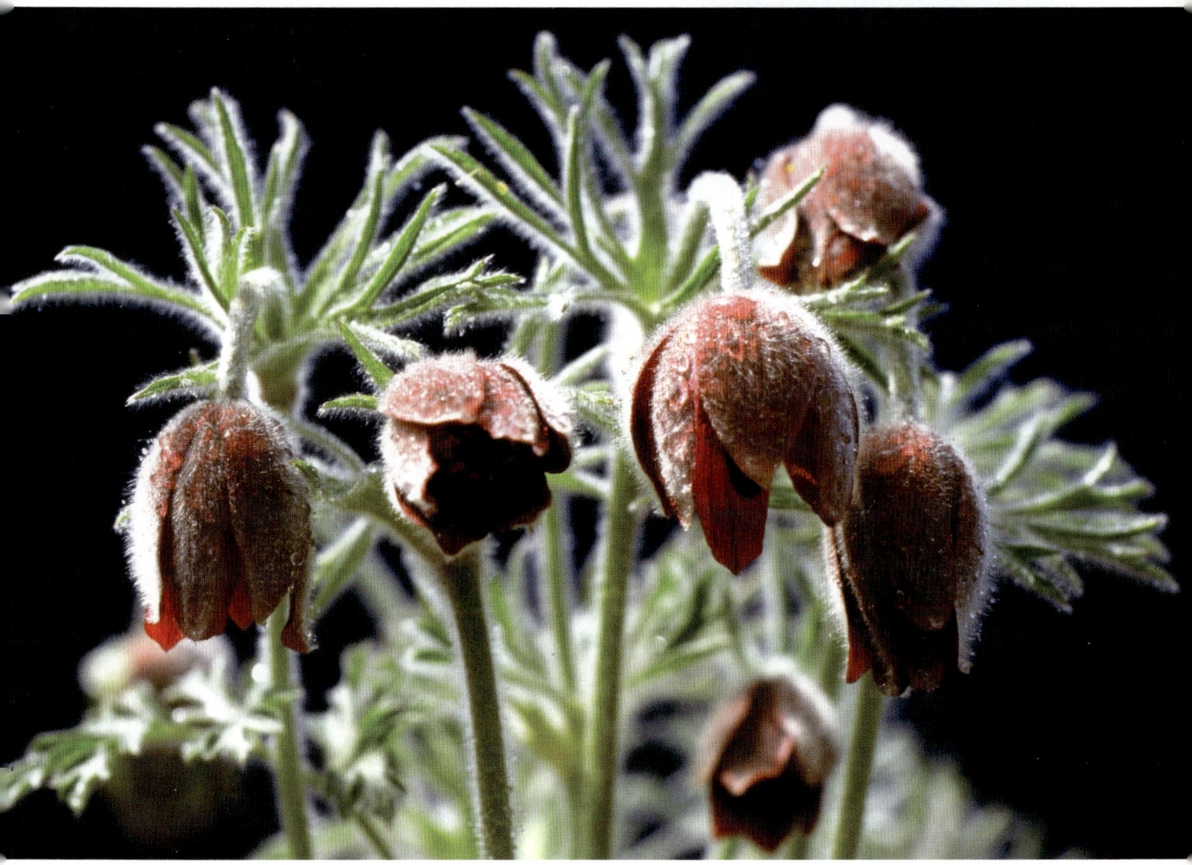

할미꽃 • 417

| 생김새와 특징 | 할미꽃은 여러해살이풀로, 키는 30~40㎝이다. 전체에 털이 많이 난다. 잎은 길이가 3~4㎝로, 새의 날개처럼 깊게 2~5갈래로 갈라진다. 꽃은 4월에 적자색으로 1개가 피고 꽃대 끝에 긴 종 모양으로 달린다. 꽃잎 겉 표면은 잔털이 많이 나 있고, 안쪽은 검붉은 자주색을 띤다. 열매는 5~6월에 익으며 긴 달걀 모양이고 겉에는 가느다란 흰색 털이 있다. 열매 아래쪽에 검은색 종자가 붙어 있다.

흰 털로 덮인 열매의 덩어리가 할머니의 하얀 머리카락처럼 보인다고 하여 할미꽃이라는 이름이 붙었다. 관상용으로 쓰이며, 꽃과 잎, 뿌리는 약용한다. 우리나라를 비롯해 중국 북동부, 우수리 강, 헤이룽 강 등지에 분포한다. 우리나라 각지의 산자락, 들판의 양지쪽, 묘지 주변에서 자란다.

| 성품과 맛 | 맛은 쓰고 성질은 차다. 약간의 독성이 있다.

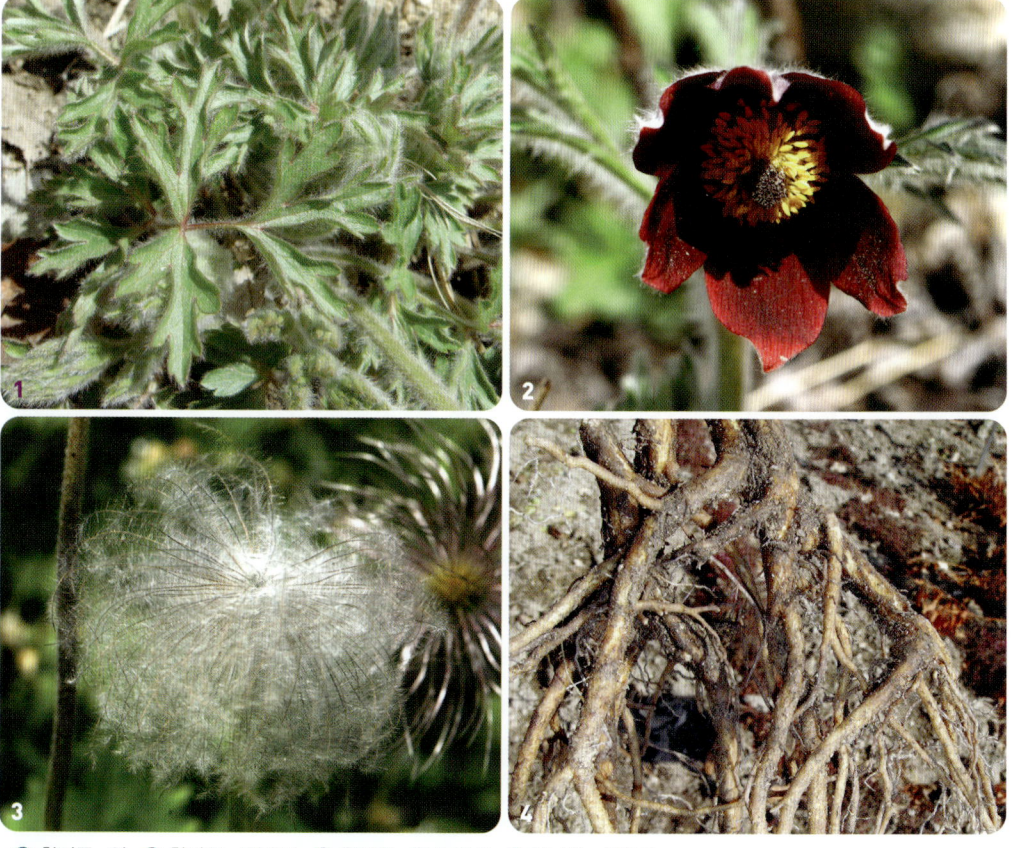

❶ 할미꽃_ 잎 ❷ 할미꽃_ 꽃(확대) ❸ 할미꽃_ 종자 결실 ❹ 할미꽃_ 생뿌리

| 사용 부위 | 꽃과 잎, 뿌리.

| 작용 부위 | 위(胃), 대장(大腸) 경락.

| 성분 | 뿌리에는 항균성 물질인 아네모닌
(anemonin)과 헤데라게닌(hederagenin), 올
레아놀릭산(oleanolic acid), 사포닌(saponin),
게닌(genin), 글루코오스(glucose) 등이 함유
되어 있고, 잎에는 강심작용을 하는 오키날
린(okinalin)이 함유되어 있다.

| 채취 및 조제 | 꽃이 필 무렵에 싱싱한 꽃과 잎
을 채취하고, 뿌리는 가을부터 이듬해 봄철
꽃이 피기 전에 채취하여 깨끗이 씻은 후 햇볕에 말렸다가 잘게 잘라서 이용한다.

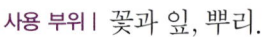

할미꽃_ 건조한 뿌리(절단)

| 효능 주치 |

① 지혈, 해열, 수렴, 소염, 항균, 이질의 지사제로 사용하고, 월경불순 등 부인병에도
　사용한다.
② 민간에서는 학질과 신경통, 임파선염에 사용한다.

| 약용법 |

① 말린 할미꽃 뿌리와 잎 5~15g을 물 600mL에 넣고 약한 불에서 절반이 될 때까지
　서서히 달인 액을 아침저녁으로 나누어 식후 2주 정도 복용하면 좋으며 외용에는
　짓찧어서 바른다.
② 말린 꽃 10g을 물 500mL에 넣고 약한 불에서 서서히 달인 액을 반으로 나누어 아침
　저녁으로 식후 복용한다.
③ 충치에는 할미꽃 뿌리를 기름에 지져서 충치 부위에 머금고 있으면 효과를 빨리 볼
　수 있다.

주의사항 성미가 차고 쓴 약재이므로 속이 허하고 차서 오는 설사에는 사용할 수 없다.

동의
보감
원문
性寒味苦有小毒主赤毒痢及血痢治項下瘤癧消贅子療頭瘡. 一名胡王使者處處有
之其苗有風則靜無風自搖與赤箭獨活同. 莖端有白細毛寸餘披下如白頭老翁故以
爲名八月採根暴乾.

할미꽃·419

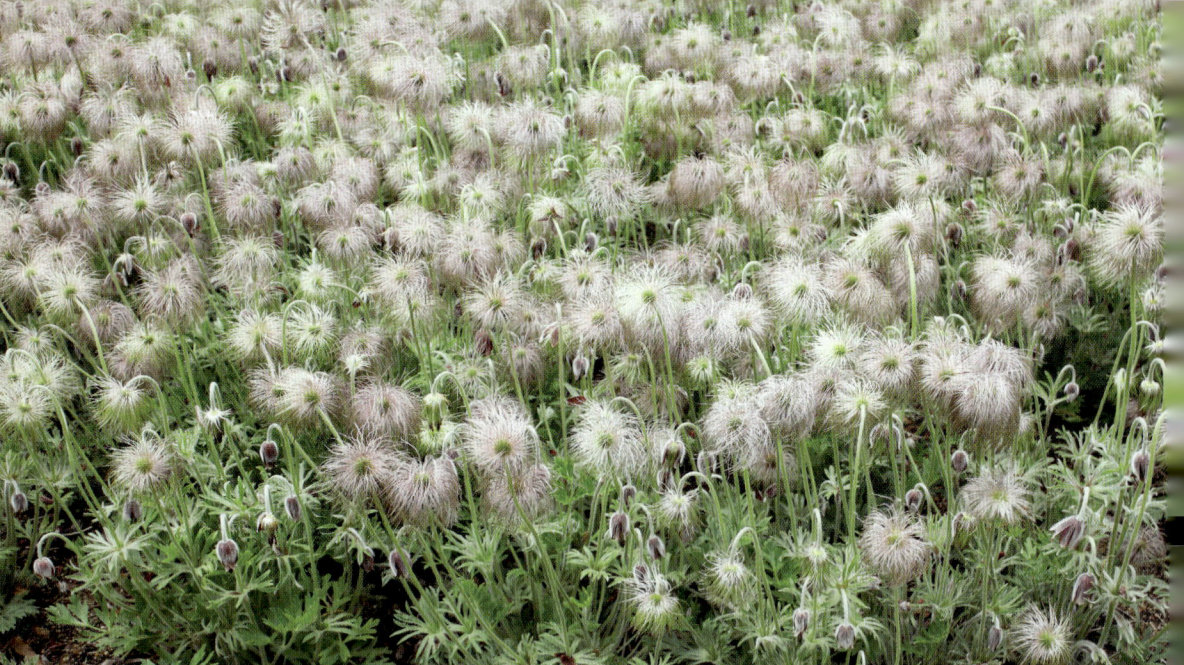

할미꽃_ 무리

할미꽃(백두옹)의 기능성 및 효능에 관한 특허자료

▶ **할미꽃 뿌리로부터 위암에 대한 우수한 항암 특성을 갖는 성분을 추출하는 방법**

이 발명은 할미꽃 뿌리의 추출물을 항암제로 이용하는 것에 관한 것이다. 할미꽃 뿌리의 유기용매 추출물 특히 디클로로메탄과 에틸아세테이트 추출물은 항암 효과를 나타내며, 그중에서도 디클로로메탄 추출물은 위암, 대장암 및 간암에 효과가 있고 에틸아세테이트 추출물은 특히 위암에 탁월한 효과가 있다.

– 공개번호 : 10-1996-0028914, 출원인 : 보령제약(주), 박재갑

▶ **백두옹(할미꽃 뿌리) 추출물을 포함하는 항암제 부작용 억제용 조성물**

본 발명은 백두옹(할미꽃 뿌리) 추출물을 유효성분으로 포함하는 항암제 투여로 인한 신장 독성 억제용 조성물에 관한 것이다. 보다 구체적으로는 백두옹 추출물을 유효성분으로 포함하는 항암제 투여로 인한 신장 독성 억제용 조성물, 기존 항암제와 병용 투여하여 항암 활성을 상승시키는 항암 활성 증강용 조성물에 관한 것이다.

– 공개번호 : 10-2011-0101803, 출원인 : 경희대학교 산학협력단

▶ **할미꽃 추출물을 포함하는 통증 치료용 조성물 및 그 제조방법**

본 발명은 우수한 진통 효과를 가지고 있는 할미꽃 지상부의 조추출물을 진통제로 사용하는 새로운 용도에 관한 것으로 이를 포함한 조성물은 강력하고 효과적으로 통증을 완화 또는 해소시켜 부작용이 없는 진통 효과를 가지는 조성물에 관한 것이다.

– 공개번호 : 10-2011-0038386, 출원인 : 한림대학교 산학협력단

할미꽃주

맛은 쓰다. 기호와 식성에 따라 꿀, 설탕을 가미하여 음용할 수 있다.

【적용병증】

- **대장염(大腸炎)** : 대장염은 대장에 나타나는 염증(炎症)을 말한다. 30mL를 1회분으로 1일 2~3회씩, 8~10일 음용한다.
- **변혈(便血)** : 항문에서 치질이나 탈항에 의한 변혈은 선홍색이고, 대장의 질병에 의한 변혈은 흑색을 많이 띠고 있다. 30mL를 1회분으로 1일 2~3회씩, 5~10일 음용한다.
- **장출혈(腸出血)** : 장(腸)에서 나는 출혈로, 변의 색깔이 검다. 장암이나 십이지장궤양도 같은 색의 변을 본다. 30mL를 1회분으로 1일 2~3회씩, 7~10일 음용한다.
- **기타 질환** : 냉병, 신경통, 어혈, 임파선염, 진통, 혈변

【담그는 방법】

① 약효는 뿌리에 있다.
② 뿌리를 채취한 다음 깨끗이 물에 씻어 말린 후에 사용한다.
③ 말린 할미꽃 뿌리 170g을 소주 3.8L에 넣고 밀봉하여 서늘한 냉암소에서 보관, 숙성시킨다.
④ 10개월 정도 침출한 다음 찌꺼기를 걸러내고 보관, 음용한다. 또는 찌꺼기를 걸러낸 후 2~3개월 더 숙성하여 음용하면 향미(香味)가 좋아진다.

【구입방법 및 주의사항】

- 전국에 분포하며 산이나 들판의 양지에서 자생하는 것을 직접 산지(産地)에서 채취하여 쓰는 것이 좋다.
- 약간의 독성이 있으므로 전문가와 상담한 후에 주의해서 음용해야 한다. 치유되는 대로 중단한다.
- 본 약술을 음용하는 중에 가리는 음식은 없다.

할미꽃 · 421

제5장
신경·정신과 질환

대뇌피질은 대뇌 표면을 구성하는 회백질로 이루어진 부분으로, 지, 정, 의 등 신경계 최고 기능의 중추이며 의식도 이곳에서 이루어진다. 그러나 피질의 기능은 전반에 걸쳐 동일하지 않고 부위에 따라 일정한 기능을 영위하고 있다. 이를 '기능국재(functional localization)'라고 한다. 즉 특정한 기능은 특정한 피질에서 이루어지므로 이들을 '기능의 중추'라 하고, 대뇌피질의 일정한 영역을 차지하고 있다.

대뇌피질을 기능적으로 나누면 주로 감각을 인지하는 감각영역(sensory area)과 운동영역 (motor area), 이 두 영역을 연결해주는 연합영역(association area)의 세 부분으로 나눌 수 있으며, 각각의 영역은 세부적으로 위치에 따라 다른 기능을 한다. 대뇌피질의 각 부분이 서로 다른 기능을 한다는 것은 브로카(Pierre Paul Broca, 1824~1880)에 의해서 최초로 관찰되었으며, 1909년에 독일의 신경학자 브로드만(Korbinian Brodmann, 1868~1918)은 대뇌의 영역별 기능적 차이를 기준으로 대뇌피질 47개, 대뇌속질 5개의 영역을 구분했다.

쥐오줌풀 草本, 묏대추나무(산조인) 木本, 치자나무 木本

쥐오줌풀_ 꽃봉오리

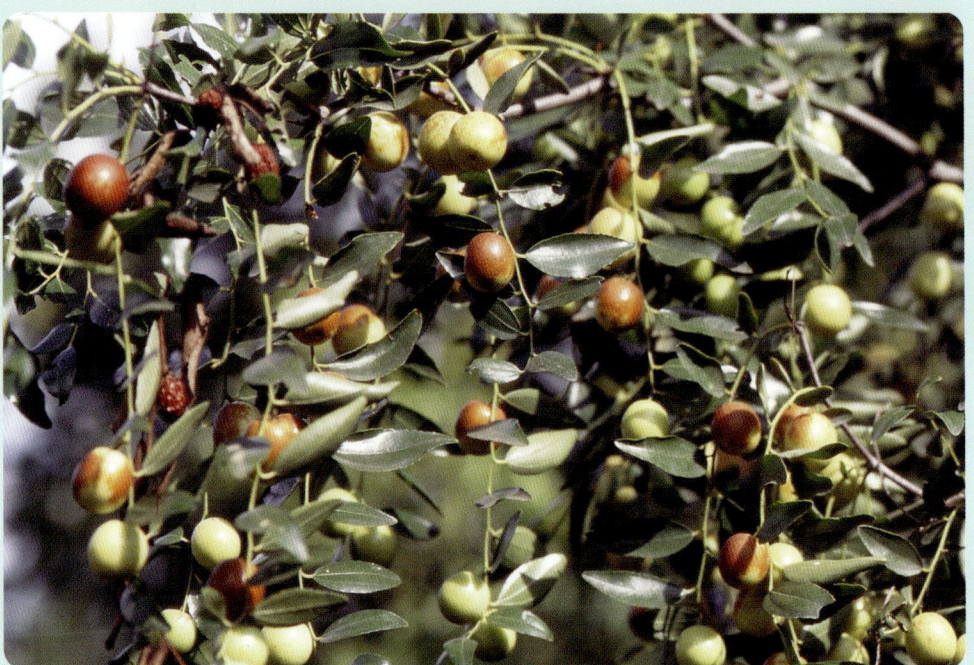

묏대추나무_ 열매

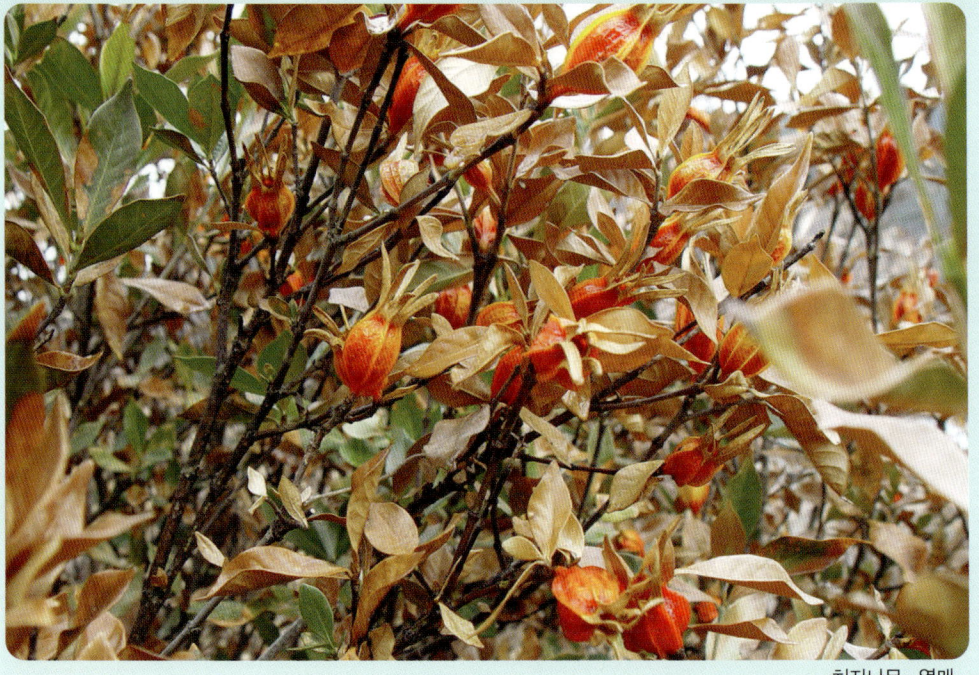

치자나무_ 열매

▶ 신경·정신과 질환 • 초본

쥐오줌풀

- **학 명** : *Valeriana fauriei* Briq.
- **과 명** : 마타리과
- **이 명** : 길초, 은대가리, 줄댕가리, 쥐오줌, 긴잎쥐오줌
- **생약명** : 힐초(纈草), 길초근(吉草根)
- **생육지** : 산지 자생
- **개화기** : 5~8월
- **채취기** : 8~10월
- **용 도** : 약용, 식용, 관상용
- **약 효** : 정신불안, 신경쇠약, 불면증, 월경불순, 심장병, 관절염, 요통, 위장경련

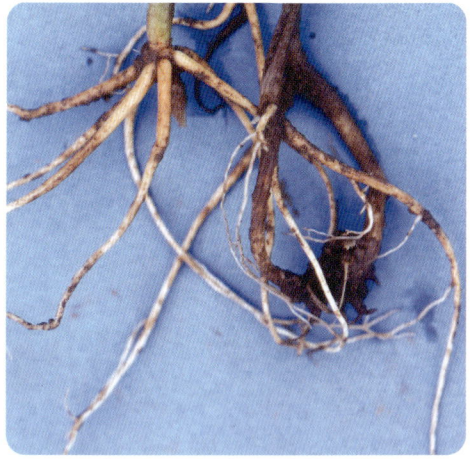

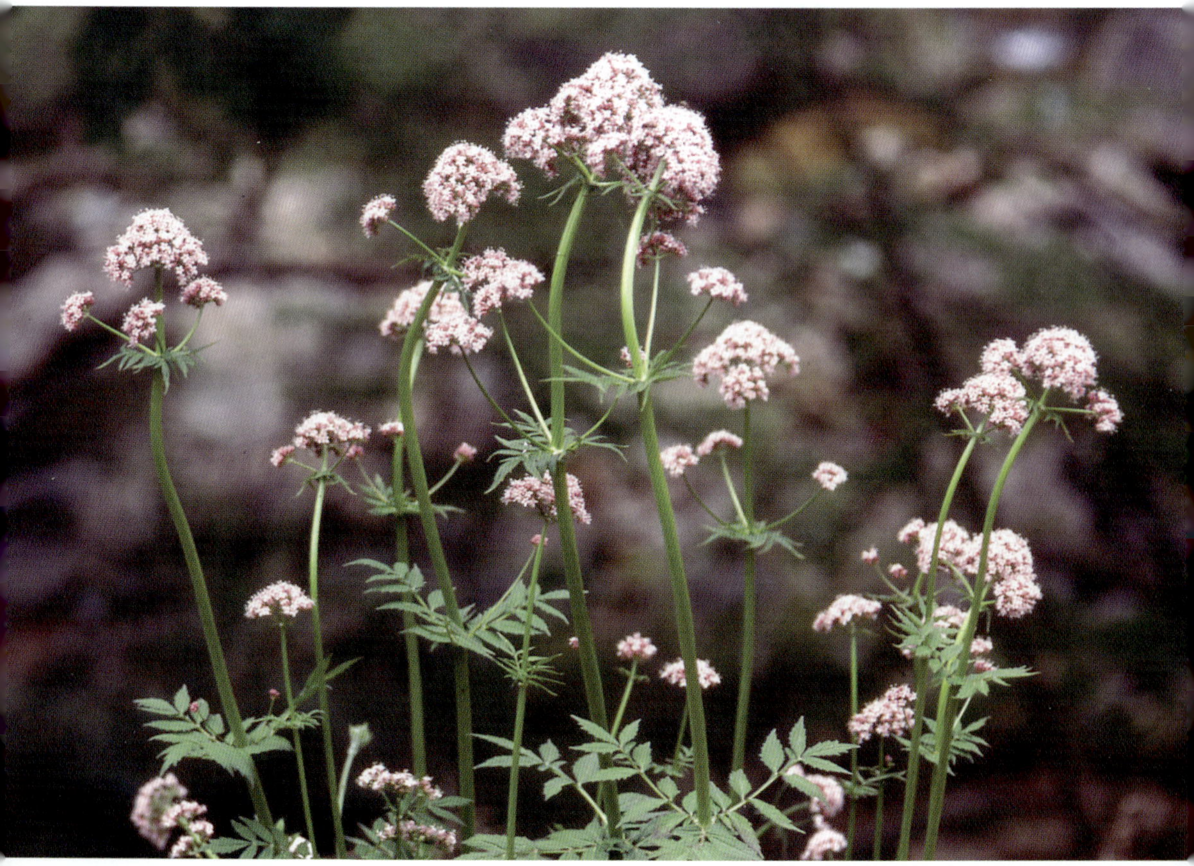

| 생김새와 특징 | 쥐오줌풀은 숙근성 여러해
살이풀로, 키는 40~80㎝이다. 줄기는 곧
게 서고, 뿌리줄기는 짧고 굵으며 잔뿌리
가 사방으로 성글게 뻗어 있다. 뿌리에서
나온 잎은 꽃이 필 때가 되면 차츰 없어
지고, 줄기의 잎은 5~7개로 갈라져 열편
은 난형 또는 선상 피침형으로 서로 마주
난다. 잎 가장자리에는 뭉툭한 거치가 있
다. 꽃은 5~8월에 연한 붉은색으로 원줄
기 끝과 옆 가지에 둥근 형태로 달린다.
열매는 8월경에 꽃잎이 붙은 자리에 달
린다. 약한 바람에도 쉽게 떨어져 나가는
데, 짧은 갓털이 나 있다. 종자 번식을 위
하여 채종을 목적으로 할 때는 암수딴그
루이므로 암수를 다 심어야 한다.
뿌리에 상처를 내면 쥐의 오줌과 같은 지
린내가 진하게 풍겨 쥐오줌풀이라고 한
다. 꽃이 필 때도 약간의 냄새를 느낄 수
가 있다. 어린잎은 식용, 뿌리는 약용한
다. 꽃이 아름다워 관상용으로도 쓰인다.
원산지인 우리나라를 비롯해 일본, 사할

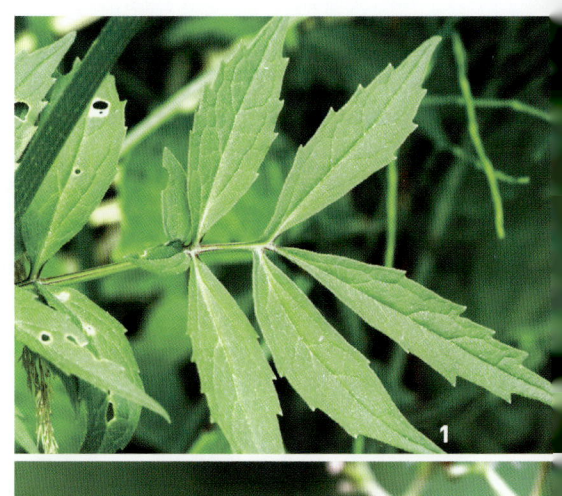

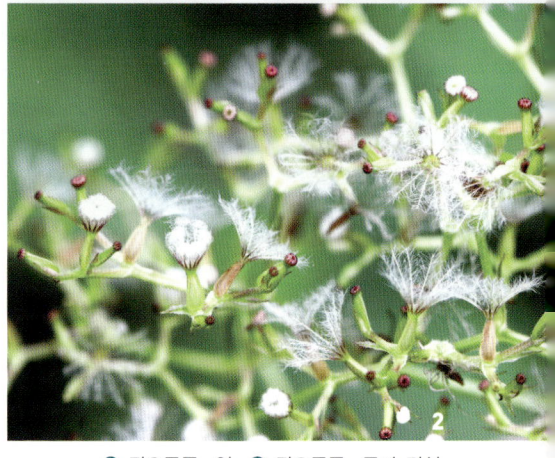

❶ 쥐오줌풀_ 잎 ❷ 쥐오줌풀_ 종자 결실

린, 타이완 및 중국 동북부에도 분포한다. 우리나라 전국 각처의 산지, 다소 습한 곳에
서 잘 자란다.

| 성품과 맛 | 맛은 맵고 쓰며 성질은 따뜻하다.

| 사용 부위 | 뿌리.

| 작용 부위 | 심(心), 간(肝), 위(胃) 경락.

| 성분 | 정유가 많이 함유되어 있다. 주성분은 보닐 이소발레리아네이트(bornyl
isovalerianate)이고, 그 외 보르네올(borneol), 캄펜(camphene), 발레리아닌(valerianin),

🎍 쥐오줌풀·425

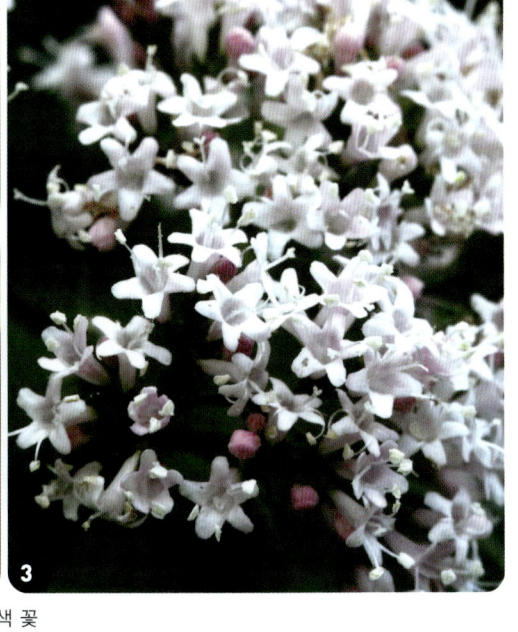

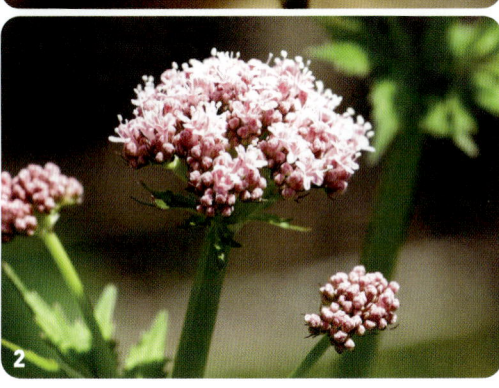

❶ 쥐오줌풀_ 꽃봉오리 ❷ 쥐오줌풀_ 꽃 ❸ 쥐오줌풀_ 흰색 꽃

발레라논(valeranone), 카티닌(chatinine) 등의 진정작용 성분과 펠란드렌(phellandrene), 엘-리모넨(l-limonene), 카디넨(cadinene) 등이 함유되어 있다.

| 채취와 조제 | 가을(8~10월)에 뿌리를 채취하여 깨끗이 씻은 후 햇볕이나 그늘에 말려 썰어서 사용한다.

| 효능 주치 |

① 신경계통에 진정작용을 하고, 순환기 및 호흡기에 관해서는 강압작용을 한다. 또한 항균작용 및 이뇨작용도 한다.

② 정신불안이나 신경쇠약, 히스테리 등을 치료한다.

③ 요통, 신경통, 관절염, 위염, 월경불순, 심장병, 타박상, 외상출혈 등의 치료에도 효과가 있다.

| 약용법 |

① 하루에 약재로 말린 쥐오줌풀 뿌리 3~6g을 600mL의 물에 넣고 반량이 되도록 달

여서 아침저녁으로 식후에 1컵씩 (150mL) 복용한다. 분말로 만들어 복용해도 된다.

② 민간요법으로, 정신불안이나 밤에 잠이 안 올 때에는 꽃과 잎, 줄기, 뿌리 등을 썰어서 머리 부분 옆에 두고 잠을 청하면 잠이 잘 온다.

③ 만성 히스테리나 신경쇠약의 경우에는 뿌리를 포함한 전초를 말린 후 잘게 썰어서 삼베로 만든 천으로 베개를 만들어 잠잘 때 사용하면 충분한 치료 효과를 볼 수 있다.

④ 이른 봄에 부드러운 잎은 나물로 식용한다. 약간의 쓴맛과 독성이 조금 있기 때문에 끓는 물에 살짝 데쳐 찬물에 담가 우려낸 후 사용한다.

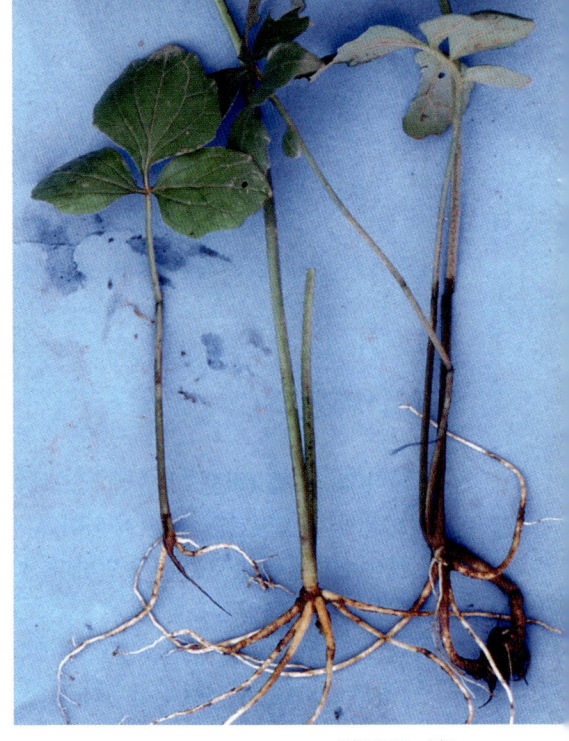

쥐오줌풀_ 전초

주의사항 기를 손상시킬 수 있으므로 몸이 허약한 사람은 신중하게 사용한다.

쥐오줌풀(길초근)의 기능성 및 효능에 관한 특허자료

▶ **쥐오줌풀 뿌리 등 담배맛을 없애주는 복합 조성물**

본 발명은 담배맛을 없애주는 복합 조성물 및 그의 제조방법에 관한 것으로 길초근(쥐오줌풀 뿌리), 작약, 백지, 감초, 계피, 익모초, 백단향, 현호색, 후추, 박하 및 복령을 함유하며, 안전하고 효과적으로 금연할 수 있는 복합 조성물 및 그의 제조방법에 관한 것이다.

– 공개번호 : 10-2013-0001546, 출원인 : (주)비바(VIVA)

▶ **길초근 추출물을 유효성분으로 함유하는 화장료 조성물**

본 발명은 길초근(쥐오줌풀 뿌리) 추출물 또는 상기 길초근 추출물과 함께 백출 추출물, 산두근 추출물 및 용안육 추출물로 이루어진 군으로부터 선택된 1종 이상을 함유함으로써 피부에 대한 부작용 없이 안전하게 사용될 수 있을 뿐만 아니라 티로시나아제 저해 및 멜라닌 생성을 억제하여 색소 침착을 저해하는 효과를 가지도록 제조한 피부 미백용 화장료 조성물에 관한 것이다.

– 등록번호 : 10-0825835-0000, 출원인 : (주)아모레퍼시픽

쥐오줌풀주

맛은 맵고 쓰다. 기호와 식성에 따라 꿀, 설탕을 가미하여 음용할 수 있다.

【적용병증】

- 신경통(神經痛) : 신경통은 남녀를 막론하고 주로 중년 이후에 많이 나타난다. 여자는 임신, 출산, 폐경기, 갱년기에 주로 나타난다. 30mL를 1회분으로 1일 1~2회씩, 15~25일 음용한다.
- 허약체질(虛弱體質) : 체력이 약하고, 이로 인해 활동과 운동에 많은 어려움이 따르는 것을 말한다. 30mL를 1회분으로 1일 1~2회씩, 20~25일 음용한다.
- 위경련(胃痙攣) : 위에 심한 통증이 오는 증상을 말한다. 30mL를 1회분으로 1일 3~5회 음용한다.
- 기타 질환 : 노이로제, 복통, 심계항진, 심장병, 진통

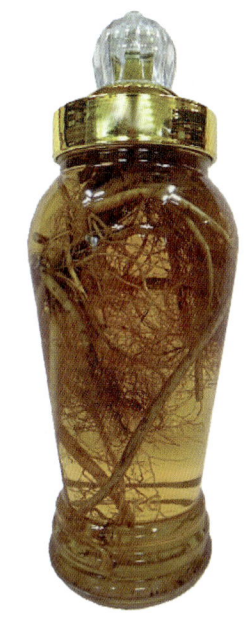

【담그는 방법】

① 약효는 뿌리에 있으므로 뿌리를 주로 사용한다.
② 가을에 채취하여 생으로 쓰거나 햇볕에 말린다.
③ 생뿌리 300g, 말린 것은 180g을 각각 소주 3.8L에 넣고 밀봉하여 서늘한 냉암소에서 보관, 숙성시킨다.
④ 6~10개월 침출한 다음 찌꺼기를 걸러내고 보관, 음용한다. 또는 찌꺼기를 걸러낸 후 2~3개월 더 숙성하여 음용하면 향미(香味)가 좋아진다.

【구입방법 및 주의사항】

- 약재상에서 구입하기 어려우므로 산지(産地)에서 직접 채취하여 사용한다. 전국 각처의 산지, 다소 습한 곳에서 잘 자란다.
- 치유되는 대로 중단한다.
- 본 약술을 음용하는 중에 가리는 음식은 없다. 단, 과다 음용하면 두통이 올 수 있다.

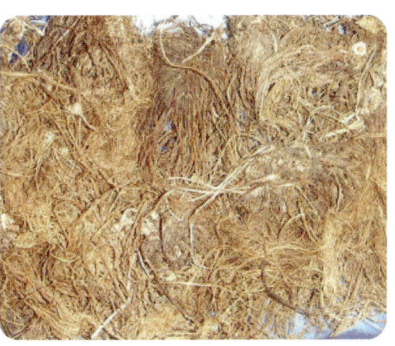

◈ 쥐오줌풀 뿌리

▶ 신경·정신과 질환 • 목본

묏대추나무
(산조인)

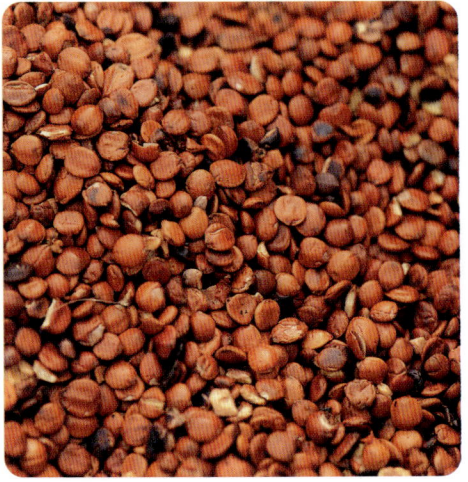

- **학 명** : *Zizyphus jujuba* Mill.
- **과 명** : 갈매나무과
- **이 명** : 묏대추, 산대추, 메대추
- **생약명** : 산조인(酸棗仁)
- **생육지** : 산기슭의 돌밭, 재배
- **개화기** : 5~6월
- **채취기** : 9~10월
- **용 도** : 약용, 식용, 관상용
- **약 효** : 진정, 최면, 안신(安神), 진통, 항경련, 수렴, 고혈압, 건망증, 소갈, 히스테리

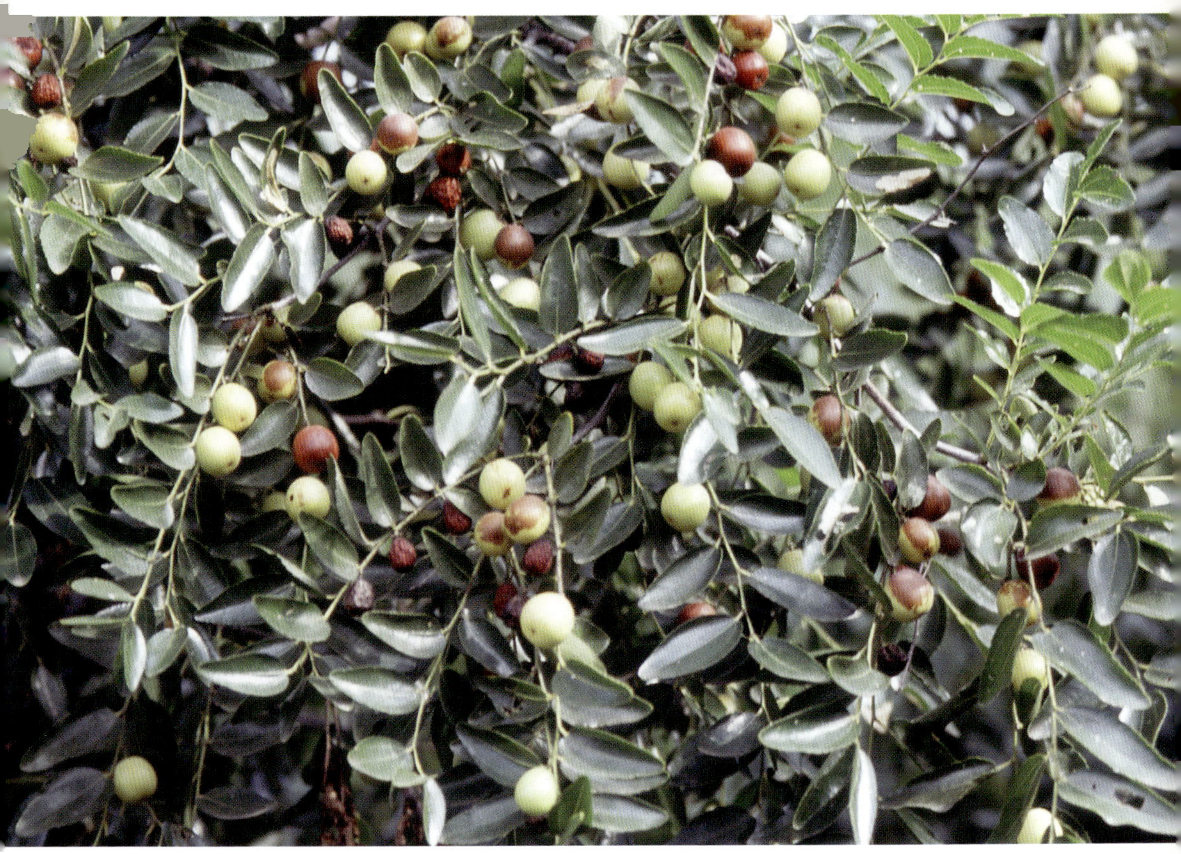

묏대추나무(산조인) • 429

| 생김새와 특징 | 묏대추나무는 낙엽활엽 소교목으로, 키는 10m 정도이다. 묵은 가지는 회색 또는 회갈색이고 새로 나온 가지는 아주 밝고 연한 녹색이다. 가지에는 턱잎이 변한 0.5㎝ 정도의 큰 가시가 있다. 잎은 어긋나며 난형이고 윤채가 난다. 잎 가장자리에는 둔한 톱니가 있다. 꽃은 5~6월에 잎겨드랑이에 2~3개씩 모여 황록색으로 핀다. 열매는 핵과이며 타원형 또는 구형이고 9~10월에 적갈색 또는 암갈색으로 익는다.

열매의 과육(果肉)은 식용할 수 있으나 작은 편이다. 과육 속의 딱딱한 과핵(果核) 안에 든 종인(種仁)을 산조인(酸棗仁)이라고 하여 약용한다.

묏대추나무는 중국 북부가 원산지로, 우리나라와 유럽 남동부, 중국, 만주 등지에 분포한다. 우리나라의 경우, 전국의 메마른 산기슭의 돌밭이나 바위지대, 풀밭에서 잘 자라며 재배도 하고 있다.

| 성품과 맛 | 맛은 시고 달며 성질은 평하다. 독성은 없다.

| 사용 부위 | 종인(種仁: 씨앗).

| 작용 부위 | 심(心), 비(脾), 간(肝), 담(膽) 경락.

| 성분 | 다량의 지방질, 단백질과 스테롤(sterol)을 함유하고 있다. 또한 트리터페노이드 (triterpenoid), 베툴린(betulin), 베툴린산(betulinic acid) 등과 주주비사이드(jujubiside)라

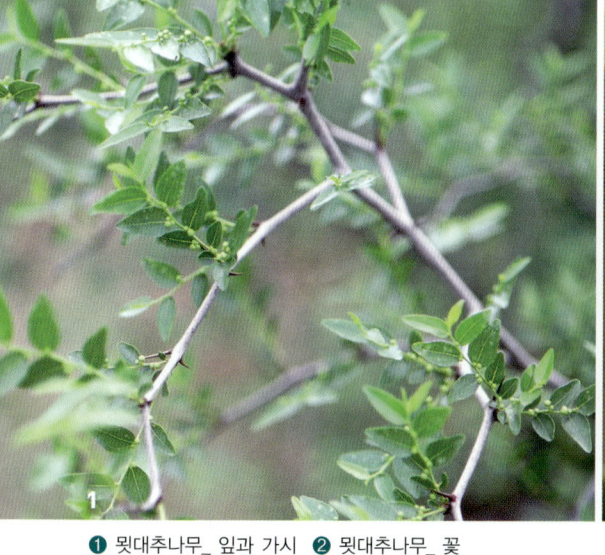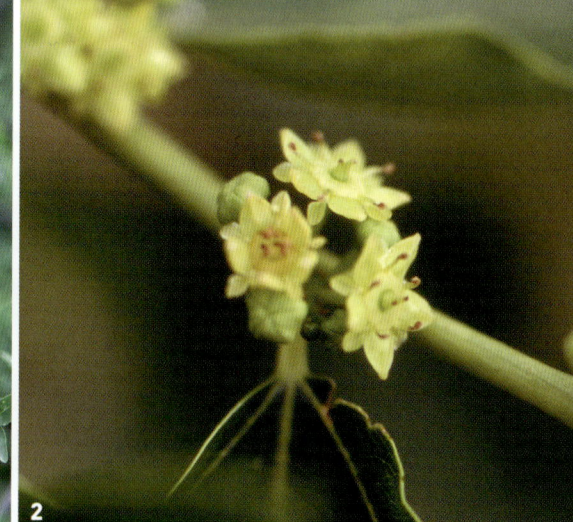

❶ 묏대추나무_ 잎과 가시 ❷ 묏대추나무_ 꽃

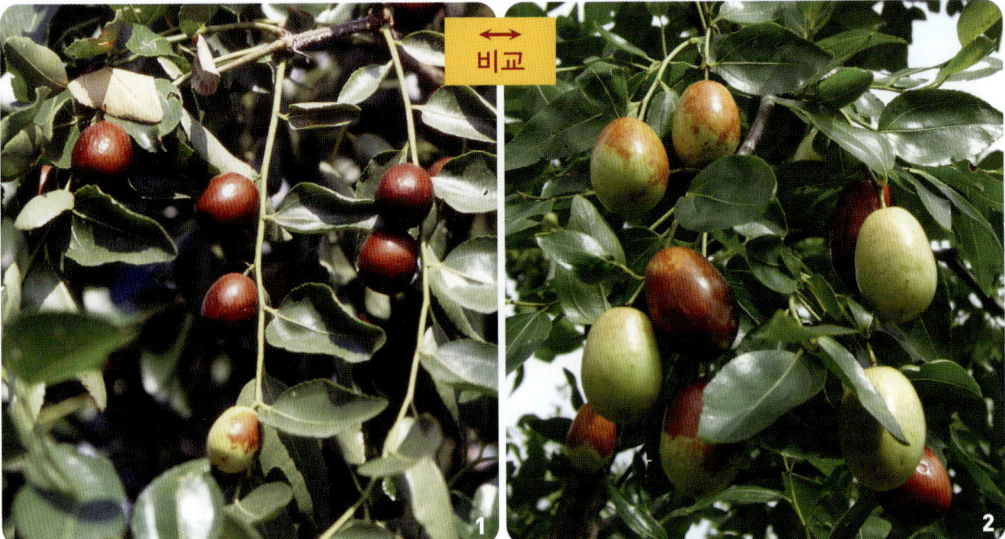

❶ 묏대추나무_ 열매 ❷ 대추나무_ 열매

는 사포닌(saponin)이 들어 있다. 최근에는 사이크로펩티드(cyclopeptide) 알칼로이드로서 산조이닌(sanjoinine) A, B, E, F, G 등의 물질이 함유되어 있다는 것이 밝혀졌다.

| 채취와 조제 | 9~10월에 완전히 익은 열매를 채취하여 하룻밤 물에 담가 두었다가 과육을 문질러 제거한다. 과육을 제거하면 딱딱한 과핵(果核)이 나오는데, 과핵을 부수면 산조인이라 부르는 종인(씨앗)이 나온다. 이 종인을 햇볕에 말린 후 약한 불에서 진한 황색 또는 반 흑색이 될 때까지 천천히 볶아서 사용한다.

| 효능 주치 |

① 강력한 진정, 최면작용이 있고 진통 및 항경련작용도 하며, 혈압을 내려주기도 한다.
② 신경쇠약, 히스테리, 노이로제, 불면증 등을 치료한다. 근심과 걱정, 불안, 초조감도 없애주며 마음을 편안하게 해주는 효과가 있다.
③ 양간(養肝), 안신(安神), 수렴의 효능을 가지고 있으며 특히 불면증에 효과가 좋다.

동의
보감
원문

性平味甘無毒主煩心不得眠臍上下痛血泄虛汗益肝氣堅筋骨令人肥健又主筋骨風. 生山中狀如大棗樹而不至高大其實極小八月採實取核. 血不歸脾而睡臥不寧者宜用此大補心脾則血歸脾而五藏安和睡臥自安矣凡使破核取仁睡多則生用不得睡則炒熟再蒸半日去皮尖研用.

❷❷ 묏대추나무(산조인) • 431

불면증에는 반드시 불에 볶은 산조인을 사용해야 하고, 잠이 많은 사람은 볶지 않은 산조인을 사용해야 한다.

| 약용법 |

① 약재로 가공 건조한 산조인 15개와 파뿌리 5쪽을 넣어 열탕으로 달여서 취침 전에 마신다. 신경안정제나 수면제를 복용한 것보다 잠이 잘 오므로 불면증이나 신경쇠약에 효과가 있다.

② 약재로 가공 건조한 산조인 20g, 소맥 20g, 감초 10g을 넣고 달여 감맥대조탕(甘麥大棗湯)을 만들어 복용한다. 신경이 쉽게 흥분되며 잘 노하고 짜증을 내는 등의 히스테리나 노이로제 등 신경계통 질환을 치료하는 데 효과가 있다.

주의사항 잠이 많으면 산조인을 볶지 않고 햇볕에 말린 그대로 사용한다. 반대로 불면증으로 잠을 못 이룰 때는 볶아서 사용하는데, 약한 불에 서서히 오랫동안 볶아서 휘발성 정유물질을 충분히 제거한 뒤에 사용해야 한다.

묏대추나무(산조인)의 기능성 및 효능에 관한 특허자료

▶ **산조인 추출물 또는 베툴린산을 유효성분으로 함유하는 성장호르몬 분비촉진용 조성물**

본 발명의 산조인 추출물 또는 베툴린산은 성장호르몬 분비량을 현저하게 증가시키므로 소인증, 왜소증, 소아의 발육부진 및 성장저하와 같은 성장질환의 예방 및 치료에 유용하게 사용될 수 있다.

– 공개번호 : 10-2007-0093573, 출원인 : 한국한의학연구원

▶ **산조인 추출물을 유효성분으로 함유하는 속효성 우울증 예방 및 치료용 약학적 조성물**

본 발명의 산조인 추출물은 기존 우울증 치료제에 비하여 신속한 항우울 효과를 나타내므로, 상기 산조인 추출물은 우울증 예방 및 치료용 약학적 조성물 또는 상기 목적의 건강식품의 개발에 효과적으로 이용될 수 있다.

– 공개번호 : 10-2013-0086459, 출원인 : 경희대학교 산학협력단

▶ **산조인 성분을 함유한 진정제**

본 발명은 통상의 껌베이스에 볶거나 날것을 파쇄하거나 물과 혼합하여 달인 후 엑기스로 추출한 산조인 성분과 꿀을 첨가한 껌에 관한 것으로 껌을 씹을 때 각각 진정작용 또는 각성작용을 하게 하여 스트레스로 인해 각종 각성제와 진정제를 남용하는 현대인들을 위한 껌에 관한 것이다.

– 공개번호 : 10-2008-0090736, 출원인 : 김덕산

산조인차

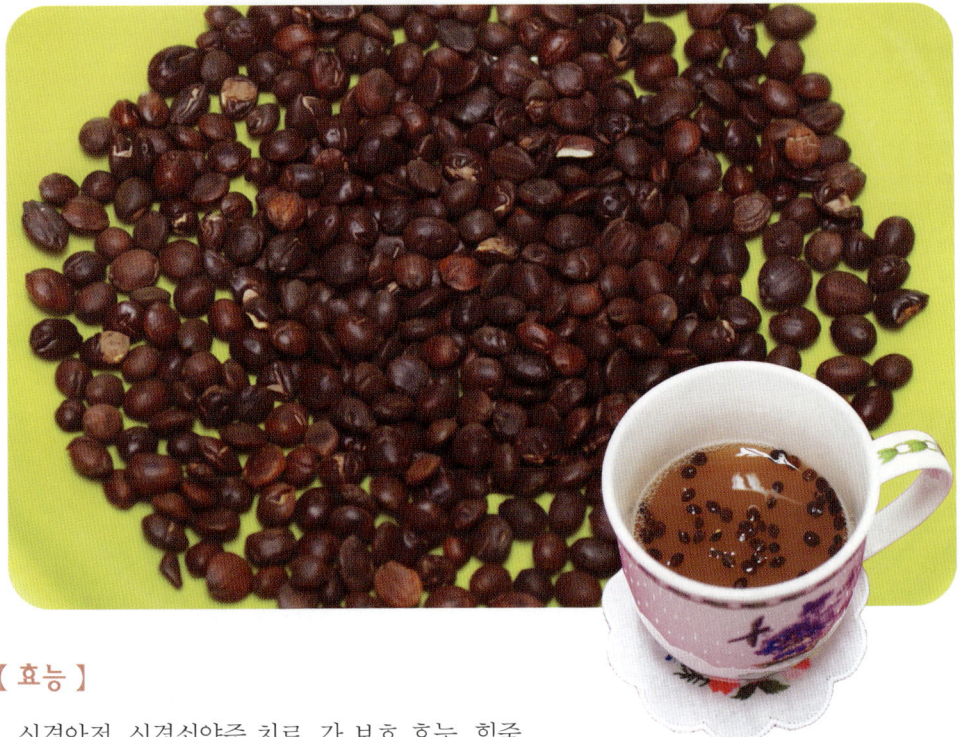

【 효능 】

신경안정, 신경쇠약증 치료, 간 보호 효능, 힘줄
과 뼈를 튼튼하게 보완, 가슴이 답답한 것을 낫
게 하는 효능, 혈압을 낮추고 고지혈증 치료

【 만드는 방법 】

① 물 1L에 말린 산조인 30g을 넣고 센불에서 30분 정도 끓인다.
② 중불에서 2시간 정도 끓인다.
③ 약간의 누룽지 맛이 나므로 먹기에도 좋다.
④ 기호에 따라 설탕이나 꿀을 가미하여 마신다.

묏대추나무(산조인) · 433

▶ 신경·정신과 질환 • 목본

치자나무

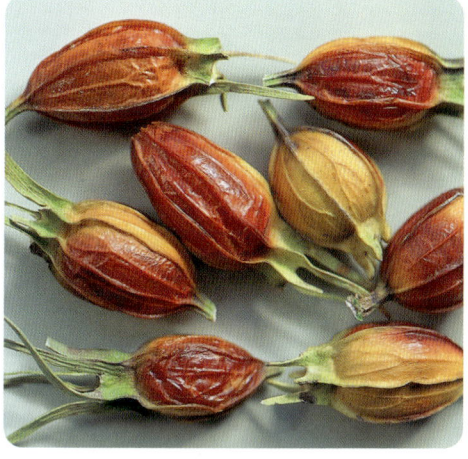

- 학 명 : *Gardenia jasminoides* J. Ellis
- 과 명 : 꼭두서니과
- 이 명 : 치자, 치자화, 좀치자, 겹치자나무
- 생약명 : 치자(梔子)
- 생육지 : 들, 재배(남부지방)
- 개화기 : 6~7월
- 채취기 : 9~10월
- 용 도 : 약용, 천연 염료, 조경수
- 약 효 : 진정, 불면, 타박상, 가슴통증, 구내염,
  위장염, 황달, 간염

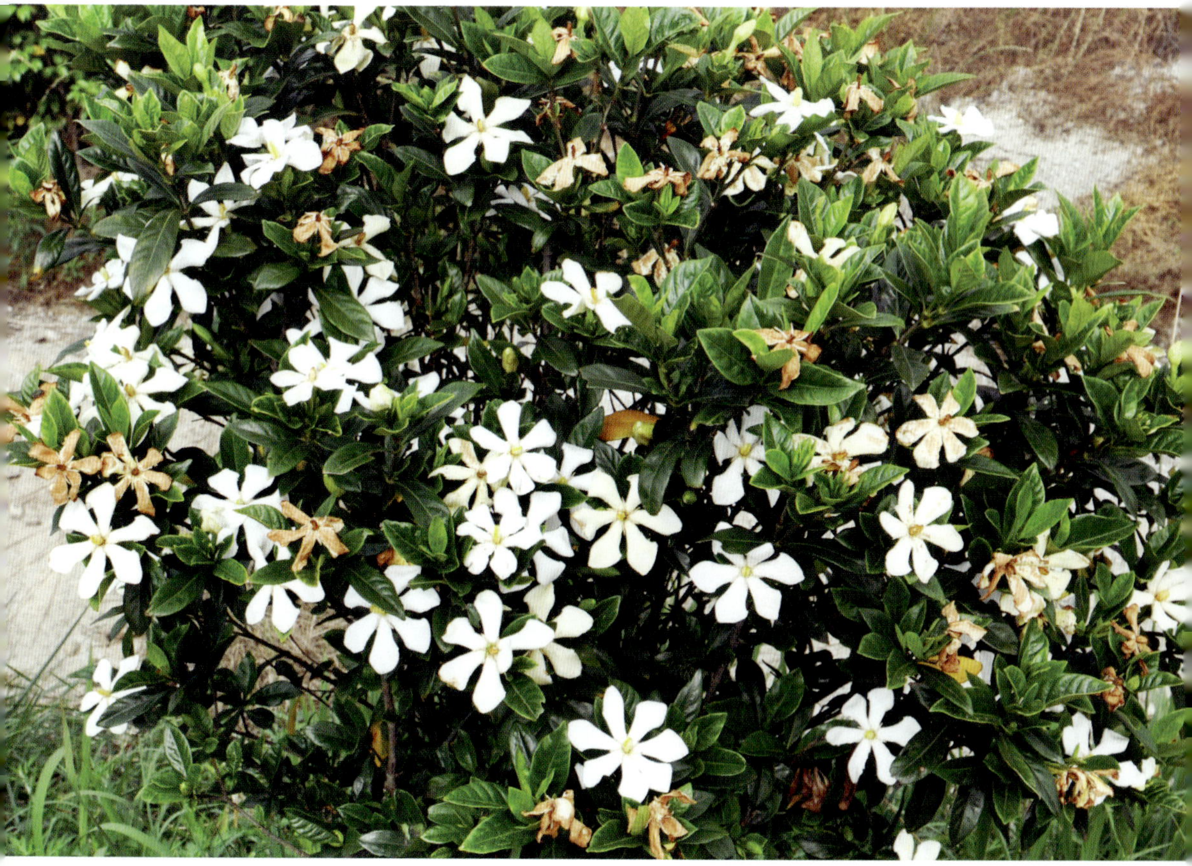

434

| 생김새와 특징 | 치자나무는 상록활엽 관목으로, 키는 3m 정도이다. 일년생 가지는 어릴 때 먼지 같은 털이 있으며 줄기와 가지가 많은 편이다. 잎은 긴 타원형이고 어긋나며 잎자루는 짧고 양 끝이 뾰족하다. 잎의 길이는 3~15㎝로, 표면에 윤채가 있다. 꽃은 6~7월에 줄기 끝에서 흰색 또는 유백색으로 피고 꽃잎은 6~7개이다. 열매는 9월에 길이 3.5㎝로 꽃받침 속에서 주황색으로 익는다.

열매는 약용 및 착색제로 사용된다. 옛날에는 치자 물을 이용해 군량미의 변질을 막았다고 한다. 또 꽃과 열매가 아름답고 향이 좋아 관상용으로도 좋으며, 특히 식용 천연 색소로 이용된다. 기본종은 꽃의 크기가 5㎝ 내외이며 향이 강하다. 잎에 흰 줄이 있거나 노란색 반점이 있는 것, 잎이 좁은 것, 꽃이 만첩인 것, 잎과 꽃이 크고 꽃이 만첩인 것, 열매가 둥근 것, 줄기가 땅으로 기어가는 것 등 다양한 원예품종이 개발되었다.

❶ 치자나무_ 꽃 ❷ 치자나무_ 가지와 잎 ❸ 치자나무_ 익은 열매 ❹ 치자나무_ 생뿌리

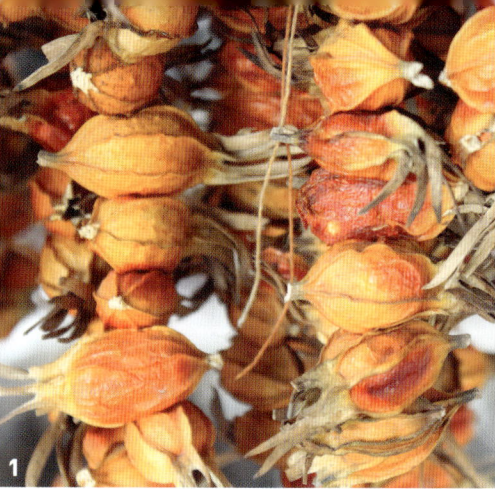 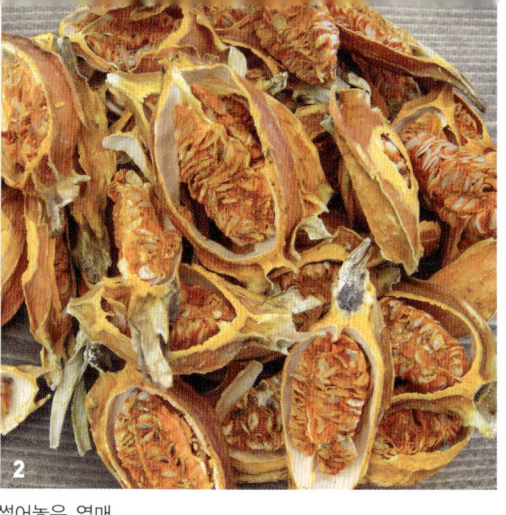

❶ 치자나무_ 약재로 건조 중인 열매 ❷ 치자나무_ 약재로 썰어놓은 열매

치자는 중국 원산으로, 우리나라와 중국, 일본, 타이완 등지에 분포한다. 우리나라에서는 따뜻한 남해안의 들판, 풀숲에 드물게 자생하기도 하지만 월동력이 약해 관상용으로 정원, 화분에 심고 있으며 주로 남부지방에서 재배하고 있다.

| 성품과 맛 | 맛은 쓰고 성질은 차다. 독성은 없다.

| 사용 부위 | 성숙한 열매.

| 작용 부위 | 간(肝), 심(心), 폐(肺), 담(膽) 경락.

| 성분 | 플라보노이드(flavonoid)의 가르데닌(gardenin), 펙틴(pectin), 타닌(tannin), 크로신(crocin), 크로세틴(crocetin), 베타시토스테롤(β-sitosterol), 가르데노시드(gardenoside), 콜린(choline), 우르솔산(ursolic acid) 등.

| 채취와 조제 | 치자는 보통 9~10월에 열매가 익어서 열매껍질이 누렇게 되었을 때 따서 열매꼭지와 불순물을 제거하고 햇볕에 말리거나 불에 쬐어 말린 후 사용한다. 또는 열매를 끓는 물에 넣고 삶거나 찜통에 넣고 반 시간쯤 찐 다음 꺼내어 햇볕에 말린 후 사용한다.

동의보감원문

性寒味苦無毒主胸心大小腸大熱胃中熱氣心中煩悶去熱毒風利五淋通小便除五種黃病止消渴治口乾目赤腫痛面赤酒皰齇鼻白癩赤癩瘡瘍殺蟅虫毒. 葉似李而厚硬二三月開白花花皆六出甚芬香夏秋結實生靑熟黃中仁深紅九月採實暴乾. 入藥用山梔子方書所謂越桃皮薄而圓小刻房七稜至久稜者爲佳. 小而七稜者佳長大者亦可用但無力耳. 入手太陰經治心煩懊憹不得眠能瀉肺中之火. 用仁去心胸熱用皮去肌表熱尋常生用虛火童便炒七次至黑色止血炒如墨凉肺胃酒泡用.

| 효능 주치 |

① 치자는 진정작용이 있어서 정신을 안정시켜준다.

② 담낭을 자극하여 담즙 분비를 촉진시킬 뿐만 아니라 이담작용도 하기 때문에 간장 질환, 황달 등의 치료에 효과가 좋다.

③ 청열, 양혈, 당뇨, 불면, 황달, 토혈, 혈뇨 등을 치료한다.

| 약용법 |

① 약재로 말린 치자 열매 5~10g을 500~600mL의 물에 넣고 중불에서 절반이 되도록 달인 후 하루 2~3회 복용한다.

② 음식물을 물들이는 물감으로 사용한다. 열매를 물에 담가놓으면 노란 색소가 나오는데 이 물을 빈대떡이나 튀김, 단무지에 넣으면 훨씬 먹기 좋은 음식이 된다.

③ 민간에서는 식도암에 치자를 검게 볶아 가루를 만들어 술에 타서 먹는다.

주의사항 성미가 매우 차고 쓴 약재이므로 속이 냉한 사람은 신중하게 사용해야 한다.

치자나무의 기능성 및 효능에 관한 특허자료

▶ **치자 추출물의 분획물을 유효성분으로 함유하는 알레르기 질환의 예방 또는 치료용 조성물**

본 발명은 치자 추출물의 분획물을 유효성분으로 함유하는 알레르기 질환의 예방 또는 치료용 조성물에 관한 것으로, 보다 구체적으로 치자 추출물로부터 분획한 치자 분획물은 비만세포(mast cell)에서 히스타민의 분비량을 낮추고, 알레르기성 아토피 피부염 질환 모델에서 피부염 및 귀 부종을 감소시키고, 혈청 중 IgE 농도를 감소시키므로 알레르기 질환의 예방, 개선 또는 치료에 유용하게 사용될 수 있다.

– 공개번호 : 10-2011-0136387, 출원인 : 한국한의학연구원

▶ **치자 추출물을 포함하는 우울증 질환의 예방 및 치료를 위한 약학 조성물**

본 발명은 치자 추출물을 포함하는 우울증 질환의 예방 및 치료를 위한 약학 조성물에 관한 것으로, 본 발명의 치자 추출물은 우울증의 원인이 되는 MAO의 활성을 저해하여 항우울 효과를 나타내므로, 본 발명의 치자 추출물을 포함하는 조성물은 우울증 질환의 예방 및 치료를 위한 의약품 또는 건강기능식품으로 유용하게 이용될 수 있다.

– 공개번호 : 10-2007-0013378, 출원인 : 건국대학교 산학협력단

▶ **치자 추출물 또는 분획물을 유효성분으로 포함하는 골다공증 예방 또는 치료용 약학적 조성물**

본 발명은 치자 추출물 또는 분획물을 유효성분으로 포함하는 골다공증 예방 또는 치료용 약학적 조성물, 상기 조성물을 포함하는 피부 외용제, 개인위생용품, 건강기능식품 및 의약외품 조성물에 관한 것이다.

– 공개번호 : 10-2014-0042545, 출원인 : 한국생명공학연구원

제6장
여성 질환

여성 생식기(Female reproductive organ)는 난소, 난관, 자궁이 주체가 되며, 교접기 및 산도(產道)로서의 질과 유선이 포함된다. 난소에서 성숙한 난세포는 복강 내에 배란되지만, 이것은 곧 난관체에 의해 난관 내로 도입되어 자궁 속으로 수송된다. 수정은 보통 난관 팽대부에서 이루어지며 수정란은 자궁으로 이동하여 착상한 후 발육한다. 난소에 있는 여포세포가 FSH(난포자극 호르몬)와 LH(황체형성 호르몬)의 자극으로 성장하면 난자를 배란한다.

임신한 여성의 소변에는 발정 물질인 에스트로겐(estrogen)이 포함되어 있다. 에스트로겐은 태반에서도 분비되고, 소량이지만 고환과 부신피질에서도 분비된다. 에스트로겐은 난포를 자극하여 난자의 성장을 촉진시키고 난관의 운동성을 높여서 난자의 수송을 돕고, 자궁근의 형태 및 기능 발달에 쓰인다. 그리고 근 수축력을 증가시켜 운동성을 크게 하고, 피하지방의 침착, 모발 분포 양식, 골격의 규모, 짧은 성대 등 2차 성징에도 관여한다. 그 밖에 전해질 대사에도 영향을 미친다.

난소에서 배란이 일어난 후에는 난포가 황체로 되는데 난소는 프로게스테론(progesterone)을 분비하여 난자가 자궁벽에 착상할 수 있게 자궁을 변화시키고 임신을 유지시키는데, 이것은 황체 이외에 태반, 부신피질 및 일반 동물세포에서도 분비된다.

구절초 草本, 봉선화 草本, 사프란 草本, 왕고들빼기 草本, 익모초 草本, 천궁(일천궁) 草本, 레몬 木本, 모란 木本, 복사나무(복숭아) 木本

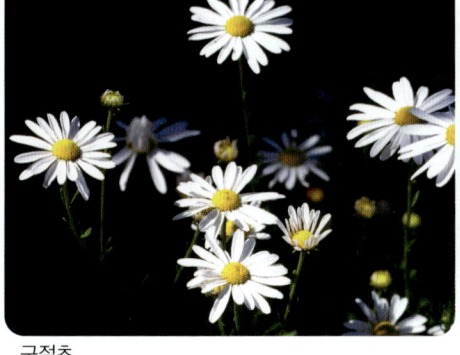

구절초

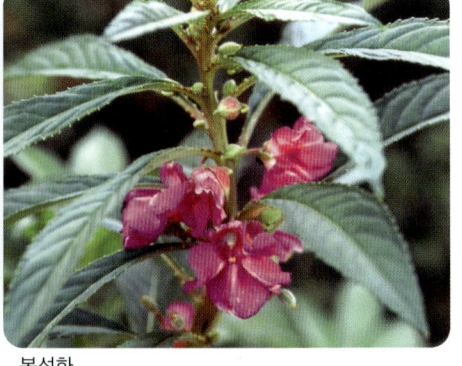

봉선화

부인병 : 부인병은 여성에만 있는 병으로, 좁은 뜻으로는 여성 생식기에 일어나는 질환의 총칭이다. 여자는 임신과 출산 및 출산한 아기를 기르기 위하여 필요한 수유도 한다. 여성의 체내 기관은 이들 목적에 부합한 구조와 기능을 가지고 있다. 난소나 자궁의 주기적 변화도 수정이나 수태에 대한 준비체제이며, 월경(생리적 출혈)은 수태가 이루어지지 않았을 경우에 떨어져 나온 자궁 내막의 배출이다.

여성은 초경으로 청춘기에 들어서고 그 후 약 30년간 정기적으로 월경이 나타나며, 폐경으로 갱년기를 맞이하는 생리적 연대가 구획되어 있는 것이 특징이다. 또한 월경이 있는 연대에 난소와 자궁의 생리적인 주기성 변화가 이루어지고 있는 점도 특징이다.

여성의 몸은 위와 같은 독특한 기능과 현상을 영위하고 있는 반면, 이에 관련된 이상을 일으키기 쉽다. 따라서 여성의 질환에는 이들 기관의 이상이나 조직의 변화와 관련된 것이 많다. 성기의 염증이나 종양도 남성에 비하면 훨씬 많다. 더욱이 그것이 각 연령대에 따라 생기기 쉬운 질환에 각각 그 특징이 나타난다. 또한 일반적으로 내과에서 다루는 질환이기는 하나, 호르몬이나 자율신경실조로 인한 여성 특유의 증세도 부인병이라 한다. 이 외에도 불임증, 비만증, 피부질환 등도 대표적인 부인병으로 볼 수 있다.

▶ **구절초 / 봉선화 / 사프란 / 왕고들빼기 / 익모초 / 천궁(일천궁) / 레몬 / 모란 / 복사나무(복숭아)**

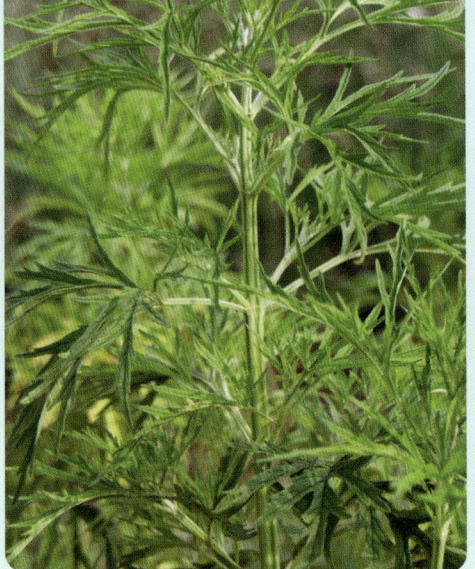

익모초

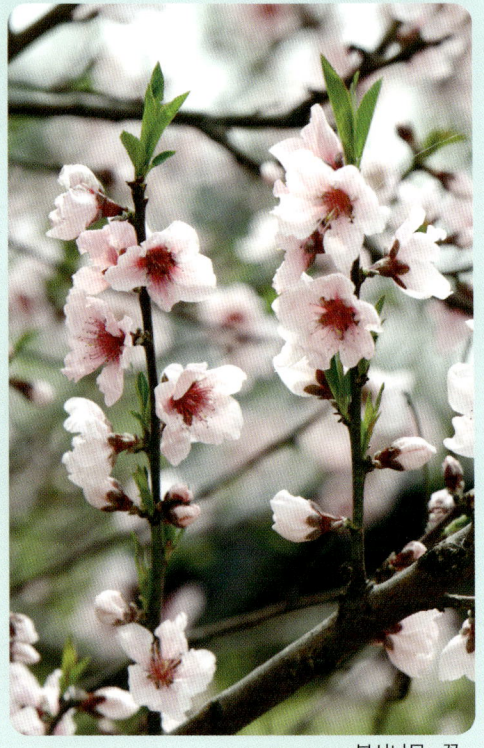

복사나무_ 꽃

▶ 여성 질환 · **부인병** · 초본

구절초

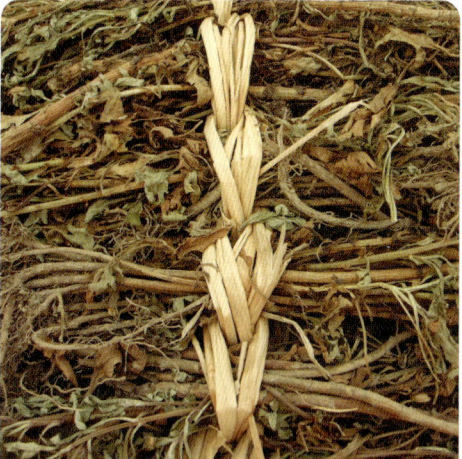

- **학 명** : *Dendranthema zawadskii* var. *latilobum* (Maxim.) Kitam.
- **과 명** : 국화과
- **이 명** : 서흥구절초, 들국화, 구일초(九日草), 넓은잎구절초, 낙동구절초, 선모초
- **생약명** : 구절초(九折草), 시모초
- **생육지** : 산, 들 자생
- **개화기** : 9~10월
- **채취기** : 음력 9월 9일 무렵
- **용 도** : 약용, 관상용
- **약 효** : 부인병, 월경불순, 자궁냉증, 불임증, 건위, 신경통, 식욕촉진, 중풍

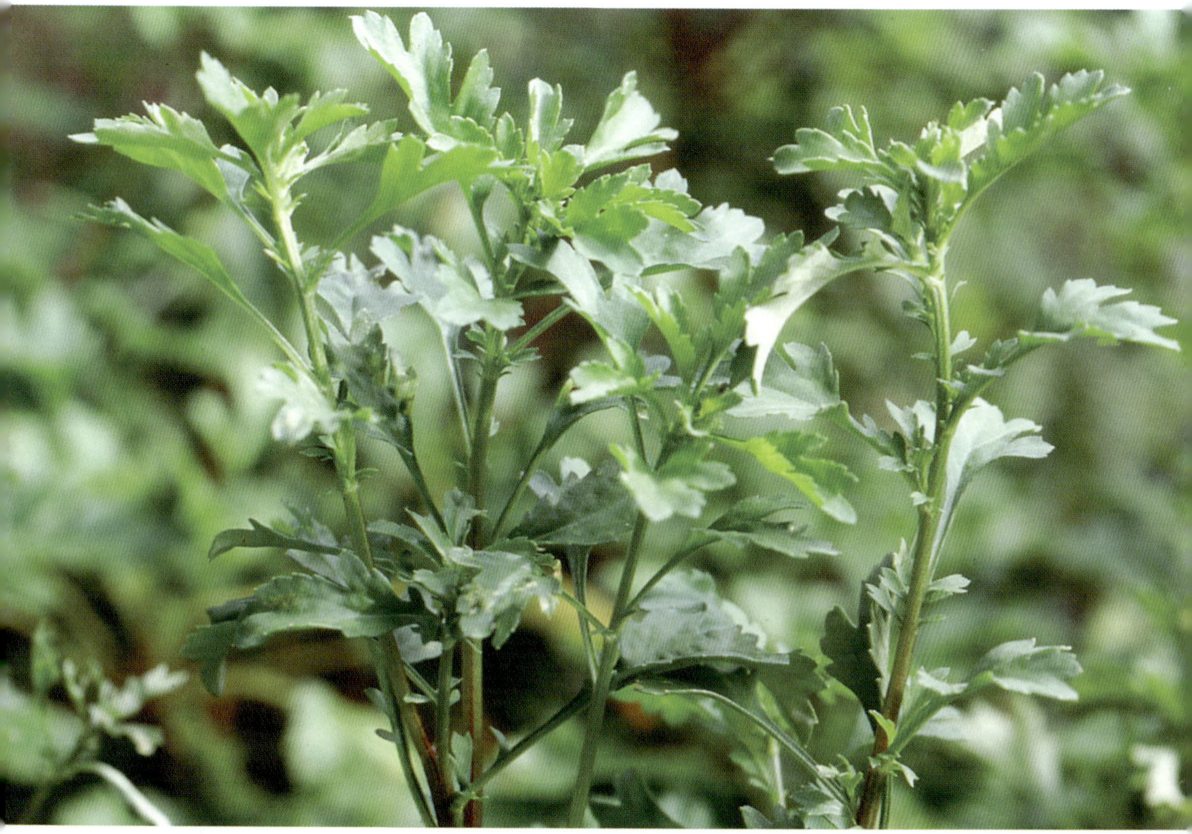

440

| 생김새와 특징 | 구절초는 숙근성 여러해살이풀로, 키는 50㎝ 정도이다. 땅속줄기가 옆으로 길게 뻗으면서 번식한다. 잎은 어긋나며 달걀 모양으로, 밑부분이 편평하거나 심장 모양이다. 잎의 길이는 4~7㎝, 폭은 3~5㎝로 가장자리에 둔한 톱니가 난다. 꽃은 9~10월에 줄기나 가지 끝에 한 송이씩 연분홍색 또는 흰색으로 핀다. 꽃의 지름은 6~8㎝이며 향이 강하다. 열매는 10~11월에 긴 타원형의 수과(瘦果: 성숙해도 열매껍질이 작고, 말라서 단단하여 터지지 않으며 1방에 1개의 씨가 들어 있음)로 익는다.

흔히 들국화로 부르며, 여성 질환과 신경통 등에 탁월한 효능이 있어 약용하며 관상용으로도 많이 재배한다.

우리나라와 일본, 중국, 시베리아 등지에 분포하며, 우리나라 전국 각처의 산과 들에 널리 자생하고 있다.

| 성품과 맛 | 맛은 쓰며 성질은 따뜻하다.

| 사용 부위 | 전초(잎, 줄기, 꽃, 뿌리).

| 작용 부위 | 비(脾), 위(胃), 심(心) 경락.

| 성분 | 카페인산, 리나린(linarin), 퀸산(quinic acid) 등.

| 채취와 조제 | 구절초(九折草)는 예로부터 음력 9월 9일 무렵에 채집하여 쓰면 약효가 뛰어나다는 의미에서 붙여진 이름이다. 따라서 개화 직전의 전초를 채취하여 햇볕에 말

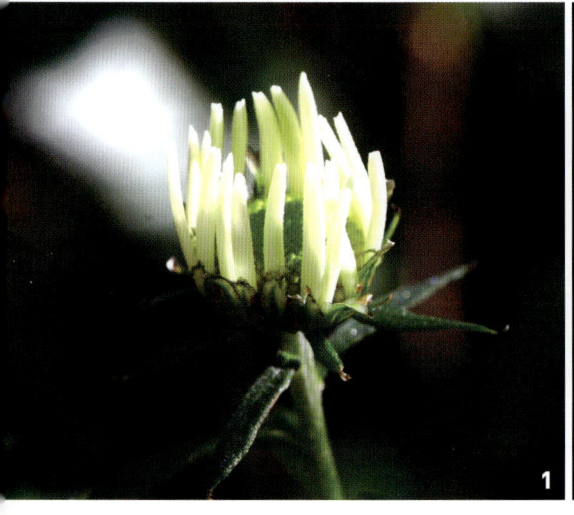 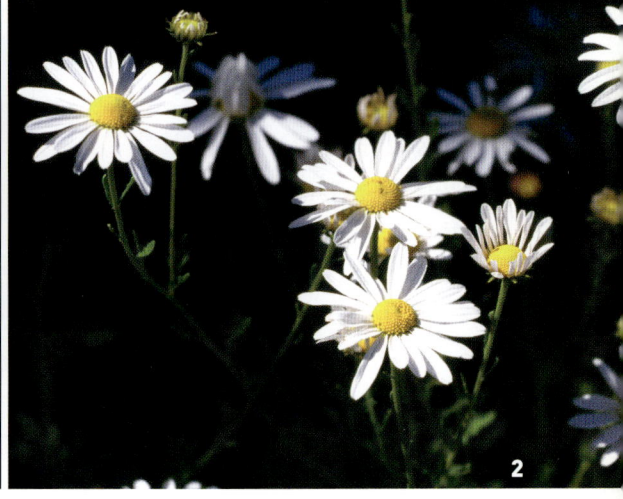

❶ 구절초_ 꽃이 피기 전 ❷ 구절초_ 꽃

구절초 • 441

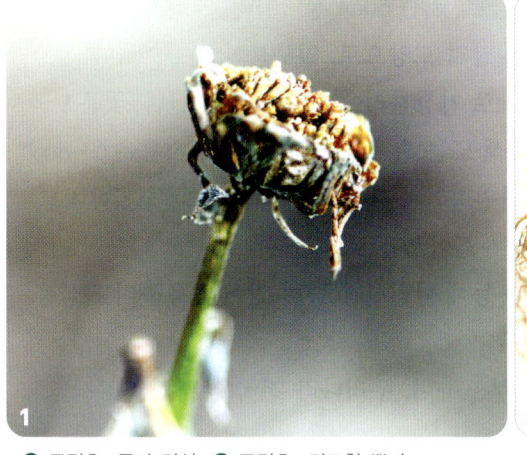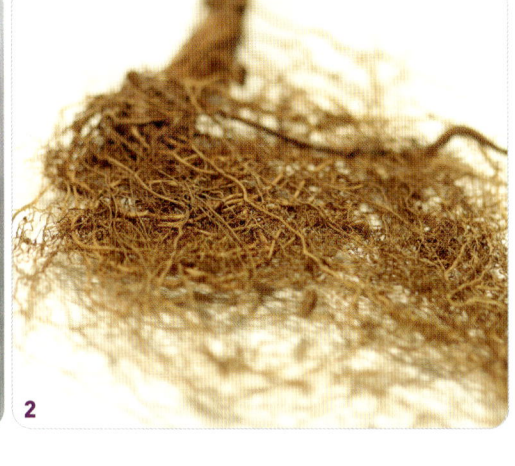

❶ 구절초_ 종자 결실 ❷ 구절초_ 건조한 뿌리

려 사용한다.

| 효능 주치 |

① 월경불순, 자궁냉증, 불임증 등 여성 질환과 신경통 치료에 특히 효능이 있다.

② 위장이 냉하여 오는 병증이나 소화불량의 치료에도 효과적이다.

| 약용법 |

① 말린 구절초 줄기나 잎 50g을 물 900mL에 넣고 약한 불에서 반으로 서서히 달여 매 식후에 1컵씩(150mL) 한 달 정도 복용하면 효과를 볼 수 있다. 부인병의 경우 계속 적으로 복용하면 좋은 효과를 볼 수 있다.

② 엿 300g, 소주 0.5L에 말린 구절초 줄기와 잎 75g을 넣고 3~4개월 숙성시킨 후 복용하면 부인병 질환이나 신경계 질환에 아주 좋다. 단, 기준량을 사용한 후에는 복용을 중단해야 하며, 남자가 장기간 복용하면 양기를 감소시키므로 주의해야 한다.

③ 두통에는 구절초 꽃을 말려서 베갯속으로 넣으면 향기도 좋고 치료 효과도 있다.

④ 민간요법에서는 말린 전초와 꽃이삭을 달여 폐렴, 기침, 감기, 기관지염, 목구멍 염증으로 오는 열 등을 내리는 약재로 사용하기도 한다.

주의사항 사용상 특별한 주의사항은 없다.

구절초의 기능성 및 효능에 관한 특허자료

▶ 구절초 추출물을 포함하는 신장암 치료용 조성물 및 건강기능성 식품

본 발명은 구절초 에탄올 추출물을 유효성분으로 함유하는 신장암 예방 및 치료용 조성물과 식품학적으로 허용 가능한 식품보조 첨가제를 포함하는 구절초 에탄올 추출물을 유효성분으로 함유하는 신장암 예방용 기능성 식품에 관한 것이다. 본 발명에 따른 신장암 치료용 조성물 및 기능성 식품은 신장암 세포의 성장을 억제하고 세포사멸을 유도하는 효과가 있어 신장암 치료 및 예방에 효과적으로 사용할 수 있다.

– 공개번호 : 10-2012-0111121, 출원인 : (주)한국전통의학연구소

▶ 구절초 추출물을 유효성분으로 함유하는 위장관 질환의 예방 및 치료용 조성물

구절초 추출물 또는 구절초 분획물은 헬리코박터 파일로리(Helicobacter pylori)의 생육억제 활성, 헬리코박터 파일로리 우레아제 저해활성 및 자유라디칼 소거활성을 나타냄으로써 위장관 질환의 치료 및 예방용 약학조성물로 유용하게 이용될 수 있다.

– 공개번호 : 10-2010-0044433, 출원인 : (주)유영제약

▶ 구절초 추출물을 포함하는 당뇨질환의 예방 및 치료용 조성물

본 발명은 구절초 추출물을 포함하는 당뇨질환 예방 및 치료용 조성물에 관한 것이다. 본 발명에 따른 구절초 추출물을 포함하는 조성물은 췌장 베타세포의 손상을 억제하고 손상된 췌장 베타세포를 회복시켜, 인슐린 분비가 원활히 이루어지도록 하고 당 독성을 방지하는 작용을 할 수 있다.

– 등록번호 : 10-1236588-0000, 출원인 : 구절초시인과 전복신랑영농조합법인

▶ 구절초 추출물을 유효성분으로 함유하는 골관절 질환 예방 및 치료용 조성물

본 발명은 구절초 추출물을 유효성분으로 함유하는 골관절 질환의 예방 및 치료용 조성물에 관한 것이다. 더욱 상세하게는 관절의 염증을 감소시키며, 염증성 매개체들과 사이토카인의 생성을 억제하고, 골관절 질환의 원인이 되는 파골세포의 분화 및 골재 흡수를 억제하는 효과가 뛰어난 구절초 또는 동속 근연식물의 전초 추출물을 유효성분으로 함유하는 골관절 질환의 예방 및 치료용 약학조성물에 관한 것이다.

– 등록번호 : 10-1183573-0000, 출원인 : 건국대학교 산학협력단

▶ 항알레르기 효과를 가지는 구절초 추출물

본 발명은 구절초로부터 열탕 또는 유기용매를 이용하여 항알레르기 효과를 가지는 성분을 추출하는 방법 및 상기 추출된 물질을 함유하는 항알레르기 기능성 식품 또는 의약조성물에 대한 것이다. 본 발명에 따르면 기존에 알레르기 치료의 증상을 완화하는 접근법에서 그 근본 원인을 치료함으로써 우수한 항알레르기 효과를 가질뿐더러 독성과 부작용 없는 기능성 식품 또는 의약품으로 유용하게 활용될 것으로 기대된다.

– 공개번호 : 10-2005-0051737, 출원인 : 학교법인 건국대학교

구절초꽃차

【 효능 및 꽃의 이용 】

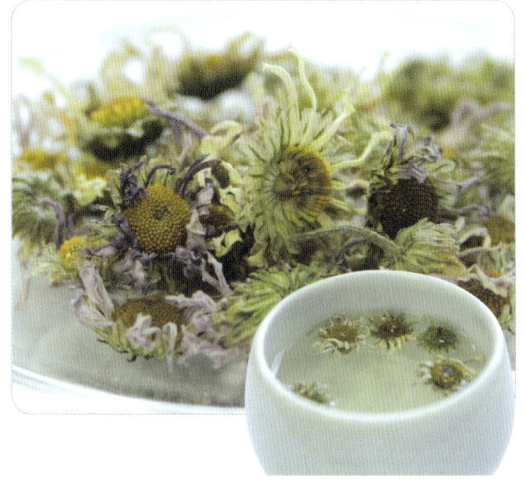

들국화의 대표적인 꽃인 구절초는 중양절에 채취한 것이 가장 약효가 좋다 하여 그 이름을 구절초라고 했다. 한방 및 민간에서는 건위, 신경통, 정혈, 식욕촉진, 중풍, 강장 등에 다른 약재와 같이 처방하여 쓰며 예로부터 부인병과 보온에 구절초를 달여서 먹기도 했다. 꽃을 말려서 술에 적당히 넣고 약 1개월이 지난 후에 먹으면 은은한 국향과 더불어 강장제, 식욕촉진제가 된다. 구절초꽃차는 차향이 좋으며 구수한 맛이 난다. 차 색은 약한 노란색이지만 투명함에 가깝다. 열에 안정적이어서 뜨거운 물을 부어도 색이 변하지 않는다.

【 채취 방법 】

봉오리에서 바로 핀 꽃을 선택한다.

【 꽃차 만드는 방법 】

① 꽃을 따서 깨끗이 씻어 그늘에서 말린다. 밀폐용기에 넣어 냉장 보관한다.
② 꽃 3~5송이를 찻잔에 넣고 뜨거운 물을 부어 마신다.

【 차로 마신 후 꽃 이용법 】

차로 마신 후 남은 꽃잎은 재건조하여 목욕재로 사용하거나 포푸리로 만들어 사용하면 좋다. 또는 백설기를 만들 때 다른 재료와 섞어서 쪄내면 색다른 맛과 모양을 낼 수 있다.

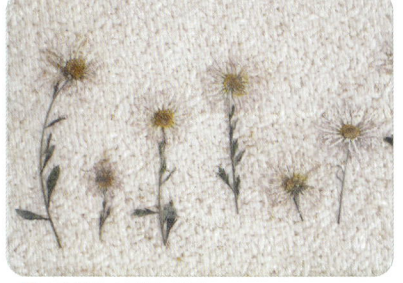

⬆ 구절초로 만든 강정

구절초주

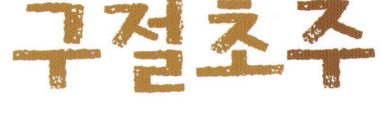

맛은 쓰다. 기호와 식성에 따라 꿀, 설탕을 가미하여 음용할 수 있다.

【적용병증】

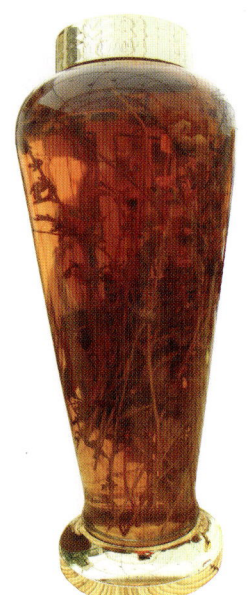

- 보신(補身) : 몸이 냉하거나 허약할 때 사용한다. 30mL를 1회분으로 1일 1~2회씩, 10~20일 음용한다.
- 불임증(不姙症) : 결혼 후 3년이 지나도 임신이 안 되는 경우이다. 30mL를 1회분으로 1일 1~2회씩, 20일 이상 음용한다.
- 부인병(婦人病) : 여성에게 신체적으로 이상이 생겨 일어나는 병을 전체적으로 부인병이라고 일컫는다. 30mL를 1회분으로 1일 1~2회씩, 20일 이상 음용한다.
- 기타 질환 : 강장(强壯), 건위, 소화불량증, 신경통, 조루증, 중풍, 현기증

【담그는 방법】

① 뿌리를 포함한 전초에 약효가 있다. 채취하여 햇볕에 말려 적당한 크기로 잘라서 쓴다. 방향성(芳香性)이다.
② 1년 이상 묵은 것은 약효가 반으로 떨어진다.
③ 말린 전초 180g을 소주 3.8L에 넣고 밀봉하여 서늘한 냉암소에서 보관, 숙성시킨다.
④ 3~4개월 침출한 다음 찌꺼기를 걸러내고 보관, 음용한다. 또는 찌꺼기를 걸러낸 후 2~3개월 더 숙성하여 음용하면 향미(香味)가 좋아진다.

【구입방법 및 주의사항】

- 약재상, 약령시장에서도 취급하지만, 직접 산에 올라가 채취하면 좋다.
- 기준량을 사용한 후에는 중단한다.
- 남자가 장기간 음용하면 양기가 준다고 전해진다. 본 약술을 음용하는 중에 특별히 가리는 음식은 없다.

구절초 · 445

▶ 여성 질환 · **부인병** · 초본

봉선화

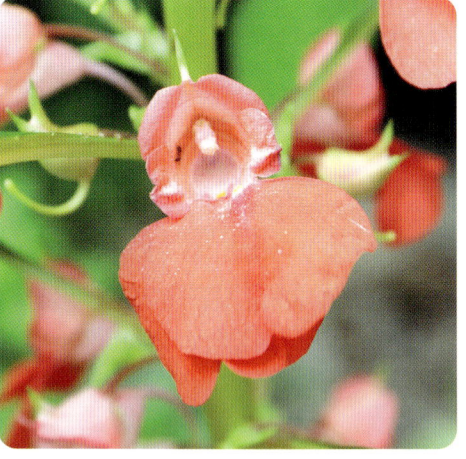

- 학 명 : *Impatiens balsamina* L.
- 과 명 : 봉선화과
- 이 명 : 봉숭아
- 생약명 : 금봉화(金棒花), 지갑하(指甲花), 봉선(鳳仙), 봉선근(鳳仙根), 급성자(急性子)
- 생육지 : 화단, 길가에 재배
- 개화기 : 7~8월
- 채취기 : 초가을
- 용 도 : 관상용, 약용
- 약 효 : 감기, 생선중독, 산후복통, 월경불순, 타박상, 풍습성 관절통

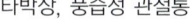

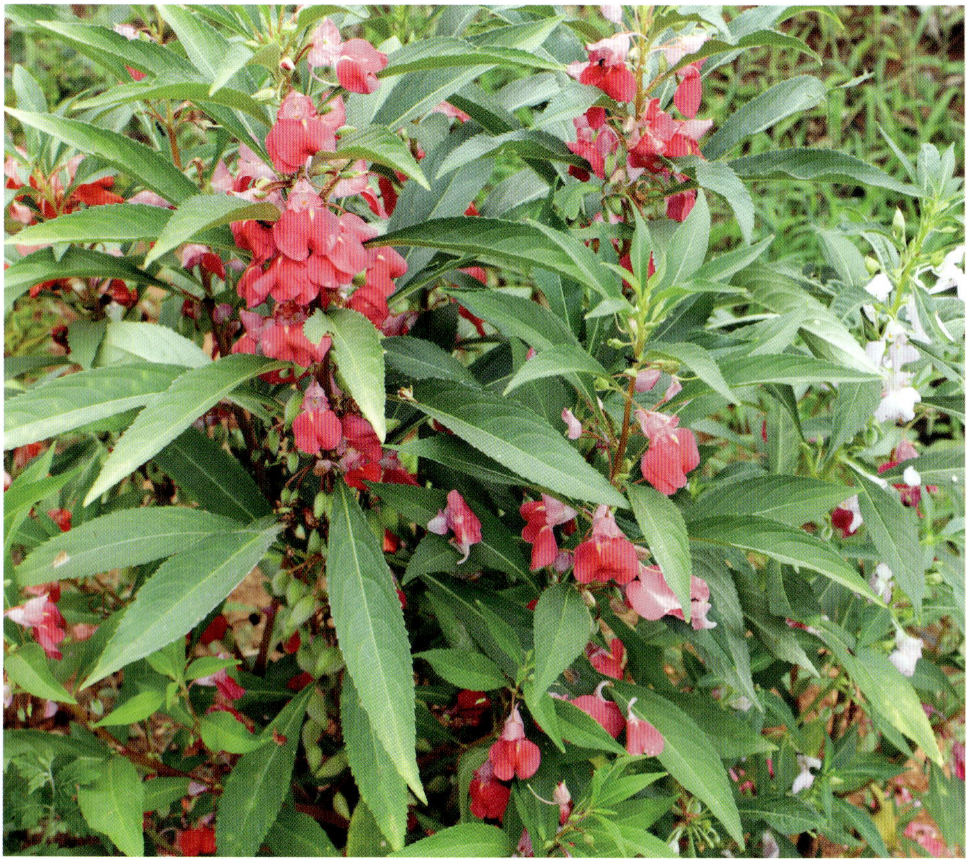

| **생김새와 특징** | 봉선화는 한해살이풀로, 키는 60cm 정도로 자란다. 왜성종은 25~40cm이다. 줄기는 다육질로 되어 있으며 곧게 자란다. 잎은 어긋나며 피침형으로 끝이 날카롭고 가장자리에 잔 톱니가 있다. 꽃은 7~8월에 붉은색, 흰색, 분홍색, 보라색 등 여러 가지 색으로 피는데, 겹꽃과 홑꽃 등 형태도 다양하다. 열매는 익었을 때 손을 대면 열매 껍질이 안으로 갑자기 말리면서 갈라지고, 그 힘으로 황갈색 종자가 멀리 튕겨 나간다. 줄기와 가지 사이에서 꽃이 피며 우뚝하게 일어서는 것이 봉(鳳)의 형상이므로 봉선화라는 이름이 생겼다. 봉숭아라고도 하며, 옛날부터 부녀자들이 손톱에 물을 들여 첫눈이 올 때까지 남아 있으면 첫사랑이 이루어진다는 이야기가 전해진다. 봉선화는 잎과 줄기를 봉선(鳳仙)이라 하고, 뿌리는 봉선근

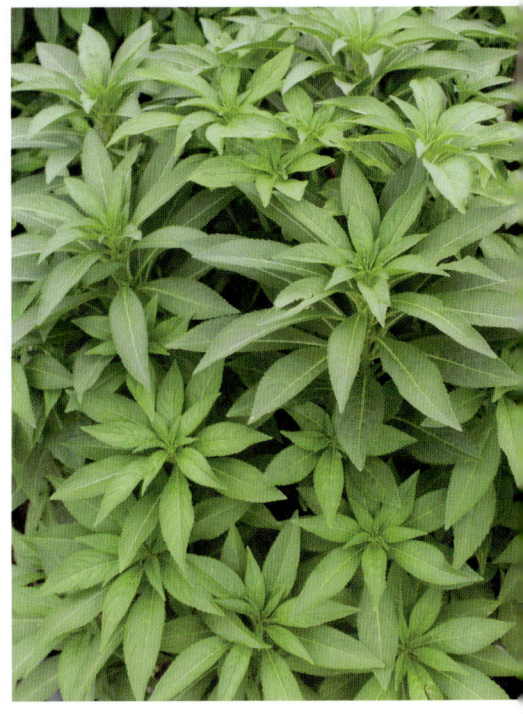

봉선화_ 잎

(鳳仙根), 꽃은 봉선화(鳳仙花), 씨를 급성자(急性子)라고 하며 모두 약용한다.

봉선화는 인도와 동남아시아가 원산지로, 전 세계에 분포한다. 우리나라에서는 전국 각지에서 오래전부터 관상용으로 화단이나 길가에 심어왔으며, 약재로도 쓰인다.

| **성품과 맛** | 부위에 따라 차이가 있다. 지상부 전초인 봉선은 맛이 맵고 쓰며 성질은 따뜻하다. 뿌리인 봉선근은 맛이 쓰고 달고 매우며 약간의 독이 있다. 종자인 급성자는 맛이 쓰고 매우며 성질은 따뜻하고 약간의 독이 있다.

| **사용 부위** | 꽃, 잎과 줄기, 뿌리, 씨.

| **작용 부위** | 간(肝), 폐(肺), 심(心) 경락.

| **성분** | 꽃에 델피니딘(delphinidin), 펠라르고니딘(pelargonidin), 시아니딘(cyanidin), 말비딘(malvidin) 등이 함유되어 있다.

| **채취와 조제** | 봉선(잎과 줄기)은 여름과 가을에 채취하여 햇볕에 말려서 적당한 크기로

봉선화 · 447

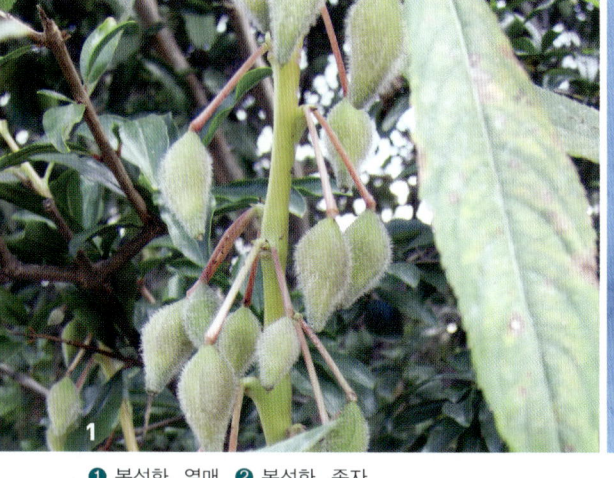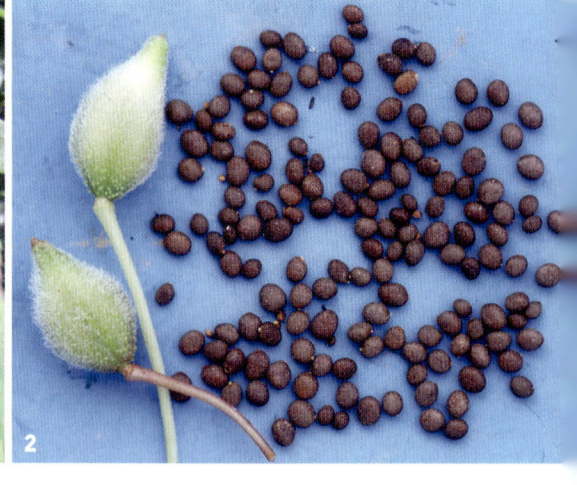

❶ 봉선화_ 열매 ❷ 봉선화_ 종자

잘라서 사용한다. 봉선화는 꽃이 필 때, 매일 오후에 채취하여 불순물을 제거하고 햇볕에 말려서 사용한다. 봉선근(뿌리)은 여름과 가을에 채취하여 생으로 사용하거나 말려서 사용한다. 급성자(씨)는 가을에 성숙한 열매를 채취하여 껍질과 이물질을 제거하고 햇볕에 말려 사용한다.

| 효능 주치 |

① 씨 : 어혈을 제거하는 파혈(破血), 뭉친 것을 풀어주는 소적(消積), 굳은 것을 부드럽게 해주는 연견(軟堅) 등의 효능이 있다. 부인병(월경불순, 폐경), 식도암, 생선중독, 목구멍에 뼈가 걸려서 내려가지 않는 증상, 간염, 타박상 등을 치료한다.

② 꽃 : 풍을 제거하고 혈을 잘 순환하게 하며 부기를 가라앉히고 통증을 완화시킨다. 풍습으로 인한 허리와 옆구리의 동통, 여성들의 폐경으로 인한 복통, 출산 후 어혈이 멈추지 않을 때, 타박상이나 각종 종기, 부스럼 등을 치유한다.

③ 잎과 줄기 : 풍을 제거하고 혈액순환을 좋게 하며 부기를 가라앉히고 통증을 완화시킨다. 관절 풍습통, 타박상, 나력옹저, 각종 부스럼과 종기를 다스린다.

④ 뿌리 : 혈액순환을 촉진시키고 경락을 통하게 하며, 단단하게 뭉친 덩어리를 연하

동의보감원문

治杖瘡連根葉搗塗之一名金鳳花.

(癩疽) 白鳳仙花.治癩疽發背取花連根葉搗爛先以米醋洗患處後付藥一日一換如神.

게 하고 부기를 가라앉힌다. 풍습성 관절통과 동통, 타박상, 목에 생선가시가 걸린 증상 등에 이용한다.

| **약용법** |

① 말린 봉선화 씨 3~6g을 물 400mL에 넣고 약한 불로 반량이 되도록 달여서 복용하거나 환(丸) 또는 가루로 만들어 복용하기도 한다.

② 말린 봉선화 꽃은 1회에 2~4g을 물 200mL에 넣고 달여서 복용하거나 가루를 내어 사용하기도 하고 술을 담가 사용하기도 한다. 또한 꽃을 생것으로 짓찧어 환부에 붙이거나 달여서 김을 쏘이기도 한다. 독벌레, 독사에 물린 상처에는 봉선화 꽃을 비벼서 짠 즙을 바르면 해독작용을 한다.

③ 봉선화 잎과 줄기 말린 것 10~15g을 물 1L에 넣고 200mL 정도가 되게 달여서 복용한다. 외용할 때는 짓찧어 붙이거나 달인 물로 씻거나 김을 쏘인다. 감기에는 1회에 말린 봉선화 잎 3~6g을 물 200mL에 넣고 약한 불로 달여서 아침저녁으로 복용하면 좋다.

④ 봉선화 뿌리는 말린 것을 가루 내거나 술에 담가서 사용한다. 타박상일 때 봉선화 생뿌리를 잘게 잘라 짓찧어 환부에 붙이면 좋다.

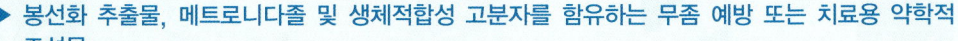

봉선화의 기능성 및 효능에 관한 특허자료

▶ 봉선화 추출물, 메트로니다졸 및 생체적합성 고분자를 함유하는 무좀 예방 또는 치료용 약학적 조성물

본 발명에 의한 봉선화 추출물, 메트로니다졸 및 생체적합성 고분자를 함유하는 약학적 조성물 및 수화겔은 무좀균에 대하여 억제 효과가 우수하므로 무좀 치료용으로 사용될 수 있을 뿐만 아니라, 궤양, 상처 또는 화상 치료용으로 사용하기 위한 기본 특성이 있고, 낮은 메트로디나졸 농도를 사용하여 제조한 수화겔에서도 충분히 우수한 항균활성을 나타내므로, 무좀 치료용 드레싱, 궤양 치료용 드레싱, 상처 치료용 드레싱, 화상 치료용 드레싱 등의 제조에 유용하게 사용될 수 있다.

– 공개번호 : 10-2013-0065065, 출원인 : 한국수력원자력(주), 한국원자력연구원

▶ 봉선화 등의 피부 진정 효과를 가지는 화장료 조성물

본 발명은 피부 진정 효과를 가지는 화장료 조성물에 관한 것으로, 더욱 상세하게는 주요 생약 성분으로 봉선화, 목련, 연꽃, 산다화, 진달래로 구성된 복합 추출물(Phyto Soothing)을 함유하여 피부 진정 효과가 우수한 화장료 조성물을 제공하는 것이다.

– 공개번호 : 10-2009-0002371, 출원인 : (주)리오엘리

봉선화-꽃차

【 효능 및 꽃의 이용 】

봉선화는 꽃을 손으로 따면 간단하게 수확할 수 있다. 꽃 색이 다양하고 모양이 아주 귀여워 과자나 샐러드에도 잘 어울린다. 9월 말경 봉선화가 지면서 열매가 열릴 때 만져보면 갑자기 꼬투리가 톡 터져 사방으로 씨가 흩어지는 경험을 해본 적이 있을 것이다. 아이들과 함께 봉선화 열매를 건드려보면 깜짝깜짝 놀라면서 아주 재미있어한다. 차 색은 연한 붉은색이다. 맛은 순한 편이며 뜨거운 물을 부으면 색이 연해진다.

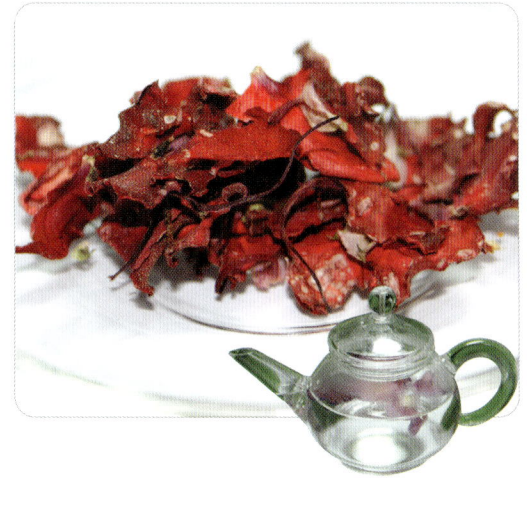

【 채취 방법 】

봉선화는 봉오리에서 바로 핀 꽃을 선택한다.

【 꽃차 만드는 방법 】

① 봉선화 꽃잎을 조심스럽게 따서 깨끗이 씻어 말린다.
② 일주일 정도 건조 후 밀봉한다.
③ 꽃잎 5g 정도를 찻잔에 넣고 우려내어 마신다.

【 차로 마신 후 꽃 이용법 】

한 번 차로 마신 봉선화꽃차는 재탕하여 마신다.

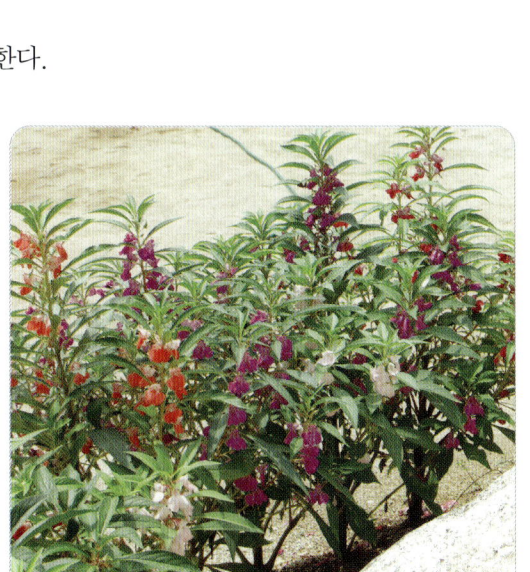

⬆ 화단에 핀 봉선화 꽃

450

▶ 여성 질환 · **부인병** · 초본

사프란

- **학 명** : *Crocus sativus* L.
- **과 명** : 붓꽃과
- **이 명** : 크로카스, 번홍화(蕃紅花)
- **생약명** : 서홍화(西紅花), 장홍화(藏紅花),
  번홍화(番紅花)
- **생육지** : 재배
- **개화기** : 10월
- **채취기** : 10월(개화기)
- **용 도** : 약용, 염료제
- **약 효** : 우울증, 토혈, 월경불순, 산후어혈에 의한
  복통, 갱년기장애, 신경과민

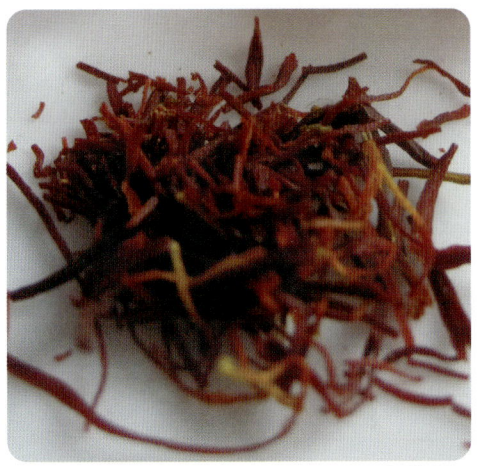

ⓒ 박종철

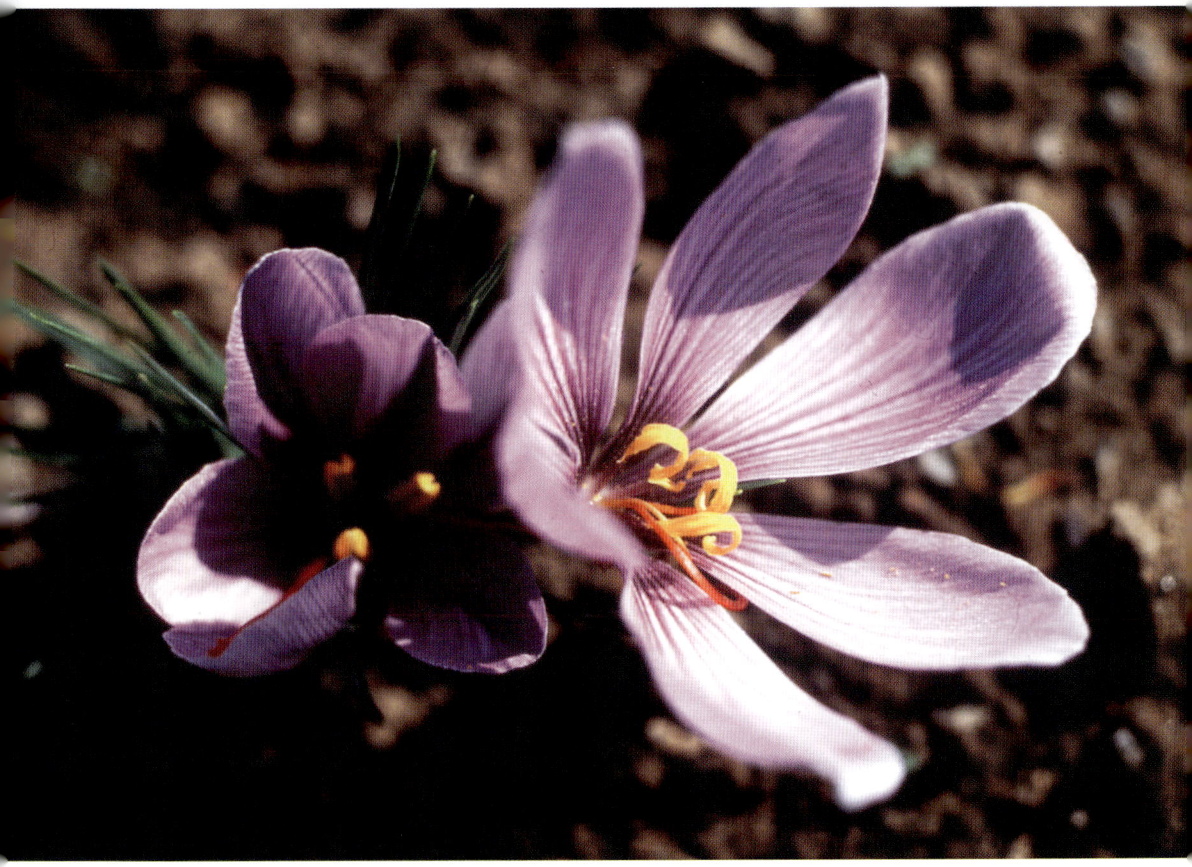

사프란 · 451

| 생김새와 특징 | 사프란은 여러해살이풀로, 키는 15㎝ 내외, 지름은 3㎝ 정도로 자란다. 둥글고 납작한 구근(球根: 알뿌리)은 지름 3㎝ 내외로 가을에 발아하고, 가느다란 선형의 잎은 모여나는데, 꽃이 핀 후에 충분히 성장하여 월동하고 이듬해 초여름에 시들어 버린다. 꽃은 10월에 연한 자주색으로 피는데, 짧은 잎 사이에서 여러 송이가 벌어져 나오며, 깔때기 모양이다. 수술은 6개이고, 암술대는 3개로 갈라지는데 밝은 황적색을 띠며 암술머리는 육질이다. 사프란은 꽃이 피기는 해도 종자는 맺히지 않는다.

세계적으로 비싼 향신료로 유통되고 있는 사프란의 명칭은 아랍어 아자프란(azafran) 또는 자파란(zafaran)에서 유래한다. 이는 본래 사프란의 암술대를 가리키는 말이었다고 한다. 오랜 옛날부터 허브식물로 이용되었다. 유럽 남부와 서남아시아가 원산지이며 에스파냐, 프랑스, 이탈리아, 인도, 파키스탄, 이란에서 재배하고 있다. 우리나라에서는 허브식물로 재배된다.

| 성품과 맛 | 맛은 달고 성질은 평하다.

| 사용 부위 | 꽃(암술머리와 암술대).

| 작용 부위 | 심(心), 간(肝) 경락.

| 성분 | 크로신(crocin), 크로세틴(crocetin), 다이메틸에스테르(dimethylester), 피크로크로신(picrocrocin), 사프라날(safranal), 비타민 B_2, 포도당, 사포닌 및 아미노산 등.

| 채취와 조제 | 꽃이 피는 시기인 가을(10월)에 꽃(암술머리와 암술대)을 채취하여 서늘한 곳에서 말린 후 잘라서 사용한다.

| 효능 주치 |
① 말린 암술대는 진정, 진경, 통경, 지혈제로서, 특히 월경불순, 갱년기장애, 습관성 유산(유산벽), 자궁출혈 등과 같은 부인병의 치료에 사용한다.
② 그 밖에 백일해, 산후어혈, 타박상에도 효과가 있다.

| 약용법 |
① 끓인 물에 말린 사프란 꽃(암술) 10여 개를 넣고 식힌 후에 액을 마신다. 4~5시간 후에 다시 끓인 물을 부어 우려낸 물을 마신다. 노란색이 나오지 않을 때까지 반복해서 우려내어 마신다.
② 녹차나 감잎차처럼 사프란 차를 만들어 마시기도 한다. 말린 사프란 꽃(암술) 1~3g

을 물 800mL에 넣고 달여서 반으로 나누어 아침저녁으로 마신다. 단, 여성의 월경 기간 전후에 하복부와 허리에 생기는 통경(通經) 작용이 매우 강하므로 임신 중인 여성은 피해야 한다.

③ 예전부터 요리할 때 향신료와 약용으로 많이 사용하였고 머리 염색제로도 썼다.

주의사항 속이 냉한 사람은 신중하게 사용해야 하며 임신 중인 여성도 피해야 한다.

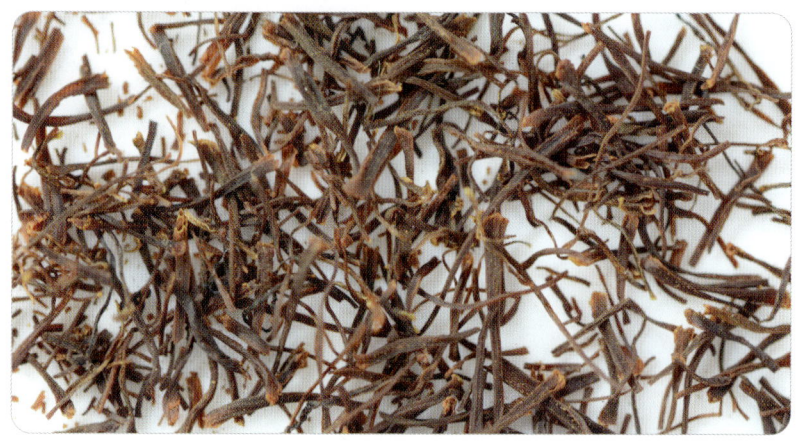

사프란_ 약용되는 암술머리(건조) ⓒ 박종철

사프란의 기능성 및 효능에 관한 특허자료

▶ **사프란 추출물 등을 포함하는 피부 주름 개선 및 피부 노화 방지를 위한 조성물**

본 발명은 피부 주름 개선 및 피부 노화 방지를 위한 조성물에 관한 것으로, 사프란 추출물, 황정 근경 추출물, 산약 근경 추출물 등을 포함하는 본 발명의 조성물은 피부세포에서 콜라겐 생합성을 증가시켜 피부의 주된 구성성분인 콜라겐을 증가시키는 콜라겐 I 유형(collagen type 1)의 발현 증가 효과를 가지 므로 피부 주름 개선 및 피부 노화 방지를 위한 조성물, 예를 들어 화장료 조성물, 약학적 조성물, 건강 식품용 조성물 및 피부 외용제에 매우 유용하게 사용될 수 있을 것으로 기대된다.

– 공개번호 : 10-2015-0002048, 출원인 : (주)코스메카코리아

▶ **사프란 등을 포함하는 한방 약제 조성물, 그의 제조 방법 및 용도**

본 발명은 전통 한방 약제 조성물, 이 조성물을 함유하는 약물, 그 제조방법 및 이의 용도에 관한 것이 다. 상기 조성물은 인삼, 은행나무 잎, 사프란, 대두를 포함한다. 이들 구성성분은 전통 한방 약용 재료 혹은 동일한 양의 이들 재료를 추출하여 수득한 추출물이 될 수 있다. 본 발명의 한방 약제 조성물은 허 혈성 뇌혈관 질환 및 노인성 치매의 치료에 이용할 수 있다.

– 공개번호 : 10-2008-0110915, 출원인 : 리우, 지안순(중국)

▶ 여성 질환 · **부인병** · 초본

왕고들빼기

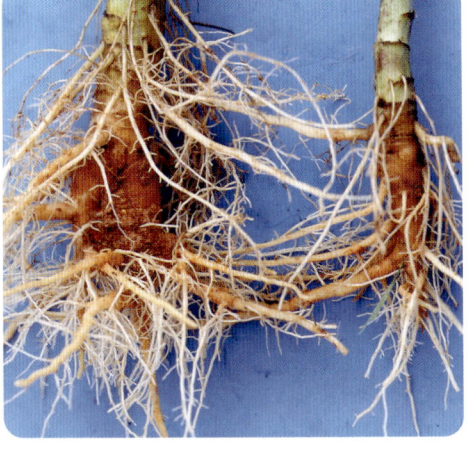

- 학 명 : *Lactuca indica* L.
- 과 명 : 국화과
- 이 명 : 사라구, 수애똥, 왕고즐빼기, 산생채,
  백룡두(白龍頭)
- 생약명 : 산와거(山萵苣)
- 생육지 : 산, 들 자생
- 개화기 : 7~9월
- 채취기 : 개화기(봄에서 여름 사이)
- 용 도 : 식용, 약용
- 약 효 : 자궁염, 종기, 감기, 편도선염, 인후염,
  유선염, 옹종

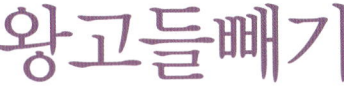

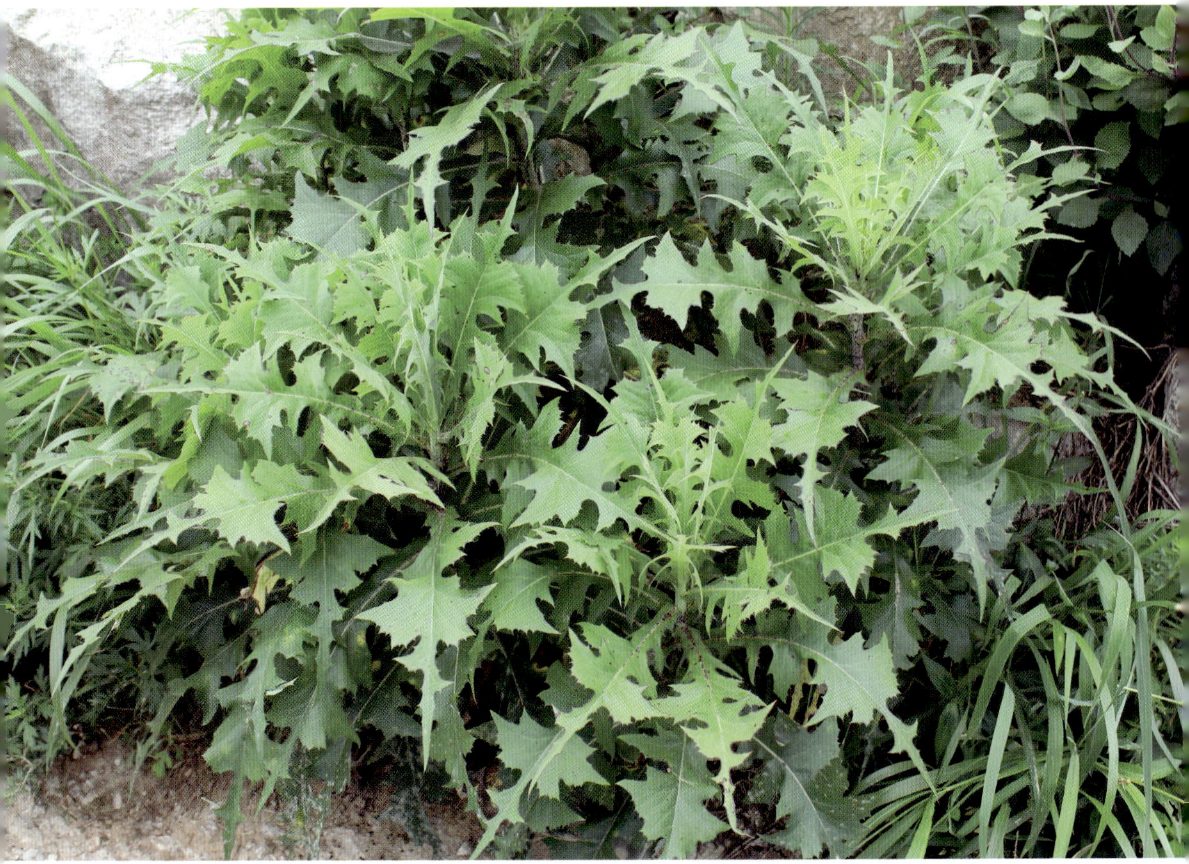

| 생김새와 특징 | 왕고들빼기는 한해살이 또는 두해살이풀로, 키는 1~2m이다. 윗부분에서는 가지가 갈라진다. 줄기를 자르면 흰 유액이 나온다. 잎은 어긋나며 앞면은 녹색이고 뒷면은 분백색이다. 뿌리에서 난 잎은 꽃이 필 때 없어지고 줄기에서 난 잎은 길이 10~30㎝, 폭이 1~5㎝로, 타원형이며 끝이 뾰족하다. 꽃은 7~9월에 연한 황색으로 피는데 지름 2㎝의 작은 꽃들이 여러 개 달린다. 열매는 9월경에 편평한 타원형의 흑색 수과로 익고 종자 위에는 길이 7~8㎜ 되는 흰색 갓털이 있어서 바람에 날린다. 어린순은 식용, 뿌리는 약용으로 쓰인다. 예전부터 나물로 많이 먹었으며, 최근에는 암환자들이 먹고 효과를 보았다고 하여 더욱 유명해졌다. 왕고들빼기와 가까운 유사종으로는 식용으로 많이 찾는 고들빼기를 비롯하여 가는잎왕고들빼기, 이고들빼기 등이 있다. 우리나라, 중국, 일본, 러시아, 동남아시아에 분포하며 우리나라의 경우 전국 각지의 산과 들, 길가, 풀밭 등에서 흔히 볼 수 있다.

| 성품과 맛 | 맛은 쓰며 성질은 차다.

| 사용 부위 | 뿌리를 포함한 전초.

| 작용 부위 | 심(心), 폐(肺) 경락.

| 성분 | 베타아미린(β-amyrin), 타락사스테롤(taraxasterol), 게르마니콜(germanicol), 스티

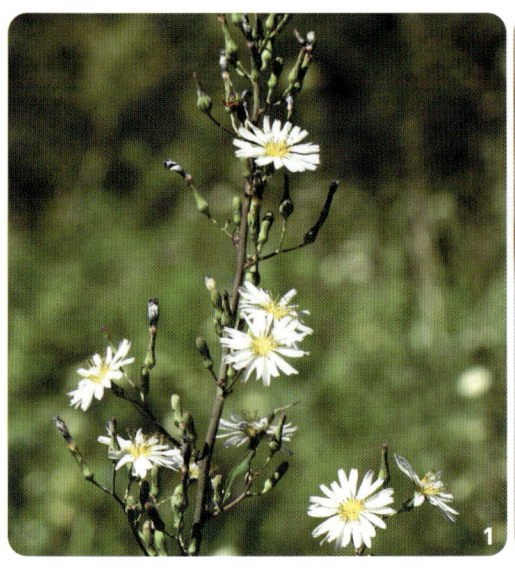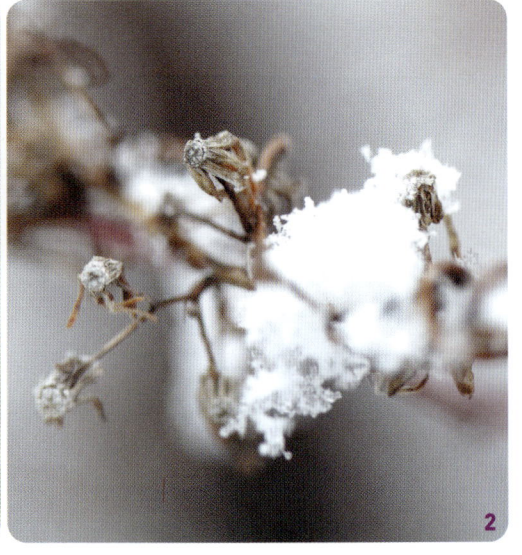

❶ 왕고들빼기_ 꽃대 ❷ 왕고들빼기_ 종자 결실

그마스테롤(stigmasterol), 베타시토스테롤(β-sitosterol) 등.

| 채취와 조제 | 봄에서 여름 사이 개화기에 뿌리를 채취하여 정제한 뒤 햇볕에 말려서 약용한다. 또한 개화기 이전의 어린순은 김치를 담그거나 효소로 담가 식용한다.

| 효능 주치 |

① 건위, 진정, 이뇨 등의 효능이 있고, 특히 자궁염, 인후염, 유선염 치료에 좋다.

② 감기, 편도선염, 종기 등을 치료할 때도 사용한다.

③ 종기와 악창에 왕고들빼기 생잎을 짓찧어 환부에 붙이면 잘 낫는다.

④ 왕고들빼기 어린순은 건위 및 소화작용의 효능이 있다.

| 약용법 |

① 말린 왕고들빼기 뿌리를 1회에 5~10g씩 300mL의 물에 넣고 약한 불에서 서서히 반으로 달인 액을 아침이나 저녁 식사 후에 2주 정도 복용한다.

② 왕고들빼기 잎은 김치나 효소로도 많이 만들어 먹는다.

주의사항 쓰고 찬 성미가 있으므로 속이 냉한 사람은 지나치게 많이 먹지 않도록 주의한다.

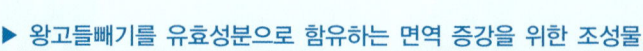

왕고들빼기의 기능성 및 효능에 관한 특허자료

▶ **왕고들빼기를 유효성분으로 함유하는 면역 증강을 위한 조성물**

본 발명은 왕고들빼기를 유효성분으로 함유하는 면역 증강을 위한 조성물에 관한 것이다. 보다 구체적으로는, 산화질소(NO)의 생성을 촉진하고, 항알레르기 활성 및 항산화 활성을 촉진함으로써, 면역 증강을 할 수 있는 기술적 특징을 보유하고 있다. 이에 따라 본 발명에 따른 조성물은 면역 부족 또는 이상 상태에 따른 각종 질환에 이용될 수 있는 약학적 조성물, 건강기능식품 등으로 제공될 수 있다.

– 공개번호 : 10-2014-0047790, 출원인 : 농업회사법인 지평선 유기농 유한회사

▶ **왕고들빼기를 유효성분으로 함유하는 항스트레스 조성물**

본 발명은 왕고들빼기를 유효성분으로 함유하는 항스트레스 조성물에 관한 것이다. 보다 구체적으로는, 불안증상을 개선하고, 스트레스 노출 시 유발되는 호르몬의 양을 감소시키고, 수면 및 숙면 부족 증상을 개선하는 기술적 특징을 보유하고 있다. 이에 따라 본 발명에 따른 조성물은 스트레스에 따른 각종 질환에 이용될 수 있는 약학적 조성물, 건강기능식품 등으로 제공될 수 있다.

– 공개번호 : 10-2014-0047792, 출원인 : 농업회사법인 지평선 유기농 유한회사

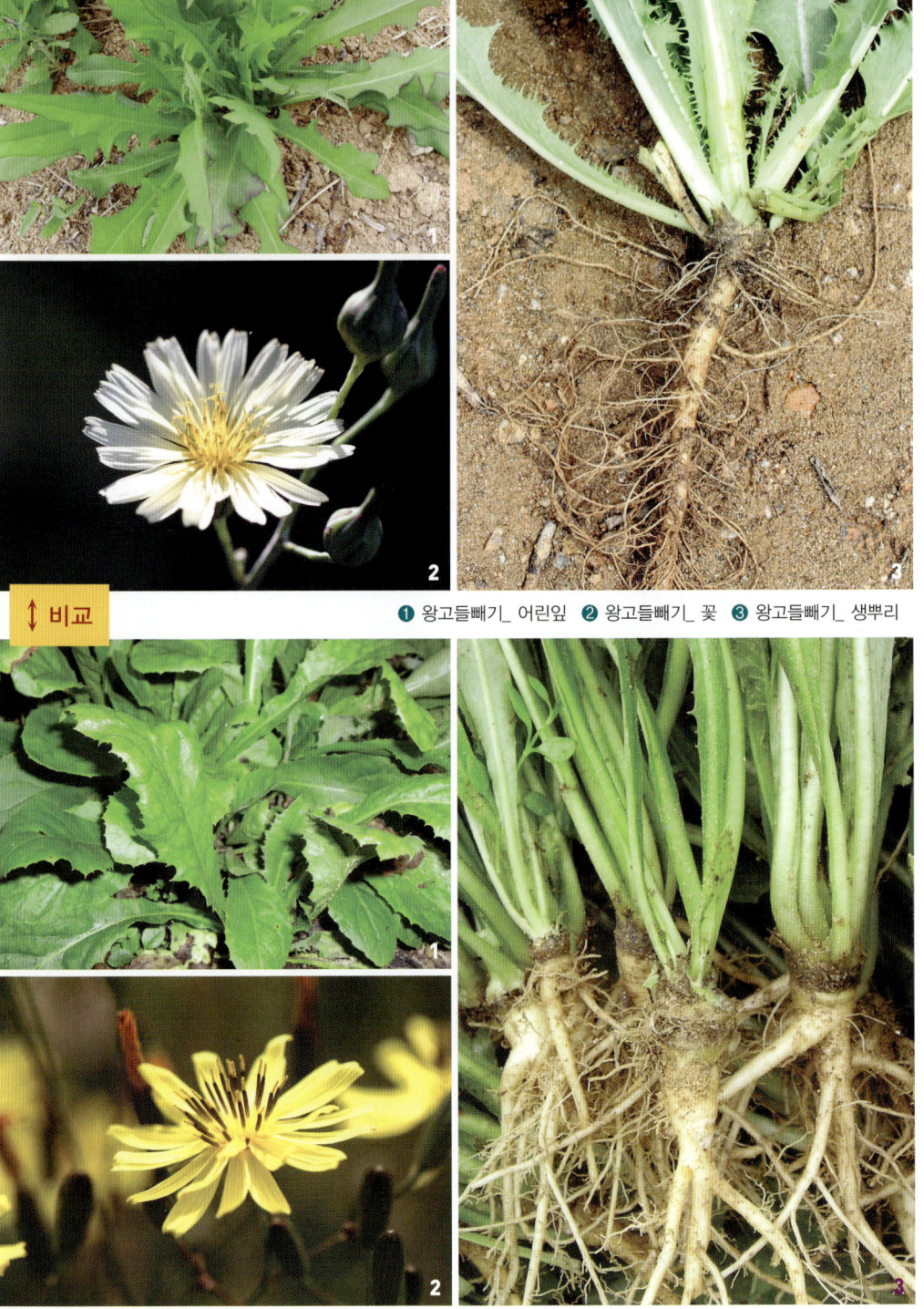

↕ 비교

❶ 왕고들빼기_ 어린잎 ❷ 왕고들빼기_ 꽃 ❸ 왕고들빼기_ 생뿌리

❶ 고들빼기_ 어린잎 ❷ 고들빼기_ 꽃 ❸ 고들빼기_ 생뿌리

왕고들빼기 · 457

▶ 여성 질환 · **부인병** · 초본

익모초

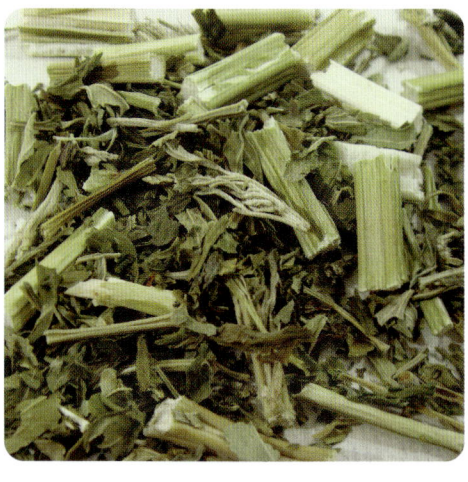

- **학 명** : *Leonurus japonicus* Houtt.
- **과 명** : 꿀풀과
- **이 명** : 임모초, 개방아, 충울(茺蔚), 익명(益明)
- **생약명** : 익모초(益母草)
- **생육지** : 들, 재배
- **개화기** : 7~8월
- **채취기** : 7~9월
- **용 도** : 약용
- **약 효** : 월경불순, 산후복통, 현기증, 복통, 타박상, 소화불량, 급성신염

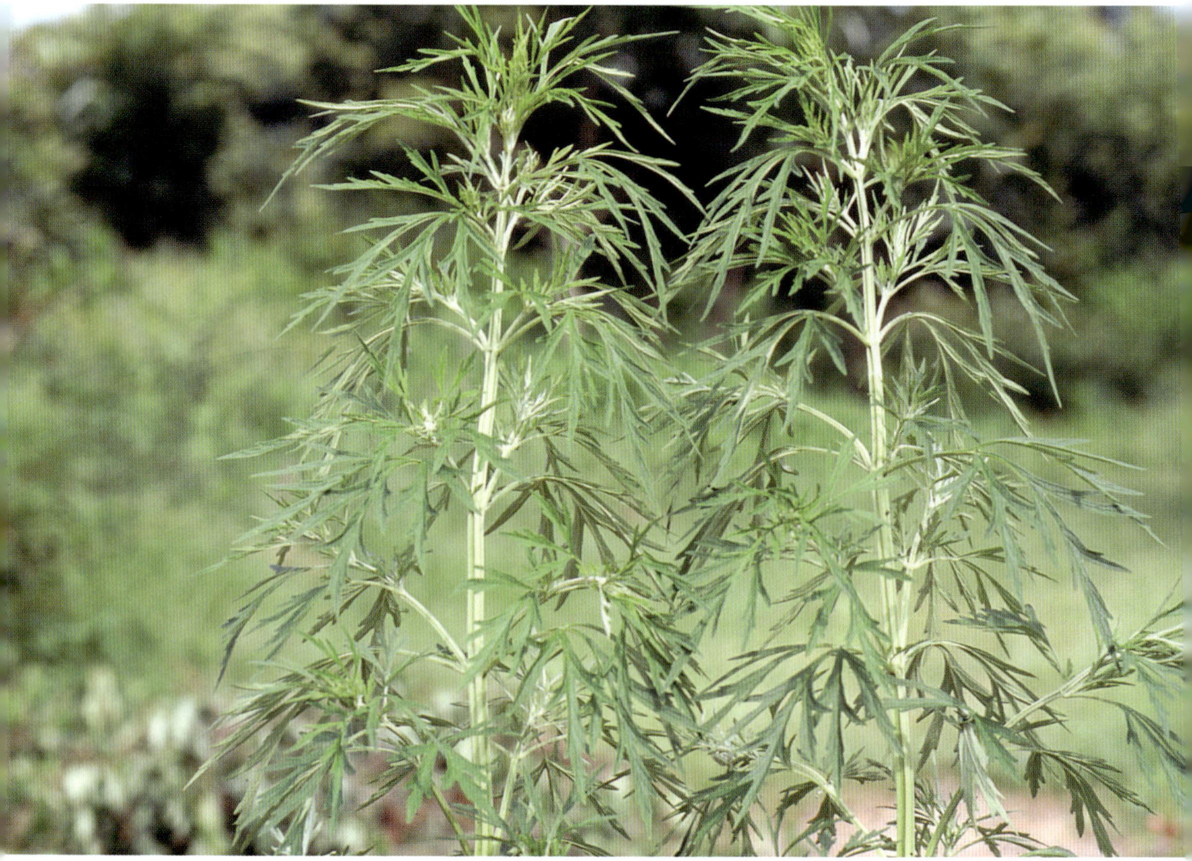

| 생김새와 특징 | 익모초는 두해살이풀로, 키는 1~2m이다. 줄기는 참깨 줄기처럼 모가 나고 곧게 서며 잎은 서로 마주난다. 뿌리에서 난 잎은 약간 둥글고 깊게 갈라져 있으며 꽃이 필 때 없어진다. 줄기에 달린 잎은 3갈래의 깃 모양으로 갈라져 있다. 꽃은 7~8월에 잎겨드랑이에 뭉쳐서 홍자색으로 피며 꽃받침은 5갈래로 갈라진다. 열매는 분과이며 8~9월에 달걀 모양으로 익는다. 충위자(茺蔚子 = 충울자)라고 부르는 종자는 3개의 능각이 있어서 단면이 삼각형처럼 보이며 검게 익는다.

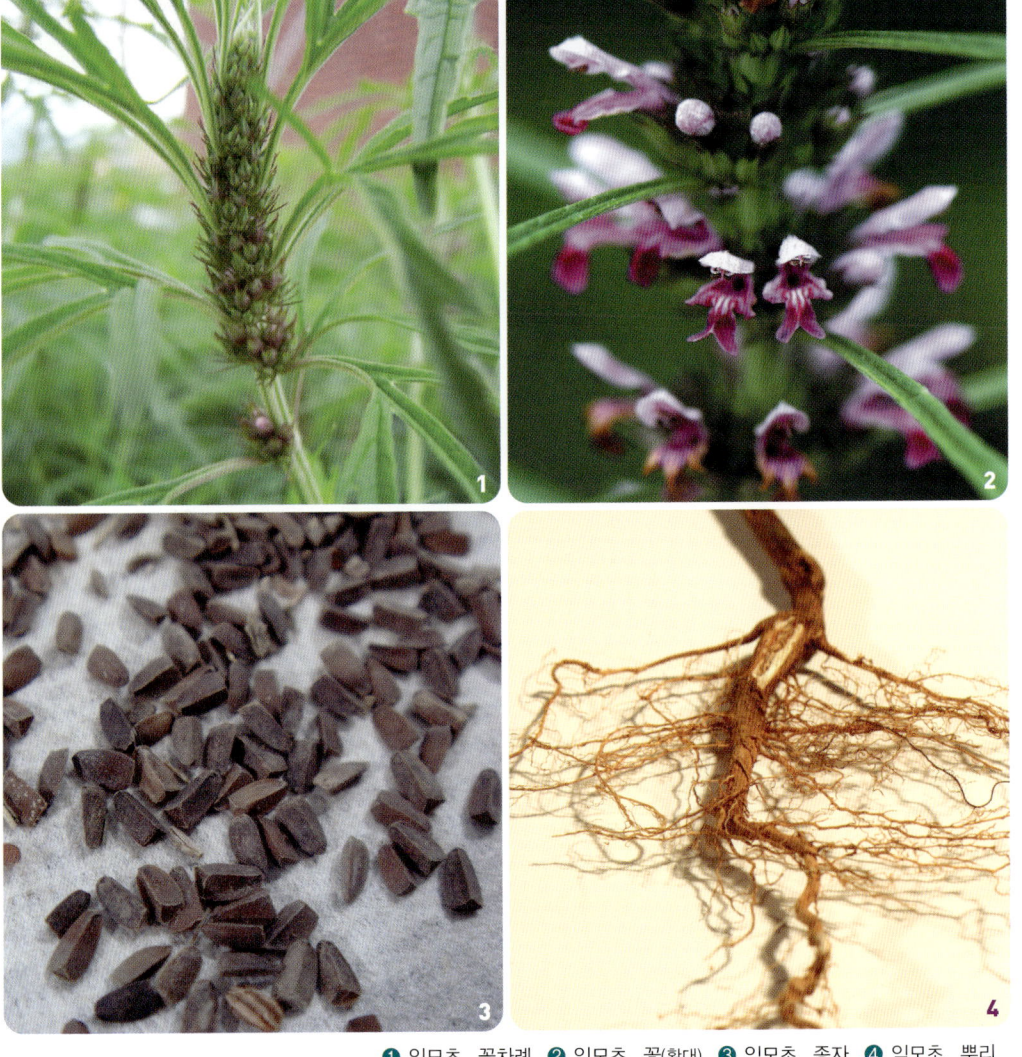

❶ 익모초_ 꽃차례 ❷ 익모초_ 꽃(확대) ❸ 익모초_ 종자 ❹ 익모초_ 뿌리

익모초 • 459

전초를 약용하는데, 특히 여성들의 부인병을 치료하는 데 효과가 있어 익모초(益母草)라는 이름이 붙었다. 화단이나 작은 화분에서 관상용으로 재배하기도 한다. 우리나라와 일본, 중국에 분포한다. 우리나라 각지의 들에 잘 자라며 재배도 많이 한다.

| 성품과 맛 | 맛은 쓰고 매우며 성질은 약간 차다(동의보감에는 약간 따뜻하다고도 함). 독성은 없다.

| 사용 부위 | 지상부 전초.

| 작용 부위 | 심(心), 간(肝), 신(腎), 비(脾) 경락.

| 성분 | 레오누린(leonurine), 스타치드린(stachydrine), 레오누리딘(leonuridine), 안식향산, 스테롤(sterol), 루틴(rutin), 아르기닌(arginine) 등.

| 채취와 조제 | 여름철(보통 7~9월), 익모초의 줄기와 잎이 무성하고 꽃이 피기 전(또는 꽃이 필 때)에 지상부 전초를 채취하여 이물질을 제거하고 절단한 뒤 그늘에서 말려 사용한다.

| 효능 주치 |

① 각종 출혈, 월경불순, 월경통, 인후출혈, 어혈, 복통, 이뇨, 거풍을 치료한다.

② 습진, 가려움증, 종기 등에 사용한다.

③ 익모초 씨앗인 충위자(충울자)는 생리조절, 시력증강 등의 작용을 한다.

④ 줄기와 잎은 임신과 산후의 여러 질병을 잘 낫게 하기 때문에 익모(益母)라고 한다. 임신이 잘되게 하고 생리를 순조롭게 하는 데 효과가 있으므로 부인들에게 좋은 약이다.

| 약용법 |

① 약재로 말린 익모초 잎과 줄기 20~30g을 900mL의 물에 넣고 중불에서 서서히 반으로 달인 액을 하루에 3회, 1컵씩(150mL) 식후에 장기 복용한다. 월경불순, 냉증, 대하증, 산후복통을 치료하는 데 효과가 있다.

동의보감원문

性微溫(一云微寒)味辛甘無毒主明目益精除水氣. 處處有之一名益母草一名野天麻其葉類大麻方莖花紫色端午日採莖葉陰乾不見日及火忌鐵器一云葉似荏方莖花生節間實如鷄冠子黑色九月採. 莖葉/善救婦人胎前産後諸疾故名益母求嗣調經無所不效故曰婦人仙藥.

② 민간요법으로, 말린 익모초 잎과 줄기를 가루 내어 1회에 5g가량을 700mL의 물에 넣고 끓기 시작하면 불을 약하게 줄여서 200~300mL 정도로 달여 아침저녁으로 두 차례, 식후에 복용한다. 소변에 선혈이 섞어 나올 때, 월경불순, 여성들의 손발이 찬 증상을 치료하는 데 좋다.

③ 5~7월에 뜯은 버드나무 잎 또는 가지 20g과 말린 익모초 잎과 줄기 15g을 900mL의 물에 달여 하루에 3회, 1컵씩(150mL) 식후에 복용하면 진정 및 혈압을 낮추는 작용을 한다.

주의사항 쑥처럼 생으로 사용하면 찬 성질인데, 익혀서 사용하면 성질이 따뜻하게 변한다.

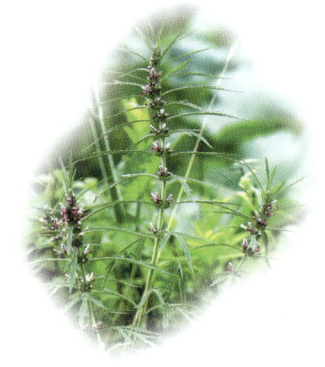

익모초의 기능성 및 효능에 관한 특허자료

▶ 익모초 추출물을 함유하는 고혈압의 예방 및 치료용 약학 조성물

본 발명은 익모초 추출물을 함유하는 조성물에 관한 것으로, 본 발명의 익모초 추출물은 ACE(안지오텐신 전환효소)를 저해함으로써 안지오텐신 전환효소의 작용으로 발생하는 혈압상승을 효과적으로 억제할 뿐만 아니라, 인체에 대한 안전성이 높으므로, 이를 함유하는 조성물은 고혈압의 예방 및 치료용 약학 조성물 및 건강기능식품으로 유용하게 이용될 수 있다.

– 등록번호 : 10-0845338, 출원인 : 동국대학교 산학협력단

▶ 익모초 추출물을 함유하는 동맥경화증의 예방 및 치료용 조성물

본 발명은 익모초 추출물을 함유하는 조성물에 관한 것으로, 본 발명의 익모초 추출물은 LDL의 산화를 억제하므로, 이를 함유하는 조성물은 동맥경화증의 예방 및 치료용 약학 조성물 및 건강기능식품으로 유용하게 이용될 수 있다.

– 등록번호 : 10-0845339, 출원인 : 동국대학교 산학협력단

익모초주

맛은 맵고 쓰다. 기호와 식성에 따라 꿀, 설탕을 가미하여 음용할 수 있다.

【적용병증】

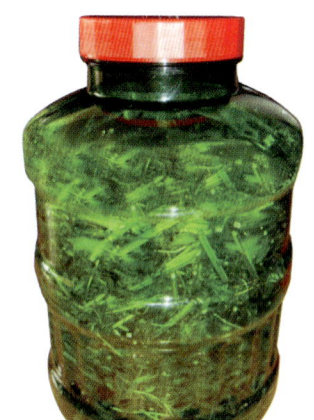

- **방광허냉(膀胱虛冷)** : 방광이 튼튼하지 못하고 약하며 냉한 것을 말한다. 30mL를 1회분으로 1일 2~3회씩, 20~25일 음용한다.
- **두훈(頭暈)** : 머리가 어지럽고 주위가 빙빙 도는 것처럼 느껴지는 증상을 말한다. 30mL를 1회분으로 1일 2~3회씩, 9~12일 음용한다.
- **추위 탈 때** : 많이 춥지도 않은 날씨에 남들보다 몹시 떨리는 경우이다. 30mL를 1회분으로 1일 2~3회씩, 9~11일 음용한다.
- **기타 질환** : 갑상선염, 구토증, 대하증, 산후복통, 생리통, 신장병(급성)

【담그는 방법】

① 약효는 지상부 전초나 종자에 있으며, 약술로 담글 때는 주로 전초를 사용한다.
② 익모초 꽃이 피는 여름철, 개화기 전후로 줄기와 잎이 무성해질 때, 지상부 전초를 채취하여 이물질을 제거하고 절단한 뒤 그늘에서 말려 사용한다.
③ 말린 전초 약 220g을 소주 3.8L에 넣고 밀봉하여 서늘한 냉암소에서 보관, 숙성시킨다.
④ 6개월 정도 침출한 다음 찌꺼기를 걸러내고 보관, 음용한다. 또는 찌꺼기를 걸러낸 후 2~3개월 더 숙성하여 음용하면 향미(香味)가 좋아진다.

【구입방법 및 주의사항】

- 재배 농가나 약재상, 약령시장에서 구입하여 사용할 수 있으며, 또는 산지(産地)에서 채취하여 사용한다. 전국 각지의 들판에 널리 자생한다.
- 약재를 취급하는 중에 구리나 쇠붙이(철)의 접촉을 금한다. 오래 음용해도 해롭지는 않으나 치유되는 대로 중단한다.
- 본 약술을 음용하는 중에 고삼, 복령을 멀리하고, 폐가 약하거나 폐에 열이 있을 경우는 금한다.

▶ 여성 질환 · **부인병** · 초본

천궁(일천궁)

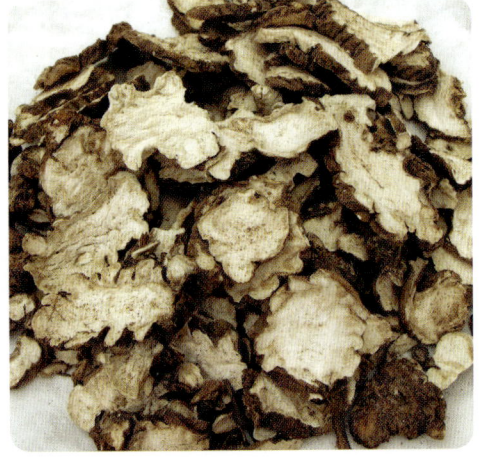

- 학 명 : *Cnidium officinale* Makino
- 과 명 : 산형과
- 이 명 : 궁궁이, 참천궁, 양천궁(洋川芎), 산궁궁
- 생약명 : 천궁(川芎)
- 생육지 : 재배
- 개화기 : 8~9월
- 채취기 : 9~11월
- 용 도 : 어린잎은 식용, 뿌리줄기는 약용
- 약 효 : 강장, 진정, 진경, 항균, 비타민 E 결핍,
  진통, 월경불순, 부인병

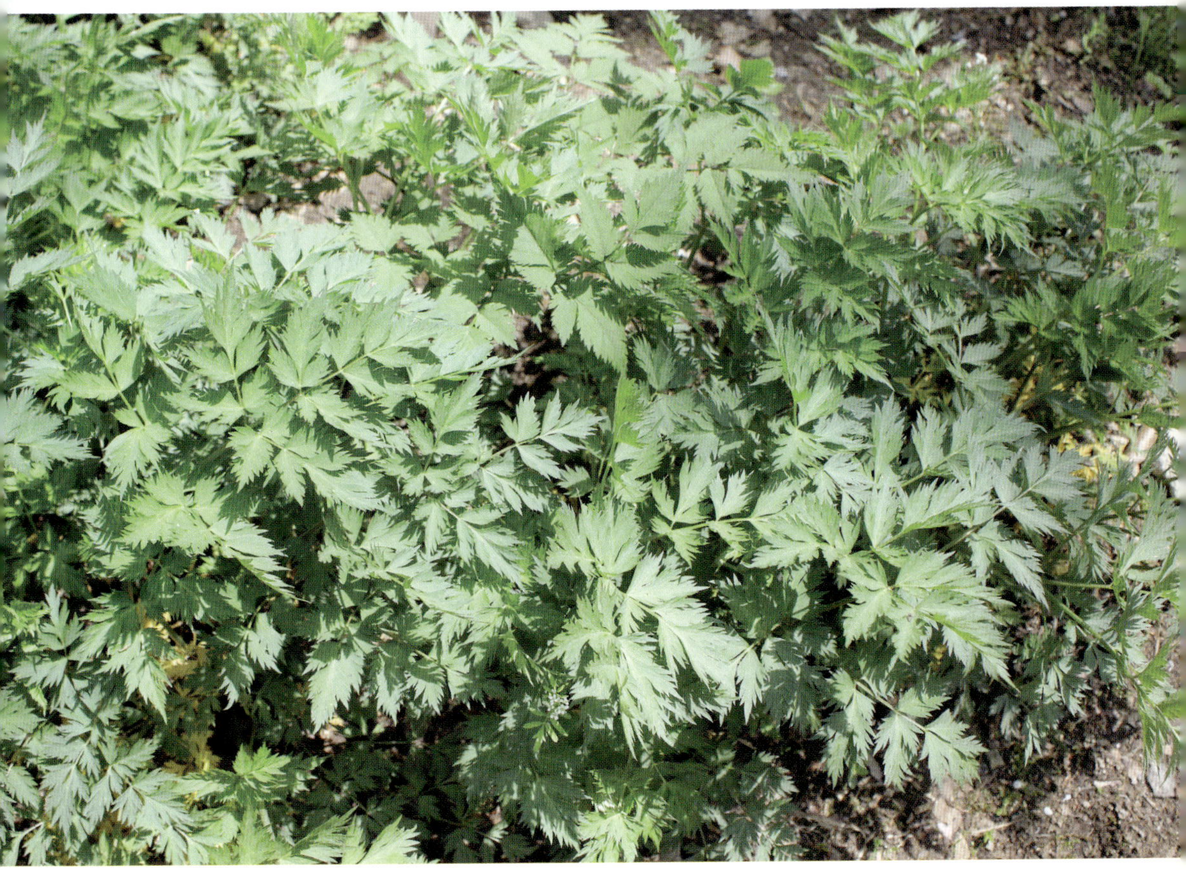

천궁(일천궁) · **463**

| 생김새와 특징 | 천궁은 여러해살이풀로, 줄기가 없는 일천궁을 말하며 키는 30∼60㎝이다. 뿌리는 비대하며 지름이 2∼7㎝이다. 뿌리의 표면은 황갈색이며 거친 주름이 평행으로 돌기되어 있다. 줄기는 갈라지며 곧게 선다. 잎은 어긋나는 2회 우상복엽이고, 작은 잎은 달걀 모양 또는 피침형이며 가장자리에 톱니가 있다. 꽃은 8∼9월에 줄기 끝이나 가지 끝에서 겹우산꽃차례가 올라와 그 끝에 흰색으로 핀다. 꽃잎 5개가 안으로 굽고 수술은 5개, 암술은 1개가 있다. 꽃차례의 줄기는 10개이며 작은 꽃차례의 줄기는 15개이다. 열매는 달걀 모양이며 성숙하지는 않는다.

원산지는 중국이며 울릉도를 비롯해 우리나라 전국 각지에서 재배한다.

| 성품과 맛 | 맛은 맵고 성질은 따뜻하다. 독성은 없다.

| 사용 부위 | 뿌리줄기(약용)와 어린잎(식용).

| 작용 부위 | 간(肝), 담(膽), 심(心) 경락.

| 성분 | 부틸프탈라이드(butylphthalide), 크니딜라이드(cnidilide), 센큐놀리드(senkyunolide), 리구스틸라이드(ligustilide), 세다닌산(sedanonic acid) 등.

| 채취와 조제 | 천궁 뿌리줄기는 9∼11월에 채취한다. 뿌리줄기를 채취하여 잎과 줄기, 잔뿌리를 제거하고 깨끗이 씻은 후 물에 담가 불린다. 이것을 꺼내어 햇볕에 말려 사용하거나 건조기에 넣어 건조한다. 말리기 전에 얇게 썰어 절편 건조하면 사용하기 편하다.

| 효능 주치 |

① 강장(强壯), 진정, 진경, 혈압강하, 항균, 비타민 E 결핍에 효능이 있다.

② 두통, 빈혈, 어혈, 부인병, 치통 등을 치료한다.

③ 꿀과 함께 큰 알약으로 만들어 밤에 복용하면 풍담(風痰)에 특히 효과가 있다.

④ 잇몸에서 피가 날 때는 입에 머금은 채 몇 분 있으면 지혈이 된다.

동의보감원문

性溫味辛無毒治一切風一切氣一切勞損一切血破宿血養新血止吐衄血及尿血便血除風寒入腦頭痛目淚出療心腹脇冷痛. 處處種蒔三月九月採根暴乾惟貴形塊重實作雀腦狀者謂之雀腦芎此最有力. 入手足厥陰經少陽經本經藥也治血虛頭痛之聖藥散肝經之風邪. 貫芎治少陽經苦頭痛上行頭目下行血海治頭面風不可缺也頂痛腦痛須用川芎. 蘼芎卽苗頭小塊也氣脈上行故能散鬱與雀腦芎同功. 芎藭若單服久服則走散眞氣或致暴死須以他藥佐之骨蒸多汗者尤不可久服. 大塊色白不油者佳.

[천궁(일천궁)] [토천궁]

비교

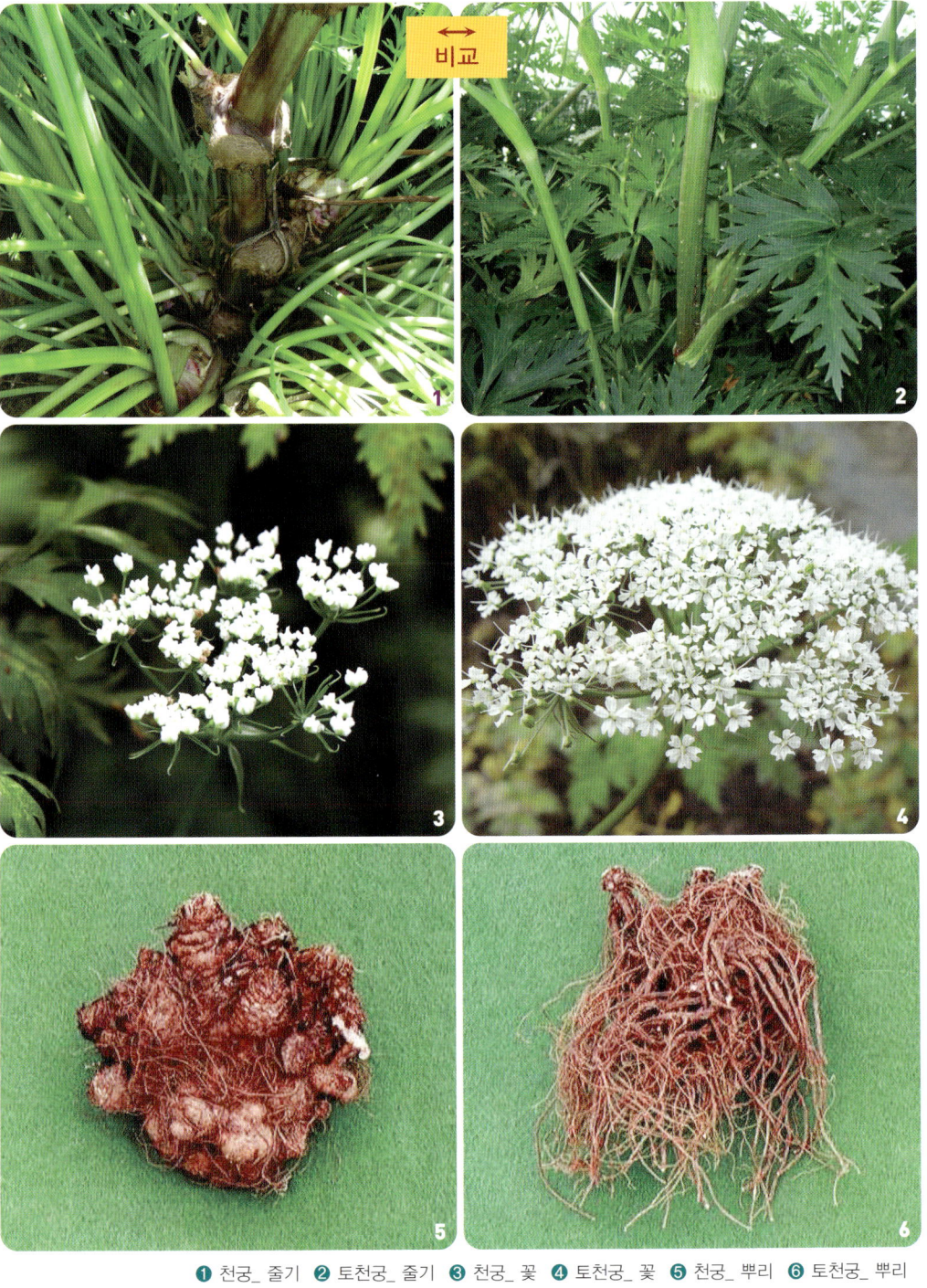

① 천궁_ 줄기 ② 토천궁_ 줄기 ③ 천궁_ 꽃 ④ 토천궁_ 꽃 ⑤ 천궁_ 뿌리 ⑥ 토천궁_ 뿌리

천궁(일천궁) · 465

| 약용법 |

① 말린 천궁 뿌리줄기 10g을 물 700mL에 넣고 중불에서 반으로 달인 액을 나누어서 아침저녁으로 식후에 2주일 정도 복용한다.

② 환약이나 가루약으로 복용해도 좋으며, 외용할 때는 환부에 가루를 뿌리거나 조합하여 바른다.

③ 천궁 어린잎은 나물로 식용한다.

주의사항 토천궁은 특히 방향성 정유 성분이 많아서 그대로 사용하면 두통의 원인이 될 수 있으므로 흐르는 물에 담가서 정유 성분을 걸러내고 사용해야 한다.

천궁의 기능성 및 효능에 관한 특허자료

▶ 천궁 추출물을 함유하는 신경변성 질환 예방 또는 치료용 약학조성물

본 발명은 신경교세포에 의해 야기되는 신경염증에 있어서 천궁 추출물이 활성화된 신경소교세포의 전염증 매개인자를 억제함으로써 신경염증 억제에 효능을 가질 수 있도록 하는 신경변성 질환 예방 또는 치료용 약학조성물 및 건강기능식품과 그러한 천궁 추출물을 추출하는 추출 방법에 관한 것이다.

– 공개번호 : 10-2014-0148168, 출원인 : 건국대학교 산학협력단

▶ 천궁 추출물을 함유하는 호흡기 질환의 예방 또는 치료용 조성물

본 발명은 천궁 추출물을 유효성분으로 함유하는 호흡기 질환의 예방 또는 치료제 및 이의 제조 방법에 관한 것으로, 상기 천궁 추출물은 5-리폭시게나제 억제 활성, 기도 수축 억제 활성, 기도염증 억제 작용 및 귀부종 소염 효과가 우수함을 확인하여, 천식, 만성 폐쇄성 폐질환, 급만성 기관지염, 알레르기 비염, 진해 거담, 급성 하기도 감염증(기관지염 및 세기관지염), 인후염, 편도염, 후두염과 같은 급성 상기도 감염증 등의 호흡기 질환의 예방 또는 치료에 유용한 것으로 확인된다.

– 공개번호 : 10-2012-0087734, 출원인 : 환인제약(주)

▶ 천궁 추출물을 함유하는 퇴행성 신경질환 예방 및 개선용 조성물

본 발명은 천궁 추출물을 함유하는 퇴행성 신경질환 예방 및 개선용 조성물과 그 제조방법에 관한 것이다. 본 발명에 따른 천궁 추출물은 염증관련 조절 유전자 및 사이토카인의 억제 효과가 있고, 퇴행성 신경질환 예방 및 치료적 용도를 제공하게 할 수 있다.

– 공개번호 : 10-2015-0002111, 출원인 : 동의대학교 산학협력단

천궁주

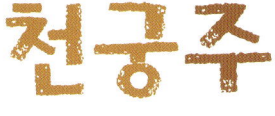

맛은 맵다. 기호와 식성에 따라 꿀, 설탕을 가미하여 음용할 수 있다.

【적용병증】

- **반신불수(半身不遂)** : 전신근육(全身筋肉)을 조절하는 신경이 마비되어 한쪽 또는 전체를 잘 움직이지 못하는 증상을 말한다. 30mL를 1회분으로 1일 3~4회씩, 20~30일 음용한다.
- **치매증(癡呆症)** : 정신병리학에서 정신적인 능력이 상실된 상태를 말한다. 30mL를 1회분으로 1일 2~3회씩, 20~30일 음용한다.
- **조루증(早漏症)** : 남녀 간에 교접할 때 사정이 너무 빠른 증상을 말한다. 30mL를 1회분으로 1일 2~3회씩, 12~15일 음용한다.
- **기타 질환** : 대하증, 부인병, 입 냄새, 전립선비대, 두통, 현기증

【담그는 방법】

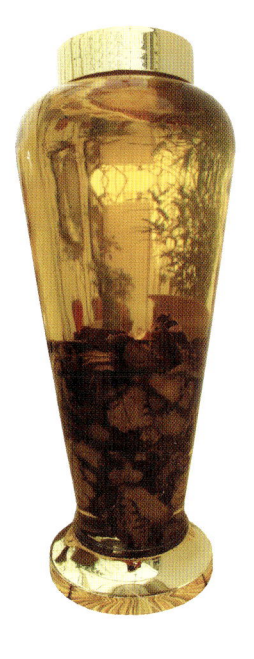

① 약효는 뿌리줄기에 있으므로 주로 뿌리줄기를 사용한다. 방향성(芳香性)이 강하다.
② 뿌리줄기를 구입한 후 잔뿌리를 제거하고 깨끗이 씻어 말려서 사용한다.
③ 말린 뿌리 약 200g을 소주 3.8L에 넣고 밀봉하여 서늘한 냉암소에서 보관, 숙성시킨다.
④ 8개월 정도 침출한 다음 찌꺼기를 걸러낸 후 2~3개월 더 숙성하여 음용하면 향미(香味)가 좋아진다. 음용 기간이 짧을 경우, 찌꺼기를 걸러내지 않아도 된다.

【구입방법 및 주의사항】

- 전국의 약재상, 약령시장 또는 재래시장에서 구입하여 사용한다.
- 음허화왕으로 인한 두통이나 월경과다에는 사용할 수 없고, 20일 이상 음용을 금한다.
- 본 약술을 음용하는 중에 가리는 음식은 없다.

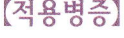

🔼 천궁 건조한 뿌리

▶ 여성 질환 · **부인병** · 목본

레몬

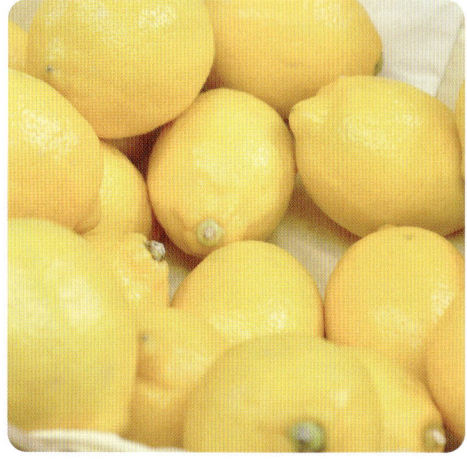

- ● 학 명 : *Citrus limon* (L.) Burm. f.
- ● 과 명 : 운향과
- ● 이 명 : 향도(香桃)
- ● 생약명 : 영몽(檸檬)
- ● 생육지 : 재배
- ● 개화기 : 5~10월
- ● 채취기 : 10~12월
- ● 용 도 : 약용, 식용, 향수원료, 관상용
- ● 약 효 : 생리통, 심장병, 두통, 간장 질환, 진통,
  소화불량, 진해, 거담, 고미건위

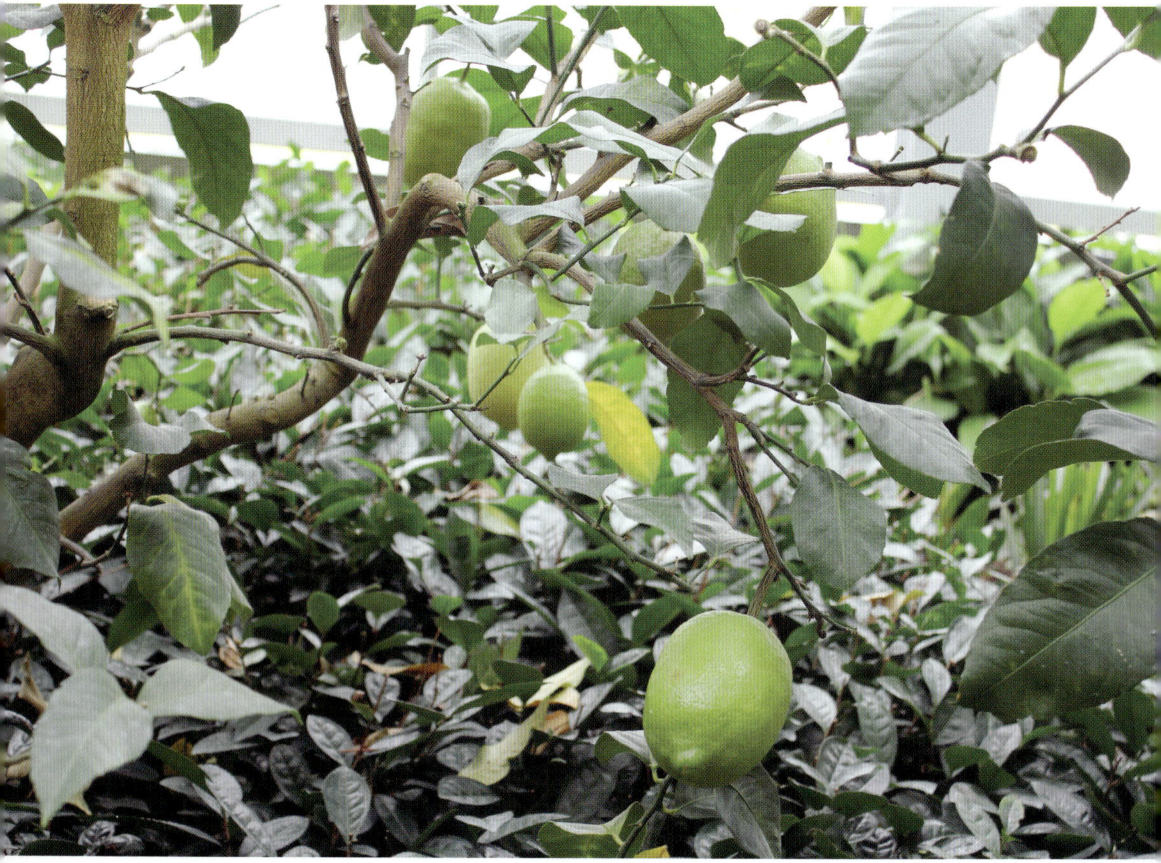

468

| 생김새와 특징 | 레몬은 상록활엽 소교목으로, 키는 3~6m이다. 잎은 어긋나며 어릴 때는 적색을 띠지만 시간이 지나면서 녹색으로 변한다. 꽃은 5~10월에 잎겨드랑이에 무리지어 피며, 꽃의 안쪽은 흰색, 바깥쪽은 자주색을 띤다. 열매는 향기가 강하며 타원형이고 겉껍질은 녹색이지만 익으면서 노란색으로 변한다. 완전히 익기 전 껍질이 녹색일 때 채취하여 익힌다. 종자는 양끝이 뾰족한 달걀 모양이다.

인도와 파키스탄이 원산지로 추정되며 이탈리아, 에스파냐, 그리스, 미국의 캘리포니아, 오스트레일리아 등에서 많이 재배한다. 특히 지중해 연안에서 재배하는 것이 품질이 가장 좋다. 비교적 시원하고 기후의 변화가 없는 곳에서 잘 자란다.

| 성품과 맛 | 맛은 시고 달고 짜며 성질은 따뜻하다.

| 사용 부위 | 열매.

| 작용 부위 | 비(脾), 위(胃), 신(腎) 경락.

| 성분 | 헤스페리딘(hesperidin), 리모넨(limonene), 리노룰(linolool), 시트로넬랄(citronellal), 비타민 C와 P, 칼슘, 구연산 등.

| 채취와 조제 | 열매는 10월 이후부터 이듬해 봄까지 채취하지만 11~12월이 가장 적기이다.

| 효능 주치 |

① 레몬 껍질은 월경통, 심장병, 진통, 고미건위, 두통, 담 등을 없애고 기를 내린다.

② 레몬 껍질을 술에 넣고 끓여서 마시면 담이 있는 기침과 심하(心下)의 기통(氣痛)을 다스리고, 간장, 담낭, 신장을 청소하며, 신장이나 담낭에 축적된 칼슘을 녹이는 데 도움을 주기도 한다.

③ 비타민 P는 비타민 C의 보조 역할을 하며 모세혈관을 튼튼하게 하여 고혈압, 동맥경화, 뇌출혈 치료에 효과가 있다. 특히 비타민 C, 구연산, 비타민 B군을 충분히 섭취하면 세포의 움직임이 활발하여 활기를 준다.

| 약용법 |

① 레몬을 반으로 쪼개 즙으로 짜서 여기에 설탕과 물을 넣고 조려서 레몬 탕을 만들어 복용하면 생리통 완화에 효과가 있다.

② 천연 청소제로 쓰인다. 레몬을 통째로 짠 즙을 따뜻한 물에 타서 마시면 간장, 담낭, 신장을 청소하고, 신장이나 담낭에 축적된 칼슘을 녹이는 데 도움을 준다.

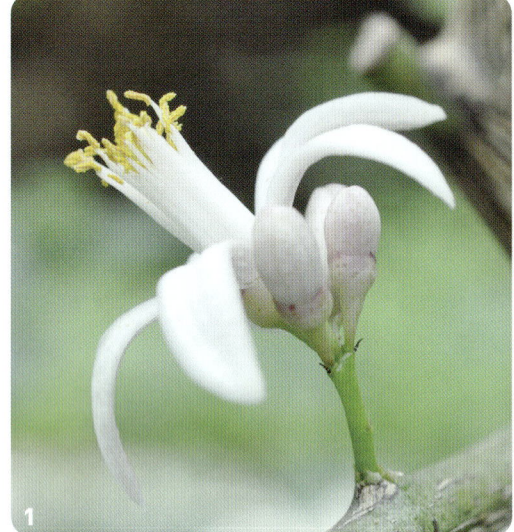

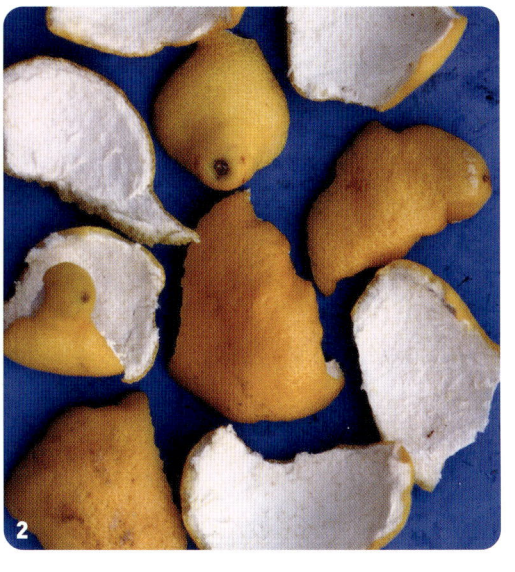

❶ 레몬_ 꽃 ❷ 약재로 쓰이는 레몬 껍질

③ 레몬을 통째로 짠 즙을 찬물에 타서 마시면 장운동을 자극해서 통변을 잘 시켜주므
   로 변비를 치료할 수 있다.

④ 과피(果皮)에서 레몬유(油)를 추출하여 음료, 향수 및 레모네이드의 원료로 사용한다.

⑤ 과즙은 음료, 식초, 화장품의 원료로 사용하고 과자를 만들 때 향료로 사용한다. 과즙
   에 설탕을 넣고 조려서 젤리를 만든 뒤 과육을 섞어 마멀레이드를 만들어 사용한다.

⑥ 열매를 얇게 썰어서 새우튀김 요리, 홍차, 칵테일 등에도 사용한다.

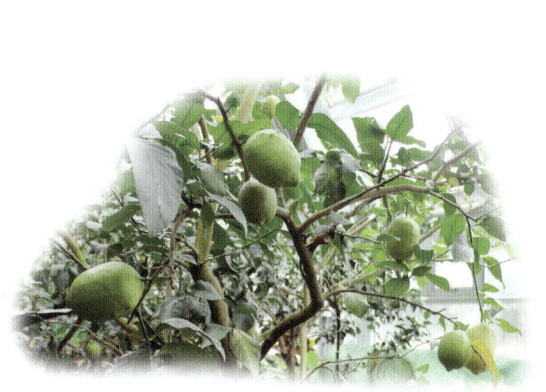

▶ 여성 질환 • **부인병** • 목본

모란

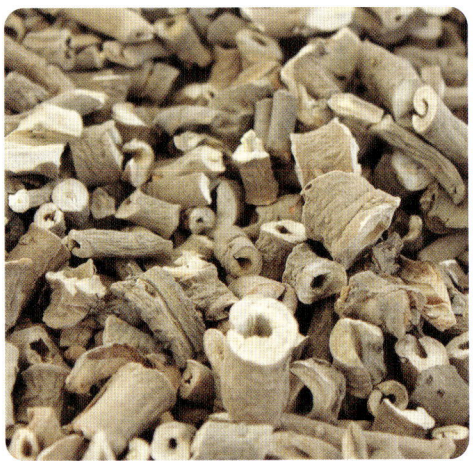

- 학 명 : *Paeonia suffruticosa* Andrews
- 과 명 : 작약과
- 이 명 : 목단, 목작약, 부귀화
- 생약명 : 목단피(牧丹皮)
- 생육지 : 산지, 절벽지, 재배
- 개화기 : 4~5월
- 채취기 : 봄 또는 가을
- 용 도 : 약용, 관상용
- 약 효 : 월경불순, 치아질환, 열병, 어린이 간질, 진정, 진통, 해열, 항균, 타박상, 옹종

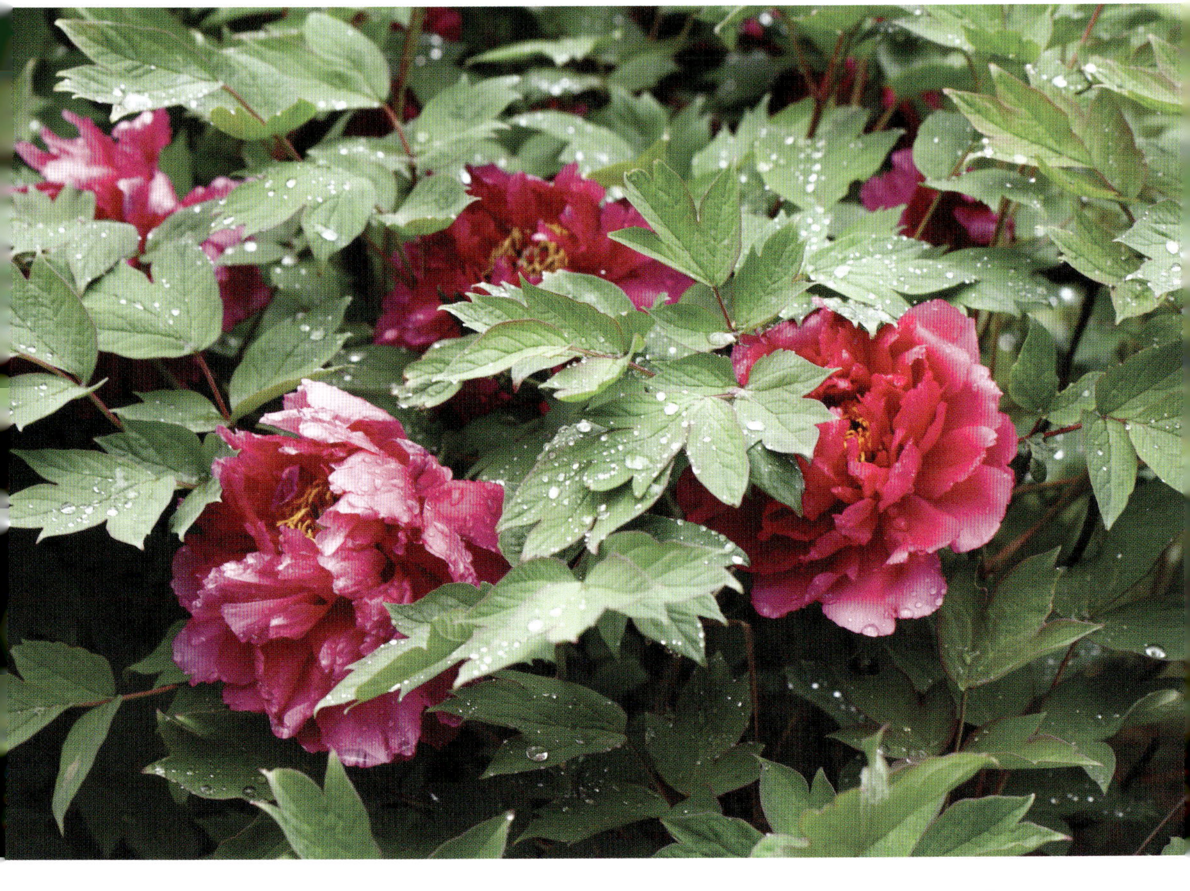

모란 • 471

| **생김새와 특징** | 모란은 낙엽활엽 관목으로, 키는 2m 정도이다. 가지가 굵고 털이 있다. 잎은 3겹으로 되어 있고, 작은 잎은 달걀 모양이며 2~5개로 갈라진다. 암수한그루인 꽃은 4~5월에 피며 지름이 15㎝ 이상으로, 새로 나온 가지 끝에 한 송이씩 핀다. 꽃은 보통 자주색으로 피는데, 개량종은 짙은 빨강, 분홍, 노랑, 흰색, 보라 등 다양한 색상의 꽃이 핀다. 꽃잎은 8장 이상이며 가장자리에 불규칙한 결각이 있고 많은 수술과 2~6개의 암술이 있다. 열매는 골돌과(여러 개의 씨방으로 이루어져 있으며 익으면 벌어짐)로, 가죽질이고 짧은 털이 많으며 8~9월에 익는다. 종자는 둥글며 검은색이다.

모란은 원산지인 중국과 우리나라에 분포하고 있다. 가파른 산지, 절벽지 등에 자생하는 것으로 알려졌으며 우리나라에서는 꽃봉오리가 크고 아름다워 전국 각지에서 관상용으로 재배하고 있다.

| **성품과 맛** | 맛은 맵고 쓰며 성질은 약간 차다. 독성은 없다.

| **사용 부위** | 뿌리껍질.

| **작용 부위** | 심(心), 간(肝), 신(腎), 폐(肺) 경락.

| **성분** | 페오놀(paeonol), 페오니플로린(paeoniflorin), 페오노시드(paeonoside), 피토스테롤(phytosterol) 등.

| **채취와 조제** | 봄 또는 가을에 뿌리를 채취하여 속의 딱딱한 부분(목질부)을 제거한 뿌리껍질을 목단피(牧丹皮)라 한다. 목단피를 햇볕에 말려 잘게 잘라서 사용하거나 불에 볶아서 쓰기도 한다.

| **효능 주치** |
① 뿌리껍질은 해열, 진통, 진경, 통경, 소염, 변비, 월경불순 등을 치료한다.
② 뿌리껍질은 소화를 촉진하기도 한다.
③ 어린아이들의 간질병, 혈행장애 등의 치료에 효과가 있다.
④ 월경불순에는 목단피를 열탕으로 달여서 복용한다.

| 동의
보감
원문 | 性微寒味辛苦無毒除癥堅瘀血治女子經脈不通血瀝腰痛落胎下胞衣產後一切血氣療癰瘡排膿消撲損瘀血. 卽牧丹花根也生山中單葉者佳二月八月採根銅刀劈去骨陰乾. 入足少陰手厥陰治無汗之骨蒸能瀉陰中之火酒拌蒸用白者補赤者利. |

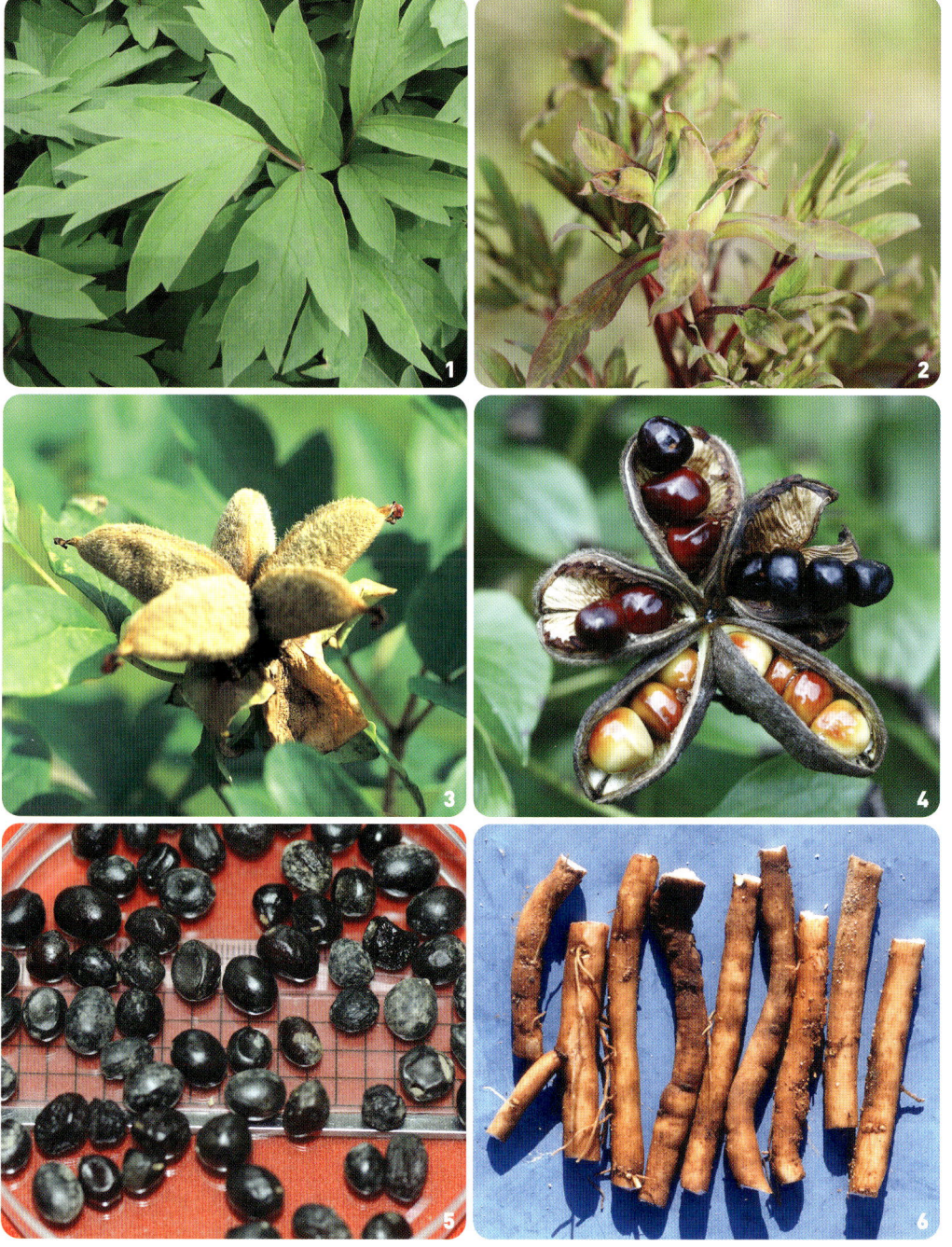

❶ 모란_ 잎 ❷ 모란_ 꽃봉오리 ❸ 모란_ 꼬투리(골돌) ❹ 모란_ 꼬투리(골돌) 벌어진 모습
❺ 모란_ 종자 ❻ 모란_ 생뿌리

| 약용법 |

① 말린 목단피(牧丹皮: 모란 뿌리껍질)를 1일량 6～12g씩, 600mL의 물에 넣고 약한 불에서 반량이 되도록 뭉근하게 달여서 2～3회로 나누어 식간(식후 2시간 지난 공복)에 복용한다.

② 말린 목단피를 가루로 빻아 병세가 호전될 때까지 식간에 복용해도 탕으로 달여 먹는 것과 같은 효과를 기대할 수 있다.

③ 민간요법으로 방충 효과가 있으므로 말린 목단피를 장롱 서랍에 넣어두기도 한다.

주의사항 혈허(血虛) 또는 허한(虛寒)의 병증과 임신부 또는 월경과다의 경우는 모두 사용할 수 없다. 또 생마늘과 생고수를 함께 사용하지 못한다.

모란(목단피)의 기능성 및 효능에 관한 특허자료

▶ 목단피 추출물을 함유하는 파킨슨병 예방 및 치료용 조성물

본 발명은 목단피(모란 뿌리껍질) 추출물을 함유하는 파킨슨병 예방 및 치료용 조성물에 관한 것으로서, 보다 상세하게는 물, 알코올 또는 이들의 혼합물을 용매로 하여 추출된 목단피 추출물이 MPTP로 유도된 도파민 신경세포 손상을 억제함으로써, 목단피 추출물을 파킨슨병 예방 및 치료용 조성물 또는 건강식품에 유용하게 이용할 수 있다.

― 공개번호 : 10-2011-0125706, 출원인 : 경희대학교 산학협력단

▶ 목단피 추출물을 포함하는 간 질환 예방 또는 치료용 조성물

본 발명은 목단피(모란 뿌리껍질) 추출물을 포함하는 간 질환 예방 또는 치료용 조성물에 관한 것이다. 또한 본 발명은 목단피 추출물을 유효성분으로 포함하는 간 질환 개선용 식품 조성물에 관한 것이다.

― 공개번호 : 10-2012-0005617, 출원인 : 성균관대학교 산학협력단

▶ 목단피 추출물을 함유하는 치주염 치료용 조성물

본 발명은 치주염 치료용 조성물에 관한 것으로, 좀 더 구체적으로는 목단피(모란 뿌리껍질) 추출물을 유효성분으로 함유하는 치주염 치료용 조성물에 관한 것이다. 본 발명에 따른 목단피 추출물을 함유하는 치주염 치료용 조성물은 사람의 잇몸 섬유아세포에서 치주염 시 치주조직파괴에 직접적으로 관여하는 단백질 분해효소(메트릭스 메탈로 프로티네이즈)를 억제할 수 있는 효과가 있다.

― 공개번호 : 10-2008-0035219, 출원인 : 김영홍

▶ 여성 질환 · **부인병** · 목본

복사나무
(복숭아)

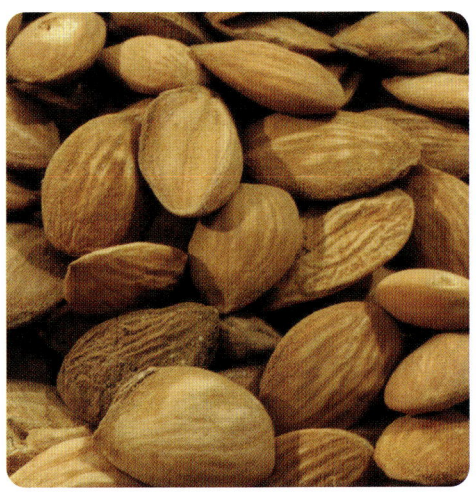

- 🟢 **학 명** : *Prunus persica* (L.) Batsch
- 🔵 **과 명** : 장미과
- 🟤 **이 명** : 복숭아나무, 복상나무, 복송나무, 백도화(白桃花)
- 🟠 **생약명** : 도인(桃仁)
- 🟢 **생육지** : 산지, 재배
- 🟣 **개화기** : 4~5월
- 🔵 **채취기** : 봄(꽃봉오리), 여름(잎), 가을(씨앗)
- 🟣 **용 도** : 약용(씨, 열매), 식용
- 🔵 **약 효** : 월경불순, 자궁혈종, 맹장염, 변비

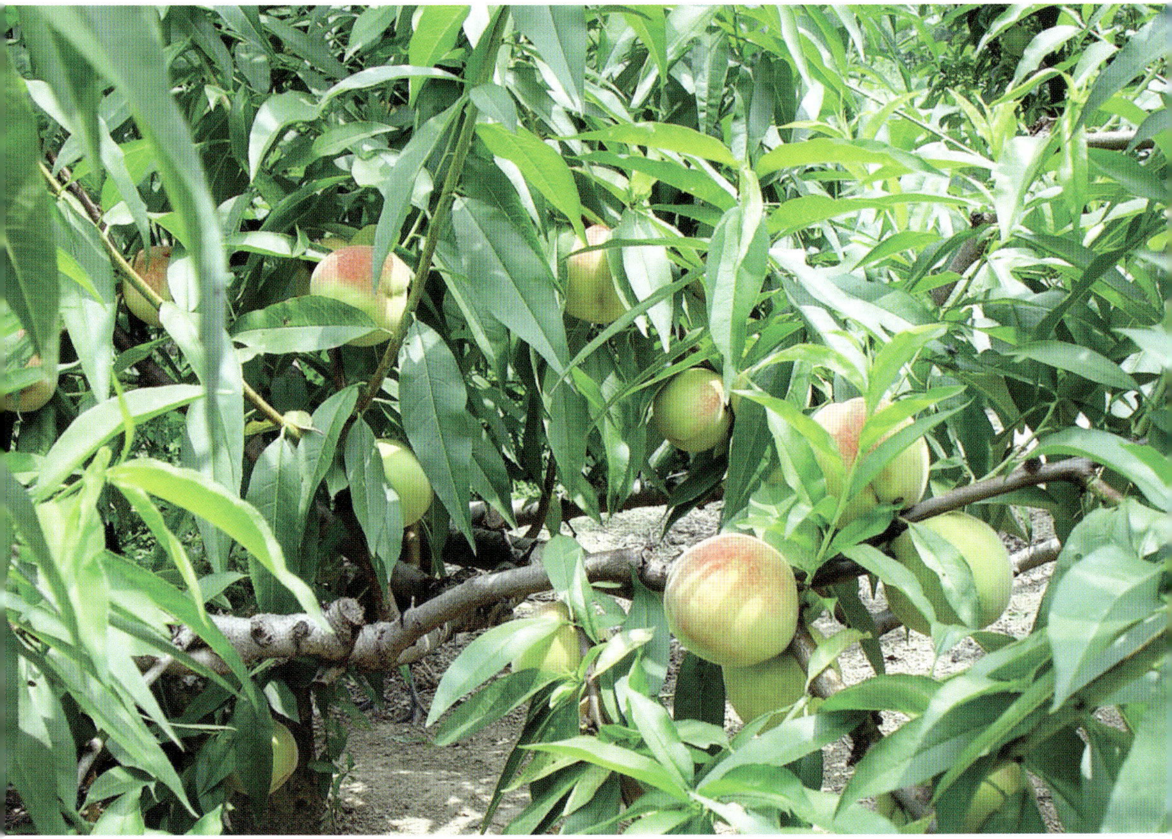

복사나무(복숭아) · 475

| 생김새와 특징 | 복숭아가 열리는 복사나무는 낙엽활엽 소교목으로, 키는 3m 정도이다. 줄기와 가지에는 수지가 들어 있어 상처가 나면 밖으로 나온다. 잎은 길이 8~15㎝이며 어긋나고, 끝은 뾰족하며 뭉툭한 톱니가 있다. 꽃은 4~5월에 담홍색으로 잎보다 먼저 피고 단립 또는 쌍생한다. 꽃자루는 짧고 꽃잎은 5개이며 씨방에는 털이 나 있다. 열매는 핵과이며 크고, 털이 빽빽이 나 있으며 7월 말~9월 중순에 익는다.

열매는 과일로 식용한다. 또한 과육(果肉) 속에 든 딱딱한 과핵(果核)을 깨면 그 안에 종인(種仁: 씨앗)이 들어 있는데 이것을 도인(桃仁)이라 하여 약용하며, 꽃도 백도화(白桃花)라고 하여 약용한다. 중국 황하 유역의 고원지대와 동북부 및 한국에 걸친 넓은 지역을 원산지로 보고 있으며, 이들 지역에 분포한다. 우리나라에서는 마을 근처의 산지에 야생으로 자라기도 하며 전국 각처에서 재배하고 있다.

| 성품과 맛 | 맛은 쓰고 달며 성질은 평하다(따뜻하다고도 함). 독성은 없다.

| 사용 부위 | 종인(種仁: 씨앗), 꽃봉오리, 잎은 약용하며 열매는 식용한다.

| 작용 부위 | 심(心), 간(肝), 대장(大腸) 경락.

| 성분 | 꽃에는 캠페롤(kaempferol)의 배당체가, 종자에는 에멀신(emulsin), 아미그달린(amygdaline), 아미노산, 지방유가, 잎에는 타닌(tannin)이, 수피에는 나린제닌(naringenin) 등이 함유되어 있다.

| 채취와 조제 | 익은 열매를 여름~가을에 수확한 후 과육과 핵각(核殼)을 제거하고 딱딱한 과핵 안에 든 종인을 채집하여 햇볕에 말려 약재로 사용한다. 또한 4월 초순경, 반쯤 벌어진 꽃봉오리를 채취하여 그늘에 말린 것을 백도화(白桃花)라 하여 약용하며, 잎은 7~8월에 채취하여 생잎으로 쓰거나 햇볕에 말려 사용한다.

| 효능 주치 |

① 도인(桃仁), 즉 복숭아 과핵(果核) 속에 든 종인(種仁: 씨앗)은 건조하여 소염성 정혈 약재로 쓰며, 월경불순과 하복부 통증과 같은 부인병 등에 처방, 조제한다.

동의 보감 원문

性平(一云溫)味苦甘無毒主瘀血血閉破癥瘕通月水止心痛殺三蟲. 處處有之七月採核破之取仁陰乾. 破滯血生新血逐瘀活血有功. 肝者血之海血受邪則肝氣燥經曰肝苦急急食甘以緩之桃仁味苦甘辛散血緩肝也. 入手足厥陰經湯浸去雙仁及皮尖研如泥用.

② 복사나무 잎은 습진, 가려움증, 땀띠, 종기 같은 질환에 쓴다.

③ 백도화(白桃花)라 부르는 복사나무 꽃(꽃봉오리)은 한방에서 이뇨, 수종(水腫), 완하(緩下), 변비증의 치료에 처방, 조제한다.

| 약용법 |

① 도인(桃仁)은 1일량 4~10g을 물 900mL에 넣고 반량으로 달여 2~3회 매 식후 복용한다. 외용할 때는 도인을 짓찧어서 환부에 붙인다.

② 말린 복사나무 잎은 1일량 50~100g을 물 900mL에 넣고 반량으로 달여 2~3회 매 식후 복용한다. 또 달인 액으로 환부를 씻거나 바른다.

③ 복사나무 생잎은 1회 500g, 햇볕에 말린 것은 2~3줌을 헝겊주머니에 넣어 목욕 재료로 이용하면 타닌(tannin) 등이 물에 녹아서 습진, 가려움증 등을 개선하는 데 효과적이다.

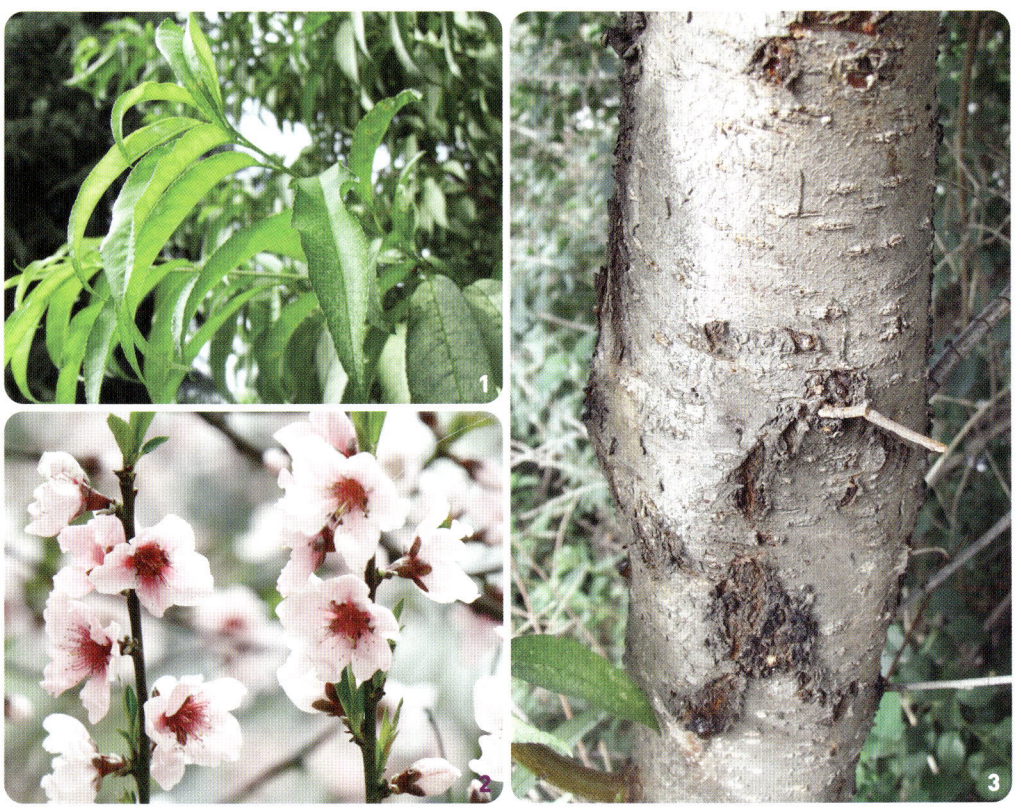

❶ 복사나무_ 잎 ❷ 복사나무_ 꽃 ❸ 복사나무_ 수피

복사나무(복숭아) • 477

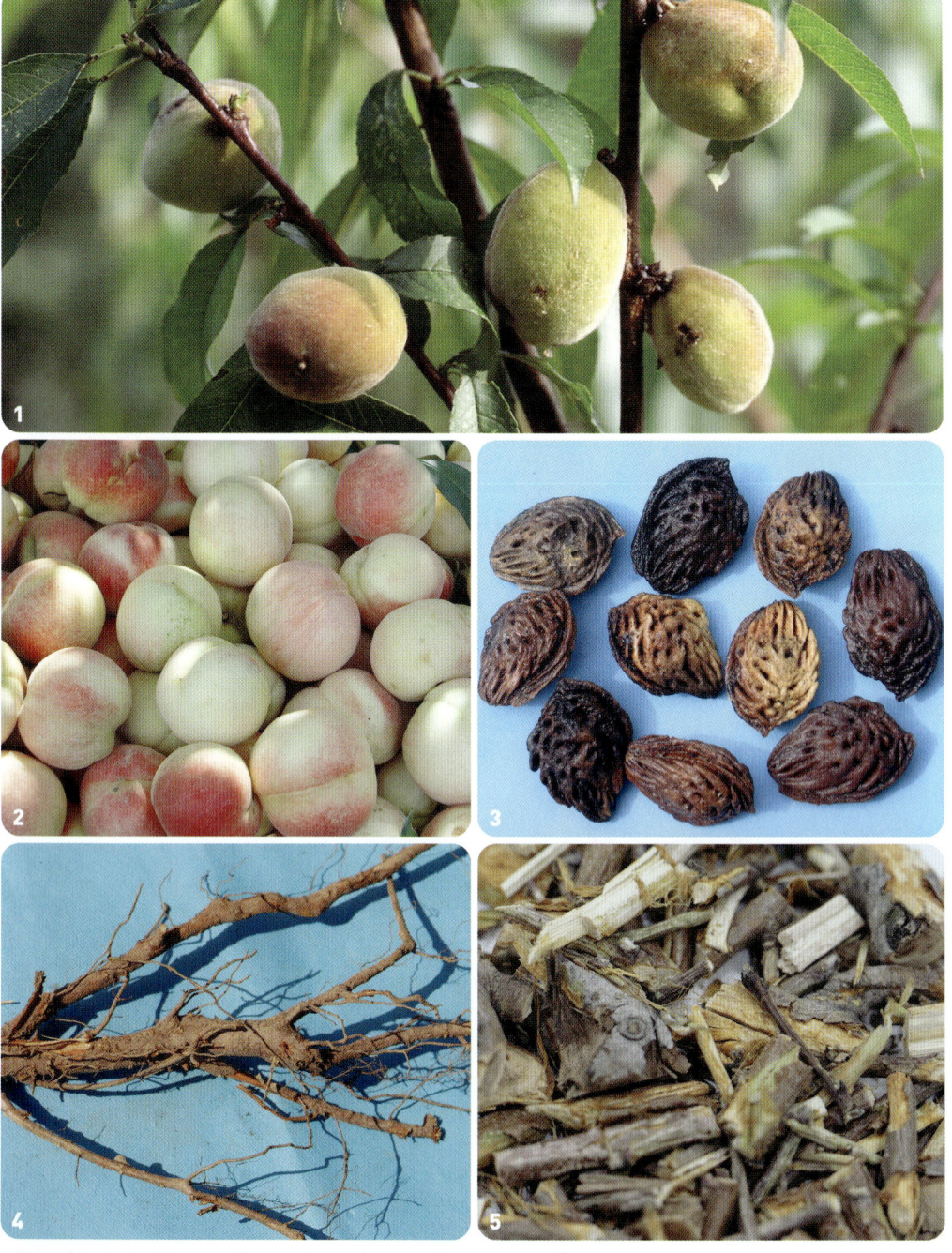

❶ 복사나무_ 덜 익은 열매 ❷ 복사나무_ 익은 열매 ❸ 복사나무_ 열매 속 과핵
❹ 복사나무_ 뿌리 ❺ 복사나무_ 건조한 가지

주의사항 도인(桃仁: 복숭아 종인)이나 백도화(白桃花: 복숭아 꽃봉오리)는 모두 강한 성분이 있어서 사용 시 전문가와 상담한 후에 사용해야 한다. 특히 도인은 파혈거어(破血祛瘀)하는 작용이 있어서 어체가 없거나 임신부의 경우에는 사용하면 안 된다. 과량을 복용하면 중독증상을 일으킬 수 있으므로 주의한다. 또 자라고기를 함께 먹을 수 없다.

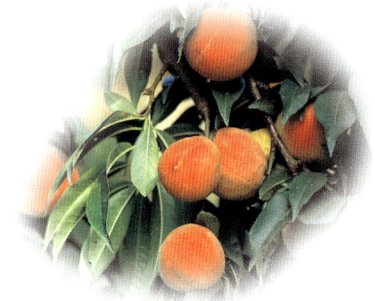

복사나무(도인)의 기능성 및 효능에 관한 특허자료

▶ **복사나무 추출물을 유효성분으로 함유하는 동맥경화증을 포함한 산화관련 질환 또는 혈전관련 질환의 예방 및 치료용 조성물**

본 발명은 복사나무 추출물을 함유하는 조성물에 관한 것으로서, 구체적으로 본 발명의 복사나무 추출물은 동맥경화증을 포함한 산화관련 질환 또는 혈전관련 질환의 예방 및 치료용 약학조성물로 유용하게 이용될 수 있다.

– 공개번호 : 10-2009-0018466, 출원인 : 동국대학교 산학협력단

▶ **도인 추출물을 주요 활성성분으로 하는 신경질환 예방 및 치료용 조성물**

본 발명은 도인(桃仁: 복숭아 씨앗) 추출물을 주요 활성성분으로 하는 신경질환 예방 및 치료용 조성물에 관한 것으로서, 좀 더 자세히는 도인을 열수추출 등의 방법으로 추출한 추출물은 농도에 비례하여 뇌 해마의 세포외 아세틸콜린 농도를 증가시켰고, 이와 같은 도인 추출물의 기능을 이용하여 치매 등의 신경질환 예방 및 치료에 유용한 조성물을 제공할 수 있다.

– 공개번호 : 10-2004-0095528, 출원인 : 김철호, 구병수

▶ **도인 추출물을 함유하는 항균 효과를 갖는 조성물**

본 발명은 도인(桃仁: 복숭아 씨앗)으로부터 추출한 정유 및 이를 함유하는 항균 효과를 갖는 조성물에 관한 것이다. 본 발명에 따른 도인 추출물 및 이를 함유하는 항균 효과를 갖는 조성물은 인체 피부질환을 발병시키는 각종 세균, 곰팡이에 우수한 항균력을 나타내며, 광범위한 항균 스펙트럼을 나타낸다.

– 공개번호 : 10-2005-0091473, 출원인 : (주)엘지생활건강

【 동의보감에 수록된 복사나무의 다양한 효능 】

●도화(桃花)

복사나무 꽃이다. 성질은 평하고 맛은 쓰며 독이 없다. 소변에 모래 같은 것이 섞여 피와 같이 나오는 것을 낮게 하고, 대소변을 잘 나오게 하며 촌충과 회충의 구제에 사용한다. 악귀를 쫓아내며 얼굴빛을 윤택하게 한다.

(동의보감) 性平味苦無毒破石淋利大小便下三蟲殺疰惡鬼令人好顏色.

●도효(桃梟)

나무에서 마른 복숭아를 말한다. 성질은 약간 따뜻하고 맛은 쓰다. 정신이 안정되지 않아 헛것이 보이는 것과 명치 밑이 아픈 것을 낮게 하고 나쁜 피가 몰린 것을 풀어준다. 또 나쁜 기운이나 독을 풀어준다.

(동의보감) 性微溫味苦殺百鬼精物五毒不祥療中惡心腹痛破血又治中惡毒氣蠱疰. 一名桃奴是桃實已乾着木上經冬不落者名桃梟五月採之以中實者爲良

●도모(桃毛)

복숭아에 난 털을 말한다. 성질은 평하다. 아랫배에 피가 뭉친 것이 몰리면서 점점 커지는 증상과 먹은 음식이 오랫동안 소화되지 않아 배 속에 덩어리가 생기는 것을 없애주고, 악귀와 병을 유발하는 나쁜 기운을 다스린다. 여성의 자궁에서 분비물이 나오는 것을 멎게하고 양 옆구리가 단단해지고 통증이 있는 증상을 다스린다. 복숭아 열매 겉면의 털을 긁어서 모아 사용한다.

(동의보감) 性平主下血瘕積聚殺惡鬼邪氣療崩中破癖氣. 桃實上毛刮取用之.

●도두(桃蠹)

복사나무를 먹는 벌레를 말한다. 헛것에 들린 것과 나쁜 기운을 없앤다.

(동의보감) 殺鬼辟邪氣不祥食桃樹蟲也.

●경백피(莖白皮)

복사나무 속껍질을 말한다. 정신이 안정되지 않고 속이 메스꺼우며 아랫배가 아픈 것을 낮게 한다.

〔동의보감〕 除邪鬼主中惡心腹痛.

● **도엽(桃葉)**

복사나무 잎이다. 어린이가 갑자기 놀란 것이 원인이 되어 생긴 병을 낫게 한다.

〔동의보감〕 除尸蟲出瘡中蟲治小兒中惡客忤.

● **도교(桃膠)**

복사나무 진을 말한다. 소변에 모래 같은 것이 섞여 나오는 것을 낫게 하고 피가 몰린 것을 풀어주며 불안하고 갑자기 놀란 것이 원인이 되어 생긴 병을 낫게 한다.

〔동의보감〕 主中惡疰忤. 破石淋取如棗子許夏冷水冬溫水空心和服日三石當下.

● **도실(桃實)**

복사나무 열매(복숭아)를 말한다. 성질이 뜨겁고 맛은 시며 독이 약간 있다. 얼굴빛을 윤택하게 하나 많이 먹으면 열이 난다. 폐병에 좋다.

〔동의보감〕 性熱味酸微毒益顔色多食令人發熱. 肺病宜食.

● **도근(桃根)**

복숭아나무 뿌리를 말한다. 황달을 치료하고 몸과 얼굴이 누런색을 띠는 증상에 동쪽으로 뻗은 뿌리를 가늘게 절단하여 달여서 공복에 복용한다.

〔동의보감〕 治黃疸身面如金色取東引桃根一握細切水二鍾煎至半空心頓服

● **도지(桃枝)**

복사나무 가지를 말한다. 뇌졸중과 심통을 치료하는 데 가지를 손으로 꺾어 술 한 말을 부어 반으로 되도록 졸여서 마시면 큰 효과가 있다.

〔동의보감〕 治卒心痛取枝一握切酒一升煎取半升頓服大效.

복숭아꽃차

【 효능 및 꽃의 이용 】

복사나무는 꽃에서 나는 화사한 향기
와 아름다운 꽃잎이 일품이다. 예전부
터 여인들은 복숭아꽃차를 마시면 얼
굴이 연분홍빛 복사꽃처럼 된다는 믿
음에서 복숭아꽃차를 즐겨 마셨다고
전해진다. 다이어트에도 효과가 있다.
복숭아꽃은 한방에서 주로 설사를 낫
게 하는 용도로 쓰인다. 차 색은 연한
노란빛이고 뜨거운 물을 부으면 꽃색
이 붉은색에서 연해진다. 색소가 열에
불안정한 것으로 보인다. 향이 좋아
기분 전환을 필요로 할 때 마시면 좋
은 차이다.

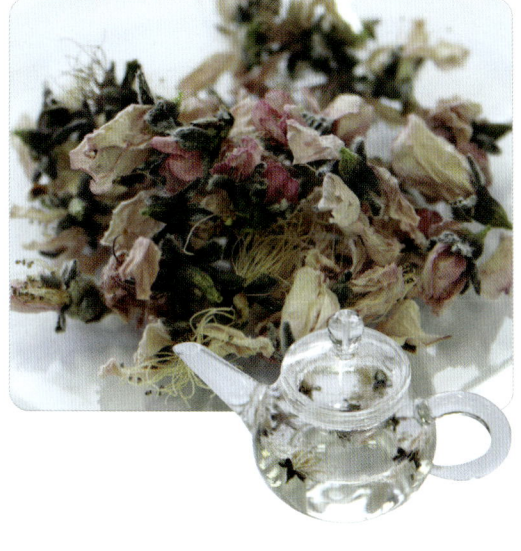

【 채취 방법 】

봉오리나 봉오리에서 바로 핀 꽃을 선택한다.

【 꽃차 만드는 방법 】

【만드는 방법 Ⅰ】

① 복숭아꽃을 깨끗이 씻은 다음 물기가 어느 정도 사라지면 보관할 용기에 꽃잎과 꿀 또
　는 설탕으로 겹겹이 재운다. 15일 정도 지나면 차로 이용할 수 있다.

② 냉장 보관하며 찻잔에 재운 꽃 한 스푼(약 15g)을 넣고 뜨거운 물을 넣어 우려내어 마신다.

【만드는 방법 Ⅱ】

① 깨끗이 손질한 복숭아꽃을 바람이 잘 통하는 곳에서 말려 사용한다.

② 말린 꽃 한 스푼(5~7송이)을 찻잔에 넣고 우려내어 마신다.

복숭아주

맛은 달고도 쓰다. 다른 당류는 가미하지 않는다.

【적용병증】

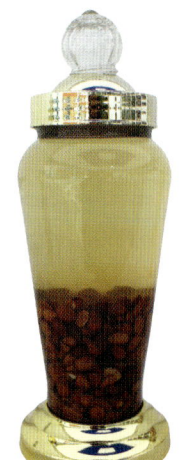

- 위경련(胃痙攣) : 소화기관이 갑자기 확장되면서 참기 어려운 심한 통증을 일으키는 증상을 말한다. 30mL를 1회분으로 1일 2~3회씩, 11~12일 음용한다.
- 신장결석(腎臟結石) : 신장에 염류의 찌꺼기가 남거나 결핵균이 침범해 결석이 생기는 증상을 말한다. 30mL를 1회분으로 1일 2~3회씩, 25~30일 음용한다.
- 자궁출혈(子宮出血) : 자궁 내 염증에 의하여 자궁에서 출혈이 생기는 증상을 말한다. 30mL를 1회분으로 1일 2~3회씩, 10~12일 음용한다.
- 기타 질환 : 두통, 생리통, 심장병, 어혈, 열병

【담그는 방법】

① 약효는 종인(種仁: 씨앗)에 있으므로 주로 종인을 사용한다. 복숭아 열매 과육(果肉) 속에 든 딱딱한 과핵(果核)을 깨면 그 안에 종인이 들어 있는데 이것을 도인(桃仁)이라 하여 약재로 쓴다.

② 익은 열매를 수확하여 그 안에 든 종인을 채취한 후 뾰족한 첨두를 제거하고 쓴다. 복숭아 열매를 통째로 술 담그는 것을 삼간다.

③ 종인은 생것으로 약 200g을 소주 3.8L에 넣고 밀봉하여 서늘한 냉암소에서 보관, 숙성시킨다.

④ 6~8개월 침출한 다음 찌꺼기를 걸러내고 보관, 음용한다. 또는 찌꺼기를 걸러낸 후 2~3개월 더 숙성하여 음용하면 향미(香味)가 좋아진다.

【구입방법 및 주의사항】

- 산지(産地)에서 채취하거나 구입하여 사용한다. 또는 약재상이나 약령시장에서 구입 가능하다. 전국에 분포하며 특히 털복숭아를 사용하는 것이 효과적이다.
- 음용 중에 삽주(백출, 창출)와 쌍인(두 개가 쌍둥이로 붙은 것)을 금한다.
- 해롭지는 않으나 치유되는 대로 중단한다.
- 독성이 있는 도인의 끝부분, 즉 첨두를 제거하고 사용한다.

복사나무(복숭아) · 483

제7장
치아 질환

치아는 점막으로 덮인 상·하악골의 치조(이틀) 내에 박혀 있다. 치조 내에 매몰된 부위는 치근이며, 치근과 치관 사이의 점막인 치은(잇몸)에 싸인 부위를 치경, 외부에 나타나 있는 부위를 치관이라고 한다. 치아는 인체에서 가장 단단한 조직인데 그 경도는 에나멜질, 상아질, 시멘트질의 순이다.

영구치의 수와 명칭은 치식으로 표시할 수 있다. 영구치에서는 상하, 중앙에 날카로운 절치(앞니)가 있고, 그 외측에 가장 길고 날카로운 견치(송곳니)가 있으며, 그 외측에는 소구치(작은어금니)와 대구치(큰어금니)가 있다.

유치는 태생 2~3개월에 상·하악부의 구강점막에서 발생하기 시작하여, 생후 6~7개월에는 잇몸을 뚫고 절치가 나온다. 이어서 제1유구치(첫째어금니), 견치(송곳니), 제2유구치(둘째어금니)의 순서로 나오며, 2~3세에는 거의 다 나온다. 영구치는 태생 후반기에 이미 발생하기 시작하며, 나오는 것은 6~7세의 제1대구치(첫째큰어금니)가 최초이다. 최후에 나오는 것은 제3대구치(셋째큰어금니)로서 20세경이다. 따라서 흔히 사랑니(지치)라고 한다. 치아의 나오는 순서와 시기는 아래와 같지만 유치, 영구치 모두 일반적으로 하악치가 상악치보다 먼저 나온다.

- 영구치(permanent teeth) 32개 : 절치(앞니, incisors) 8개, 견치(송곳니, canines) 4개, 소구치(작은어금니, premolars) 8개, 대구치(큰어금니, molars) 12개.
- 유치(젖니, 탈락치아, deciduous) 20개 : 절치(앞니, incisors) 8개, 견치(송곳니, canines) 4개, 구치(어금니, molars) 8개.

가지 草本, 냉초 草本, 향부자 草本, 벽오동 木本, 회양목 木本

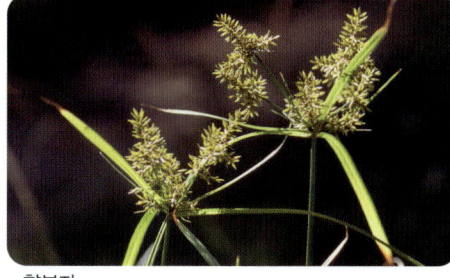

향부자

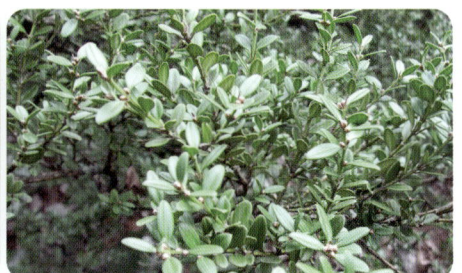

회양목

치통 : 치통의 가장 흔한 증세는 충치이다. 충치의 초기에는 치아 표면의 에나멜질이 침해당했을 뿐이다. 에나멜질에는 신경이 통하지 않으므로 이 단계에서는 그다지 아프지 않다. 그런데 입안을 들여다보면 새까맣게 변색되어 있다. 에나멜질 아래인 상아질까지 침범을 받으면 점차 통증을 수반하고 찬물, 뜨거운 물, 신맛이 나는 것을 먹으면 이가 시리게 된다. 더욱 진행되어 상아질 깊숙이 침범을 받으면 더욱더 이가 아프게 되고 치수염(齒髓炎, pulpitis)이 생기기도 한다. 초기 단계에서 발견하여 치과의에게 치료를 받는 것이 중요하다. 아직 통증이 없는 때라면 충치 부분을 갈아 살균을 하고, 갈아낸 구멍을 충진하는 간단한 방법만으로 치료할 수 있으나, 너무 심해지면 치수까지 제거해야 한다.

충치를 예방하기 위해서는 입안을 청결하게 유지시키는 것이 중요하다. 특히 요즘 아이들은 세 끼 식사 외에도 군것질을 많이 하므로 입안이 항상 지저분하다. 저녁식사를 한 뒤 이를 닦은 후에는 아무것도 먹지 않는 습관을 갖도록 해야 한다. 오렌지 주스 등 산성 과즙도 충치의 유인이 되므로 주스를 마신 뒤에는 반드시 입을 헹구어 깨끗이 해야 한다. 또 이를 튼튼하게 하기 위해서는 젖니가 나왔을 때 씹을 수 있는 것을 먹이는 것도 중요하다. 충치는 한 번 걸리면 자연적으로 치유되는 일은 절대 없으므로 미리 예방하는 것이 중요하다.

▶ 가지 / 냉초 / 향부자 / 벽오동 / 회양목

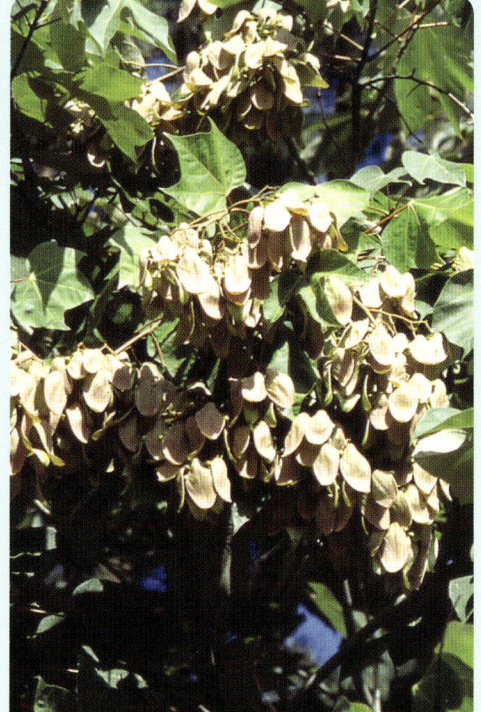

냉초   벽오동

▶ 치아 질환 · **치통** · 초본

가지

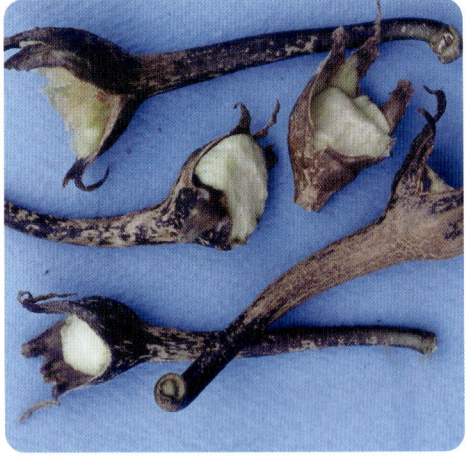

- 🟢 학 명 : *Solanum melongena* L.
- 🔵 과 명 : 가지과
- 🟤 이 명 : 까지
- 🟣 생약명 : 가자(茄子), 가근(茄根)
- 🟢 생육지 : 재배
- 🔴 개화기 : 6~9월
- 🔵 채취기 : 가을
- 🟣 용 도 : 식용, 약용
- 🔵 약 효 : 타박상, 종창, 하혈, 딸꾹질, 치통, 해열,
        동상, 대장염, 피부궤양, 각기

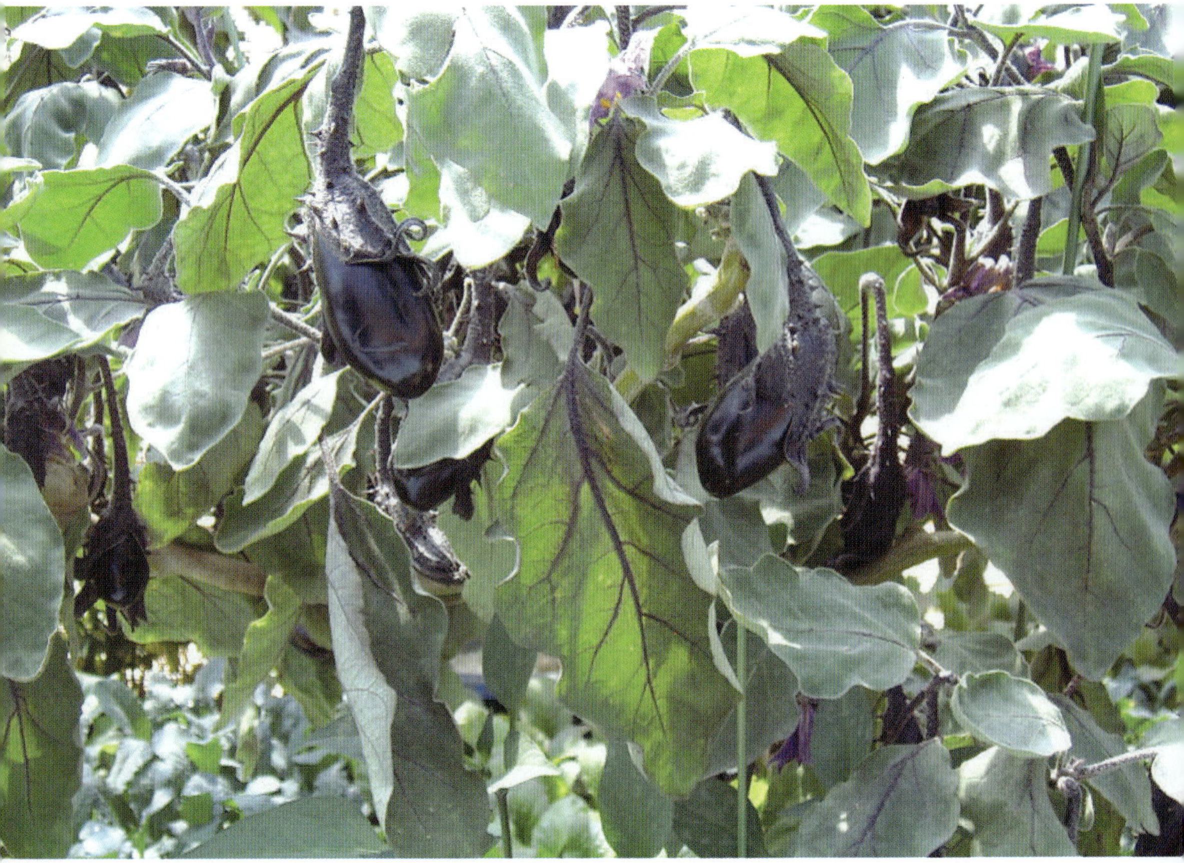

486

| 생김새와 특징 | 가지는 우리나라에서 한해살이풀이지만 열대지방에서는 여러해살이풀이다. 키는 60~100㎝로 곧게 자라고 줄기에는 전체적으로 별 모양의 회색 털이 있으며 간혹 가시가 있다. 잎은 어긋나고 달걀 모양이며 길이는 15~35㎝로, 긴 잎자루가 있고 끝이 뾰족하거나 둔하다. 꽃은 6~9월에 보라색으로 피며 마디 사이의 중앙에서 꽃자루가 나와 적은 수의 꽃이 달린다. 꽃부리는 얕은 술잔 모양이며 꽃밥은 노란색이다. '가지'라고 부르는 열매는 9~10월에 익으며 대부분 흑자색을 띠나 품종에 따라 흰빛, 노란빛도 있다. 가끔 줄무늬가 있는 것도 있으며 표면이 번들번들하다. 또한 모양은 대개 길쭉하지만 달걀 모양이나 공 모양도 있다. 둥근 종자는 담갈색을 띠며 한 개의 열매에 500~1,500개가 들어 있다.

인도 원산으로, 열대에서 온대에 걸쳐 세계적으로 분포한다. 우리나라에서는 신라 때부터 재배되었다는 기록이 있다. 열매를 식용으로 널리 이용한다.

| 성품과 맛 | 열매의 맛은 달고 성질은 서늘하다. 뿌리는 맵고 달며 성질이 차다.

| 사용 부위 | 열매(껍질 포함), 열매꼭지, 뿌리.

| 작용 부위 | 심(心), 간(肝), 비(脾), 위(胃), 대장(大腸) 경락.

| 성분 | 탄수화물 중에서는 환원당(환원성이 있는 당류)이 많고 그 밖에 자당(사탕수수, 사

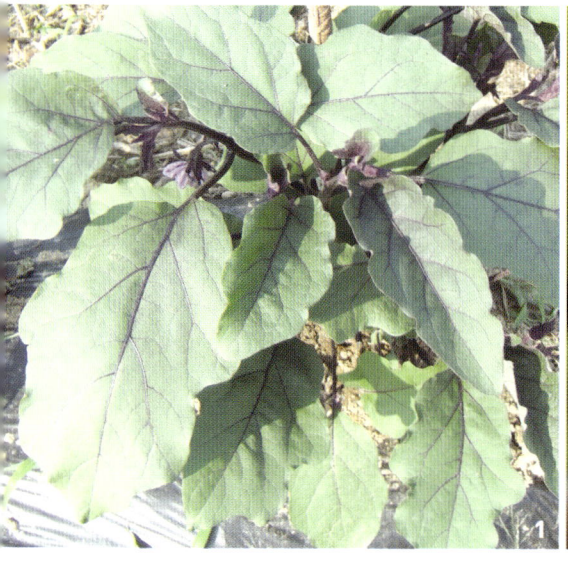 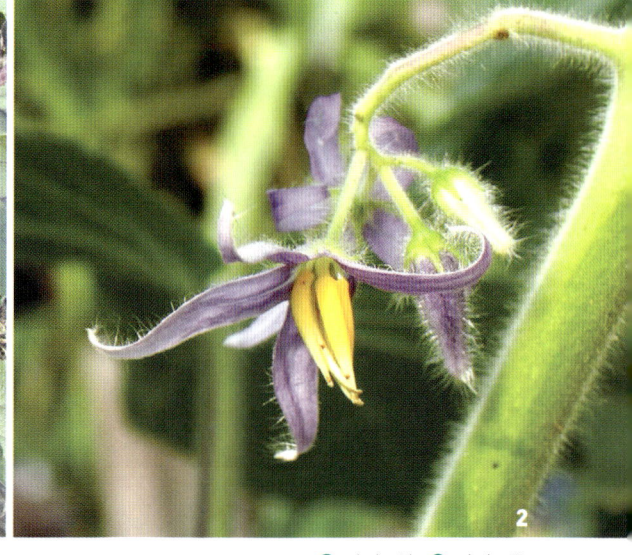

❶ 가지_ 잎 ❷ 가지_ 꽃

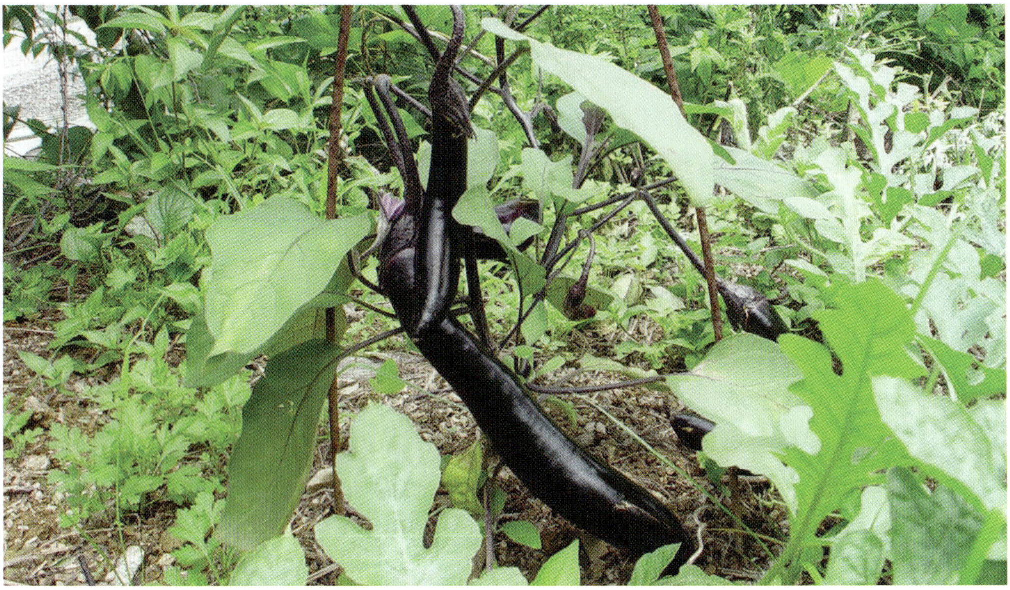

가지_ 열매

탕무 따위의 식물에 들어 있는 이당류)이 있다. 약 39%가 수분이다.

| 채취와 조제 | 여름~가을철, 열매(가지)가 익을 무렵 채취하여 그대로 이용한다. 또는 식용이나 약용으로 장기간 사용할 경우, 열매는 채취하여 적당한 크기로 잘라 햇볕에 말리고, 가지 꼭지는 따로 떼어 햇볕에 말려서 사용한다.

| 효능 주치 |

① 혈관을 강하게 하고 열을 낮추며 잇몸이나 구강 내 염증 치료에 효과가 있다.

② 치통, 진통, 열독, 종기 등을 치료한다.

③ 그 밖에 다른 피부염증, 동상(뿌리와 경엽) 등의 치료에도 효과가 있다.

④ 모세혈관의 저항력을 높여주고 출혈방지, 노화억제 작용이 있다.

⑤ 고혈압이나 동맥경화 환자가 먹으면 매우 좋다.

동의
보감
원문

性寒味甘無毒主寒熱五藏勞及傳尸勞氣. 園中人種而食者一名落蘇不可多食動氣發痼疾. 茄類有紫茄黃茄南北通有靑水茄白茄北土多有入藥多用黃茄其餘惟作菜茄耳. 新羅國出一種淡光微紫色蔕長味甘已遍中國惟此無益無所治.
根及枯莖葉 主凍瘡煎湯浸洗.

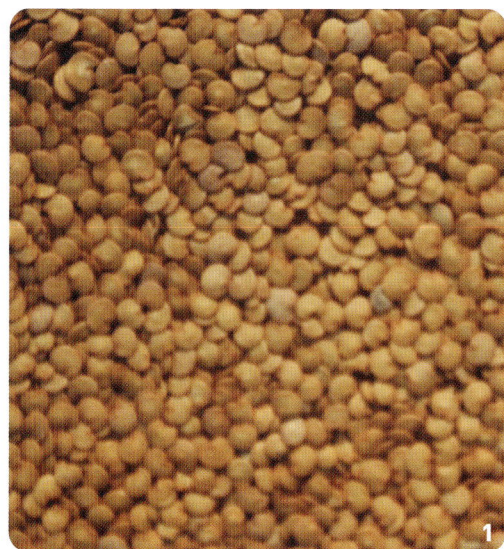 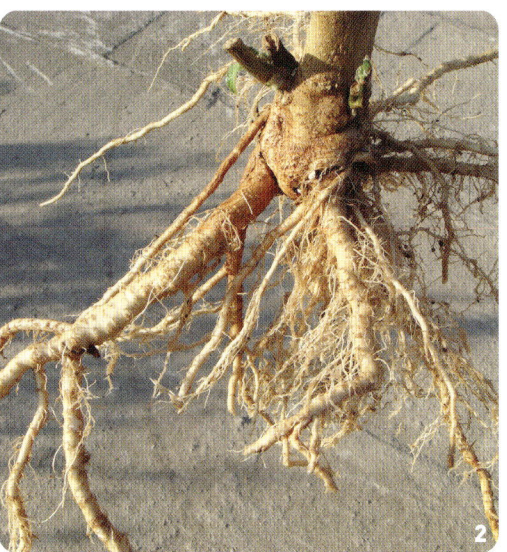

❶ 가지_ 씨　❷ 가지_ 뿌리

| 약용법 |

① 건조시킨 가지(껍질 포함)나 가지 꼭지를 달인 액을 차처럼 마시거나 달인 액으로
　환부를 여러 번 씻는다.

② 달인 액을 따뜻하게 해서 헝겊에 묻혀 마사지를 해도 좋다.

③ 가지를 쪄서 나물로 먹거나 전을 부치거나 가지찜을 해 먹는다.

④ 가지에 있는 영양소를 제대로 활용하기 위해서는 효소를 담가 먹는 것도 좋다.

주의사항　위장이 약하고 배가 차서 설사를 자주 하는 사람은 많이 먹지 않도록 하며,
특히 목을 많이 사용하는 사람(가수, 교수 등)은 목이 쉴 수 있으므로 과용하지 않도록
주의한다.

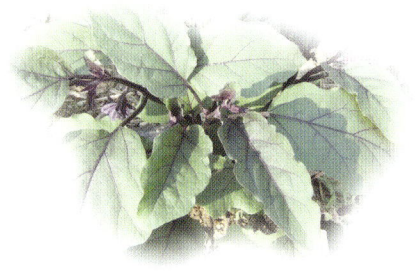

▶ 치아 질환 · **치통** · 초본

냉초

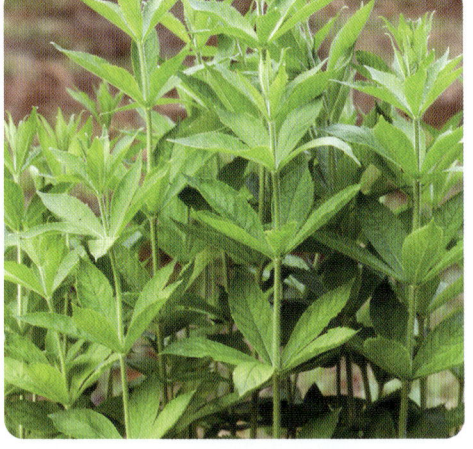

- 학 명 : *Veronicastrum sibiricum* (L.) Pennell
- 과 명 : 현삼과
- 이 명 : 털냉초, 민냉초, 시베리아냉초, 숨위나물
- 생약명 : 참룡검(斬龍劍)
- 생육지 : 산지 자생
- 개화기 : 7~8월
- 채취기 : 여름~가을
- 용 도 : 약용, 식용
- 약 효 : 근육통, 감기, 변비, 방광염, 해독,
  독사교상, 독충, 진통, 치통

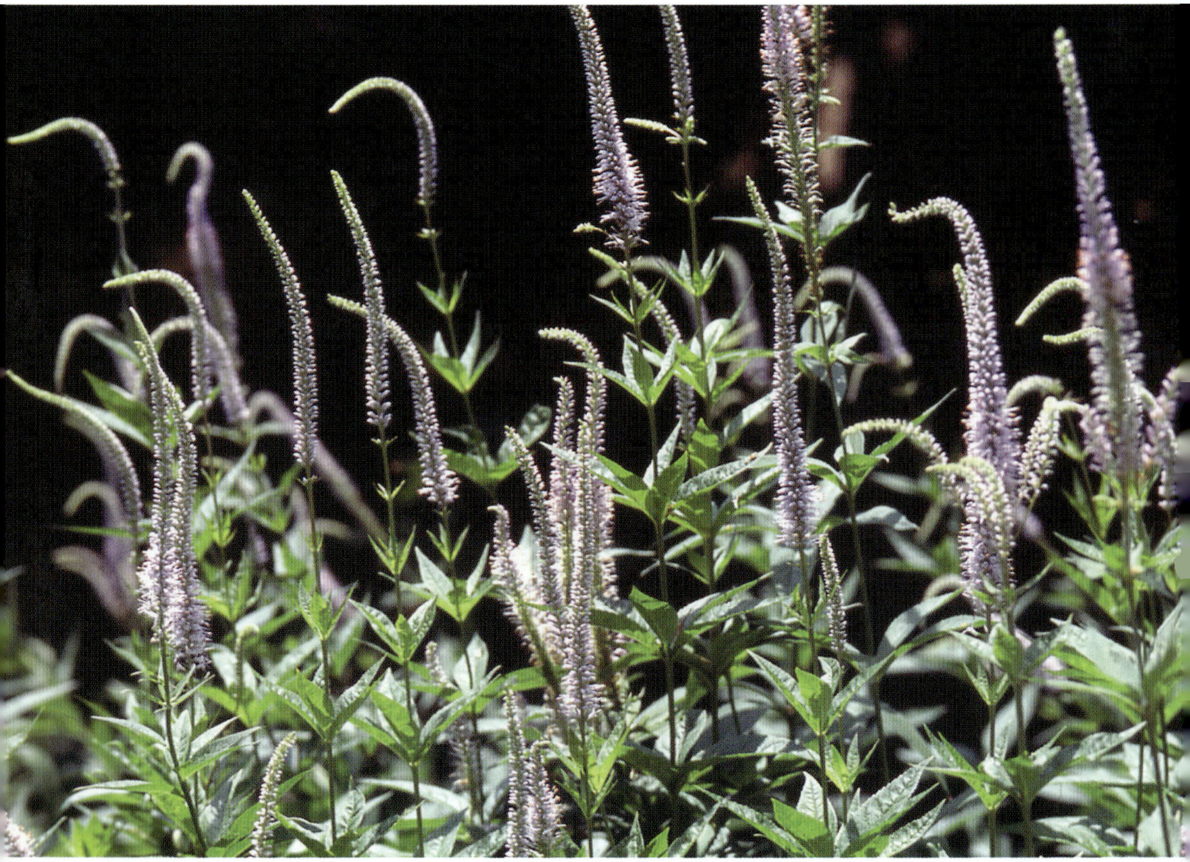

490

| 생김새와 특징 | 냉초는 여러해살이풀로, 키는 50~90㎝이며 줄기에는 털이 있고 여러 대가 한자리에 모여나기 한다. 긴 타원형의 잎은 둥글게 돌려나며 끝이 뾰족하고 가장자리는 톱니 모양처럼 되어 있다. 잎의 크기는 6~17㎝, 폭은 2~4㎝이다. 꽃은 7~8월에 보라색, 붉은 보라색으로 피며 아래부터 차례로 피어 올라가 총상꽃차례를 이룬다. 꽃부리의 길이는 7~8㎜이다. 열매는 삭과이고 넓은 달걀 모양이며 9~10월에 익는다. 어린순은 나물로 먹으며 뿌리를 포함한 전초는 약용한다. 약간의 쓴맛이 있으나 데친 다음 잠깐 우려내면 쓴맛이 없어진다. 냉초라는 이름은 냉증을 고친다고 해서 붙여진 것이다. 냉초는 우리나라와 중국, 일본, 시베리아 등지에 분포한다. 우리나라에서는 경기도 이북 지방에 분포하며, 산지의 습기가 약간 있는 곳에서 잘 자란다.

| 성품과 맛 | 맛은 쓰며 성질은 차다.

| 사용 부위 | 뿌리를 포함한 전초.

| 작용 부위 | 간(肝), 방광(膀胱) 경락.

| 성분 | 루테올린-7-글로코사이드(luteolin-7-glucoside), 미네코사이드(minecoside) 등.

| 채취와 조제 | 여름~가을에 냉초 전초를 채취하여 진흙을 털고 깨끗하게 손질한 후 잘게 썰어서 햇볕에 말린다.

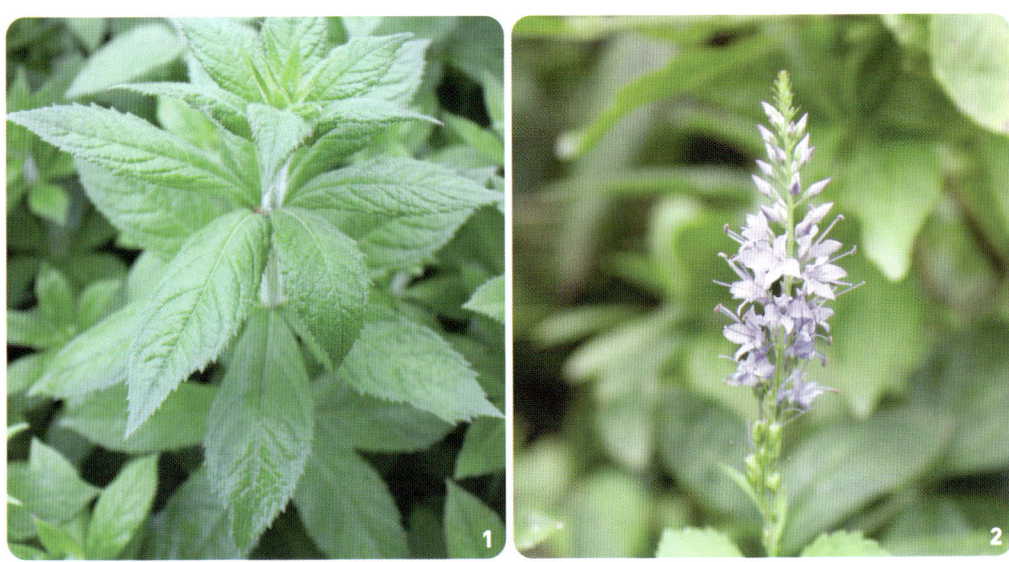

❶ 냉초_ 잎 ❷ 냉초_ 꽃

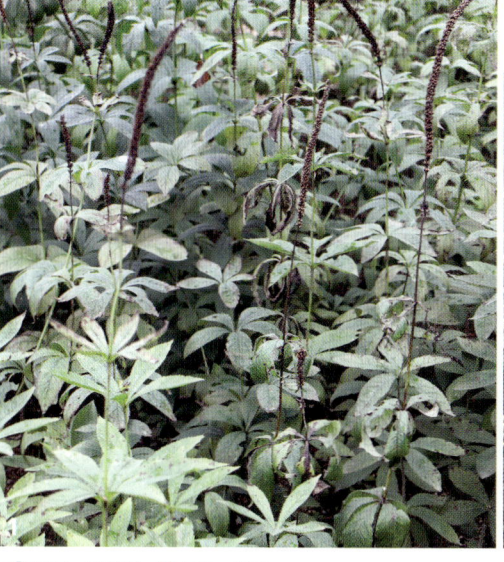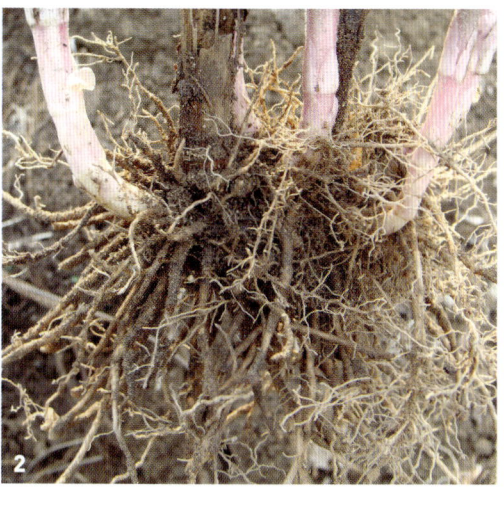

❶ 냉초_ 지상부 ❷ 냉초_ 뿌리

| 효능 주치 |

① 강장제, 보혈제, 거풍, 치통, 진통, 해열의 효능이 있고 근육통, 감기, 방광염, 변비 등을 치료한다.

② 풍습성 요통, 관절염, 폐결핵, 외상출혈 등에 사용한다.

| 약용법 |

① 약재로 말린 냉초 전초 1일량 6~12g을 900mL의 물에 넣고 약한 불에서 반량이 되도록 달인 후 하루 3회, 매 식후 2개월 정도 복용한다.

② 근육통이나 신경통 또는 뱀이나 벌레에 물리거나 쏘인 상처에는 냉초 생풀을 짓찧어서 환부에 붙인다.

주의사항 쓰고 찬 성질이 있으므로 위나 장이 냉한 사람은 신중하게 사용한다.

냉초의 기능성 및 효능에 관한 특허자료

▶ 인슐린 저항성 개선 효능을 갖는 냉초 추출물 및 이를 유효성분으로 함유하는 제품

본 발명의 냉초 에탄올 추출물은 지방세포의 SOCS-3 단백질의 발현을 억제하여 인슐린 저항성을 개선하고, 혈당을 강하시키며, 체지방 및 체중 증가를 억제하는 효능을 갖고 있어 대사증후군 예방과 치료를 위한 의약품 또는 건강기능식품으로 유용하게 이용될 수 있다.

– 공개번호 : 10-2010-0060857, 출원인 : (주)한국야쿠르트

▶ 치아 질환 · **치통** · 초본

향부자

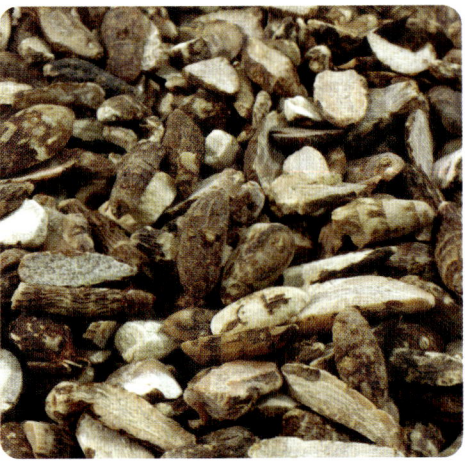

- ● **학 명** : *Cyperus rotundus* L.
- ● **과 명** : 사초과
- ● **이 명** : 갯뿌리방동사니, 약방동사니,
  뇌공두(雷公頭), 향부미(香附米)
- ● **생약명** : 향부자(香附子), 사초근(莎草根)
- ● **생육지** : 바닷가 모래땅, 들판의 물가 자생
- ● **개화기** : 7~9월
- ● **채취기** : 가을~이듬해 봄 사이
- ● **용 도** : 약용
- ● **약 효** : 발산(해소), 치통, 진경(경련억제), 월경불순,
  거풍, 옹종, 진통, 항균

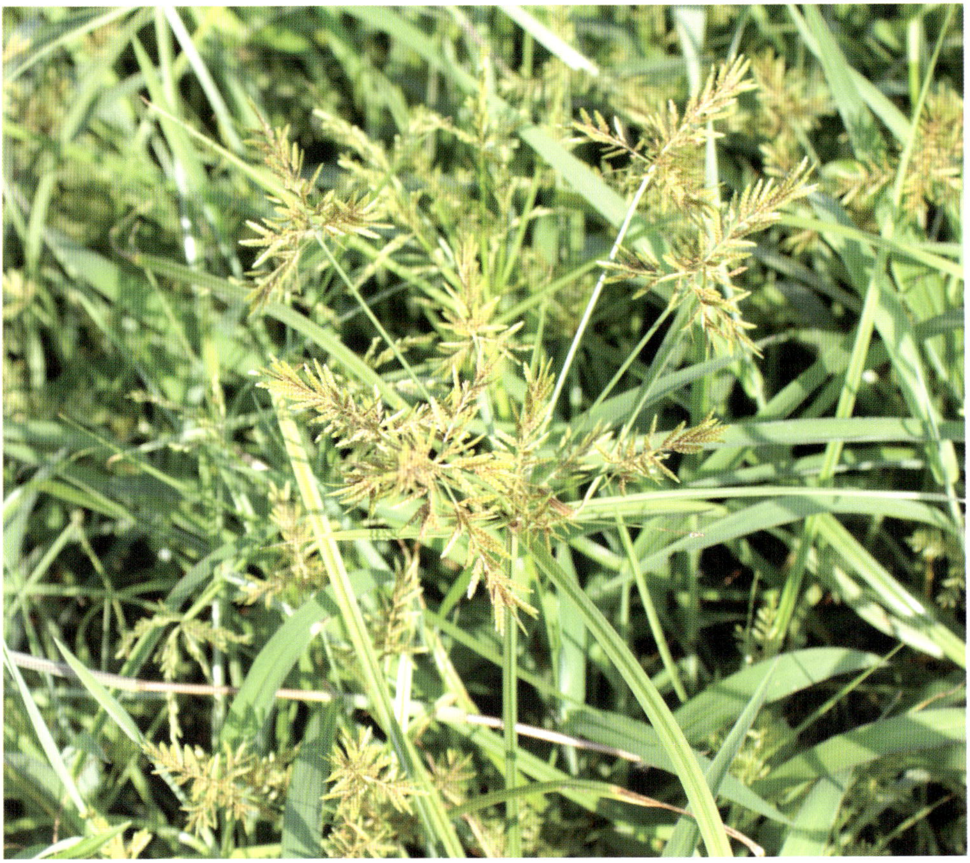

향부자 · **493**

| 생김새와 특징 | 향부자는 여러해살이풀로, 키는 20~70㎝이다. 줄기의 아랫부분은 둥글고 윗부분은 세모꼴이며 마디에서 모가 생겨서 곧게 선다. 선형의 잎은 뿌리줄기에서 모여나고 줄기 밑에도 달린다. 잎은 길이가 30~60㎝, 폭이 2~6mm로 진한 녹색이며 광택이 난다. 꽃은 양성화로, 7~9월에 잎 사이에서 높이 20~30㎝의 꽃자루가 나와 담황색~녹황색으로 피는데, 우산모양꽃차례에서는 작은 꽃대 3~5개가 길이가 서로 다른 우산살 모양으로 갈라진다. 작은 꽃대 끝에는 꽃이삭 3~10개가 달린다. 열매는 수과이고 긴 타원형이며 흑갈색을 띤다. 긴 땅속줄기가 옆으로 뻗으면서 자라는데, 군데군데 덩이줄기가 형성되고, 이 덩이줄기의 육질은 흰색이며 향기가 있다. 이 덩이줄기를 향부자 또는 사초근이라 하며 약용한다.

향부자는 우리나라가 원산지이며 일본, 대만, 중국, 열대지방과 아열대지방에 분포한다. 우리나라 바닷가 모래땅이나 들판의 물가, 논두렁, 길가 등 척박한 땅에서 잘 자란다.

| 성품과 맛 | 맛은 맵고 약간 쓰고 약간 달며 성질은 평하다(동의보감에는 달고 약간 차다고 함).

| 사용 부위 | 뿌리줄기(덩이줄기).

| 작용 부위 | 폐(肺), 비(脾), 간(肝), 위(胃), 삼초(三焦) 경락.

| 성분 | 정유, 글루코오스(glucose), 과당, 베타-피넨(β-pinene), 캄펜(camphene), 전분, 리모넨(limonene), 사이페렌(cyperene), 사이페롤(cyperol), 코파디엔(copadiene), 코부손(kobusone) 등.

| 채취와 조제 | 향부자 뿌리줄기(덩이줄기)를 가을~이듬해 봄 사이에 채취하여 수염뿌리를 제거한 후 끓는 물에 살짝 삶거나 찐 후에 햇볕에 말려 사용한다.

| 효능 주치 | 향부자 뿌리줄기 말린 것은 진통, 치통, 항균, 생리통, 월경불순, 진경, 어혈, 옹종, 항진균, 거풍 등의 치료에 약재로 쓴다.

| 약용법 |
① 말린 향부자 뿌리줄기 10g을 700mL의 물에 넣고 중불에서 반량이 되도록 달인 액

동의보감 원문

性微寒味甘無毒. 大下氣除胸中熱 久服令人益氣 能快氣開鬱 止痛調經 更消宿食. 莎草其根上如棗核者 謂之香附子 又名雀頭香 二月八月採.

을 나누어서 아침저녁으로 2회, 식후에 2주일 정도 복용하거나 술에 담가 복용하면 좋다.

② 민간에서 폐결핵의 진해제(鎭咳劑)로도 향부자 뿌리줄기 말린 것을 사용한다.

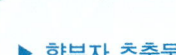 성질이 평한 약재이지만 쓰고 건조하기 때문에 기와 혈을 손상시킬 염려가 있으므로 기가 허하면서 울체되지 않은 경우이거나 음기(陰氣)가 허하면서 혈열(血熱)인 경우에는 사용에 신중을 기해야 한다.

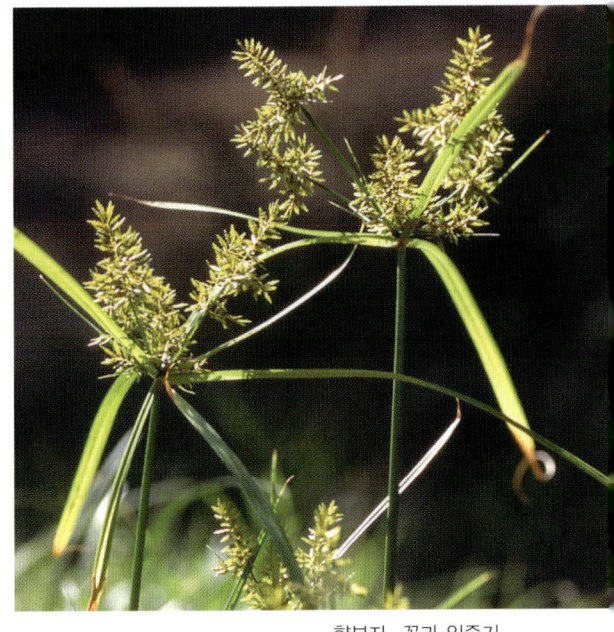

향부자_ 꽃과 잎줄기

향부자의 기능성 및 효능에 관한 특허자료

▶ **향부자 추출물을 유효성분으로 함유하는 지방간 치료 또는 예방용 약학 조성물**

본 발명은 향부자 추출물을 유효성분으로 함유하는 지방간 치료제에 관한 것으로, 특정 용매로 추출한 향부자 추출물이 LXR과 TRAP80 간의 상호결합을 저해하며, 지질 합성의 핵심 유전자인 SREBP-1c의 발현을 선택적으로 억제함으로써 지방간, 특히 비알코올성 지방간을 효과적으로 치료하거나 예방할 수 있다.

– 공개번호 : 10-2012-0118736, 출원인 : (주)고암바이오알앤디수

▶ **향부자 추출물을 유효성분으로 포함하는 퇴행성 뇌질환 및 폐경기 뇌질환의 예방 또는 치료용 조성물**

본 발명은 향부자 추출물을 유효성분으로 포함하는 조성물에 관한 것이다. 더욱 구체적으로 본 발명은 향부자 추출물을 포함하는 퇴행성 뇌질환 및 폐경기 뇌질환의 예방 또는 치료용 조성물에 관한 것이다.

– 공개번호 : 10-2011-0105206, 출원인 : 경희대학교 산학협력단

▶ **향부자 메탄올 추출물을 유효성분으로 함유하는 패혈증 예방 또는 치료용 조성물**

본 발명은 향부자로부터 메탄올을 추출용매로 하여 추출한 추출물 및 이의 분획물과 이로부터 분리 정제한 누트카톤 또는 발렌센을 유효성분으로 함유하는 패혈증 질환 또는 패혈증성 쇼크의 예방 또는 치료용 조성물에 관한 것이다.

– 공개번호 : 10-2011-0134552, 출원인 : 동국대학교 경주캠퍼스 산학협력단

▶ 치아 질환 · **치통** · 목본

벽오동

- **학 명** : *Firmiana simplex* (L.) W. F. Wight
- **과 명** : 벽오동과
- **이 명** : 벽오동나무, 청오동나무
- **생약명** : 오동자(梧桐子)
- **생육지** : 들판, 조경수로 식재
- **개화기** : 6~7월
- **채취기** : 여름~가을
- **용 도** : 약용, 식용, 관상용
- **약 효** : 소화불량, 건위, 위통, 구내염, 고혈압,
  풍습비통, 외상출혈

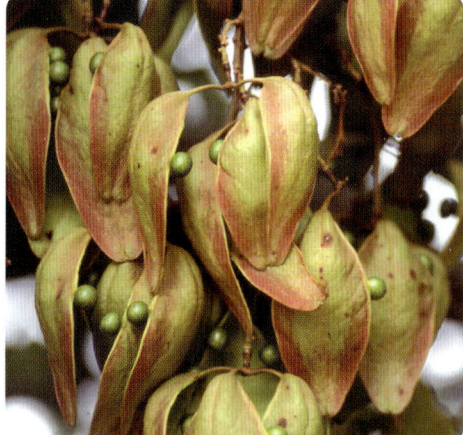

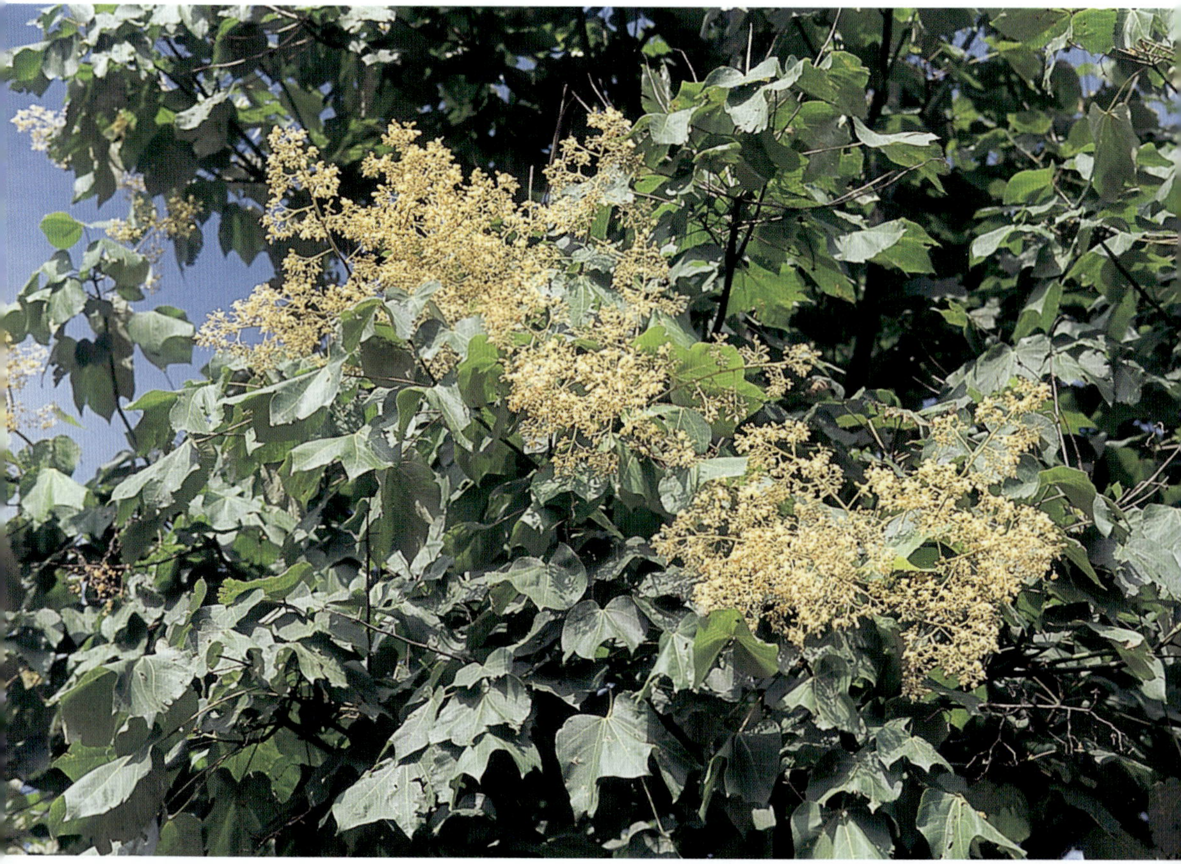

496

| 생김새와 특징 | 벽오동은 낙엽활엽 교목으로, 키는 15m, 지름은 40㎝ 정도로 자란다. 굵은 가지가 벌어지고 줄기의 나무껍질은 성숙해도 녹색을 띠고 있다. 잎은 어긋나며 넓은 달걀 모양으로 가지 끝에 모여난다. 잎은 3∼5개로 갈라지고 길이는 15∼30㎝이며, 잎자루는 잎보다 길다. 꽃은 6∼7월에 연한 노란색으로 피고 단성화이다. 열매는 삭과이고 10월에 성숙하는데, 종자가 익기 전에 벌어져서 5개로 갈라지면 완두콩처럼 생긴 둥근 종자가 겉에 나타난다.

잎이 오동나무 잎을 닮았는데 나무껍질이 녹색이라서 '줄기가 푸른 오동나무'란 의미의 벽오동이라고 부르지만 현삼과의 오동나무와는 계통이 다른 나무다. 벽오동은 예

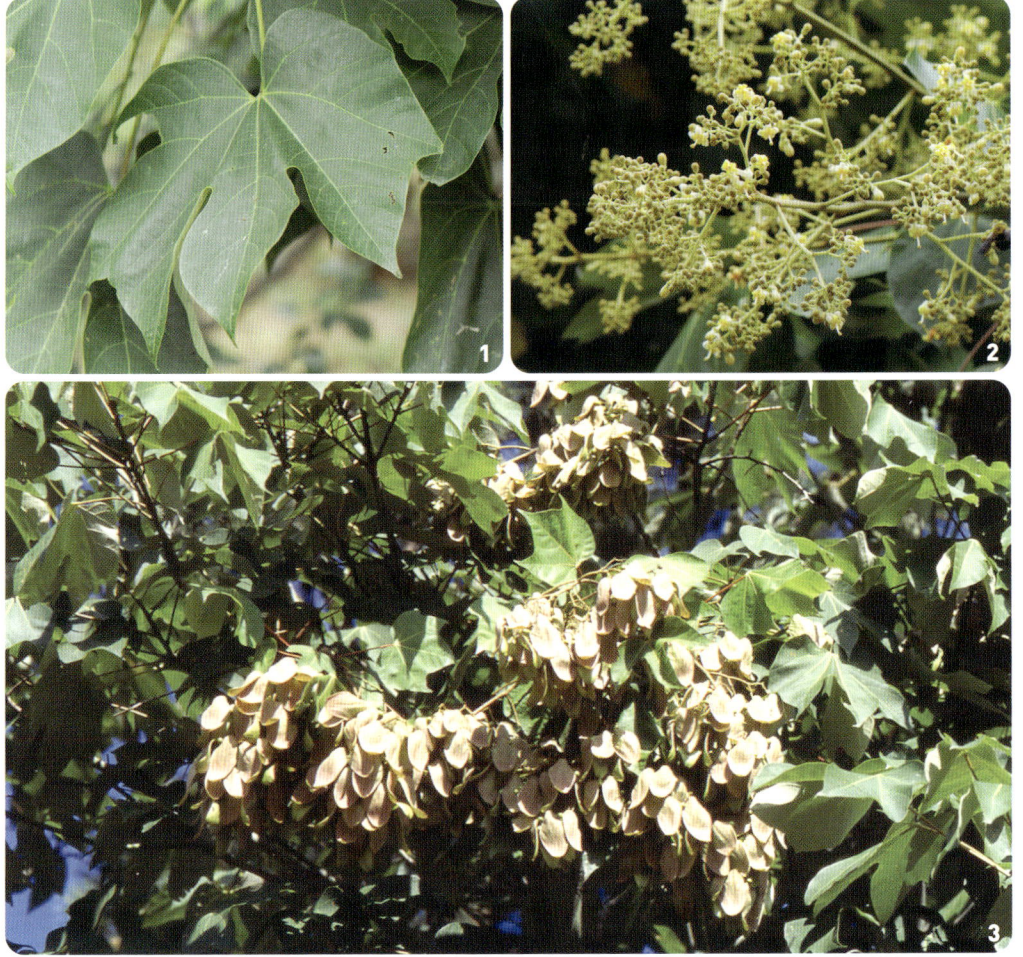

❶ 벽오동_ 잎 ❷ 벽오동_ 꽃 ❸ 벽오동_ 열매 달린 모습(가을)

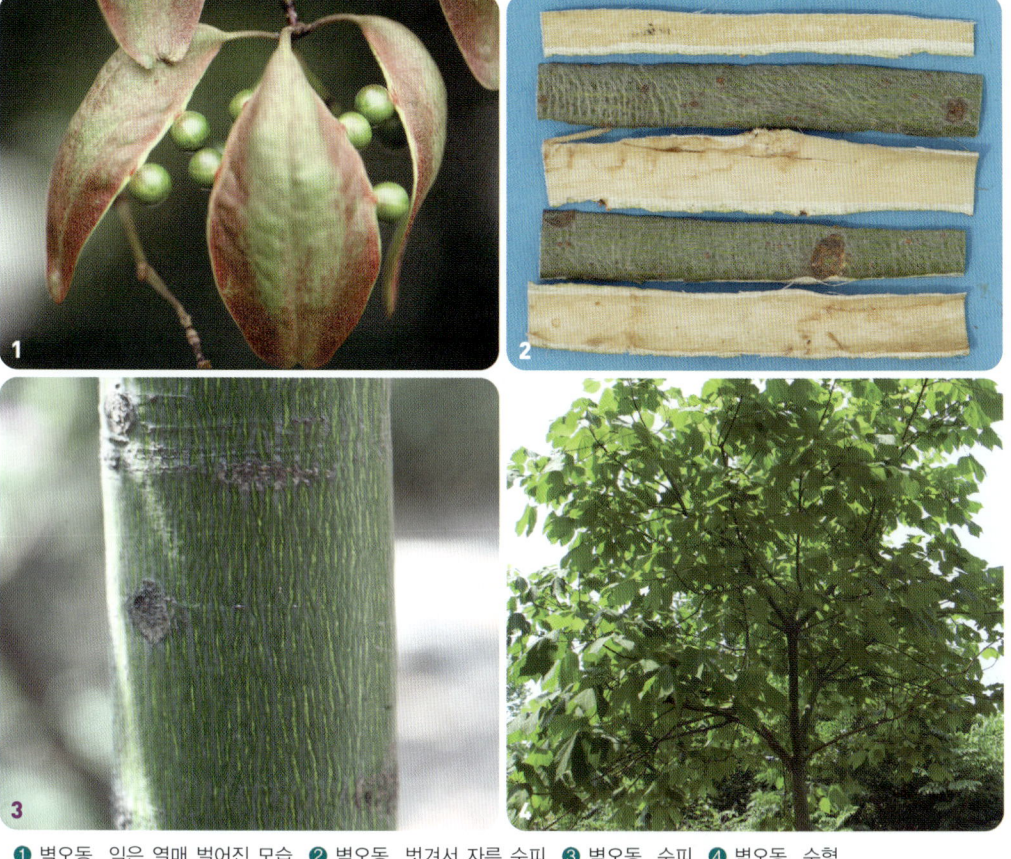

❶ 벽오동_ 익은 열매 벌어진 모습 ❷ 벽오동_ 벗겨서 자른 수피 ❸ 벽오동_ 수피 ❹ 벽오동_ 수형

전부터 봉황이 깃드는 나무라고 알려져왔다. 그래서 정원수로 심었으며, 재목으로는 가구나 악기를 만들었다. 또 껍질에서는 올실을 뽑았고, 나무진은 종이를 만드는 풀로 썼다. 열매의 종자는 오동자(梧桐子)라고 하여 약용, 식용할 수 있다.

우리나라를 비롯해 일본, 타이완, 중국, 하와이, 인도네시아 등지에 분포한다. 우리나라에서는 중부 이남, 들판의 풀숲에 야생으로 자라기도 하며 길가, 마당에 많이 심어왔다. 요즘에는 공원이나 정원에 관상용 조경수로 많이 식재하고 있다.

| 성품과 맛 | 맛은 달고 성질은 평하다.

| 사용 부위 | 종자(오동자), 나무껍질(오동백피), 잎(오동엽), 꽃(오동화), 뿌리(오동근).

| 작용 부위 | 위(胃), 신(腎) 경락.

498

| 성분 | 지방유, 카페인(caffeine), 펜토산(pentosan), 펜토스(pentose), 갈락탄(galactan) 등.

| 채취와 조제 | 벽오동 종자와 나무껍질은 여름과 가을에, 벽오동 잎은 여름에 채취하여 햇볕에 말려 사용한다. 나무껍질은 채취하여 말리지 않고 바로 이용하기도 한다.

| 효능 주치 |

① 오동자(梧桐子: 벽오동 종자)는 산기(疝氣), 위통, 식체, 소아구창을 치료한다.

② 오동엽(梧桐葉: 벽오동 잎)은 류머티즘에 의한 동통, 마비, 고혈압을 치료한다.

③ 오동백피(梧桐白皮: 벽오동 나무껍질)는 거풍, 진통, 타박상, 월경불순, 생리통, 치통, 탈모증의 치료 약재로 쓴다.

| 약용법 |

① 말린 벽오동 종자 1일량 6~12g을 900mL의 물에 넣고 중불에서 반량이 되도록 달여서 하루 2~3회 매 식후 복용한다. 외용할 때는 오동자를 볶아 약간 태워서 분말로 만들어 환부에 바른다.

② 말린 벽오동 종자는 볶아서 커피 대용으로 이용하며 여기에서 추출한 기름은 식용유로도 사용한다.

③ 벽오동 생나무 껍질을 갈아서 즙을 낸 후 두피에 바르고 마사지를 하면 좋다.

주의사항 특별한 주의사항은 없다.

벽오동의 기능성 및 효능에 관한 특허자료

▶ **벽오동 추출물을 함유한 천연 항산화제 조성물 및 이의 제조 방법**

벽오동나무의 줄기, 열매 및 잎의 파쇄물 중에서 선택된 하나 또는 그 이상으로부터 수득된 추출물을 포함하는 벽오동 추출물을 함유한 천연 항산화제 조성물 및 이의 제조 방법에 관한 것이다.

– 공개번호 : 10-2005-0117975, 출원인 : 김진수

▶ **벽오동 추출액 등으로 구성된 피부 개선제용 조성물**

본 발명은 천연식물을 주재로 하면서 우수한 피부개선 효과를 제공하는 피부개선제용 조성물에 관한 것이다. 본 발명의 피부개선제용 조성물은, 80 내지 95 중량%의 벽오동 추출액과 5 내지 20 중량%의 쑥 추출액으로 구성된 것을 특징으로 한다. 본 발명에 따른 조성물은, 보다 우수한 피부 개선 효과를 나타내면서도 부작용이 전혀 없다.

– 공개번호 : 10-2002-0070566, 출원인 : 조천호

▶ 치아 질환 · **치통** · 목본

회양목

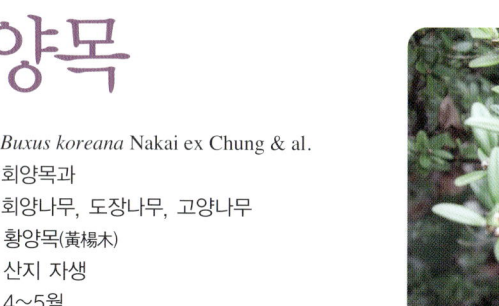

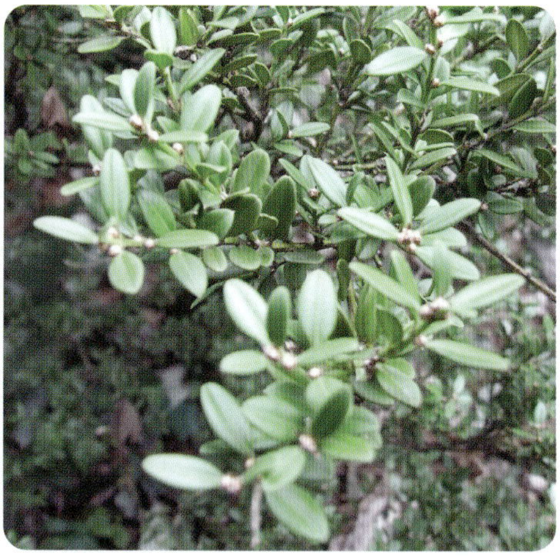

- 🟢 **학 명** : *Buxus koreana* Nakai ex Chung & al.
- 🔵 **과 명** : 회양목과
- 🟤 **이 명** : 회양나무, 도장나무, 고양나무
- 🟡 **생약명** : 황양목(黃楊木)
- 🟢 **생육지** : 산지 자생
- 🟣 **개화기** : 4~5월
- 🔵 **채취기** : 수시 채취
- 🟣 **용 도** : 약용, 관상용
- 🔵 **약 효** : 신경통, 치통, 통풍, 류머티즘, 타박상,
  풍습동통, 거풍습, 진통, 진해

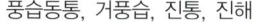

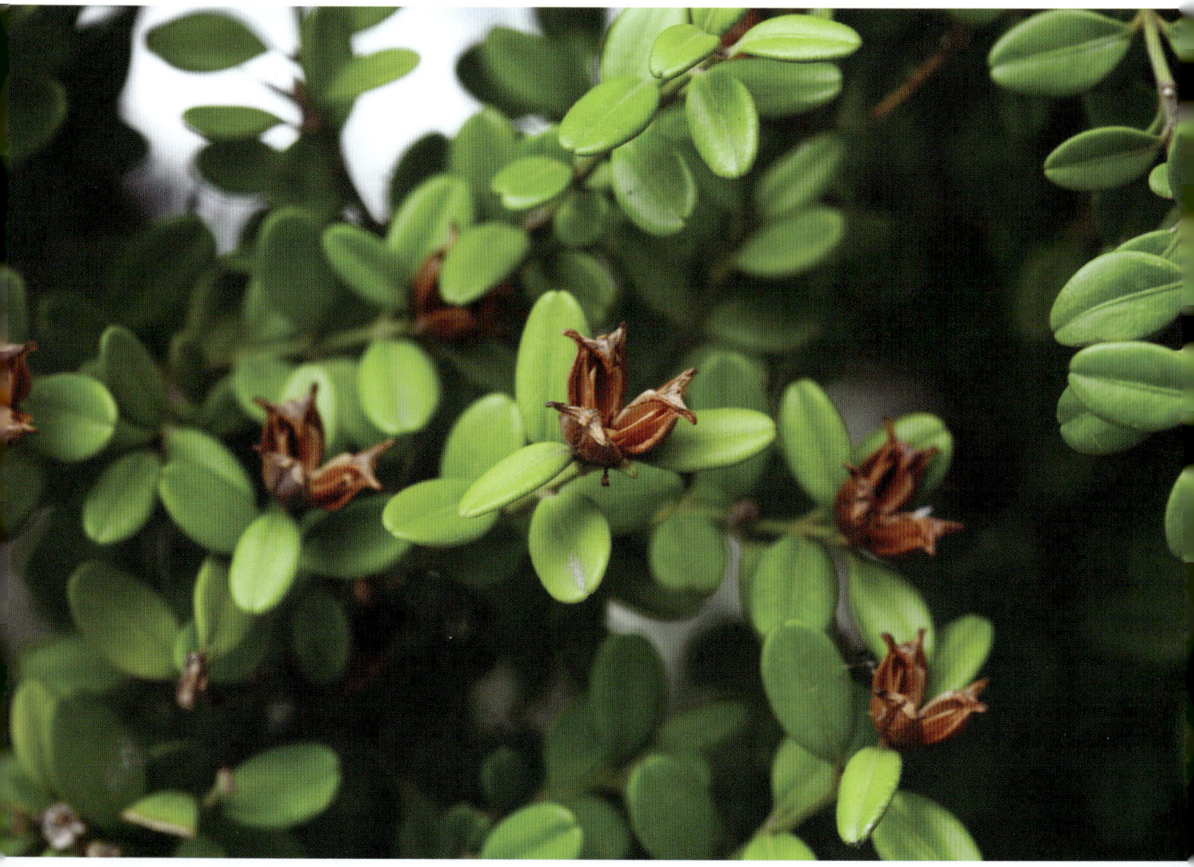

| **생김새와 특징** | 회양목은 상록활엽 관목으로, 키는 2~3m이다. 작은 가지는 녹색이며 털이 난다. 두터운 잎은 1㎝가량으로 마주나며 타원형으로 윤기가 나고 가장자리에는 톱니가 없이 밋밋하고 살짝 뒤로 젖혀진다. 꽃은 연한 황색으로, 4~5월에 가지 끝이나 잎겨드랑이에 뭉쳐 핀다. 꽃차례에는 중앙에 암꽃이 있고 그 주위를 수꽃들이 둘러싸고 있는데, 암꽃이나 수꽃 모두 꽃잎이 없다. 열매는 달걀 모양이고 길이는 1㎝ 정도이며 6~7월에 갈색으로 익는다.

석회암 지대가 발달한 강원도 회양(淮陽)에서 많이 자라기 때문에 회양목이라고 부른다. 약재로도 쓰이며, 목질이 단단하여 옛날에는 도장이나 장기 알, 호패, 목판 활자의 재료로 사용되었다. 회양목은 원산지인 우리나라를 비롯해 일본 등에 분포한다. 우리나라 전국에 걸쳐 자라고 있으나 특히 강원도와 경북, 충북 등 석회암 지대가 발달한 산지에서 잘 자란다. 잎이 작은 상록수라서 관상용으로도 심는다.

| **성품과 맛** | 맛은 쓰고 성질은 평하다. 독성은 없다.

| **사용 부위** | 잔가지와 잎.

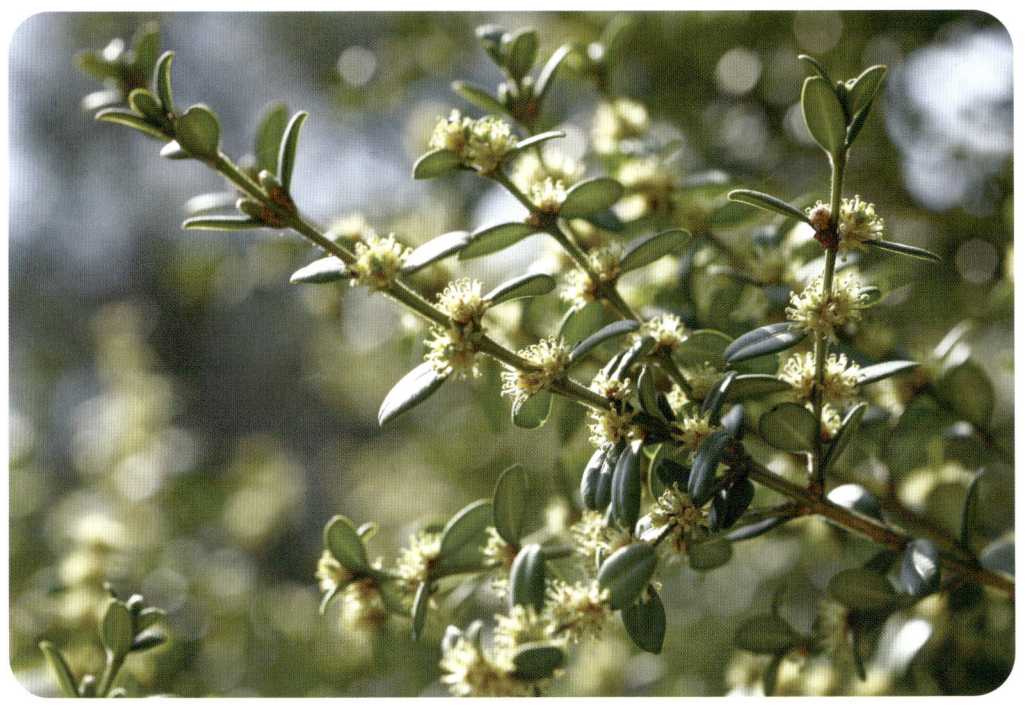

회양목_ 꽃과 가지

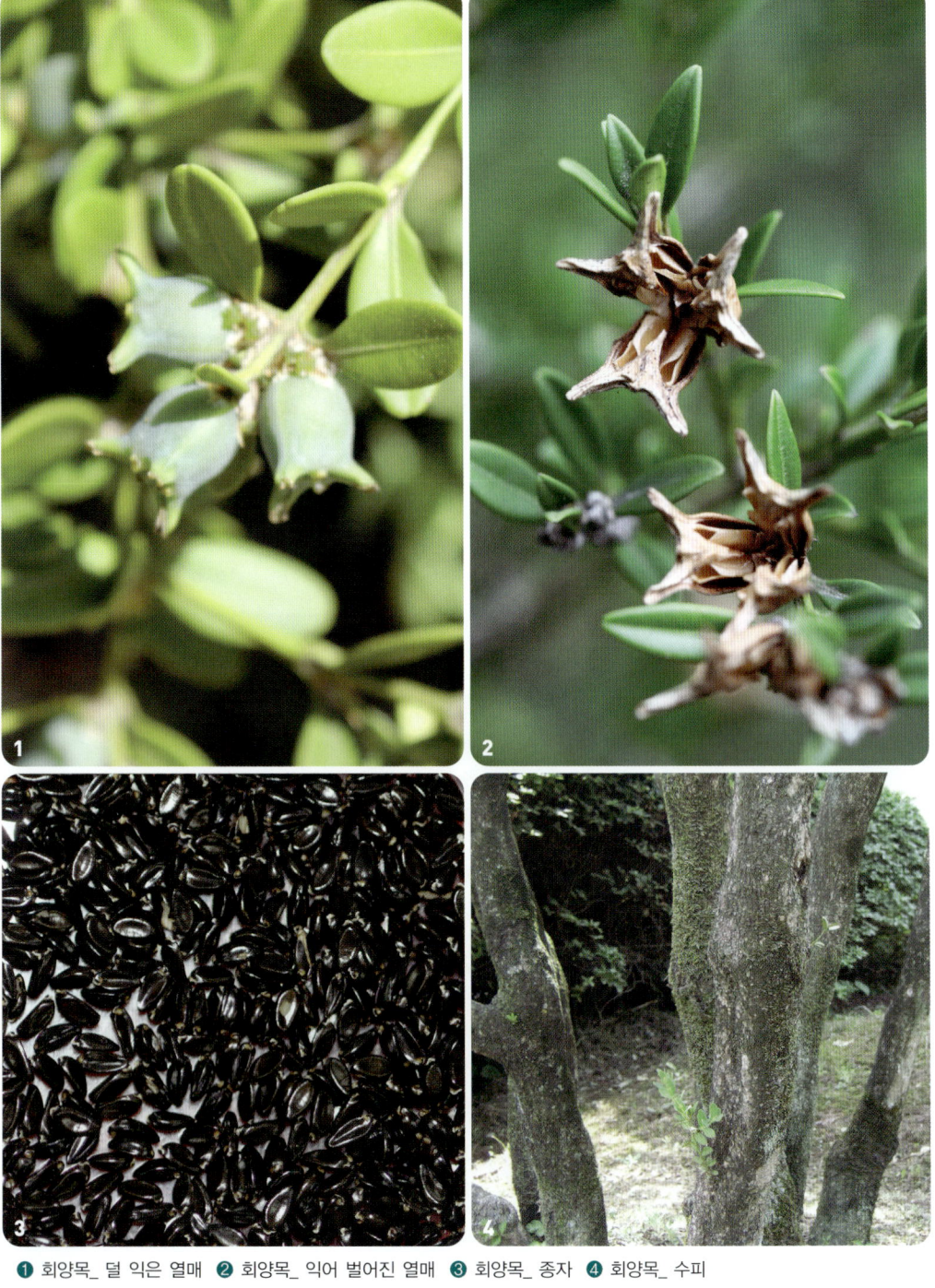

❶ 회양목_ 덜 익은 열매 ❷ 회양목_ 익어 벌어진 열매 ❸ 회양목_ 종자 ❹ 회양목_ 수피

| **작용 부위** | 간(肝), 폐(肺), 심(心) 경락.

| **성분** | 북신(buxin), 파라북신(parabuxin), 북시니딘(buxinidin) 등.

| **채취와 조제** | 어느 때든지 채취할 수 있으며, 채취한 회양목 잔가지와 잎을 햇볕에 말린 후 사용하기에 앞서서 잘게 썬다.

| **효능 주치** |

① 류머티즘, 치통, 풍과 습기로 인한 통증, 백일해, 통풍이나 매독의 치료약으로 사용 한다.

② 고환이나 부고환의 질환으로 인한 신경통, 치통 등을 치료한다.

| **약용법** | 말린 약재(잔가지와 잎) 25g을 900mL의 물에 넣고 중불에서 반량이 될 때까지 달인 액을 아침저녁으로 나누어서 식후에 장기간 복용하면 좋다.

주의사항 특별한 주의사항은 없으나 공복에 복용하는 것은 피한다. 공복에 자주 복용 하면 구토, 설사, 현기증 등의 증세가 일어날 수 있다.

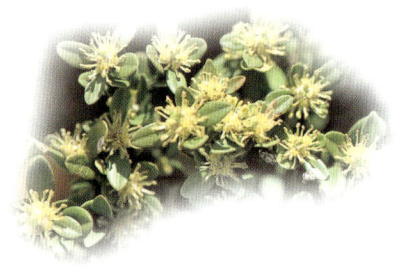

회양목의 기능성 및 효능에 관한 특허자료

▶ 회양목 추출물을 포함하는 탈모 방지 또는 발모 촉진용 조성물

본 발명은 회양목 추출물을 유효성분으로 포함하는, 탈모 방지 또는 발모 촉진용 조성물을 제공한다. 상기 회양목 추출물은 사람의 모유두 세포(dermal papilla cell)와 사람의 각질형성 세포(human keratinocyte)의 성장을 촉진하는 활성을 가짐으로써 모발의 생장 및 건강한 두피 생육을 촉진할 수 있다. 따라서 상기 회양목 추출물은 탈모의 진행을 완화시키고, 모발의 양모/육모, 성장을 촉진하는 조성물, 즉 탈모 방지 또는 발모 촉진용 약학 조성물 등에 유용하게 사용될 수 있다.

− 공개번호 : 10-2014-0092086, 출원인 : 이태후생명과학(주)

제8장
피부·비뇨기 질환

일반적으로 외피는 인체를 덮고 있는 피부와 여기에 포함되어 있는 털, 손발톱 및 피지선(기름샘), 한선(땀샘), 유선(젖샘)과 같은 각종 피부샘을 포함하고 있다. 이러한 외피는 인체의 보호, 일반 감각 기능, 비타민 D 및 지방의 저장 기능, 수분 및 기타 분비물의 배설 기능, 체온 조절 기능 등 다양한 역할을 수행하고 있다.

피부는 표피와 진피로 구성된다. 진피의 아래쪽은 피하지방조직으로 구성되어 있는데, 이는 피부에 속하지 않는다. 피부에는 촉각, 압각, 통각 및 냉·온각 등의 일반 감각에 대한 센서 역할을 담당하는 각종 신경종말이 분포하고 있으며, 이 때문에 감각기로서의 역할도 수행한다. 피부의 두께는 부위에 따라 차이가 있지만 일반적으로 1~4㎜이다.

무사마귀 : 무사마귀는 바이러스의 감염, 피부 노화 등의 원인으로 나타나고, 보통 사마귀는 나이에 상관없이 주로 손발이나 입 주위, 코에 생긴다. 크기와 색도 여러 가지이고 다른 사람에게까지 옮긴다. 종류는 청년성 사마귀와 노인성 사마귀가 있다. 사마귀가 생기면 자주 긁거나 만지면 안 되고 그 부위를 깨끗하게 해야 한다. 사마귀가 발바닥이나 발가락에 생기면 다른 부위와 달리 신발에 의해 지속적으로 압박을 받으므로 겉으로 튀어나는 것이 아니라 발의 피부 속으로 파고들어서 걸을 때마다 아프게 된다. 그래서 발바닥에 사마귀가 생기면 십중팔구 티눈이라고 오해하게 된다. 그러나 사마귀는 티눈과 달리 옮기고 번지는 경향이 있다. 사마귀는 보통 면역이 약한 어린이들에게 생기기 쉬우며 번지기도 쉽다. 물론 타인에게 옮길 수도 있다. 그러나 대개의 경우, 2~3년 지나면서 저절로 면역이 형성되어 자연적으로 소실되는 경향이 있다. 그러나 신체 다른 부위로 옮기기도 하고 다른 사람에게 전염될 수도 있으므로 반드시 치료해야 하며, 특히 아프거나 증세가 있으면 즉시 치료하는 것이 낫다.

▶ 율무 / 흰민들레

무좀 : 무좀균이 피부의 각질층을 침범하여 각질을 영양분으로 삼아 기생, 번식하는 피부병의 일종이다. 무좀균이 내뿜는 독소로 인한 염증 반응으로 피부가 빨갛게 되거나 물집이 생기고 몹시 가려워진다. 각질이 풍부하고 축축하며 따뜻한 발가락, 발바닥, 발톱, 손톱, 옆구리, 사타구니 주변, 살이 겹쳐지는 곳 등 신체 대부분의 부위에서 발병한다. 손, 발을 청결히 하고 건조시켜야 하며 특히 발가락 사이의 습기를 방지하기 위해 통풍이 잘되는 신발이나 양말을 신는다.

▶ 배초향 / 잔대 / 쥐방울덩굴

방광·요도염 : 방광염을 예방하려면 수면 부족이나 불규칙한 생활, 과음, 과도한 성생활을 피해야 하며, 과로를 피하는 것이 중요하다. 세균 감염을 막기 위해 청결에 유의해야 하며, 배뇨와 배변 후에는 앞에서 뒤로 항문을 닦는 습관을 갖는 것도 중요하다. 그리고 냉증이 있는 사람은 평소 운동을 통해 혈액순환을 좋게 하는 것이 방광염을 예방하는 방법이다.

▶ 약모밀 / 양파

정력 감퇴·강장 : 정력 감퇴란 일에 대한 의욕이 저하됨은 물론 남성으로서의 기능이 저하되는 것을 의미한다. 즉 성욕, 발기력, 발기 횟수 등이 눈에 띄게 감퇴되는 것이다. 정력 감퇴를 고치려면 우선 정신적인 스트레스를 제거하고, 정신 상태를 개선하는 것이 중요하다.

증상별로 한방 치료법을 보면 어깨가 결리고 명치가 당기며 흉협고만(胸脇苦滿: 가슴과 옆구리가 그득하고 누르면 저항감과 압통을 느끼는 상태)이 있고 평소 변비 경향이 있다. 체격이 좋고 비만형인 사람의 발기부전에는 대시호탕을 복용한다. 상기(上氣) 및 어깨결림, 명치가 결리는 증상이 있으며 체격이 좋고 체력은 중간 정도이며 신경과민인 사람의 정력 감퇴나 조루에는 시호가용골모려탕을 복용한다. 또한 명치가 결리고 긴장되며 비만 기미가 있고 체력이 중간 정도인 경우에는 사역산을 복용한다.

▶ 삼지구엽초 / 산수유

피부염 : 피부소양증은 피부가 가려운 것 외에는 다른 증상은 없다. 전신이 가려운 경우와 음부, 항문 등 부분적으로 가려운 경우가 있다. 정신을 못 차릴 정도로 가려워 긁어 부스럼이 되기도 하고, 독한 약을 발라 습진이 되는 경우도 있다. 원인을 제거하는 것이 우선이며, 병이 원인이라면 그 병을 빨리 치료해야 한다. 그러나 원인 불명인 경우도 많은데, 그럴 경우 항히스타민연고 등으로 치료한다.

농가진이라는 것은 대개 수포형인데, 주로 유아나 소아에게 많이 발생하고 여름에 유행한다. 수포형 농가진의 초기 증상은 여름에 갑자기 얼굴이나 손발에 아주 작은 빨간 입자가 생기는 것으로, 바로 수포가 되고, 점점 커져서 3~4일째는 새끼손가락 머리 정도에서 엄지손가락 머리만큼 커진다. 그 중에는 달걀만큼 커지는 것도 있다. 물집 속에는 투명한 물 같은 것이 있다. 이 물집은 가렵고 조금만 긁어도 금방 터져서 속의 장액이 흘러나와 눅눅하게 짓무르지만 금방 마르고 얇은 딱지가 앉는다. 입자가 생기고 7~10일이면 딱지도 떨어져 점점 낫게 된다. 그러나 이 장액 속에는 농가진의 원인이 되는 화농균이 있기 때문에 자칫 잘못하면 다른 피부로 옮겨질 수도 있다. 특히 목욕을 하면 하룻밤 사이에 온몸으로 번지는 경우도 있으므로 주의해야 한다.

▶ 호박 / 개나리(의성개나리) / 무화과나무 / 오동나무

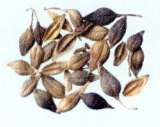

▶ 피부·비뇨기 질환 · **무사마귀** · 초본

율무

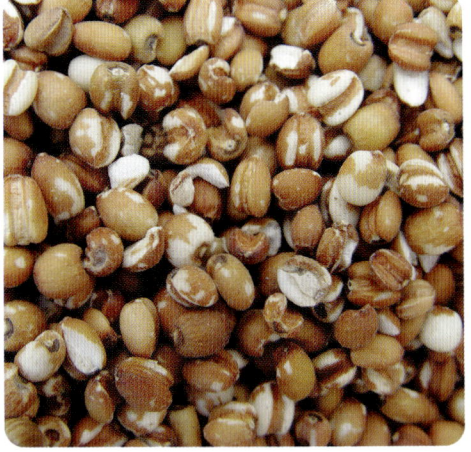

- **학 명** : *Coix lachryma-jobi* var. *mayuen* (Rom.Caill.) Stapf
- **과 명** : 벼과
- **이 명** : 울미, 율미, 의미(薏米), 의주자, 인미, 천곡(川穀)
- **생약명** : 의이인(薏苡仁)
- **생육지** : 재배
- **개화기** : 7~9월
- **채취기** : 가을(10월경)
- **용 도** : 약용, 식용
- **약 효** : 무사마귀, 항암, 설사, 장옹(腸癰), 관절염, 이상세포 억제

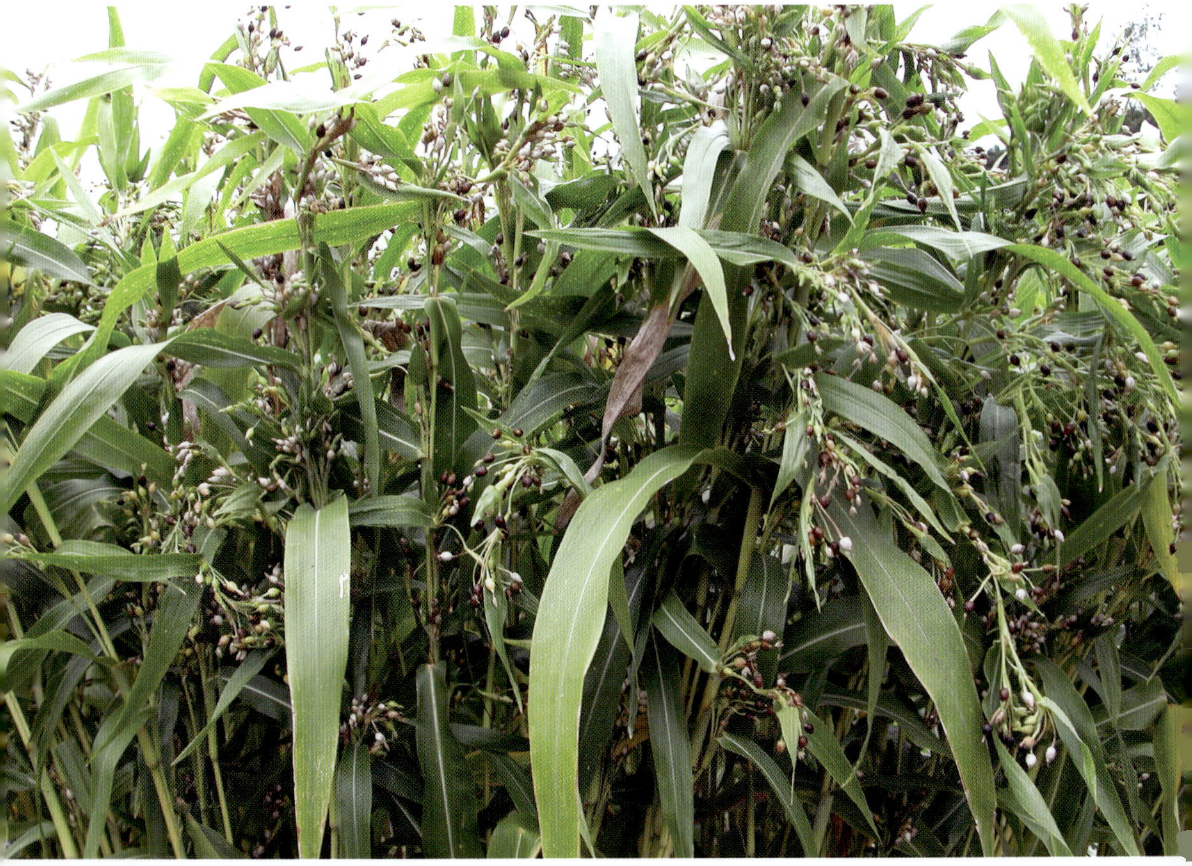

506

| 생김새와 특징 | 율무는 한해살이풀로, 키는 1~1.5m이다. 줄기 속이 딱딱하며 곧게 자라고 가지가 여러 대로 갈라진다. 피침형 잎은 어긋나고 폭이 2.5㎝로서 가장자리가 거칠며 밑부분은 잎집으로 되어 있다. 꽃은 7~9월에 잎겨드랑이에서 나온 꽃이삭 끝에 길이 3㎝ 정도의 수꽃이삭이 달리며 핀다. 밑부분에는 타원형의 잎집에 싸여 있는 암꽃이삭이 있다. 포는 길이 약 1.2㎝로 딱딱하며 흑갈색으로 익는다. 열매는 10월에 견과로 익는데 염주알과 비슷한 모양의 종자를 맺으며 종자의 고유색인 회백색, 황갈색, 암갈색, 흑갈색을 띠고 있다.

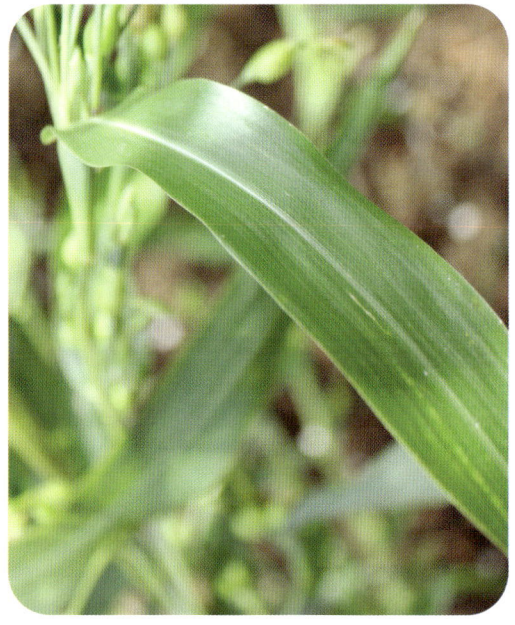

율무_ 잎

씨방이 성숙하면 잎집은 딱딱해지고, 검은 갈색으로 변한다.

율무의 원산지는 동남아시아 또는 중국으로 알려져 있으며 우리나라에는 1078년에 송나라에서 들여왔다는 기록이 있다. 전국 각지의 들에서 약용식물과 곡물로 재배하고 있다.

| 성품과 맛 | 맛은 달고 담백하며 성질은 약간 차다(평하다고도 함). 독성은 없다.

| 사용 부위 | 종인(種仁: 씨껍질을 제거한 것).

| 작용 부위 | 비(脾), 위(胃), 폐(肺) 경락.

| 성분 | 코익솔(coixol), 코익세놀라이드(coixenolide) 등.

| 채취 및 조제 | 가을(10월경)에 줄기를 잘라서 성숙한 열매를 수확하여 햇볕에 말린 뒤 씨

동의
보감
원문

性微寒一云平味甘無毒. 主肺痿肺氣吐膿血咳嗽　又主風濕痺　筋脈攣急　乾濕脚氣. 輕身勝瘴氣. 久服令人能食性緩不妬須倍他藥用咬之粘牙者眞. 此物力勢和緩　須倍用卽見效. 取實　蒸令氣饎　暴於日中使乾磨之或按之則得仁矣

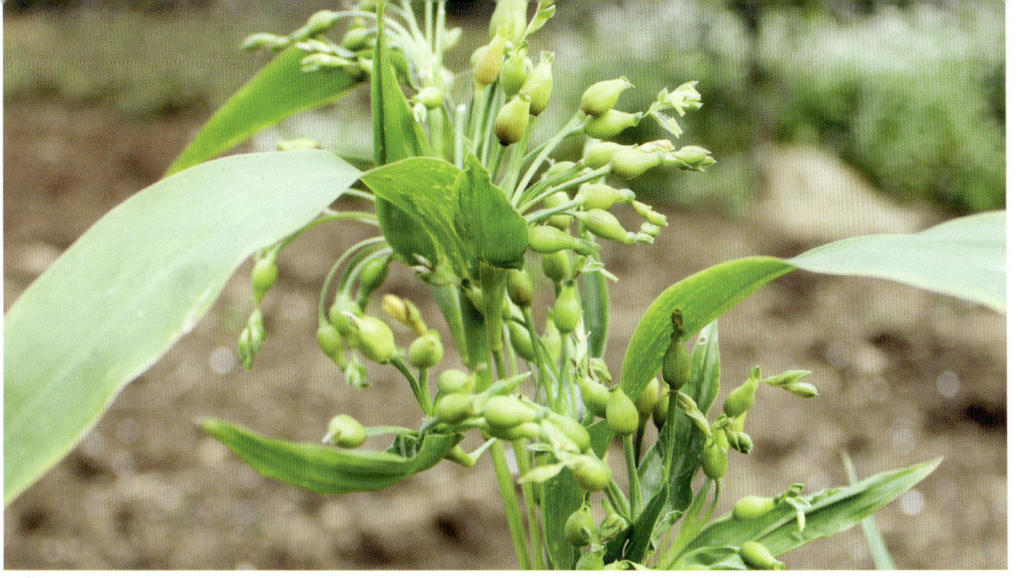

율무_ 종자 결실

껍질을 제거한 종인(種仁)을 약용한다.

| 효능 주치 |

① 이상세포 억제작용으로 무사마귀나 암 치료에 효과적이다.

② 이습, 청열, 배농의 효능이 있고, 설사, 장옹(腸癰), 습비(濕痺), 관절염, 각기를 치료한다.

| 약용법 |

① 씨껍질을 벗겨낸 율무 종인 15~20g을 물 500~600mL에 넣어 중불에서 반으로 달인 후 2~3회로 나누어 2~3주 식전에 마신다.

② 이 액을 사마귀에 발라도 좋다. 청년성 사마귀에 특히 잘 듣는다. 어린이는 어른의

TIP

[율무차로 음용하는 방법]

1. 불순물을 없앤 다음 깨끗이 씻어 물기를 빼둔다.

2. 잘 건조된 율무 종인을 프라이팬에 볶아 용기에 담아둔다.

3. 매일 12~20g씩 600mL의 물에 붓고 달여 절반 정도로 줄어들면 찌꺼기를 제거하고 이를 하루 3회 정도 나누어 마신다.

4. 주의사항으로, 율무차는 하루 5잔까지 마셔도 되지만 변비가 있는 사람은 피해야 한다. 대장의 수분까지 흡수해 변비가 더 심해질 수 있다. 잘 붓는 사람이라도 몸이 차다면 피하는 게 좋다. 또한 임신 중에는 금물이다.

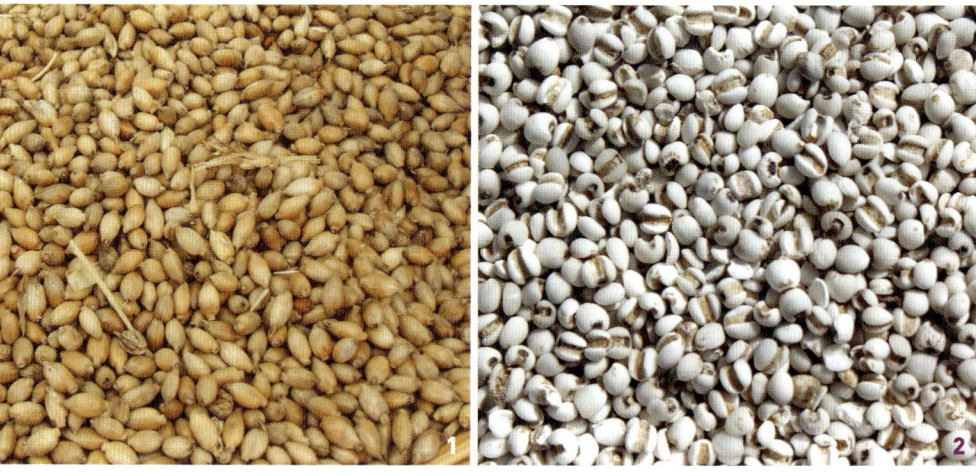

❶ 율무_ 껍질을 벗기기 전의 종자 ❷ 율무_ 껍질을 벗긴 종자

4분의 1에서 절반 정도를 복용한다.

③ 율무차로 만들어 먹거나 분말로 만들어 죽으로 먹어도 좋으며, 자주 붓는 경우에는 율무밥도 효과가 있다.

④ 질경이 씨와 율무를 각각 볶아서 1:3 비율로 섞어 물에 달여 먹으면 위기를 손상시키지 않으면서 다이어트에 도움이 된다.

주의사항 유산의 우려가 있으므로 임신부는 신중하게 사용해야 한다.

율무의 기능성 및 효능에 관한 특허자료

▶ **율무 유래의 항균제 및 그의 제조방법**

항균력이 향상된 율무 유래의 항균성 물질을 제공하는 것을 과제로 하여, 그 해결수단으로서, 율무 혹은 율무로부터 얻어지는 추출물을 가열처리함으로써, 당해 율무 및 율무 추출물의 항균력이 향상되는 것을 발견하였다. 또한, 항균력이 향상되어 있는 율무 성분 중에서, 특히 강한 항균력을 보이는 성분이 율무 성분 중의 지질 성분 안에 존재하는 것도 발견하였다.

– 공개번호 : 2001-0099638, 출원인 : 프레운드인더스트리얼컴파니

▶ **율무 및 꾸지뽕잎을 유효성분으로 포함하는 대사질환의 예방, 치료 또는 개선용 조성물**

본 발명은 율무 및 꾸지뽕잎을 유효성분으로 포함하는 대사질환의 예방, 치료 또는 개선용 조성물을 제공하며, 상기 대사질환은 고혈당, 비만, 빈혈 또는 고지혈증이다. 본 발명에 따르면, 본 발명은 고기능성 천연식품소재의 활용을 통해 체내 대사 개선을 위한 건강제품을 개발할 수 있다.

– 공개번호 : 10-2014-0066845, 출원인 : 한국식품연구원

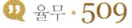 율무 · 509

▶ 피부·비뇨기 질환 · **무사마귀** · 초본

흰민들레

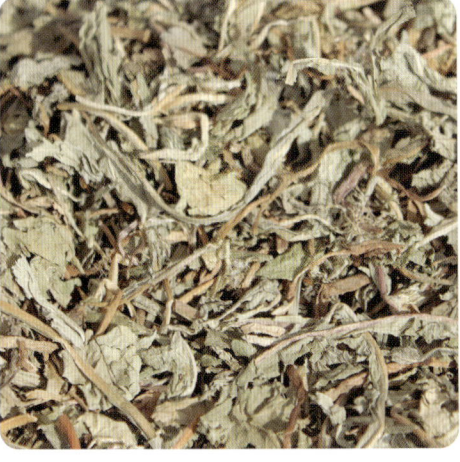

- 학 명 : *Taraxacum coreanum* Nakai.
- 과 명 : 국화과
- 이 명 : 조선포공영, 백화포공영
- 생약명 : 포공영(蒲公英)
- 생육지 : 산과 들, 풀밭 자생
- 개화기 : 4~6월
- 채취기 : 개화기(5월)
- 용 도 : 식용, 약용
- 약 효 : 무사마귀, 완하(緩下), 강장(强壯), 건위(健胃), 소염, 이뇨, 최유, 기관지염, 간염

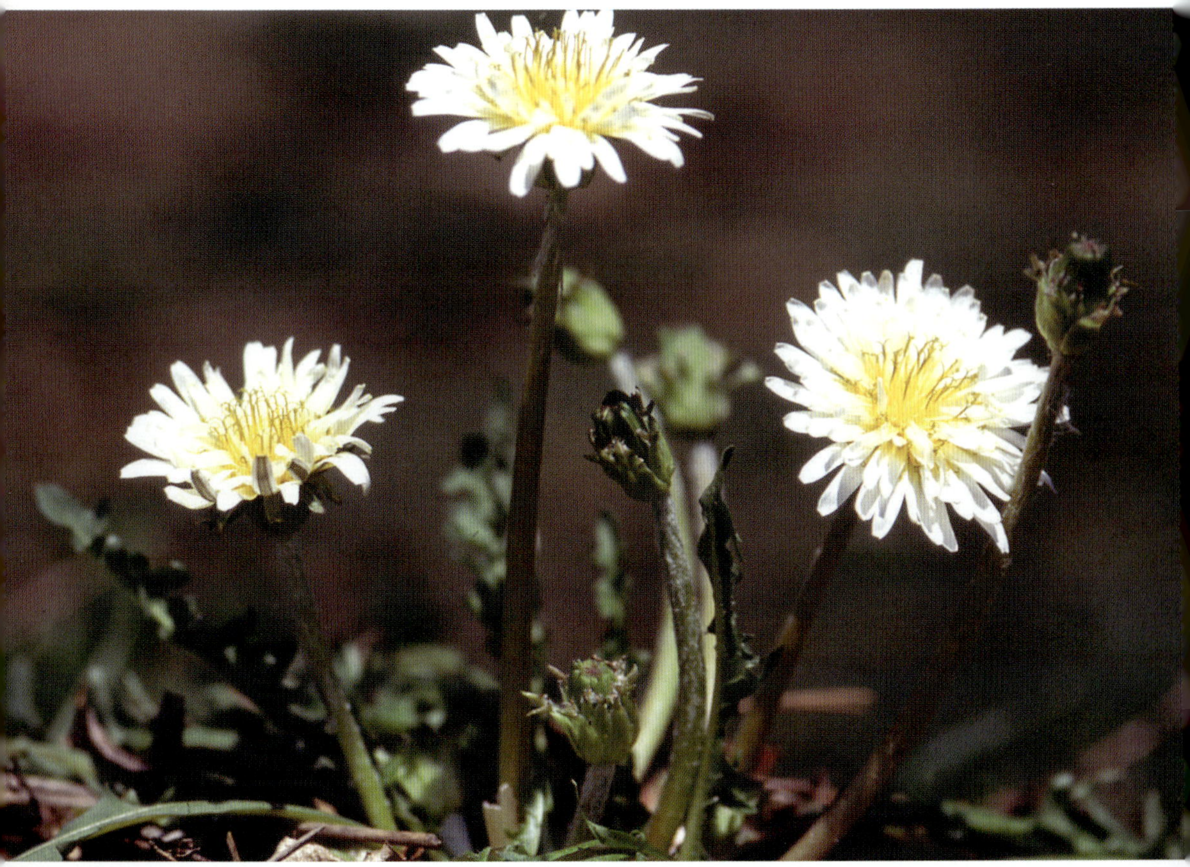

510

| 생김새와 특징 | 흰민들레는 숙근성 여러해살이풀로, 높이는 25~30㎝이다. 원줄기가 없고 잎이 뿌리에서 나와 비스듬히 자란다. 잎의 양면에 털이 약간 있고 가장자리가 갈라진다. 잎의 길이는 7~25㎝, 폭은 1.4~6㎝이다. 꽃은 4~6월에 꽃줄기 끝에 흰색으로 핀다. 꽃부리는 백색이며 앞부분에 많은 홈과 혹이 있고 윗부분에는 돌기가 있다. 꽃이 핀 다음 꽃줄기는 30㎝ 내외로 자라며 속이 비어 있다. 열매는 7~8월에 수과(瘦果: 성숙해도 열매껍질이 작고, 말라서 단단하여 터지지 않으며 1방에 1개의 씨가 들어 있음)로 결실하는데 부리가 길며 윗부분에는 돌기가 있고 밑부분이 좁다. 열매는 길이 3.5㎜, 지름 1.5㎜로서 앞부분에 많은 홈과 혹이 있다.

우리나라에 자생하는 대부분의 민들레는 노란색이며 그중 90%가 외래종인 서양민들레이다. 그러나 흰민들레는 우리나라 고유종으로서, 이명도 '조선포공영' 이라고 하며 한방에서 약재로 많이 사용되고 있다. 우리나라 전국 각지의 산과 들에 분포하며 산비탈, 텃밭, 길가, 언덕 등에 자생한다.

| 성품과 맛 | 맛은 쓰고 달며 성질은 차다(동의보감에는 달고 평하다고 함). 독성은 없다.

| 사용 부위 | 뿌리를 포함한 전초.

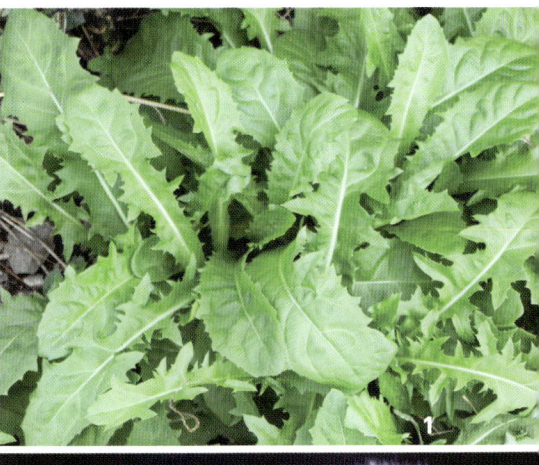

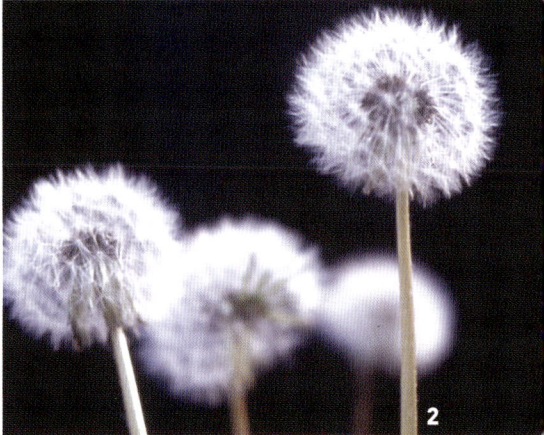

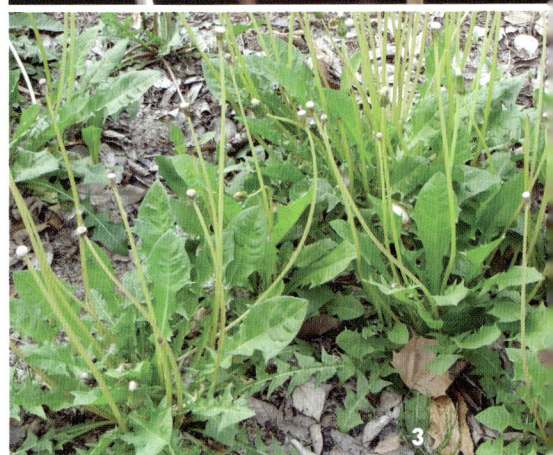

❶ 흰민들레_ 잎 ❷ 흰민들레_ 종자 결실
❸ 흰민들레_ 종자 흩어진 후 모습

| 작용 부위 | 간(肝), 위(胃), 방광(膀胱), 대장(大腸) 경락.

| 성분 | 타락사스테롤(taraxasterol), 콜린(cholin), 이눌린(inulin), 펙틴(pectin), 스티그마스테롤(stigmasterol), 베타시토스테롤(β-sitosterol), 루테인(lutein), 아르니디올(arnidiol), 비타민 C 등.

| 채취 및 조제 | 봄에 꽃이 필 무렵(5월경), 뿌리를 포함한 전초를 꽃과 함께 채취하여 햇볕에 잘 말린 후 서늘한 곳에 보관하며 사용한다.

| 효능 주치 |
① 자궁병, 궤양, 건위제로서 효능이 좋다.
② 손등의 사마귀, 얼굴의 반점, 식중독, 감기, 기관지염, 변비, 유선염을 치료한다.
③ 완하(緩下), 강장(强壯), 항균의 기능을 하는 약재로 이용한다.

| 약용법 |
① 흰민들레 새순이나 어린잎을 생으로 먹거나 즙을 내어 장기간 복용하면 효과가 있다. 또한 봄철에 꽃이 피기 전, 뿌리째 캐서 김치를 담그거나 건조기에 건조하여 분말을 내어 국수 등의 가공식품 재료로도 이용한다.
② 풀잎을 자르면 흰 유액이 나오는데 민간에서는 이 유액을 손등의 사마귀를 없앨 때 사용한다.
③ 이른 봄, 꽃이 피기 전에 어린순을 채취하여 나물로 먹거나 국에 넣어 먹는다. 쓴맛이 강하므로 데쳐서 찬물에 오래 담가 충분히 우려낸 다음 조리해야 한다.

주의사항 쓰고 찬 성미가 있어 열을 내리고 습사를 다스리는 청열이습(淸熱利濕)의 작용을 하므로 실증(實證)이 아니거나 음달(陰疸)인 경우에는 신중하게 사용해야 한다.

동의
보감
원문

性平味甘無毒主婦人乳癰腫. 處處有之葉如苦苣三四月採黃花似菊莖葉斷之有白汁出人皆啖之俗呼爲蒲公英. 化熱毒消惡腫散結核解食毒散滯氣有奇功可入陽明太陰經. 一名地丁治疔腫最效.

▶ 피부·비뇨기 질환 • 무좀 • 초본

배초향

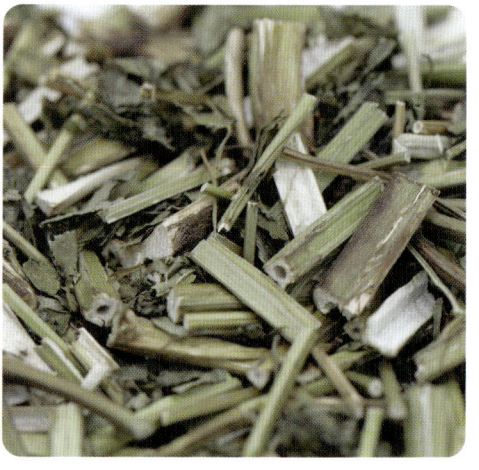

- 학 명 : *Agastache rugosa* (Fisch & Mey.) Kuntze
- 과 명 : 꿀풀과
- 이 명 : 방앳잎, 방아잎, 중개풀, 토곽향(土藿香)
- 생약명 : 곽향(藿香)
- 생육지 : 자갈밭, 재배
- 개화기 : 7~9월
- 채취기 : 6~7월
- 용 도 : 약용(전초), 식용(어린잎)
- 약 효 : 소화, 건위, 지사, 감기, 오한, 두통, 식상, 구토, 복통, 설사, 무좀

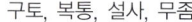

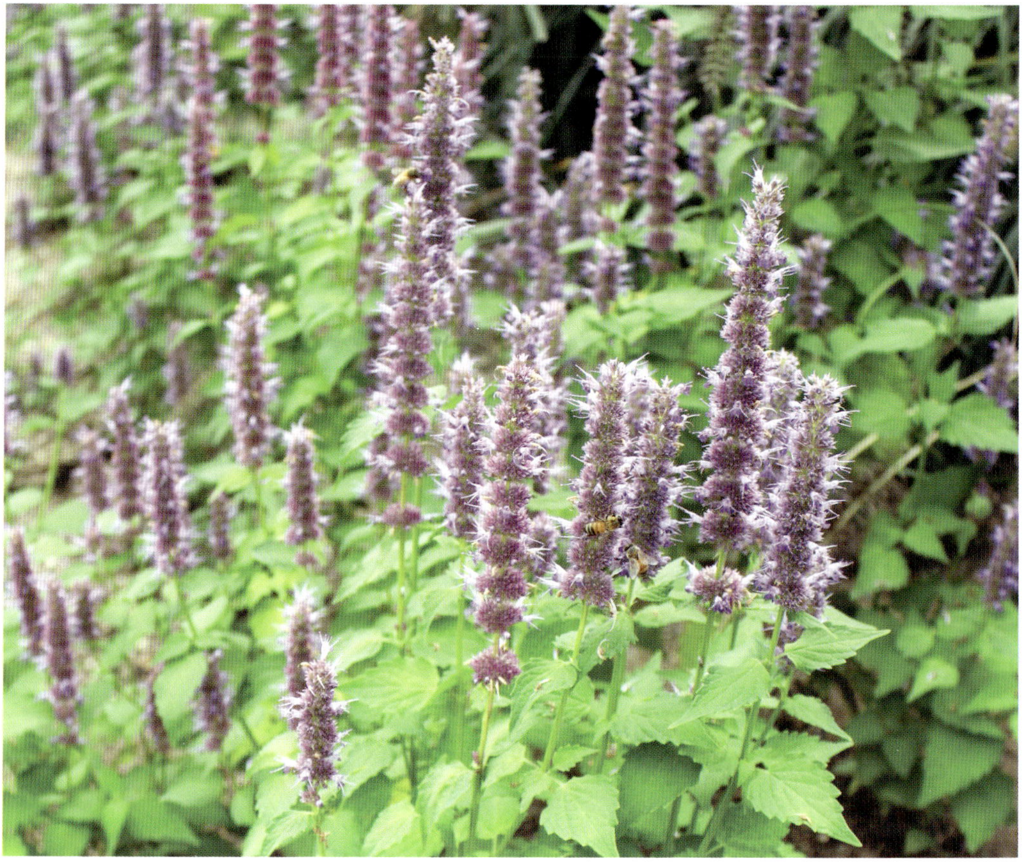

배초향 • 513

| 생김새와 특징 | 배초향은 여러해살이풀로, 키는 40~100㎝이다. 방향성 식물로서 풀 전체에서 좋은 향기가 난다. 줄기는 네모지고 위쪽에서 가지가 많이 갈라진다. 잎은 마주나며 끝이 뾰족한 달걀 모양으로, 가장자리에 둔한 톱니가 있다. 꽃은 7~9월에 줄기 끝에 보라색으로 핀다. 꽃잎은 입술 모양인데, 위의 꽃잎은 작고 아래의 꽃잎은 크며 5개로 갈라진다. 열매는 분열과로서 납작하고 달걀 모양의 타원형이다.

어린순은 식용하며, 관상용으로 가꾸기도 한다. 배초향은 곽향(藿香)이라는 생약명으로 불리며 곽란(霍亂), 소화불량, 식욕부진 등을 다스리는 데 특효의 약재로도 사용되어 왔다. 영남 지방에서는 떡이나 전을 해 먹기도 하고, 각종 찌개 등에 첨가한다. 또한 배초향 잎을 '방앳잎'이라 부르며 추어탕이나 보신탕에 넣어 먹기도 하는데, '연명초'라는 생약명으로 불리는 '방아풀'이라는 식물은 따로 있으므로 혼동하지 않도록

❶ 배초향_ 잎 ❷ 배초향_ 종자 결실 ❸ 배초향_ 꽃 ❹ 방아풀_ 꽃

한다.

배초향은 우리나라와 일본, 타이완, 중국 등지에 분포한다. 우리나라에서는 전국 각지의 양지쪽 자갈밭에 잘 자라며, 특히 경남 산청에서는 특산작물로 재배하고 있다.

| 성품과 맛 | 맛은 맵고 달며 성질은 약간 따뜻하다. 독성은 없다.

| 사용 부위 | 꽃을 포함한 지상부 전초.

| 작용 부위 | 비(脾), 위(胃), 폐(肺) 경락.

| 성분 | 아네톨(anethole), 파라메톡시신남알데하이드(p-methoxycinamaldehyde), 알파리모넨(α-limonene), 알파-피넨(α-pinene), 아니스알데하이드(anisaldehyde), 파라시멘(p-cymene), 칼라메넨(calamenene) 등.

| 채취 및 조제 | 배초향은 꽃이 피기 직전부터 막 피었을 때까지인 6~7월에 지상부 전초를 채취하여 햇볕에 말리거나 그늘에서 말려 보관한다. 약재로 쓸 때는 이물질을 제거하고 윤투(潤透: 습기를 약간 주어 부스러지지 않도록 하는 과정)시킨 다음 잘게 썰어 사용한다.

| 효능 주치 |

① 소화, 건위, 지사, 진토, 진통, 구풍 등의 효능이 있어서 감기, 오한, 두통, 식상, 구토, 복통, 설사, 토사곽란(吐瀉霍亂), 소화불량 등을 치료한다.

② 최근에 약리작용 실험에서 항진균작용이 밝혀져 무좀 치료에도 사용한다.

| 약용법 |

① 말린 배초향 약재 1일량 6~12g을 500~600mL의 물에 넣고 약한 불에서 반량으로 달여서 아침저녁으로 식후에 1~2주 복용하면 효과가 있다.

② 급성 토사곽란에는 1회 분량으로 곽향(말린 배초향 약재) 20g, 진피 20g을 함께 넣고 달여 수시로 복용한다.

③ 봄에 나온 어린순을 나물로 만들면 향기로운 냄새가 풍기면서 약간의 쓴맛이 나서 독특한 향취가 입맛을 돋운다. 어린순을 가볍게 데친 다음 찬물에 서너 차례 헹구

동의보감원문

性微溫味辛無毒療風水毒腫去惡氣止霍亂治脾胃吐逆爲最要之藥. 入手足太陰經止嘔吐發散風寒爲上. 荅藋虛燥古人乃以合熏香也. 入藥水洗去土梗用葉.

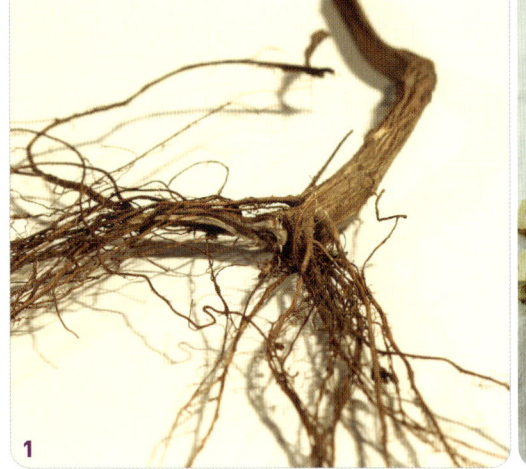
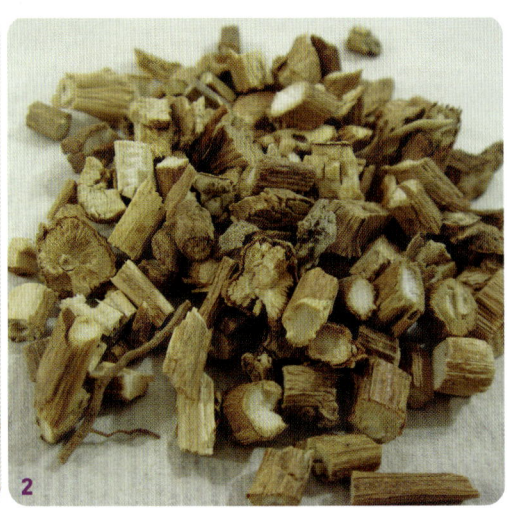

❶ 배초향_ 건조한 뿌리 ❷ 배초향_ 건조한 뿌리(절단)

어 쓴맛을 우려낸 다음 간을 해야 한다.

 사용상 특별한 부작용이나 금기는 없다.

배초향의 기능성 및 효능에 관한 특허자료

▶ **당뇨 질환의 예방, 치료용 배초향 추출물 및 이를 포함하는 치료용 제제**

본 발명은 당뇨 질환의 예방, 치료용 배초향(방아, 곽향) 추출물 및 이를 포함하는 치료용 제제에 관한 것으로, 더욱 상세하게는 퍼록시좀 증식인자 활성자 수용체 감마(PPARγ)의 활성화와 지방세포의 분화 조절, 인슐린 민감도의 증가를 일으키는 배초향 추출물에 관한 것이다.

– 공개번호 : 10-2011-0099369, 출원인 : 연세대학교 산학협력단

▶ **항염증 활성 및 항동맥경화 활성을 나타내는 배초향 추출물**

본 발명은 항염증 활성 및 항동맥경화 활성을 나타내는 배초향 추출물에 관한 것으로서, 더욱 상세하게는 염증반응인자로서의 보체계(complement system)의 활성 억제, 세포부착물질-1의 발현 억제 및 산화질소(NO)의 생성 억제에 대한 활성이 우수함은 물론이고, 염증반응에 근거한 동맥경화성 병변의 발달을 현저하게 감소시키는 효과를 가지고 있어 염증 질환 이외에도 염증반응과 관련된 동맥경화 그리고 이로 인한 순환기 질환의 예방 및 치료에 유용한 배초향 추출물에 관한 것이다.

– 공개번호 : 10-2002-0070062, 특허권자 : 한국생명공학연구원

▶ 피부·비뇨기 질환 • 무좀 • 초본

잔대

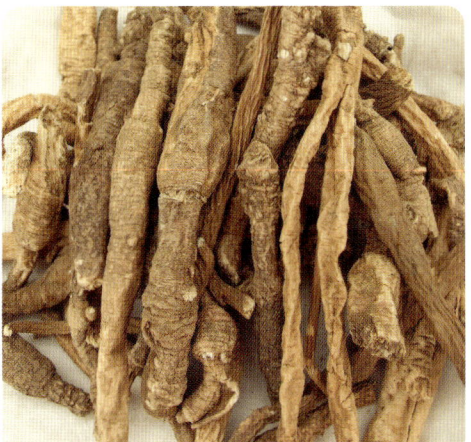

- 학 명 : *Adenophora triphylla* var. *japonica* (Regel) H. HARA
- 과 명 : 초롱꽃과
- 이 명 : 갯딱주, 남사삼(南沙蔘), 잔다구, 딱주
- 생약명 : 사삼(沙蔘)
- 생육지 : 산, 들 자생
- 개화기 : 7~9월
- 채취기 : 가을
- 용 도 : 약용, 식용, 관상용
- 약 효 : 진해거담, 소종, 혈압강하, 강심, 무좀, 습진, 강장, 해수

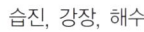

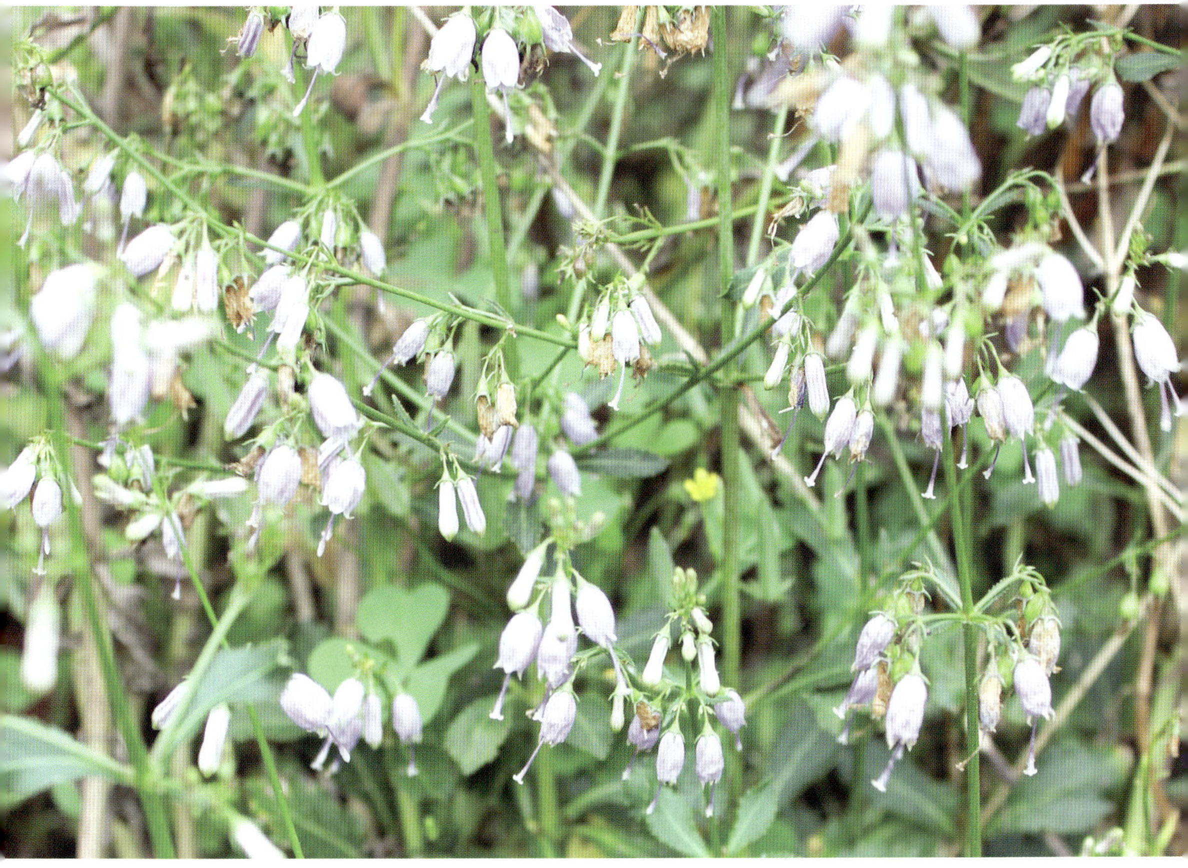

잔대 • 517

| 생김새와 특징 | 잔대는 여러해살이풀로, 높이는 40~120㎝이다. 줄기는 곧게 서며 잔털이 난다. 근생엽(뿌리에서 나온 잎)은 원심형으로 길며 꽃이 필 때쯤 사라진다. 경엽(줄기에서 나온 잎)은 마주나기 또는 돌려나기, 어긋나기를 하며 긴 타원형 또는 피침형, 넓은 선형 등 다양하다. 경엽의 길이는 4~8㎝, 지름은 5~40㎜로, 양 끝이 좁고 톱니가 있다. 꽃은 7~9월에 원줄기 끝에 연한 보라색이나 분홍색으로 피는데, 길이는 1.5~2㎝이며 종 모양으로 생겼다. 열매는 10월경에 달리고 갈색으로 된 씨방에는 먼지와 같은 작은 종자들이 많이 들어 있다. 뿌리는 도라지처럼 희고 굵은데, 이를 사삼(沙蔘)이라 부르며 약용한다.

우리나라를 비롯해 일본, 중국, 만주 등 온대에서 한대에 걸쳐 널리 분포하고 있으며 우리나라 전국 각지의 산과 들에 자생하고 있다. 생약명이 사삼(沙蔘)인 잔대는 인삼, 현

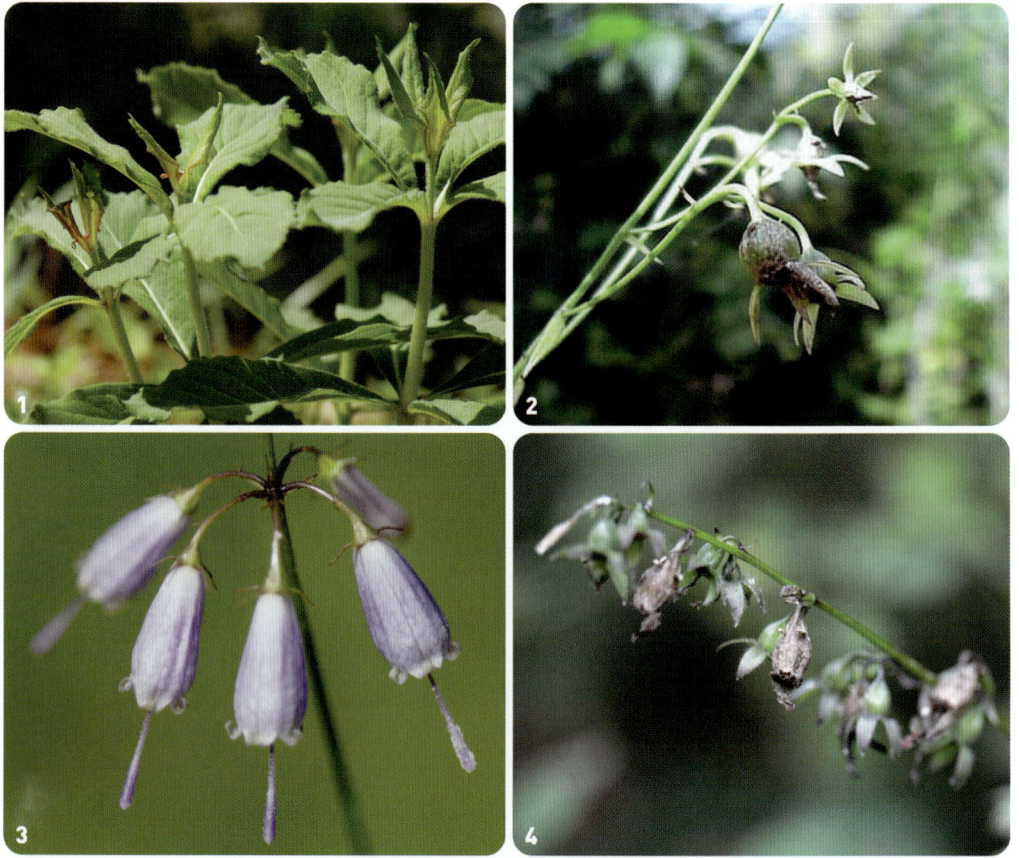

❶ 잔대_ 잎과 줄기 ❷ 잔대_ 꽃봉오리 ❸ 잔대_ 꽃 ❹ 잔대_ 종자 결실

삼, 단삼, 고삼 등과 함께 5대 삼(蔘)의 하나
로서 한방에서 귀한 약재로 많이 이용된다.

| 성품과 맛 | 맛은 달며 약간 쓰고 성질은 차다
(동의보감에는 쓰고 약간 차다고 함).

| 사용 부위 | 뿌리는 약용, 어린순은 식용.

| 작용 부위 | 폐(肺), 비(脾), 간(肝) 경락.

| 성분 | 트리터페노이드 사포닌(triterpenoid
saponin)과 전분 등.

| 채취 및 조제 | 가을에 잔대 뿌리를 채취하여
깨끗이 씻은 후 햇볕에 말려서 잘게 썰어 사
용한다. 봄에 어린순을 채취하여 나물로 먹
는다.

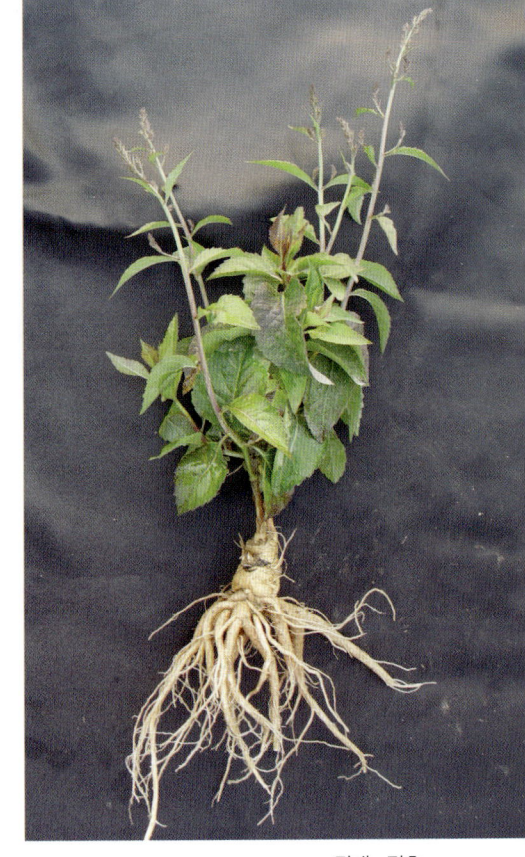

잔대_ 전초

| 효능 주치 |

① 진해, 거담, 혈압강하, 강심, 습진, 무좀의
치료에 사용한다. 특히 사삼의 뿌리 엑기
스는 약리학적 실험 결과 곰팡이균, 무좀
균, 피부진균의 활성을 억제하는 작용이
있어 각종 무좀 치료로 많이 쓰인다.

② 민간요법으로는 종기나 습진, 부스럼에 잔대의 생뿌리를 짓찧어 즙을 바르거나 환
부에 붙여 치료했다.

| 약용법 |

① 일반적인 약용법으로는 말린 잔대 뿌리 10～20g을 600mL의 물에 넣고 반량이 되
도록 달인 액을 아침저녁으로 식후 1컵씩(150mL) 복용한다.

② 가래 삭임에는 말린 잔대 뿌리 20g을 600mL의 물에 넣고 반량이 되도록 달여서 아

동의
보감
원문

性微寒味苦無毒補中益肺氣治疝氣下墜排膿消腫毒宣五藏風氣. 處處皆有生山中
葉似枸杞根白實者佳採苗及根作菜茹食之良. 二月八月採根暴乾.

잔대 · 519

침저녁으로 식후에 1컵씩(150mL) 복용하거나 가루로 만들어 따뜻한 물과 함께 복용한다.

③ 이른 봄에 잔대 어린순과 뿌리를 채취하여 나물로 이용한다. 잔대는 칼슘, 비타민 A와 C가 풍부하다. 무침, 장아찌, 구이, 튀김, 부침 등으로도 조리하여 먹으며, 특히 어린순을 뜯어 고추장에 찍어 먹으면 일품이다.

주의사항 사삼(沙蔘)에 대하여 『향약집성방(鄕藥集成方)』에는 가덕(加德)이라 하였고, 『동의보감』에는 더덕이라 하고 있으며 시중에서도 더덕을 사삼으로 유통하는 업자들이 있다. 중국의 『중약대사전(中葯大辭典)』에는 더덕을 산해라(山海螺) 또는 사엽삼(四葉參)으로 기록하였으며 중국식물 이름은 양유(羊乳)로 되어 있다. 『대한약전외한약(생약)규격집』에 따르면 잔대의 뿌리를 사삼으로 수재하고 있다.

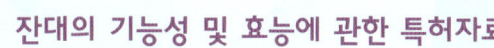

잔대의 기능성 및 효능에 관한 특허자료

▶ 잔대 추출물과 그를 함유한 비만 억제용 조성물

본 발명은 잔대 추출물과 그를 함유한 비만 방지용 조성물에 관한 것으로, 잔대의 잎, 뿌리, 줄기 등으로부터 물 또는 유기용매로 추출한 잔대 추출물은 알파글루코시다제 및 알파아밀라제 효소 활성을 억제하여 식후 당질 또는 전분질의 소화 흡수를 억제함으로써 인체나 동물의 비만 예방 및 치료에 이용할 수 있는 매우 뛰어난 효과가 있다.

– 공개번호 : 10-2003-0074974, 출원인 : 손건호, 권정숙, 김정상, 장동재

▶ 잔대로부터 추출된 콜레스테롤 생성 저해 조성물

본 발명은 잔대의 에탄올 추출물을 유효성분으로 포함하는 콜레스테롤 생성 저해기능을 갖는 조성물 및 그 제조방법에 관한 것으로, 잔대의 유효성분이 콜레스테롤 생합성 과정 중 후반부 경로에 관여하는 효소를 특이적으로 저해하는 것을 특징으로 한다. 이러한 본 발명은 현재 가장 많이 복용되는 스타틴(statin)계 약물이 콜레스테롤 생합성 전반부에 작용하면서 부작용을 동반하고 있는 것과는 달리 콜레스테롤 생합성 후반부에 작용함으로써 부작용이 적은 치료제나 건강식품의 성분으로서 유용하게 사용될 수 있다.

– 공개번호 : 10-2003-0013482, 출원인 : (주)한국야쿠르트

▶ 잔대 추출물과 그를 함유한 혈당강하용 조성물

본 발명은 잔대 추출물과 그를 함유한 혈당강하용 조성물에 관한 것으로, 잔대의 잎, 뿌리, 줄기 등으로부터 물 또는 유기용매로 추출한 잔대 추출물은 알파글루코시다제 및 알파아밀라제 효소 활성을 억제하여 식후 혈중 포도당 농도의 급격한 상승을 억제하여 인체나 동물의 당뇨병 예방 및 치료에 이용할 수 있는 매우 뛰어난 효과가 있다.

– 공개번호 : 10-2002-0035229, 출원인 : 손건호, 장동재, 권정숙, 김정상

잔대주

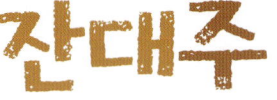

맛은 달다. 기호와 식성에 따라 꿀, 설탕을 가미하여 음용할 수 있다.

【적용병증】

- **경련증(痙攣症)** : 근육이 자기 의사에 반하여 병적으로 수축(收縮)운동을 일으키는 현상을 말한다. 30mL를 1회분으로 1일 3~4회씩, 13~15일 음용한다.
- **한열왕래(寒熱往來)** : 병을 앓는 중에 추운 기운과 더운 기운이 서로 번갈아 나타나는 경우이다. 30mL를 1회분으로 1일 3~4회씩, 10~11일 음용한다.
- **자양강장(滋養强壯)** : 특히 병후 쇠약해진 경우 원기부족을 채워주기 위해 쓰는 처방이다. 30mL를 1회분으로 1일 2~3회씩, 25~30일 음용한다.
- **기타 질환** : 강장(强壯), 거담, 폐기보호, 해수

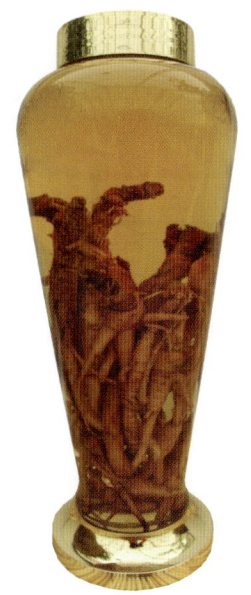

【담그는 방법】

① 약효는 뿌리에 있으므로, 뿌리를 사용한다.
② 뿌리는 수시로 구입하거나 가을에 채취하여 깨끗이 물로 씻은 뒤 물기를 완전히 제거하고 사용한다.
③ 생뿌리 약 250g을 소주 3.8L에 넣고 밀봉하여 서늘한 냉암소에서 보관, 숙성시킨다.
④ 8개월 정도 침출한 다음 찌꺼기를 걸러낸 후 2~3개월 더 숙성하여 음용하면 향미(香味)가 좋아진다. 음용 기간이 짧을 경우, 찌꺼기를 걸러내지 않아도 된다.

【구입방법 및 주의사항】

- 약재상, 약령시장에서도 소량으로 구입하여 사용할 수 있다. 또는 산지(産地)에서 채취하거나 구입하여 사용한다.
- 20일 이상 장기 음용해도 무방하다.
- 본 약술을 음용하는 중에 가리는 음식은 없다.

❹ 잔대 생뿌리

▶ 피부·비뇨기 질환 • **무좀** • 초본

쥐방울덩굴

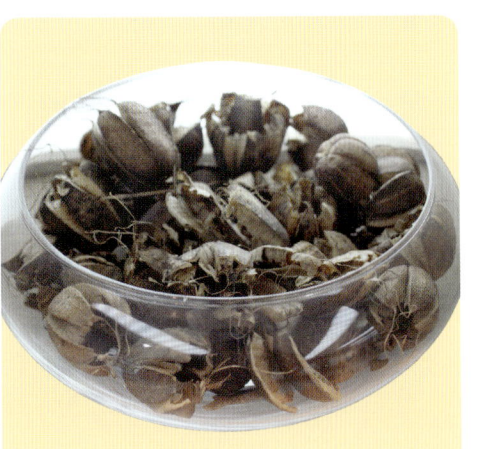

- **학 명** : *Aristolochia contorta* Bunge
- **과 명** : 쥐방울덩굴과
- **이 명** : 쥐방울, 마도령, 까치오줌요강, 방울풀, 당목향, 산두근, 토청목향
- **생약명** : 마두령(馬兜鈴: 열매), 청목향(靑木香: 뿌리), 천선등(天仙藤: 잎과 줄기)
- **생육지** : 산, 들 자생
- **개화기** : 7~8월
- **채취기** : 8~9월(열매), 10~11월(뿌리)
- **용 도** : 약용, 관상용
- **약 효** : 기침, 가래, 천식, 항균, 항진균, 독사교상 해독, 고혈압, 기관지염

| 생김새와 특징 | 쥐방울덩굴은 덩굴성 여러
해살이풀로, 덩굴 길이는 1.5m 정도로
길고 가늘게 자라며 가지가 갈라지고, 다
른 물질을 감고 올라간다. 뿌리는 가늘고
원추형이며 황갈색이다. 잎은 어긋나며
길이가 4~10㎝, 폭이 3.5~8㎝이고 흰
빛이 도는 녹색이며 모양은 심장형이다.
줄기는 전체에 털이 없으며 어릴 때는 검
은빛이 도는 자주색이지만 자라면서 녹
색으로 되고 약간 분처럼 흰색이 돈다.
꽃은 7~8월에 녹자색으로 통처럼 핀다.
잎겨드랑이에서 꽃자루가 1개씩 나오고
둥글게 커진다. 윗부분이 좁아졌다가 나
팔처럼 벌어지며 한쪽이 길게 뾰족해진
다. 꽃의 안쪽에는 긴 털이 있다. 열매는
10월경에 길이가 3~5㎝ 되는 구형으로
달리고 안에는 많은 종자가 들어 있다.
열매 밑부분은 6개로 갈라져서 각각 가
는 실처럼 갈라진 꽃자루에 매달려 낙하
산 모양을 이룬다. 열매가 덜 익었을 때
는 연녹색이다가 완전히 익으면 짙은 갈

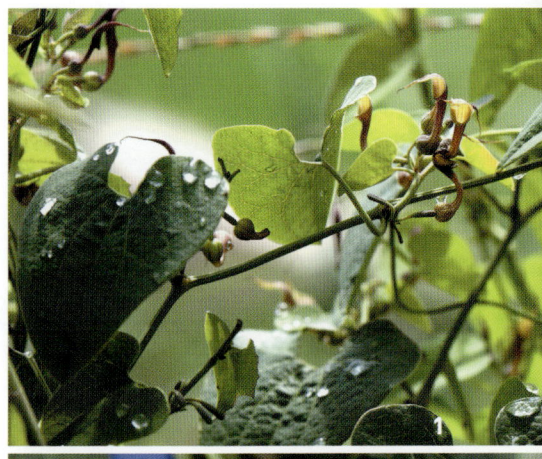

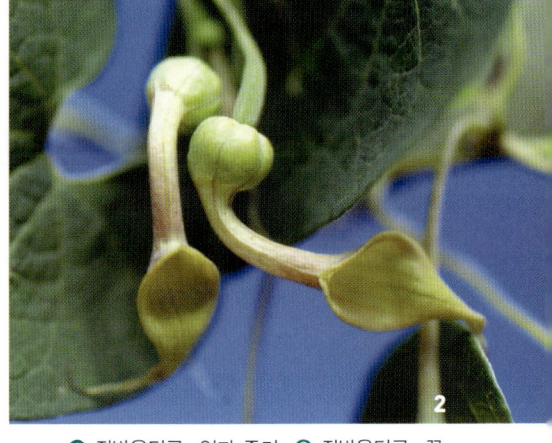

❶ 쥐방울덩굴_ 잎과 줄기 ❷ 쥐방울덩굴_ 꽃

색으로 변한다. 열매의 모습이 '말머리에 달린 종과 같다'고 하여 마두령(馬兜鈴)이라
고 한다.

쥐방울덩굴은 우리나라를 비롯해 일본, 중국, 만주 등에도 분포한다. 우리나라 전국
각지의 산과 들, 숲 가장자리에서 자라며 특히 지리산 칠선계곡에서 가끔 볼 수 있다.

| 성품과 맛 | 맛은 쓰고 성질은 차다(평하다고도 함). 독성은 없다.

| 사용 부위 | 열매(마두령), 뿌리(청목향), 줄기와 잎(천선등).

| 작용 부위 | 폐(肺), 대장(大腸) 경락.

⑪ 쥐방울덩굴 · 523

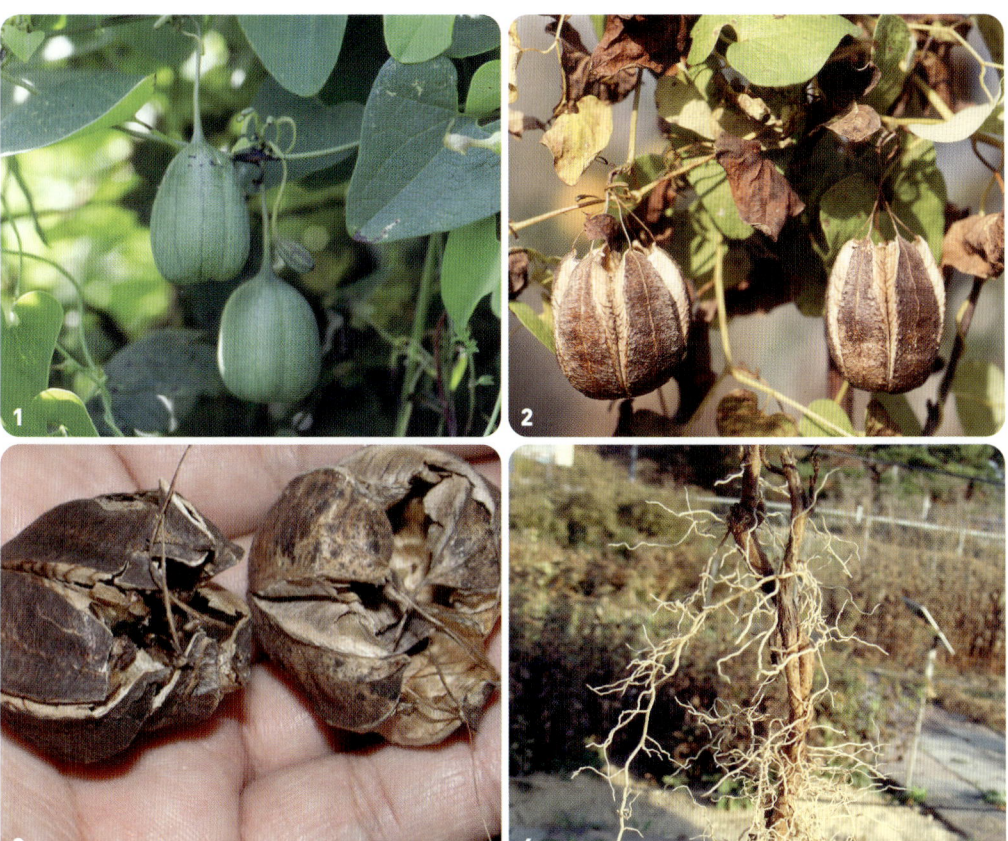

❶ 쥐방울덩굴_ 덜 익은 열매 ❷ 쥐방울덩굴_ 익은 열매 ❸ 쥐방울덩굴_ 건조한 열매 ❹ 쥐방울덩굴_ 뿌리

| 성분 | 아리스톨렌(aristolene), 아리스톨로크산(aristolochic acid), 마그노플로린(magnoflorine), 암모늄알칼로이드(ammonium alkaloid), 알란토인(alantoin), 데빌릭산(debilic acid) 등.

| 채취 및 조제 | 열매는 8~9월 터지기 전에 채취하여 햇볕에 말려 사용한다. 뿌리는 늦가을(10~11월)에 줄기와 잎이 마른 다음에 채취하여 수염뿌리와 흙을 털어내고 햇볕에 말려 사용한다. 잎과 줄기는 서리가 내리기 전후, 잎이 떨어지기 전에 채취하여 햇볕

동의
보감
원문

性寒(一云平)味苦無毒主肺熱咳嗽喘急淸肺下氣. 處處有之藤繞樹而生子狀如鈴
作四五瓣葉脫時鈴尙垂如馬項鈴故得名熟則自折八九月間採實暴乾. 只取離面子
去殼及葦膜微炒用.

에 말린다.

| 효능 주치 |

① 쥐방울덩굴 열매는 진해거담, 천식의 객혈, 토혈(吐血)의 치료제로 쓰고 있다.

② 항균 및 항진균 작용도 있는 것이 밝혀졌다. 곰팡이균인 무좀 치료에는 효과가 있으나 각종 세균 치료에는 효과가 확실하지 않다.

③ 쥐방울덩굴 뿌리는 혈압강하 작용이 있다. 또한 해독, 소종(消腫)의 효능이 있고 장염의 설사, 피부의 가려움증 등을 치료하며, 독사교상(毒蛇咬傷: 독사에 물린 상처)에 해독작용도 한다.

④ 쥐방울덩굴 잎과 줄기는 진통, 위통, 산후복통, 류머티즘에 의한 동통을 치료한다.

| 약용법 |

① 말린 쥐방울덩굴 열매 30g을 900mL 물에 넣고 반량이 되도록 열탕으로 달여서 하루 2~3회, 식후 1컵씩(150mL) 복용하면 심한 기침과 피가 섞인 가래를 삭인다. 고혈압, 만성기관지염, 무좀을 치료하는 데도 효과가 있다.

② 천식에는 말린 마두령(쥐방울덩굴 열매), 창출, 차조기, 길경, 오미자 각 20g과 물 1L에 꿀을 적당량 넣어 반량이 되도록 열탕으로 달여서 매 식후 1컵씩(150mL) 복용한다. 기침이나 가래에도 잘 듣는다.

③ 진해와 해독에는 물 600mL에 세절(細切) 건조한 쥐방울덩굴 뿌리 10g을 넣고 반량이 되도록 달인 액을 아침저녁으로 식후에 1컵씩(150mL) 복용한다.

주의사항 사용량이 많으면 구토를 촉진하는 최토(催吐)의 부작용이 있으므로 신중하게 사용한다. 반드시 전문가의 지도를 받아서 사용한다.

쥐방울덩굴(마두령)의 기능성 및 효능에 관한 특허자료

▶ 마두령(쥐방울덩굴 열매) 추출물 등을 함유하는 구강용 조성물

본 발명은 글루코실트랜스퍼레이즈(Glucosyltransferase;GTase)의 활성을 억제함으로써 프라그 형성에 의한 충치 및 치주 질환을 예방하기 위한 구강용 조성물에 관한 것으로, 특히 관동화, 구맥(패랭이꽃 전초), 마두령(쥐방울덩굴 열매) 등을 물, 메탄올, 아세톤 등의 극성 용매로 환류 또는 침적 추출한 식물 추출물을 1종 이상 선택적으로 함유하는 것을 특징으로 하는데, 본 발명에 의한 구강용 조성물은 우수한 프라그의 억제 효과를 나타냄으로써 충치를 예방할 수 있다.

– 공개번호 : 10-1993-0011987, 출원인 : (주)태평양

쥐방울덩굴·525

▶ 피부·비뇨기 질환 · 방광 · 요도염 · 초본

약모밀

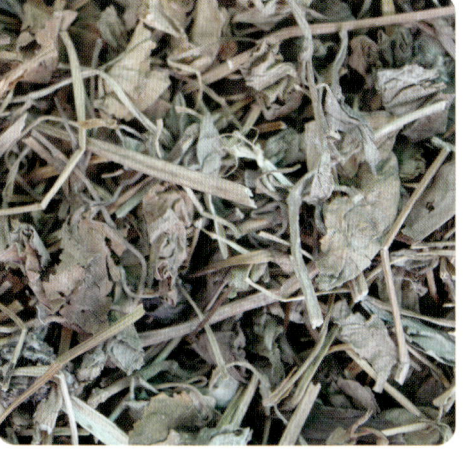

- 학 명 : *Houttuynia cordata* Thunb.
- 과 명 : 삼백초과
- 이 명 : 십자풀, 즙채(蕺菜), 중약(重藥), 십약(十藥),
  멸, 집약초
- 생약명 : 어성초(魚腥草)
- 생육지 : 들판의 그늘진 풀숲 자생
- 개화기 : 5월 말~6월
- 채취기 : 6~8월
- 용 도 : 약용
- 약 효 : 자궁염, 대하증, 임질, 부스럼, 화농, 치질,
  장염, 폐렴, 기관지염, 요도염, 요로감염증

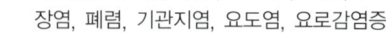

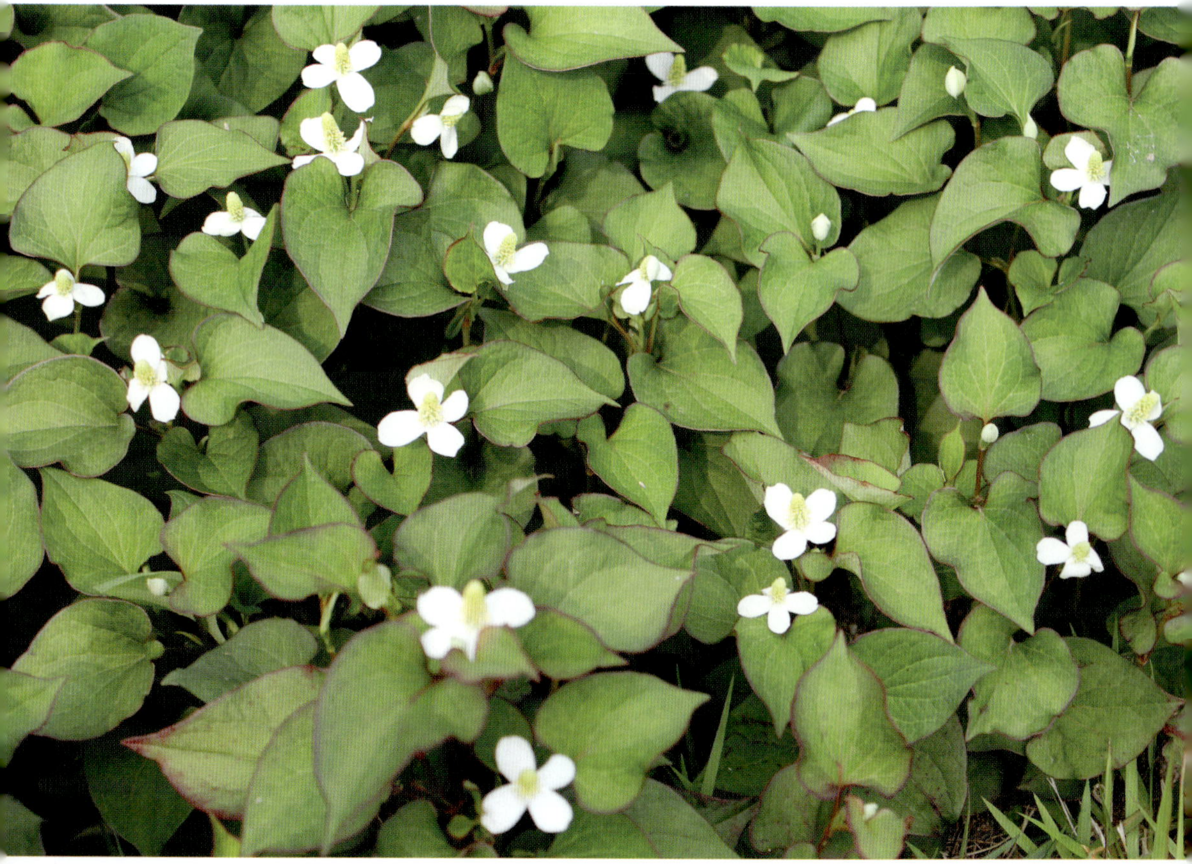

| 생김새와 특징 | 약모밀은 숙근성 여러해살이풀로, 키는 20~50㎝이다. 줄기는 곧게 자라며 몇 개의 세로줄이 있다. 잎은 어긋나며 잎자루는 길다. 잎의 생김새는 둥근 심장형으로, 길이 3~8㎝, 폭 3~6㎝이다. 뚜렷한 5개의 잎맥이 있고 끝이 뾰족하며 가장자리에는 톱니가 없다. 꽃은 5월 말~6월에 원줄기 끝에서 짧은 꽃대가 나와 그 끝에 1~3㎝ 이삭꽃차례가 발달하며 흰색으로 핀다. 열매는 삭과이며 3개가 열리는데, 암술대 사이에서 갈라져 갈색 종자가 나온다. 뿌리는 흰색이고 연하며 옆으로 길게 뻗는다.

약모밀의 생약명인 어성초(魚腥草)의 '성(腥)'은 비리다는 뜻으로, 잎을 비비면 생선 비린내가 난다고 해서 이런 이름을 얻게 되었다. 약모밀 잎과 줄기를 말린 약재는 한방에서 가벼운 염증성 질환에서부터 항생제를 사용해도 잘 치료되지 않는 화농성(化膿性) 질환에 이르기까지 광범위하게 사용된다.

약모밀은 우리나라가 원산지이며 일본, 타이완, 히말라야, 자바 등지에 분포한다. 우리나라의 경우 제주도와 울릉도, 남부지방의 습지, 안면도 등 중부지방에서도 발견된다. 주로 응달진 숲 속이나 들판의 그늘진 풀숲에서 자생한다.

| 성품과 맛 | 맛은 약간 맵고 성질은 약간 따뜻하다. 독이 있다.

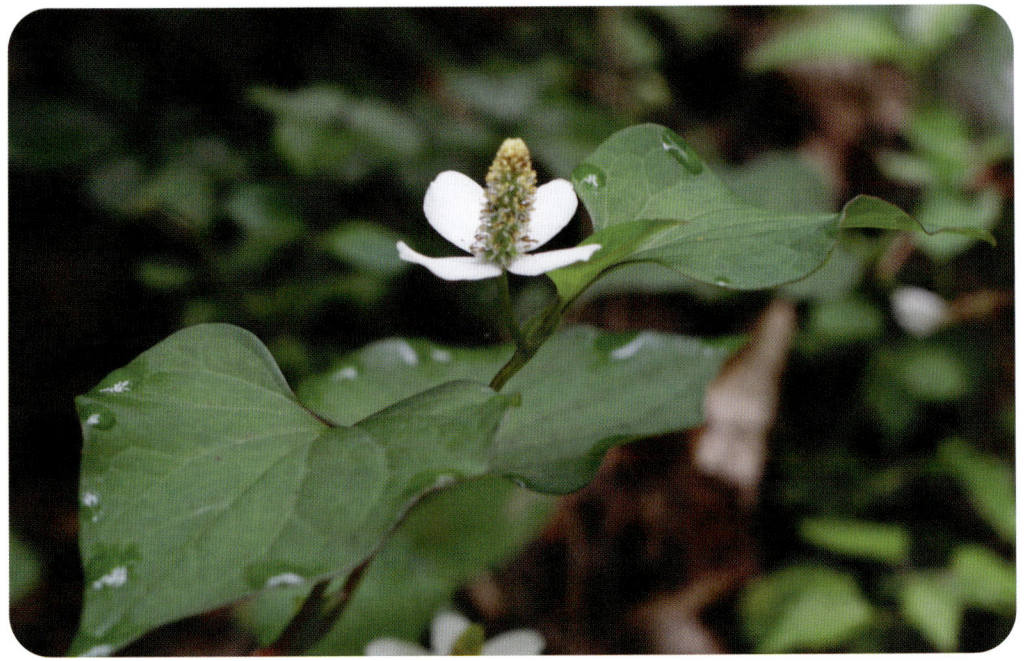

약모밀_ 꽃과 잎

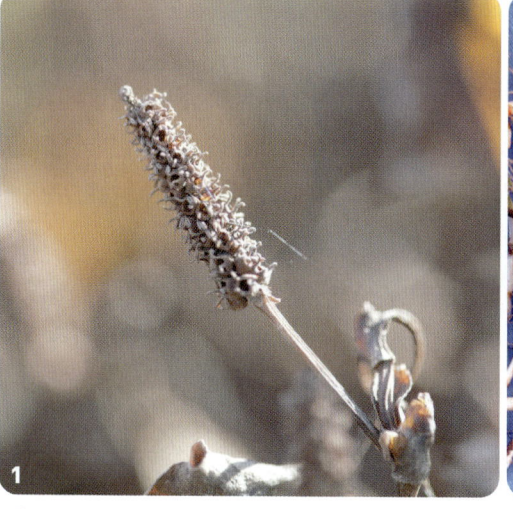 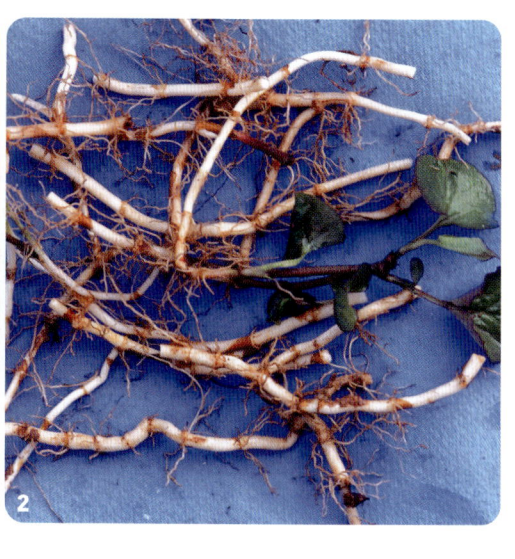

❶ 약모밀_ 종자 결실 ❷ 약모밀_ 생뿌리

| 사용 부위 | 지상부 전초, 뿌리줄기.

| 작용 부위 | 폐(肺), 간(肝) 경락.

| 성분 | 미르센(myrcene), 리날로올(linalool), 데카노일 아세트알데히드(decanoyl acetaldehyde), 캄펜(camphene), 케르시트린(quercitrin), 케르세틴(quercetin), 하이페린 (hyperin) 등.

| 채취 및 조제 | 지상부 전초를 사용하는 약초는 잎과 줄기가 최대로 성장하고 꽃대가 올라왔을 때 채취하는 것이 좋다. 약모밀의 꽃은 5월 말~6월에 피기 때문에 이 무렵부터 여름까지, 꽃대가 많을 때 지상부 전초를 채취하여 햇볕에 말려서 사용한다. 건조 시에는 '술을 뿌려서 시루에 찐 다음 햇볕에 말리기'를 반복하여 생선 비린내가 나지 않도록 가공하여 사용한다. 아울러 겨울에는 지하 뿌리줄기를 잘라 씻어서 즙을 내어 사용한다.

| 효능 주치 | 대하증, 자궁염, 요로감염증에 특히 효능이 있다. 또한 여드름, 화농성 피부

| 동의 보감 원문 | 性微溫味辛有毒主蝭蝥尿瘡. 處處有之生山中及田野間人好生食然久食損陽氣.

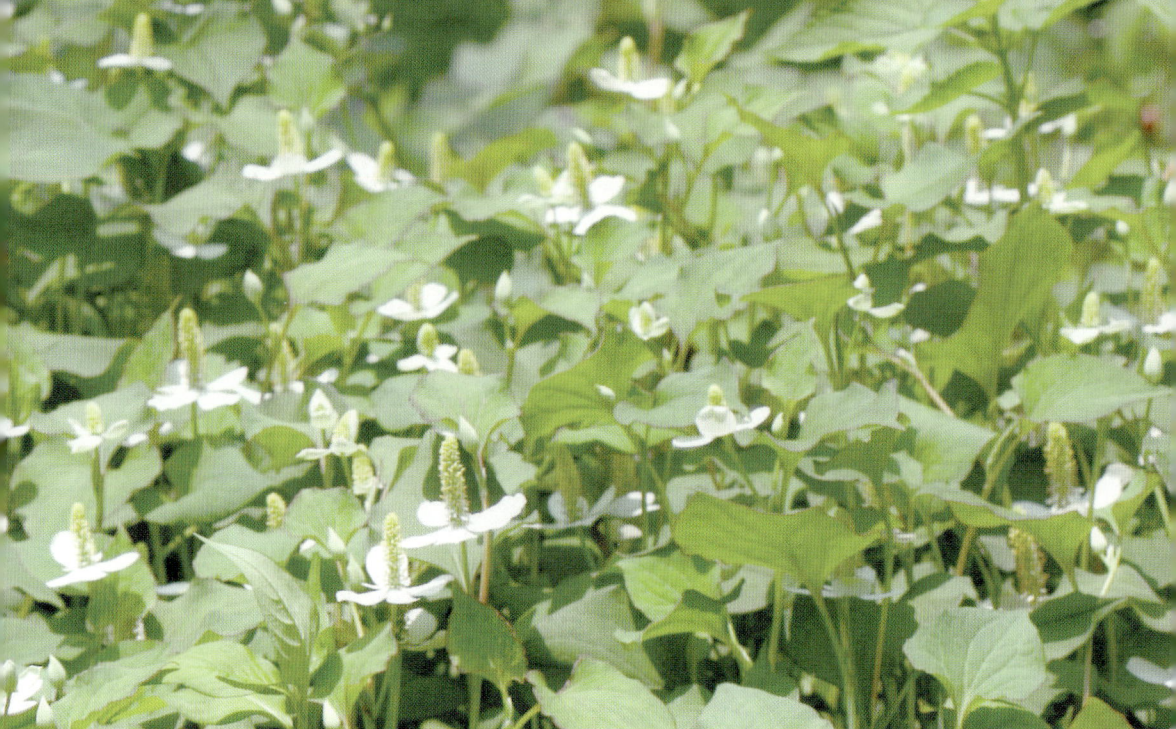

약모밀_ 무리

질환, 부스럼, 치질, 임질, 요도염, 방광염, 장염, 폐렴, 폐농양, 비염, 축농증, 기관지염, 소아 고열, 습진 등을 치료한다.

| 약용법 |

① 일반적인 약용법은 1일량으로 말린 어성초(약모밀 지상부 전초) 12~20g을 900mL의 물에 넣고 중불에서 서서히 반량이 되도록 달여서 하루 3회, 식후에 복용하는 것이다. 대하증, 자궁염, 방광염, 요도염, 기관지염 등을 치료하는 데 효과적이다.

② 치질, 습진, 종기, 화농성 피부질환에는 약모밀 신선한 잎을 짓찧어 환부에 붙이거나 말린 어성초를 달인 물로 닦아내면 효과적이다.

③ 개화하기 전의 약모밀 지상부 전초는 이뇨제와 구충제로 사용되며, 종기가 났을 때와 독충에 물렸을 때 잎을 짓찧어 물린 부위에 바른다.

주의사항 이뇨작용이 있으므로 허약한 사람은 피한다. 또 오래도록 먹으면 양기를 상하게 한다. 『동의보감』에는 즙채(蕺菜)라고 수재되어 있고, 어성초(魚腥草), 중약(重藥), 십약(十藥) 등을 이명(異名)으로 기록하고 있다.

약모밀(어성초)의 기능성 및 효능에 관한 특허자료

▶ 항당뇨 활성을 갖는 어성초 혼합 추출액

본 발명에 따른 어성초(약모밀 전초) 혼합 추출액은 당뇨 흰쥐의 체중 감소를 억제시키고 식이효율 저하를 방지하며, 췌장 β-세포로부터의 인슐린 분비를 증진시킬 뿐만 아니라 췌장조직을 보호하는 효과가 있어 항당뇨 활성이 우수하다.

– 공개번호 : 10-2010-0004328, 출원인 : 성숙경 외

▶ 어성초 추출물 또는 이로부터 분리된 리그난 계열 화합물인 디하이드로구아이아레트산을 유효성분으로 하는 심장순환계 질환의 예방 및 치료용 조성물

어성초(약모밀 전초) 추출물 또는 이로부터 분리된 리그난 계열 화합물은 고지혈증, 관상동맥심장병, 동맥경화, 심근경색 등과 같은 심장순환계 질환의 예방 및 치료용 조성물에 유용하게 사용될 수 있다.

– 등록번호 : 10-0836189, 출원인 : 한국생명공학연구원

▶ 어성초 추출물을 포함하는 여드름 치료 및 예방용 화장용 또는 약제학적 조성물

본 발명은 피부에 상재하는 균인 스타필로코커스 에피더미디스(Staphylococcus epidermidis)의 생장을 억제하고, 피부 지방을 분해하는 성분을 함유하는 어성초(약모밀 전초) 추출물을 포함하는 여드름 치료 및 예방용 화장용 또는 약제학적 조성물에 관한 것이다.

– 공개번호 : 10-2000-0058332, 출원인 : (주)아주의대벤처메딕스

▶ 어성초 추출물을 함유하는 암 예방 및 치료용 조성물

본 발명은 암 질환의 예방 및 치료용 조성물에 관한 것으로, 보다 상세하게는 어성초(약모밀 전초) 추출물을 유효성분으로 함유하는 암 질환의 예방 및 치료용 조성물에 관한 것이다. 본 발명의 조성물은 세포사멸(apoptosis)의 유도에 의한 항암 활성을 나타냄으로써 암 질환의 예방 및 치료에 유용하게 사용될 수 있다.

– 공개번호 : 10-2007-0080329, 출원인 : 인제대학교 산학협력단

▶ 어성초 추출물을 유효성분으로 함유하는 치매, 파킨슨병 또는 간질 예방 및 치료용 약학적 조성물

본 발명은 어성초(약모밀 전초) 추출물을 유효성분으로 함유하는 치매, 파킨슨병 또는 간질 예방 및 치료용 약학적 조성물에 관한 것으로, 보다 상세하게는 본 발명의 어성초 추출물 또는 어성초 추출물과 백렴 추출물의 혼합물은 베타아밀로이드(Amyloid-β) 유발 치매 모델에서 세포보호 효과 및 인지기능 개선 효과를 나타내고, 6-OHDA(6-hydroxydopamine) 유발 파킨슨병 모델에서 세포보호 효과를 가지며, 카인산(Kainic acid) 유발 간질 모델에서 세포보호 효과 및 인지기능 개선 효과를 나타냄으로써 치매, 파킨슨병 또는 간질 예방 및 치료용 약학적 조성물 또는 상기 목적의 건강식품으로 유용하게 사용될 수 있다.

– 공개번호 : 10-2013-0039547, 출원인 : 경희대학교 산학협력단

어성초차

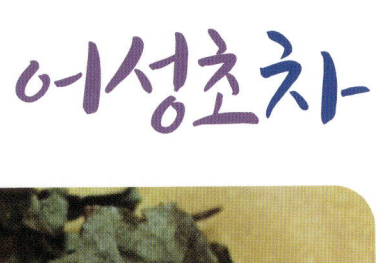

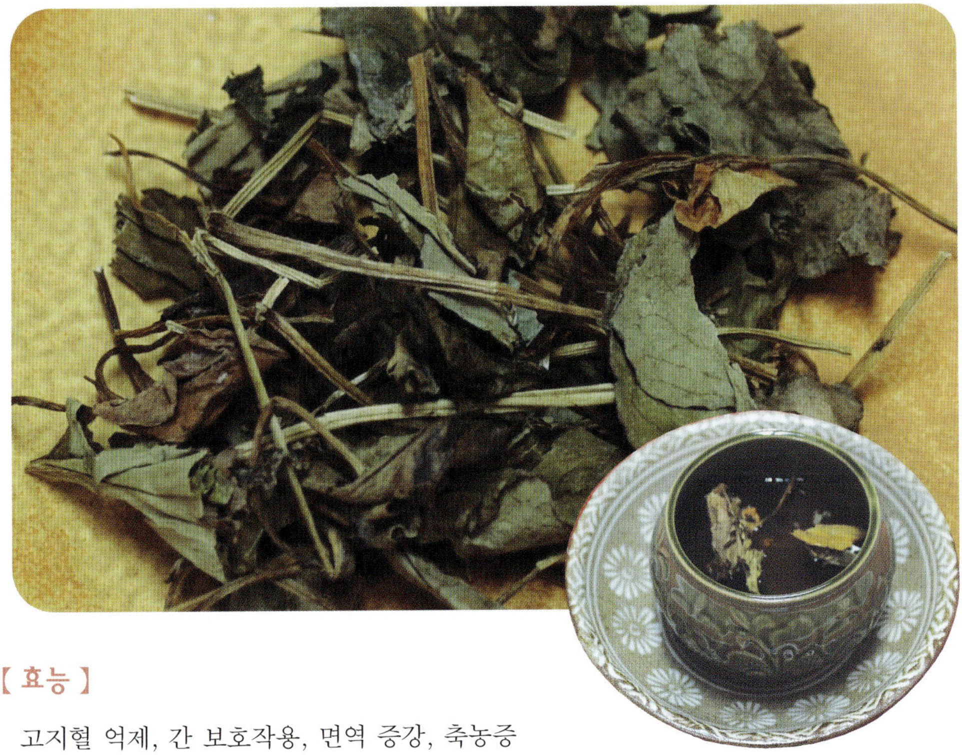

【 효능 】

고지혈 억제, 간 보호작용, 면역 증강, 축농증
개선, 비염 완화, 항산화작용, 이뇨 효과

【 만드는 방법 】

① 물 1L에 말린 어성초 10g을 넣고 중불에서 30분 정도 끓인다.
② 기호에 따라 꿀이나 설탕을 가미하여 마신다.
③ 생잎은 비릿한 냄새가 나므로 술을 뿌려서 시루에 찐 다음 햇볕에 말리는 포제 과정을
   충분히 한 것을 구입하여 사용한다.

약모밀 · 531

▶ 피부·비뇨기 질환 · **방광·요도염** · 초본

양파

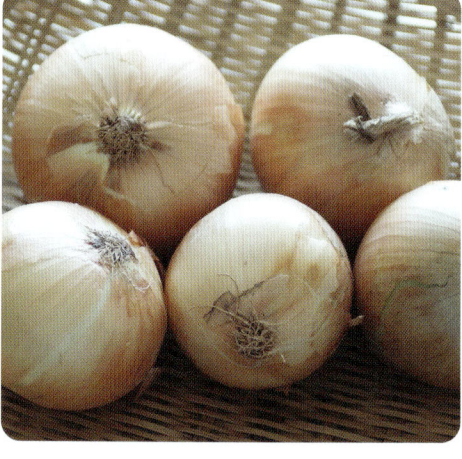

- 학 명 : *Allium cepa* L.
- 과 명 : 백합과
- 이 명 : 옥총, 주먹파
- 생약명 : 양총(洋蔥), 호총(胡蔥)
- 생육지 : 재배
- 개화기 : 9월
- 채취기 : 5~6월
- 용 도 : 식용, 약용
- 약 효 : 당뇨병, 이뇨, 거담, 장염, 살균, 창상, 궤양,
동맥경화, 트리코모나스 질염

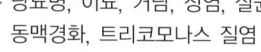

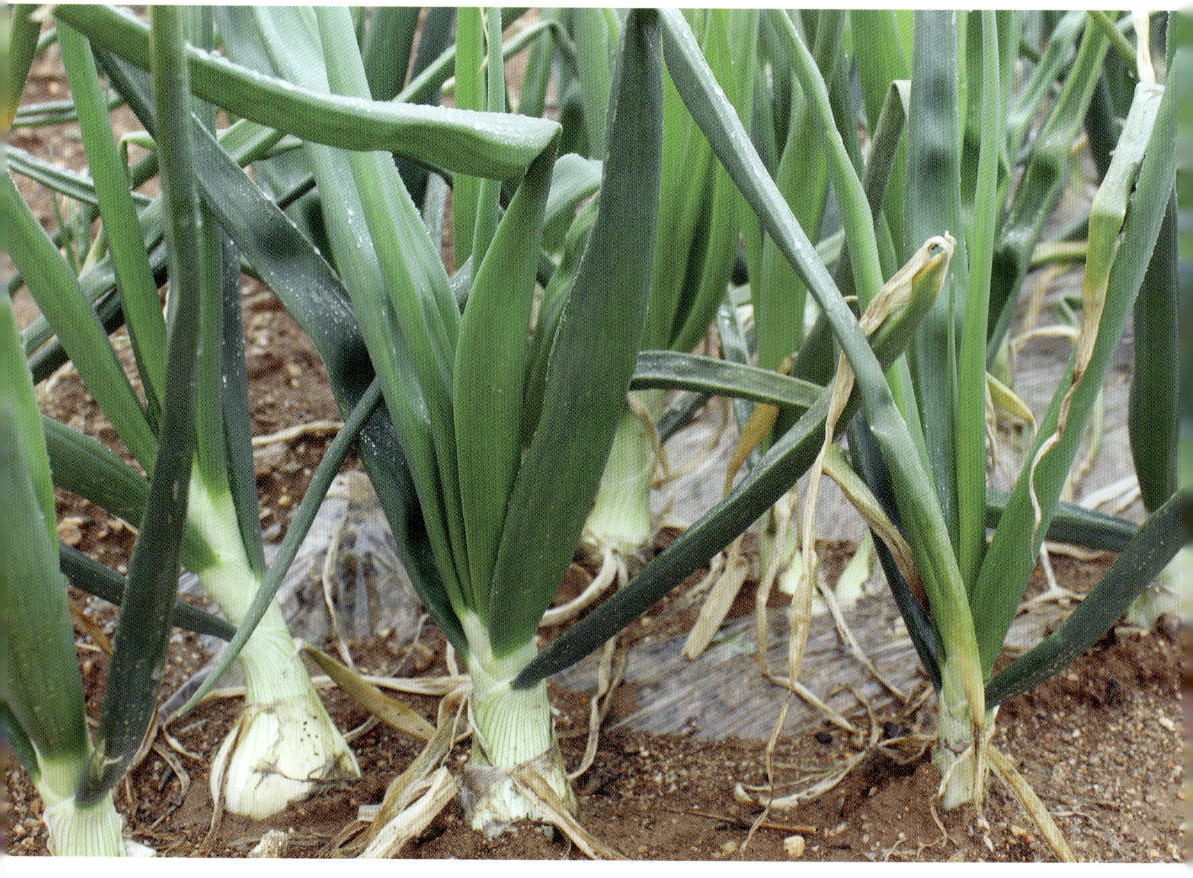

| 생김새와 특징 | 양파는 여러해살이풀로, 키는 50㎝이다. 땅속의 비늘줄기(알뿌리)는 품종에 따라 조금씩 차이가 있으나 납작한 둥근 모양으로, 겉에는 얇은 막질의 적갈색 껍질이 있고 안쪽의 비늘은 두꺼우며 층층이 겹쳐져 있다. 잎은 짙은 녹색이고 속이 빈 원기둥 모양이며 밑부분이 두꺼운 비늘 조각으로 되어 있다. 꽃은 9월에 백색 또는 담벽색으로, 잎 사이에서 나온 꽃대 끝에 우산모양꽃차례를 이루며 피는데, 많은 수가 달려 둥근 공처럼 된다.

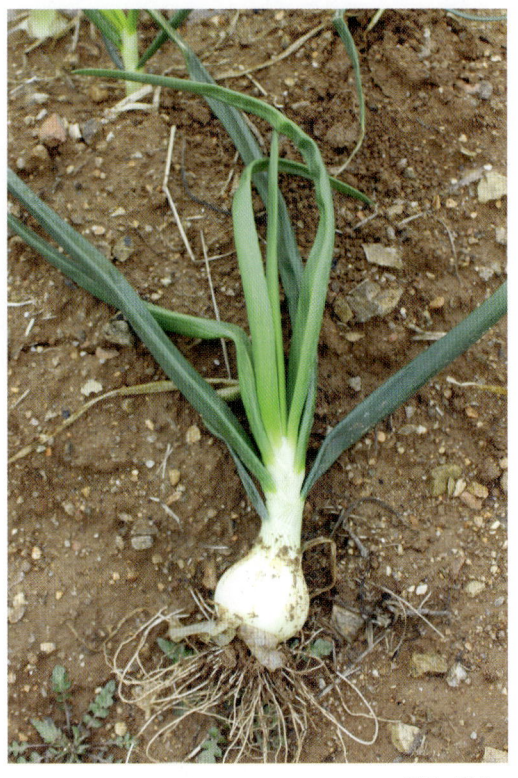

양파_ 전초

오랜 옛날부터 재배해온 채소류이며 품종도 매우 많다. 일반적으로 식용하는 품종은 흰 양파, 노란 양파, 붉은 양파, 작은 양파 등 네 가지이다. 원산지는 서아시아 또는 지중해 연안으로 추측한다. 그러나 야생종이 발견되지 않아 확실하지 않다. 우리나라에는 조선 말엽에 미국이나 일본에서 도입된 것으로 추정하고 있다. 전국적으로 재배하고 있지만 특히 남부지방과 중부지방에서 많이 재배한다.

| 성품과 맛 | 맛은 맵고 성질은 약간 따뜻하다. 독성은 없다.

| 사용 부위 | 땅속 비늘줄기.

| 작용 부위 | 비(脾), 위(胃), 폐(肺) 경락.

| 성분 | 티올(thiol), 디메틸 디설파이드(dimethyl disulfide), 티오설핀(thiosulfine), 카페인산(caffeic acid), 페룰린산(ferulic acid) 등.

| 채취 및 조제 | 5~6월에 잎이 스러지고 약간 녹색을 띨 때 땅속 비늘줄기를 채취하여 사용한다.

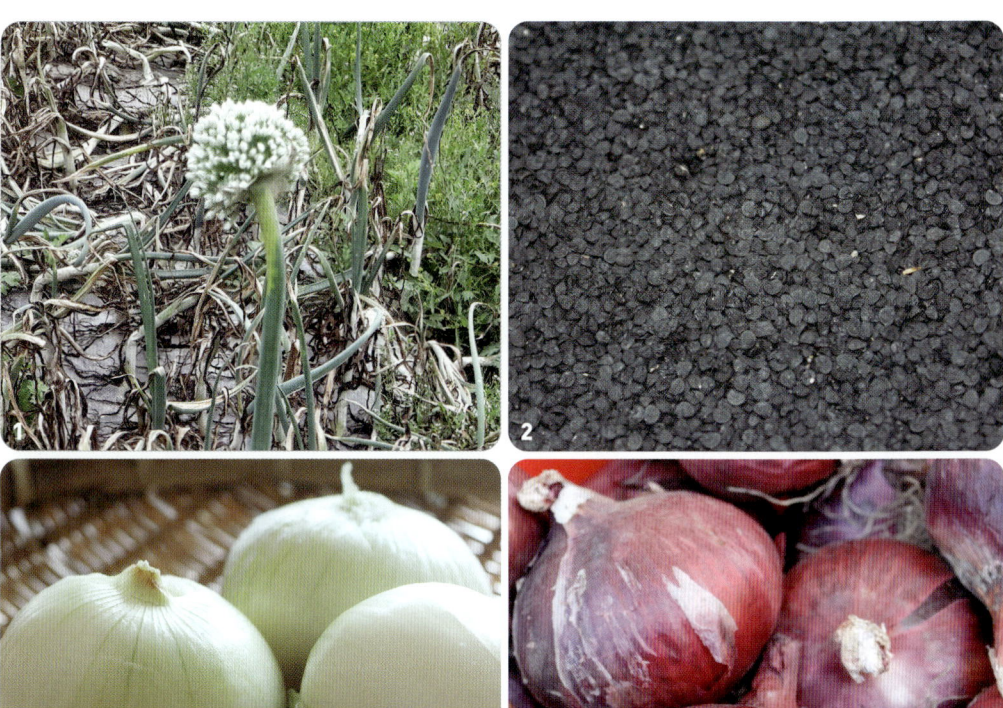

❶ 양파_ 꽃 ❷ 양파_ 씨앗 ❸ 양파_ 껍질을 벗긴 알뿌리 ❹ 양파_ 붉은 양파

| 효능 주치 |

① 땅속 비늘줄기(알뿌리)에서 나는 독특한 냄새는 생리적으로 소화액 분비를 촉진하고 흥분, 발한, 이뇨 등의 효과가 있다.

② 혈장 콜레스테롤의 상승을 억제하는 작용을 하며, 동맥경화나 고혈압을 예방하고 피로를 회복시켜준다.

③ 혈당을 내리는 효과도 있어 당뇨병에도 좋다.

④ 황색포도상구균, 디프테리아균 등을 살균하고, 트리코모나스성 질염의 치료에 사

동의
보감
원문

性溫味辛無毒. 溫中 消穀 下氣 殺蟲 久食傷神損性. 其狀似大蒜而小形圓皮赤稍長而銳五六月採亦是葷物耳. 味似葱而不甚辛疑是今之紫葱也.

용하기도 한다.

| 약용법 |

① 일반적인 약용(식용)법으로는 1일량으로 양파 30~120g을 생으로 먹거나 익혀서 먹는다.

② 민간요법에서는 양파를 진해, 거담제로 사용한다. 양파 60~80g을 600mL의 물에 넣고 열탕으로 달여서 하루 2~3회 복용한다. 특히 방광염이나 요도염의 치료에 많이 사용한다.

③ 양파를 갈아 즙을 내어 가제로 싼 다음, 머리를 감기 전에 머리에 두들겨서 머리카락 속으로 스미게 한 후 헹군다. 1주일 정도 계속하면 비듬이 없어지고 머리가 빠지지 않는다.

④ 여러 가지 요리로 해 먹는다. 비늘줄기에는 각종 비타민과 함께 칼슘, 인산 등의 무기질이 들어 있어 혈액 중의 유해물질을 제거하는 작용이 있다. 비늘줄기는 샐러드나 수프, 고기 요리에 많이 사용되며 각종 요리에 향신료 등으로 이용된다.

주의사항 특별한 주의사항은 없다.

양파의 기능성 및 효능에 관한 특허자료

▶ 양파껍질 추출물을 유효성분으로 포함하는 지질대사 질환의 예방 또는 치료용 조성물

양파껍질 추출물은 지질대사 이상으로 발생하는 각종 질환들을 예방 및 치료할 수 있는 치료제 및 지질대사를 개선할 수 있는 기능성 식품의 제조에 유용하게 사용할 수 있다.

– 공개번호 : 10-2011-0121239, 출원인 : 인제대학교 산학협력단

▶ 항산화 및 항콜레스테롤 활성을 갖는 양파추출농축액 및 이의 제조방법

양파추출농축액은 산화 관련 질환 및 콜레스테롤 관련 질환의 예방 또는 개선을 위한 약학조성물 및 건강기능성 식품으로 유용하게 이용될 수 있다.

– 등록번호 : 10-0895969, 출원인 : 창원대학교 산학협력단

▶ 양파껍질 추출물을 포함하는 지방축적 억제 또는 비만 예방 및 치료용 조성물과 이를 포함하는 약학적 제제 및 식품

양파껍질 추출물은 종래 지방분해제나 비만 억제제들에 비해 독성으로 인한 각종 부작용이 없으며, 관련 질환을 앓고 있는 환자에게도 안심하고 투여할 수 있는 장점이 있다.

– 공개번호 : 10-2009-0042531, 출원인 : (주)휴온스

양파 · 535

▶ 피부·비뇨기 질환 • 정력 감퇴·강장 • 초본

삼지구엽초

- 학 명 : *Epimedium koreanum* Nakai
- 과 명 : 매자나무과
- 이 명 : 닻꽃, 선령비, 방장초, 가승마, 조선음양각, 양곽엽
- 생약명 : 음양곽(淫羊藿)
- 생육지 : 산, 들 자생
- 개화기 : 4~5월
- 채취기 : 여름~가을
- 용 도 : 약용, 관상용, 식용
- 약 효 : 정력강장, 최음, 강정, 발기부전, 음위, 신경쇠약, 거풍, 건망증, 강근골

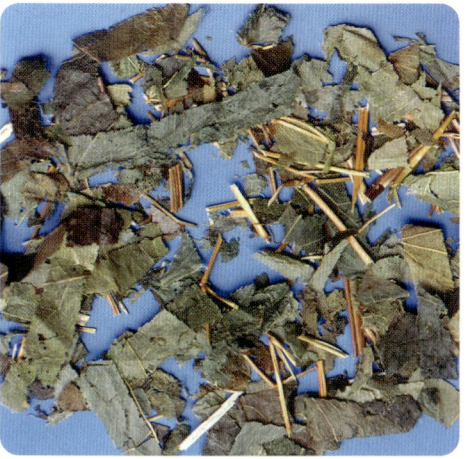

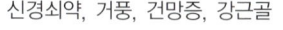

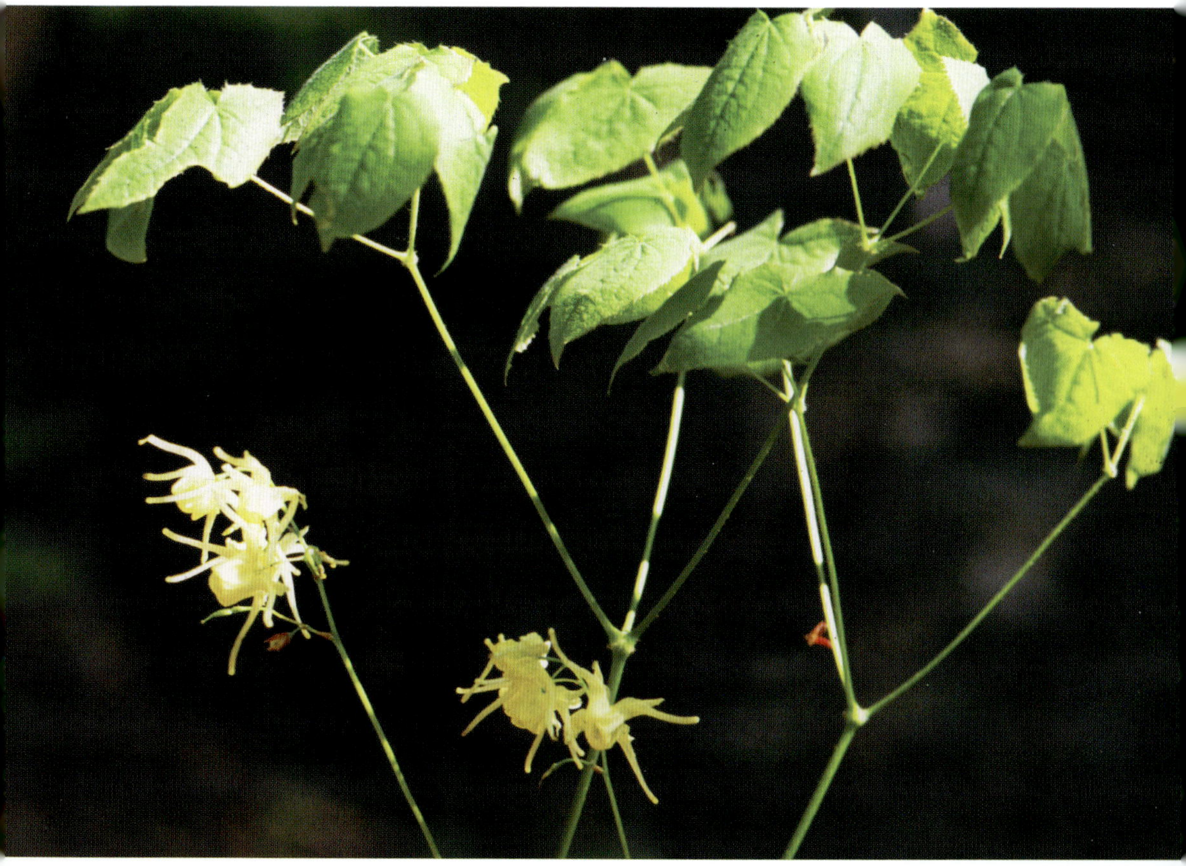

| 생김새와 특징 | 삼지구엽초는 여러해살이풀로, 원가지에서 세 갈래로 가지가 갈라지며 가지마다 세 개의 잎이 달려 삼지구엽초라고 한다. 높이는 30㎝ 정도로 자라고 엷은 황백색의 꽃은 4~5월에 아래로 향하여 달린다. 꽃받침이 8개인데 바깥의 4개는 작고 안쪽 4개는 크다. 꽃잎은 4개이며 긴 뿔이 있고, 암술 1개와 수술 4개가 있다. 꽃이 배의 닻처럼 생겼다고 해서 닻꽃이라고도 부른다. 열매는 삭과이고 방추형이며 8월경에 길이 1㎝ 내외, 지름 5~6㎜로 길고 딱딱하게 달린다.

옛날 중국의 사천 북부에 음탕한 양이 삼지구엽초를 뜯어 먹고 하루에 교합을 1백 번이나 했다고 하여 음양곽(淫羊藿)이라는 이름이 붙었다고 전한다. 건조시킨 지상부 전초는 약용하는데, 특히 남자의 정력을 강하게 해주는 것으로 알려져 있다.

원산지는 우리나라와 만주, 우수리 지역으로, 우리나라와 중국에 분포한다. 우리나라 중부지방 이상에서 자생하나 지리산 일대에서도 드문드문 개체가 발견되기도 한다. 비교적 온도가 낮은 고산 지역의 부엽질이 풍부한 토양에서 잘 자란다.

| 성품과 맛 | 맛은 맵고 달며 성질은 따뜻하다(평하다고도 함). 독성은 없다.

| 사용 부위 | 지상부 전초(잎과 줄기).

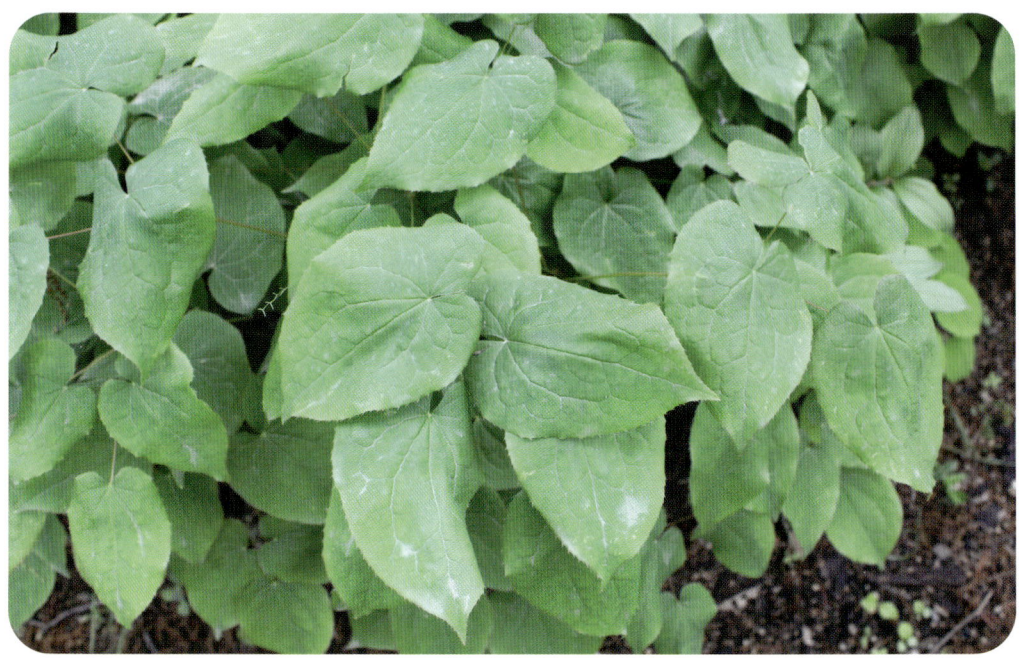

삼지구엽초_ 잎

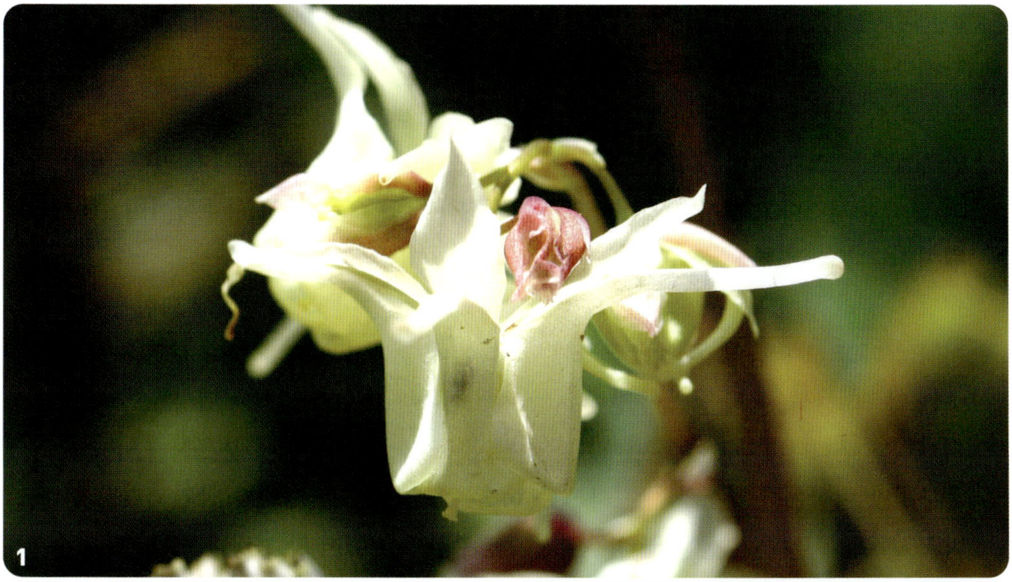

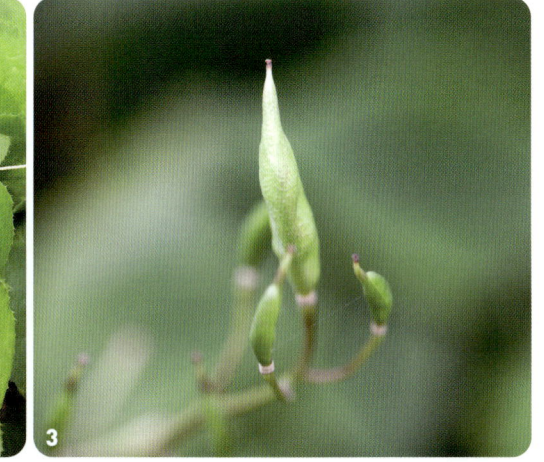

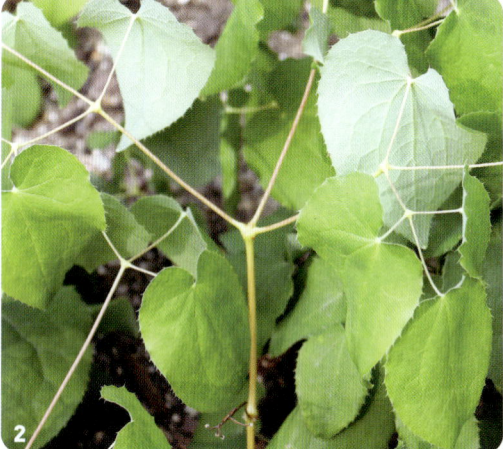

❶ 삼지구엽초_ 꽃 ❷ 삼지구엽초_ 세 갈래로 갈라진 가지 ❸ 삼지구엽초_ 종자 결실

| 작용 부위 | 간(肝), 신(腎) 경락.

| 성분 | 이카리인(icariin), 정유, 세릴알코올(ceryl alcohol), 헨트리아콘탄(hentriacontane), 피토스테롤(phytosterol), 타닌(tannin), 팔미트산(palmitic acid), 리놀레산(linoleic acid) 등.

| 채취 및 조제 | 삼지구엽초 줄기와 잎(지상부 전초)을 여름에서 가을까지 채취하여 깨끗이 씻은 다음 햇볕에 말리거나 바람이 잘 통하는 그늘에서 말려 잘게 썰어서 사용한다.

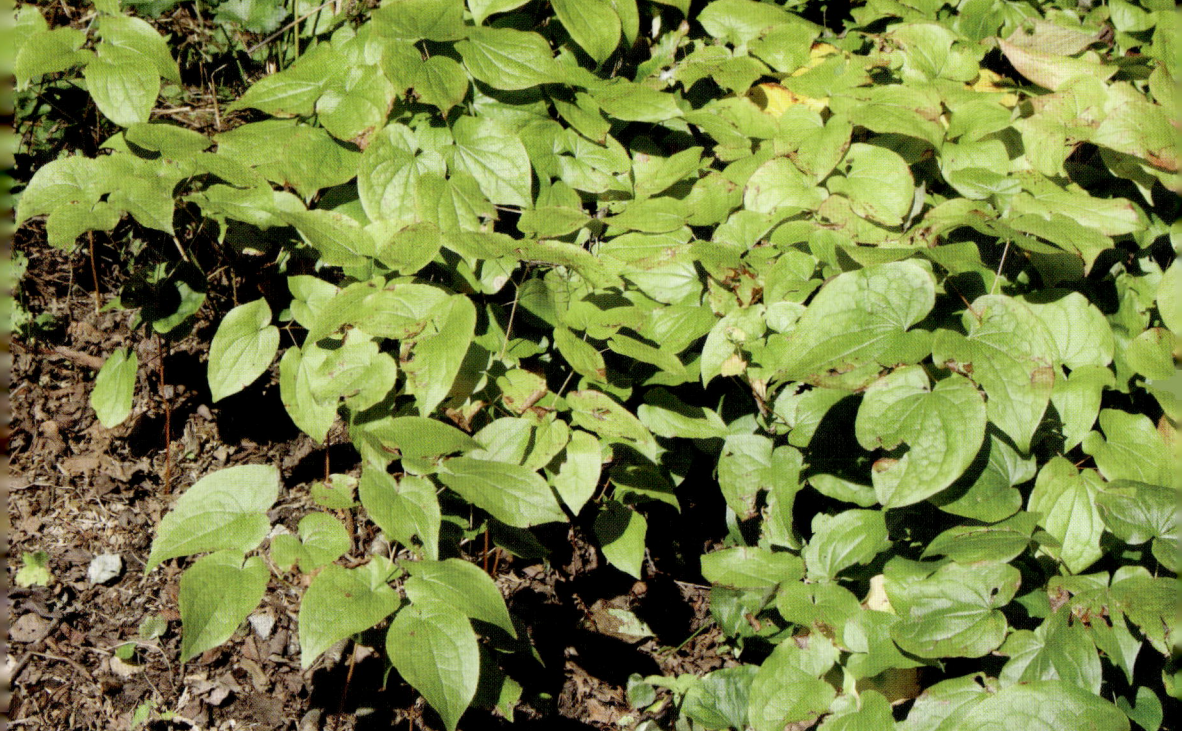

삼지구엽초_ 무리

| 효능 주치 |

① 최음작용이 있으며 정력강장에 사용한다. 혈압강하작용, 혈당강하작용도 있는데
　소량은 이뇨작용을 하나 다량을 복용하면 항이뇨작용을 한다.

② 신경쇠약, 히스테리, 건망증의 치료에도 사용한다.

③ 권태감과 무력감, 발기부전, 음위, 관절무력, 류머티즘의 마비와 통증을 치료한다.

| 약용법 |

① 건조시킨 삼지구엽초 지상부 전초 20g을 600mL의 물에 넣고 반량이 되도록 중불
　로 달여서 아침저녁으로 식후 1컵씩(150mL) 2회에 나누어 복용한다. 자양강장, 보
　신, 정력 보강 등에 효과적이다. 물 대신 음용수로 마시고 싶을 때 마시면 무릎과

> **동의보감원문**
>
> 性溫(一云平)味辛(一云甘)無毒主一切冷風勞氣補腰膝丈夫絶陽不起女人絶陰無子老人昏耄中年健忘治陰痿莖中痛益氣力堅筋骨丈夫久服令有子消瘰癧下部有瘡洗出蟲. 一名仙靈脾俗號爲三枝九葉草生山野葉似杏葉上有子莖如粟稈五月採葉晒乾生處不聞水聲者良又云得酒良. 服此令人好爲陰陽羊一日百遍合盖食此草所致故名淫羊藿酒洗細剉焙用.

삼지구엽초 • 539

허리 냉증, 통증에 좋은 효과가 있다.

② 건조시킨 삼지구엽초 지상부 전초 50~100g을 1L의 물에 넣고 반량이 되도록 중불로 달인 액을 하루 3회로 나누어 매 식후 1컵씩 복용한다. 혈압강하뿐만 아니라 혈당강하, 발기부전, 류머티즘, 건망증, 신경쇠약, 이뇨작용에 효과가 있다.

③ 민간요법으로, 삼지구엽초 지상부 전초를 채취하여 술로 담가 음용한다.

주의사항 일부 민간에서 '꿩의다리'를 삼지구엽초라 하여 혼용하고 있으나 기원이 다른 식물이므로 구별이 필요하다. 삼지구엽초는 성미가 맵고 따뜻하면서 양기를 튼튼하게 하는 작용을 하므로 음허(陰虛)로 상화(相火: 스트레스)가 쉽게 발동하는 경우에는 사용을 금한다.

삼지구엽초(음양곽)의 기능성 및 효능에 관한 특허자료

▶ **삼지구엽초 추출물을 포함하는 허혈성 뇌혈관 질환 예방 또는 개선용 조성물**

본 발명은 삼지구엽초 추출물을 포함하는 허혈성 뇌혈관 질환 예방 또는 개선용 조성물에 관한 것으로, 보다 상세하게는 뇌허혈에 민감하다고 알려져 있는 해마조직 CA1 영역의 신경세포 손상을 효과적으로 예방할 뿐만 아니라, 인체에 부작용을 발생시키지 않는 무해한 삼지구엽초 추출물을 포함하는 허혈성 뇌혈관 질환 예방 또는 개선용 조성물을 제공할 수 있다.

– 공개번호 : 10-2007-0092497, 출원인 : (주)네추럴에프앤피

▶ **인지력 향상 효과를 갖는 음양곽 추출물을 함유하는 조성물**

본 발명은 인지력 향상 효과를 갖는 음양곽(삼지구엽초 잎과 줄기) 추출물을 유효성분으로 포함하는 조성물에 관한 것으로, 상세하게는 본 발명의 음양곽 추출물은 아세틸콜린에스테라제의 활성을 저해하여 아세틸콜린의 농도를 증가시키는 효과가 있으므로, 이를 포함하는 조성물은 인지력 향상 및 치매, 특히 아세틸콜린의 감소를 포함하는 콜린성 신경기능 퇴화로 인한 알츠하이머병의 예방 및 치료에 유용한 의약품 및 건강기능식품으로 이용할 수 있다.

– 공개번호 : 10-2005-0116199, 출원인 : 중앙대학교 산학협력단

▶ **전립선 비대증 및 전립선염 치료용 음양곽 추출물을 포함하는 약학적 조성물**

본 발명은 전립선 비대증 및 전립선염 치료용 약학적 조성물에 관한 것이다. 상기 약학적 조성물은 음양곽(삼지구엽초 잎과 줄기) 약재로부터 2-8 : 8-2의 중량 비율로 추출한 플라보노이드 및 다당류를 포함하며, 플라보노이드는 20 내지 90%의 플라본을 함유하며 다당류의 분자량은 1000 내지 70만 돌턴이다.

– 공개번호 : 10-2005-0084420, 출원인 : 브라이트 퓨처 파마수티컬 라보라토리스 리미티드

삼지구엽초주

맛은 맵고 달다. 기호와 식성에 따라 꿀, 설탕을 가미하여 음용할 수 있다.

【적용병증】

- 건망증(健忘症) : 기억력에 장애가 생겨 일정 기간 동안의 경험을 전혀 떠올리지 못하는 증상을 말한다. 30mL를 1회분으로 1일 1~2회씩, 25~30일 음용한다.
- 강장보호(腔腸保護) : 위와 장을 보호하기 위한 처방이다. 30mL를 1회분으로 1일 1~2회씩, 20~25일 음용한다.
- 양신(養腎) : 남자의 양기와 생식 기능을 튼튼히 하기 위한 처방이다. 30mL를 1회분으로 1일 1~2회씩, 25~35일 음용한다.
- 기타 질환 : 관절냉기, 노인성 치매, 마비증세, 불임증, 사지동통, 반신불수, 요슬무력

【담그는 방법】

① 약효는 지상부 전초인 잎과 줄기에 있으므로, 주로 잎과 줄기를 사용한다.
② 여름부터 잎이 마르기 전 가을에 잎과 줄기를 함께 채취한다.
③ 깨끗이 씻어 약간 말린 다음 썰어서 사용한다.
④ 말린 잎과 줄기 약 170g을 소주 3.8L에 넣고 밀봉하여 서늘한 냉암소에서 보관, 숙성시킨다.
⑤ 3~4개월 침출한 다음 찌꺼기를 걸러내고 보관, 음용한다. 또는 찌꺼기를 걸러낸 후 2~3개월 더 숙성하여 음용하면 향미(香味)가 좋아진다.

【구입방법 및 주의사항】

- 약재상, 약령시장에서 구입하여 사용할 수 있다. 또는 자생지가 넓지 않지만 비교적 온도가 낮고 고산지대인 지리산, 오대산 주위에서 자생하는 것을 직접 채취할 수 있다.
- 장기 음용해도 무방하지만 음기 허약자는 본 약술의 음용을 금한다.

삼지구엽초 · 541

▶ 피부·비뇨기 질환·**정력 감퇴·강장**·목본

산수유

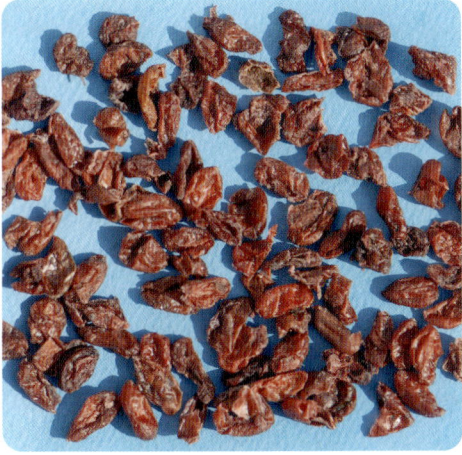

- 학 명 : *Cornus officinalis* Siebold & Zucc.
- 과 명 : 층층나무과
- 이 명 : 산수유나무, 실조아(實棗兒), 육조(肉棗)
- 생약명 : 산수유(山茱萸)
- 생육지 : 산기슭, 재배
- 개화기 : 3~4월
- 채취기 : 열매 완숙기
- 용 도 : 약용, 관상용, 식용
- 약 효 : 치통, 야뇨, 신경통, 강장제, 피로회복,
  항균, 보간, 보신, 유정, 강정

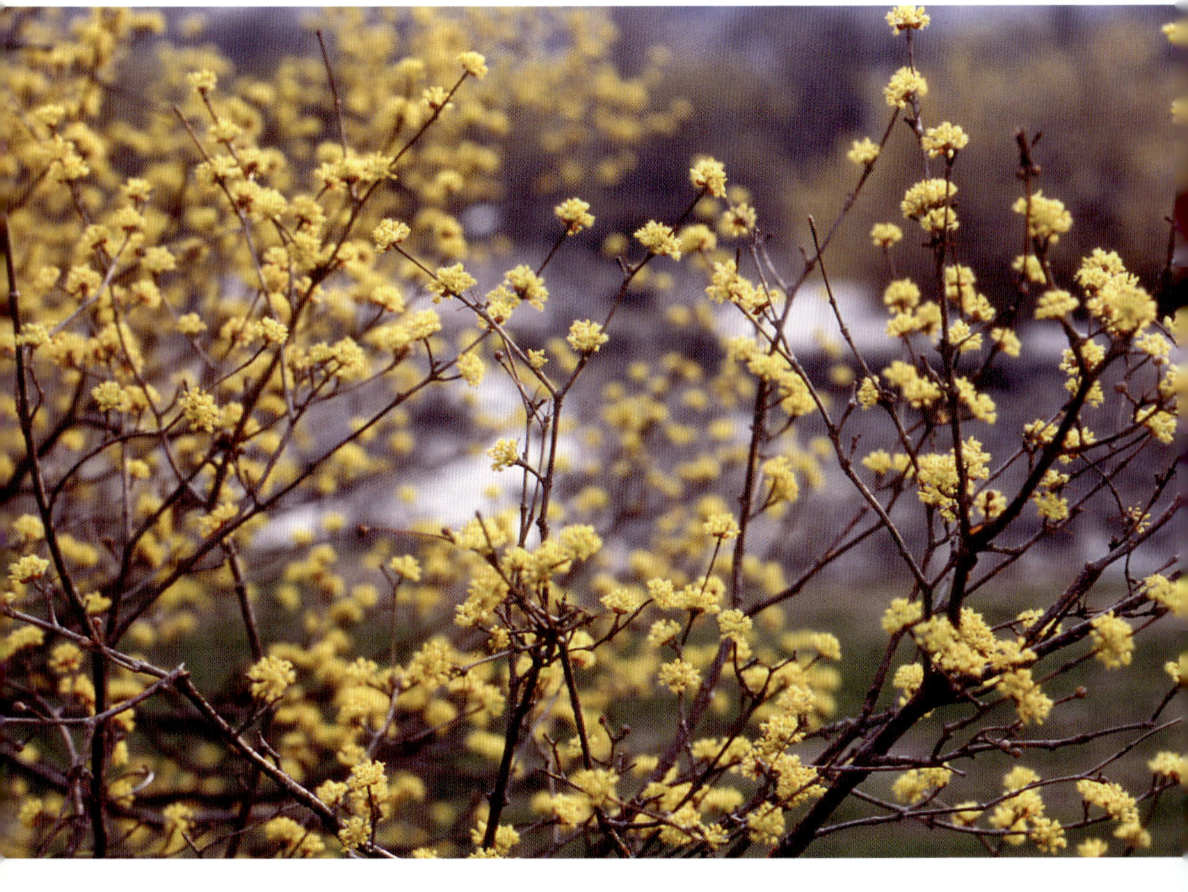

| **생김새와 특징** | 산수유는 낙엽활엽 소교목으로, 키는 4~7m로 자란다. 나무껍질은 연한 갈색으로, 잘 벗겨진다. 1년생 가지는 처음에는 털이 있으나 후에 떨어진다. 잎은 달걀 모양이며 마주난다. 잎의 크기는 길이 4~12㎝, 지름 2.5~6㎝이다. 꽃은 암수한그루이며 3~4월에 잎보다 먼저 노랗게 피어 20~30개가 뭉쳐 우산모양꽃차례를 이룬다. 열매는 1.5~2㎝ 길이의 핵과로, 구기자와 비슷하며 맛이 달고 약간 신맛이 나며 타원형이다. 처음에는 녹색이나 9~10월에 붉은색으로 익는다.

우리나라가 원산지이며 중국에도 분포한다. 우리나라 경기도와 강원도 이남의 산기슭에서 자생하거나 널리 재배하고 있으며, 경기 이천과 전남 구례, 경북 의성 등에서 특산품으로 재배한다. 특히 경남 함양군 마천면과 하동군 화개면, 전남 구례군 산동면 등 지리산 기슭에는 산수유가 없는 집이 없을 정도로 많이 재배되거나 자생하고 있다.

| **성품과 맛** | 맛은 시고 약간 떫으며 성질은 약간 따뜻하다.

| **사용 부위** | 씨를 둘러싸고 있는 과육(果肉).

| **작용 부위** | 간(肝), 위(胃), 폐(肺), 신(腎) 경락.

| **성분** | 산수유 열매에는 사포닌의 성분인 코르닌(cornin), 타닌(tannin), 이리도이드 배당체인 로가닌(loganin)과 모로니시드, 트리터페노이드 화합물인 우르솔산(ursolic acid)과 올레아놀릭산(oleanolic acid) 등이 함유되어 있으며 다

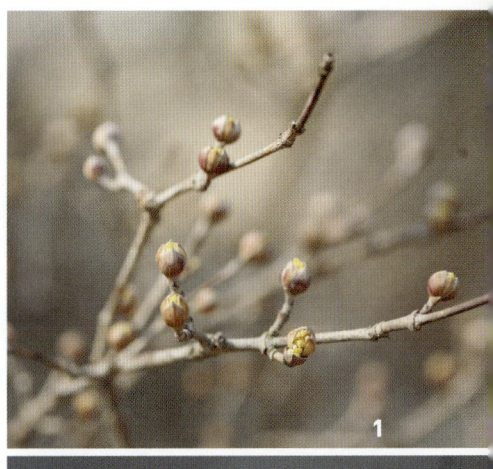

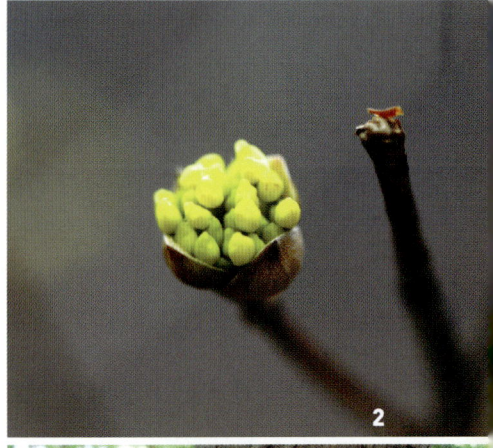

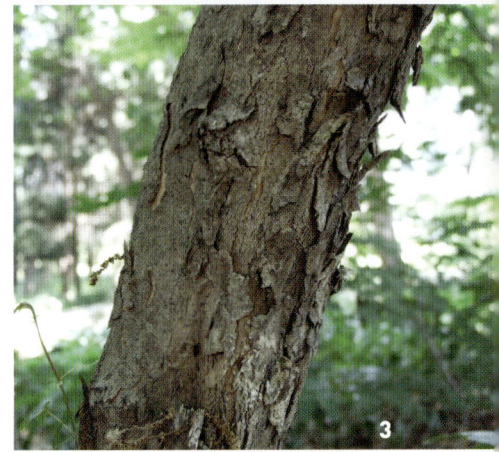

❶ 산수유_ 꽃망울
❷ 산수유_ 꽃봉오리(확대)　❸ 산수유_ 수피

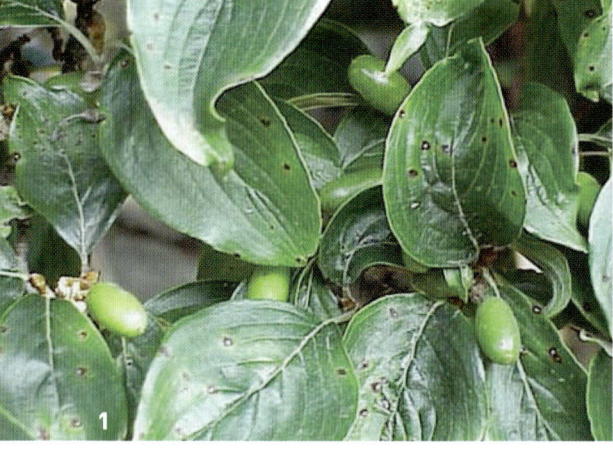 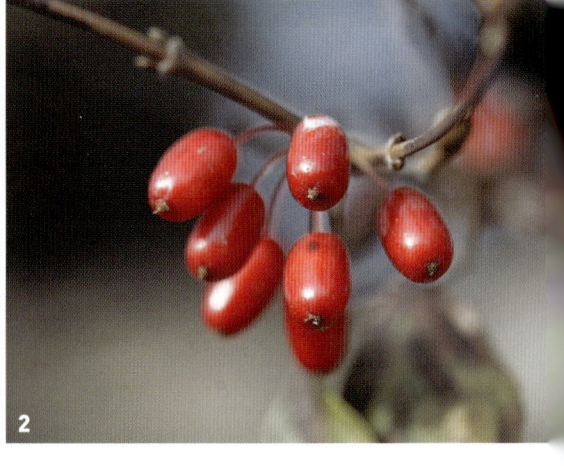

❶ 산수유_ 덜 익은 열매 ❷ 산수유_ 익은 열매

양한 유기산과 비타민 A 등이 함유되어 있다. 종자의 지방유에는 팔미트산, 올레산 (oleic acid), 리놀산 등이 함유되어 있다.

| 채취 및 조제 | 가을에 완전히 성숙하여 빨갛게 익은 산수유 열매를 채취하여 꼭지를 제거하고 약한 불에 쬐어 말려서 식힌 후에 씨를 빼내거나, 끓는 물에 2~3분 데쳐서 씨를 빼낸 과육을 햇볕에 말려 사용한다.

| 효능 주치 |

① 치통, 신경통, 유정 등의 치료에 사용한다.

② 보신, 보간, 자양강장, 강정, 피로회복, 항균 등의 효능이 있고 야뇨에도 효과가 있다.

③ 허리와 무릎이 시리고 아픈 증상, 현기증이나 이명 등을 치료한다.

④ 발기부전이나 정액이 절로 흘러나오는 증세, 소변이 자주 마려운 증상, 간이 허하여 땀이 나거나 한열이 나는 증상을 치료한다.

⑤ 성기능을 높이며, 음경을 굳고 단단하게 한다.

| 약용법 |

① 씨를 빼내고 말린 산수유 열매 10g을 물 700mL에 넣고 중불에서 반으로 달인 액을

동의보감원문

性微溫味酸澁無毒强陰益精補腎氣興陽道堅長陰莖添精髓煖腰膝助水藏止小便利老人尿不節除頭風鼻塞耳聾. 在處有之葉似楡花白子初熟未乾赤色大如枸杞子有核亦可啖旣乾皮甚薄每一片去核取肉皮四兩爲正. 肉壯元氣秘精核能滑精故去之九月十月採實陰乾. 酒浸去核慢火焙乾用一名石棗.

나누어 아침저녁으로 식간에 복용한다. 병세가 호전될 때까지 계속 복용한다.

② 차로 음용한다. 씨를 빼내고 말린 산수유 열매를 주전자에 넣고 보리차를 끓이듯 끓인 후 냉장고에 넣어두고 차로 마신다. 꿀을 첨가하여 마셔도 좋다.

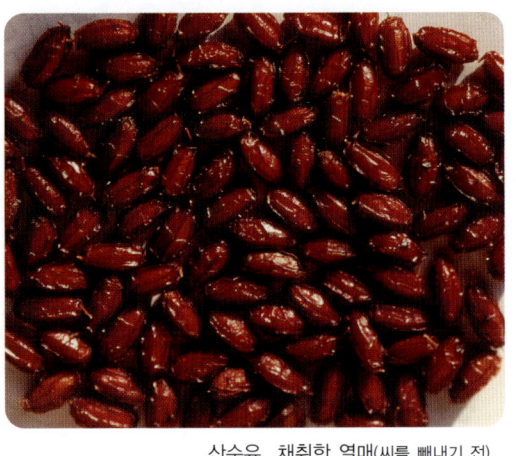

산수유_ 채취한 열매(씨를 빼내기 전)

 산수유 껍질과 과육은 삽정(澁精) 또는 고정(固精)하는 작용이 있어서 원기와 정액을 보하지만 씨는 활정(滑精)하는 작용이 있으므로 반드시 씨를 제거하고 사용해야 한다. 또한 도라지, 방풍, 세신 등과 함께 사용해서는 안 된다.

산수유의 기능성 및 효능에 관한 특허자료

▶ **산수유 추출물을 함유하는 혈전증 예방 또는 치료용 조성물**

산수유 추출물을 유효성분으로 함유하는 약학조성물은 트롬빈 저해활성 및 혈소판 응집 저해활성을 나타내어 혈전 생성을 효율적으로 억제할 수 있으며 추출액, 분말, 환, 정 등의 다양한 형태로 가공되어 상시 복용 가능한 제형으로 조제할 수 있는 뛰어난 효과가 있다.

– 공개번호 : 10-2013-0058518, 출원인 : 안동대학교 산학협력단

▶ **포제를 활용한 산수유 추출물을 함유하는 항노화용 화장료 조성물**

포제를 활용한 산수유 추출물을 함유하는 화장료 조성물은 프로콜라겐 생성 촉진 및 콜라게나제 발현 억제 효과를 나타냈으며, 두 가지 활성의 복합 상승작용으로 인하여 우수한 피부 주름 개선 및 항노화 효과를 갖는다.

– 공개번호 : 10-2009-0128677, 출원인 : (주)아모레퍼시픽

▶ **항산화 활성을 증가시킨 산수유 발효 추출물의 제조 방법**

본 발명에 따른 추출 방법은 산수유를 증기로 찌고, 이를 락토바실러스 브레비스로 발효시킨 다음 열수 추출함으로써, 로가닌 함량이 높고, 항산화활성을 증가시킨 산수유 발효 추출물을 효율적으로 얻을 수 있다.

– 공개번호 : 10-2012-0139462, 출원인 : 동의대학교 산학협력단

산수유 · 545

산수유꽃차

【 효능 및 꽃의 이용 】

산수유 꽃은 향기가 좋아 관상수로도
많이 심어왔다. 산수유 열매에는 말
산, 주석산, 몰식자산, 지방산 등과 사
포닌, 타닌, 비타민 A 등이 함유되어
있고, 씨에는 팔미트산과 리놀산 등이
함유된 지방유가 들어 있다. 산수유의
가장 큰 약리작용으로는 허약한 콩팥
의 생리기능 강화와 정력 증강 효과가
꼽힌다. 산수유를 장기간 먹을 경우
몸이 가벼워질 뿐만 아니라 요통, 이
명현상, 원기부족 등에도 유익하다.
산수유 꽃을 딸 때에는 그리 예쁘지

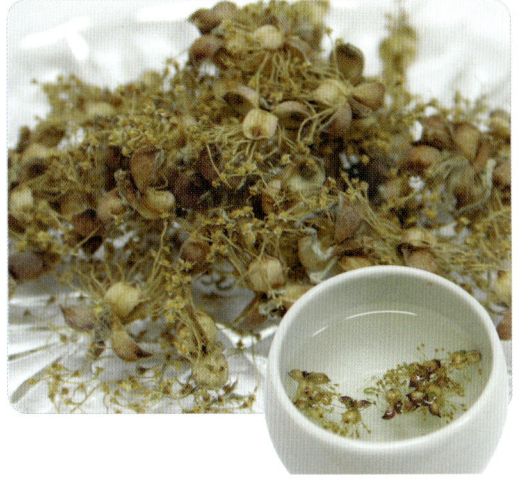

않을 것으로 생각하는데 찻잔 속에서의 산수유 꽃은 공예차보다도 더 멋진 모습을 드러낸
다. 차 색은 연한 갈색이다.

【 채취 방법 】

봉오리에서 바로 핀 꽃을 선택한다.

【 꽃차 만드는 방법 】

① 산수유 꽃을 봉오리째 따서 깨끗이 손질한다.
② 손질한 꽃을 소금물에 씻어서 그늘에서 잘 말
   린다.
③ 밀폐용기에 넣어 보관한다.
④ 말린 꽃 2~3송이를 찻잔에 담고 끓는 물을 부
   어 우려내어 마신다.

【 차로 마신 후 꽃 이용법 】

한 번 차로 마신 산수유꽃차는 재탕하여 마신다.

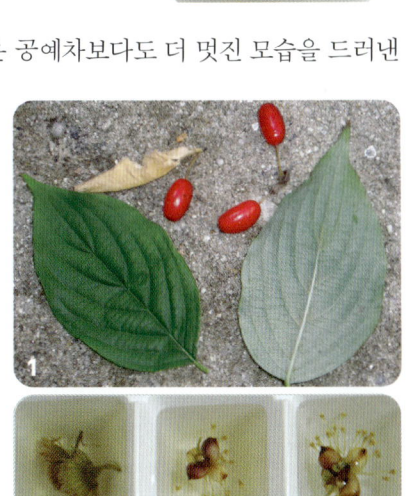

❶ 산수유 열매와 잎 ❷ 산수유 꽃 얼음

산수유주

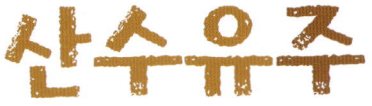

맛은 시고 약간 떫다. 기호와 식성에 따라 꿀, 설탕을 가미하여 음용할 수 있다.

【적용병증】

- **신경쇠약(神經衰弱)** : 사물을 느끼거나 생각하는 힘이 평소보다 약해지는 증상을 말한다. 감정의 기복이 심하여 갑자기 성을 내거나 불평을 잘하고, 권태나 피로를 쉽게 느낀다. 기억력이 떨어지고 불면증에 걸리기도 한다. 30mL를 1회분으로 1일 1~2회씩, 15일 정도 음용한다.
- **간염(肝炎)** : 간에 염증이 생겨 간세포가 파괴되는 증상을 말한다. 30mL를 1회분으로 1일 1~2회씩, 20~25일 음용한다.
- **음위증(陰痿症)** : 남자의 생식기가 위축되거나 발기가 되지 않는 증상이다. 30mL를 1회분으로 1일 1~2회씩, 20~30일 음용한다.
- **기타 질환** : 건위제, 늑막염, 보간, 심계항진, 요슬산통, 유정증, 현기증

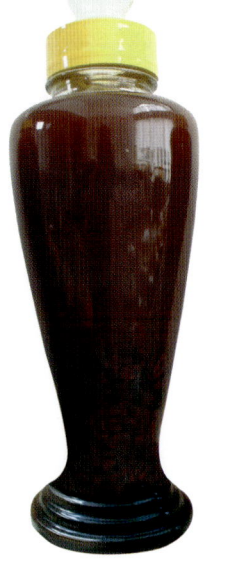

【담그는 방법】

① 약효는 잘 익은 열매에 있으므로 주로 열매를 사용한다.
② 열매는 반드시 씨를 제거한 후 과육만을 건조시켜서 사용한다.
③ 말린 과육 200g을 소주 3.8L에 넣고 밀봉하여 서늘한 냉암소에서 보관, 숙성시킨다.
④ 3~4개월 침출한 다음 찌꺼기를 걸러내고 보관, 음용한다. 또는 찌꺼기를 걸러낸 후 2~3개월 더 숙성하여 음용하면 향미(香味)가 좋아진다.

【구입방법 및 주의사항】

- 약재상, 약령시장에서 구입하여 사용하며, 재배지에서도 구입할 수 있다.
- 오래 음용해도 해롭지는 않으나 신맛이 강하므로 꿀을 적당량 타서 음용한다. 물은 배로 타서 음용하는 것이 좋다.
- 음용 중에는 도라지와 방기 등을 금하며, 소변이 잘 안 나가는 사람도 금한다.

산수유 · 547

▶ 피부·비뇨기 질환 · **피부염** · 초본

호박

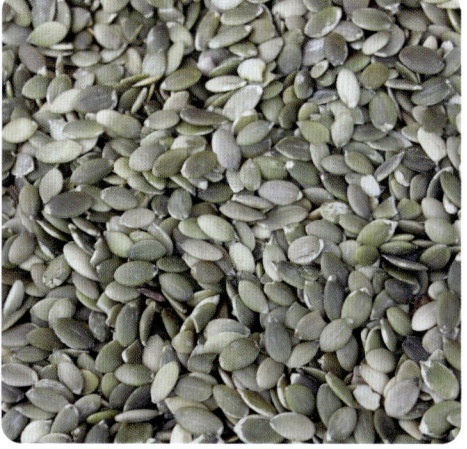

- ● 학 명 : *Cucurbita moschata* Duchesne
- ● 과 명 : 박과
- ● 이 명 : 당호박, 번과(番瓜), 왜가(倭瓜)
- ● 생약명 : 남과(南瓜)
- ● 생육지 : 재배
- ● 개화기 : 6~10월
- ● 채취기 : 10~12월
- ● 용 도 : 약용, 식용
- ● 약 효 : 황달, 이질, 구충, 해독, 진통, 이뇨, 해수, 소염, 창상, 화상, 피부염

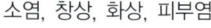

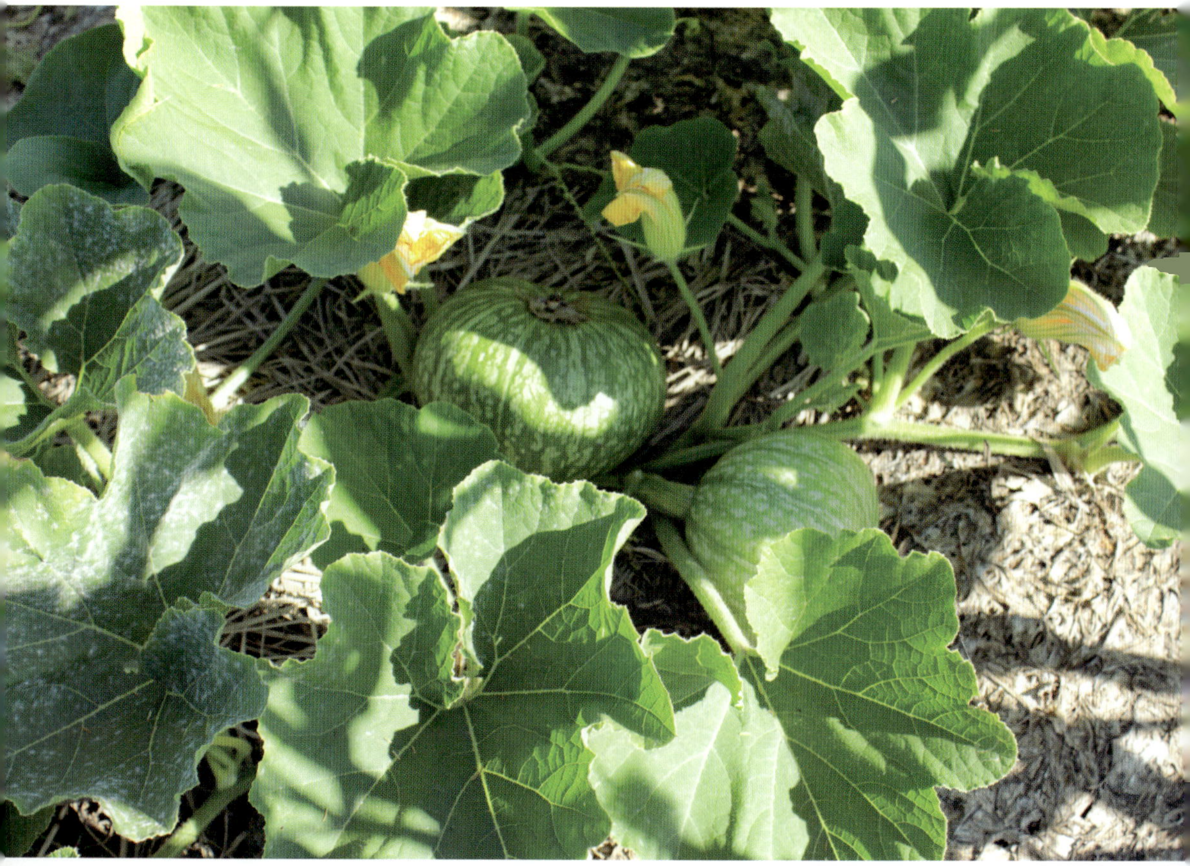

| 생김새와 특징 | 호박은 덩굴성 한해살이풀로, 널리 재배하는 식물이다. 덩굴의 단면은 오각형이고 털이 있으며 덩굴손으로 다른 물체를 감으며 올라간다. 잎은 어긋나고 잎자루가 길며 가장자리가 얕게 5개로 갈라진다. 꽃은 암수한그루이며 6월부터 10월 서리가 내릴 때까지 잎겨드랑이에서 1개씩 노란색으로 핀다. 화관은 끝이 5개로 갈라진다. 열매는 장과이며 매우 크다. 품종에 따라 크기, 형태, 색깔이 다르다. 열매를 식용하며, 싱싱한 잎은 쪄 먹거나 나물로 식용한다.

호박은 열대 및 남아메리카가 원산지이며 세계적으로 널리 분포한다. 우리나라에서도 전국 각지에서 재배하고 있는 호박은 중앙아메리카 또는 멕시코 남부의 열대 아메리카 원산의 동양계 호박, 남아메리카 원산의 서양계 호박, 멕시코 북부와 북아메리카 원산의 페포계 호박 등 세 종류가 주류를 이룬다.

| 성품과 맛 | 맛은 달며 담담하고 성질은 약간 차다.

| 사용 부위 | 씨 및 과육(果肉).

| 작용 부위 | 대장(大腸), 소장(小腸), 폐(肺), 방광(膀胱) 경락.

| 성분 | 시트룰린(citrulline), 알기닌(alginine), 아스파라긴(asparagine), 카로틴(carotene), 비타민 C, 아데닌(adenine), 글루코오스(glucose), 펜토산(pentosan), 만니톨(mannitol),

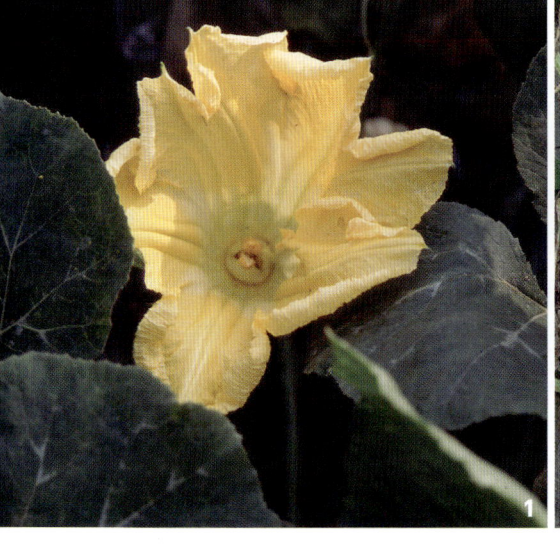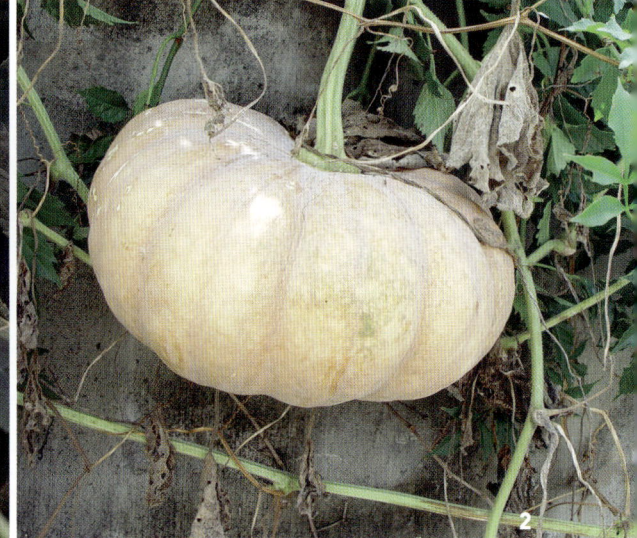

❶ 호박_ 꽃 ❷ 호박_ 익은 열매

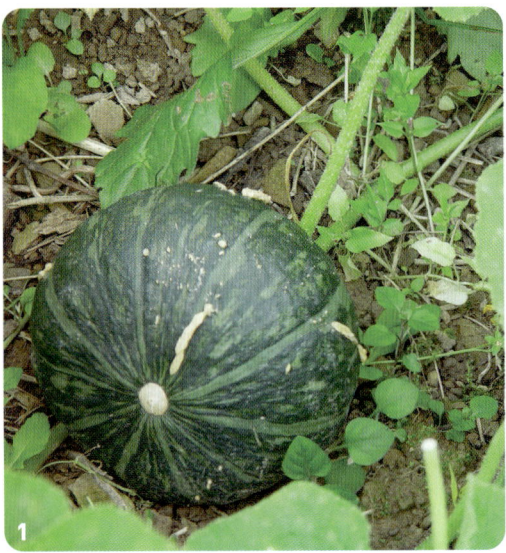 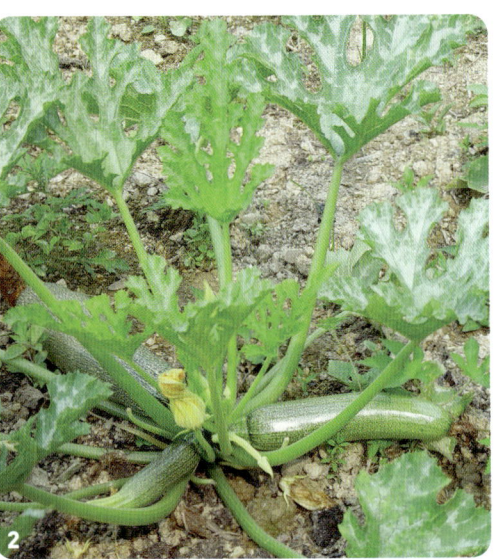

❶ 단호박 ❷ 애호박(마디호박)

쿠쿠르비틴(cucurbitine) 등.

| 채취 및 조제 | 가을부터 초겨울까지 열매를 채취하여 말려서 사용한다.

| 효능 주치 | 보중익기(補中益氣: 중초의 기를 보하여 기를 이롭게 함), 해독, 구충, 이뇨, 소염, 진통, 화상, 창상, 해수, 피부염, 이질, 경풍 등을 치료한다.

| 약용법 |

① 말린 호박씨를 볶아서 먹는다.

② 가래가 심할 때는 호박 과육을 구워 먹으면 가래가 쉽게 나온다.

③ 구충에는 호박잎을 7~10시간 그늘에 말린 후 가루를 내어 차 스푼 하나 정도를 하루 3회 정도 나누어 약 1주일 동안 마시면 좋다.

④ 백일해에는 호박 꼭지나 씨를 검게 태워서 설탕과 잘 반죽하여 마시면 좋다.

⑤ 젖이 잘 나오지 않을 때는 호박씨 30~50개를 볶은 후 껍질을 벗겨내고 알맹이를 먹는 것도 좋다.

⑥ 피부염에는 호박씨를 짓찧어 환부에 발라 치료한다.

⑦ 식혜로 만들어 먹으면 기관지 천식 및 천식으로 인한 부종을 가라앉히고 기침을 멎게 한다.

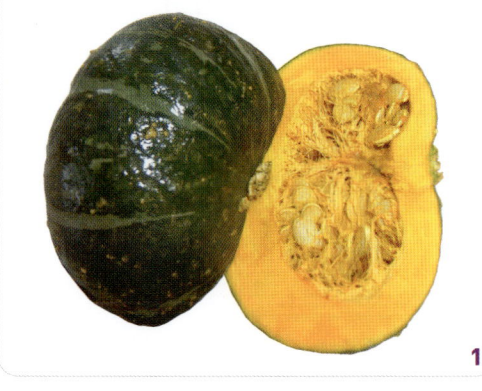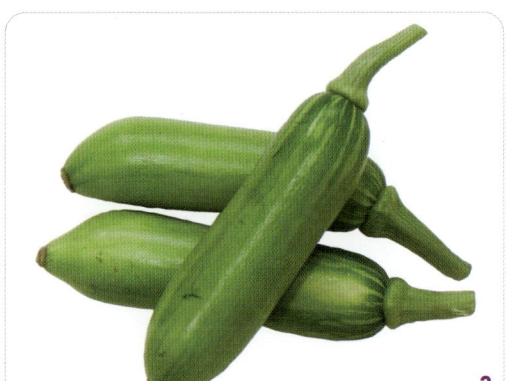

❶ 채취한 단호박 ❷ 채취한 애호박

⑧ 꿀단지로 만들어 먹으면 산모의 산후 부종을 빼주고 영양을 보충해주므로 산후조리에 좋다. 당뇨병이나 비만에도 좋으며, 동짓날 호박을 먹으면 중풍에 걸리지 않는다고 한다.

⑨ 호박죽은 비타민 C와 카로틴이 풍부하게 들어 있어 위장 기능을 강화시켜준다.

⑩ 호박차로 만들어 복용한다.

주의사항 과육을 사용할 때는 속을 긁어내고 사용한다.

호박의 기능성 및 효능에 관한 특허자료

▶ 신장 기능 강화 및 부종 개선에 효과적인 아르기닌이 강화된 호박 등의 복합물을 유효성분으로 함유하는 조성물

본 발명은 초고압 처리하여 아르기닌 성분이 강화된 호박 추출물과 시트룰린 성분을 강화한 수박 추출물과 베리 5종(크랜베리, 빌베리, 블랙커런트, 시벅손, 링고베리) 추출물을 혼합하여 만든 조성물을 유효성분으로 포함하는 신장 기능 강화 및 부종 개선 조성물에 관한 것이다. 본 발명의 조성물은 신장 기능 측정 지표인 혈중 크레아티닌, 단백뇨를 측정하여 신장 기능을 강화함을 확인하여 이로 인한 부종을 감소시켜 부종 개선에 효과적인 조성물로 유용하게 사용될 수 있다.

– 공개번호 : 10-2014-0116301, 출원인 : (주)풀무원

【 호박을 이용한 다양한 식음료 만들기 】

● 호박 식혜

① 재료로는 늙은 호박(청둥호박) 1개, 엿기름 1되, 된밥 2공기, 생강 3쪽을 준비한다.
② 엿기름의 앙금을 우려내어 밥과 함께 삭힌 국물을 준비한다.
③ 호박의 꼭지 부분을 도려낸 후 속을 파낸다.
④ 호박 속에 엿기름 삭힌 물과 생강을 넣고 찜통에 넣은 후 약한 불에 3시간 정도 푹 찐다.
⑤ 호박이 익으면 꺼내어 즙을 짜서 먹는다.

● 호박 꿀단지

① 재료로는 늙은 호박(청둥호박) 1개, 꿀 1홉, 대추 1컵을 준비한다.
② 늙은 호박의 꼭지 부분을 동그랗게 도려낸 후 속을 파낸다.
③ 호박 속에 꿀과 씨를 뺀 대추를 넣고 꼭지를 다시 막아 찜솥에 앉힌다.
④ 충분히 무르도록 찐 다음 체에 걸러 물을 따라 마신다.
⑤ 냉장고에 넣어두고 먹을 때마다 따뜻하게 데워서 마시면 좋다.

● 호박죽

① 재료로는 호박 1/4개, 팥 1/2컵, 불린 쌀 1컵, 찹쌀가루 1컵, 소금, 흑설탕 약간을 준비한다.
② 호박은 깨끗이 씻어 속을 파고 껍질을 벗겨 잘게 썬다.
③ 팥은 물을 3배 정도 넣고 삶아둔다.
④ 호박, 불린 쌀, 물을 넣고 푹 삶는다.
⑤ 삶은 후 주걱으로 으깨거나 믹서에 곱게 갈아 다시 솥에 넣고, 삶아놓은 팥을 함께 넣어
   약한 불에 잘 저으면서 끓인 후 소금과 흑설탕으로 간을 한다.

● 호박차

① 재료로는 호박 1/4개, 생강, 대추, 계피, 땅콩, 깨를 준비한다.
② 대추, 생강, 계피를 푹 고아 물을 준비한다.
③ 호박은 껍질과 씨를 제거하여 얇게 자른 후 준비해둔 물에 넣어 삶는다.
④ 삶은 호박과 땅콩이나 깨를 함께 넣고 곱게 간다.
⑤ 곱게 간 호박을 다시 냄비에 넣고 끓여 잣을 띄워 먹는다.

호박꽃차

【 효능 및 꽃의 이용 】

호박꽃에는 이뇨 효과가 있는 쿠쿠비타신 성분 외에 아미노산과 흡수가 잘 되는 철분, 당분, 카로틴, 비타민 C 등이 많이 들어 있다. 독일의 생약회사가 요도의 전립선 수축이 잘 안 돼 배뇨가 어려운 사람들을 위한 이뇨제를 개발했는데, 생약의 50%가 말린 호박꽃 가루라고 한다. 호박은 식재료로 많이 이용될 뿐만 아니라 줄기, 잎, 꽃, 꼭지, 과실, 종자 등 모든 부위가 약용된다. 구충, 백일해, 독충에 찔렸을 때, 디프테리아, 일사병 등에 효과

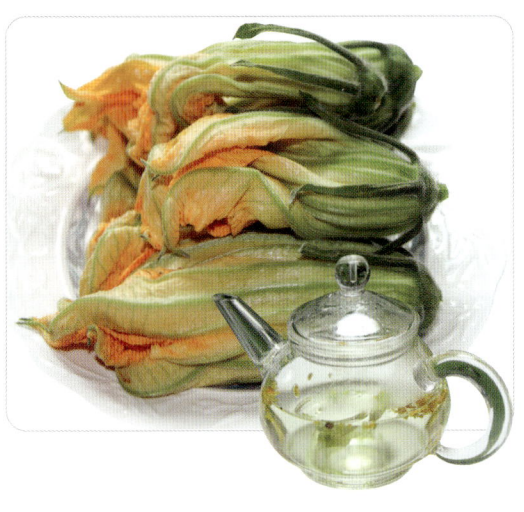

가 있다. 벌레에 쏘였을 때는 잎이나 꽃을 따서 문지르면 효과가 있다. 호박꽃에는 양분이 농축되어 있으며 당분이 강하고 향과 맛도 좋다. 차 색은 연한 갈색이고 맛은 구수하며 단맛이 약간 난다. 호박을 말려 같이 넣어 마시면 다이어트 효과가 있다.

【 채취 방법 】

봉오리에서 바로 개화한 것을 수확한다.

【 꽃차 만드는 방법 】

① 깨끗이 손질하여 말린다.
② 꽃 한 송이를 찻잔에 넣고 뜨거운 물을 부어 마신다.

【 차로 마신 후 꽃 이용법 】

① 재탕하여 마신다.
② 재건조하여 백설기를 할 때 호박 말린 것과 함께 섞는다.

○ 관상용 호박

🍈 호박 · 553

▶ 피부·비뇨기 질환 • **피부염** • 목본

개나리
(의성개나리)

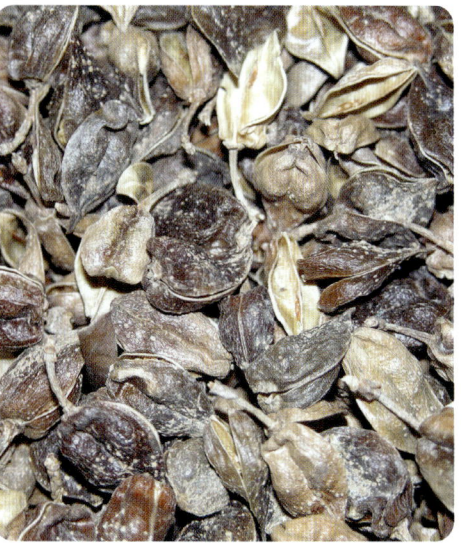

- **학 명** : *Forsythia koreana* (Rehder) Nakai[개나리]
  Forsythia viridissima Lindley[의성개나리]
- **과 명** : 물푸레나무과
- **이 명** : [개나리]개나리꽃나무, 신리화, 어사리, 가을개나리
  [의성개나리]약개나리, 방울개나리
- **생약명** : 연교(連翹)
- **생육지** : 산자락, 바위틈, 숲 속 자생
- **개화기** : 4월
- **채취기** : 가을(열매), 4월(꽃)
- **용 도** : 약용, 생울타리용, 관상용
- **약 효** : 해열, 해독, 소염, 이뇨, 피부병, 여드름

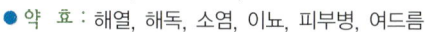

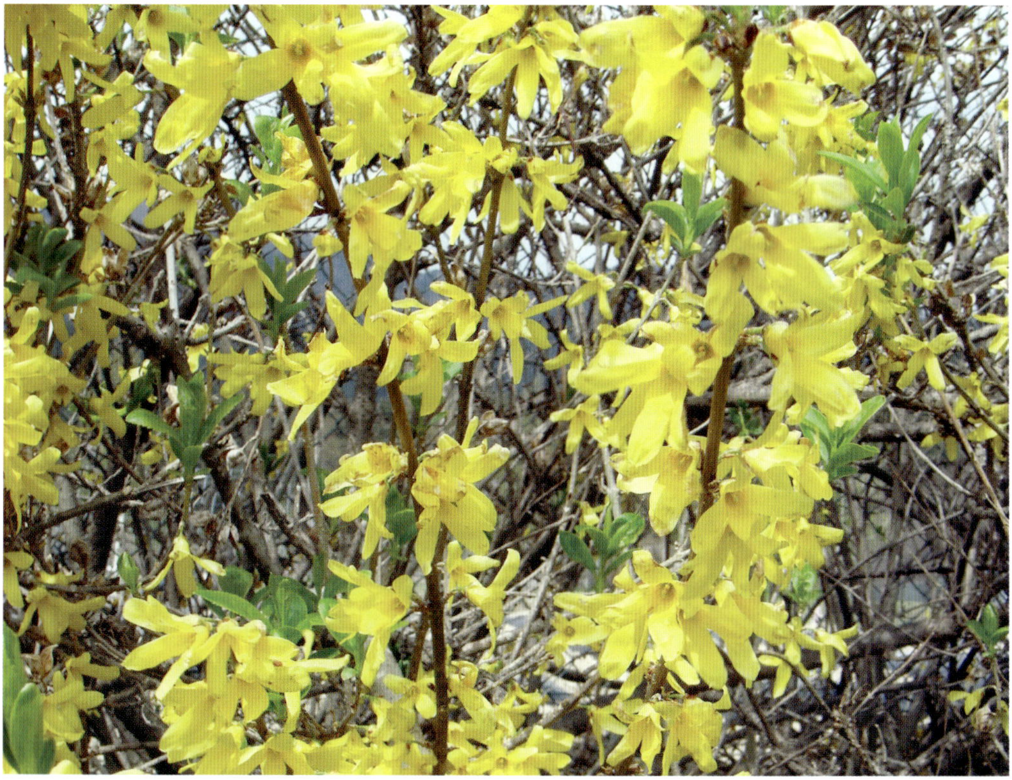

| 생김새와 특징 | 개나리와 의성개나리는 낙엽활엽 관목으로, 높이는 3m(의성개나리는 1m)
정도로 자란다. 가지가 가늘어서 끝이 밑으로 처진다. 일년생 어린 가지는 녹색이지만
(의성개나리는 자주색) 묵은 가지는 회갈색을 띤다. 잎은 마주나며 끝이 뾰족하고 밑이
둥근 모양으로, 달걀형이다. 잎의 뒷면에는 털이 나며, 잎의 길이는 3~12㎝, 폭은 3㎝
(의성개나리는 길이 3~6㎝, 폭 1~2㎝) 정도이다. 꽃은 노란색이며 4월에 잎보다 먼저 핀
다. 꽃부리는 깊게 4개로 갈라진다. 달걀 모양의 열매는 삭과로, 9~11월(의성개나리는
9~10월)에 길이 1.5~2㎝로 익는다.

개나리 열매를 한방에서는 연교(連翹)라고 부르며 말려서 약용한다. 그러나 개나리는
열매가 많이 열리지 않으므로 한방 약재로는 의성개나리(약개나리)의 열매를 써왔다.
꽃을 약재로 쓸 때는 어느 것이든 무방하다.

의성개나리는 일반 개나리와 유사한 형태이나 개나리에 비해 줄기 능선이 무디고 꽃
잎이 좁고 짧다. 또한 의성개나리 잎이 더 두껍고, 폭이 좁다. 개나리 잎은 중간 부분
부터 뾰족한 톱니가 있는데, 의성개나리는 잎 가장자리가 밋밋한 편이며 잎 끝부분에
얕고 둔한 톱니가 약간 보인다.

개나리와 의성개나리는 우리나라와 중국에 분포한다. 우리나라에서는 평안도를 제외
한 전국 각지의 산자락(산비탈의 밑부분), 바위틈이나 숲 속에서 자라며 울타리의 조경

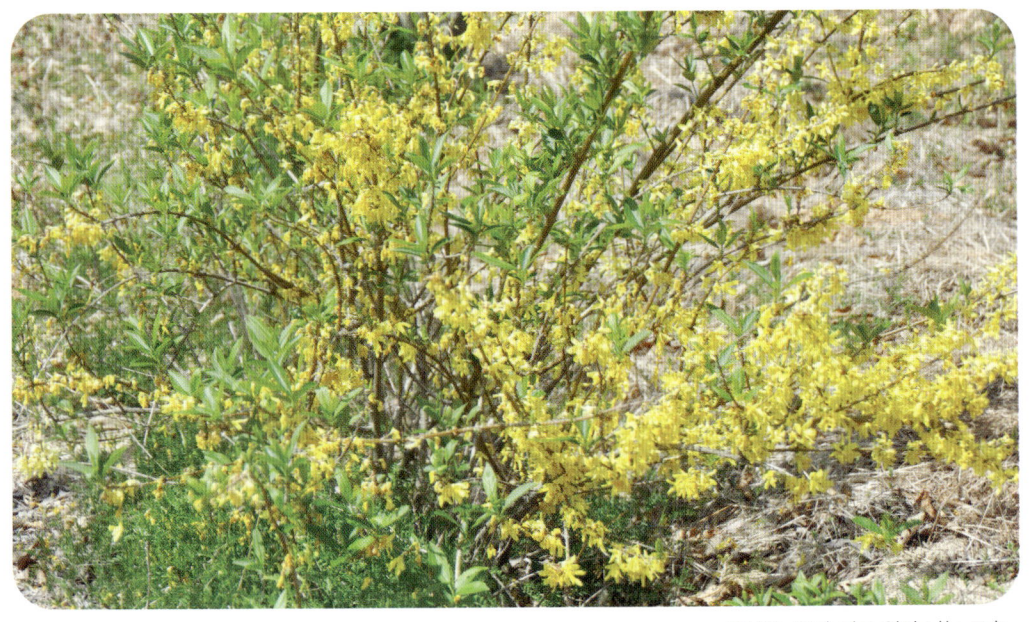

개나리_ 꽃이 지고 잎이 나는 모습

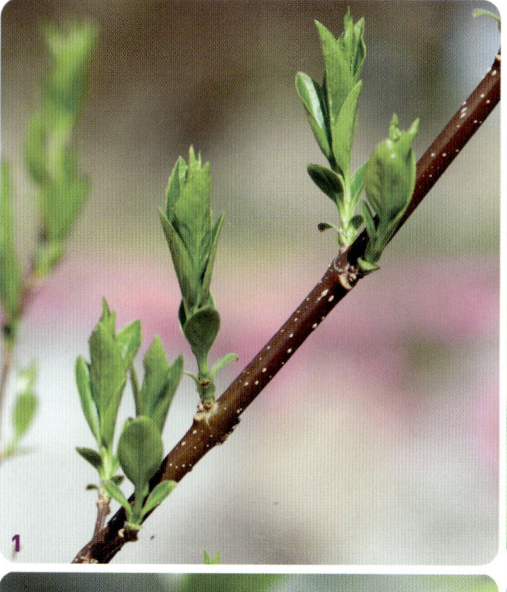

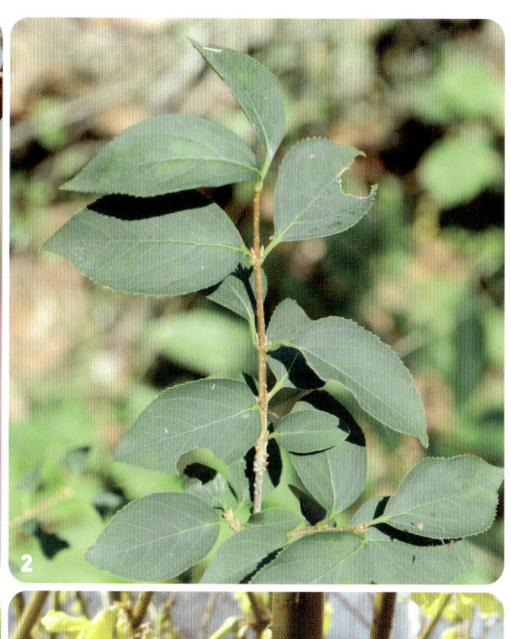

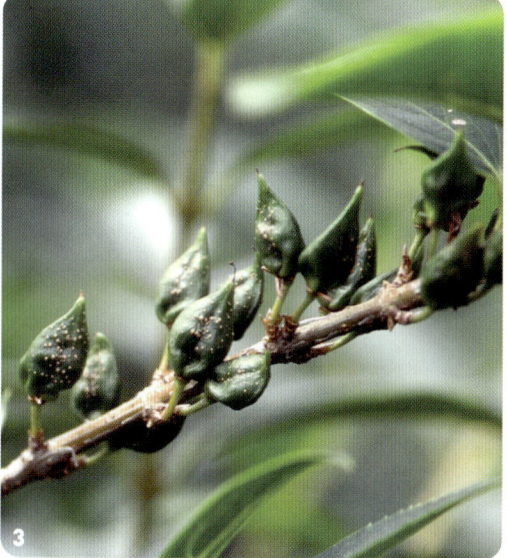

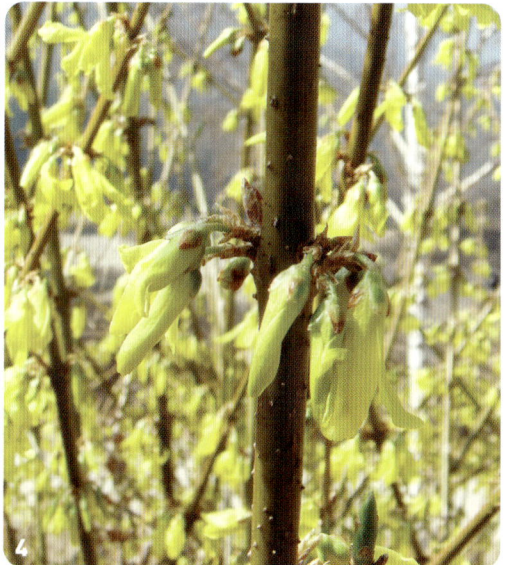

❶ 개나리_ 새순 ❷ 개나리_ 잎 ❸ 개나리_ 열매 ❹ 개나리_ 줄기와 꽃

동의보감원문

性平味苦無毒主瘰癧癰腫惡瘡癭瘤結熱蠱毒排膿治瘡癤止痛療五淋小便不通除心家客熱. 葉似水蘇莖赤色高三四尺花黃可愛秋結實作房剖之中解繖乾便落不著莖在處有之但樹老乃有子故難得其實片片相比如翹故以爲名. 手足少陽陽明經藥也入手少陰經去瓣用之瘡瘻癧腫不可缺也.

556

수나 관상용으로 심기도 한다. 의성개나리는 경북 의성군을 비롯하여 북한산과 전라북도 임실군, 강원도 정선군과 영월군, 충청북도 괴산군 등지에 자생하고 있는 것으로 알려졌다.

| 성품과 맛 | 맛은 쓰고 성질은 약간 차다(동의보감에는 평하다고 함). 독성은 없다.

| 사용 부위 | 열매, 꽃.

| 작용 부위 | 간(肝), 신(腎), 폐(肺), 담(膽) 경락.

| 성분 | 스테롤 화합물, 사포닌, 플라보놀 배당체류, 마타이레시노사이드(matairesinoside), 필리게닌(phylligenin) 등.

| 채취 및 조제 | 가을에 열매가 익으면 채취하여 햇볕에 말려서 사용하고, 꽃은 만개하기 전 이른 봄(4월)에 채취하여 깨끗이 씻은 후 그늘에 말려서 사용한다.

| 효능 주치 |
① 해열, 해독, 소염, 이뇨작용을 한다.
② 습진, 옴, 종기, 여드름 등과 같은 피부병을 치료한다.

| 약용법 |
① 1일량 말린 열매 8~12g을 600mL의 물에 넣고 약한 불에서 물의 양이 반이 되도록 달인 액을 식후에 2~3회, 2주일 정도 마시거나 가루로 빻아 복용한다.
② 꽃이나 열매로 술을 만들어 음용한다.

TIP

[개나리꽃 술]
1. 봄철에 개나리꽃을 채취하여 깨끗이 씻은 후 물기를 없앤다.
2. 적당한 크기의 병이나 단지에 개나리꽃 500g당 30도 소주 1L를 부은 후 밀봉해서 그늘에 두고 2개월 정도 숙성시킨다.
3. 이후 체로 개나리꽃을 걸러낸다.
4. 하루에 작은 잔으로 한두 잔, 식전 또는 취침 전에 마신다.

[연교주]
1. 건조한 개나리 열매(연교) 200g에 30도 소주 3.8L를 넣고 밀봉해서 3개월쯤 숙성시킨다.
2. 개나리꽃 술보다는 향이 덜하고 맛도 다소 쓴 편이나 약효는 좋다.

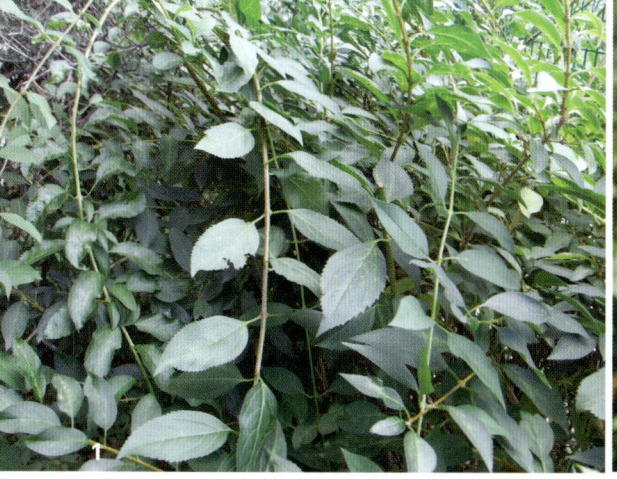
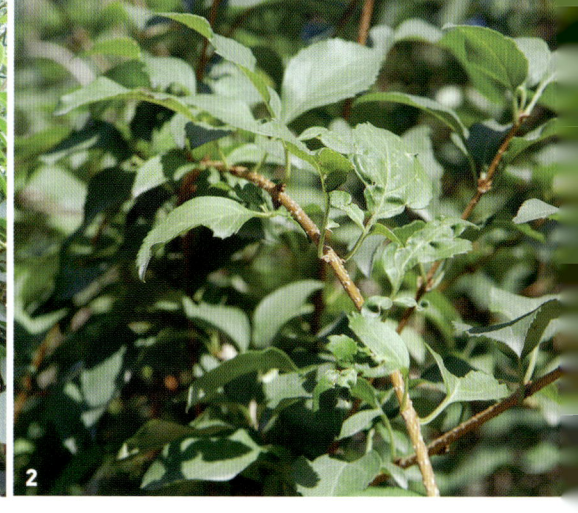

❶ 개나리_ 잎과 줄기 ❷ 의성개나리_ 잎과 줄기

주의사항 종기나 종창에 요긴한 약재이지만 종기나 종창이 이미 터진 경우에는 사용해
서는 안 된다. 특히 비위(脾胃)가 허약한 사람, 기가 허하고 열이 나는 사람, 진한 청색
의 가래가 있는 사람은 사용해서는 안 된다. 열매는 속을 제거하고 써야 된다.

개나리(연교)의 기능성 및 효능에 관한 특허자료

▶ **개나리 열매로부터 마타이레시놀 및 악티게닌의 분리 및 정제 방법**

본 발명은 개나리 열매(연교)로부터 마타이레시놀 및 악티게닌의 분리 및 정제 방법에 관한 것으로, 본
발명의 분리 및 정제 방법은 연교로부터 식물성 여성호르몬 유사성분인 마타이레시놀 및 악티게닌을 대
량생산할 수 있을 뿐만 아니라 향후 이들 성분을 암, 심장병 및 골다공증 치료제 및 피부노화억제용 화
장품 신소재로서 널리 사용할 수 있다.

– 공개번호 : 10-2006-0103040, 출원인 : (주)대평, 최상원

▶ **연교 추출물을 유효성분으로 함유하는 지질생합성 촉진용 피부 외용제 조성물**

본 발명은 연교(개나리 열매) 추출물을 유효성분으로 함유하는 피부 외용제 조성물에 관한 것이다. 본 발
명의 피부 외용제 조성물은 스테롤 조절인자 결합단백질(SREBP-1c), 페록시좀 증식 활성화 수용제
(PPARs) 또는 지방산 합성효소(FAS)의 전사인자를 조절하여 트리글리세라이드, 콜레스테롤 또는 세라마
이드의 생합성을 촉진하여 피부 항상성 유지 및 피부 노화 방지 효과를 갖는다.

– 공개번호 : 10-2014-0076757, 출원인 : (주)코리아나화장품

▶ **연교 추출물을 함유하는 고병원성 조류인플루엔자 H5N1 감염 예방 및 치료용 조성물**

본 발명은 의성개나리의 열매인 연교의 메탄올 추출물을 증류수에 현탁한 후 n-헥산으로 층분리한 후
동량의 클로로폼으로 추출한 분획물을 유효성분으로 함유함을 특징으로 하는 고병원성 조류인플루엔자
H5N1 바이러스 감염 예방 또는 치료용 약학 조성물에 관한 것이다.

– 공개번호 : 10-2011-0050207, 출원인 : 건국대학교 산학협력단

개나리꽃차

【 효능 및 꽃의 이용 】

개나리꽃차는 당뇨에 효과가 있으며 이뇨작용이 있다. 찻잔에 뜨거운 물을 부으면 꽃의 모양이 바로 드러난다. 차 색이 노란빛을 띤 갈색이다. 당뇨 예방 및 치료를 위해서는 만드는 방법 II로 차를 마시는 것이 좋다. 또한 개나리는 소염, 해열작용이 있으며 항균, 항염증 작용도 있다. 개나리는 열매를 약으로 쓰는데 해열, 해독, 소염, 이뇨, 소종 등에 효능이 있어 오한이나 열이 날 때, 신장염이나 임파선염 또는 각종 종기나 습진의 치료약으로 쓴다.

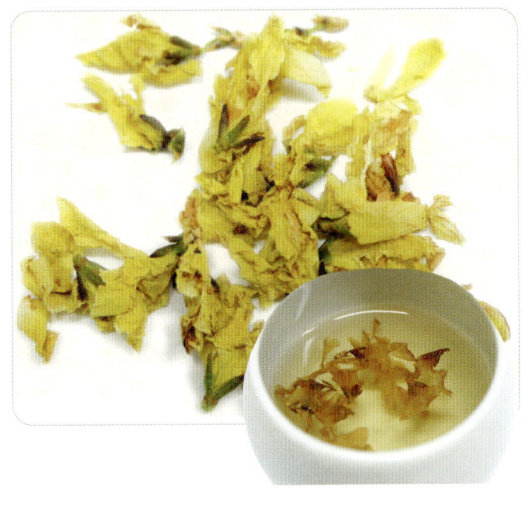

【 채취 방법 】

① 시기 : 이른 봄에 핀 것을 아침에 수확하면 색과 향이 좋다. 너무 피어 시들기 직전의 꽃은 건조하였을 때 색이 갈색으로 변하며 향도 약하다. 따라서 봉오리 시기에서 바로 핀 꽃을 선택하여 말린다. 가을에 피는 개나리도 이용 가능하다.

② 방법 : 공기가 깨끗한 곳에서 채취하는 것이 좋다. 도로변은 피한다. 꽃잎에 벌레가 있는지 잘 확인하고 깨끗이 씻어 사용한다. 작은 벌레가 있다면 종이를 깔고 펼쳐놓으면 몇 시간 후 벌레들이 사라진다.

【 꽃차 만드는 방법 】

【만드는 방법 Ⅰ】① 개나리꽃을 깨끗이 씻은 후 물기가 어느 정도 사라지면 보관할 용기에 꽃잎과 꿀 또는 설탕을 켜켜이 재운다. 15일 정도 지나면 차로 이용할 수 있으며 냉장 보관한다. ② 재운 꽃 한 스푼(약 15g)을 찻잔에 넣고 뜨거운 물을 부어 우려내어 마신다.

【만드는 방법 Ⅱ】① 깨끗이 손질한 개나리꽃을 바람이 잘 통하는 곳에서 말려 사용한다. ② 말린 꽃 한 스푼을 찻잔에 넣고 우려내어 마신다.

개나리(의성개나리) · 559

▶ 피부·비뇨기 질환 • **피부염** • 목본

무화과나무

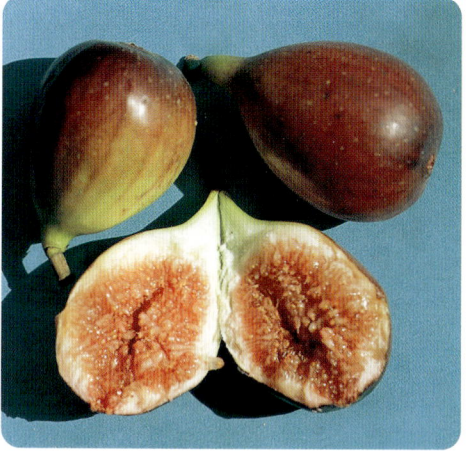

- 학 명 : *Ficus carica* L.
- 과 명 : 뽕나무과
- 이 명 : 무화과, 은화과
- 생약명 : 무화과(無花果)
- 생육지 : 재배
- 개화기 : 5～6월
- 채취기 : 가을
- 용 도 : 약용, 식용, 관상용
- 약 효 : 장염, 해독, 종기, 변비, 무좀, 피부염, 건위, 이질, 치질, 인후통

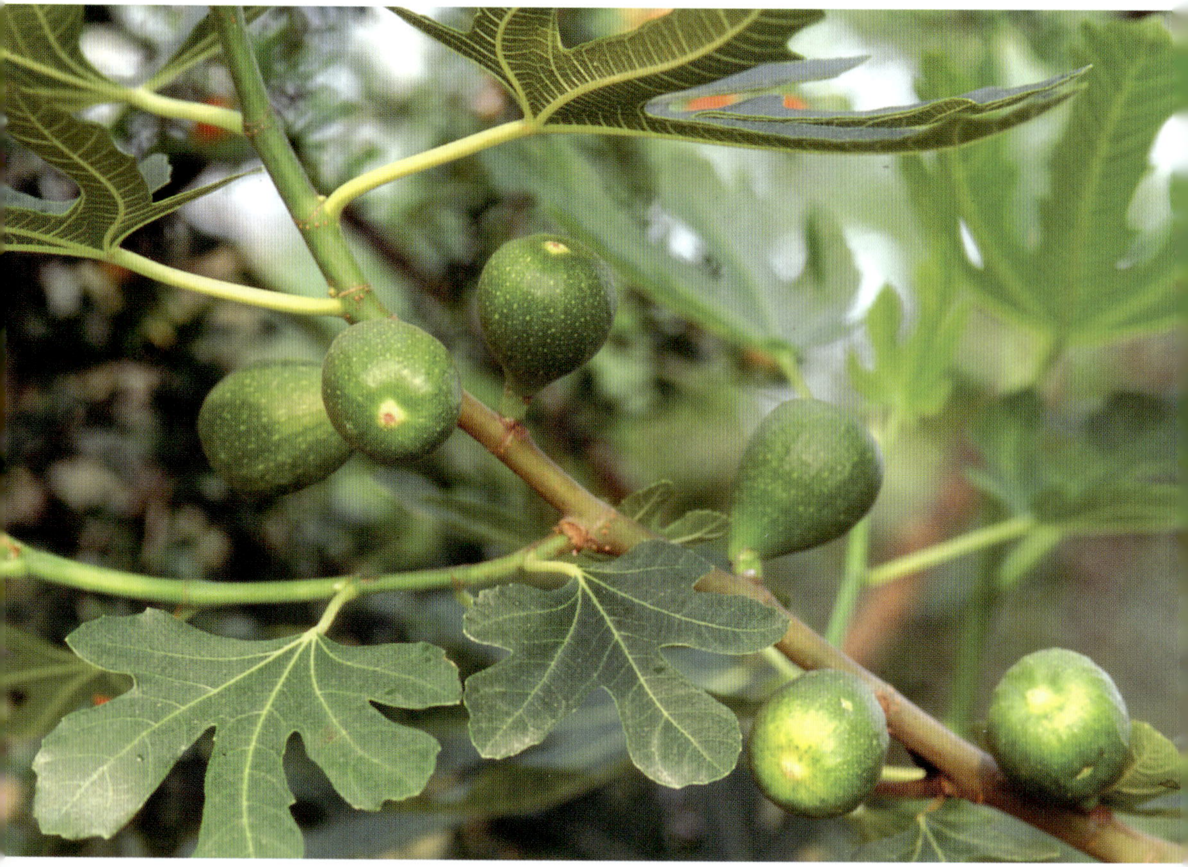

| 생김새와 특징 | 무화과나무는 낙엽활엽 관목으로, 키는 2~4m이다. 나무껍질은 회백색~회갈색이며, 어린 가지는 굵고 갈색 또는 녹갈색을 띤다. 잎은 어긋나며 넓은 달걀 모양인데 손 모양으로 깊게 갈라진다. 잎 길이는 10~20cm이다. 꽃은 5~6월에 피고, 봄에서부터 여름에 걸쳐 잎겨드랑이에서 주머니 같은 꽃차례가 발달하며 그 속에 많은 꽃이 들어 있다. 열매는 달걀 모양이고 8~10월에 암자색 또는 황록색으로 익는다. 열매의 크기는 5~8cm이다. 꽃이 겉에서 보이지 않으므로 무화과라고 한다. 유실수 중 농약을 치지 않아도 잘 자라며 작은 나무에서도 많은 열매를 수확할 수 있다. 열매를 잼 등으로 식용하며, 민간에서는 약용한다.

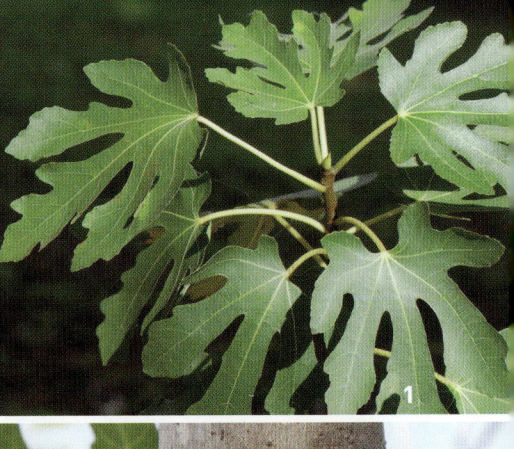

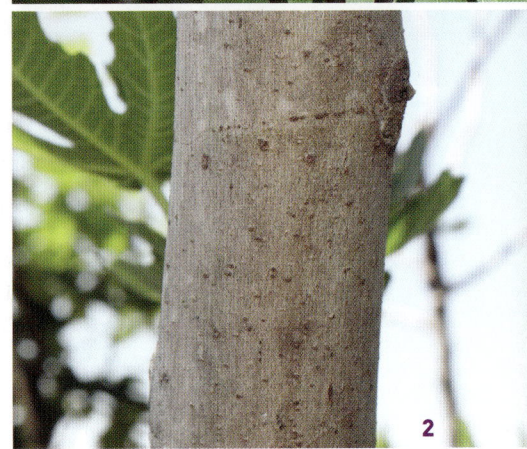

무화과나무는 아시아 서부에서 지중해에 걸쳐 분포한다. 우리나라에서는 전남이나 경남 등의 남부지방, 제주도에서 재배하고 있다. 북부지방에서는 온실에서 재배한다.

❶ 무화과나무_ 잎 ❷ 무화과나무_ 수피

| 성품과 맛 | 맛은 달고 시며 성질은 평하다(동의보감에는 달다고 함).

| 사용 부위 | 열매와 잎.

| 작용 부위 | 폐(肺), 위(胃), 대장(大腸) 경락.

| 성분 | 열매에 식물성장 호르몬인 오옥신(auxin)이, 뿌리에는 베르갑텐(bergapten), 소랄렌(psoralen)이, 잎에는 파오랄렌(paoralen) 등이 함유되어 있다.

동의
보감
원문

味甘開胃止泄瀉. 無花結實色如青李而稍長自中原移來我國或有之.

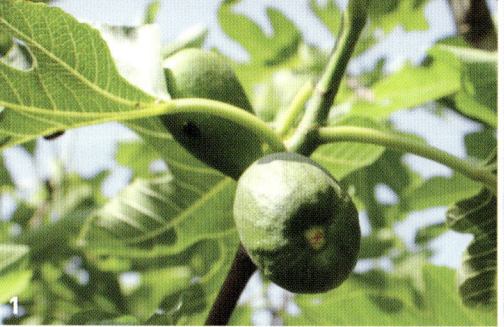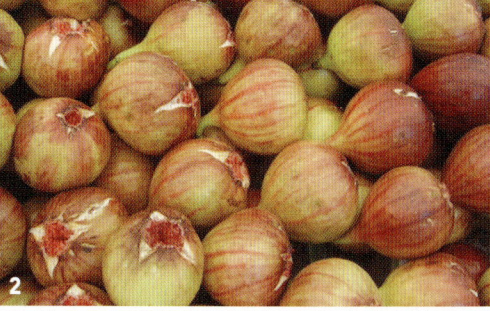
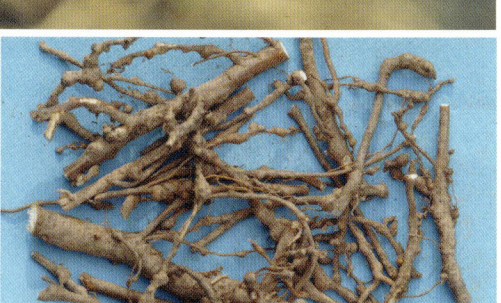
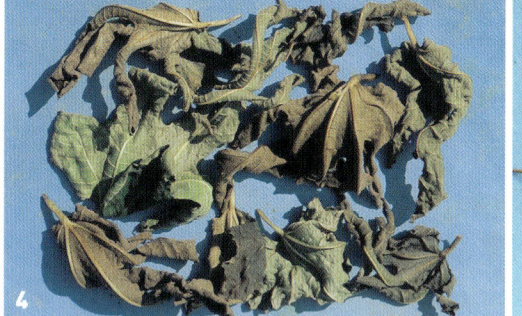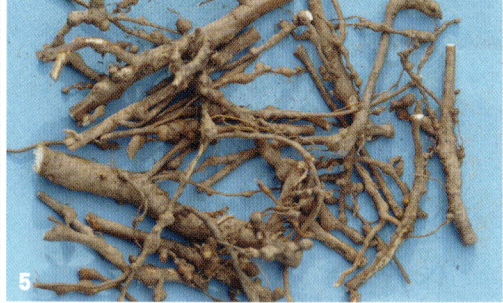

❶ 무화과나무_ 덜 익은 열매 ❷ 무화과나무_ 채취한 열매 ❸ 무화과나무_ 익은 열매
❹ 무화과나무_ 건조한 잎 ❺ 무화과나무_ 뿌리

TIP

[무화과 화채]

1. 재료로는 무화과 10개, 설탕 2큰술, 잣 약간, 배 약간을 준비한다.

2. 무화과는 껍질을 벗겨 중탕하여 우려낸 후 설탕을 넣는다.

3. 화채 그릇에 담고 배를 꽃 모양으로 만들어 잣과 함께 띄운 뒤 마신다.

[무화과 경단]

1. 재료로는 무화과 1kg, 찹쌀 5홉, 팥 3홉, 설탕 300g, 소금, 계핏가루 약간을 준비한다.

2. 무화과는 껍질을 벗겨 설탕을 넣고 졸여 잼을 만든다.

3. 팥은 푹 삶아 으깨고 체에 내려 앙금이 생기면 천에 놓고 짠 후 소금, 설탕, 계핏가루와 혼합한다.

4. 찹쌀가루를 뜨거운 물로 반죽하여 속에 무화과 잼과 팥을 넣어 둥글게 빚는다.

5. 빚은 것을 끓는 물에 넣어 익힌 후 찬물에 넣어 건져낸다.

| 채취 및 조제 | 가을에 익은 열매를 채취하여 그대로 사용하거나 껍질을 벗겨서 사용한다.

| 효능 주치 |

① 건위(健胃), 정장(整腸), 소종(消腫), 해독의 효능이 있어 한방에서는 소화불량, 식욕
　부진, 장염, 변비, 이질 등의 치료제로 사용한다.
② 무화과나무 생잎에서 나온 즙은 무좀이나 치질에 좋고, 건즙은 회충구제약으로 사
　용한다.
③ 목욕하기 전에 목욕물에 건조한 잎을 넣고 우려내어 목욕하면 신경통에 효과가 좋다.
④ 습진이나 일반 피부염에는 무화과나무 생잎의 즙을 발라 치료한다.
⑤ 민간에서는 유액을 치질 및 살충제로 사용한다.

| 약용법 |

① 과실과 잎에서 나오는 하얀 액을 환부에 바르면 치료 효과가 좋다.
② 무화과 화채나 경단을 만들어 먹는다.

주의사항 특별한 주의사항은 없다.

무화과나무의 기능성 및 효능에 관한 특허자료

▶ **무화과로부터 항혈전 기능의 식품성분을 추출하는 방법 및 항혈전성 추출물**

본 발명은 무화과로부터 항혈전 기능의 식품성분을 추출하는 방법 및 그 추출 방법에 의해 추출된 항혈
전성 추출물에 관한 것으로, 본 방법에 의해 추출된 추출물은 혈소판 응집 억제율이 우수하여 혈전 형성
을 수반하는 질환의 예방 및 치료에 유용하게 사용될 수 있다.

– 공개번호 : 10-2012-0019968, 특허권자 : 풀무원건강생활(주)

▶ **무화과나무 잎 추출물을 함유하는 탈모 방지 또는 발모 촉진용 화장료 조성물**

본 발명은 무화과 잎으로부터 얻은 추출물을 배합한 것으로서 남성호르몬인 테스토스테론의 활성을 저
해함으로써 이것이 활성 남성호르몬인 디하이드로테스토스테론으로 생성되지 못하게 하여 탈모 억제와
함께 발모 촉진에 유효한 효과를 갖는 무화과나무 잎 추출물을 함유하는 탈모 방지 또는 발모 촉진용
화장료 조성물에 관한 것이다. 본 발명에 의한 조성물의 효과를 임상적으로 측정한 결과, 무화과나무 잎
추출물이 테스토스테론을 디하이드로테스토스테론으로 전환시켜 탈모를 유발하는 과정을 억제함으로써
종래의 유사 조성물에 비해 남성형 탈모 방지 또는 발모 촉진에 뛰어난 효과를 가진다.

– 공개번호 : 10-2009-0113955, 출원인 : (주)로다멘코스메딕스

무화과나무 · 563

▶ 피부·비뇨기 질환 · **피부염** · 목본

오동나무

- 🟢 **학 명** : *Paulownia coreana* Uyeki
- 🔵 **과 명** : 현삼과
- 🟤 **이 명** : 오동, 붉동나무
- 🟠 **생약명** : 오동자(梧桐子: 종자), 오동화(梧桐花: 꽃),
  오동엽(梧桐葉: 잎),
  오동백피(梧桐白皮: 나무껍질)
- 🟢 **생육지** : 산, 들, 마을 근처 자생
- 🟣 **개화기** : 5~6월
- 🔵 **채취기** : 연중 가능(잎), 개화기(꽃), 여름(나무껍질),
  가을(종자는 열매 성숙기)
- 🟣 **용 도** : 약용, 목재용
- 🔵 **약 효** : 습진, 피부염, 타박상, 위궤양, 위염,
  대장염, 악성 종기, 거담, 진해, 치질

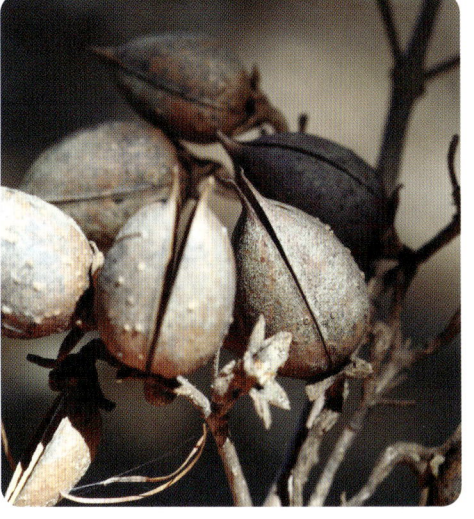

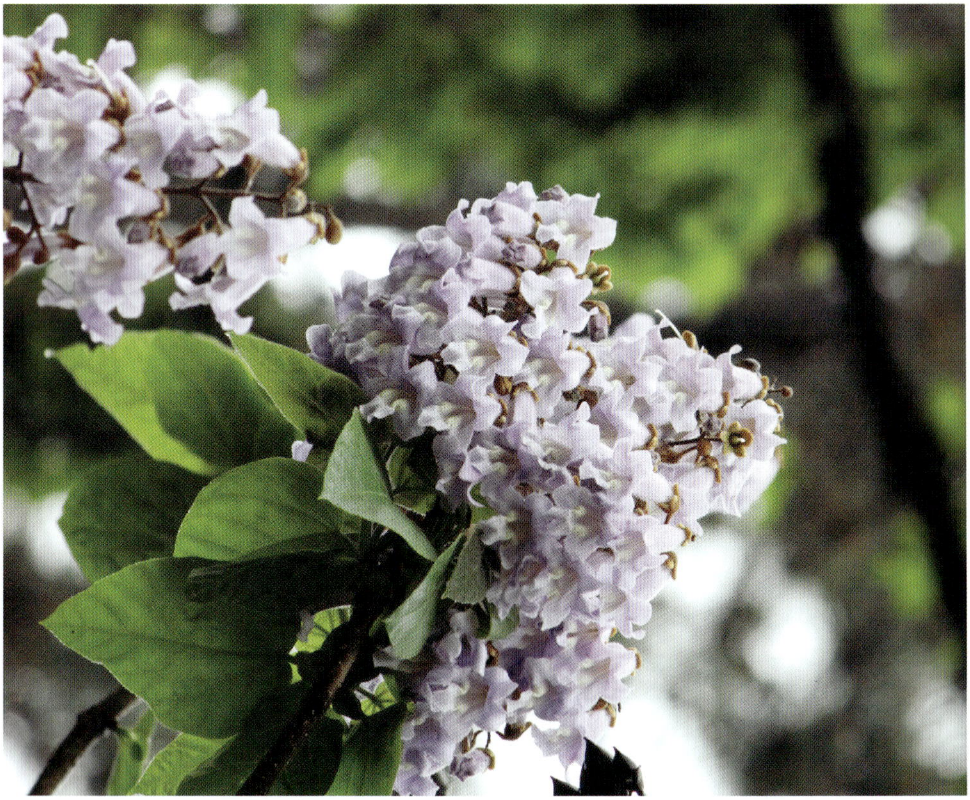

| 생김새와 특징 | 오동나무는 낙엽활엽 교목으로, 키는 15~20m이다. 잎은 마주나며 달걀 모양의 원형이지만 흔히 오각형으로 된다. 잎 앞면에는 거의 털이 없으나 뒷면에는 다갈색 털이 많이 난다. 잎의 길이는 15~23㎝, 폭은 12~29㎝로, 끝은 뾰족하고 밑부분은 심장형이며 가장자리가 밋밋하다. 꽃은 5~6월에 연한 보라색 또는 자주색으로 피는데, 대롱 형태이며 끝이 다섯 갈래로 갈라진다. 꽃부리 길이는 5~6㎝이다. 열매는 삭과(蒴果: 열매 속이 여러 칸으로 나뉘고, 각 칸 속에 많은 종자가 들어 있음)이고 달걀 모양이며 길이 3㎝ 정도로, 끝이 뾰족하고 10~11월에 익는다.

목재는 장롱이나 악기를 만드는 데 사용된다. 특히 옛날에는 딸을 낳으면 오동나무를 심어 시집갈 때 장롱을 만들었다고 한다. 잎, 나무껍질, 열매(종자) 등을 약용한다. 우리나라 특산종으로, 중부 이남의 따뜻한 곳에 분포한다. 산비탈이나 들판의 개활지에

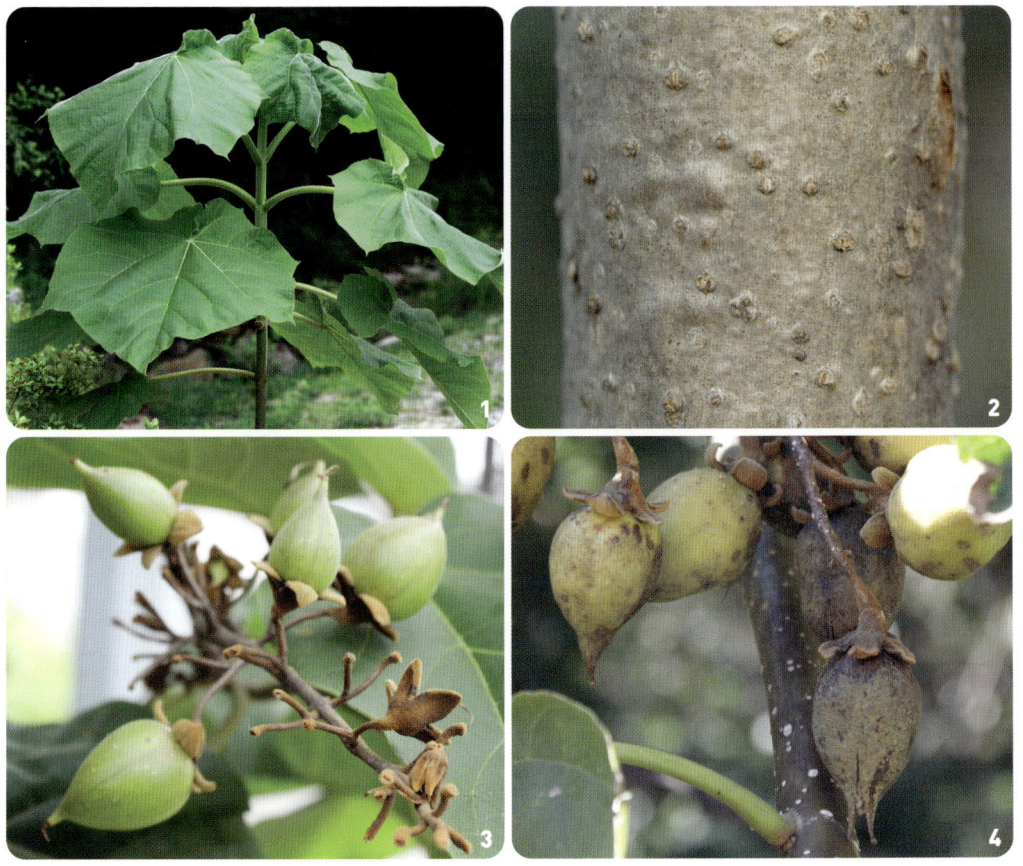

❶ 오동나무_ 잎 ❷ 오동나무_ 수피 ❸ 오동나무_ 덜 익은 열매 ❹ 오동나무_ 갈색으로 익어가는 열매

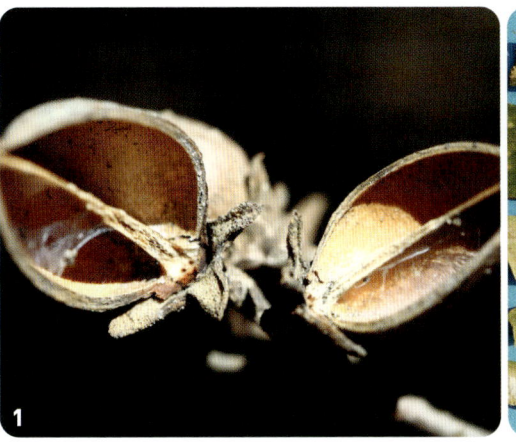 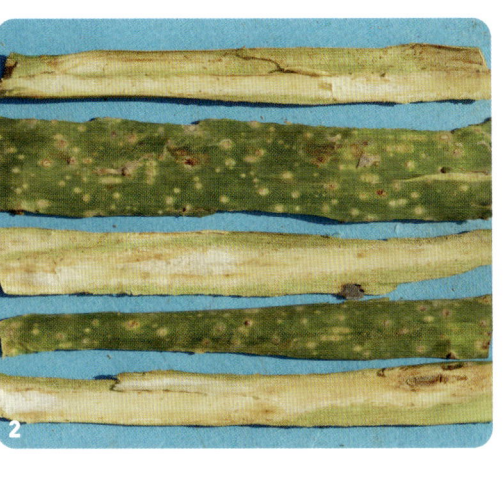

❶ 오동나무_ 열매 꼬투리 ❷ 오동나무_ 벗겨서 자른 수피

야생으로 자라는데 마을 근처의 비옥한 땅에서 많이 자란다.

| 성품과 맛 | 맛은 쓰고 성질은 차다. 독은 없다.

| 사용 부위 | 잎, 꽃, 나무껍질, 열매(종자).

| 작용 부위 | 간(肝), 심(心) 경락.

| 성분 | 줄기와 뿌리에는 시린진(syringin), 파울로우닌(paulownin), 엘라에오스테아릭산 (elaeostearic acid) 등을, 열매에는 엘레오스테아린산(eleostearic acid), 지방유, 플라보노 이드(flavonoid), 알칼로이드(alkaloid)를 함유하고 있다.

| 채취 및 조제 | 부위에 따라서 채취시기가 다르다. 가을에 열매가 성숙하면 채취하여 이 물질을 제거하고 밀폐하여 보관한다. 꽃은 5~6월 개화기에 채취하여 건조 후 보관한 다. 잎은 연중 채취가 가능하며 건조하여두고 사용한다. 또한 수피(樹皮)는 코르크층 을 제거한 나무껍질을 채취해야 하므로 여름철이 좋다.

| 효능 주치 |

① 오동자(종자) : 소화기능을 돕고 식상(食傷), 위통, 산기(疝氣), 소아 구창(口瘡) 등을 치료한다. 해수, 천식, 기관지염, 인후염에도 좋다.

| 동의 보감 원문 | 性寒味苦無毒. 主惡蝕瘡着陰. 桐有四種 靑桐無子 梧桐皮白葉靑有子 白桐有花 與子堪作琴瑟者 崗桐 似白桐惟無子 藥中所用 是白桐也. 白桐二月開淡紅花結 子可作油. 桐子似蔓荊子而稍大 靑綠色 |

② 오동화(꽃) : 수종과 화상을 치료하고 열을 내리는 데 좋으며, 머리가 헐면서 머리털이 끊어지거나 빠지는 독창(禿瘡)을 치료한다.

③ 오동엽(잎) : 풍사(風邪)와 습사(濕邪)를 몰아내고 열을 내리며 해독하는 효능이 있다. 풍습동통과 마비, 치질, 외상출혈 등을 치료한다.

④ 오동백피(나무껍질) : 풍습사를 몰아내고 혈액순환을 도우며 통증을 멎게 하는 효능이 있다. 풍습비통, 타박상, 월경불순, 치질, 단독 등을 치료한다.

| 약용법 |

① 말린 오동자(종자)는 3~9g을 600mL의 물에 넣고 반량이 되도록 달여서 하루 2~3회, 매 식후 복용하거나 분말로 갈아서 복용한다.

② 말린 오동나무 꽃은 10~15g을 600mL의 물에 넣고 반량이 되도록 달여서 하루 2~3회, 매 식후 복용하거나 가루 내어 바른다.

③ 말린 오동나무 잎은 20~40g을 600mL의 물에 넣고 반량이 되도록 달여서 하루 2~3회, 매 식후 복용한다. 또는 신선한 잎을 그대로 붙이거나 달인 물로 씻거나 가루를 낸 후 개어 바른다.

④ 건조한 오동백피(나무껍질)는 15~30g을 600mL의 물에 넣고 반량이 되도록 달여 하루 2~3회, 매 식후 복용한다.

주의사항 쓰고 찬 성미가 있으므로 속이 냉하고 설사를 자주 하는 사람은 과용하지 않도록 한다.

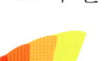

오동나무의 기능성 및 효능에 관한 특허자료

▶ 오동나무 수피의 물 추출물을 포함하는 항균성 천연염료 및 이를 이용한 항균 섬유

본 발명에서는 오동나무 수피의 물 추출물을 포함하는 천연 항균물질과 항균성 천연염료 및 이를 섬유에 염색시켜 제조되는 항균 섬유를 제공한다.

– 공개번호 : 10-2003-0093040, 특허권자 : 최순화

▶ 오동나무 추출물 또는 이의 분획물에 대한 빛 조사물을 포함하는 항균용 조성물

본 발명은 애기땅빈대, 오동나무, 와사초, 무화과나무, 칡 등으로 이루어진 군으로부터 선택된 어느 하나 이상의 식물 추출물 또는 이의 분획물에 빛을 조사한 빛 조사물을 유효성분으로 함유하는 항균용 조성물에 관한 것이다. 본 발명의 식물을 사용하여 제조한 항균용 조성물은 항균 활성, 특히 병원 내 주된 감염균인 메티실린 내성 황색포도상구균에도 항균 활성을 나타내기 때문에 그 효용 가치는 매우 크다고 할 것이다.

– 공개번호 : 10-2013-0108524, 출원인 : 순천대학교 산학협력단

제9장
항문 질환

항문은 소화관의 최하부로서 직장의 개구부에 해당하며, 체외로 이행하는 부분이다. 이행부에는 고리 모양의 융기부가 있는데, 이것을 치대, 치륜, 항문륜이라고 한다. 이 부분에서는 고리 모양의 민무늬근층이 두꺼워져서 내항문 괄약근이 되고, 그 바깥둘레에는 가로무늬근층이 발달하여 외항문 괄약근이 된다. 이들 항문괄약근의 긴장에 의하여 항문은 항상 닫혀 있다.

외항문 괄약근은 수의근이므로 마음먹은 대로 조절할 수 있다. 치대의 부분에는 정맥총이 발달해 있어 치질의 원인이 된다. 치대의 위쪽에는 세로로 달리는 6~10가닥의 점막주름이 있고, 각 주름 사이는 점막이 오목하게 되어 항문을 이룬다. 항문주(점막주름)나 항문동 근처에서 점막은 단층원주상피에서 피부의 중층편평상피의 구조로 변한다. 항문부의 피부에는 흑색의 멜라닌 색소가 많고, 항문주위선이라고 하는 아포클린 한선이 있으며, 털이나 피지선도 있다.

동물의 경우, 소화관의 시작 부분인 입에 대하여 소화관의 개구부에 해당한다. 발생학적으로는 원장(原腸)의 개구부이며, 전구동물에서는 이곳이 장래 입이 되고, 그 후단은 맹단(盲端)에서 끝난다. 이 부분의 내배엽에 접해 있는 외배엽이 함입하여 항문도를 만든다. 후구동물에서는 원구가 항문이 되고 구도(口道)는 새로 생긴다. 포유류에서는 항문과 수뇨관, 생식수관의 말단은 각각 별개로 되어 있지만, 조류나 파충류, 양서류에서는 이들이 공통의 강소로 되어 있어 총배출강이라고 불린다.

괭이밥 草本, 수세미오이 草本, 노박덩굴 木本, 느티나무 木本, 무궁화 木本, 상수리나무 木本

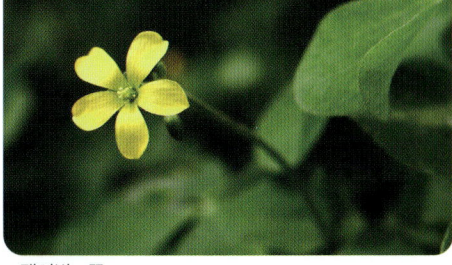

괭이밥_ 꽃

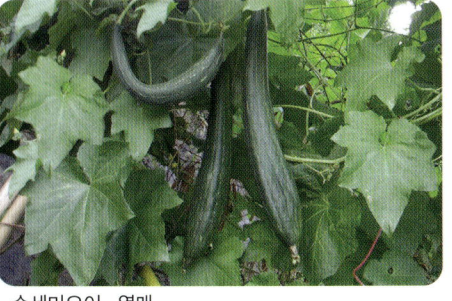

수세미오이_ 열매

치질 : 치핵은 항문부 정맥의 울혈과 확장으로 생긴 정맥류 때문에 생긴다. 치열은 배변으로 인한 항문부의 균열, 치루는 항문이나 항문 주위의 농양에서 농이 나오는 병이다. 탈항은 치핵이 진행되어 생기는 것, 선천적인 것, 출산으로 인한 것 등이 있다. 이들 질병을 예방하려면 배변을 규칙적으로 하고 배에 힘이 들어가는 운동을 피하는 것이 좋다. 어린이의 탈항은 경증으로, 자연히 낫는 경우가 대부분이지만 어른인 경우에는 중증이 되기 쉬우므로 주의해야 한다. 한방요법은 치질의 여러 가지 증상을 완화시키는 동시에, 체력을 기르고 체질을 개선함으로써 병을 낫게 한다.

치질이 있는 사람은 특히 일상생활에 유의하여 진행을 예방해야 한다. 배변 후에는 항문과 주변을 씻어서 청결하게 하고, 목욕을 자주 하여 혈액순환이 잘되도록 해야 한다. 딱딱한 의자에 장기간 앉지 않아야 하며, 술처럼 자극성이 강한 것은 먹지 않는 등의 마음가짐이 중요하다. 또한 변비에 걸리지 않도록 채소와 과일을 많이 섭취해야 한다.

▶ 괭이밥 / 수세미오이 / 노박덩굴 / 느티나무 / 무궁화 / 상수리나무

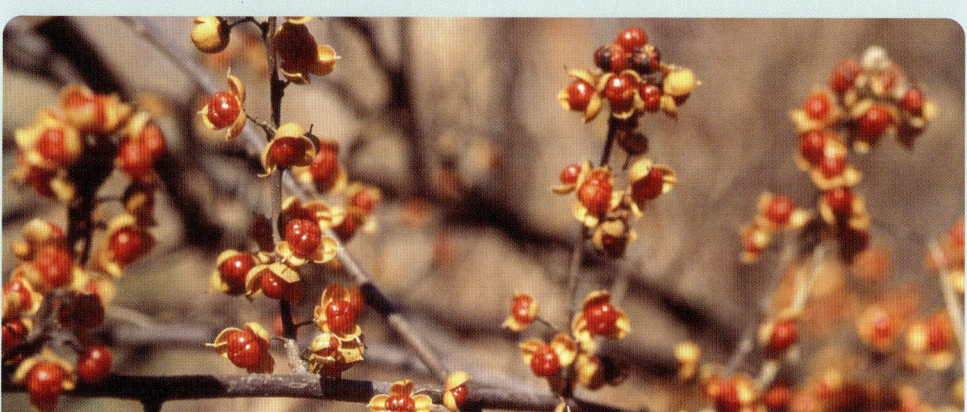

노박덩굴_ 열매

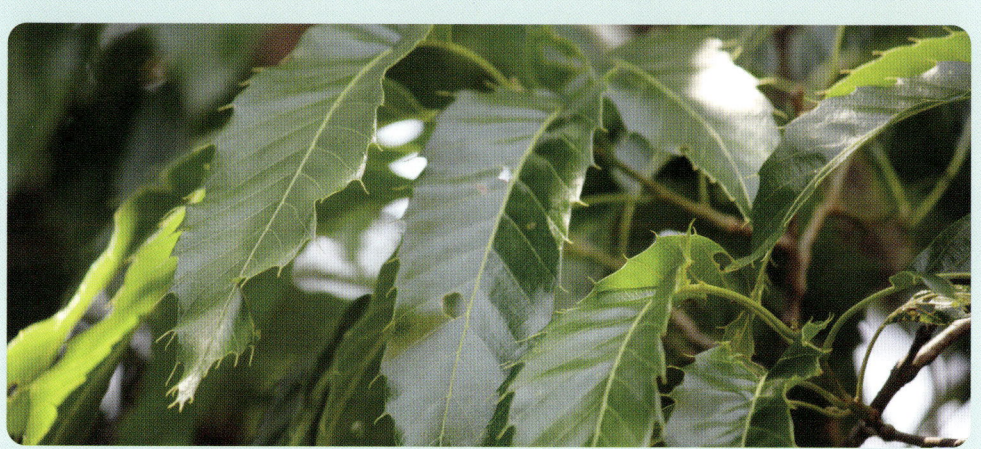

상수리나무_ 잎

▶ 항문 질환 · **치질** · 초본

괭이밥

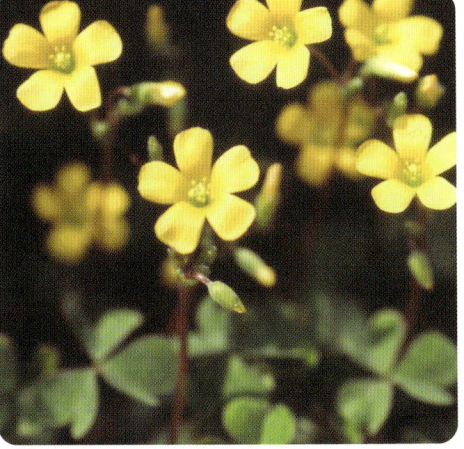

- 학 명 : *Oxalis corniculata* L.
- 과 명 : 괭이밥과
- 이 명 : 괭이밥풀, 시금초, 선시금초, 선괭이밥, 괴싱이
- 생약명 : 초장초(酢漿草), 작장초(昨漿草)
- 생육지 : 들, 밭둑, 길가 자생
- 개화기 : 5~8월
- 채취기 : 7~8월
- 용 도 : 약용, 식용(어린잎)
- 약 효 : 설사, 이질, 간염, 황달, 토혈, 인후종통, 치질, 대하, 옴

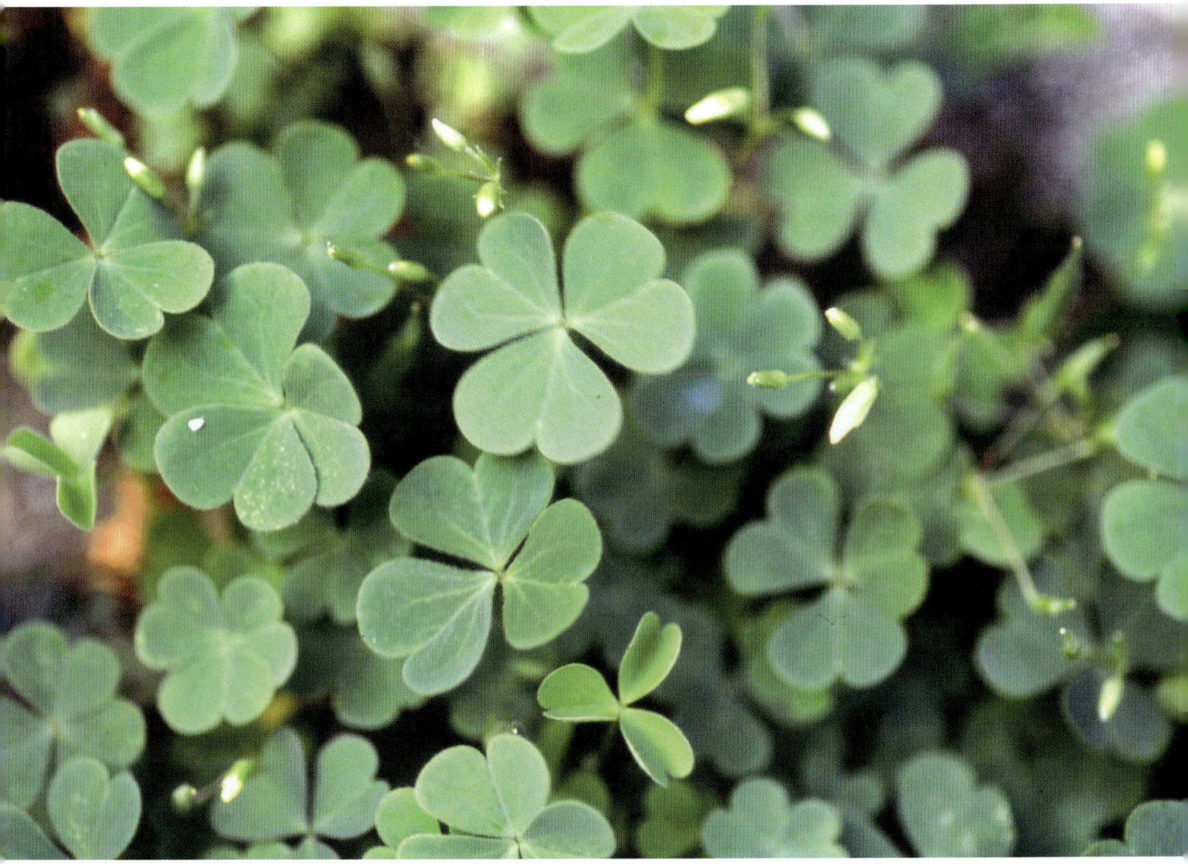

| 생김새와 특징 | 괭이밥은 여러해살이풀로, 키는 10~30㎝이다. 잎은 서로 어긋나고 길이와 너비는 각각 1~2.5㎝로 토끼풀의 잎처럼 생겼다. 긴 잎자루 끝에 3개의 소엽이 옆으로 펼쳐지는데, 잎의 가장자리와 뒷면에 털이 약간 난다. 햇볕이 부족하면 잎이 말린다. 꽃은 5~8월에 노란색으로 피고 잎겨드랑이에서 나온 긴 꽃줄기 끝에 1~8개가 산형꽃차례로 달린다. 꽃의 크기는 약 8㎜이며 햇볕이 닿지 않을 때에는 오므라든다. 열매는 9월경에 익는데 삭과(蒴果: 열매 속이 여러 칸으로 나뉘고, 각 칸 속에 많은 종자가 들어 있음)이며 길이는 1.5~2.5㎝이다.

고양이가 먹는 밥이라고 하여 '괭이밥'이라는 이름이 붙었다. 특히 잎은 시큼한 맛이 있어서 '시금초'라고도 한다. 어린순은 나물로 먹는다.

괭이밥은 우리나라가 원산지이며 전 세계에 다양한 종으로 분포한다. 우리나라 전국 각지의 들이나 밭둑, 길가 빈터에서 흔히 자란다.

| 성품과 맛 | 맛은 시고 성질은 차다. 독은 없다.

| 사용 부위 | 뿌리를 포함한 전초.

| 작용 부위 | 폐(肺), 간(肝), 심(心), 대장(大腸) 경락.

| 성분 | 수산(oxalic acid)과 타닌(tannin), 구연산, 주석산, 사과산 등.

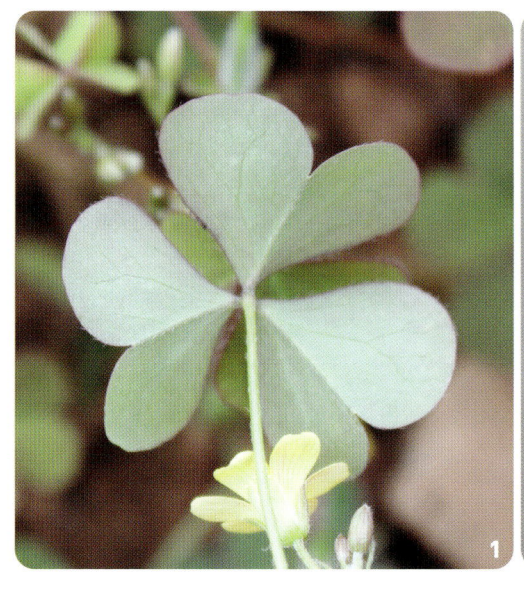 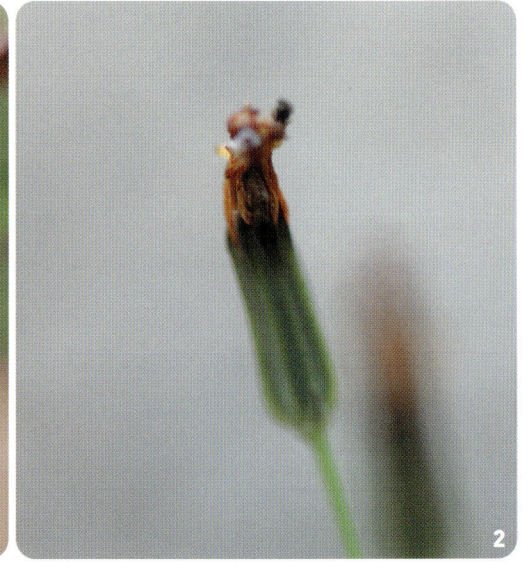

❶ 괭이밥_ 잎 뒷면 ❷ 괭이밥_ 꽃 핀 후의 모습

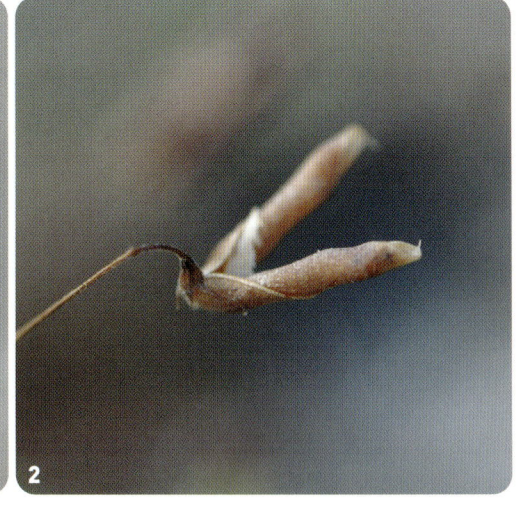
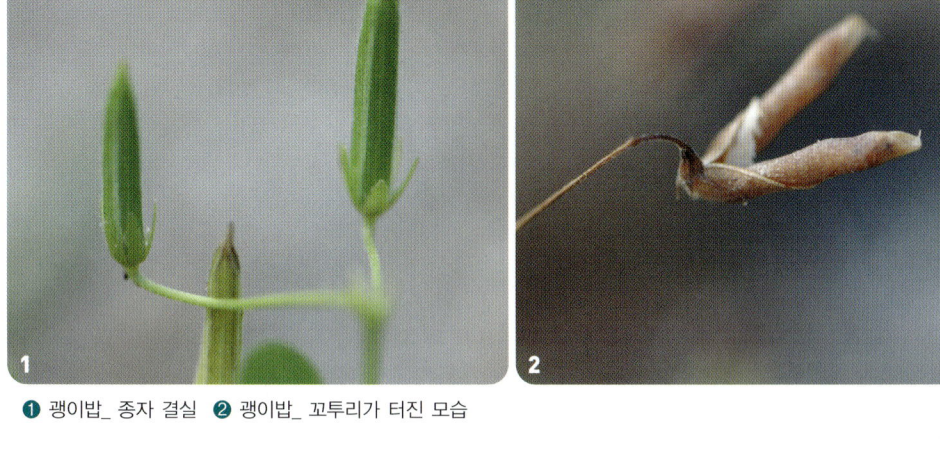

❶ 괭이밥_ 종자 결실 ❷ 괭이밥_ 꼬투리가 터진 모습

| 채취 및 조제 | 7~8월에 괭이밥 전초를 채취하여 햇볕에 말려 사용하거나 생풀을 찧어서 사용한다.

| 효능 주치 |

① 해열, 이뇨, 소종(消腫) 등의 효능이 있다.

② 열로 인한 갈증이나 이질, 간염, 황달, 인후염, 토혈 등의 치료약으로 사용한다.

③ 화상, 타박상, 옴, 마른버짐, 부스럼, 종기, 치질, 탈항(직장탈출증) 등의 치료에 효과가 좋다.

| 약용법 |

① 괭이밥 전초를 하루에 6~12g(생것은 30~60g)씩 물 1L에 넣고 중불에서 반량이 되도록 달여서 하루 2~3회로 나누어 식후에 복용하거나 생즙을 내어 복용한다.

② 외과질환과 치질에는 괭이밥 생풀을 찧어 환부에 붙이거나 달인 물로 환부를 자주 씻어내고 찜질을 해도 효과가 좋다.

③ 괭이밥 생잎을 찧어서 옴과 기타 피부병, 벌레 물린 데 바르며 민간에서는 토혈(吐

동의 보감 원문 性寒味酸無毒主惡瘡痔瘻殺諸小蟲. 處處有之生下濕地小兒食之俗名酸車草.

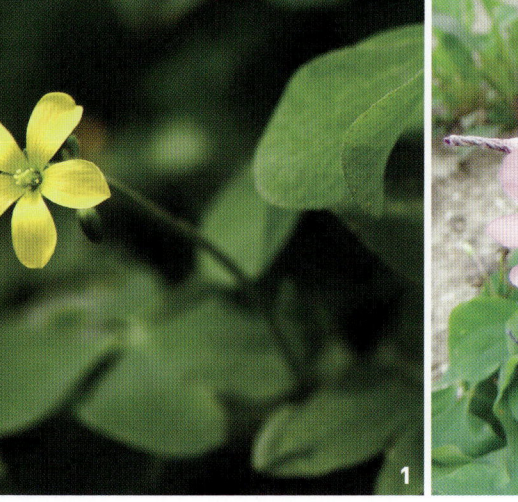 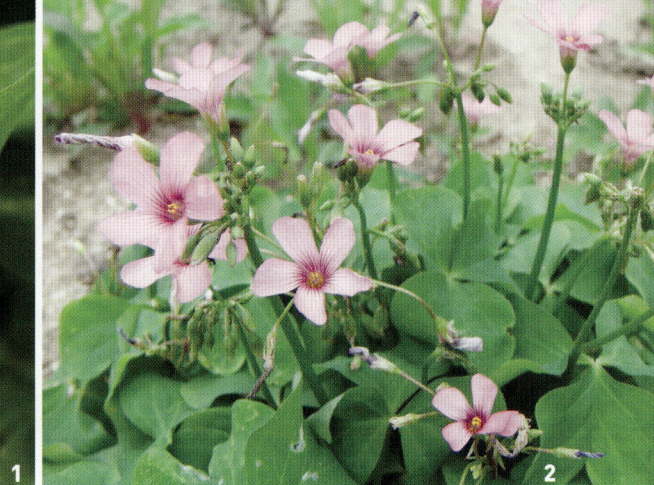

❶ 괭이밥_ 지상부 ❷ 괭이밥_ 지상부(분홍색)

血)에 달여 먹는다.

④ 괭이밥 어린잎을 가볍게 데쳐 한 번만 헹구어낸 후 간을 하여 나물로 먹는다. 수산
이 함유되어 신맛이 좋아 생잎을 그냥 먹기도 한다.

주의사항 특별한 주의사항은 없다.

괭이밥의 기능성 및 효능에 관한 특허자료

▶ **괭이밥 추출물을 함유하는 항염 조성물**

본 발명은 항염 효과를 갖는 괭이밥 추출물에 관한 것으로서, 더욱 상세하게는 물, 알코올 또는 알코올
수용액으로 추출되는 괭이밥 추출물을 유효성분으로 함유하는 항염 조성물에 관한 것이다. 본 발명에
의하면, 괭이밥 추출물이 초기-염증성 인자(pro-inflammatory mediator)의 생성 및 발현 억제를 유도함
으로써 항염증 효과를 나타낸다.

– 공개번호 : 10-2011-0090523, 출원인 : 문종욱, 최철웅

▶ **특정 식물(괭이밥, 호장근) 추출물을 함유하는 여드름 피부용 화장료 조성물**

본 발명은 종래의 화장료 조성물에 인체에 안전한 괭이밥과 호장근으로부터 얻은 복합식물 추출물을 배
합한 것으로, 여드름 유발균인 백색 포도상구균 및 여드름 병산간균의 생육을 억제함과 동시에 여드름
발생의 원인이 되는 과다한 각질을 제거함으로써 여드름 피부에 유효한 효과를 갖는 특정 식물추출물을
함유하는 여드름 피부용 화장료 조성물에 관한 것이다. 본 발명에 의한 조성물의 효과를 임상적으로 측
정한 결과, 특정 식물추출물을 함유하는 여드름 피부용 화장료는 종래 처방의 화장료에 비해 여드름 피
부에 대해 우수한 효과를 가진다.

– 공개번호 : 10-2011-0095555, 출원인 : (주)로다멘코스메딕스

▶ 항문 질환 · **치질** · 초본

수세미오이

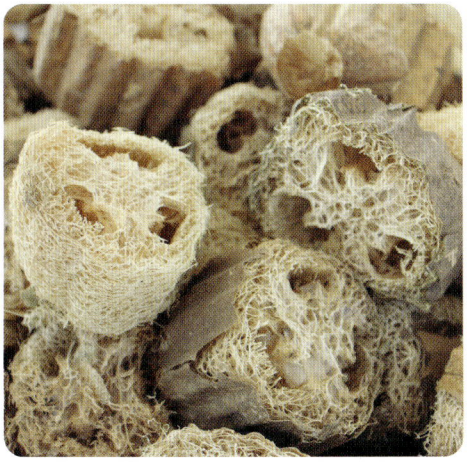

- **학 명** : *Luffa cylindrica* (L.) M. Roem.
- **과 명** : 박과
- **이 명** : 수세미외
- **생약명** : 사과(絲瓜), 사과락(絲瓜絡), 천라수(天羅水)
- **생육지** : 재배
- **개화기** : 8~9월
- **채취기** : 10~11월
- **용 도** : 식용(열매), 수세미(성숙한 것), 약용(수액)
- **약 효** : 해독, 월경불순, 미용, 편두통, 인후염,
  치질, 치루, 살충, 항균, 악창

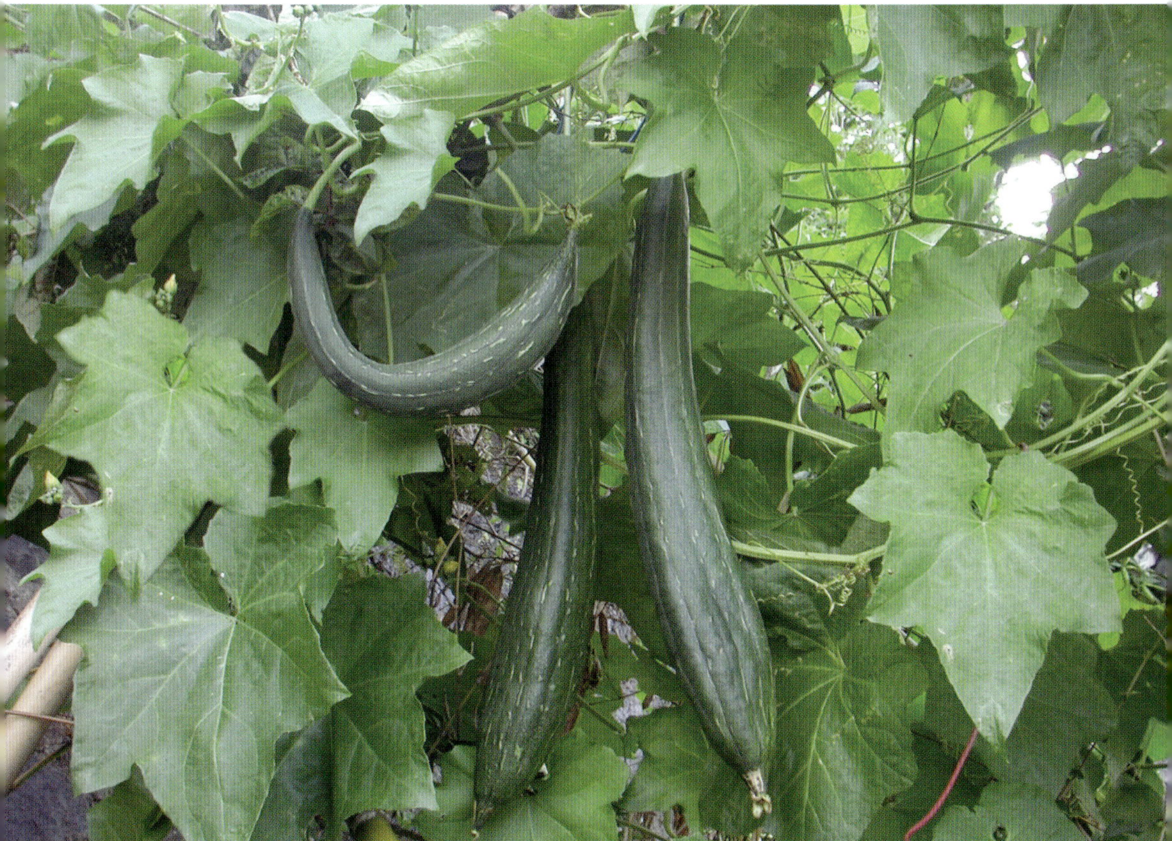

574

| 생김새와 특징 | 수세미오이는 덩굴성 한해살이풀로, 줄기는 약 12m까지 자란다. 줄기는 녹색이며 각(角)이 있고 가지를 치며 덩굴손이 나와서 다른 물체를 감으면서 올라간다. 잎은 긴 잎자루 끝에서 손바닥 모양으로 갈라지는데, 줄기 위쪽의 잎들이 밑부분의 잎보다 깊게 패어 갈라진다. 잎은 길이와 폭이 각각 13~30㎝이다. 꽃은 암수한그루로, 8~9월에 잎겨드랑이에서 노란색으로 피며 지름이 5~10㎝인 꽃부리는 5개로 갈라진다. 길쭉한 원통형의 열매는 녹색을 띠며 10월에 익는데 길이가 30~60㎝이며, 겉에 얕은 골이 세로로 있다. 열매에 긴 자루가 있어서 밑으로 늘어져 매달린다. 과육(果肉)의 내부에는 그물 모양으로 된 섬유가 발달되어 있으며 그 안에는 검게 익은 종자가 들어 있다.

어린 열매는 식용하며 성숙한 열매는 약용하거나 수세미로도 쓰인다. 특히 수세미오이 열매가 약으로도 탁월한 효과를 지니고 있다는 것이 밝혀져 주목받고 있다. 열대 아시아가 원산으로, 아시아와 아프리카에 널리 분포하며 우리나라에서는 전국 각지에서 재배하고 있다.

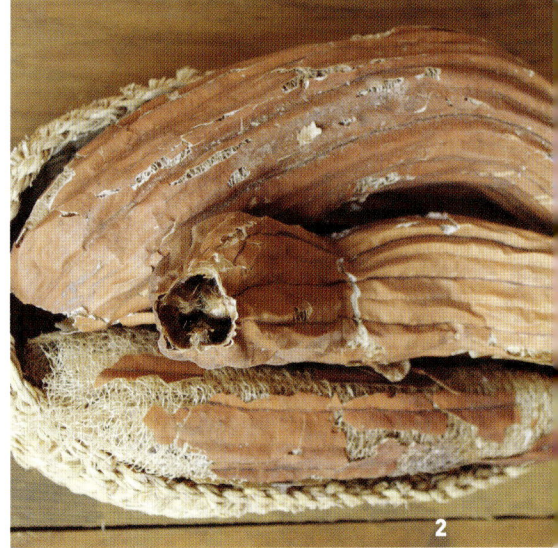

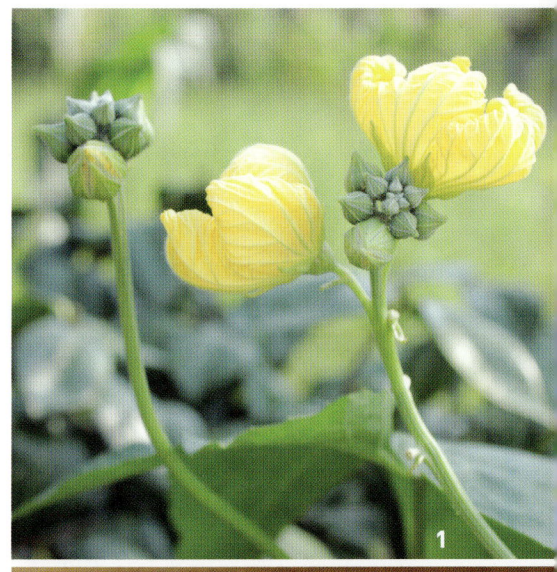

❶ 수세미오이_ 꽃봉오리와 꽃
❷ 수세미오이_ 건조한 열매

동의보감원문

性冷解毒治一切惡瘡小兒痘疹幷乳疽丁瘡脚癬. 霜後取老絲瓜連皮根子全者燒存性爲末蜜湯調下二三錢則腫消毒散不致內攻. 一名天蘿一名天絡絲葉名虞刺葉. 嫩者煮熟薑醋食之枯者去皮及子用瓟滌器. 自中原得子移種形如胡瓜極長大.

| 성품과 맛 | 맛은 달고 성질은 서늘하다(차다고도 함).

| 사용 부위 | 열매, 잎, 수액.

| 작용 부위 | 간(肝), 위(胃), 폐(肺), 대장(大腸) 경락.

| 성분 | 열매에는 사포닌(saponin)과 고미질, 루페인(ruffein), 시트룰린(citrulline), 쿠쿠르 비타신(cucurbitacin) 등이, 섬유에는 셀룰로오스(cellulose), 만난(mannan), 갈락탄 (galactan) 및 리그닌(lignin) 등이 함유되어 있다. 종자에는 기름이 23.5~38.9% 함유되어 있는데, 리놀레산(linoleic acid), 팔미트산(palmitic acid), 스테아르산(stearic acid), 올레산(oleic acid) 등의 글리세라이드(glyceride) 및 인지질 등이 함유되어 있다. 수액에는 초산칼륨과 수용성 사포닌이 함유되어 있다.

| 채취 및 조제 | 성숙한 수세미오이 열매를 가을에 따거나 서리를 맞은 다음 따서 깨끗이 씻은 후 햇볕에 말려서 약용한다. 또한 성숙한 열매를 5~10일 물에 잠기도록 무거운 돌로 눌러놓거나 해서 담가둔다. 표면이 검게 부패한 뒤 겉껍질(과피)을 벗기고 흐물흐물해진 과육과 종자를 털어내면 그물 모양으로 된 섬유만이 남게 된다. 이것을 물에 씻은 후 햇볕에 말려 사용한다. 보통 '수세미오이수'라고 부르는, 덩굴줄기에서 나오는 액체는 약용하거나 천연화장수로 이용한다.

| 효능 주치 |

① 사과(絲瓜: 성숙한 열매를 말린 것)와 사과락(絲瓜絡: 망상의 섬유)은 열을 내리고 피와 경락을 통하게 하며, 해독과 이뇨작용이 있어 혈뇨, 수종(水腫), 곪은 데 등의 치료

 TIP

[수세미오이수 만드는 방법]

덩굴이 잘 뻗은 여름이 끝나고 나서부터 가을에 걸쳐서, 지상 50~60㎝ 정도의 부위를 잘라, 1.8L병에 꽂고, 먼지나 벌레가 들어가지 않도록 면으로 막아둔다. 어느 정도 액이 모이면 그대로 밀봉해서 통풍이 잘되는 서늘한 곳에 보관하며 필요할 때 사용한다.

또한 천연화장수로 만들어두면 오래 보존할 수 있다. 수세미오이수 550mL(1.8L병의 약 1/3)를 일단 끓여서 여과하고, 글리세린 200mL, 약용 알코올 250mL를 가해서 흔들어 섞고, 레몬 등 향료를 소량 넣어주면 된다.

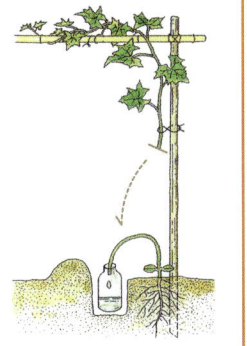

약으로 사용한다.

② 흔히 '수세미오이수'라고 부르는 천라수(天羅水: 덩굴줄기에서 나오는 수액)는 민간에서 기침약, 이뇨제, 백일해 치료 약재로 사용하며, 천연화장수로도 쓴다. 가래가 제거되지 않고 가랑가랑할 때는 수세미오이수로 목 양치질을 하면 증상이 개선된다. 또한 살갗이 튼 데나 가벼운 동상에 발라주면 효과가 있다.

③ 말린 열매를 가루 내어 치질, 치루의 치료제로 사용하고 후두염, 인후염, 유선염 등의 종통, 장풍하열, 대하증 등의 치료에도 사용한다.

④ 잎은 청열, 해독의 효능이 있으며 독사에게 물린 상처를 치료한다.

⑤ 수세미오이 덩굴줄기는 월경불순, 수종(水腫)을 치료하며 살충 및 항균 효과도 있다.

| 약용법 |

① 말린 수세미오이 열매 10~20g을 물 700mL에 넣고 달인 액을 반으로 나누어 아침 저녁으로 복용한다.

② 습진에는 수세미오이 꼭지를 검게 구워 가루로 만든 후 참기름을 개어 환부에 바른다.

③ 어린 수세미오이 열매는 오이처럼 양념을 하여 나물로 식용한다.

주의사항 특별한 주의사항은 없다.

수세미오이의 기능성 및 효능에 관한 특허자료

▶ 수세미오이를 함유하는 구강용 조성물

본 발명은 수세미오이의 절편 또는 추출물, 또는 이들 모두를 함유하는 구강용 조성물에 관한 것으로, 이에 의하여 잇몸 내 혈류를 원활히 하고 소염 및 항균활성에 의해 구강염증을 예방 및 완화할 수 있다.
− 공개번호 : 10-2009-0091898, 출원인 : (주)엘지생활건강

▶ 수세미오이 종자의 박막 외피 추출물을 유효성분으로 함유하는 피부 미백용 조성물

본 발명에 따른 수세미오이 종자의 박막 외피 추출물은 수세미오이 육질 추출물보다 멜라닌 세포 생존율을 더 크게 저하시키고, 멜라닌 세포 내 티로시나제 활성 억제 효과가 더 우수하며, 멜라닌 세포 내 멜라닌 함량을 더 감소시킴으로써, 피부 미백을 위한 화장료 조성물에 유용하게 사용될 수 있다.
− 공개번호 : 10-2013-0012423, 출원인 : 동의대학교 산학협력단

▶ 항문 질환 · **치질** · 목본

노박덩굴

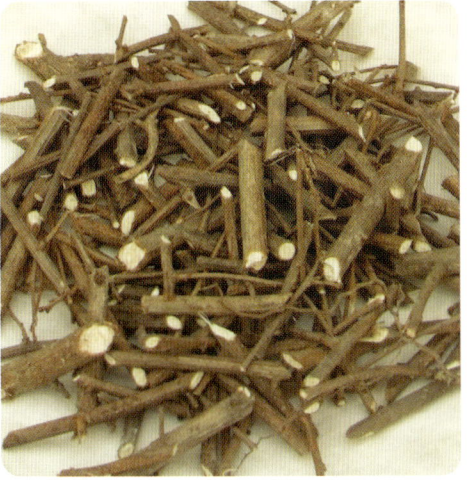

- ● **학 명** : *Celastrus orbiculatus* Thunb.
- ● **과 명** : 노박덩굴과
- ● **이 명** : 놉방구덩굴, 노파위나무, 노랑꽃나무,
  노방덩굴, 노박따위나무
- ● **생약명** : 남사등(南蛇藤), 지남사(地南蛇),
  금홍수(金紅樹)
- ● **생육지** : 산, 들판 자생
- ● **개화기** : 5~6월
- ● **채취기** : 가을~겨울(덩굴줄기), 가을(뿌리), 봄(잎)
- ● **용 도** : 약용, 식용, 조경수
- ● **약 효** : 치질, 혈액순환 장애, 근골동통, 사지마비,
  이질, 항균, 복통, 소종, 해독

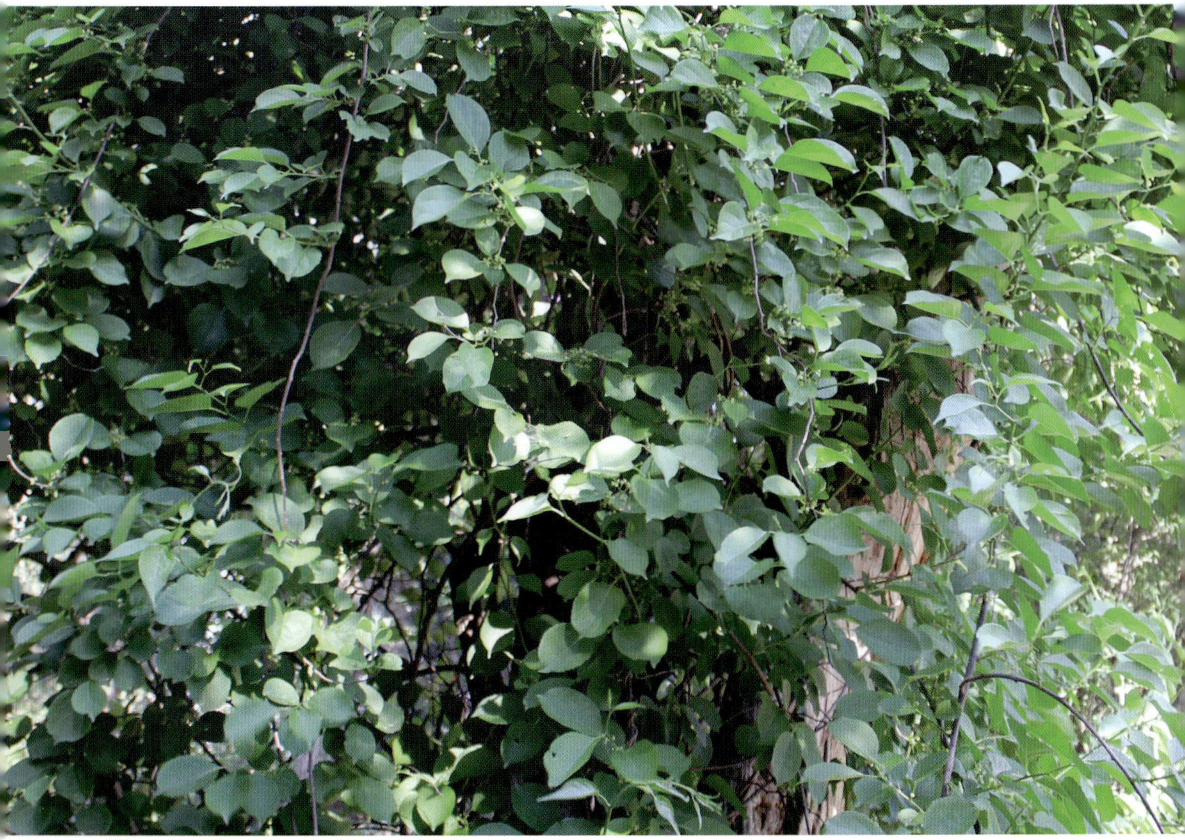

| 생김새와 특징 | 노박덩굴은 낙엽활엽성 덩굴식물로, 덩굴 길이는 다른 물체를 감고 3~8m까지 뻗어 자란다. 잎은 긴 타원형으로, 서로 어긋나고 잎 끝이 급히 뾰족해지며 밑부분이 둥글다. 잎 가장자리에는 둔한 톱니가 있다. 꽃은 암수딴그루이거나 잡성화(雜性花)로서 5~6월에 잎겨드랑이에서 황록색으로 피는데 취산꽃차례에 1~10개가 달린다. 지름이 8mm 정도 되는 열매는 삭과이며 구형이다. 9~10월에 황색으로 익으며 3개로 갈라지고 종자는 황적색 껍질에 싸여 있다.

우리나라를 비롯해 중국, 일본, 러시아(아무르)에 분포한다. 우리나라 전국 각지 100~1,300m 고지의 산골짜기, 도랑가, 들판에 흔하게 자란다. 덩굴줄기는 남사등(南蛇藤), 뿌리는 남사등근(南蛇藤根), 잎은 남사등엽(南蛇藤葉)이라 하며 약용한다. 또한 봄에 갓

❶ 노박덩굴_ 잎 ❷ 노박덩굴_ 꽃 ❸ 노박덩굴_ 덜 익은 열매 ❹ 노박덩굴_ 익은 열매

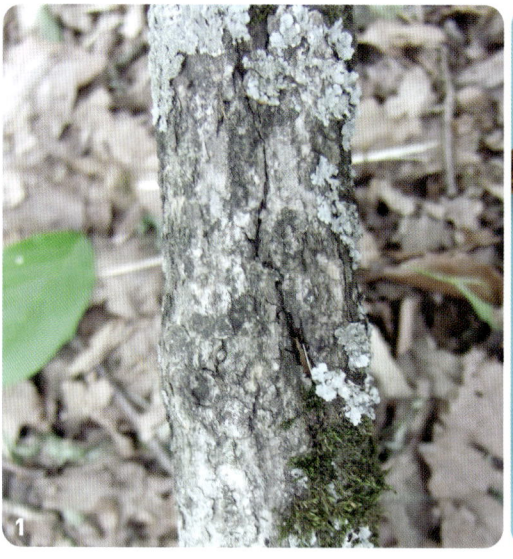
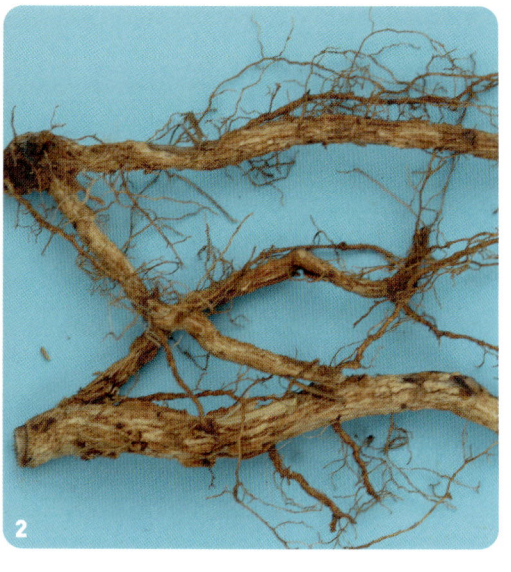

❶ 노박덩굴_ 수피 ❷ 노박덩굴_ 뿌리

자라난 노박덩굴 어린잎을 나물로 해서 먹는다. 약간 쓴맛이 나기는 하지만 가볍게 데쳐 찬물에 헹구면 없어진다.

| 성품과 맛 | 맛은 약간 맵고 성질은 따뜻하다.

| 사용 부위 | 덩굴줄기, 뿌리, 잎.

| 작용 부위 | 심(心), 간(肝), 방광(膀胱) 경락.

| 성분 | 줄기에는 셀라스트롤(celastrol), 잎에는 5종의 플라보노이드 배당체 함유.

| 채취 및 조제 | 가을~겨울에 덩굴줄기를 채취하여 바람이 잘 통하는 곳에서 햇볕에 말려 쓴다. 뿌리는 가을(8~10월)에 채취하여 깨끗이 씻어 이물질을 제거하고 바람이 잘 통하는 곳에서 햇볕에 말려 쓴다. 잎은 봄철에 신선한 생잎을 채취하여 쓴다.

| 효능 주치 |

① 덩굴줄기는 거풍습(祛風濕), 활혈맥(活血脈), 소종(消腫), 해독(解毒)의 효능이 있다. 치질, 혈액순환 장애, 사지마비, 근골동통, 소아경기, 콜레라, 이질, 어지럼증, 치통, 구토를 치료하는 데 효과적이다.

② 뿌리는 해독, 소종의 효능이 있으며, 혈액순환 장애, 류머티즘에 의한 근골통, 타박

상 등을 치료하는 데 효과적이다.

③ 벌레 물린 데는 노박덩굴 잎을 짓찧어 생즙을 내어서 바른다.

| 약용법 |

① 치질에는 말린 덩굴줄기 10~15g을 700mL의 물에 넣고 반량이 되도록 달인 액을 나누어 아침저녁으로 식후에 한 달 정도 복용하면 좋다. 약간의 독성이 있으므로 정량 이상을 먹거나 오랜 기간 복용하면 안 된다.

② 말린 뿌리 10~15g을 700mL의 물에 넣고 반량이 되도록 달인 액을 나누어 아침저녁으로 식후에 한 달 정도 복용하거나 술로 담가 복용하면 좋다. 또는 뿌리를 생것으로 짓찧어 환부에 붙이거나 말린 뿌리를 분말로 만들어 환부에 바른다.

주의사항 약간의 독성이 있으므로 정량 이상이나 오랜 기간 복용하면 안 된다.

노박덩굴의 기능성 및 효능에 관한 특허자료

▶ 노박덩굴 추출물을 함유한 구강조성물

본 발명은 치은염증의 치료를 위하여 프로스타글란딘(PGE2)의 생성을 억제할 수 있도록 노박덩굴 추출물을 함유하는 구강조성물에 관한 것이다.

– 공개번호 : 10-2000-0060218, 특허권자 : (주)엘지생활건강

▶ 노박덩굴 추출물을 유효성분으로 함유하는 염증 질환, 면역 질환 또는 암 치료제

본 발명은 화학식 1로 표시되는 세래스트롤, 화학식 2로 표시되는 세래판올 및 화학식 3으로 표시되는 세스퀴테르펜 에스터계 화합물 또는 이들을 포함하는 노박덩굴 추출물의 용도에 관한 것으로, 보다 구체적으로 상기 화합물 및 노박덩굴 추출이 IκB의 인산화를 저해하여 IκB의 분해 자체를 억제함으로써 NF-κB의 전사 활성을 억제하여 iNOS, COX-2, TNF의 생성을 강력하게 저해하여 염증질환 치료제, 면역질환 치료제 또는 암 치료제로 유용하게 이용될 수 있다.

– 공개번호 : 10-2004-0034655, 출원인 : 한국생명공학연구원

▶ 노박덩굴 추출물을 함유하는 피부미백 조성물

본 발명은 노박덩굴 추출물을 함유하는 피부미백 조성물에 관한 것으로서, 더욱 상세하게는 노박덩굴 추출물이 티로시네이즈 발현 억제활성, 멜라닌 생합성 저해 활성이 우수함을 확인함으로써 노박덩굴 추출물을 유효성분으로 함유하는 피부미백용 조성물에 관한 것이다.

– 출원번호 : 10-2006-0120894, 특허권자 : 한국생명공학연구원

노박덩굴·581

▶ 항문 질환 · **치질** · 목본

느티나무

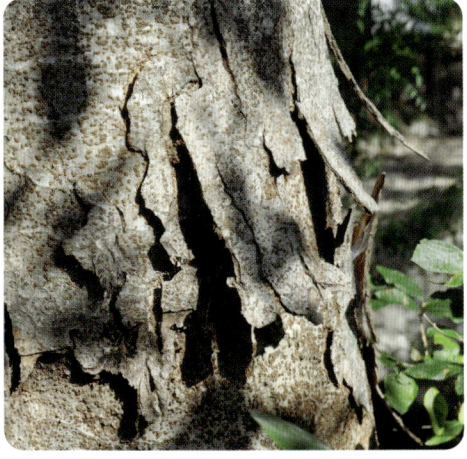

- 학 명 : *Zelkova serrata* (Thunb.) Makino
- 과 명 : 느릅나무과
- 이 명 : 긴잎느티나무, 규목(槻木), 귀목, 정자나무
- 생약명 : 괴목(槐木)
- 생육지 : 산기슭, 계곡, 들판 자생
- 개화기 : 4~5월
- 채취기 : 개화기(잎, 수피), 가을(열매)
- 용 도 : 약용, 조경수
- 약 효 : 고혈압, 치질, 장출혈, 지혈

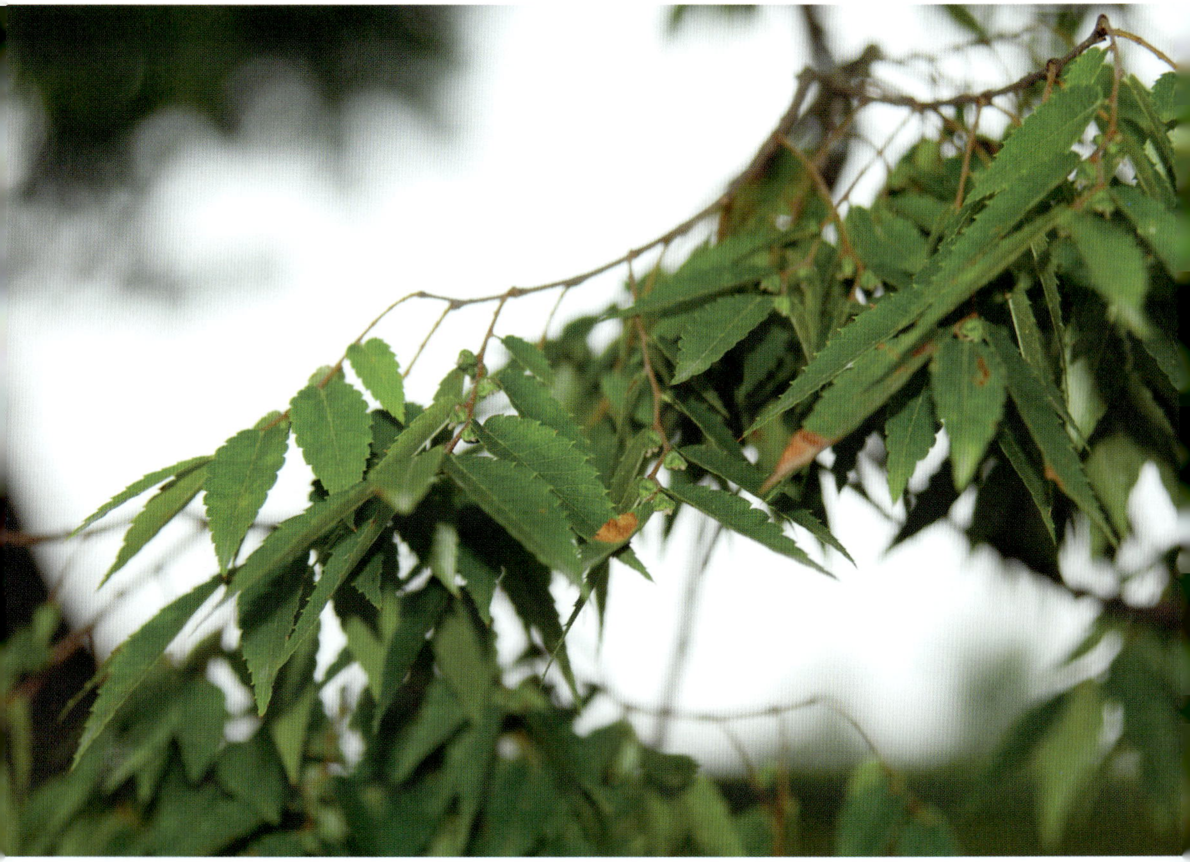

582

┃생김새와 특징┃ 느티나무는 낙엽활엽 교목으로, 키는 26m, 지름은 3m 정도이다. 굵은 가지는 여러 갈래로 갈라지고, 회백색을 띠는 나무껍질은 시간이 흐르면 비늘처럼 떨어진다. 껍질눈은 옆으로 퍼지고 어린 가지에 잔털이 빽빽이 있다. 잎은 길이 2~12㎝, 폭 1~5㎝로, 긴 타원형이며 서로 어긋난다. 잎의 표면은 매우 거칠고 가장자리에는 톱니가 있다. 꽃은 암수한그루이며 4~5월에 핀다. 수꽃은 어린 가지의 밑부분 잎겨드랑이에 달리고, 암꽃은 윗부분 잎겨드랑이에 달린다. 수꽃의 화피는 4~6개로 갈라져 있고, 수술은 4~6개이다. 열매는 지름이 4㎜로, 찌그러진 공 모양의 핵과이며 뒷면에 모가 난 줄이 있고 10월에 익는다.

느티나무는 주로 마을 어귀에서 정자 구실을 하여 '정자나무'라고 불리기도 한다. 어린잎을 떡에 섞어서 먹기도 하며 잎, 나무껍질, 열매는 약용한다.

우리나라가 원산지이며 일본, 몽골, 중국, 시베리아, 유럽 등지에 분포한다. 우리나라 전국 각지의 산기슭, 계곡, 들판에 자생하며 생장 속도가 빠르고 내한성을 갖춰 조경수로 많이 활용된다.

┃성품과 맛┃ 맛은 시고 성질은 따뜻하다.

┃사용 부위┃ 잎, 수피(樹皮: 줄기껍질), 열매.

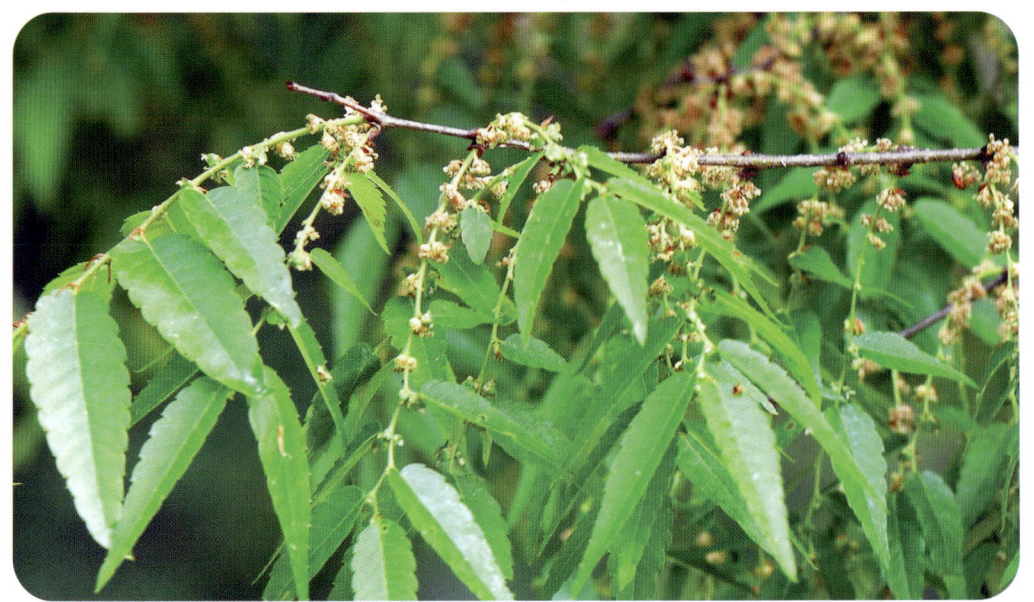

느티나무_ 꽃과 잎

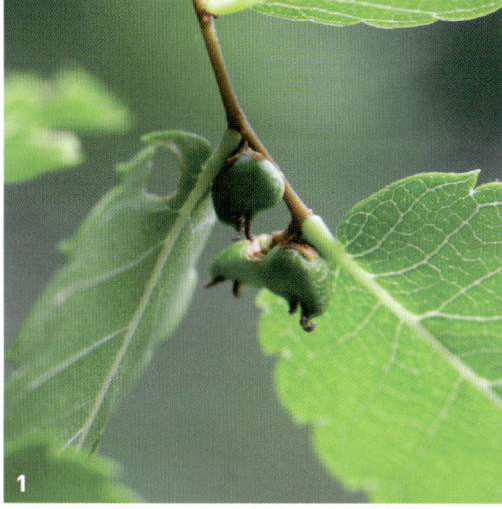
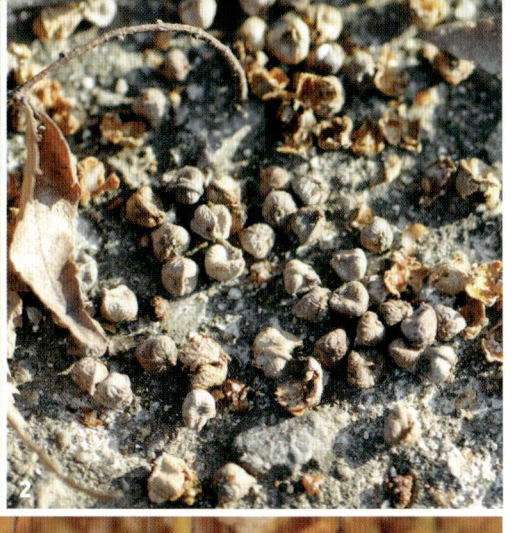
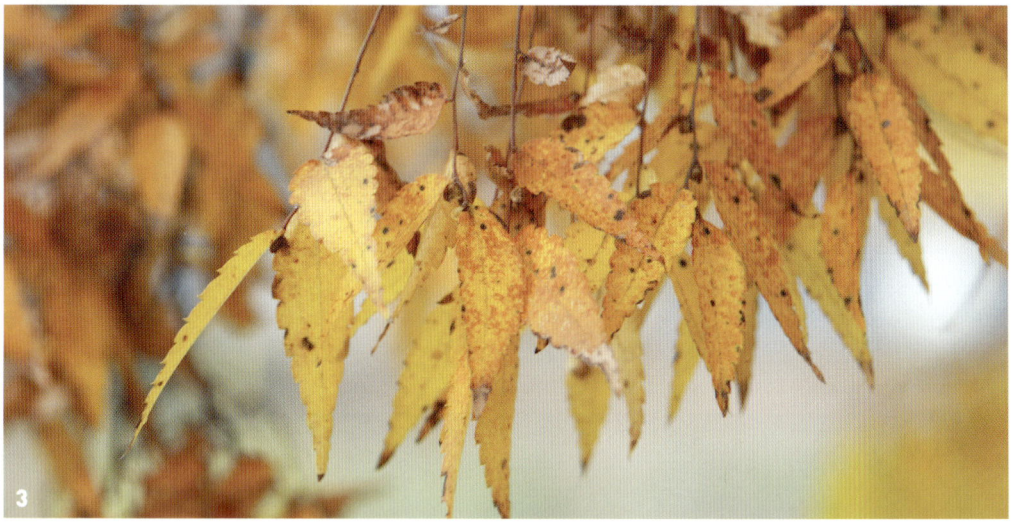

❶ 느티나무_ 열매 ❷ 느티나무_ 바닥에 떨어진 완숙 열매 ❸ 느티나무_ 단풍잎

| 작용 부위 | 간(肝), 신(腎) 경락.

| 성분 | 루틴(rutin), 카달렌(cadalene) 등.

| 채취 및 조제 | 4~5월의 개화기에 잎, 줄기껍질을 채취하고, 열매는 가을(10월 성숙기)에 채취하여 각각 햇볕에 말려서 사용한다.

| 효능 주치 |

① 느티나무 수피(樹皮)나 열매는 강장, 안태, 안산, 부종, 이뇨 등에 효능이 있고 고혈압, 치질, 자궁출혈, 장출혈, 중풍, 치통 등의 치료에 효과적이다.

② 치질, 자궁출혈, 장출혈, 코피 등을 멈추게 할 때는 열매 말린 것을 이용한다. 치통

에는 열매를 말려서 달인 물로 양치
질을 한다.

③ 치질로 인한 출혈과 통증, 가려움에
는 잎을 말려 가루를 만들어 바르거
나 달여서 그 액으로 씻어내도 좋다.

④ 목이 쉬어 목소리가 나오지 않을 때
는 열매를 불에 쬐어서 말려놓은 후
수시로 먹으면 목이 풀린다.

⑤ 봄에 어린잎을 살짝 말려서 떡에 섞
어 쪄 먹기도 한다. 어린잎을 멥쌀가
루에 섞은 다음 팥고물을 켜켜이 하
여 만든 것을 느티떡이라고 하는데
음력 4월 초파일에 해 먹었다.

⑥ 느티나무 줄기에 함유된 천연성분인
카달렌이라는 물질은 특히 폐암 치료
제로 효능이 있다.

| 약용법 | 느티나무 열매 말린 것 1일량 10~
15g을 700mL의 물에 넣고 반량이 되도록
달인 액을 나누어 아침저녁으로 식후에
한 달 정도 복용하면 좋다.

주의사항 특별한 주의사항은 없다.

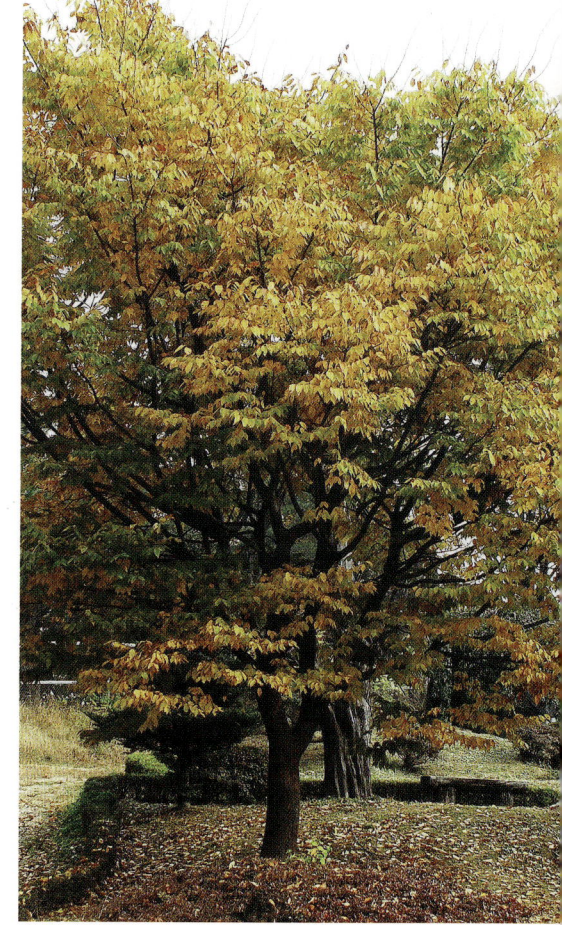

느티나무_ 수형

느티나무의 기능성 및 효능에 관한 특허자료

▶ 느티나무 메탄올 추출물을 포함하는 항암 조성물

본 발명은 느티나무 추출물을 유효성분으로 포함하는 항암조성물에 관한 것으로, 암세포 사멸 (apoptosis)을 유도할 수 있는 느티나무 메탄올 추출물을 포함하는 항암조성물을 제공한다.

– 공개번호 : 10-2010-0062168, 특허권자 : 단국대학교 산학협력단

▶ 항문 질환 · **치질** · 목본

무궁화

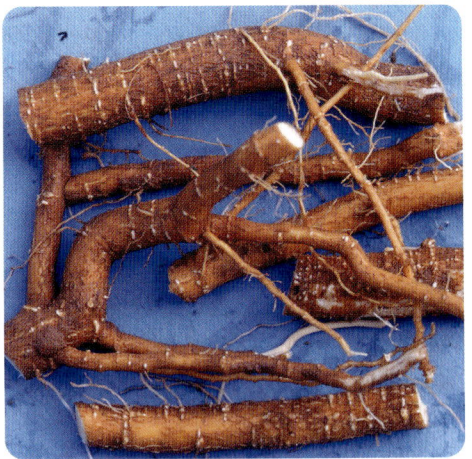

- 학 명 : *Hibiscus syriacus* L.
- 과 명 : 아욱과
- 이 명 : 무궁화나무, 근화(槿花), 순화
- 생약명 : 목근피(木槿皮), 근화(槿花)
- 생육지 : 재배, 조경수로 식재
- 개화기 : 7~10월
- 채취기 : 봄(수피와 근피), 여름(꽃과 잎), 가을(열매)
- 용 도 : 약용, 조경용, 분재용, 생울타리, 관상용
- 약 효 : 기관지염, 해열, 탈항, 치질, 소갈, 대하, 피부병

| **생김새와 특징** | 무궁화는 낙엽활엽 관목으로, 키는 2~4m이다. 많은 가지를 치며 가지는 회색을 띤다. 잎은 어긋나고 늦게 돋아난다. 잎자루가 짧은 마름모꼴로, 길이 4~6㎝, 지름 2.5~5㎝이며 가장자리에 불규칙한 톱니가 있다. 잎의 앞면에는 털이 없으나 뒷면에는 털이 있다. 꽃은 7~10월에 반드시 새로 자란 잎겨드랑이에서 하나씩 피고 대체로 종 모양이며 지름이 7.5㎝ 정도이다. 꽃의 안쪽으로 짙은 홍색 무늬가 있다. 열매는 길쭉한 타원형의 삭과로, 10월에 익는다. 열매가 완전히 익으면 5칸으로 갈라지는데 그 안에 든 종자는 황갈색이고 편평하며 황백색의 긴 털이 밀생한다.

무궁화는 대한민국의 국화(國花)로, 근화(槿花)라고도 한다. 꽃의 색깔은 보통 홍자색 계통이나 흰색, 분홍색, 다홍색, 보라색, 자주색, 등청색, 벽돌색 등이 있다. 중국이 원산지이며 우리나라를 비롯해 싱가포르, 홍콩, 타이완 등지에서 재배하고 있다. 우리나라에서는 꽃이 아름답고 꽃피는 기간이 길어서 정원, 학교, 도로변, 공원 등의 조경용과 분재용 및 생울타리로 널리 이용된다.

| **성품과 맛** | 뿌리껍질의 맛은 쓰고 달며 성질은 시원하고(꽃은 평함) 독성은 없다.

| **사용 부위** | 꽃, 잎, 줄기껍질과 뿌리껍질, 열매(종자).

| **작용 부위** | 근피는 폐(肺), 방광(膀胱), 대장(大腸) 경락, 근화는 폐(肺), 심(心), 대장(大腸) 경락.

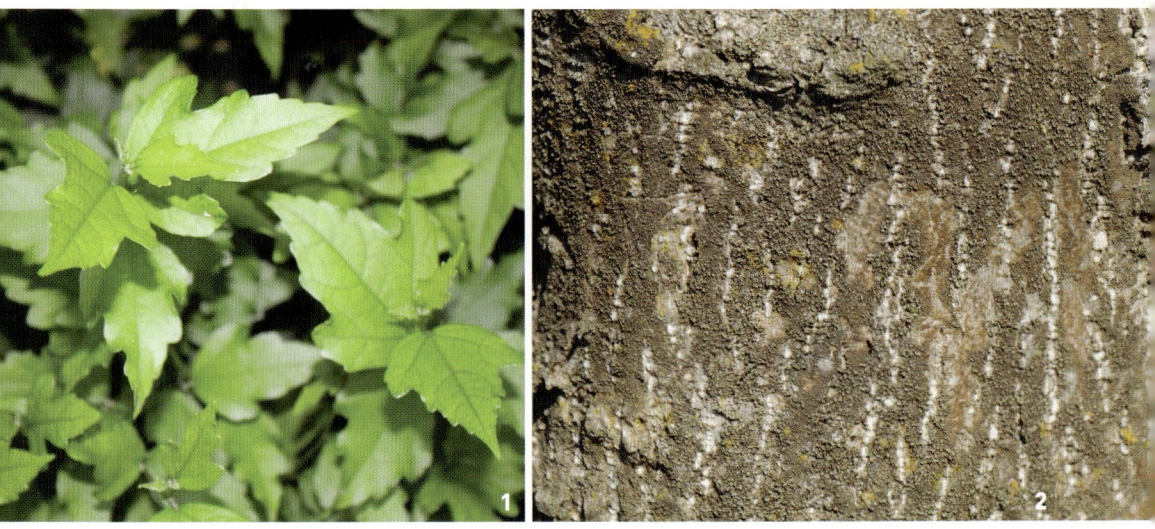

❶ 무궁화_ 잎 ❷ 무궁화_ 수피

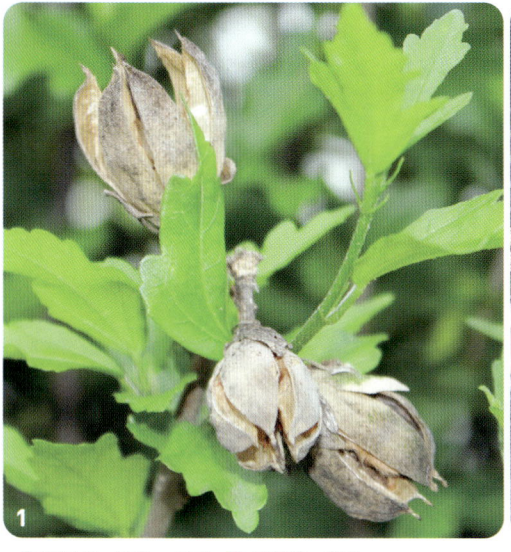 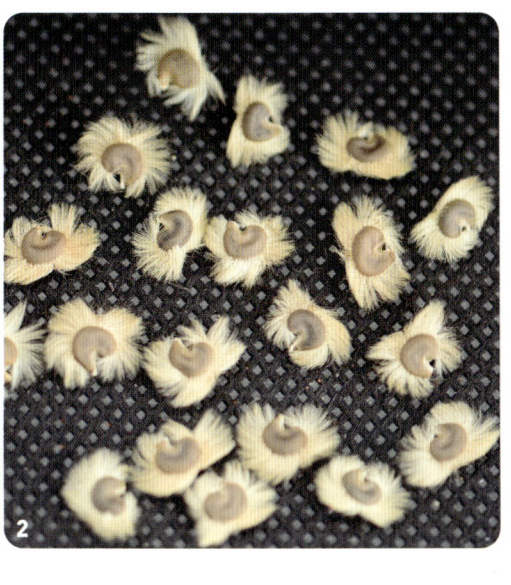

❶ 무궁화_ 익은 꼬투리 ❷ 무궁화_ 씨앗

| 성분 | 줄기껍질에는 말발산(malvalic acid), 스테르쿨린산(sterculic acid), 사포나린 (saponarin), 베툴린(betulin) 등이, 뿌리껍질에는 시린가레시놀(syringaresinol) 등이 함유 되어 있다.

| 채취 및 조제 | 줄기껍질과 뿌리껍질은 봄(4~5월)에, 꽃은 대서에서 처서 사이(7~8월)의 맑은 날 이른 아침, 꽃이 반쯤 피었을 때, 잎은 여름에 채취하여 깨끗하게 손질한 후 햇볕에 말려서 잘게 잘라 사용한다. 열매는 10월경 과실이 황색으로 익었을 때 채취하 여 햇볕에 말려 사용한다.

| 효능 주치 |

① 줄기껍질 또는 뿌리껍질은 기관지염을 다스리고 청열, 이습, 해독의 효능이 있으며 해열, 탈항, 치질, 소갈 등을 치료한다.

② 꽃은 급만성 대장염, 이질, 치질, 대하증 등을 다스린다. 또 피부병의 치료약으로도 쓰인다.

동의 보감 원문

性平無毒止腸風瀉血及痢後渴. 處處有之作飮服令人得睡採無時.
花/性凉無毒治赤白痢及腸風瀉血宜炒用. 作湯代茶喫治風.
(大便) 槿花. 主赤白痢作末和米飮服或和麵作煎餠食之.

③ 열매는 열기에 의해 손상된 폐기를 맑게 하고 가래를 제거하는 효능이 있어서 천식, 해수에 의한 실음(失音: 목쉼)을 치료하며 두통과 편두통을 다스린다.

| 약용법 |

① 하루에 말린 무궁화 줄기껍질 또는 뿌리껍질 6~12g을 물 1L에 넣거나, 말린 무궁화 잎 50g을 물 1.2L에 넣고 각각 약한 불에서 반량이 되도록 서서히 달인 액을 아침저녁으로 식후에 복용한다. 무궁화 꽃 말린 것은 하루에 15~24g을 물 1L에 넣고 같은 방법으로 약용한다.

② 하루에 말린 무궁화 열매(종자) 10~15g을 물 1L에 넣고 약한 불에서 반량이 되도록 서서히 달인 액을 아침저녁으로 식후에 복용한다. 천식이나 해수, 편두통을 치료하는 데 효과적이다.

③ 피부병에는 신선한 무궁화 꽃을 생것으로 짓찧어 붙인다.

주의사항 특별한 주의사항은 없다.

무궁화의 기능성 및 효능에 관한 특허자료

▶ **무궁화에서 혈중 콜레스테롤을 제거할 수 있는 건강식품 제조방법**

본 발명은 혈관 속에 있는 콜레스테롤 배설을 빠르게 하며 동맥경화를 해소하여 세포의 노화현상을 줄여주고 악성 종양치료에도 좋은 영향을 준다는 사포나린 등 유효성분이 다량 함유되어 있는 무궁화에서 인체에 유효한 성분의 자연적인 색소를 효과적으로 추출, 제조함으로써 일회용 차 종류 또는 건강식품의 강장제와 각종 탄산가스가 첨가된 음료들, 주스, 시럽, 제과류, 유산균 음료, 주류 등의 첨가물로서 사용할 수 있도록 한다.

– 공개번호 : 특1994-0003493, 출원인 : 최영숙

▶ **아토피성 피부염 예방 및 치료에 효과적인 무궁화와 노나무 추출물**

본 발명은 무궁화와 노나무 추출물을 유효성분으로 함유하는 화장료 조성물에 관한 것으로서, 국내에 자생하는 식물 중에서 선택한 각질형성세포에 독성이 없는 저자극성 천연 추출물로서, 자체적으로 항균성을 나타내므로 별도의 방부제 첨가 없이 장기간 상온 보관에서도 미생물의 천이가 발생하지 않고, 항산화능이 강력하여 아토피성 피부염의 예방 및 치료, 피부미용 등에 효과적인 화장료 조성물에 관한 것이다.

– 등록번호 : 10-0985719, 출원인 : (주)지에프씨

무궁화꽃차

【 효능 및 꽃의 이용 】

꽃차 맛은 순하다. 찻물을 넣어도 말랐던 꽃잎의 모양이 그대로 유지된다. 보랏빛 무궁화는 열에 안정적이어서 뜨거운 물을 부어도 색을 유지한다. 흰 꽃은 투명한 차 색을 띠고 보랏빛 꽃은 보랏빛 색을 띤다. 구수한 맛이 나는 순한 차이다.

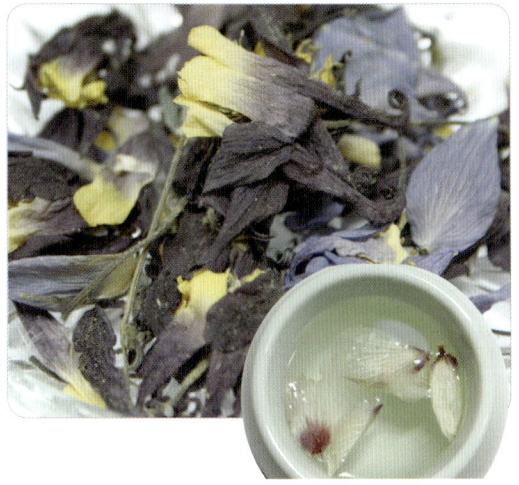

【 채취 방법 】

꽃이 피어나기 시작할 즈음에 또는 꽃이 덜 피어났을 무렵에 꽃을 따서 말린다.

【 꽃차 만드는 방법 】

【 만드는 방법 I 】

① 꽃송이를 따서 암술, 수술은 떼어내고 흐르는 물에 씻어 말린다.
② 찻잔에 꽃을 넣고 뜨거운 물을 부어 3분 정도 우려 마신다.

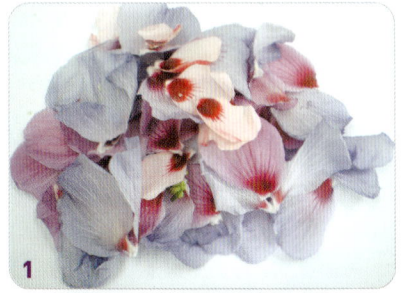

【 만드는 방법 II 】

① 꽃송이를 따서 암술, 수술은 떼어낸다.
② 찜솥에 보자기를 깔고 무궁화를 살짝 쪄낸다.
③ 소쿠리에 꽃송이를 한 송이씩 떼어서 놓고 그늘에서 말린다.
④ 냉장 보관한다.
⑤ 찻잔에 꽃을 넣고 뜨거운 물을 부어 3분 정도 우려 마신다.

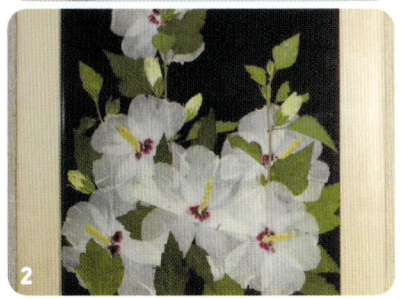

❶ 수확한 무궁화 꽃잎
❷ 무궁화 꽃잎을 이용한 작품

▶ 항문 질환 · **치질** · 목본

상수리나무

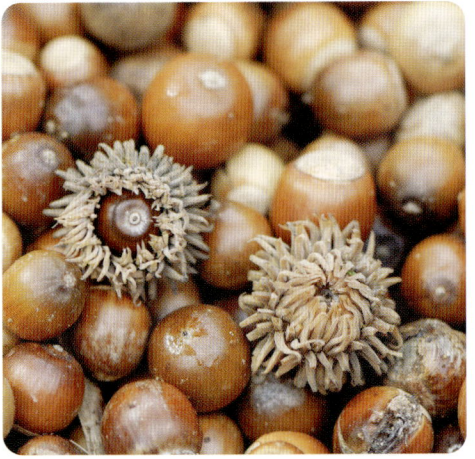

- 학 명 : *Quercus acutissima* Carruth.
- 과 명 : 참나무과
- 이 명 : 참나무, 도토리나무
- 생약명 : 상실(橡實: 열매),
  상목피(橡木皮: 줄기껍질 또는 뿌리껍질)
- 생육지 : 산기슭 자생
- 개화기 : 5월
- 채취기 : 이듬해 10월(열매), 봄(근피, 수피)
- 용 도 : 약용, 식용
- 약 효 : 설사, 장출혈, 치질로 인한 출혈, 탈항,
  위장병, 아토피

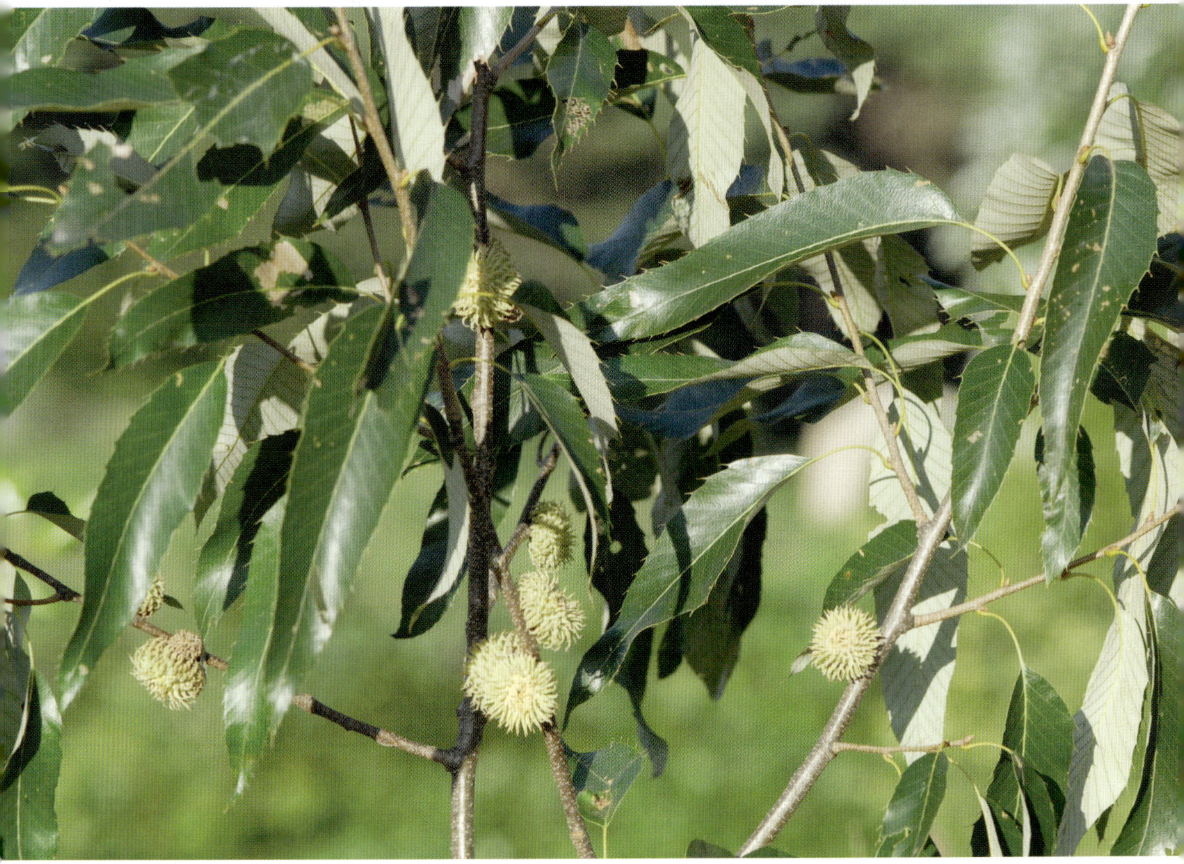

상수리나무 · 591

| 생김새와 특징 | 상수리나무는 낙엽활엽 교목으로, 키는 20~25m이고 지름은 1m까지 자
란다. 나무껍질은 회색을 띤 갈색이며, 작은 가지에 잔털이 나지만 더 자라면 사라진
다. 잎은 어긋나며 긴 타원상 피침형으로, 길이는 10~20㎝이다. 잎 끝은 뾰족하며 가
장자리의 톱니는 안쪽으로 조금 굽어 있다. 꽃은 암수한그루이며 5월에 핀다. 수꽃은
잎겨드랑이에 밑으로 처지듯 피며, 암꽃은 어린 가지의 윗부분에 곧게 서듯 핀다. 열
매는 견과이며 10월에 익는다.

보통 열매와 줄기껍질을 약용하며, 식용 또는 사료용으로도 사용한다. 상수리라는 이
름은 '임금 수라상에 오른 도토리'라는 뜻이다. 임진왜란 때 선조가 피난생활을 하며
상수리나무 열매로 묵을 해 먹었는데 맛이 좋았다고 하여 붙여진 명칭이다. 동아시아
가 원산지이며 우리나라와 중국, 인도, 베트남, 일본 등지에 분포한다. 우리나라 전국

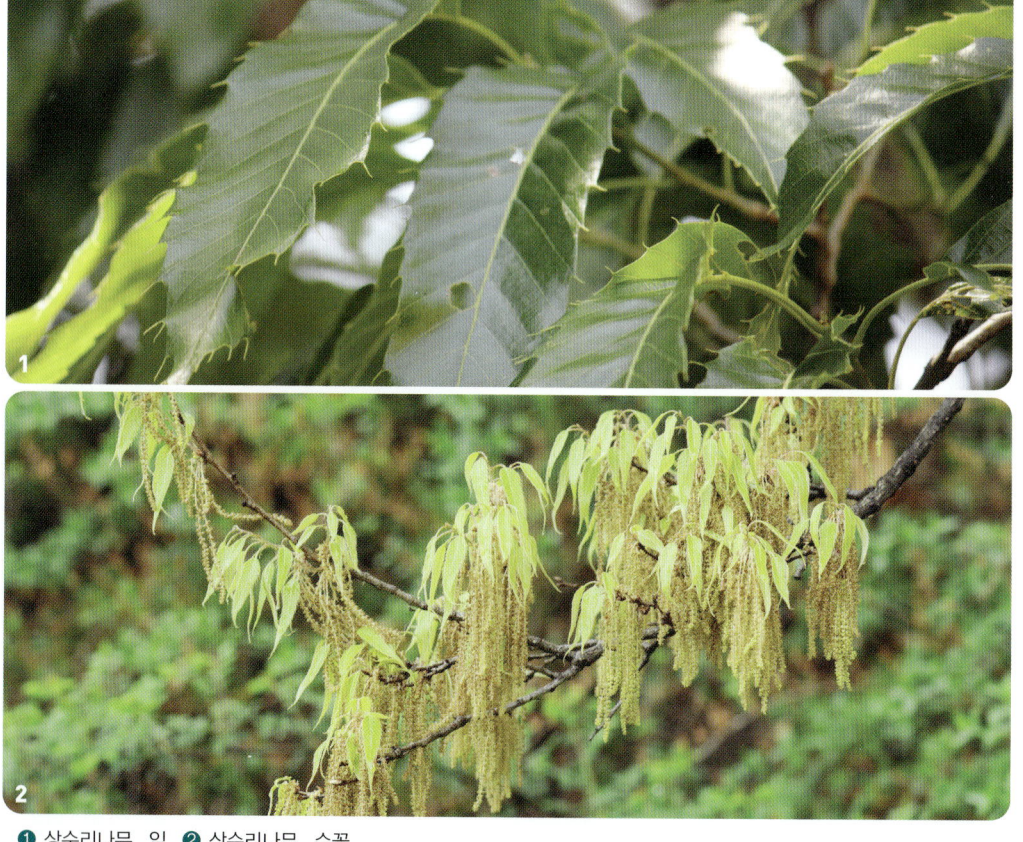

❶ 상수리나무_ 잎 ❷ 상수리나무_ 수꽃

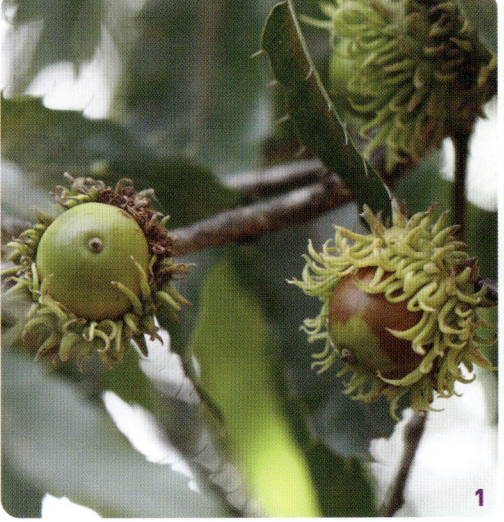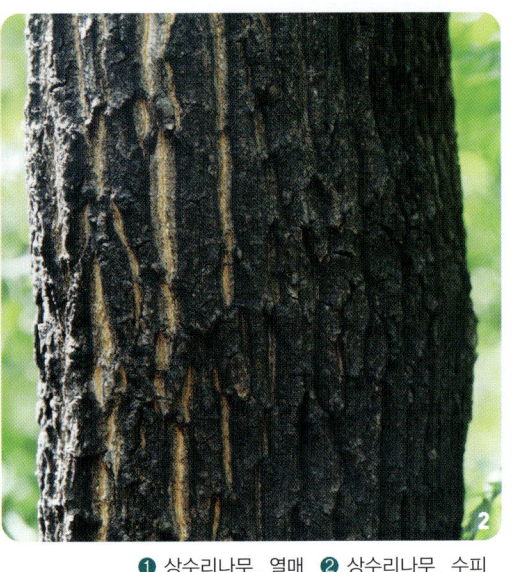

❶ 상수리나무_ 열매 ❷ 상수리나무_ 수피

의 해발고도가 낮은 산지, 남향 또는 동남향의 산기슭 양지바른 곳에서 잘 자란다.

| 성품과 맛 | 맛은 쓰고 약간 떫으며 성질은 따뜻하다.

| 사용 부위 | 열매(상실)와 줄기껍질(상목피).

| 작용 부위 | 신(腎), 비(脾), 대장(大腸) 경락.

| 성분 | 타닌(tannin)과 지방유, 녹말 등.

| 채취 및 조제 | 열매가 익어서 떨어질 무렵에 채취하여 햇볕에 말린 뒤 잘게 잘라 사용한다. 뿌리껍질이나 줄기껍질은 수시로 채취하거나 봄철 개화기 무렵에 채취하여 깨끗이 씻은 후 세절(細切)하여 햇볕에 말려 쓴다.

| 효능 주치 |

① 열매는 상실(橡實)이라고 하며 지사, 수렴의 효능이 있어서 설사, 장출혈, 치질로 인한 출혈, 탈항 등의 치료에 사용한다. 또한 위장병, 기침, 주독(酒毒)을 치료하는 데 효과가 있다.

> **동의
> 보감
> 원문**
>
> 性溫味苦澁無毒主下痢厚腸胃肥健人澁腸止瀉充飢禦歉. 橡實櫟木子也處處有之 其實爲皂斗槲櫟皆有斗而以櫟爲勝不拘時採皮幷實用入藥並炒. 柞也櫟也杼 也栩也皆橡櫟之通名也.

상수리나무 · 593

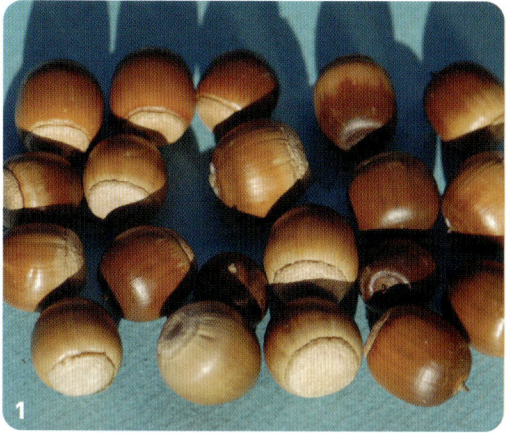 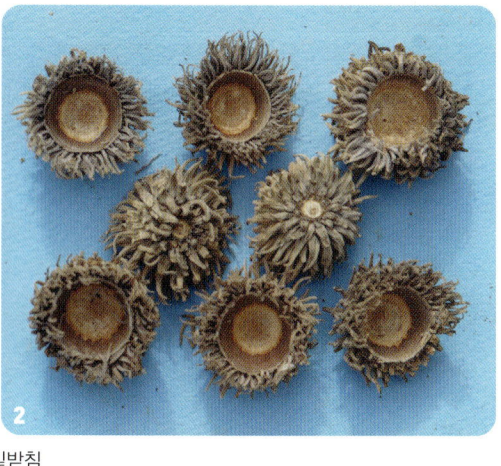

❶ 상수리나무_ 밑받침을 벗긴 열매 ❷ 상수리나무_ 열매 밑받침

② 수피(樹皮: 줄기껍질)는 상목피[橡木皮 또는 토골피(土骨皮)]라 하며 지사, 수렴, 정장(整腸)의 효능이 있어서 설사와 이질, 장출혈을 치료하는 데 이용한다. 그 밖에도 주독(酒毒)을 없애고 악창, 아토피를 치료하는 데 쓰인다.

| 약용법 |

① 아토피에는 말린 줄기껍질을 달여서 환부에 바르고 목욕을 한다. 아이들의 땀띠에는 복숭아 잎 말린 것을 함께 넣어 사용한다.

② 말린 열매는 1일량으로 30~60g을 700mL의 물에 넣고 반량으로 달여서 하루 2~3회 매 식후 복용한다. 설사, 장출혈, 위장병, 기침을 낫게 하고 술로 인한 독을 푸는 데 효과적이다.

③ 열매는 도토리묵으로 만들어 먹는다. 양념장을 만들어 도토리묵 무침을 해 먹으면

TIP

[도토리묵]

1. 가을에 채취한 도토리의 껍질을 벗겨내 말린 후 알맹이를 절구에 넣고 빻은 뒤 4~5일 동안 물에 담가서 떫은맛을 우려낸다.

2. 떫은맛이 우러나면 위의 물은 버리고 가라앉은 앙금만 건져 큰 솥에 넣어 잘 섞이도록 계속 저으면서 삶는다. 또는 앙금을 걷어내어 말려서 도토리 가루를 만들어두었다가 물에 풀어 끓이기도 한다.

3. 끓이다가 끈적끈적하게 엉기면 틀에 붓는다.

4. 식을 때까지 기다렸다가 알맞은 크기로 자른다.

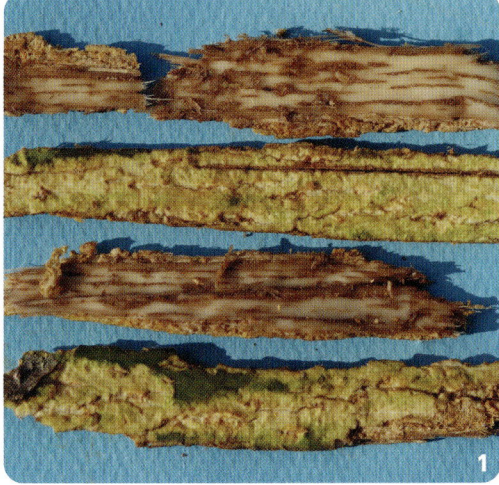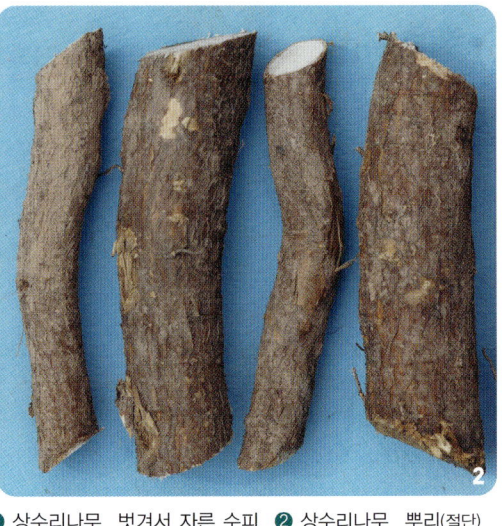

❶ 상수리나무_ 벗겨서 자른 수피 ❷ 상수리나무_ 뿌리(절단)

더욱더 맛있게 먹을 수 있다.

 변비가 심한 사람은 과용하지 않도록 한다.

상수리나무(도토리)의 기능성 및 효능에 관한 특허자료

▶ **도토리로부터 아세틸콜린 에스터레이즈 저해물질의 제조 방법**

본원에 의하여, 친환경 자연물로서의 도토리로부터 치매 유발 원인 중 하나인 아세틸콜린 에스터레이즈 (acetylcholinesterase)를 저해시키는 물질인 갈릭산 유도체를 다량으로 간단한 제조공정으로 제조가 가 능하다. 특히, 갈릭산 유도체로서 갈릭산, 에틸 갈레이트, 갈레알데히드 3종의 제조하는 방법을 제공함 으로써, 상수리나무 도토리로부터 추출 정제한 치매 예방 활성이 우수한 아세틸콜린 에스터레이즈 저해 물질의 제조방법을 제공함과 동시에 이 물질을 이용하여 의약대체 제품으로 적용이 가능하며, 대체 식 품 또는 건강보조 식품으로 활용할 수 있다.

– 공개번호 : 10-2012-0046469, 출원인 : 대한민국(발명자 : 조수묵 외)

▶ **피지생성 억제용 조성물, 이를 포함하는 여드름 예방 및 개선용 조성물 및 지루성 피부염 예방 및 개선용 조성물**

본 발명은 상수리나무 추출물, 등골나물 추출물 및 짚신나물 추출물로 이루어진 군으로부터 선택된 단 독 또는 이들의 혼합물을 포함하는 피지생성 억제용 조성물, 이를 포함하는 여드름 예방 및 개선용 조성 물 및 지루성 피부염 예방 및 개선용 조성물에 관한 것이다. 본 발명의 피지 생성 억제용 조성물은 피지 선 세포의 증식을 억제하고 피지선 세포의 자살을 유발하여 피지생성을 억제하며 여드름 또는 지루성 피부염 등의 피부염의 예방 및 개선에도 효과가 있다.

– 공개번호 : 10-2010-0123456, 출원인 : 애경산업(주)

상수리나무 • **595**

제10장
호흡기 질환

호흡기관(respiratory organ)은 호흡작용, 즉 공기 중으로부터 산소를 취해서 이것을 혈액에 주고, 혈액 중의 탄산가스를 공기 중으로 내보내는 작용을 하는 기관계이다. 호흡기를 통해 얻은 산소는 적혈구에 의해 각 조직에 운반되고 장으로 흡수되어 혈액에 의해 운반된 영양분을 연소시킨다. 연소에 의해 발생된 에너지는 조직 또는 기관이 그 기능을 수행하는 데에 쓰이고, 분해산물 중의 탄산가스는 다시 폐로, 함질소 성분은 신장으로 배설된다.

호흡기는 크게 상하로 나눈다. 상부는 비강이고 하부는 후두, 기관, 기관지, 폐라고 하는 일련의 기관계이다. 상부는 두부 소화기(구강)의 뒤에 있고 하부는 경흉부 소화기(식도)의 앞쪽에 있다. 즉 호흡기와 소화기는 도중에 교차하는 것으로, 그 교차부가 인두이다. 그러므로 인두는 소화기와 호흡기의 공동 통로로 작용한다.

감기·몸살 : 감기는 감기 바이러스나 인플루엔자 바이러스가 공기, 사람들 사이의 접촉 등으로 감염되는 것이다. 그리고 스트레스나 피로, 과로, 영양부족, 날씨 등에 의해서도 나타난다. 증상으로는 재채기, 콧물, 피로, 목소리 쉼, 미열, 두통, 식욕저하 등이 나타난다. 몸살은 몸이 몹시 피로하여 일어나는 질병이다. 감기가 원인이 되는 경우가 많고 과로를 한다든지 어떤 질병이나 심적 고통으로 심신이 괴로움을 당할 때 일어나는 증상으로, 몸이 나른하고 팔다리가 아프며 열이 나는 경우도 있고 입맛이 떨어지는 등 만사가 귀찮아진다. 몸살은 감기가 왔을 때 합병으로 오는 경우가 많으므로 한방생약에서의 치료 또한 감기, 몸살을 함께 취급하는 경우가 많다.

감기, 몸살은 만병의 근원이어서 소홀히 하면 폐렴, 중이염, 신장염, 축농증, 기타 질병 등의 합병증을 유발할 수 있으므로, 감기가 오래 계속되거나 고열이 계속될 때에는 의사의 진찰을 받고 치료를 받는 것이 좋다. 병원에서 진찰을 받을 때에 내과를 찾는 사람이 많은데, 비염이나 인두염, 편도선염, 후두염 등의 증세가 있을 때에는 이비인후과를 찾아야 하며, 인플루엔자, 기관지염, 폐렴 등은 내과를 찾아야 한다.

▶ 감국 / 고본 / 고비 / 생강 / 파 / 유자나무

기관지염·천식 : 급성이나 만성 기관지염은 감기로 인한 인두염이나 기관지염이 폐 속까지 확장되거나 세균 감염, 먼지나 티끌 같은 이물질의 흡입, 알레르기원 등으로 인해 체내에 점액이 축적되어 나타나는 염증이다. 감기와 같은 증상이 나타나고 가래와 기침이 심하면 가슴에 통증이 오며 숨이 가빠지기도 한다. 또한 감기 증세가 오래되어 기침이 심하고, 가래는 나오지 않으나 몸의 마디마디가 아프고 땀이 저절로 나오기도 한다. 또한 기침 소리가 개 짖는 소리처럼 나고 목에서 기관지까지 통증을 느낀다. 물론 감기의 증상일 수도 있지만 최근 몇 년 동안 1년에 3개월 이상 열이 나고 기침과 가래가 계속되면서 가래 색깔이 노랗게 변하면 만성기관지염의 가능성이 높다. 만약 더 심해지면 온몸에서 열이 나고 나른해지며 호흡곤란 증세까지 나타나 폐렴으로 발전할 수 있다.

천식은 한마디로 하면 여러 가지 원인으로 과민반응이 생겨서 기관지가 좁아져 숨쉬기가 힘들어지는 병이다. 기관지 내에 점막이 쌓여서 발생하는 호흡곤란으로, 유전이거나 알레르기, 과로, 스트레스, 대기오염 등이 발병의 원인이다. 천식 환자의 절반가량이 10세 이전에 발생하며, 나머지의 3분의 1은 40세 이전에 발생한다. 환경 인자에 영향을 많이 받는 병이라서 환경오염이나 식생활, 주거 환경의 변화가 심할 경우 더 많아진다. 증상으로는 호흡곤란과 천명음(喘鳴音: 쌕쌕거리는 숨소리나 기침)이 있고, 특히 밤에 기침이 심하며 얼굴이 붓고 가래가 나오며 가슴이 답답하다. 발작이 일어나지 않은 평상시에는 전혀 아무런 증상이 없으나 발작이 일어나면 매우 고통스럽다. 평소에 가벼운 운동을 규칙적으로 하고 따뜻한 물을 자주 마시는 것이 좋다.

▶ 꽃다지 / 떡쑥 / 보리수나무 / 비파나무 / 은행나무

기침·가래 : 기침은 호흡기 내로 들어온 이물질을 밖으로 배출시키기 위한 이로운 작용이다. 기침이 있기 때문에 우리는 기관지를 계속 깨끗하게 유지할 수가 있다. 따라서 기침을 한다는 것이 꼭 병이 있다는 것을 말하는 것은 아니다. 먼지가 많거나 매연이 심한 곳에서 기침이 많아지는 것은 정상적인 방어반응이다. 하지만 기침은 거의 모든 호흡기 질환에서 보이는 가장 흔한 증상이기도 하다. 따라서 기침이 평소보다 유난히 증가하였을 경우에는 호흡기 계통에 이상이 있다는 신호로 받아들여야 한다.

가래는 담(痰) 또는 객담(喀痰)이라고도 한다. 가래는 기도의 분비물이 증가하여 그 조성(組成)이 변하고 여기에 기도나 폐포로부터 분비된 염증성 산물과 산출물, 세포조직의 붕괴변성물, 외부에서 침입한 세균이나 먼지 등의 이물질이 더해진 것으로서 기침에 의하여 입안으로 객출(喀出)되는 것을 말한다. 많은 가래가 기도에 머물러 있으면 폐의 환기가 나빠지고 병을 일으키는 미생물의 발육을 쉽게 하며 생체에 악영향을 끼쳐 병상을 악화시킨다. 기침은 가래의 색출을 촉진하지만 많은 가래가 머물러 있거나 몹시 끈끈한 가래일 경우 환자에게 객출할 힘이 없으면 객출이 쉬워지도록 수분을 공급하거나 거담제, 담 용해제, 기관지 확장제 등을 투여하면 효과를 볼 수 있다.

▶ 도라지 / 모시대 / 모과나무 / 살구나무

▶ 호흡기 질환 · **감기·몸살** · 초본

감국

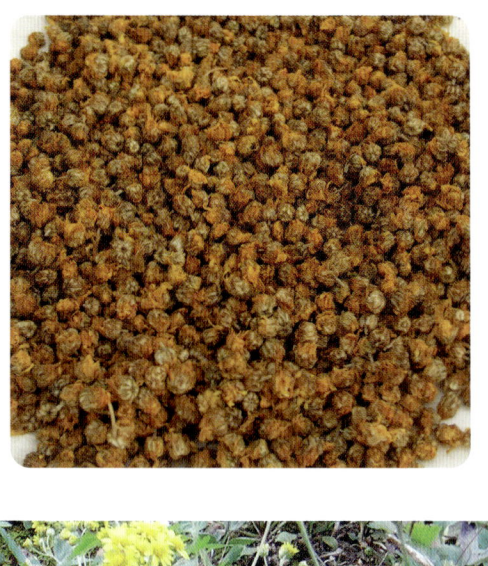

- 학 명 : *Dendranthema indicum* (L.) DesMoul.
- 과 명 : 국화과
- 이 명 : 국화, 들국화, 선감국, 황국(黃菊)
- 생약명 : 감국(甘菊)
- 생육지 : 산, 들, 해안가 자생
- 개화기 : 9~11월
- 채취기 : 개화기
- 용 도 : 약용, 식용(어린순), 관상용
- 약 효 : 열감기, 몸살, 폐렴, 기관지염, 두통, 위염, 장염, 종기, 고혈압, 만성간염

| 생김새와 특징 | 감국은 여러해살이풀로, 키는 50~100㎝이다. 잎은 어긋나고 길이는 3~5㎝, 폭은 2.5~4㎝이며 새의 날개처럼 깊게 갈라지고 가장자리에 톱니가 있다. 꽃은 9~11월에 줄기와 가지 끝에 머리모양꽃차례로 펼쳐지듯 노란색으로 뭉쳐 달리며 지름은 2.5㎝ 정도이다. 열매는 12월경에 달리고 작은 종자들이 많이 들어 있다.

감국 어린잎은 물에 잘 씻은 후 나물로 식용하고 꽃은 약재로 이용한다. 우리나라와 대만, 중국, 일본 등지에 분포하며 우리나라 전국 각지의 산과 들, 해안가에서 자란다.

| 성품과 맛 | 맛은 달고 쓰고 매우며 성질은 시원하다(동의보감에는 달고 평하다고 함). 독성은 없다.

| 사용 부위 | 꽃 및 지상부 전초.

| 작용 부위 | 폐(肺), 간(肝), 심(心), 비(脾) 경락.

| 성분 | 리나린(linarin), 루테올린(luteolin)의 배당체, 크리산테민(chrysanthemin), 다당류, 쿠마린(cumarin) 등이 있으며, 정유에는 캄포(camphor), 캄펨(campheme) 등이 있다.

| 채취와 조제 | 감국은 개화기인 서리가 내릴 무렵, 꽃이 반쯤 피었을 때 채취하여 잎, 가지, 불순물을 제거하고 그늘에 말리거나 증기에 찐 후 햇볕에 말려서 사용한다.

| 효능 주치 |

① 열감기, 몸살, 폐렴, 두통, 기관지염의 치료에 좋으며, 위염, 장염, 종기, 고혈압 등

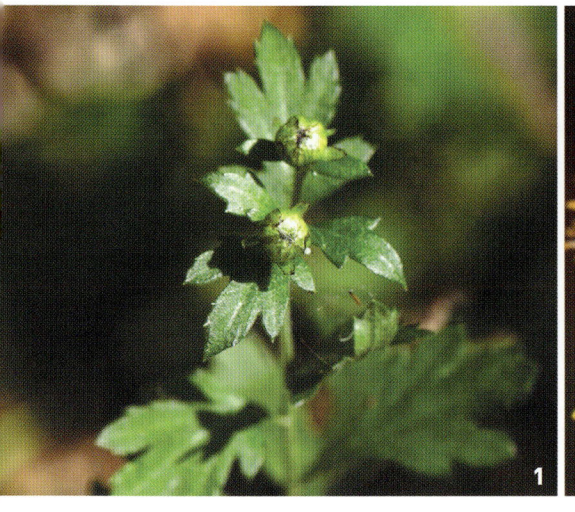
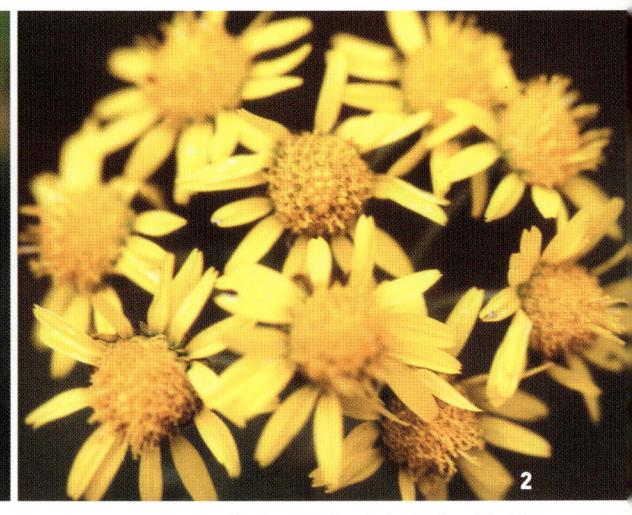

❶ 감국_ 꽃봉오리와 잎 ❷ 감국_ 꽃

감국 · 599

의 치료에도 좋다.

② 오래 먹으면 혈기를 이롭게 하고 몸이 가벼워진다. 요통을 다스리고 가슴 속의 번열(몸에 열이 몹시 나고 가슴 속이 답답하여 괴로운 증상)을 덜어주며 위와 장을 안정시키고 사지의 활기를 고르게 한다.

③ 두통이나 현기증이 날 때, 자주 피로할 때 감국주를 마시면 좋다.

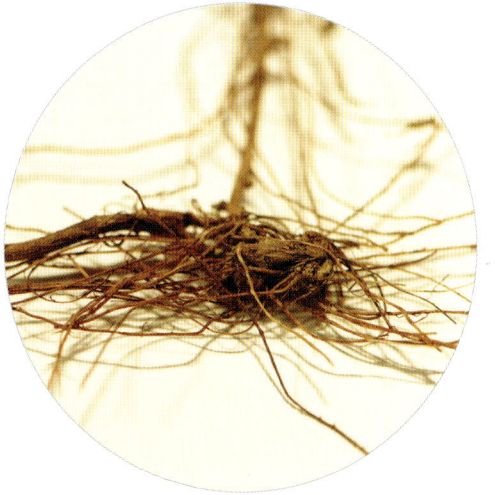

감국_ 건조한 뿌리

| 약용법 |

① 말린 감국 꽃을 1일량으로 6~ 12g씩 600mL의 물에 넣고 약한 불에서 서서히 반량이 되도록 달여 하루 2회, 식간이나 식전에 복용한다.

② 잎이나 꽃을 말려 베갯속으로 넣으면 청량한 감이 있고 짙은 향기가 퍼진다.

③ 화전을 부쳐 먹거나 국화주를 담가 먹기도 한다.

④ 두통이나 고혈압, 중풍일 때에는 꽃을 말려서 달여 먹거나 생꽃을 복령과 함께 짓찧어 분말로 만들어 따뜻한 술에 타서 복용하면 좋다.

⑤ 술이 많이 취했을 때, 감국을 잘게 잘라 가루로 만들어 한 순갈씩 먹으면 좋다.

⑥ 종기가 생겼을 때, 햇볕에 말린 꽃을 기름에 우려서 종기에 바르거나, 감국을 짓찧어 소금을 조금 넣고 개어 환부에 붙이면 종기의 근이 잘 빠진다.

⑦ 눈을 많이 사용할 때, 매일 꽃 세 송이 정도를 달여서 복용하면 효과가 좋다.

⑧ 배가 아플 때, 증류한 정유 3~5방울을 물에 띄워서 마신다.

⑨ 부스럼이나 상처가 났을 때, 잎, 줄기, 꽃을 뜯어다가 짓찧어서 20g씩 술과 물을 조금 넣고 달인 다음 찌꺼기는 부스럼에 붙이고 약물을 마시면서 땀을 내면 상처가

동의보감원문

性平味甘無毒安腸胃利五脈調四肢主風眩頭痛養目血止淚出淸利頭目療風濕痺. 處處種之菊類甚多惟單葉花小而黃葉綠色深小而薄應候而開者是眞也. 甘者入藥苦者不用. 野菊爲薏菊甘而薏苦甘菊延齡野菊瀉人花小氣烈葉靑者爲野菊. 正月採根三月採葉五月採莖九月採花十一月採實皆陰乾用之.

600

낫는다.

⑩ 음창(여자의 음부에 나는 부스럼)으로 인해 음부가 붓고 가려울 때, 지상부 전초를 짓 찧어서 환부에 붙이거나 생초를 달인 물로 환부를 씻는다.

주의사항 성질이 차기 때문에 기가 허(虛)하고 위(胃)가 찬 사람, 또는 설사를 하는 사람 은 많이 사용하면 안 된다.

감국의 기능성 및 효능에 관한 특허자료

▶ **감국 추출물을 함유하는 뇌질환 증상 예방 및 개선용 건강기능식품 조성물**

본 발명은 감국 추출물을 함유하는 뇌질환 증상의 예방 및 개선용 건강기능식품 조성물에 관한 것으로, 더욱 상세하게는 신경 세포사 억제 및 항산화 활성을 갖는 감국 추출물을 유효성분으로 함유하여 신경세 포 사멸에 저항성을 나타냄으로써 파킨슨병, 알츠하이머병 등과 같은 뇌질환 증상을 예방하고, 개선할 수 있는 감국 추출물을 함유하는 뇌질환 증상의 예방 및 개선을 위한 건강기능식품 조성물에 관한 것이다.

– 공개번호 : 10-2010-0118221, 출원인 : 건국대학교 산학협력단

▶ **감국 추출물을 함유하는 당뇨병, 당뇨 합병증의 예방 및 치료용 약학 조성물**

본 발명은 감국 추출물을 포함하는 당뇨병, 당뇨 합병증의 예방 및 치료용 조성물에 관한 것이다. 본 발명의 당뇨병, 당뇨 합병증의 예방 및 치료를 위한 조성물은 조성물 총중량에 대하여 감국 추출물을 0.5~50중량%로 포함한다.

– 공개번호 : 10-2009-0106700, 출원인 : 김성진

▶ **감국 추출물을 포함하는 불면 증상의 예방 및 개선용 조성물과 그의 제조 방법**

본 발명은 불면 증상의 예방 및 개선용 조성물과 그의 제조 방법에 관한 것으로, 더욱 상세하게는 감국 추출물을 유효성분으로 사용함으로써 수면 유도시간을 단축하고 수면시간을 연장시키는 효과를 나타내 는 불면 증상의 예방 및 개선용 추출물과 그의 제조 방법에 관한 것이다.

– 공개번호 : 10-2012-0055159, 출원인 : 우석대학교 산학협력단

▶ **감국 추출물로부터 분리된 화합물을 유효성분으로 함유하는 신경안정 및 뇌신경계 관련 불안증 의 예방 및 치료용 조성물**

본 발명은 감국 추출물로부터 분리된 화합물을 유효성분으로 함유하는 조성물에 관한 것으로, 상세하게 는 본 발명의 화합물인 아카세틴-7-O-글루쿠로니드 또는 루테올린-7-O-글루쿠로니드를 대상으로 상 승된 십자미로 실험을 통하여 우울증에 대해 시험한 결과, 상승된 십자미로에서 열린 공간에 머무는 시 간 및 횟수를 증가시켜 결국 항불안 개선 효과를 나타냄을 확인하여, 상기 조성물은 우울증의 예방 및 치료용 약학 조성물 또는 건강기능식품으로 유용하다.

– 등록번호 : 10-1207781, 출원인 : (주)와이디생명과학

감국꽃차

【 효능 및 꽃의 이용 】

『본초강목』에는 감국꽃차를 '오랫동안 복용하면 혈기에 좋고 몸을 가볍게 하며 쉬 늙지 않는다. 위장을 편안케 하고 오장을 도우며 사지를 고르게 하고 감기, 두통, 현기증에 유효하다'고 기록되어 있다. 감국꽃차는 예로부터 불로장수의 차로 전해오고 있으며, 특히 간장을 보하고 눈을 밝게 하며 머리를 좋게 한다. 또 신경통, 두통, 기침 등에 유효하고 피부를 좋게 하는 성분이 들어 있다. 열감기, 몸살, 폐렴, 두통, 기관지염에 좋으며 위염, 장

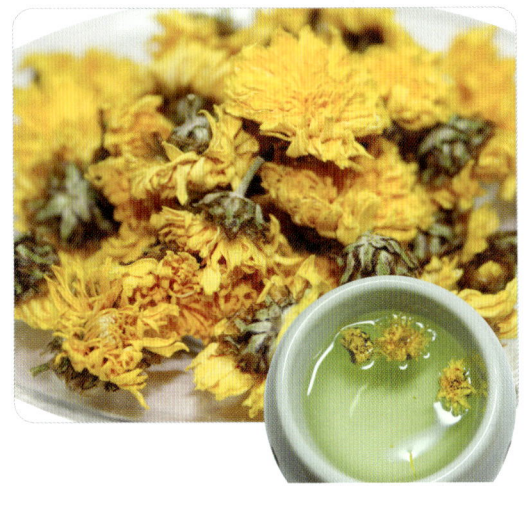

염, 종기, 고혈압에도 좋다. 차 색은 연한 갈색이나 노란빛이 우러나온다. 향은 풀향이 약간 나며 맛은 구수한 맛이 난다.

【 채취 방법 】

꽃향기가 진한 가을에 꽃을 말려서 차를 만들어 마신다. 산국과 비슷하나 감국은 꽃의 크기가 조금 크며 줄기가 검은 편이고 잎이 짙은 녹색이며 윤기가 있어 보인다. 그러나 구별이 쉽지 않다. 산국도 꽃을 말려 차를 만들기도 하나 감국이 더 좋다. 잎도 동시에 말려두고 베갯속으로 사용하여도 좋다.

【 꽃차 만드는 방법 】

① 가을 서리가 내릴 무렵 감국 꽃을 따서 말린다.
② 마른 감국 꽃을 깨끗하게 손질하여 꿀과 고루 섞어서 재워 용기에 넣고 밀봉하여, 습기 없는 곳에 3~4주 보관한다.
③ 찻잔에 넣고 끓는 물을 부어 마신다.

감국주

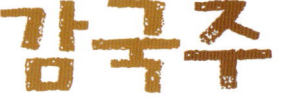

맛은 달고 쓰다. 기호와 식성에 따라 꿀, 설탕을 가미하여 음용할 수 있다.

【적용병증】

- **위냉증(胃冷症)** : 냉병으로 생긴 배앓이 병으로, 배를 만져보면 아래가 차며 소화불량에 걸리거나 음식을 먹으면 자주 체하는 증상을 말한다. 30mL를 1회분으로 1일 1~2회씩, 12~17일 음용한다.
- **풍비(風痺)** : 몸이나 팔다리가 마비되는 경우로, 뇌척추에 탈이 생겨 일어나는 심장마비의 한 증세이다. 30mL를 1회분으로 1일 1~2회씩, 6~8일 음용한다.
- **기타 질환** : 강심제, 두통, 복통, 빈혈, 열독증, 치열, 풍습, 현기증

【담그는 방법】

① 약효는 꽃과 지상부 전초에 있으므로 꽃을 포함한 전초를 사용한다. 방향성(芳香性)이다.

② 채취한 전초를 건조하여 사용한다. 꽃만을 사용하면 더욱 효과적이다.

③ 병에 들어갈 수 있도록 잘게 썰어서 사용한다.

④ 마른 전초 또는 말린 꽃 200g을 소주 3.8L에 넣고 밀봉하여 서늘한 냉암소에서 보관, 숙성시킨다.

⑤ 4~5개월 침출한 다음 찌꺼기를 걸러내고 보관, 음용한다. 또는 찌꺼기를 걸러낸 후 2~3개월 더 숙성하여 음용하면 향미(香味)가 좋아진다.

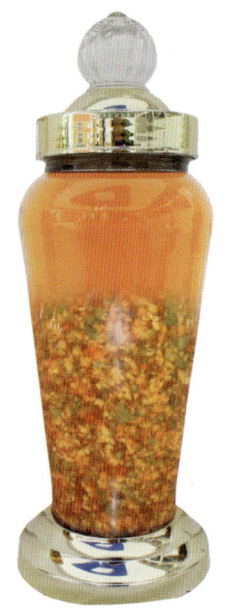

【구입방법 및 주의사항】

- 약재상, 약령시장, 재배 농가에서 구입하여 사용할 수 있다. 또는 꽃이 피는 시기에 산지(産地)에서 직접 채취할 수도 있다.
- 본 약술을 음용하는 중에 가리는 음식은 없다.
- 오래 음용해도 해롭지는 않으나 치유되는 대로 중단한다. 남성이 20일 이상 음용하면 양기가 저하된다고 한다.

감국·603

▶ 호흡기 질환 · 감기 · 몸살 · 초본

고본

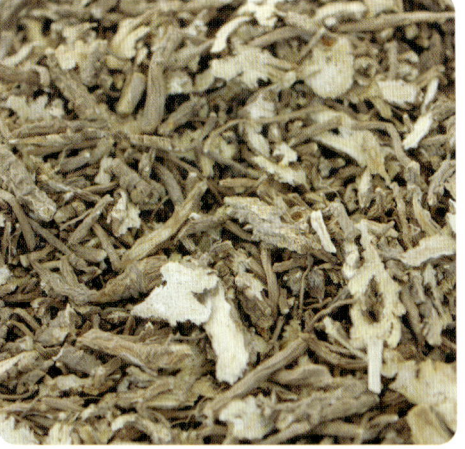

- ● 학 명 : *Angelica tenuissima* Nakai
- ● 과 명 : 산형과
- ● 이 명 : 고번, 괴경, 지신, 미경
- ● 생약명 : 고본(藁本)
- ● 생육지 : 산비탈 자생
- ● 개화기 : 8~9월
- ● 채취기 : 봄과 가을
- ● 용 도 : 약용
- ● 약 효 : 두통, 감기, 몸살, 관절통, 치통, 복통, 설사, 습진, 옴

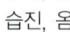

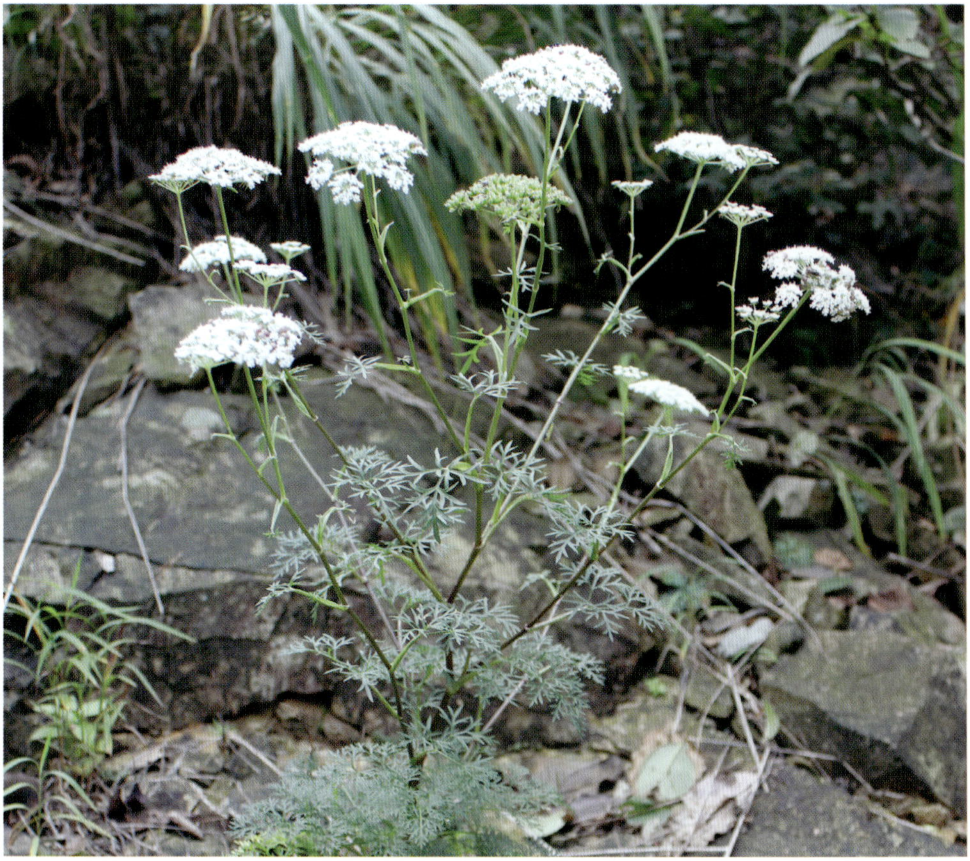

| **생김새와 특징** | 고본은 여러해살이풀로, 키는 30~80㎝이다. 줄기는 곧게 서고 가지를 친다. 줄기에는 마디가 있는데, 8개 전후이고 아랫부분은 암자색, 윗부분은 녹자색을 띠고 있다. 줄기와 잎의 거리가 멀고 잎자루는 끝부분에서 세 갈래로 깃털 모양과 비슷하게 갈라져 있다. 꽃은 8~9월에 흰색으로 피며 원줄기 끝과 가지 끝에 겹산형꽃차례를 이루고, 꽃잎은 5장이며 달걀 모양이다. 열매는 9~10월에 분과로 달리는데, 편평한 타원형이며 길이가 4㎜ 정도이고 골이 3개 있으며 가장자리에 날개가 있다.

밑부분이 '벼가 마른 것 같다'고 하여 고본(藁本)이라고 한다. 잎과 뿌리에서 강한 향이 나며 뿌리를 약용한다. 원산지는 우리나라이며 만주, 일본 등지에 분포한다. 우리나라의 경우, 전국적으로 자생하지만 중부 이북, 특히 경상도와 충청도, 강원도 등지에 많이 자란다. 또한 가야산, 대둔산, 지리산, 경기도 광릉이나 천마산 등, 깊은 산속 비탈에서 자생한다.

| **성품과 맛** | 맛은 맵고 성질은 따뜻하다(동의보감에는 맵고 쓰며 약간 따뜻하다고 함). 독성은 없다.

| **사용 부위** | 뿌리.

| **작용 부위** | 간(肝), 대장(大腸), 방광(膀胱) 경락.

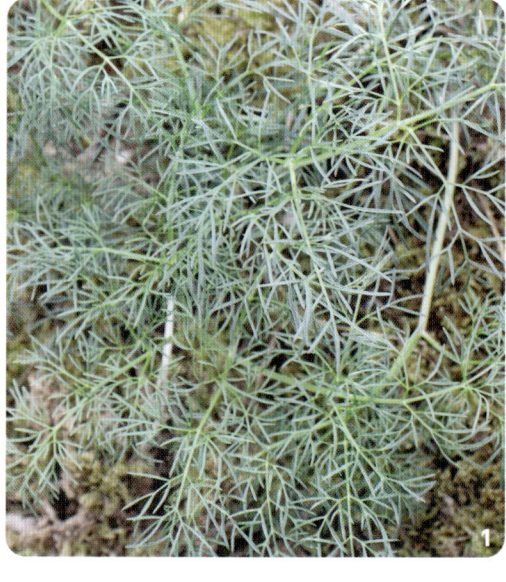 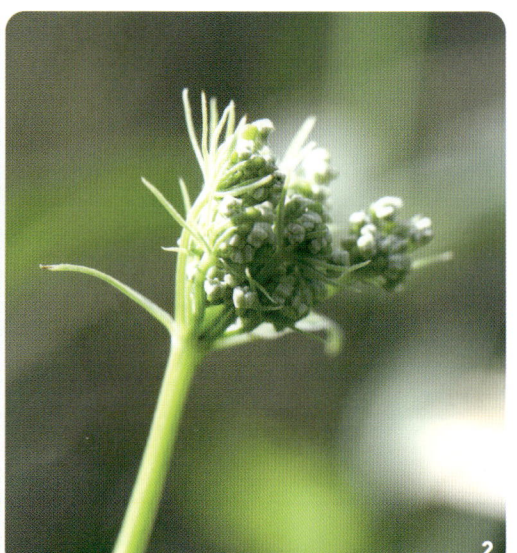

❶ 고본_ 잎 ❷ 고본_ 꽃봉오리

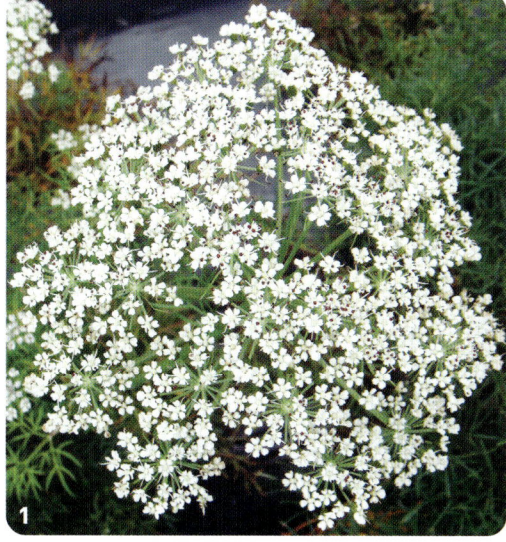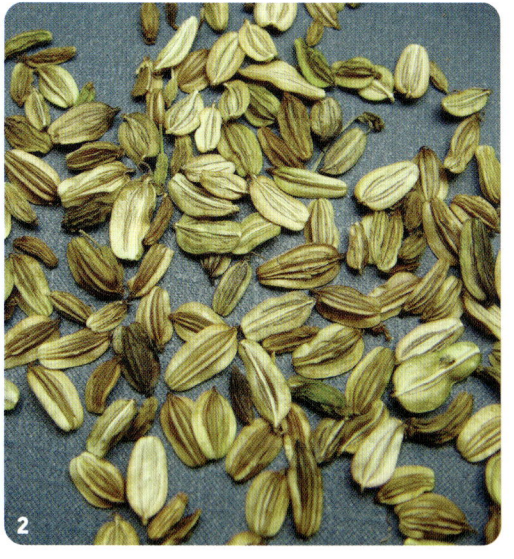

❶ 고본_ 꽃 ❷ 고본_ 종자

| 성분 | 부틸프탈라이드(butylphthalide), 크니딜라이드(cnidilide), 리구스틸라이드 (ligustilide), 파르네센(farnesen), 베타시토스테롤(β-sitosterol), 프란골라린(prangolarin) 등.

| 채취와 조제 | 봄과 가을에 고본 뿌리를 채취하여 햇볕에 말려서 사용한다. 봄에는 새싹이 나오기 전에 채취하고, 가을에는 잎이 마른 후에 채취한다.

| 효능 주치 |

① 열감기나 몸살, 두통, 오한, 발열 등에 특히 효능이 있다.

② 관절통, 진경, 치통, 설사, 습진 등에도 효과적이다.

③ 뿌리는 진통작용, 항인플루엔자 바이러스 작용을 한다.

| 약용법 |

① 세절(細切) 건조한 고본 뿌리 10~12g을 800mL의 물에 넣고 반량이 되도록 달인 액을 반으로 나누어 아침저녁으로 식후에 복용하고 환부는 달인 액으로 씻는다.

동의보감원문

性微溫(一云微寒)味辛苦無毒治一百六十種惡風除風頭痛辟霧露療風邪軃曳療金瘡長肌膚悅顏色去面皯酒瘢粉刺可作淋藥面脂. 葉似白芷香又似芎藭但藁本葉細耳以其根上苗下似藁故名藁本正月二月採根暴乾三十日成. 太陽本經藥也中霧露淸邪必用之寒邪入太陽頭痛腦痛大寒犯腦令人腦痛齒亦痛其氣雄壯治巓頂痛與木香同治霧露之氣去蘆用之. 我國慶尙道玄風地有之.

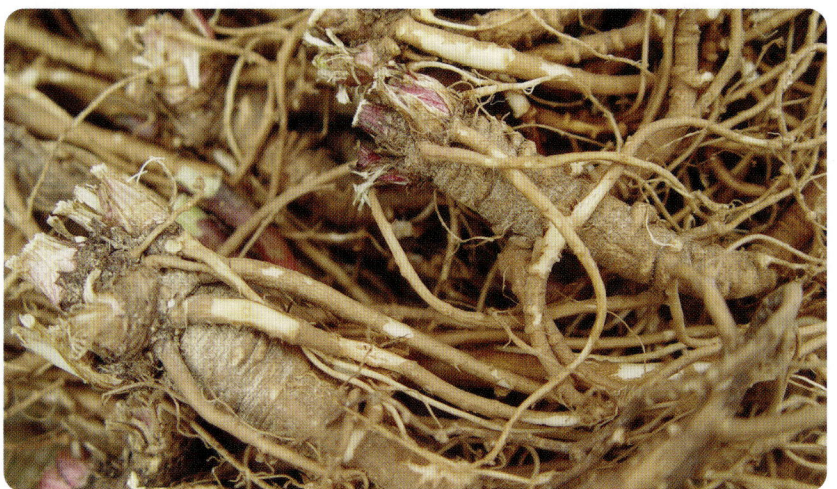

고본_ 뿌리

② 향기와 색소가 좋아 술이나 차로 이용한다.

주의사항 성미가 맵고 따뜻하여 온조(溫燥)한 특성이 있으므로 혈허(血虛) 또는 열증(熱症)에 속한 두통에는 사용할 수 없다.

고본의 기능성 및 효능에 관한 특허자료

▶ **고본 및 산약, 포공영, 승마 추출물로 구성된 한약재 복합 추출물을 유효성분으로 함유하는 항염증용 피부 외용제 조성물**

본 발명은 고본 및 산약, 포공영, 승마 추출물 중 1종 이상의 한약재 추출물을 유효성분으로 함유함으로써 염증 관련 인자들을 억제시키는 항염증 효능을 가지고, 상처 조직의 재상피화를 촉진시켜 염증기에서 증식기로의 진행을 빠르게 도와주는 상처 치료 효능을 가지며, 해독작용에 관여하는 효소들의 유전자 발현을 증가시켜 UV 등 외부 자극에 의한 피부 손상을 억제하여 피부 노화를 억제하는 항노화 효능을 가지는 피부 외용제 조성물에 관한 것이다.

– 등록번호 : 10-1047644, 출원인 : (주)아모레퍼시픽

▶ **신경 보호 활성을 갖는 고본 추출물 또는 이로부터 분리된 스코폴레틴 유도체를 함유하는 조성물**

본 발명은 고본 추출물 또는 이로부터 분리된 스코폴레틴(scopoletin) 유도체 화합물을 함유하는 신경 보호 활성을 갖는 조성물에 관한 것으로, 본 발명의 화합물은 허혈성 신경계 질환을 유의성 있게 차단하여 중풍 또는 뇌졸중 등의 신경계 질환의 예방 및 치료에 유용한 의약품 및 건강기능식품으로 제공할 수 있다.

– 공개번호 : 10-2005-0008324, 출원인 : 경희대학교 산학협력단

▶ 호흡기 질환 · **감기 · 몸살** · 초본

고비

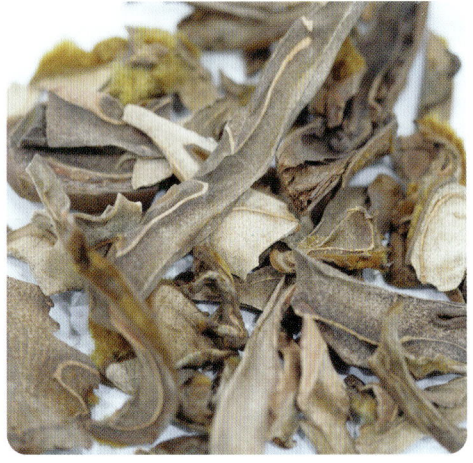

● 학　명 : *Osmunda japonica* Thunb.
● 과　명 : 고비과
● 이　명 : 가는고비
● 생약명 : 자기(紫萁), 구척(狗脊)
● 생육지 : 산기슭, 들 자생
● 채취기 : 봄과 가을
● 용　도 : 약용, 식용
● 약　효 : 감기, 몸살, 피부발진, 코피, 혈변, 구충,
　　　　　 월경과다, 대하증, 해열, 지혈

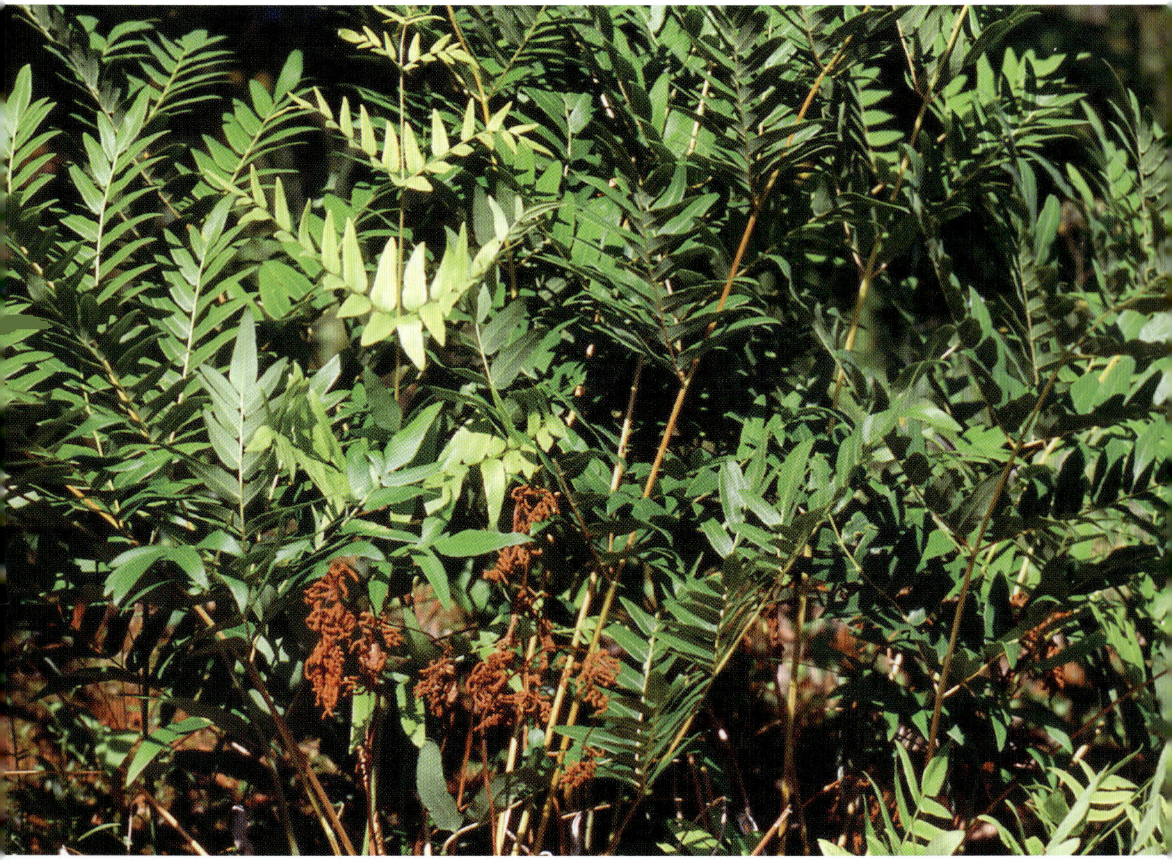

| 생김새와 특징 | 고비는 숙근성 여러해살이풀로, 관엽식물이다. 키는 60~100㎝이며 뿌리줄기에서 여러 대가 나와 자란다. 땅속 뿌리줄기는 주먹처럼 짧고 굵은 덩이 모양인데, 여기에 잔뿌리가 많이 나 있다. 잎은 둥글게 감겨 붉은빛이 도는 갈색의 솜털로 덮여 있으나 자라면서 점차 솜털은 없어지고 큰 잎으로 변한다. 잎은 2회 깃털 모양으로 갈라지며 깃 조각은 길이 20~30㎝이고 가장 아래에 있는 잎이 가장 크다. 생식엽이 영양엽보다 일찍 자라서 시드는데 길이는 20~30㎝이다. 작은 잎 조각은 선형으로, 매우 좁고 짙은 갈색이며 포자낭이 밀착되어 있다. 포자는 9~10월에 포도송이처럼 빽빽이 달려 익는다.

어린순은 나물로 식용하고, 뿌리줄기는 약용한다. 고비의 맛은 고사리와 비슷하나 더 연하고 씹는 촉감도 좋다. 우리나라와 일본, 중국, 타이완, 히말라야, 사할린, 필리핀 등지에 분포한다. 우리나라 전국의 산과 들에 자생하는데, 습하고 그늘진 곳에서 잘 자란다. 특히 중부 이남과 남해안 섬 지역의 산기슭, 울릉도 등에서 많이 자란다.

| 성품과 맛 | 맛은 쓰고 달며(동의보감에는 달다고 함) 성질은 차다. 독성은 없다.

| 사용 부위 | 어린순은 식용, 뿌리줄기는 약용.

| 작용 부위 | 간(肝), 신(腎), 폐(肺), 심(心), 위(胃) 경락.

| 성분 | 단백질과 펜토산(pentosan), 비타민 A, 카로틴(carotin), 비타민 C 등.

| 채취와 조제 | 초봄과 늦가을에 고비 뿌리줄기를 채취하여 잔뿌리와 이물질을 제거하고 깨끗하게 손질한 다음 햇볕에 말려 사용한다.

| 효능 주치 |

① 감기로 인한 발열, 몸살, 피부발진, 토혈, 코피, 혈변, 월경과다, 대하증의 치료에 좋다.

② 기생충을 제거하며, 지혈에도 효과가 있다.

③ 민간에서는 봄과 여름에 채취하여 말린 줄기와 잎을 인후종통에 사용하고, 가을에 채취하여 말린 뿌리는 이뇨제로 사용한다.

동의
보감
원문

性寒味甘無毒. 調中潤大小腸 通利水道 下浮腫. 薇亦蕨類 生處亦同

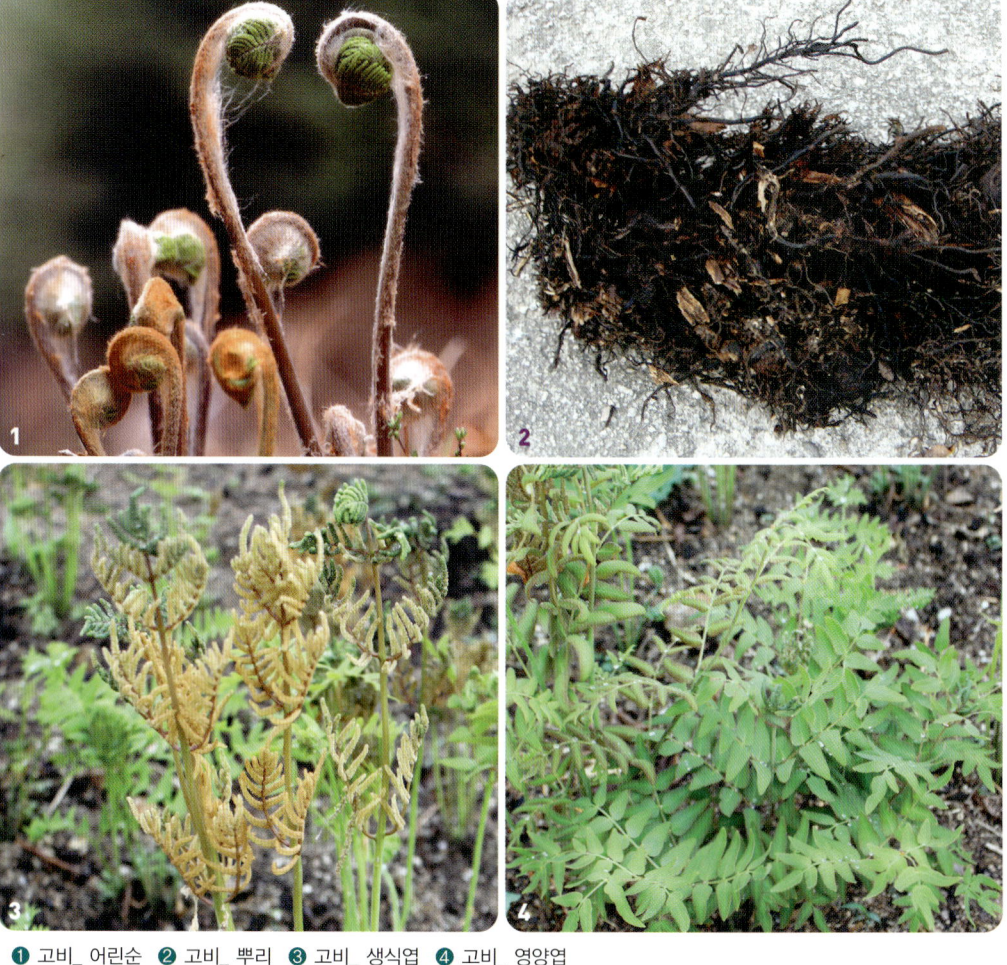

❶ 고비_ 어린순 ❷ 고비_ 뿌리 ❸ 고비_ 생식엽 ❹ 고비_ 영양엽

TIP

[고비 식용하는 방법]

1. 4월 하순부터 5월 중순에 자란 어린 고비 잎줄기를 꺾어 말리거나 생으로 나물을 만들어 먹는데 고사리처럼 육개장을 끓일 때에도 넣는다.

2. 고비는 떫은맛이 매우 강하여 제대로 우러나지 않는다. 그러므로 맛있게 먹으려면 우선 그릇에 고비를 두어 겹 깔고 나뭇재를 한 줌 뿌려야 한다.

3. 이 방법을 되풀이한 다음 뜨거운 물을 붓고 들뜨지 않도록 돌을 얹어놓는다.

4. 이튿날 꺼내어 연해질 때까지 삶고 나서 2~3시간 우려낸 다음 잘 말려 갈무리해두었다가 데쳐서 조리하면 맛이 좋다.

④ 목과 등이 무겁고 허리와 무릎이 저리며 아프고 다리가 무력하며 오줌이 잦은 증세를 치료하는 데에도 효과가 있다.

| 약용법 |

① 말린 고비 뿌리줄기 1일량 5~10g을 600~700mL의 물에 넣고 약한 불에서 서서히 반량이 되도록 달여 하루 2~3회, 식후에 복용한다.

② 고비 어린순은 나물로 먹거나 국을 끓일 때 재료로 쓴다.

③ 고비 뿌리줄기에서 녹말을 만들어 떡을 만들기도 한다.

주의사항 성미가 쓰고 차므로 음허내열(陰虛內熱: 음적인 에너지 소스가 부족하면서 허열이 있는 증상), 비위(脾胃)가 허한(虛寒: 허하고 찬)한 경우에는 사용을 삼간다.

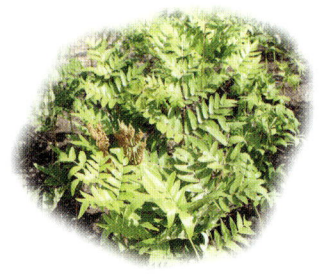

고비의 기능성 및 효능에 관한 특허자료

▶ **양치식물인 고비의 추출물을 유효성분으로 포함하는 당뇨 또는 비만의 예방 또는 치료용 조성물**

고비 추출물 또는 이 추출물의 분획물을 유효성분으로 포함하는 당뇨의 예방 또는 치료용 조성물에 관한 것이다. 본 발명의 유효성분은 알파-글루코시다제(α-glucosidase) 활성의 억제 효과가 우수하여 당뇨 또는 비만의 예방 또는 치료 효과를 갖는다. 또한 천연물인 양치식물 추출물을 유효성분으로 포함하고 있기 때문에, 인체에 대한 부작용이 화학적 합성 의약보다 극히 적어 매우 안전하므로, 식품 및 약제학적 조성물에 안전하게 적용할 수 있다.

– 공개번호 : 10-2014-0024940, 출원인 : 충북대학교 산학협력단

▶ **고비 전초 추출물 등을 유효성분으로 포함하는 항염증성 조성물**

본 발명은 항염증성 조성물에 관한 것으로, 구체적으로는 고비 전초 추출물, 고로쇠나무 잎 추출물, 가막살나무 잎 추출물, 아그배나무 잎 추출물, 멀구슬나무 잎 추출물, 인동 전초(全草) 추출물, 사방오리풀 잎 추출물, 비목나무 잎 추출물 등 식물 추출물을 유효성분으로 포함하는 항염증성 조성물에 관한 것이다.

– 공개번호 : 10-2013-0026376, 출원인 : 재단법인 제주테크노파크

▶ 호흡기 질환 · **감기 · 몸살** · 초본

생강

- **학 명** : *Zingiber officinale* Roscoe
- **과 명** : 생강과
- **이 명** : 새양, 새양
- **생약명** : 생강(生薑), 건강(乾薑)
- **생육지** : 재배
- **개화기** : 8~9월
- **채취기** : 봄이나 가을(약용)
- **용 도** : 향신료, 약용, 차의 재료
- **약 효** : 감기, 몸살, 소화불량, 구토, 설사, 해수, 해독(반하, 남성, 어패류 독성)

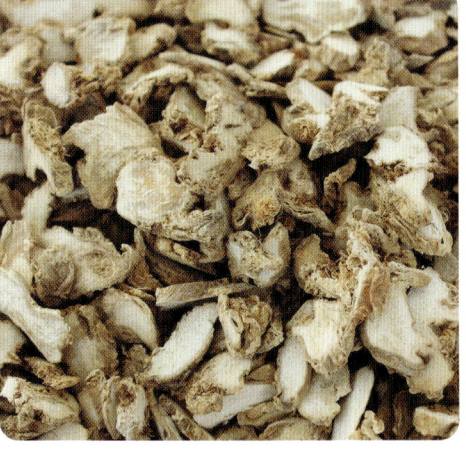

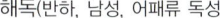

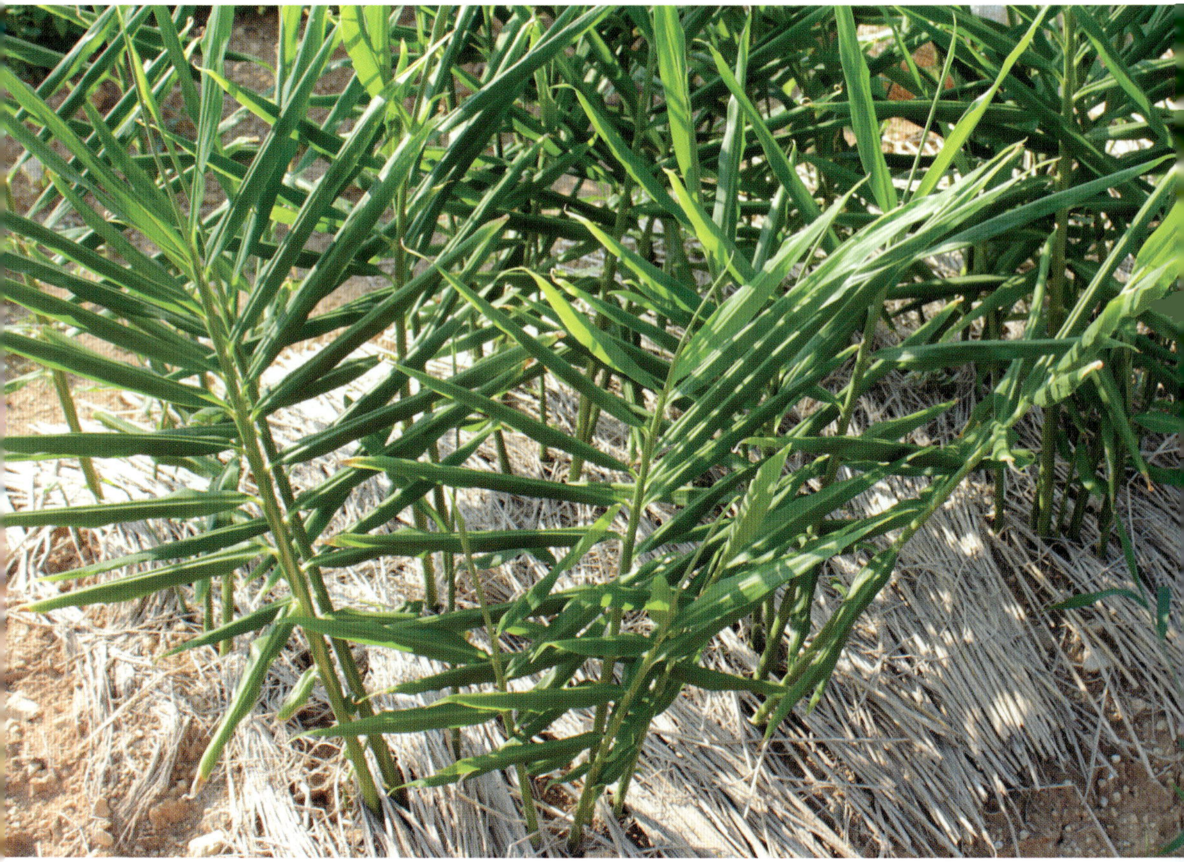

| 생김새와 특징 | 생강은 숙근성 여러해살이풀로, 키는 60㎝ 정도이다. 줄기는 각 마디에서 엽초로 형성된 가짜줄기가 곧추 자라 높이 30~50㎝에 달하며 윗부분에서 잎이 2줄로 배열된다. 생강 잎은 어긋나고, 양 끝이 좁아 대나무 잎처럼 생긴 선상 피침형이며 밑부분이 긴 잎집으로 된다. 고온에서 자라는 식물이라서 우리나라에서는 꽃이 피지 않으나(비닐하우스가 아니면 꽃을 보기 어려움) 원산지, 따뜻한 지방에서는 8~9월에 잎집으로 싸인 길이 20㎝ 정도의 꽃대가 자라고 그 끝에 황록색의 꽃이 핀다. 뿌리줄기는 굵고 옆으로 자라며, 황색의 다육질로 된 덩어리 모양인데, 향긋한 냄새와 매운맛이 있다. 이 뿌리줄기를 약용, 식용한다.

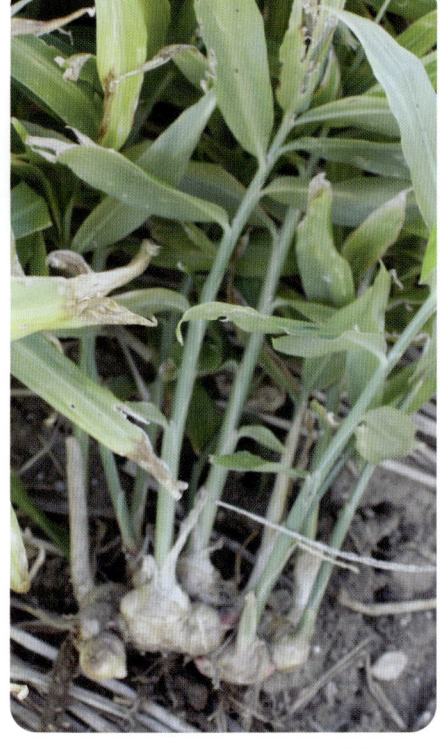

생강_ 전초

생강은 열대아시아와 인도가 원산지로 추정되고, 중국에서는 2,500년 전부터 재배되었다고 하며, 우리나라에서는 고려 때부터 재배된 것으로 보인다. 우리나라를 비롯해 중국, 대만, 인도, 미국 등에 분포한다. 우리나라 전국 각지에서 재배하고 있고 특히 남부지방에서 많이 재배한다.

| 성품과 맛 | 맛은 맵고 성질은 더우며 독은 없다. 동의보감에는 성질이 약간 따뜻하다고 하였다.

| 사용 부위 | 뿌리줄기.

| 작용 부위 | 폐(肺), 위(胃), 비(脾) 경락.

동의
보감
원문

性微溫味辛無毒歸五藏去痰下氣止嘔吐除風寒濕氣療咳逆上氣喘嗽. 性溫而皮寒須熱卽去皮要冷卽留皮. 能制半夏南星厚朴之毒止嘔吐反胃之聖藥也. 古云不徹薑食言可常啖但勿過多爾夜間勿食又云八九月多食薑至春患眼損 壽減筋力. 我國惟全州多産焉.

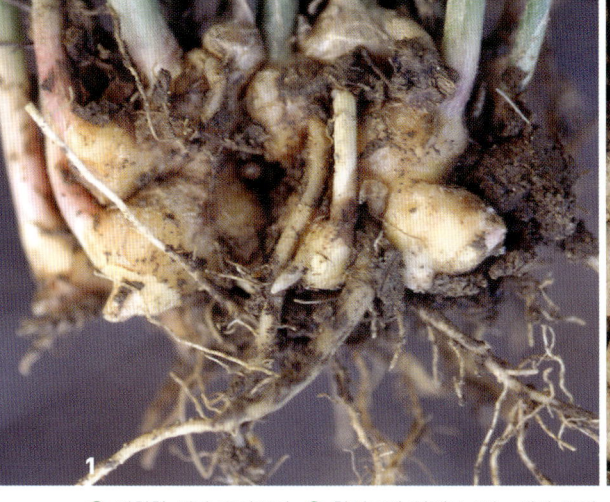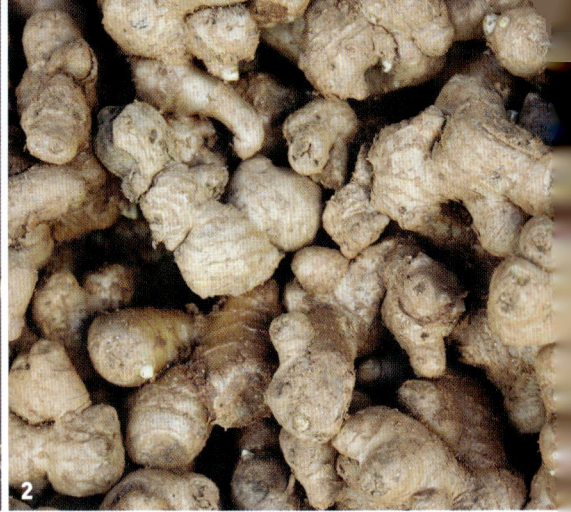

❶ 채취한 생강 뿌리줄기 ❷ 향신료와 약재로 쓰는 생강 뿌리

| 성분 | 진지베린(zingiberin), 진저럴(zingeral), 진저롤(gingerol), 쇼가올(shogaol) 등.

| 채취와 조제 | 신선한 생강 뿌리줄기를 수시로 채취하여 흙을 털어내고 정제한 후 다져서 향신료로 사용한다. 또한 봄, 가을에 생강 뿌리줄기를 채취하여 물에 씻어 햇볕에 말려 약용하며, 생강의 주피를 벗기고 쪄서 말린 것을 건강(乾薑)이라 하며 약용한다.

| 효능 주치 |

① 생강 성분의 하나인 진저롤이 구강과 입 점막을 자극하고 소화액 분비를 촉진시켜 소화불량 치료에 좋으며, 장내의 이상 발효를 억제한다. 또한 장도를 흥분시켜 체기 배출을 촉진한다.

② 감기로 인한 오한, 몸살, 발열, 두통, 해수, 가래를 치료한다.

③ 식중독으로 인한 복통, 설사, 배가 창만(脹滿)한 증상의 치료에도 효과가 있다.

| 약용법 |

① 생강 뿌리 10g을 물 700mL에 넣고 중불에서 서서히 500mL 정도로 줄 때까지 달인 후 아침저녁으로 식간 또는 식후에 2개월 정도 복용하면 소화에 좋으며 감기도 예

TIP

[생강차]

1. 크고 싱싱한 생강 뿌리를 깨끗이 씻은 후 물에 30분 정도 불린다.

2. 불린 생강의 껍질을 깨끗이 벗긴 후 잘게 저미거나 채를 친 다음 설탕을 넣고 버무린다.

3. 설탕에 버무린 생강을 밀폐 용기에 넣어 보관하고 약 5일 후부터 차로 끓여 마신다.

방하는 효과가 있다.

② 관절염일 때에는 생강 뿌리 20g을 갈아 삼베에 싸서 물 700mL에 넣어 반이 될 때까지 달여 그 물로 환부에 찜질을 한다. 환부가 빨갛게 될 때까지 찜질을 해주면 효과가 있다.

③ 생강 뿌리를 깨끗이 씻어 믹서에 물과 함께 넣고 간 후 꿀에 재어 냉장고에 보관한다. 이것을 생우유 한 잔에 한두 스푼씩 넣어 마시면 성인병을 예방하는 효과가 있다.

④ 목욕할 때 생강 잎을 잘게 썰어 헝겊 주머니에 넣고 욕조에 담아 목욕을 하면 근육통에 좋으며, 피로를 풀어주고 보습 효과도 있다.

⑤ 생강 뿌리를 이용해 생강차와 생강주로 만들어 복용하면 소화를 돕고 감기를 예방하는 효과가 있다.

주의사항 속에 열이 많은 사람은 과용하지 않도록 주의한다. 또한 꿀풀과의 약용식물인 '황금'과 함께 쓰지 않는다.

생강의 기능성 및 효능에 관한 특허자료

▶ **생강 추출물로부터 분리된 화합물을 포함하는 암 질환 예방 및 치료를 위한 조성물**

본 발명은 천연 물질로부터 분리된 신규한 항암제에 관한 것으로, 상세하게는 본 발명의 생강 추출물로부터 분리된 화합물을 포함하는 조성물은 여러 사람 암세포에 대하여 세포 독성을 나타내므로 암 질환의 예방 및 치료를 위한 의약품 및 건강기능식품으로 이용될 수 있다.

– 공개번호 : 10-2005-0047208, 출원인 : 이화여자대학교 산학협력단

▶ **생강 추출물 또는 쇼가올을 포함하는 허혈성 뇌혈관 질환의 예방 또는 치료용 약학 조성물**

본 발명은 생강 추출물 또는 쇼가올 및 약학적으로 허용 가능한 담체를 포함하는 허혈성 뇌혈관 질환의 예방 또는 치료용 약학 조성물을 제공한다. 생강 추출물 또는 쇼가올을 유효성분으로 포함하는 본 발명의 약학 조성물은 허혈성 뇌혈관 질환의 예방 또는 치료에 유용하게 적용될 수 있다.

– 공개번호 : 10-2010-0060124, 출원인 : 경희대학교 산학협력단

▶ **생강 또는 건강 추출물을 유효성분으로 함유하는 건망증 및 기억력 장애 관련 질환의 예방 및 치료용 조성물**

본 발명은 생강 또는 건강 추출물을 유효성분으로 함유하는 건망증 및 기억력 장애 관련 질환의 예방 및 치료를 위한 조성물에 관한 것이다. 상세하게는 본 발명의 생강 또는 건강 추출물이 스코폴라민에 의해 기억력 손상이 유발된 동물모델에서 신경세포의 세포독성 및 세포사멸을 억제함을 확인함으로써, 건망증 및 기억력 장애 관련 질환의 예방 및 치료에 유용한 약학조성물 및 건강기능식품에 이용될 수 있다.

– 공개번호 : 10-2010-0082044, 출원인 : 대구한의대학교 산학협력단

생강주

맛은 맵다. 기호와 식성에 따라 꿀, 설탕을 가미하여 음용할 수 있다.

【적용병증】

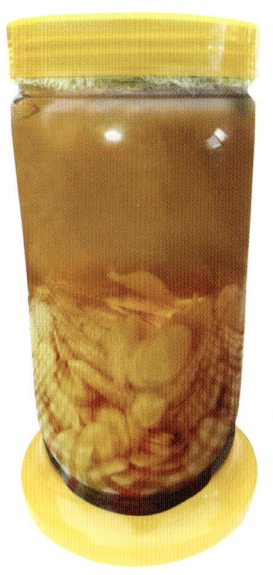

- 토사(吐瀉) : 주로 여름철에 많이 발생하며 음식을 먹고 토하고 설사가 나는 급성 위장병, 급성 중독성위염 등을 가리킨다. 30mL를 1회분으로 1일 2~4회 음용한다.
- 식욕부진(食慾不振) : 소화기 질환으로 식욕이 없는 경우에 음용할 수 있다. 30mL를 1회분으로 1일 3~5회 음용한다.
- 토사곽란(吐瀉藿亂) : 입으로 토하고 아래로 설사하는 증상을 말한다. 30mL를 1회분으로 1일 3~4회 음용한다.
- 기타 질환 : 감기, 구토, 기관지염, 위팽만, 육류체, 중풍, 진통

【담그는 방법】

① 약효는 뿌리줄기에 있으므로, 주로 뿌리줄기를 사용한다. 방향성(芳香性)이다.
② 9~10월 서리가 내리기 전에 뿌리줄기를 캐서 흙을 털어내고 물에 씻은 다음 물기를 제거하고 생으로 사용하거나 건조시켜 사용한다.
③ 생강 200g(건강은 생강의 1/3 정도)을 소주 3.8L에 넣고 밀봉하여 서늘한 냉암소에서 보관, 숙성시킨다.
④ 4~6개월 침출한 다음 찌꺼기를 걸러내고 보관, 음용한다. 또는 찌꺼기를 걸러낸 후 2~3개월 더 숙성하여 음용하면 향미(香味)가 좋아진다.

【구입방법 및 주의사항】

- 시중 마트나 채소가게, 재배 농가에서 구입하여 사용할 수 있다.
- 오래 음용해도 해롭지는 않다.
- 음용하는 중에 황련, 하늘타리, 당귀(승검초), 박쥐똥(야명사), 현삼을 금한다.

▶ 호흡기 질환 · **감기 · 몸살** · 초본

파

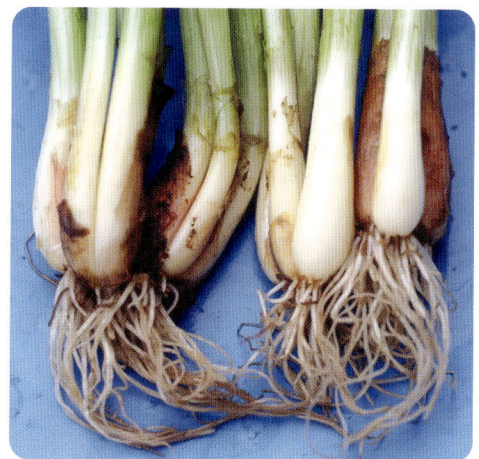

- **학 명** : *Allium fistulosum* L.
- **과 명** : 백합과
- **이 명** : 굵은파, 총백두(蔥白頭), 채백(菜白), 화총(火蔥)
- **생약명** : 총백(蔥白)
- **생육지** : 재배
- **개화기** : 6~7월
- **채취기** : 여름~가을
- **용 도** : 식용(잎), 약용(비늘줄기=파 밑동)
- **약 효** : 감기, 몸살, 거담제, 발한제, 항균, 치통, 강장제, 이뇨제

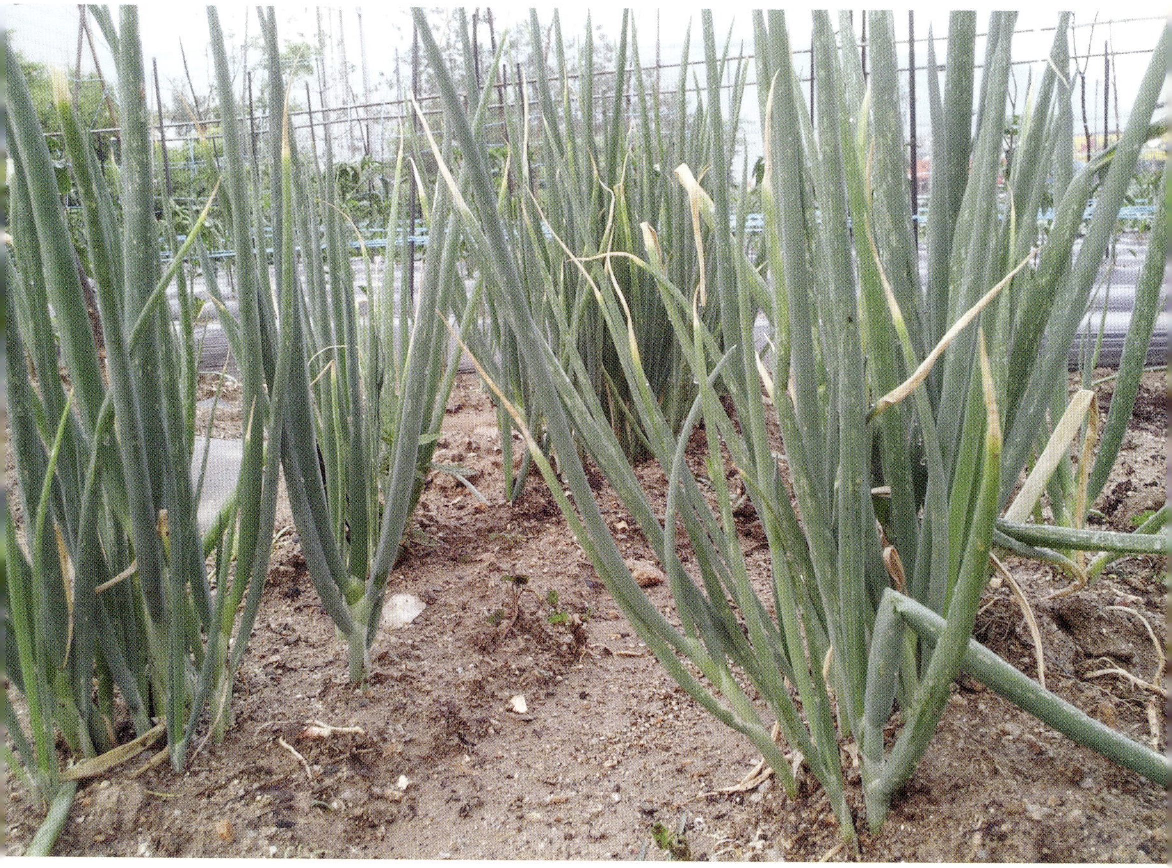

파 · 617

| **생김새와 특징** | 파는 여러해살이풀로, 키는 60㎝ 정도로 자란다. 비늘줄기는 그리 굵어지지 않고 뿌리는 수염뿌리로, 사방으로 퍼진다. 잎은 관 모양인데 속이 비어 있으며 끝이 뾰족하다. 잎의 밑부분은 잎집으로 되어 서로 겹쳐서 하나가 되며 녹색 바탕에 약간의 흰빛이 돈다. 꽃은 6~7월에 원주형의 꽃대 끝에 백록색으로 피는데 둥근 우산모양꽃차례를 이룬다. 열매는 삭과(蒴果: 열매 속이 여러 칸으로 나뉘고, 각 칸 속에 많은 종자가 들어 있음)로, 3개의 능선이 있으며 검은색 종자가 들어 있다.

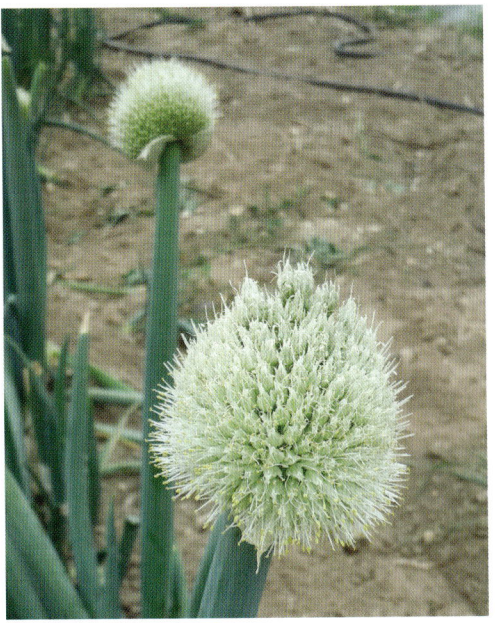

파_ 꽃

우리나라에서는 전국 각지에서 오래 전부터 재배해온 식물로서 품종이 다양하다. 특이한 향취가 있어서 생식하거나 요리에 널리 쓰이며 민간에서는 약재로도 사용한다.

시베리아의 알타이 지역이 원산지로 알려져 있으며 우리나라를 비롯해 중국 등 아시아 각지에 분포하고 있다. 예로부터 중요한 채소로 재배하고 있는 식물이나 서양에서는 거의 재배하지 않는다.

| **성품과 맛** | 맛은 맵고 성질은 따뜻하다(동의보감에는 시원하거나 평하다고 함).

| **사용 부위** | 잎, 비늘줄기(밑동 = 총백).

| **작용 부위** | 폐(肺), 위(胃) 경락.

| **성분** | 알리신(allicin), 디알릴 모노설파이드(diallyl monosulfide), 비타민 A, B_1, B_2, C, 팔미트산(palmitinic acid), 스테아린산(stearinic acid), 글루코오스(glucose), 말토오스(maltose), 리그닌(lignin) 등.

| **채취와 조제** | 여름이나 가을에 '총백(蔥白)'이라 일컫는 파의 흰 부분(밑동)을 채취하여 깨끗하게 다듬은 후에 볕에 말려서 잘게 잘라 사용한다.

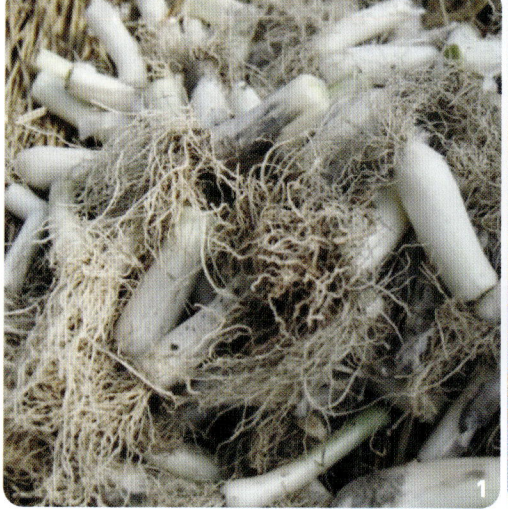
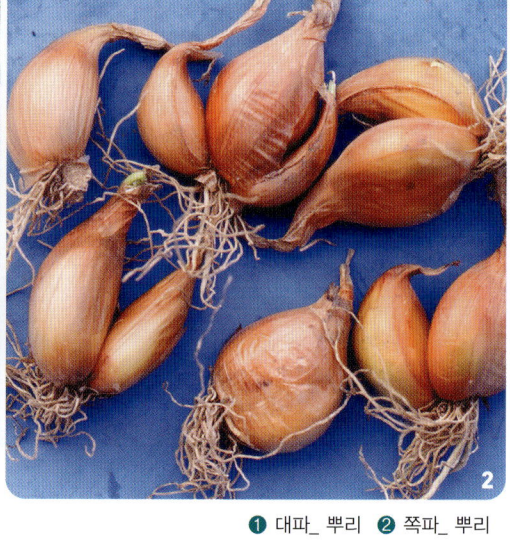

❶ 대파_ 뿌리 ❷ 쪽파_ 뿌리

| 효능 주치 |

① 치통에 특히 좋다.

② 강장제, 흥분제, 거담제, 발한제, 항균, 항진균의 효능이 있다.

③ 감기, 몸살의 치료에 좋다.

④ 이뇨제, 구충제로 사용된다.

| 약용법 |

① 치통의 경우, 수염뿌리를 제거하고 깨끗이 씻은 파 밑동(하얀 부분)을 아픈 치아로 물고 있으면 좋은 효과가 있다.

② 편도선염일 때 파의 흰 부분을 잘라서 끓인 물에 넣고 식은 후에 목을 헹구면 효과가 있다.

③ 축농증일 때는 흰 뿌리를 즙을 내어 탈지면으로 묻혀서 콧구멍 속에 넣어두면 효과

동의보감원문

性凉(一云平)味辛無毒主傷寒寒熱中風面目腫療喉痺安胎明目除肝邪利五藏殺百藥毒通大小便治奔豚脚氣. 處處種之宜冬月食只可和五味用之不宜多食盖開骨節出汗虛人故爾. 一名凍蔥謂經冬不死分莖栽蒔而無子也食用入藥最善. 此物大抵以發散爲功多食昏人神且白冷而青熱傷寒藥去青葉者以其熱也. 蔥者菜之伯雖臭而有用消金玉成漿. 入手太陰經足陽明經以通上下之陽也專主發散風寒.

파 • 619

를 볼 수 있다.

④ 파의 흰 부분을 달인 물에 통증이 있는 부위를 담그면 통증이 가신다.

⑤ 대파의 하얀 부분(밑동)과 생강을 넣어 스프를 만들어 마시면 두통과 오한이 가라
앉는다.

주의사항 이 약재는 성미가 맵고 따뜻하며 독성이 없는 것으로 대부분의 본초서에 전
해진다. 그러나 위 『동의보감』 원문에서 보는 것처럼, 총백(蔥白: 파 밑동)이라 부르는
흰 부분은 성질이 차고 푸른 부분은 덥다고 하였으며, 상한병에 사용할 때는 푸른색
부분을 제거하라고 되어 있는데, 성질이 차다고 한 부분은 상한병 치료의 원칙에 모순
되는 결과로 풀이하고 있어 향후 이에 대한 검토가 이루어져야 할 것으로 사료된다.
총백은 발산지기가 강하여 땀을 나게 하는 효과가 있어 많이 먹으면 정신이 흐려진다.
생파는 꿀과는 상극이다. 또한 대추, 상산, 지황, 하수오 등이 들어간 약을 복용할 때
는 피한다.

파의 기능성 및 효능에 관한 특허자료

▶ 파뿌리 추출물을 포함하는 당뇨병 예방 및 치료용 조성물

본 발명은 현저한 혈당강하 효과를 갖는 파뿌리 추출물을 유효성분으로 함유하는 조성물에 관한 것으
로, 보다 상세하게는, 본 발명의 파뿌리 추출물은 우수한 알파-글루코시다제 저해활성을 나타낼 뿐만 아
니라 식후 혈중 포도당 농도의 급격한 상승을 억제하는 탁월한 혈당강하 효과를 나타냄으로써 당뇨병
예방 및 치료를 위한 약학조성물 및 건강기능식품으로 유용하게 이용될 수 있다.

– 공개번호 : 10-2011-0077878, 출원인 : 인제대학교 산학협력단

▶ 대파 추출물을 유효 성분으로 포함하는 인플루엔자 바이러스 감염 및 염증성 질환 예방, 개선용 조성물

본 발명은 대파 추출물의 항인플루엔자 바이러스 및 항염증 효과에 대한 것으로, 더욱 상세하게는 대파
추출물을 유효 성분으로 포함하는 인플루엔자 바이러스 감염 및 염증 예방 및 치료용 약학적 조성물 및
건강기능성 식품 조성물에 대한 것이다.

– 공개번호 : 10-2014-0141178, 출원인 : 한국식품연구원

▶ 호흡기 질환 · **감기 · 몸살** · 목본

유자나무

- 학 명 : *Citrus junos* Siebold ex Tanaka
- 과 명 : 운향과
- 이 명 : 향등(香橙), 금구(金球)
- 생약명 : 등자(橙子)
- 생육지 : 남부지방 들판, 재배
- 개화기 : 4~5월
- 채취기 : 10~11월
- 용 도 : 식용, 약용
- 약 효 : 기침, 치통, 소화불량, 구토, 주독, 감기,
  몸살, 해독, 해열, 천식, 거담

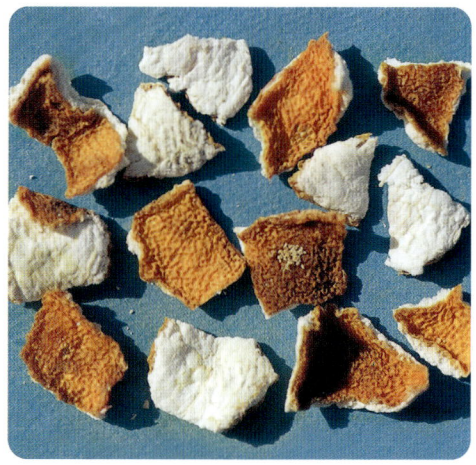

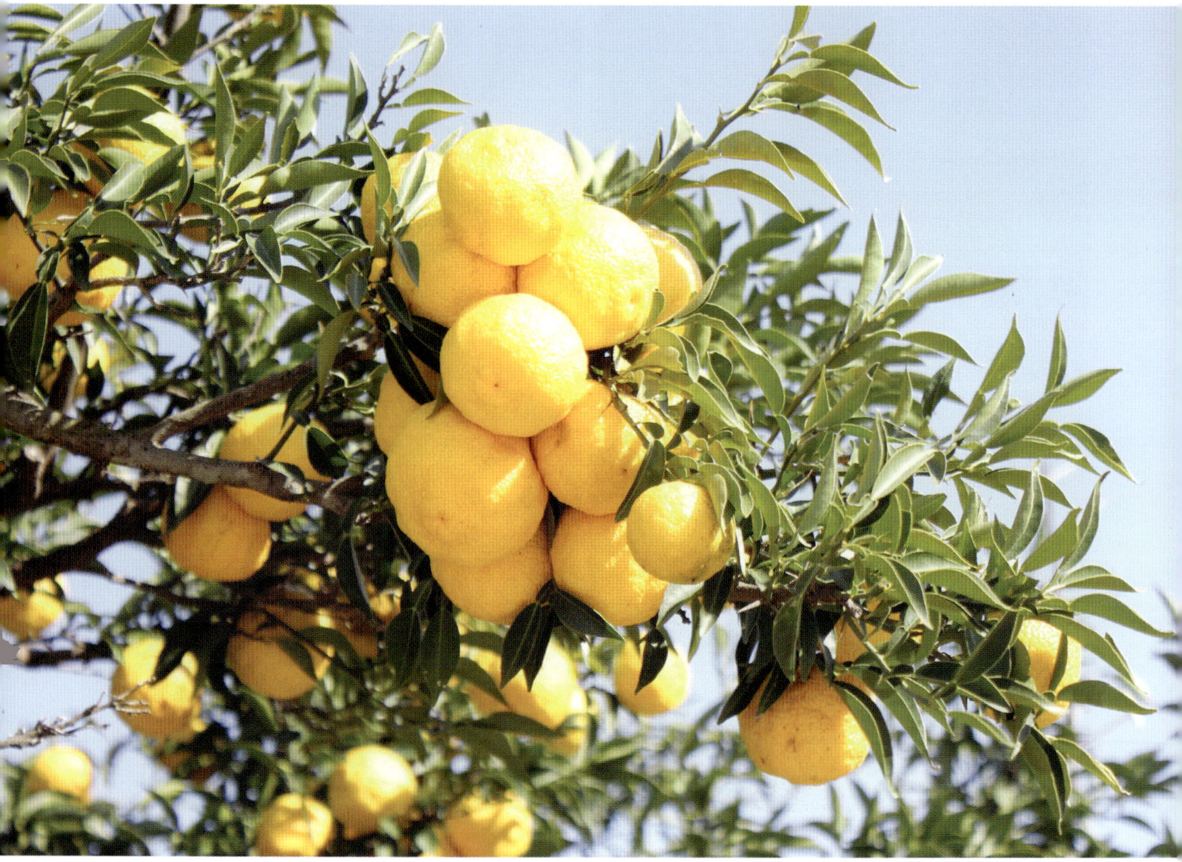

유자나무 · 621

| **생김새와 특징** | 유자나무는 상록활엽 관목으로, 키는 4m 정도이다. 가지의 군데군데에 길고 뾰족한 가시가 나 있다. 잎은 서로 어긋나며 생김새는 타원형이다. 잎 가장자리에는 둔한 톱니가 있다. 꽃은 4~5월에 잔가지의 잎겨드랑이에 흰색으로 한 송이씩 피는데 때로는 밑으로 처지면서 핀다. 꽃잎은 5장이며 수술은 20여 개로, 밑에서 둥글게 합쳐져서 대롱 모양을 이룬다. 열매는 10~11월에 노란색으로 둥글납작하게 익으며 지름은 6㎝ 안팎이다.

유자나무는 상록 유실수이기 때문에 관상용으로도 좋으며, 열매는 생것으로도 먹고 각종 요리에도 이용된다. 덜 익은 열매는 탱자 대용으로 약용된다.

중국 양쯔 강 상류가 원산지이며 우리나라 외에 중국의 사천, 운남에서 티베트에 걸쳐 분포하고 있다. 우리나라에서는 전남 고흥, 완도, 장흥, 진도와 경남 거제, 남해, 통영

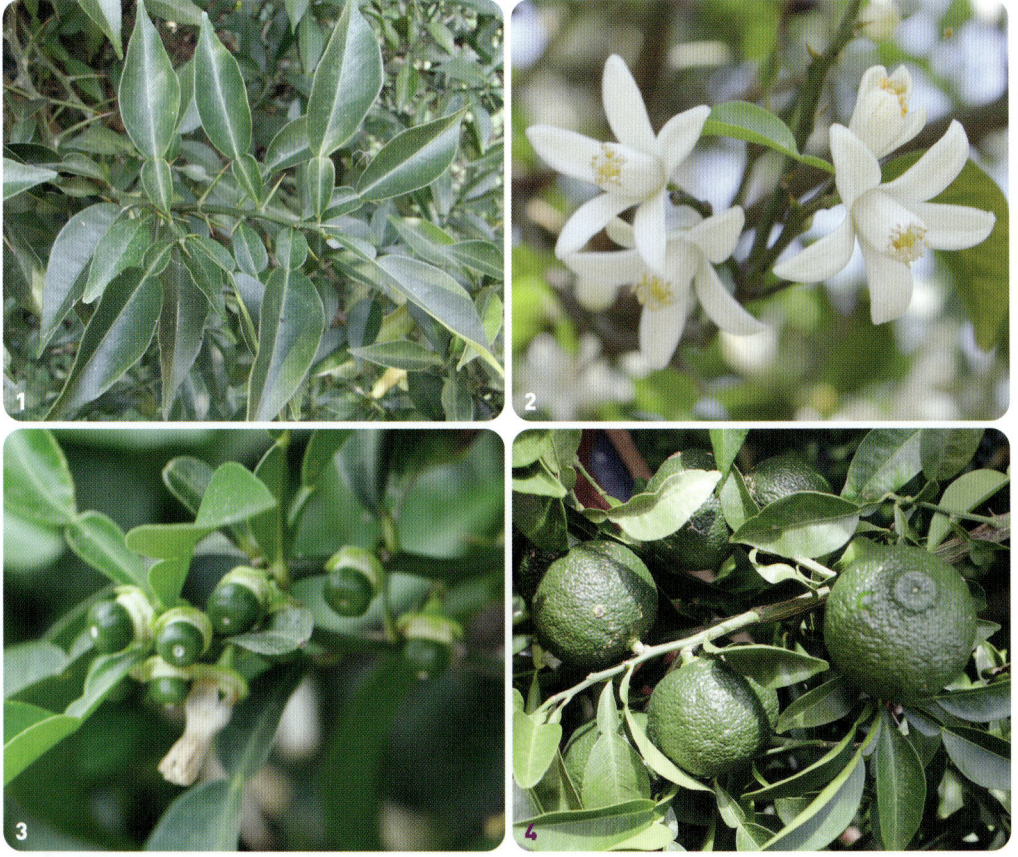

❶ 유자나무_ 잎 ❷ 유자나무_ 꽃 ❸ 유자나무_ 어린 열매 ❹ 유자나무_ 덜 익은 열매

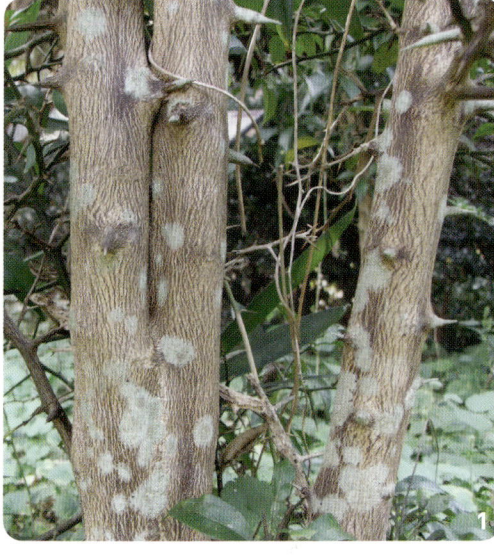
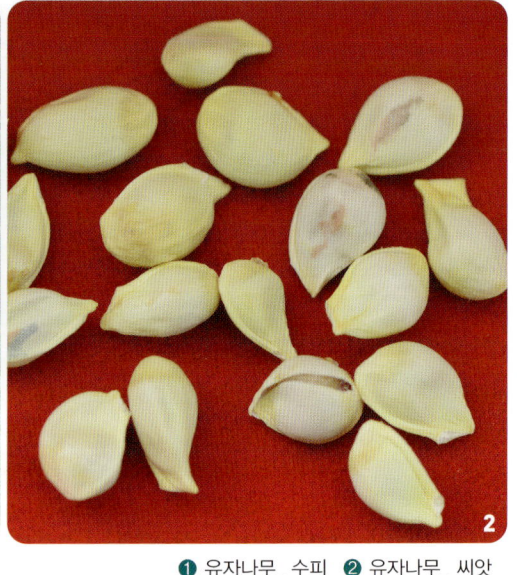

❶ 유자나무_ 수피　❷ 유자나무_ 씨앗

등 남쪽지방에서 많이 자라며 재배하고 있다.

| 성품과 맛 | 맛은 달고 시며(동의보감에는 달다고 함), 성질은 시원하다.

| 사용 부위 | 열매 또는 열매껍질.

| 작용 부위 | 간(肝), 위(胃), 폐(肺) 경락.

| 성분 | 구연산, 사과산, 호박산, 비타민 C, 헤스페리딘(hesperidin), 펙틴(pectin), 리모넨 (limonene), 알데히드(aldehyde), 케톤(keton), 에스테르(ester), 쿠마린(coumarin)류 등.

| 채취와 조제 | 유자 열매는 노랗게 잘 익은 것을 채취하여 그대로 사용하고 껍질은 햇볕 에 잘 말려서 잘게 잘라 사용한다.

| 효능 주치 |

① 기침, 소화불량, 구토, 감기, 몸살, 주독을 치료하며 해열, 해독의 효과가 있다.

동의 보감 원문

皮厚味甘無毒去胸中惡氣解酒毒治飮酒人口氣. 果之美者有雲夢之柚. 小曰橘大 曰柚柚似橙而大於橘. 橘之大者曰柚.

(口舌) 治飮酒人口臭可啖之又煎湯飮.

유자나무 · 623

② 즙은 구역질이 나거나 입 냄새가 심하고 상복부가 불편한 사람에게 좋다.

| 약용법 |

① 유자 열매는 생것을 그대로 먹거나 적당량 물로 달여서 복용한다.

② 말린 유자 껍질은 1회에 4~8g씩 200mL의 물에 달이거나 가루로 빻아서 하루 2~3회 복용한다.

③ 신맛이 강하므로 차로 만들어 마신다. 유자차는 열매를 얇게 썰어 충분한 양의 설탕에 조려 두었다가 끓는 물을 부어 우려낸다.

④ 즙으로 만들어 복용한다. 유자 껍질과 씨를 제거하고 즙을 만들어 매일 50mL 정도씩 마신다.

주의사항 속이 냉한 사람은 과용하지 않도록 주의한다.

유자나무의 기능성 및 효능에 관한 특허자료

▶ **유자 추출물을 함유하는 뇌혈관 질환의 예방 또는 치료용 조성물**

본 발명의 유자 추출물을 포함하는 조성물은 뇌세포에 대한 보호 효과를 나타낼 뿐만 아니라 허혈성 뇌혈관 질환인 뇌경색 억제에도 뛰어난 효능이 있으므로, 다양한 뇌혈관 질환의 예방 또는 치료에 유용하게 사용될 수 있다.

— 등록번호 : 10-1109174, 출원인 : 건국대학교 산학협력단 외

▶ **유자 추출물을 유효성분으로 함유하는 심장질환의 예방 또는 치료용 조성물**

본 발명의 유자 추출물을 포함하는 조성물은 심근세포에 대한 보호 효과를 나타낼 뿐만 아니라 허혈성 심장질환인 심근경색 억제에도 뛰어난 효능이 있으므로, 다양한 심장질환의 예방 또는 치료에 유용하게 사용될 수 있다.

— 등록번호 : 10-1109771, 출원인 : 건국대학교 산학협력단 외

▶ **유자 과피 추출물을 유효성분으로 포함하는 항 당뇨 조성물 및 이의 제조방법**

본 발명에 의한 항 당뇨 조성물은 혈당, 당화혈 색소 및 혈중 지질의 수치감소, 인슐린 감수성 개선을 통해 항 당뇨 효과를 제공할 수 있다.

— 공개번호 : 10-2013-0001510, 출원인 : 한국식품연구원 외

유자차

【 효능 】

기미 치료에 효과, 전립선암에 효능, 해독 효능,
술독을 풀어주는 효과

【 만드는 방법 】

① 유자 200g, 백설탕 210g을 준비한다.
② 유자를 반으로 갈라 씨앗을 제거한다.
③ 깨끗이 씻어서 잘게 채 썬다.
④ 잘게 썬 유자 200g에 설탕 100g을 넣고 잘 버무린다.
⑤ 설탕이 녹은 유자를 유리병에 담고 그 위에 나머지 110g의 설탕을 부어서 서늘한 곳에
   보관한다.
⑥ 적당량을 덜어 끓인 물을 부어 마신다.
⑦ 참고로 유자차는 백설탕에 절이면 유자 자체의 향과 제맛을 즐길 수 있다.

유자나무 · 625

유자주

맛은 달고 시다. 기호와 식성에 따라 꿀, 설탕을 가미하여 음용할 수 있다.

【적용병증】

- **구토(嘔吐)** : 몸속의 여러 가지 이상으로 헛구역질을 하거나 먹은 음식을 토하는 경우로서 격렬한 두통이 따른다. 30mL를 1회분으로 1일 2~3회씩, 9~10일 음용한다.
- **혈액순환(血液循環)** : 피의 순환을 돕기 위한 처방으로 사용한다. 30mL를 1회분으로 1일 2~3회씩, 15~30일 음용한다.
- **기타 질환** : 거담, 곽란, 두통, 닭고기 먹고 체했을 때, 조갈증, 해독

【담그는 방법】

① 약효는 덜 익은 열매껍질(청과피)에 있다. 방향성(芳香性)이다.
② 열매껍질을 채취하여 깨끗이 씻어서 말린 다음 사용한다.
③ 말린 껍질 약 200g을 소주 3.8L에 넣고 밀봉하여 서늘한 냉암소에서 보관, 숙성시킨다.
④ 8개월 정도 침출한 다음 찌꺼기를 걸러내고 보관, 음용한다. 또는 찌꺼기를 걸러낸 후 2~3개월 더 숙성하여 음용하면 향미(香味)가 좋아진다.

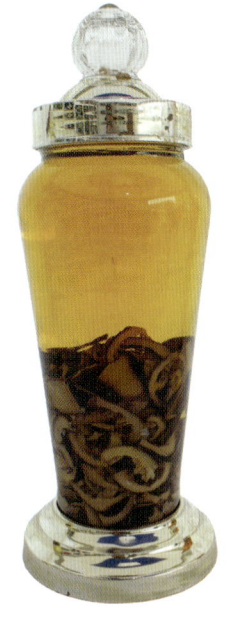

【구입방법 및 주의사항】

- 덜 익은 유자 열매껍질은 열매가 익는 10~11월 이전의 9월경에 재배 농가나 산지(産地)에서 구입한다. 전남 고흥, 경남 남해 등지에서 많이 재배하고 있다.
- 오래 음용해도 해롭지는 않으나 치유되는 대로 중단한다.
- 본 약술을 음용하는 중에 가리는 음식은 없다.

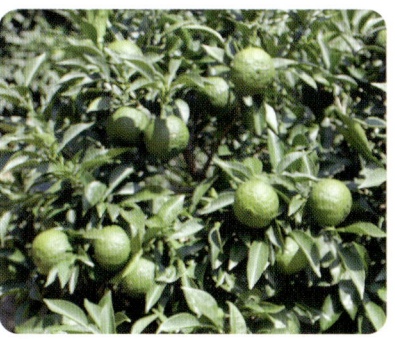

❖ 유자나무 덜 익은 열매

▶ 호흡기 질환 · 기관지염 · 천식 · 초본

꽃다지

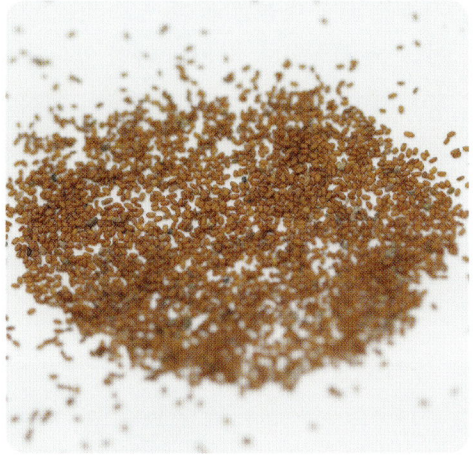

- **학 명** : *Draba nemorosa* L.
- **과 명** : 십자화과
- **이 명** : 코딱지나물
- **생약명** : 정력자(亭歷子), 대실(大室)
- **생육지** : 풀숲, 밭 자생
- **개화기** : 4~6월
- **채취기** : 봄(어린순), 여름(전초, 종자)
- **용 도** : 약용, 식용(어린순)
- **약 효** : 이뇨제, 기침, 천식, 심장질환, 변비,
  기관지염, 거담, 완하, 해수

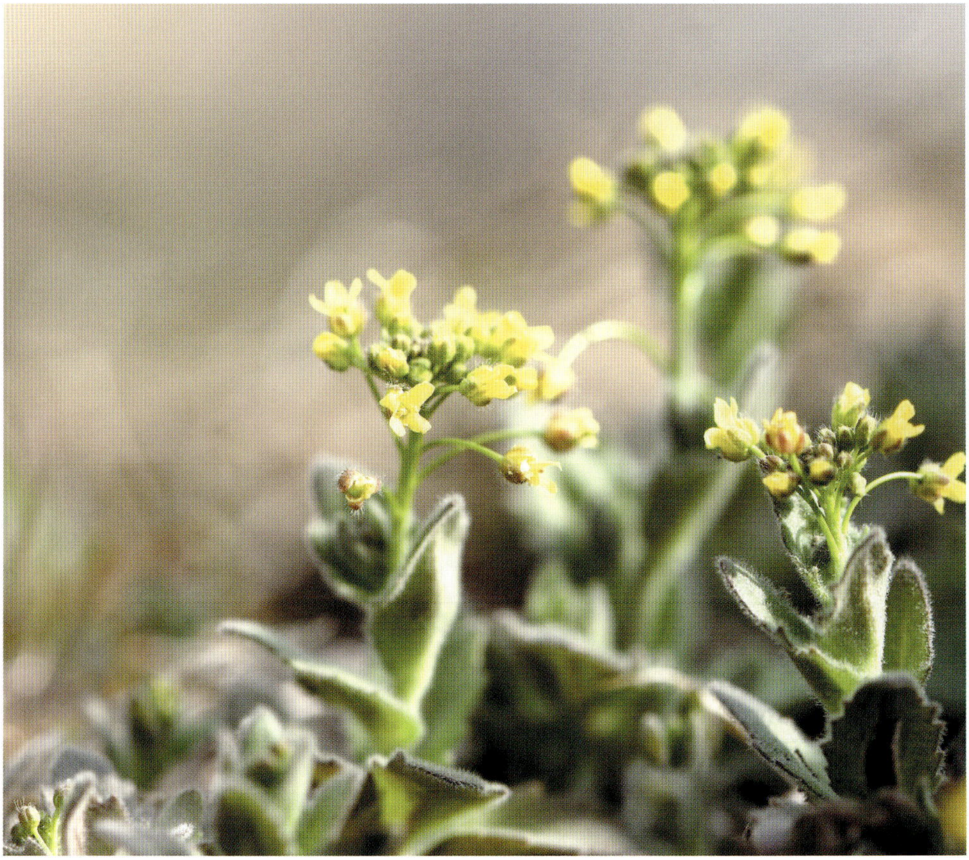

꽃다지 · 627

| 생김새와 특징 | 꽃다지는 두해살이풀로, 키는 20㎝ 정도이다. 초가을에 싹튼 어린 묘가 겨울을 지낸 다음 꽃을 피우고 씨를 맺으면 죽어버린다. 줄기 전체에 짧은 털이 빽빽하게 돋아나 있다. 뿌리에 달린 잎은 주걱 모양의 긴 타원형이며 뭉쳐나서 땅을 덮고, 줄기에 달린 잎은 긴 타원형이며 길이 1~3㎝, 폭 8~15㎜로, 어긋나고 가장자리에 톱니가 있다. 꽃은 4~6월에 원줄기나 가지 끝에 여러 송이가 총상꽃차례를 이루며 노란색으로 피고 작은 꽃자루는 길이 1~2㎝로, 비스듬히 옆으로 퍼진다. 4장의 꽃잎은 주걱 모양이고 꽃받침보다 길며 길이가 3㎜ 정도이다. 열매는 편평하고 긴 타원형이며 7~8월에 길이 5~8㎜, 폭 2㎜ 크기로 달린다.

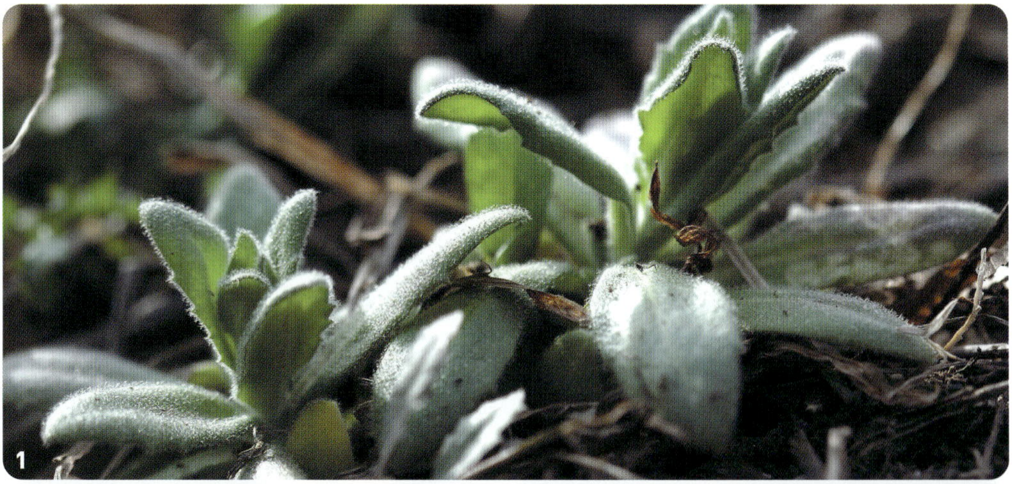

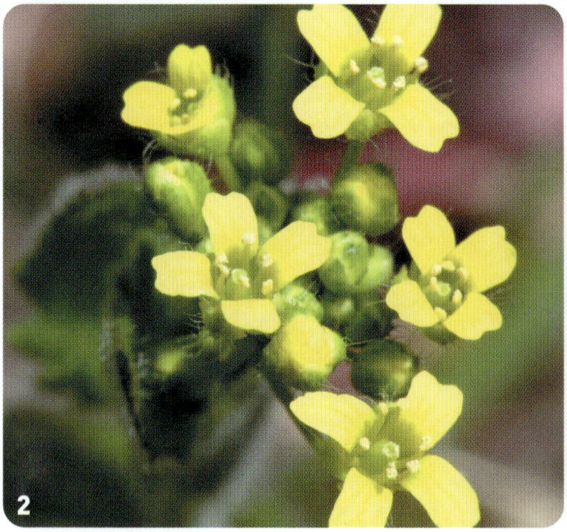

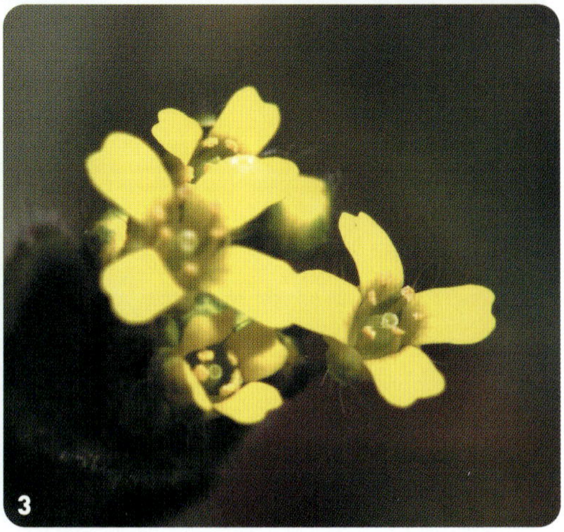

❶ 꽃다지_ 새순 올라오는 모습 ❷ 꽃다지_ 꽃봉오리 ❸ 꽃다지_ 꽃

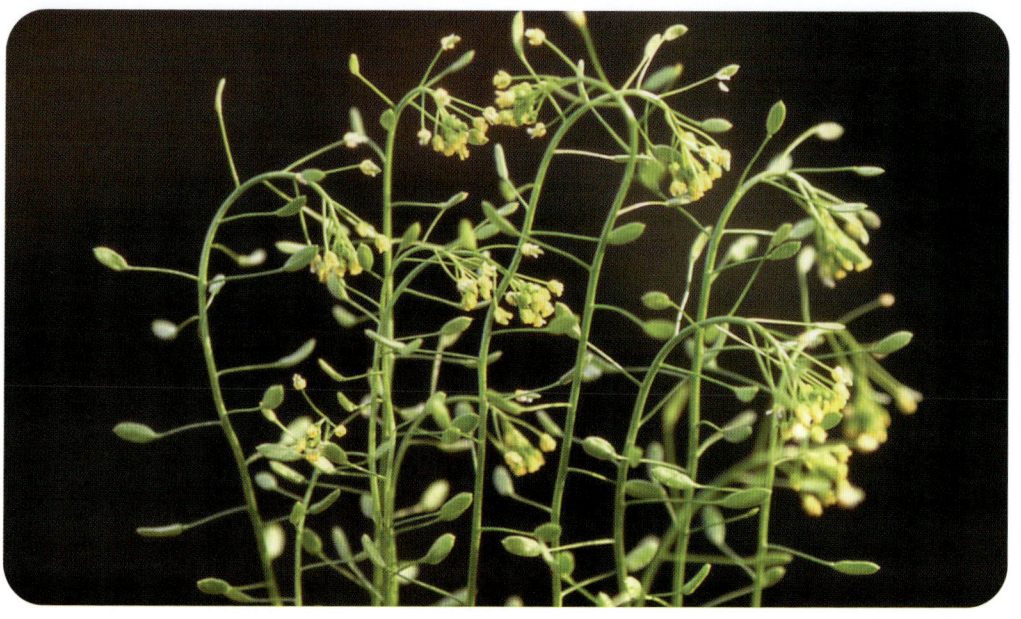

꽃다지_ 잎과 줄기

어린순은 나물이나 국으로 식용한다. 전초 또는 종자는 약용한다. 중국, 일본, 서남아시아, 중앙아시아, 유럽, 북아메리카 등, 북반구 온대와 난대 지역에 널리 분포한다. 우리나라에서도 전국 각지 들판의 풀숲, 밭의 양지바른 곳, 길가 등에서 잘 자란다.

| 성품과 맛 | 맛은 맵고 쓰며, 성질은 차다. 약간의 독성이 있다.

| 사용 부위 | 종자(씨)나 전초(뿌리 포함)는 약용, 어린순은 식용.

| 작용 부위 | 심(心), 폐(肺), 신(腎), 대장(大腸) 경락.

| 성분 | 전초에 시니그린(sinigrin), 글루코클레아린(glucochlearin)이 함유되어 있고 종자에는 올레산(oleic acid), 리놀레산(linoleic acid) 등이 함유되어 있다.

| 채취와 조제 | 이른 봄에 어린순을 채취하여 나물로 먹는다. 여름에 열매가 익은 후 뿌리

동의
보감
원문

性寒味辛苦無毒主肺癰上氣咳嗽定喘促除胸中痰飮療皮間邪水上溢面目浮腫利小便. 在處有之苗葉似薺三月開花微黃結角子扁小如黍粒色黃入夏後採實暴乾. 性急善逐水有苦甛二種苦則下泄甛則少緩. 隔紙炒香或蒸熟用之此藥性急走泄爲功苦者尤甚甛者少緩.

를 포함한 전초를 채취하여 햇볕에 말려서 불순물을 제거하고 사용한다. 또는 채취한 전초에서 종자를 떨어낸 뒤 체로 쳐서 불순물을 제거하고 종자만 사용한다.

| 효능 주치 | 기침을 가시게 하고 이뇨, 거담, 완하(緩下) 등에 효능이 있어서 기관지염, 기침과 천식을 비롯한 심장질환, 변비 등의 치료에 효과가 있다.

| 약용법 |

① 1일량으로 말린 꽃다지 씨 6~12g(전초 말린 것은 24~60g)을 물 1L에 넣고 반량이 되도록 달여서 하루 2~3회, 식후에 복용한다. 또는 분말로 만들어 복용하기도 한다.

② 말린 꽃다지 뿌리를 소주에 담가 숙성시켜서 반 컵씩 마셔도 좋다.

주의사항 성미가 차고 쓰며 독성이 있기 때문에 비위가 허하고 찬 사람은 신중하게 복용해야 한다.

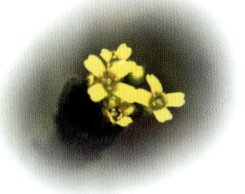

꽃다지(정력자)의 기능성 및 효능에 관한 특허자료

▶ 정력자 추출물을 유효성분으로 포함하는 기억력 및 학습 능력 증진용 조성물

본 발명은 정력자(꽃다지 씨, 다닥냉이 씨) 추출물을 유효성분으로 포함하는 기억력 및 학습 능력 증진용 조성물 및 인지기능장애 예방 및 치료용 조성물에 관한 것이다. 본 발명은 아세틸콜린스테라아제의 활성을 억제, 항산화 활성(예컨대 활성산소종) 및 NMDA 리셉터와의 친화력을 통하여 신경세포, 특히 대뇌 기저부의 신경세포의 손상을 억제시킬 수 있는 효과를 가진다. 본 발명은 신경세포를 보호 및 손상의 예방 효과를 통하여 기억력 및 학습 능력을 증진시킬 수 있을 뿐만 아니라 인지기능장애로 질환을 예방 및 치료할 수 있는 효능을 발휘한다.

– 등록번호 : 10-1049493-0000, 출원인 : 한국식품연구원

▶ 정력자 추출물 또는 전호 추출물을 함유하는 미백제

본 발명은 미백 효과가 우수한 미백제에 관한 것으로, 보다 상세하게는 정력자(꽃다지나 다닥냉이 씨) 추출물, 전호 추출물 또는 이들의 혼합물을 유효성분으로 함유하여 부작용 없이 피부 색소 침착을 억제하는 피부 미백용 화장료 조성물에 관한 것이다.

– 공개번호 : 10-2004-0033410, 출원인 : (주)태평양

▶ 호흡기 질환 · 기관지염 · 천식 · 초본

떡쑥

- **학 명** : *Gnaphalium affine* D. Don
- **과 명** : 국화과
- **이 명** : 괴숙, 솜쑥, 흰떡쑥
- **생약명** : 서국초(鼠麴草), 서초(鼠草), 불이초(佛耳草), 모이초(毛耳草)
- **생육지** : 산, 들 자생
- **개화기** : 5~7월
- **채취기** : 개화기
- **용 도** : 약용(지상부 전초), 식용(어린순)
- **약 효** : 감기, 기침, 천식, 근골동통, 기관지염, 습진

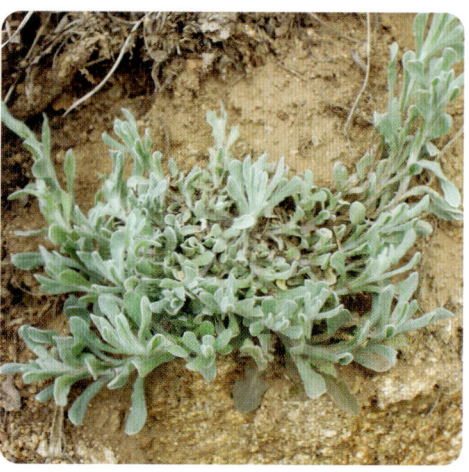

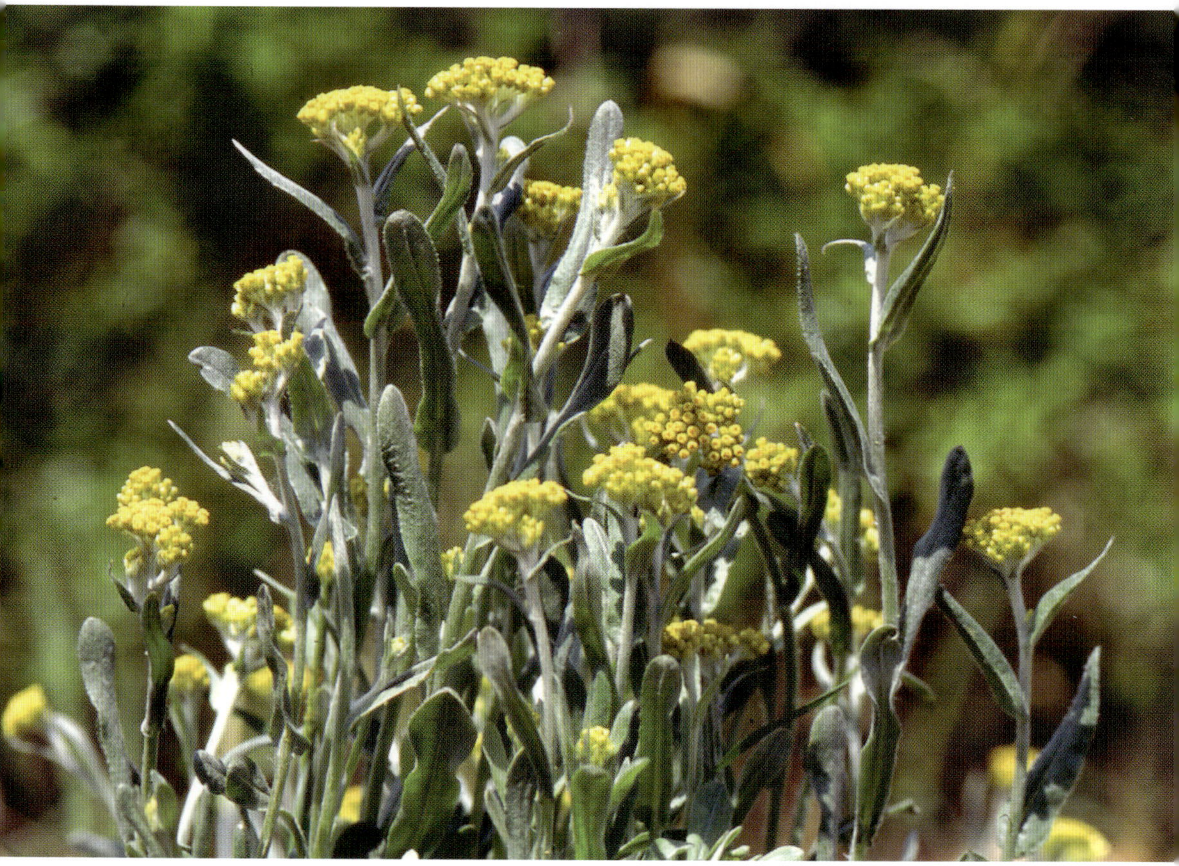

떡쑥 · 631

| 생김새와 특징 | 떡쑥은 두해살이풀로, 키는 10~50㎝이다. 온몸이 솜털로 덮여 있다. 줄기는 곧게 자라며 땅 가까이에서 많은 가지가 갈라져 포기를 형성한다. 잎은 주걱 모양 또는 거꿀피침 모양이고 어긋나며 길이는 2~6㎝, 폭은 4~12㎜이다. 잎의 가장자리는 밋밋하며 끝부분은 둥글거나 뾰족하고 밑부분이 좁아진다. 꽃은 5~7월에 원줄기 끝 편평꽃차례에 쌀알 같은 노란색의 꽃이 달리는데, 꽃잎은 없으며 지름은 3㎜ 정도이다. 수과(瘦果: 성숙해도 열매껍질이 작고, 말라서 단단하여 터지지 않으며 1방에 1개의 씨가 들어 있음)인 열매는 황백색으로 익으며 1개의 씨가 들어 있다.

어린순은 식용하는데, 떡을 할 때 넣어 먹곤 하여 떡쑥이라고 한다. 뿌리를 제외한 지상부 전초는 서국초(鼠麴草)라 부르며 약용한다. 동아시아에 널리 분포한다. 우리나라 전국 산야의 양지바르고 습기가 있는 비옥한 곳이면 어디에나 잘 자라는 식물로서 생명력이 아주 강하다.

| 성품과 맛 | 맛은 시고 성질은 덥다.

| 사용 부위 | 지상부 전초(약용), 어린순(식용).

| 작용 부위 | 폐(肺), 간(肝) 경락.

| 성분 | 플라보노이드(flavonoid) 배당체, 피토스테롤(phytosterol), 스티그마스테롤(stigmasterol), 정유, 알칼로이드(alkaloid), 카로틴(carotene) 등.

| 채취와 조제 | 꽃이 필 때에 뿌리를 제외한 지상부 전초를 채취하여 햇볕에 말리거나 생풀을 사용한다.

| 효능 주치 |
① 감기, 천식, 기침, 습진, 기관지염에 효능이 있다.
② 숨이 찬 데, 대하증, 종기(옹저)가 부어오른 옹종 등에 사용한다.

| 약용법 |
① 1일량으로 떡쑥 건조한 약재(지상부 전초) 10~20g을 600mL의 물에 넣고 약한 불에서 반량이 되도록 서서히 달인 액을 나누어 아침저녁으로 식후에 3개월 정도 장기

동의
보감
원문
性熱味酸治風寒嗽及痰除肺中寒大升肺氣.

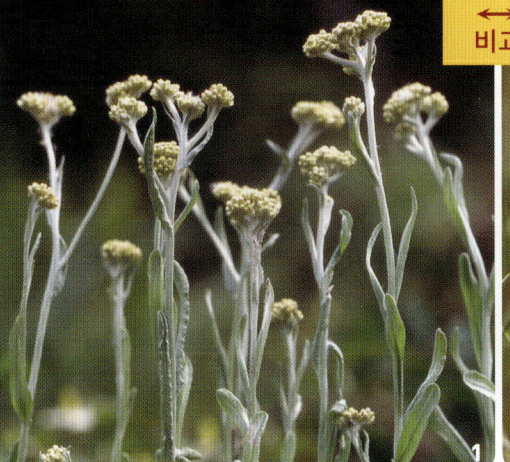 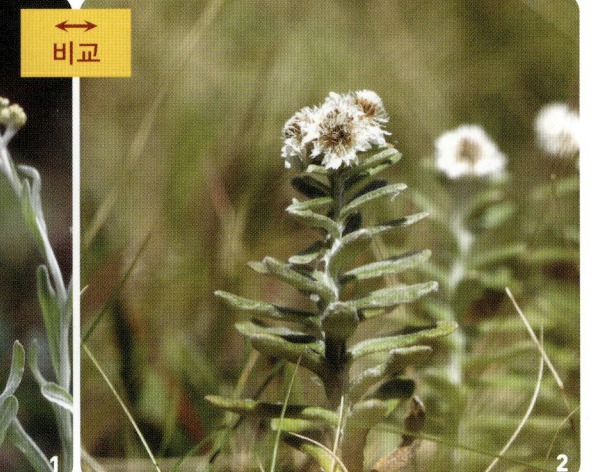

❶ 떡쑥_ 지상부 ❷ 구름떡쑥_ 지상부

복용한다.

② 아픈 부위에 떡쑥 생풀을 짓찧어서 붙인다.

③ 어린순은 떡이나 국에 넣어 식용한다. 봄에 어린 쑥을 채취하여 된장에 풀어서 쑥
국을 끓여 먹는다. 떡쑥 어린순으로 전을 부치거나 떡을 해 먹기도 한다.

주의사항 특별한 주의사항은 없다.

떡쑥의 기능성 및 효능에 관한 특허자료

▶ **떡쑥 추출물을 유효성분으로 포함하는 염증성 피부질환 치료 및 예방용 조성물**

본 발명은 떡쑥 추출물을 유효성분으로 포함하는 염증성 피부질환 치료 및 예방용 조성물에 관한 것이
다. 본 발명의 조성물은 여드름성 질환 또는 아토피성 피부염에 대한 항균 및 항염증 효능이 우수하며,
세포독성 및 피부 부작용이 없어 의약품 및 화장품에 안전하게 사용될 수 있다.

– 공개번호 : 10-2014-0126942, 출원인 : 스킨큐어(주)

▶ **떡쑥 추출물 등을 이용한 항염증용 조성물**

본 발명은 항염증용 조성물에 관한 것으로 구체적으로 산박하 추출물, 왕모시풀 추출물과 떡쑥 추출물,
들깨풀 추출물, 꿀풀 추출물 또는 섬딸기 추출물을 이용한 항염증용 조성물에 관한 것이다. 상기 추출물
은 NO 생성 억제 활성, PGE2의 생성 억제 활성 및 염증성 사이토카인(TNF-α, IL-1β 및 IL-6) 생성 억제
활성을 가진다.

– 공개번호 : 10-2014-0065965, 출원인 : (주)제주사랑농수산

▶ 호흡기 질환 · 기관지염 · 천식 · 목본

보리수나무

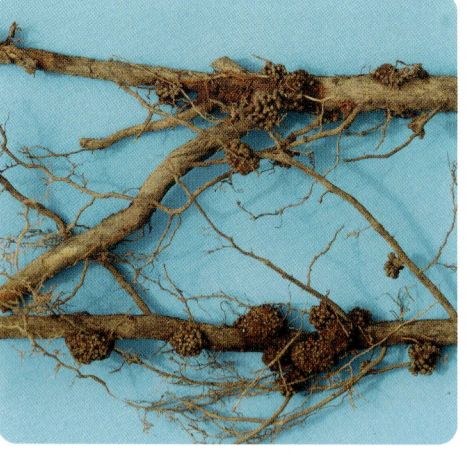

● 학 명 : *Elaeagnus umbellata* Thunb.
● 과 명 : 보리수나무과
● 이 명 : 볼네나무, 보리장나무, 보리똥나무,
         산보리수나무
● 생약명 : 우내자(牛奶子), 양내자(羊奶子)
● 생육지 : 산기슭 자생
● 개화기 : 5~6월
● 채취기 : 봄(잎), 가을(열매), 연중(줄기, 뿌리)
● 용 도 : 약용, 식용(과실)
● 약 효 : 해수, 설사, 천식, 이질, 대하증, 기관지염

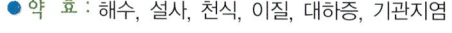

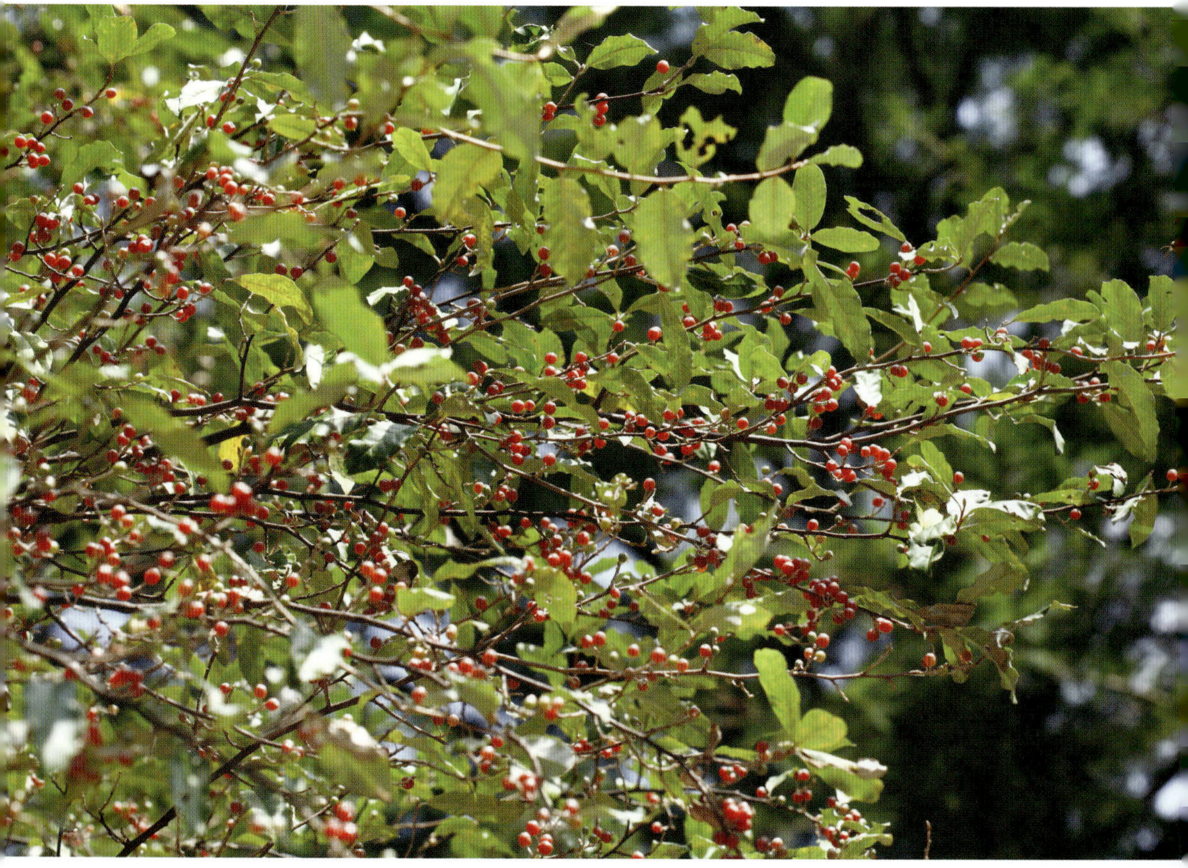

| 생김새와 특징 | 보리수나무는 낙엽활엽 관목으로, 키는 3~4m이다. 나무껍질은 회색, 회갈색이며 가지에 가시가 있고 일년생 어린 가지는 은백색 또는 갈색을 띠고 있다. 잎은 어긋나며 잎 끝은 무디고 표면에는 짙은 푸른빛이 돌며 뒷면에는 짧은 은백색 털이 밀생하고 있다. 잎은 긴 타원형이며 길이는 3~7cm, 폭은 1~3cm이다. 꽃은 5월 초순~6월 중순에 흰색으로 피었다가 연한 노란색으로 변하며 1~7개가 뭉쳐서 피고 향기가 있다. 꽃부리는 통형이며 끝이 4개로 갈라지고 수술은 4개, 암술은 1개이다. 둥근 열매는 9~11월에 붉게 익는데, 잔털이 있으며 식용할 수 있다.

보리수나무는 잎, 줄기, 뿌리는 약용하고 빨간 열매는 생으로 따 잼이나 파이의 원료로 이용한다. 우리나라를 비롯해 중국, 일본에도 분포하고 있다. 우리나라에서는 전국적으로 표고 1,200m 이하 산기슭의 풀밭 또는 숲 가장자리, 계곡 주변에서 자란다.

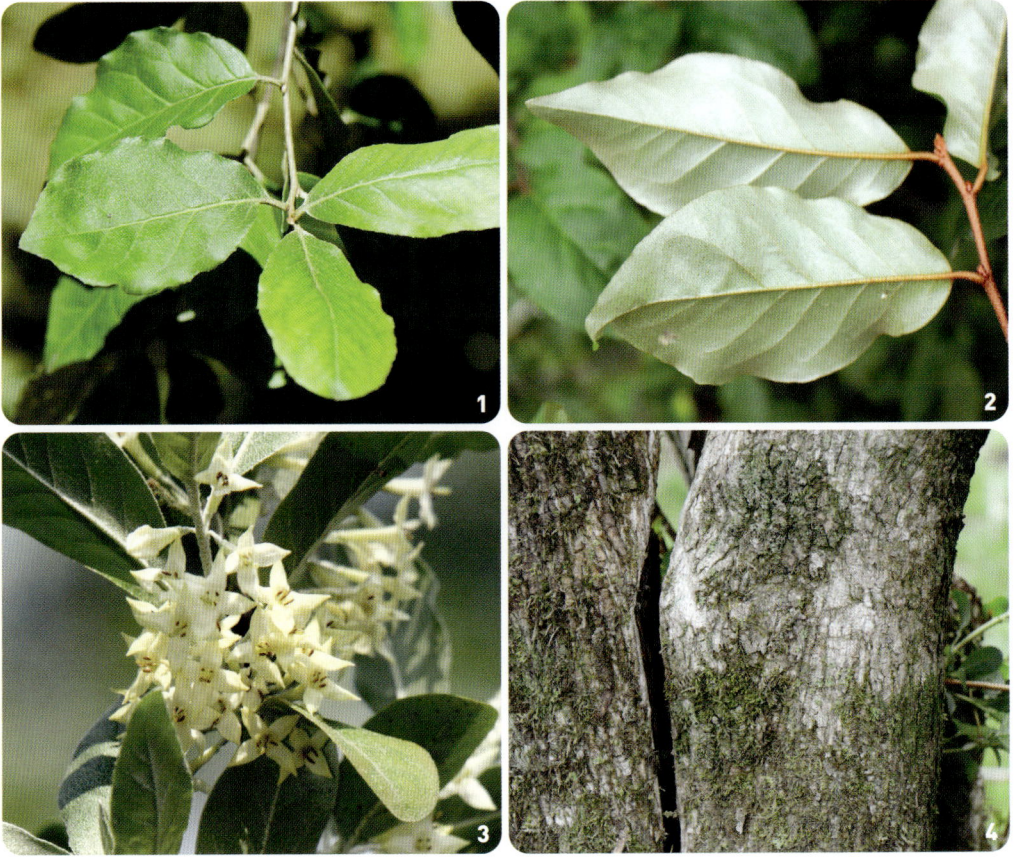

❶ 보리수나무_ 잎 앞면 ❷ 보리수나무_ 잎 뒷면 ❸ 보리수나무_ 꽃 ❹ 보리수나무_ 수피

보리수나무 · 635

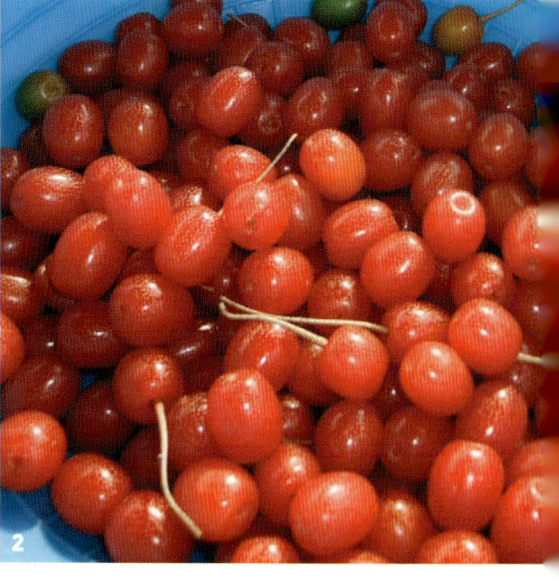 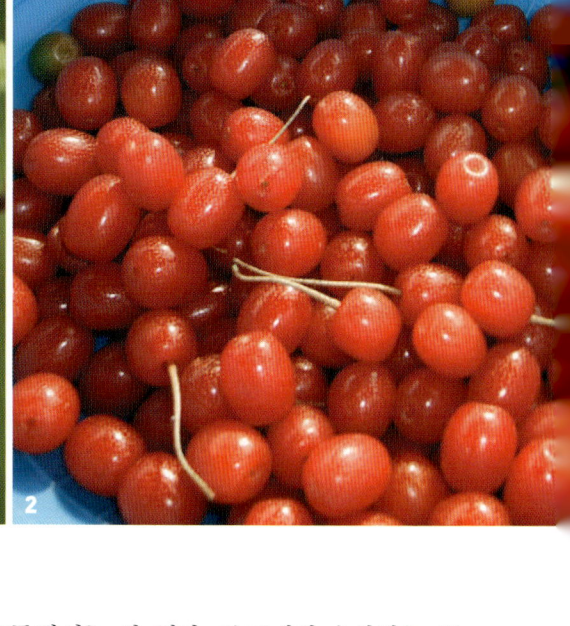

❶ 보리수나무_ 덜 익은 열매 ❷ 보리수나무_ 익은 열매

그런데 보리수나무를 '보리수(菩提樹)'와 혼동해서는 안 된다. 불교에서 숭상하는 보리수는 원래 중국 남부와 동남아시아 열대에서 자라는 무화과나무류(*Ficus religiosa*)를 일컫는 것으로, 이 열대성 나무는 국내 생육이 안 되므로 우리나라 사찰 등지에서는 그 대용품으로 중국 원산의 '보리자나무(*Tilia miqueliana* Maxim)'를 식재하고 이를 흔히 보리수 또는 염주나무라고 부르고 있다.

| 성품과 맛 | 과실의 맛은 달고 시며 성질은 서늘하다.

| 사용 부위 | 잎, 줄기껍질, 뿌리, 열매.

| 작용 부위 | 비(脾), 대장(大腸), 간(肝), 폐(肺) 경락.

| 성분 | 잎과 줄기에 세로토닌(serotonine)이, 수피에 라노스테롤(lanosterol), 베타시토스테롤(β-sitosterol), 스티그마스테롤(stigmasterol), 베르갑텐(bergapten), 비타민 K₁ 등이 들어 있으며 다량의 탄수화물, 아미노산, 미네랄이 함유되어 있다. 열매에는 타닌, 당분, 티로신과 같은 아미노산이 함유되어 있다.

| 채취와 조제 | 보리수나무는 9~11월에 붉게 익은 열매를 채취하여 깨끗하게 손질한 후 햇볕에 말려서 사용한다. 잎은 꽃이 피는 5~6월에 채취하여 햇볕에 건조하고, 줄기와

뿌리는 연중 수시로 채취가 가능하다. 줄기는 채취하여 그대로 사용하기도 하나, 원래는 줄기껍질을 벗겨 건조하여 사용한다. 뿌리는 채취하여 토사를 씻어내고 세절(細切)하여 건조한다.

| 효능 주치 |

① 기침이나 천식, 기관지염의 치료에 좋고 설사, 이질, 대하증, 월경이 멈추지 않는 증세 등에 효능이 있다.

② 장출혈, 치질, 술독 푸는 데, 중풍, 관절염, 산후에 붓는 데에도 효과가 좋다.

| 약용법 |

① 1일량으로 말린 뿌리와 잎 또는 말린 열매 10~20g을 900mL의 물에 넣고 반량이 되도록 서서히 달인 액을 하루 2~3회, 식후에 복용한다.

② 천식, 기침, 가래에 생열매를 같은 양의 흑설탕에 재워서 효소를 만든 뒤 물에 타서 복용한다.

주의사항 특별한 주의사항은 없다.

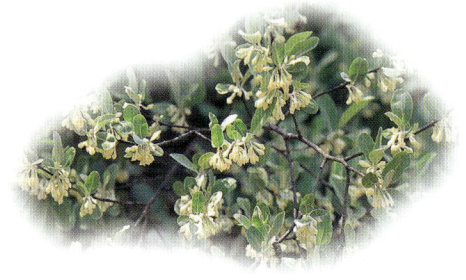

보리수나무의 기능성 및 효능에 관한 특허자료

▶ **보리수 열매를 이용하여 항산화와 항균성이 뛰어난 기능성 식초 및 식초음료의 제조방법**

본 발명은 항산화성 및 식품 위해 미생물에 대한 항균성을 갖는 보리수 열매를 이용한 식초 및 식초음료의 제조방법에 관한 것이다. 더 상세하게는 보리수 열매를 이용한 식초 및 식초음료의 제조방법 및 그 방법에 의해 제조된 우수한 항산화성 및 식품 위해 미생물에 대한 항균성을 갖고 맛과 향이 조화되어 관능이 우수한 식초 및 식초음료에 관한 것이다.

– 공개번호 : 10-2012-0074838, 출원인 : 거제시농업기술센터

보리수(열매)주

맛은 쓰고 시다. 기호와 식성에 따라 꿀, 설탕을 가미하여 음용할 수 있다.

【적용병증】

- 대하증(帶下症) : 여성의 분비물이 많아져 붉은색, 흰색, 무색 등
  의 대하가 질(膣) 밖으로 흐르는 증상을 말한다. 30mL를 1회분으
  로 1일 2~3회씩, 6~7일 음용한다.
- 복통(腹痛) : 장(腸)에 장애가 일어나서 통증이 오는 경우이다.
  30mL를 1회분으로 1일 3~4회씩, 8~10일 음용한다.
- 기타 질환 : 붕루, 이질, 설사, 이뇨, 자양강장, 출혈증

【담그는 방법】

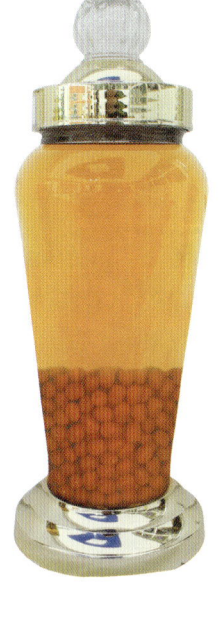

① 약효는 익은 열매에 있다.
② 익은 열매(보리수)를 채취하여 물로 깨끗이 씻어 물기를 말린 다
   음 생으로 사용한다.
③ 물기를 말린 열매 250g을 소주 3.8L에 넣고 밀봉하여 서늘한 냉
   암소에서 보관, 숙성시킨다.
④ 3~4개월 침출한 다음 찌꺼기를 걸러내고 보관, 음용한다. 또는
   찌꺼기를 걸러낸 후 2~3개월 더 숙성하여 음용하면 향미(香味)
   가 좋아진다.

【구입방법 및 주의사항】

- 약재상이나 약령시장 등에서 구입할 수
  있으며, 전국의 산비탈이나 풀밭에서 자
  생하므로 채취하여 사용할 수 있다.
- 여러 날(20일 이상) 음용하여도 무방하다.
- 본 약술을 음용하는 중에 가리는 음식은
  없다.

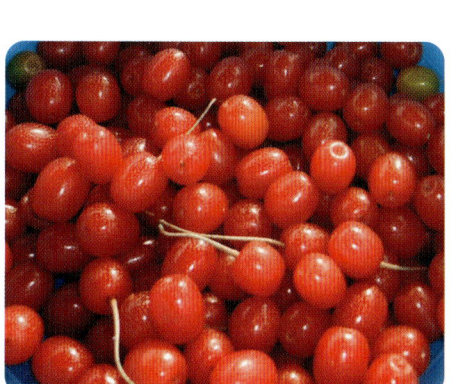

🔄 채취한 보리수 열매

▶ 호흡기 질환 · 기관지염 · 천식 · 목본

비파나무

- **학 명** : *Eriobotrya japonica* (Thunb.) Lindl.
- **과 명** : 장미과
- **생약명** : 비파엽(枇杷葉), 비파인(枇杷仁)
- **생육지** : 들판(남부지방), 재배
- **개화기** : 10~11월
- **채취기** : 이듬해 여름(열매), 수시(잎)
- **용 도** : 식용, 약용
- **약 효** : 청량제, 거담, 땀띠, 기침, 천식,
  더위 먹은 데, 피로회복, 비만, 기관지염

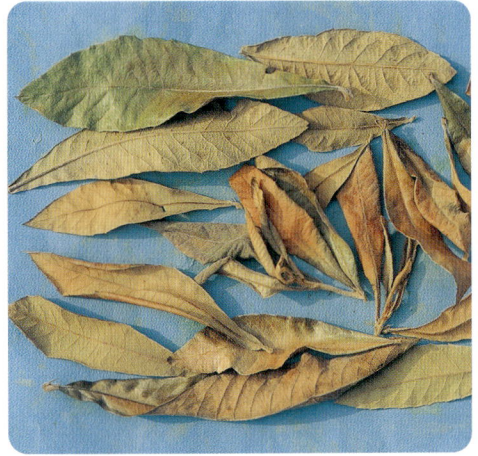

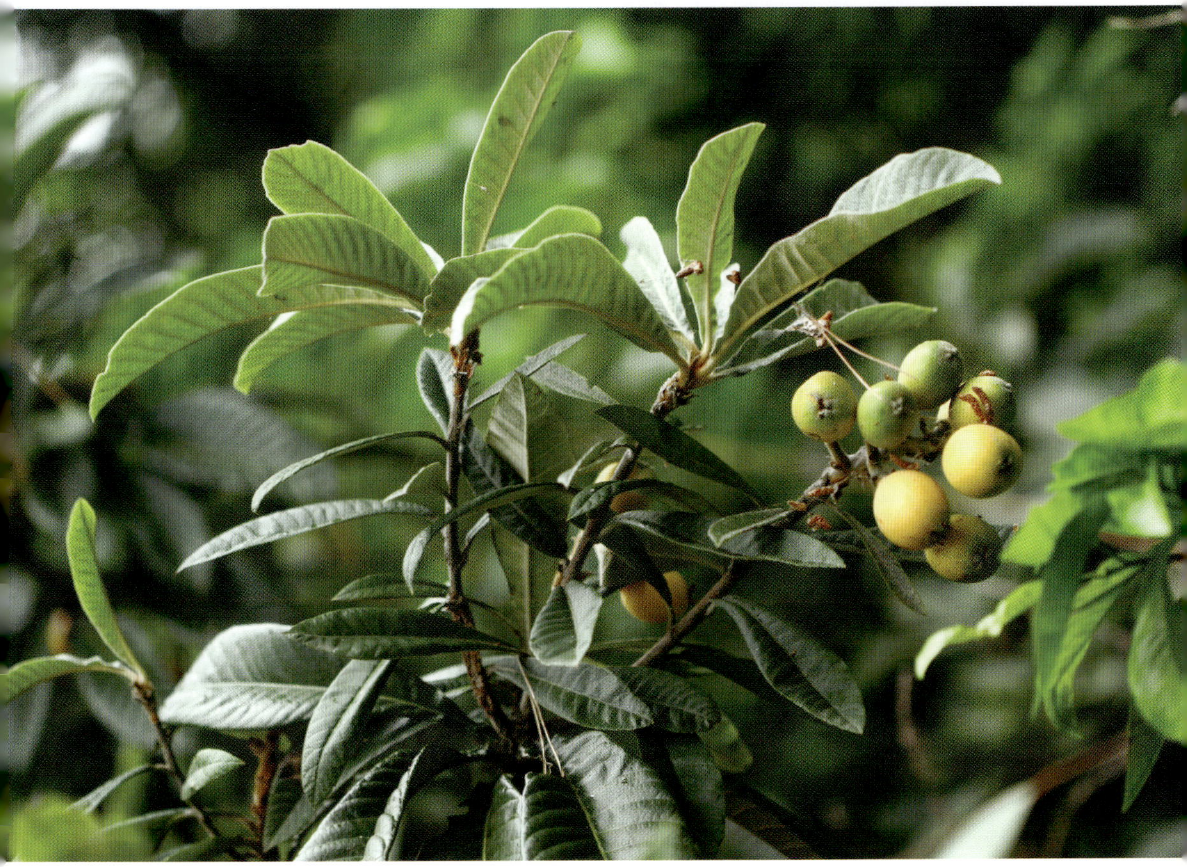

비파나무 · 639

| 생김새와 특징 | 비파나무는 상록활엽 소교목으로, 키는 약 10m에 달한다. 일년생 가지는 굵으며 잎의 뒷면과 더불어 연한 갈색 털이 밀생한다. 잎은 어긋나고 길이는 15~25㎝, 폭은 3~5㎝의 타원상 긴 달걀 모양이며 넓고 크다. 잎 앞면은 털이 없고 광택이 나지만 뒷면에는 털이 있다. 꽃은 보통 10~11월에 흰색으로 피는데, 이듬해 1월까지 꽃이 남아 있는 경우도 있다. 구형 또는 타원형으로 익는 열매는 이듬해 6~8월 사이에 가지 끝마다 몇 개씩 노란색으로 모여 달리는데, 지름이 3~4㎝이다.

잎이 비파(琵琶)라는 악기를 닮아 비파나무라고 한다. 열매는 식용하며, 잎과 열매를 약용한다. 관상용 식물로도 이용되는데, 특히 잎이 넓고 열매가 아름다워 정원이나 공원, 도로변 등에 정원수, 조경수로도 심는다.

동남아시아의 온대, 아열대 지방이 원산지이며 우리나라와 중국, 일본에 분포한다. 우

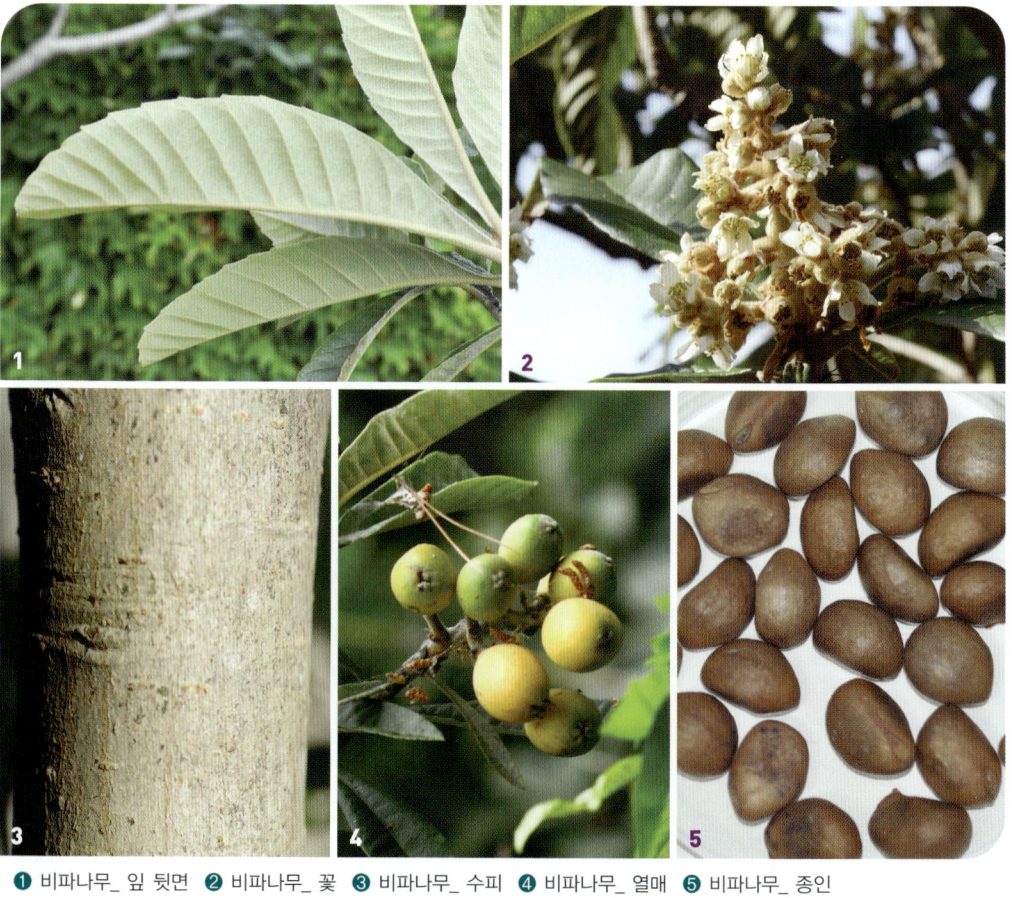

❶ 비파나무_ 잎 뒷면 ❷ 비파나무_ 꽃 ❸ 비파나무_ 수피 ❹ 비파나무_ 열매 ❺ 비파나무_ 종인

리나라에서는 기온이 따뜻한 거제도나 남부지방의 들판에 일부 자생하지만 대부분 약용과수 및 관상수로서 재배되고 있다. 중국, 일본 등에서는 비파나무 열매를 생식하며 통조림으로 가공하기도 한다.

| 성품과 맛 | 열매는 맛이 달고 시며 성질은 서늘하다(동의보감에는 차다고 함). 잎은 쓰고 (달다고도 함) 평하다. 독은 없다.

| 사용 부위 | 잎과 열매.

| 작용 부위 | 비(脾), 위(胃), 폐(肺), 간(肝), 방광(膀胱) 경락.

| 성분 | 아미그달린(amygdalin), 세리알코올(seryalcohol), 타닌(tannin), 펙틴(pectin), 캄포 (camphor), 미르센(myrcene) 등.

| 채취와 조제 | 잎은 필요할 때 수시로 채취하여 잎 뒷면의 미세한 융털을 제거하고 가늘게 썰어 2~3일간 햇볕에 말려서 그늘지고 서늘한 곳에 보관하며 사용한다. 잎 뒷면의 융모를 제거하지 않으면 인후부를 자극하기 때문에 반드시 솔로 털을 제거한 후 사용한다. 열매는 이듬해 여름, 열매가 노랗게 익었을 때 채취하여 사용한다.

| 효능 주치 |

① 비파나무 열매는 청량제, 거담, 기침, 천식, 기관지염, 비만, 더위 먹은 데, 피로회복에 사용한다.

② 비파나무 잎은 진해, 건위, 이뇨, 거담의 효능이 있으며, 벌레 물린 데나 옻 오른 데, 습진, 땀띠 등을 치료하는 데 이용한다.

③ 비파나무 열매의 종자는 행인(杏仁: 살구 씨) 대용의 약재로도 이용한다.

| 약용법 |

① 1일량으로 말린 비파나무 잎 6~12g을 900mL의 물에 넣고 반량이 되도록 달여서 하루 2~3회, 매 식후 복용한다. 또는 차(茶) 대용으로 자주 마신다.

② 1일량으로 비파나무 열매 생것 10~15개를 하루 2~3회, 식후에 먹는다. 또는 10~

동의 보감 원문

葉/性平味苦(一云甘)無毒主咳逆不下食胃冷嘔噦治肺氣主渴疾. 生南方木高丈餘葉大如驢耳背有毛四月採葉暴乾. 須火灸以布拭去上黃毛令盡不爾毛射入肺令人咳不已.

實/性寒味甘無毒治肺潤五藏下氣

15개를 물 900mL의 물에 넣고 반량이 되도록 달여 하루 2~3회, 매 식후 복용한다.

③ 강장(强壯), 피로회복에는 비파나무 열매로 과실주를 담가 복용한다.

④ 땀띠가 나거나 옻 오른 데는 말린 비파나무 잎 3장을 물 500mL에 넣고 달여서 그 물을 바르면 효과가 있다. 또는 헝겊 주머니 안에 말린 비파나무 잎을 많이 채워 욕조에 띄우고 목욕을 하면 개선 효과가 있다.

⑤ 잘 익은 비파나무 열매를 통조림으로 만들 때는 90℃ 이상의 뜨거운 물에 잠깐 담 갔다가 껍질을 벗기고 씨를 빼낸다. 그것을 설탕시럽과 함께 통조림으로 만드는데, 신맛이 약하므로 0.1~0.2%의 구연산을 섞어서 만든다.

주의사항 특별한 주의사항은 없으나 비파나무 잎을 복용할 때는 더운 국수를 금한다.

비파나무의 기능성 및 효능에 관한 특허자료

▶ 비파 추출물을 유효성분으로 포함하는 항암 조성물

본 발명은 비파 추출물을 유효성분으로 포함하는 약학 조성물에 관한 것이다. 상기 비파 추출물은 암세 포를 이용하여 측정한 항암 효과 즉, 암세포에 대한 세포사멸 효과가 있고, 암 전이 저해 효과가 우수한 것으로 확인되었을 뿐만 아니라, 천연물 추출물이므로 부작용과 안전성 관련 문제가 거의 없고 실험결 과 세포 독성도 없으므로, 이를 유효성분으로 포함하는 상기 약학 조성물은 암을 치료, 예방 또는 개선 하기 위하여 사용될 수 있다.

– 공개번호 : 10-2011-0114346, 출원인 : 목포대학교 산학협력단

▶ 비파 추출물을 함유하는 당뇨병 예방 또는 개선용 조성물

본 발명에 따른 비파 씨 추출물을 유효성분으로 포함하는 당뇨병 치료 또는 예방용 조성물은 혈당량, 당 화 헤모글로빈 양 및 인슐린 양을 조절할 수 있으므로 당뇨병의 치료 및 예방 효과가 우수할 뿐만 아니 라, 천연물질을 유효성분으로 하는 것으로 부작용의 문제가 발생되지 아니하여 당뇨병을 치료 또는 예 방하기 위하여 널리 사용할 수 있다.

– 등록번호 : 10-1001159-0000, 출원인 : 목포대학교 산학협력단

▶ 비파 추출물을 함유하는 비만 치료 또는 예방용 조성물

본 발명은 비파 추출물을 유효성분으로 포함하는 비만 치료 또는 예방용 조성물에 관한 것이다. 비파 추 출물은 지방소화효소 활성 저해 효과가 뛰어나고, 지방세포의 지방생성 억제능이 있으므로 비만의 치료 및 예방 효과가 우수할 뿐만 아니라, 천연물질을 유효성분으로 하는 것으로 부작용의 문제가 발생되지 아니하여 비만을 치료 또는 예방하기 위하여 널리 사용할 수 있다.

– 공개번호 : 10-2011-0078237, 출원인 : 목포대학교 산학협력단

▶ 호흡기 질환 · 기관지염 · 천식 · 목본

은행나무

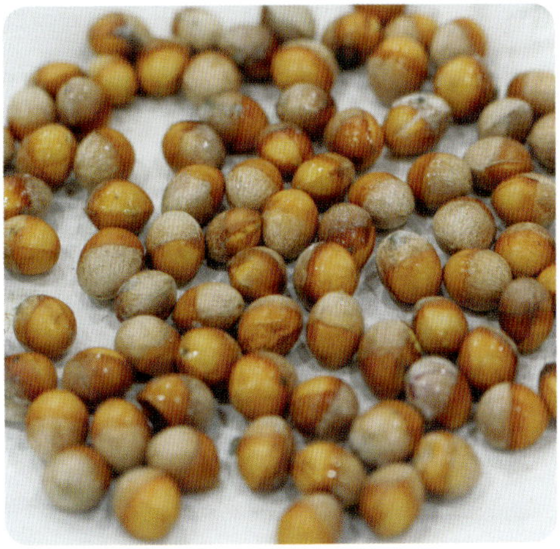

- **학 명** : *Ginkgo biloba* L.
- **과 명** : 은행나무과
- **이 명** : 행자목, 공손수, 백과수, 압각수(鴨脚樹), 백과목(白果木)
- **생약명** : 백과(白果), 은행(銀杏), 은행엽(銀杏葉)
- **생육지** : 조경수, 가로수로 식재
- **개화기** : 5월
- **채취기** : 가을(열매 익은 후), 10월 이후(잎)
- **용 도** : 약용, 식용, 가로수, 정자목, 관상용
- **약 효** : 천식, 동맥경화, 고혈압, 협심증, 기침, 간염, 설사, 대하증, 기관지염

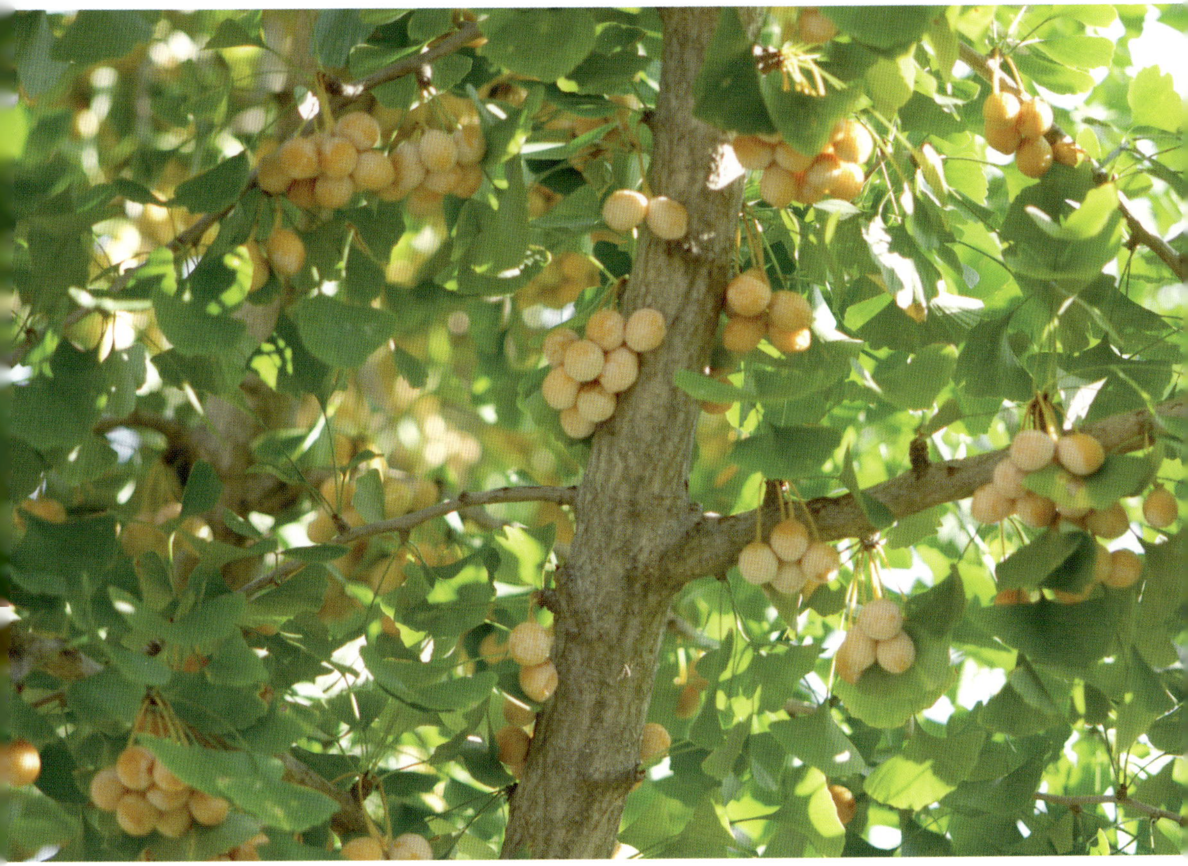

은행나무 · 643

| 생김새와 특징 | 은행나무는 낙엽침엽 교목으로, 키는 60m 정도, 지름은 4m 정도까지 자란다. 나무껍질은 회백색이며 두껍고 균열이 생겨 세로로 깊게 갈라진다. 가지는 긴 가지와 짧은 가지 2종류가 있다. 잎은 큰 가지에서는 어긋나지만 작은 가지에서는 모여난 것처럼 보이며 부채꼴 모양이다. 꽃은 암수딴그루이며 5월에 피는데 수꽃차례는 5월에 1~5개의 꼬리처럼 연한 황록색으로 달린다. 암꽃은 녹색이며 가지 1개에 6~7개가 모여 핀다. 열매는 쌍으로 달리지만 하나는 덜 성숙한다. 10월에 노랗게 익는 열매의 표면에는 하얀 가루 모양의 물질이 덮여 있다. 이 바깥 육질 부분을 씨껍질이라 하는데 구린 분변 냄새를 풍긴다. 씨껍질 내에 은회색의 단단한 종자가 들어 있으며 이를 '백과(白果)'라는 생약명으로 부른다.

일반적으로 '은행(銀杏)'이라 하면 열매의 과육을 벗긴 종자, 즉 백과를 말하며 이 백과를 식용, 약용한다. 잎의 모양이 오리발을 닮았다 하여 압각수(鴨脚樹)라고도 하는데, 잎은 방충작용이 있기 때문에 책 속에 넣어두면 좀이 슬지 않는다.

은행나무의 원산지는 중국이며 우리나라와 중국 등지에 분포한다. 우리나라 전국 각지의 공원 조경수로 심거나 도로변에 관상수, 가로수 등으로 심는다. 특히 2011년 나무의 암수를 구분할 수 있게 되어 농가에서는 암나무를, 가로수로는 수나무를 심게 되었다.

| 성품과 맛 | 열매와 잎의 맛은 달고 쓰고 떫으며 성질은 평하다(동의보감과 전남본초에는 차다고 하였음). 독성이 있다.

| 사용 부위 | 열매(종자), 잎.

| 작용 부위 | 열매는 폐(肺), 신(腎) 경락, 잎은 심(心), 폐(肺), 비(脾) 경락.

| 성분 | 종자에는 지베렐린(gibberellin), 시토키닌(cytokinin)이, 외종피에는 깅콜릭산(ginkgolic acid), 빌로볼(bilobol), 진놀(ginnol)이 함유되어 있고, 잎에는 캠페롤(kaempferol) 등이 함유되어 있다.

| 채취와 조제 | 10월 이후, 열매가 익으면 육질층인 씨껍질을 제거하고 종자만을 채취하여 물에 담가두었다가 햇볕에 말려 사용한다. 잎은 10월에 채취하여 그늘에 말려 사용한다.

| 효능 주치 |

① 천식이나 기침, 협심증의 치료에 좋고 동맥경화, 고혈압, 기관지염, 간염, 설사, 대하증, 생리통 등의 치료에도 효능이 있다.

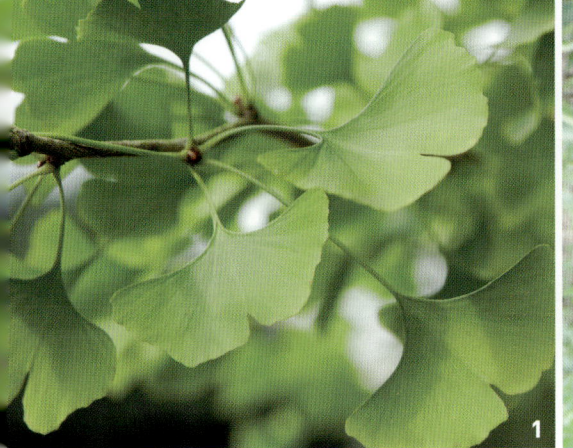
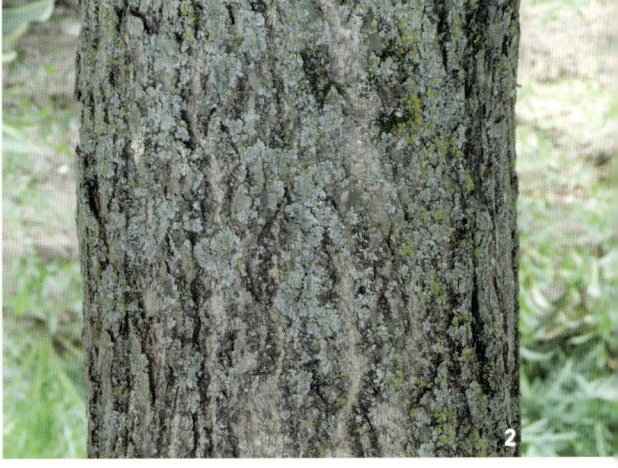

❶ 은행나무_ 잎 ❷ 은행나무_ 수피

② 뇌졸중, 창종, 티눈, 중풍, 목이 쉬었을 때에도 사용한다.
③ 당뇨병 등 성인병을 다스리는 데에도 효과가 있다.

| 약용법 |

① 매일 은행(종자)을 5개 정도 구워 먹거나 볶아서 껍질을 없앤 은행 5g을 달여서 설탕이나 꿀에 타서 복용한다.
② 강장(强壯), 보신(補身), 장염, 설사에는 하루에 은행 10~12개를 구워서 1주일 정도 먹으면 효과를 볼 수 있다.
③ 진경(鎭痙)에는 은행 10~12개를 구워서 먹거나 말린 은행나무 잎 10g을 1일량으로 하여 물 700mL에 넣고 중불로 반량이 되도록 달여서 아침저녁으로 3~4일 복용한다.
④ 고혈압, 관상동맥질환, 당뇨병, 중풍, 뇌졸중, 성인병에는 말린 잎 10~12g을 1일량으로 하여 700mL의 물에 넣고 약한 불에서 반량이 되도록 달여서 하루에 2~3회씩, 1주일 이상 복용한다.
⑤ 대하증, 생리통에는 말린 잎 또는 잔가지 말린 것 10~12g을 1일량으로 하여 700mL의 물에 넣고 약한 불에서 반량이 되도록 달여서 하루에 2~3회씩, 4~5일

동의 보감 원문
性寒味甘有毒淸肺胃濁氣定喘止咳. 一名白果以葉似鴨脚故又名鴨脚樹其樹甚高大子如杏子故名爲銀杏熟則色黃剩去上肉取子煮食或煨熟食生則戟人喉小兒食之發驚.

정도 복용한다. 목이 쉬었을 때는 말린 은행나무 잎을 같은 양, 같은 방법으로 달여서 복용하면 효과적이다.

⑥ 창종(瘡腫)에는 말린 은행나무 잎 또는 햇순 10~12g을 1일량으로 하여 700mL의 물에 넣고 약한 불에서 반량이 되도록 달인 물을 5번 이상 환부에 바르면 부스럼이 없어진다.

⑦ 티눈이 났을 때는 말린 은행나무 잎 10~12g을 1일량으로 하여 700mL의 물에 넣고 약한 불에서 반량이 되도록 달여서 하루에 2~3회, 식후에 5일 정도 복용한다. 또는 은행 10~12개를 구워서 하루에 두 번씩, 1주일 정도 먹으면 좋다.

주의사항 은행은 독성이 있으므로 반드시 잘 익혀 먹어야 하며, 질병 치료를 목적으로 하는 경우 외에는 하루에 5개 이상 먹어서는 안 된다. 또한 치료가 끝나면 중단한다. 뱀장어와 함께 먹는 것을 금하며, 맥주 안주로 사용하면 안 된다.

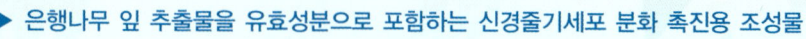

은행나무의 기능성 및 효능에 관한 특허자료

▶ 은행나무 잎 추출물을 유효성분으로 포함하는 신경줄기세포 분화 촉진용 조성물

본 발명은 은행나무 추출물을 유효성분으로 포함하는 신경세포 생성 촉진용 조성물 및 신경세포 생성 촉진용 식품 조성물에 관한 것으로, 특히 본 발명에 따른 은행나무 추출물은 동물실험을 통하여 확인한 결과, 신경세포 증식 촉진효과 및 신경줄기세포 분화 촉진효과가 우수한 것으로 확인되었으므로, 노화 등에 따른 신경세포 손실 또는 소멸을 억제하고, 신경세포 생성을 촉진하는 건강식품 등의 용도로 유용하게 이용될 수 있다.

– 공개번호 : 10-2011-0136389, 출원인 : (주)네추럴에프앤피

▶ 은행나무 뿌리 추출액을 함유하는 발모제

본 발명은 은행나무 뿌리 추출액을 유효성분으로 함유하는 발모제에 관한 것이다. 또한 본 발명에서는 발모제 성분으로 사용할 수 있는 은행나무 뿌리 추출액의 제조 방법이 제공된다. 본 발명에 따른 은행나무 뿌리 추출액 발모제를 계속하여 3개월 정도 적용할 경우 건강한 모발이 자라는 정상적인 모주기를 회복하여 대부분의 경우에서 탈모 전의 정상 모발 상태로 돌아갈 수 있으며, 또 본 발명의 발모제는 장기간 사용 시에도 부작용이 없으므로 그동안 치료 방법이 없어 고민하던 많은 탈모 환자의 치료에 이용될 수 있다.

– 등록번호 : 10-0604949, 출원인 : 이덕희

▶ 은행나무 수피로부터 분리한 신규 화합물을 포함하는 항혈소판제 조성물

본 발명은 은행나무 수피로부터 분리한 신규 화합물 및 이의 분리 방법에 관한 것이다. 보다 상세하게는 은행나무를 용매로 추출하고 이 추출물을 용매 분획하여 항혈소판에 대하여 활성을 가지는 신규 화합물을 규명함으로써 은행나무로부터 분리한 신규 화합물, 은행나무로부터 신규 화합물을 분리하는 방법 및 이 신규 화합물을 포함하는 항혈소판제의 제공을 목적으로 한다.

– 등록번호 : 10-0650364-0000, 출원인 : 바이오비즈(주)

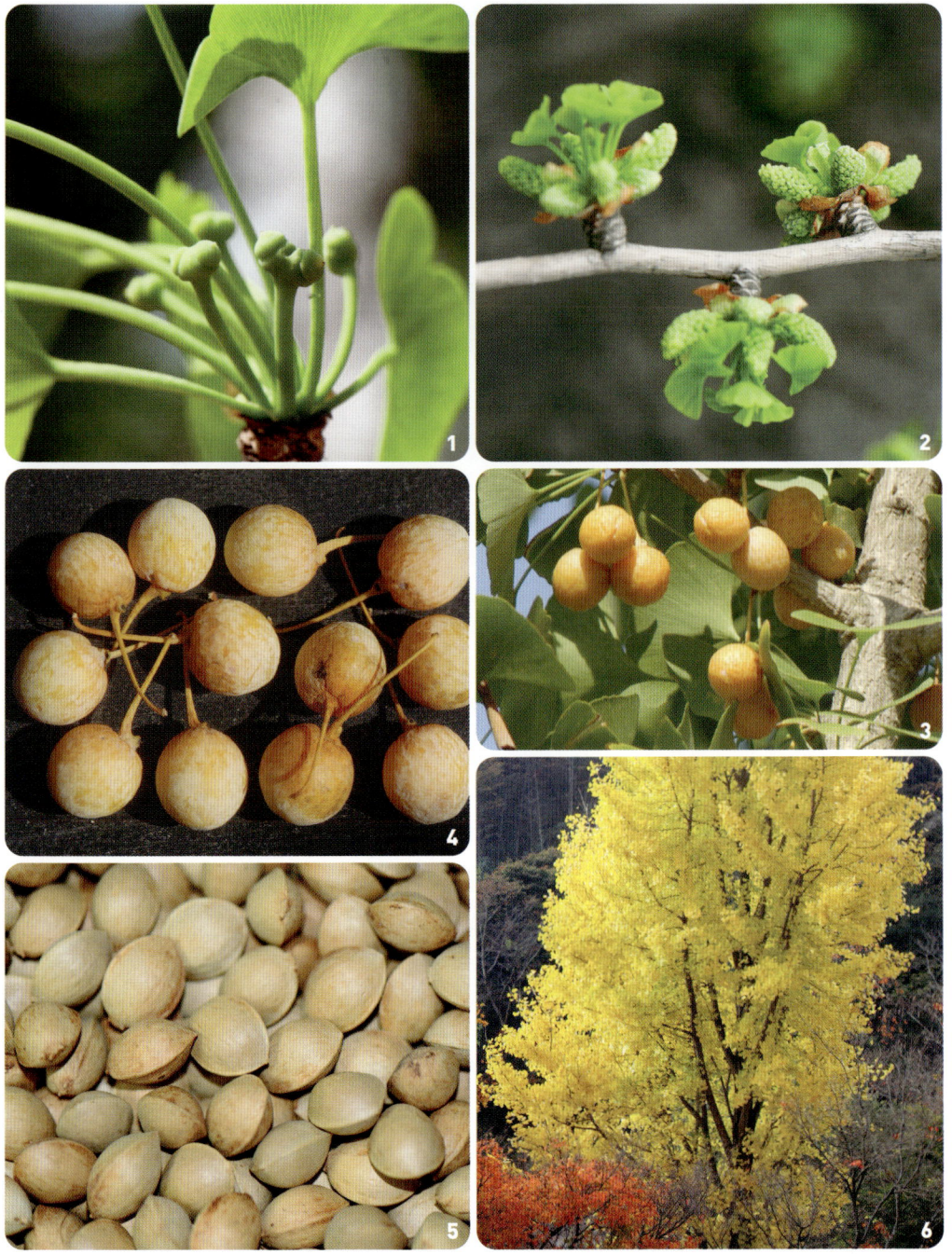

❶ 은행나무_ 암꽃 ❷ 은행나무_ 수꽃 ❸ 은행나무_ 익은 열매
❹ 은행나무_ 채취한 열매 ❺ 은행나무_ 과육을 벗긴 종자(백과) ❻ 은행나무_ 단풍 든 수형

은행나무꽃차

【 효능 및 꽃의 이용 】

은행은 암꽃과 수꽃이 다른 나무에서
핀다. 은행은 폐결핵 환자나 천식 환
자가 장기간 복용하면 기침이 없어지
고 가래가 줄어드는 약리작용이 있다.
이와 같은 효과는 은행이 호흡기능을
왕성하게 하고 염증을 소멸하며 결핵
균의 발육을 억제하는 작용을 하기 때
문이다. 또한 엘고스테린이라는 성분
이 들어 있어서 성욕감퇴, 뇌빈혈, 신
경쇠약, 전신피로 등을 개선해주는 효
능이 있다. 차 맛은 순하면서 은은한
느낌이 들며 구수하고 상쾌하여 기분

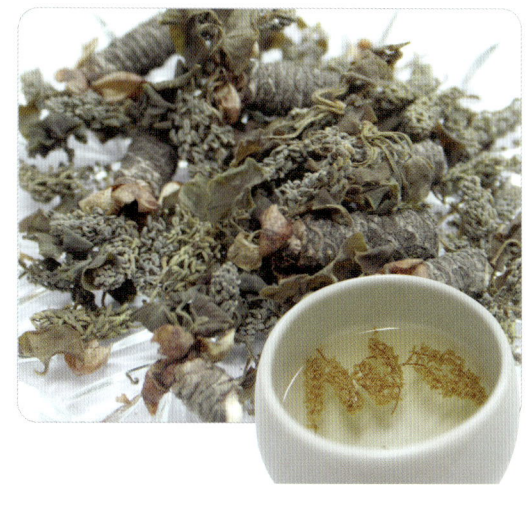

이 좋아지는 차이다. 차 색은 갈색이다. 차가 우러나면서 꽃이 가라앉아 먹기에도 편하다.
은행잎차는 가볍게 먹을 수 있는 차로, 작은 잎을 따서 차를 만들면 더욱 순한 맛이 난다.

【 채취 방법 】

봉오리에서 바로 핀 꽃을 선택한다.

【 꽃차 만드는 방법 】

찻물이 탁해지면 맛이 떨어지므로 꽃가루를 충분히 털어내고 사용한다.
① 꽃을 따서 깨끗이 손질한다. 작은 잎도 같이 따서 말려도 좋다.
② 그늘에서 말린다.
③ 마른 꽃을 살짝 볶는다.
④ 밀폐용기에 보관한다.
⑤ 말린 꽃 3~4개를 찻잔에 담고 끓는 물을 부어 1~2분간 우려내어 마신다.
⑥ 은행잎은 따로 마셔도 되고 같이 섞어 마셔도 좋다.

▶ 호흡기 질환 · **기침 · 가래** · 초본

도라지

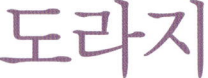

● **학 명** : *Platycodon grandiflorum* (Jacq.) A. DC.
● **과 명** : 초롱꽃과
● **이 명** : 이여(利如), 고경(苦梗), 길경
● **생약명** : 길경(桔梗)
● **생육지** : 산, 들, 농가 재배
● **개화기** : 7~8월
● **채취기** : 가을 또는 이른 봄
● **용 도** : 약용, 식용
● **약 효** : 기침, 감기, 치통, 부인병, 설사, 진해, 거담

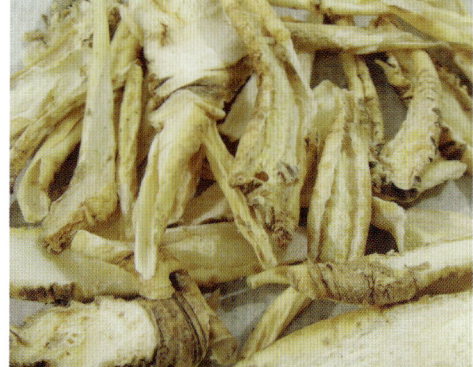

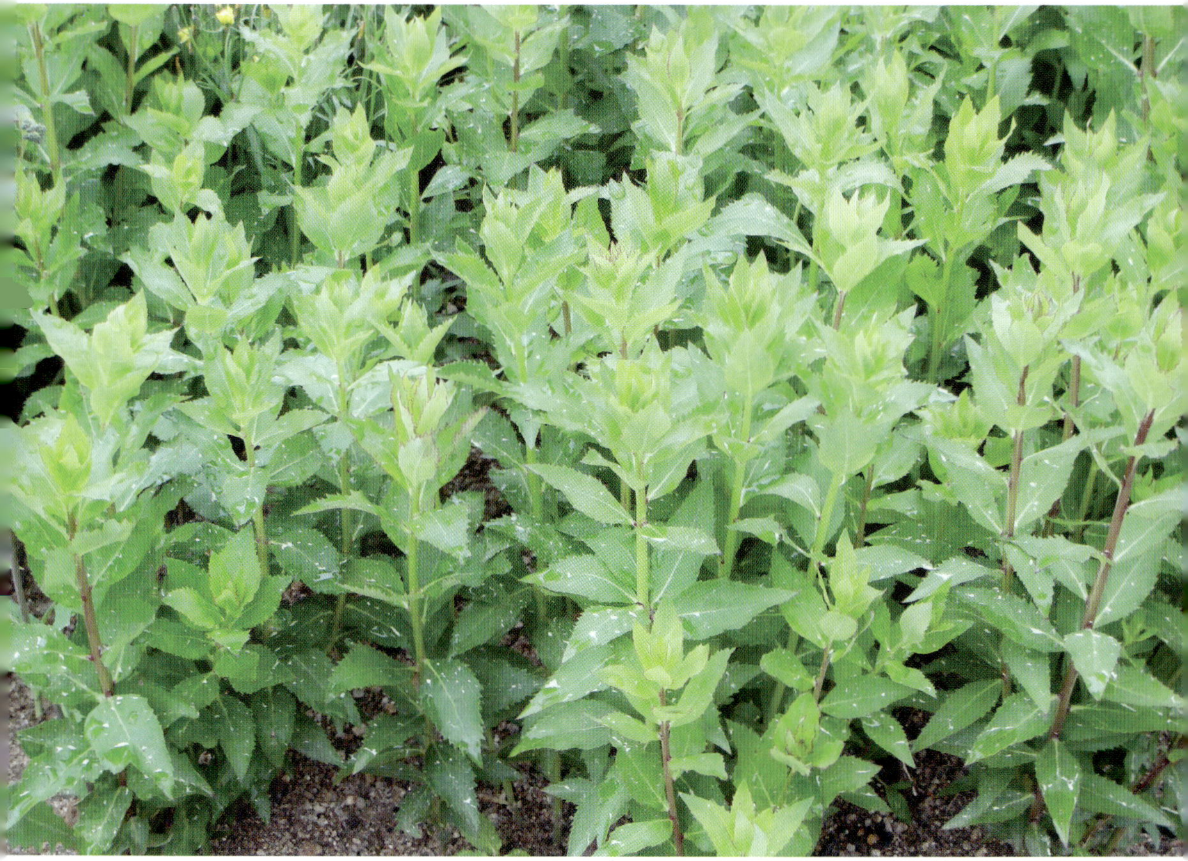

도라지 · **649**

| 생김새와 특징 | 도라지는 괴근상의 숙근성 여러해살이풀로, 키는 40~100㎝이다. 줄기는 곧게 서며 녹회색을 띠고 자르면 백색의 유액이 나온다. 아래 잎은 마주나지만 위의 잎은 어긋나거나 3엽이 돌려나기도 한다. 잎은 긴 달걀 모양 또는 넓은 피침형이며 끝이 뽀족하고 가장자리에 예리한 톱니가 있다. 잎의 길이는 4~7㎝, 너비는 1.5~4㎝이다. 꽃은 7~8월에 원줄기 끝에 1개나 여러 개가 위를 향해 보라색 또는 흰색으로 핀다. 꽃은 종 모양이고 끝이 5개로 갈라지며 지름은 4~5㎝이다. 꽃받침은 5개로 갈라진다. 달걀 모양의 열매는 삭과이며 꽃받침 조각이 달린 채 익는다. 종자는 검은색이고 길이는 3~4㎜이다. 뿌리는 덩이뿌리로 되어 있다. 뿌리를 자르면 흰빛의 즙액이 나온다.

도라지는 식용과 약용뿐만 아니라 관상용, 원예치료용으로도 유용한 식물이다. 원산지는 우리나라이며 중국, 일본 등지에도 분포한다. 우리나라 전국 각지의 산과 들에 자생하며 농가에서 재배도 많이 한다.

| 성품과 맛 | 맛은 맵고 쓰며 성질은 약간 따뜻하다(평하다고도 함). 독성은 없다.

| 사용 부위 | 뿌리.

| 작용 부위 | 폐(肺), 위(胃) 경락.

| 성분 | 사포닌(saponin), 알파-스피나스테롤(α-spinasterol), 플라티코도닌(platycodonin), 베툴린(betulin), 이눌린(inulin), 당질, 칼슘, 철분 등.

| 채취와 조제 | 도라지를 비롯하여 뿌리를 사용하는 약초는 약의 기운이 뿌리에 충만해졌을 때 채취해야 하므로 보통 가을에 채취하는데, 만약 시기를 놓쳤다면 잎이 나기 전인 이른 봄에 채취한다. 도라지는 겉껍질에 사포닌이 많이 있으므로 벗겨내지 말고 불순물을 가려낸 뒤 노두(蘆頭)를 제거하고 깨끗이 씻어 젖은 상태로 얇게 잘라 햇볕에 말려 사용한다.

| 효능 주치 |

① 가래와 염증을 삭이는 작용을 하여 감기, 천식, 복통, 치통의 치료에 특히 좋다.

| 동의 보감 원문 | 性微溫(一云平)味辛苦有小毒治肺氣喘促下一切氣療咽喉痛及胸膈諸痛下蠱毒. 處處有之生山中二月八月採根暴乾. 桔梗能載諸藥使不下沈升提氣血爲舟楫之劑 手太陰引經藥也. 今人作菜茹四時長食之物也. |

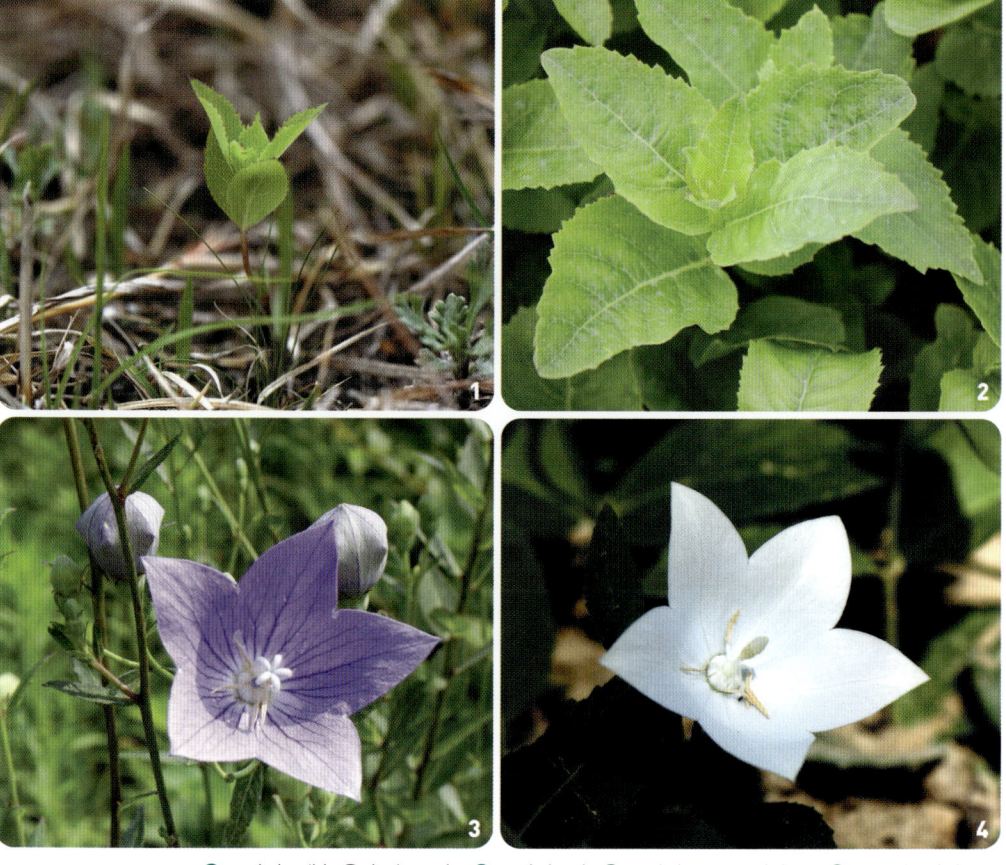

❶ 도라지_ 새순 올라오는 모습 ❷ 도라지_ 잎 ❸ 도라지_ 꽃봉오리와 꽃 ❹ 도라지_ 흰색 꽃

② 고름을 배출하는 효과도 있어 편도선염, 기관지염, 냉병, 부스럼, 설사, 산후병, 부인병, 불면증, 월경통, 대하증 등의 치료에 사용한다.

③ 최근에는 당뇨병, 항암, 동맥경화 등의 성인병에도 효과가 있는 것으로 밝혀졌다.

| 약용법 |

① 가공 건조한 도라지 뿌리 6~12g을 물 700mL에 넣고 중불에서 반량이 되도록 달인 액을 나누어 아침저녁으로 식간에 복용한다. 제반 증상에 적용되지만 특히 기침이 심할 때에 치료 효과가 빠르다.

② 도라지 뿌리는 나물이나 장아찌 등 식용으로 많이 이용된다. 가늘게 쪼개서 물에 담가 우려낸 다음 생채로 하거나 가볍게 데쳐서 나물을 해 먹는다. 또는 고추장 속

도라지 · 651

에 넣어 장아찌로 먹기도 하고 고기, 파와 함께 대나무 꼬치에 꽂아 산적으로 만들어 식용하기도 한다.

③ 도라지 뿌리를 술로도 담가 복용한다.

주의사항 도라지 뿌리는 매운맛이 있어서 진액을 소모하는 작용을 하므로 음허(陰虛)로 오래된 해수, 또는 기침에 피가 섞여 나오는 해혈(咳血)이 있는 경우에는 사용할 수 없고, 위궤양이 있는 경우에는 신중하게 사용한다. 차로 만들어 마실 때 너무 많은 양을 넣으면 오심, 구토를 일으킬 수 있으므로 주의한다. 돼지고기와 함께 먹으면 안 된다.

도라지(길경)의 기능성 및 효능에 관한 특허자료

▶ 도라지 추출물을 함유하는 전립선암 예방 및 치료용 조성물

도라지를 열수 추출한 추출물이 요산의 히스톤 아세틸 전이효소를 저해하고 남성호르몬인 안드로젠 수용체 매개 전립선암 세포주에서 월등한 항암 효과를 나타냄으로써 의약품 및 건강식품의 소재로서 유용하게 사용될 수 있는 도라지 추출물의 새로운 의약용도에 관한 것이다.

– 등록번호 : 10-0830236, 출원인 : 연세대학교 산학협력단

▶ 도라지 추출물을 유효성분으로 함유하는 신경줄기세포 분화촉진용 기능성 식품

도라지 추출물의 섭취로 인해 노화 등에 따른 신경세포의 재생 감소 현상을 개선할 수 있어 항노화 효과를 기대할 수 있는 기능성 식품에 관한 것이다.

– 공개번호 : 10-2010-0000693, 출원인 : 강원대학교 산학협력단

▶ 도라지 추출물 또는 도라지 사포닌 화합물을 함유하는 C형 간염의 예방 또는 치료용 약학적 조성물

본 발명의 조성물은 인체에 무해하고 C형 간염 바이러스의 증식을 억제하므로 C형 간염의 예방 또는 치료제로서 유용하게 사용될 수 있다.

– 등록번호 : 10-1162710, 출원인 : (주)비엔씨바이오팜

▶ 길경으로부터 분리된 화합물을 유효성분으로 함유하는 심혈관 질환의 예방 및 치료를 위한 약학조성물

길경으로부터 분리된 베툴린(betulin)을 유효성분으로 함유함으로써 칼슘채널차단 능력이 우수한 심혈관 질환의 약학적 조성물에 관한 것이다.

– 공개번호 : 10-2009-0130633, 출원인 : 건국대학교 산학협력단

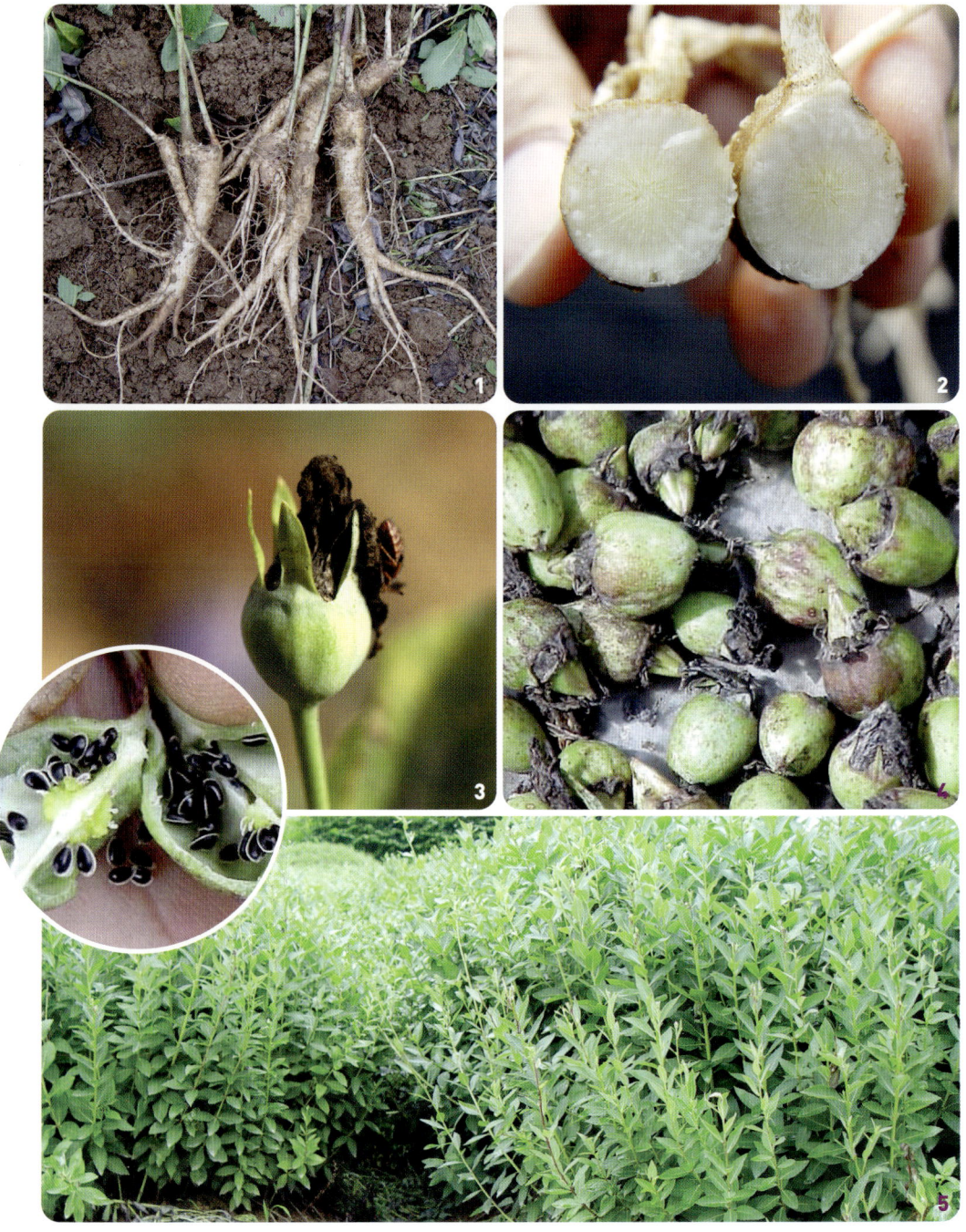

❶ 도라지_ 생뿌리 ❷ 도라지_ 뿌리 단면 ❸ 도라지_ 열매 / 도라지_ 열매 속 종자(원 안)
❹ 도라지_ 채취한 열매 ❺ 도라지_ 자라는 모습

도라지 · 653

도라지꽃차

【 효능 및 꽃의 이용 】

도라지꽃차는 맛이 순하며, 찻물을 부으면 말랐던 꽃이 예쁘게 피어오른다. 보랏빛 꽃차의 경우는 열에 안정적이어서 뜨거운 물을 부어도 색이 유지된다. 따라서 건조할 때 되도록 색이 보존될 수 있게 잘 건조하는 것이 좋겠다. 차 색은 약간 갈색이다.

【 채취 방법 】

봉오리에서 바로 핀 꽃을 선택한다.

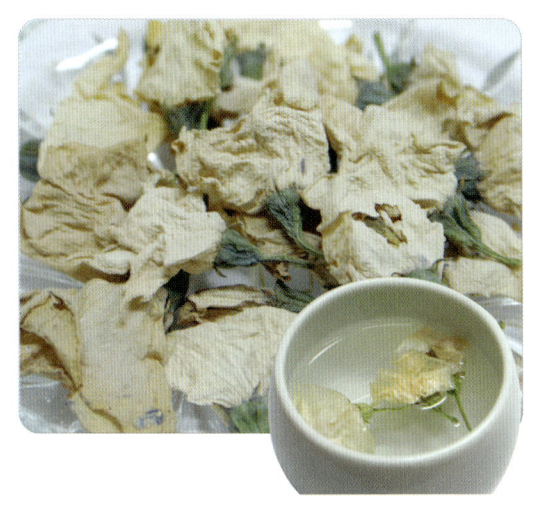

【 꽃차 만드는 방법 】

① 꽃봉오리와 꽃을 수확하여 깨끗하게 손질하여 말린다.
② 말린 꽃 3송이 정도를 찻잔에 넣고 뜨거운 물을 부어 마신다.

길경차

【 효능 】

진해, 거담, 항궤양작용, 폐암 세포주의 성장 억제작용, 간 보호작용, 항염증작용

【 만드는 방법 】

① 물 1L에 말린 도라지 뿌리(길경) 6~12g을 넣고 센불에서 30분 정도 끓인다.
② 중불에서 2시간 정도 더 끓여 마신다.
③ 대추를 넣어 진하게 우려내어 마시면 좋은 약차가 된다.
④ 도라지 특유의 약간 알싸한 맛이 나기 때문에 설탕이나 꿀을 가미하면 마시기가 좋다.

도라지주

맛은 쓰고 맵다. 기호와 식성에 따라 꿀, 설탕을 가미하여 음용할 수 있다.

【적용병증】

- **폐기보호(肺氣保護)** : 폐가 약한 경우나 폐병을 앓고 난 후에 효과적이다. 30mL를 1회분으로 1일 1~2회씩, 25일 정도 음용한다.
- **해수(咳嗽)** : 기침을 계속하는 경우이다. 30mL를 1회분으로 1일 1~2회씩, 15~20일 음용한다.
- **천식(喘息)** : 호흡이 곤란하면서 심한 기침을 하게 되며 심하면 쇳소리가 나기도 한다. 30mL를 1회분으로 1일 1~2회씩, 25일 이상 음용한다.
- **기타 질환** : 기관지염, 늑막염, 대하증, 딸꾹질, 요실금, 위산과다증

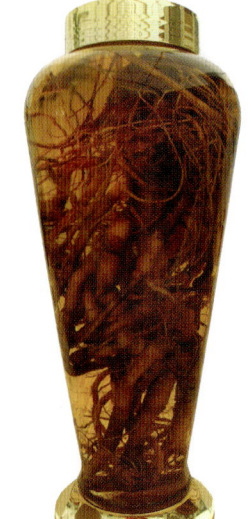

【담그는 방법】

① 도라지의 뿌리가 약효가 좋다.
② 들이나 산에서 직접 채취하여 사용하는 것이 좋다.
③ 생뿌리는 약 230g, 말린 뿌리는 약 180g을 소주 3.8L에 넣고 밀봉하여 서늘한 냉암소에서 보관, 숙성시킨다.
④ 6~9개월 침출한 다음 찌꺼기를 걸러내고 보관, 음용한다. 음용 기간이 짧을 경우, 찌꺼기를 걸러내지 않아도 된다.

【구입방법 및 주의사항】

- 약재상, 약령시장, 재래시장에서 많이 취급하며, 채소가게에서도 취급한다. 산이나 들에서 채취하거나 재배 농가에서 구입할 수도 있다.
- 음용 중에는 대암풀, 뽕나무, 산수유 등을 금한다.
- 장기 음용해도 해롭지는 않으나 치유되는 대로 중단한다.

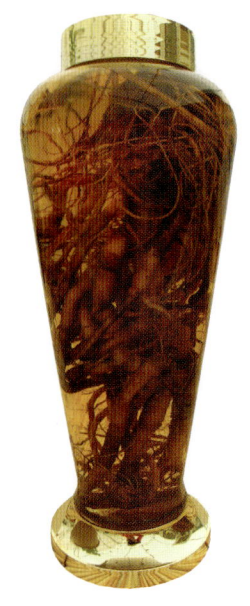

❂ 도라지 생뿌리

도라지 · 655

▶ 호흡기 질환 • **기침·가래** • 초본

모시대

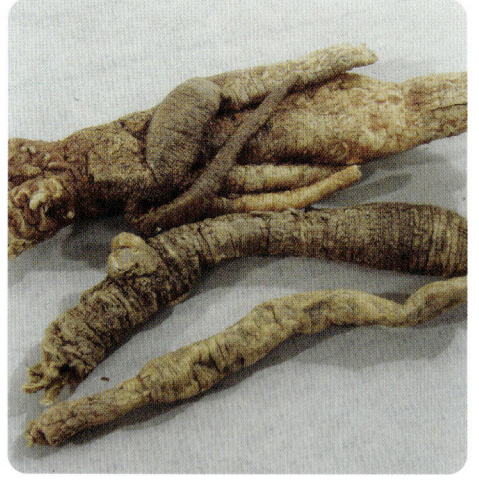

- **학 명** : *Adenophora remotiflora* (Siebold & Zucc.) Miq.
- **과 명** : 초롱꽃과
- **이 명** : 모시때, 모싯대, 그늘모시대, 몽아지, 향삼, 첨길경, 백면근
- **생약명** : 제니(薺苨)
- **생육지** : 산지, 숲 속 자생
- **개화기** : 8~9월
- **채취기** : 가을에서 이른 봄 사이
- **용 도** : 약용, 식용(연한 뿌리)
- **약 효** : 기관지염, 기침, 인후염, 폐결핵, 종기, 거담제, 해독

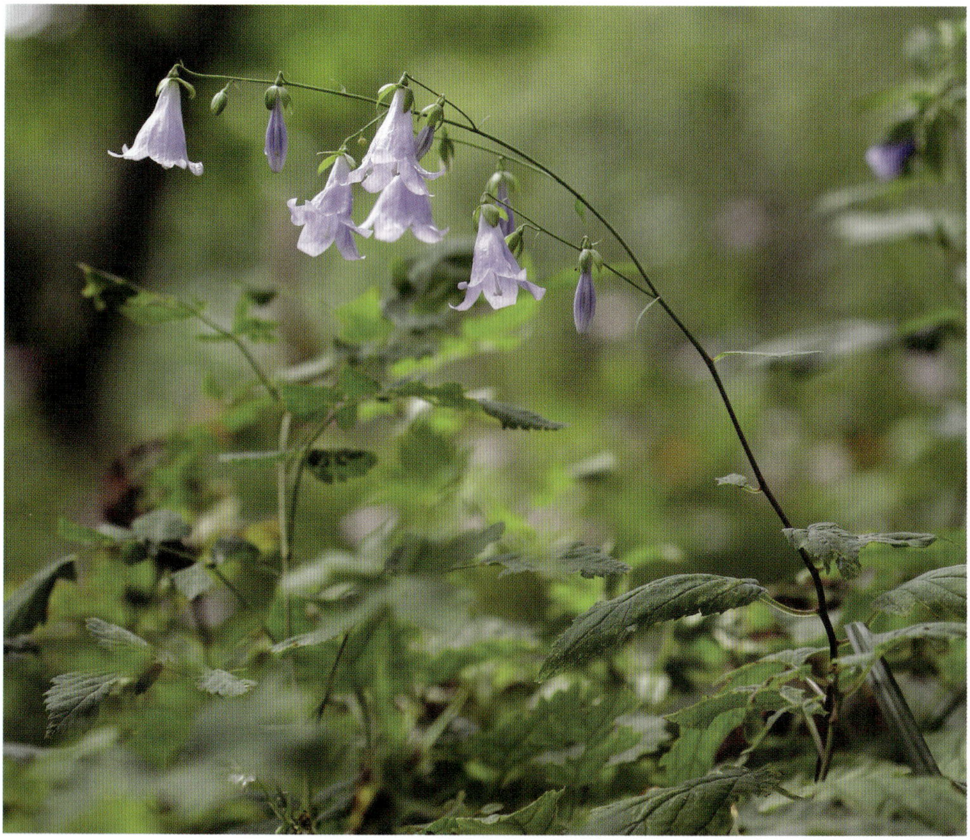

656

| 생김새와 특징 | 모시대는 여러해살이풀로, 키는 40~100㎝이다. 줄기는 곧게 자라고 땅속뿌리가 굵다. 잎은 어긋나며 달걀 모양이고 길이는 5~20㎝, 폭은 3~8㎝이다. 잎 가장자리에 톱니가 있으며, 끝은 뾰족하고 아래 잎은 둥글거나 심장형이다. 잎자루는 위로 올라갈수록 짧아진다. 꽃은 8~9월에 원줄기 끝에서 밑을 향해 종 모양을 하고 원뿔모양꽃차례로 드문드문 피며 보라색 또는 연한 자주색이다. 꽃부리는 끝이 5개로 갈라지며 5개의 수술과 1개의 암술이 있다. 열매는 삭과로, 10~11월에 익는다.

어린잎은 식용, 뿌리는 약용하고, 관상용으로도 쓰인다. 모시대는 우리나라가 원산지이며 일본, 중국 동북부에도 분포한다. 우리나라 전국 산지의 다소 습하고 그늘진 곳, 숲 속에서 군락을 이루어 자생한다.

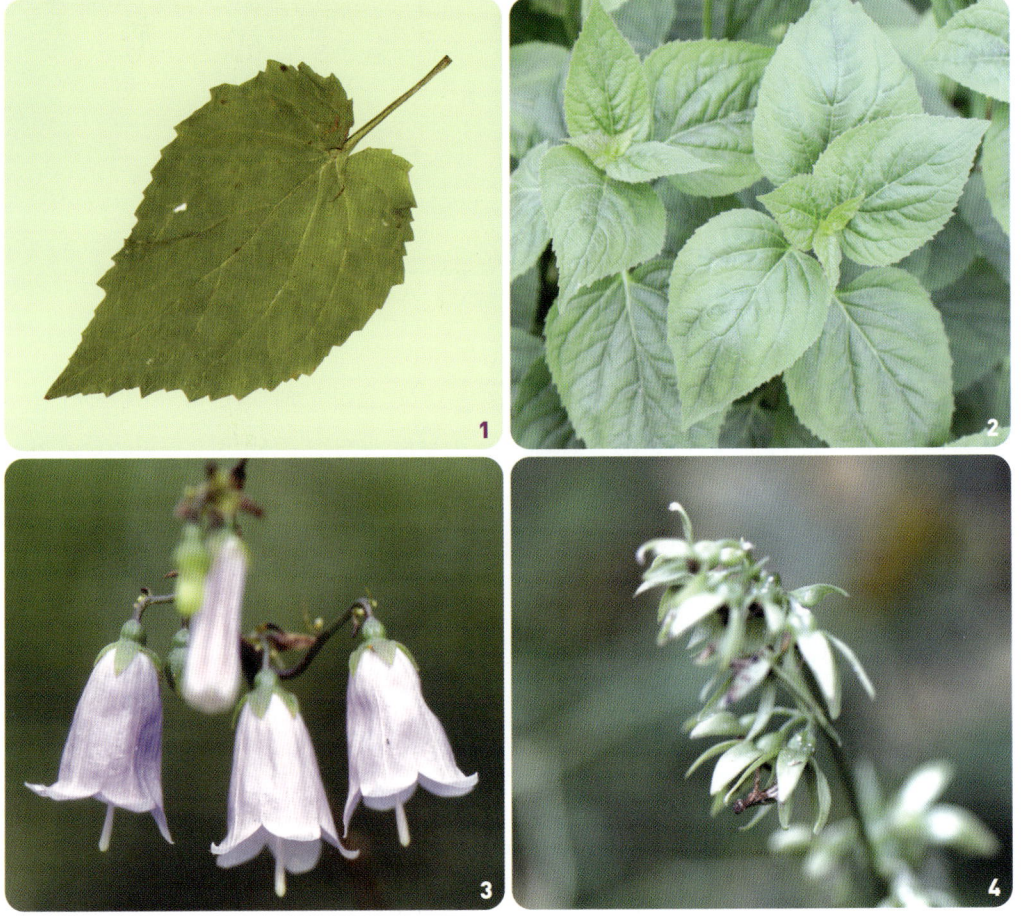

❶ 모시대_ 잎(생김새) ❷ 모시대_ 잎 ❸ 모시대_ 꽃 ❹ 모시대_ 종자 결실

| 성품과 맛 | 맛은 달고 성질은 차다. 독
성은 없다.

| 사용 부위 | 뿌리.

| 작용 부위 | 비(脾), 폐(肺), 간(肝) 경락.

| 성분 | 베타시토스테롤(β-sitosterol),
다우코스테롤(daucosterol), 사포닌
(saponin), 이눌린(inulin) 등.

| 채취와 조제 | 가을에서 이른 봄 사이에
모시대 뿌리를 채취하여 햇볕에 말
리거나 생뿌리를 그대로 사용하기도
한다.

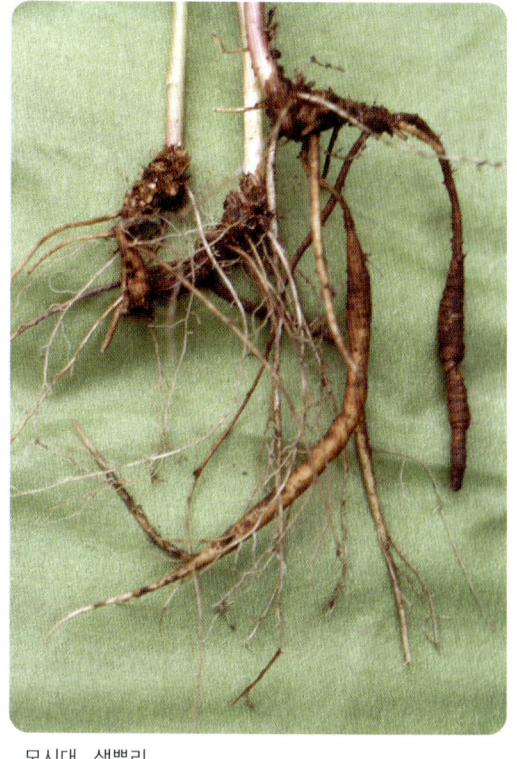
모시대_ 생뿌리

| 효능 주치 |

① 해독 및 거담제로 효능이 있어서
기침, 기관지염, 인후염, 폐결핵,
종기 등의 치료에 효과적이다.

② 모시대 잎을 '제니묘'라 하여 가
슴이 답답하거나 기침으로 얼굴이 붉어지는 증상, 그리고 뱀, 두꺼비, 지네 독이 들
어간 음식을 먹고 생긴 복통, 안면이 푸르고 누렇게 되는 증상, 임로골립(오줌이 가
늘고 몸이 야위어 뼈가 앙상하게 드러나는 증상)의 치료에 사용한다.

③ 뱀이나 벌레에 물린 데에도 효과가 있다.

| 약용법 |

① 말린 모시대 뿌리 12g을 600mL의 물에 넣고 약한 불에서 반량이 되도록 서서히 달
여서 아침저녁으로 식후에 복용한다.

② 종기의 치료를 위해서는 모시대 생뿌리를 짓찧어서 환부에 붙이거나 말린 것을 가

동의
보감
원문

性寒味甘無毒解百藥毒殺蠱毒治蛇蟲咬暑毒箭傷. 似人參而葉少異根似桔梗但無
心爲異二月八月採根暴乾. 處處有之生山中今人採收以爲果菜取苗煮食採根作脯
味甚美.

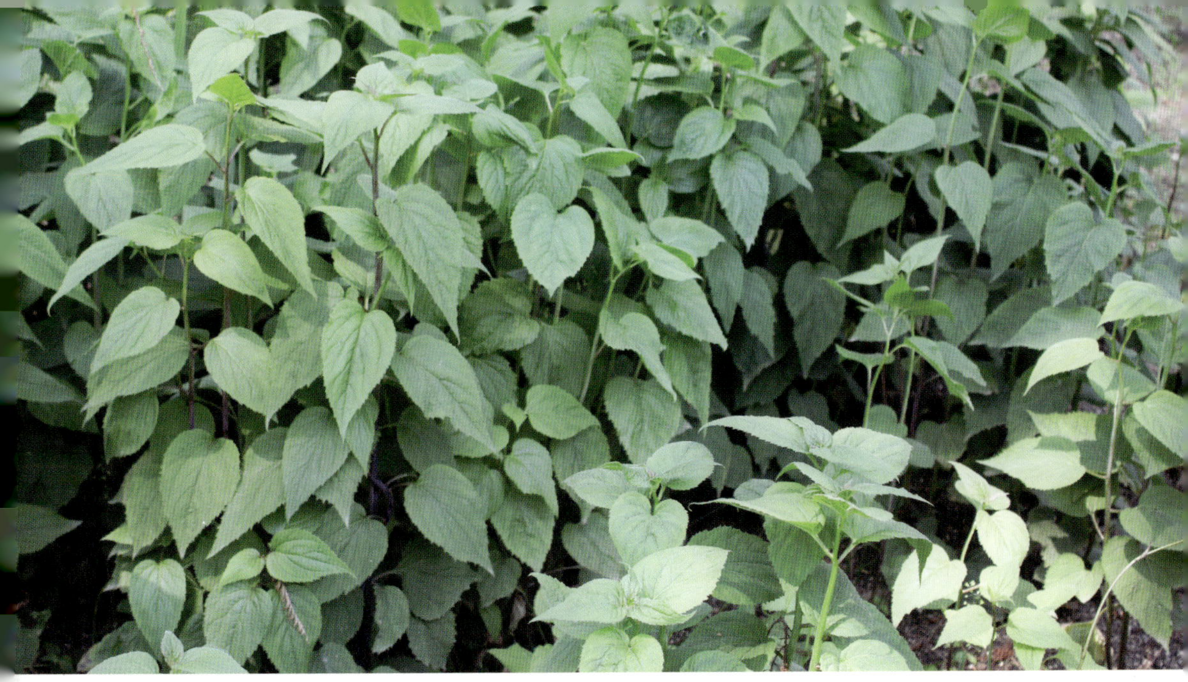

모시대_ 무리

루로 빻아 기름에 개어서 환부에 바른다.

③ 하루에 말린 뿌리 10g 정도를 2L의 물에 끓여서 차 대용으로 마셔도 좋다.

주의사항 속이 냉한 사람은 과용하지 않도록 주의한다.

모시대의 기능성 및 효능에 관한 특허자료

▶ 모시대 추출물과 그를 함유한 혈당강하용 조성물

본 발명은 모시대 추출물과 그를 함유한 혈당강하용 조성물에 관한 것으로, 모시대의 잎, 뿌리, 줄기 등
으로부터 물 또는 유기용매로 추출한 모시대 추출물은 알파글루코시다제 및 알파아밀라제 효소활성을
억제하여 식후 혈중 포도당 농도의 급격한 상승을 억제하여 인체나 동물의 당뇨병 예방 및 치료에 이용
할 수 있는 매우 뛰어난 효과가 있다.

– 공개번호 : 10-2002-0035230, 출원인 : 손건호, 장동재, 권정숙, 김정상

▶ 모시대 추출물과 그를 함유한 비만 억제용 조성물

본 발명은 모시대 추출물과 그를 함유한 비만 방지용 조성물에 관한 것으로, 모시대의 잎, 뿌리, 줄기 등
으로부터 물 또는 유기용매로 추출한 모시대 추출물은 알파글루코시다제 및 알파 아밀라제 효소 활성을
억제하여 식후 당질 또는 전분질의 소화흡수를 억제함으로써 인체나 동물의 비만 예방 및 치료에 이용
할 수 있는 매우 뛰어난 효과가 있다.

– 공개번호 : 10-2003-0074978, 출원인 : 손건호, 권정숙, 김정상, 장동재

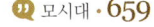 모시대 • **659**

▶ 호흡기 질환 · **기침 · 가래** · 목본

모과나무

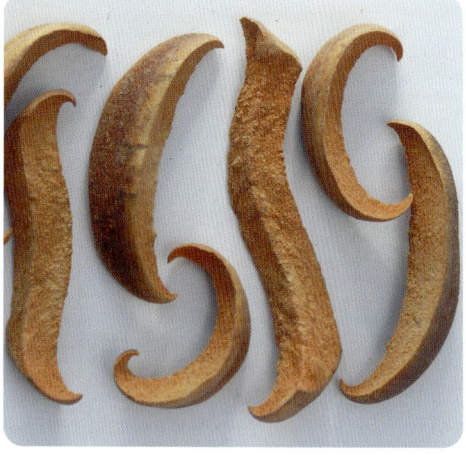

- **학 명** : *Chaenomeles sinensis* (Thouin) Koehne
- **과 명** : 장미과
- **이 명** : 모과, 모개, 목이(木李), 화이목
- **생약명** : 모과(木瓜), 목과(木瓜)
- **생육지** : 마을 부근의 노지, 재배
- **개화기** : 4~5월
- **채취기** : 가을(9~10월)
- **용 도** : 약용, 관상수, 과수, 분재용
- **약 효** : 백일해, 천식, 기관지염, 기침, 가래,
근육통, 폐렴, 늑막염, 설사, 빈혈증

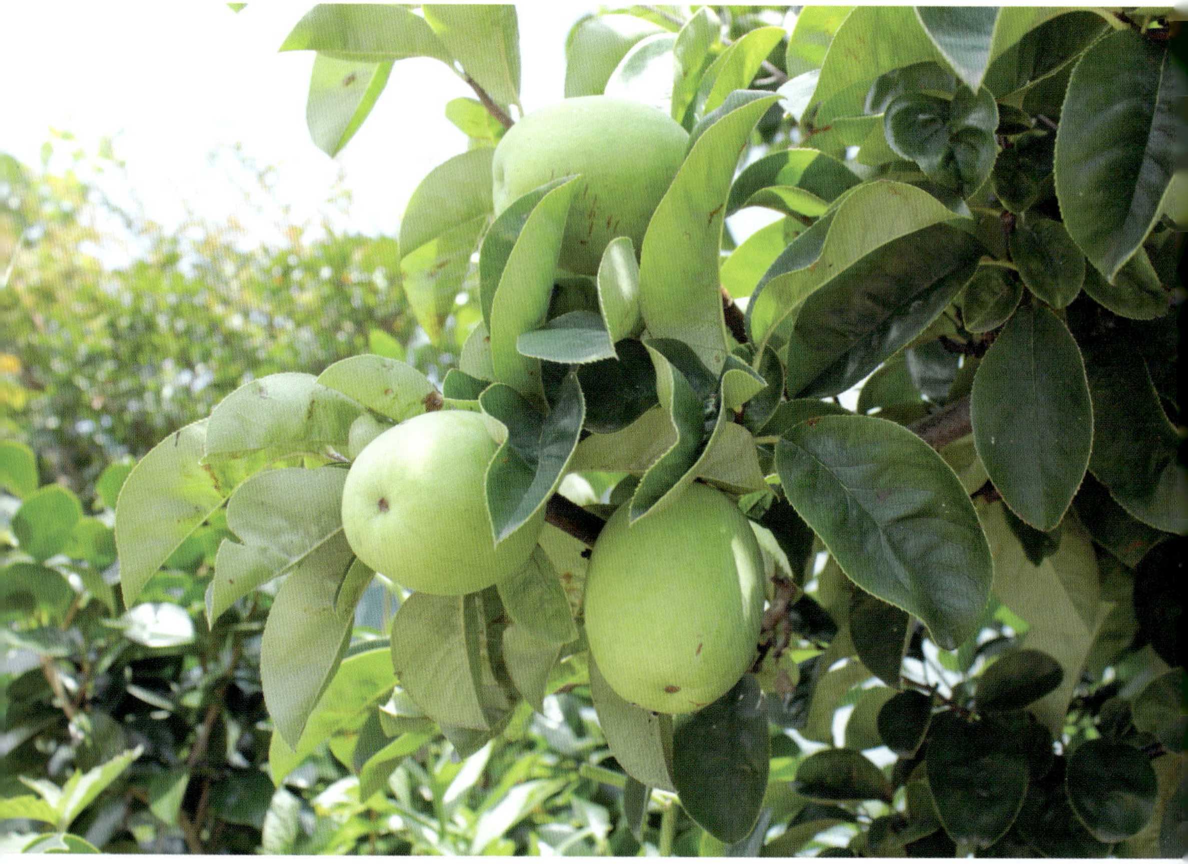

| 생김새와 특징 | 모과나무는 낙엽활엽 교목으로, 키는 약 10m, 지름은 약 80㎝이다. 일년 생 가지는 가시가 없고 털이 나 있으며, 나무껍질은 붉은 갈색과 녹색 얼룩무늬가 있고 비늘 모양으로 벗겨진다. 잎은 어긋나며 긴 타원형 또는 타원형 달걀 모양으로, 양 끝이 좁으며 가장자리에 뾰족한 잔 톱니가 나고, 빳빳한 잎의 양면에는 털이 없다. 꽃은 4~5월에 잔가지 끝에서 분홍색으로 핀다. 둥그스름한 5장의 꽃잎을 갖추고 있고, 꽃의 지름은 2.5~3㎝이다.

녹색이었던 열매는 9~10월에 황색으로 익는데, 원형~타원형이며 지름이 8~15㎝나 되는 큰 과실로 달린다. 약간 울퉁불퉁한 모양이며 촉감이 딱딱한 편이다. 가을에 노랗게 물들어 향기가 좋지만 맛은 시다.

모과의 원산지는 중국이며 우리나라와 중국, 일본에 분포한다. 우리나라에서는 모과나무 열매의 향이 좋고 식용, 약용으로 다양하게 이용되므로 예로부터 마을 부근의 빈터나 집 마당, 울타리 등에 심어왔다. 또한 주로 중부지방 이남의 농가에서 재배도 많이 하고 있다.

| 성품과 맛 | 맛은 약간 시고 성질은 따뜻하다. 독성은 없다.

| 사용 부위 | 열매.

| 작용 부위 | 간(肝), 위(胃), 폐(肺), 비(脾) 경락.

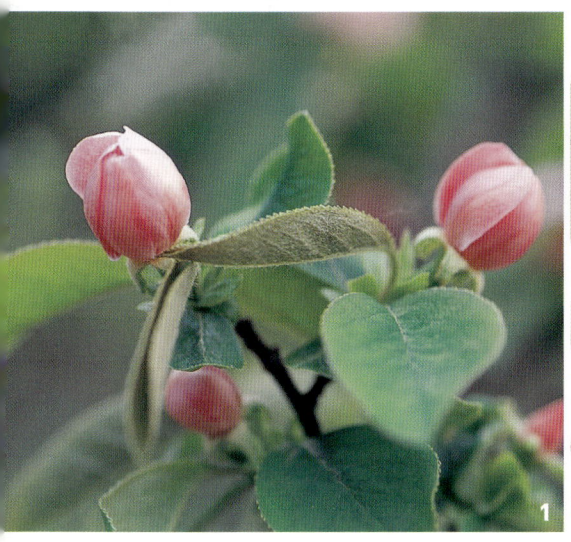 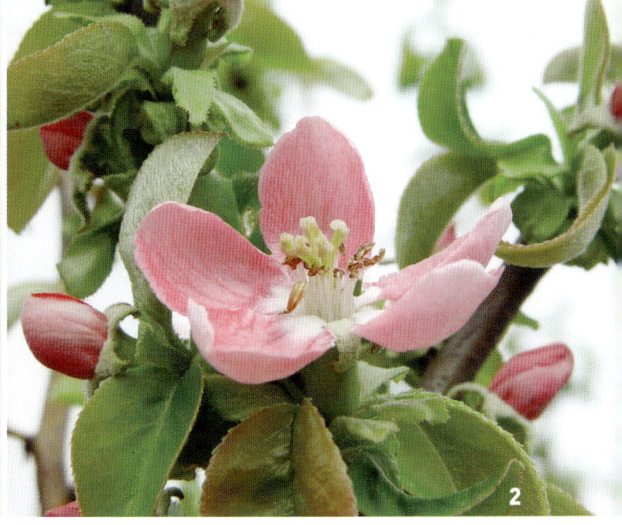

❶ 모과나무_ 꽃봉오리 ❷ 모과나무_ 꽃

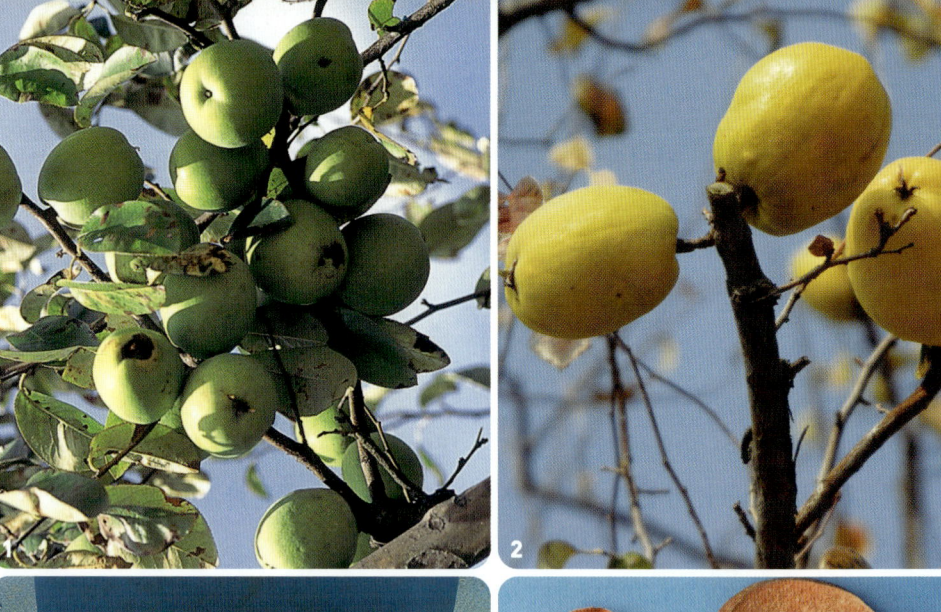

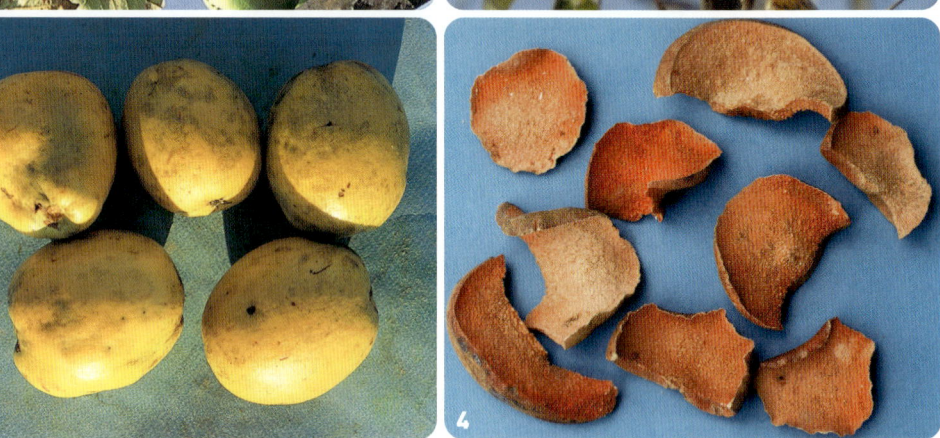

❶ 모과나무_ 덜 익은 열매　❷ 모과나무_ 익은 열매　❸ 모과나무_ 채취한 열매　❹ 모과나무_ 건조한 열매(절편)

| 성분 | 올레아놀릭산(oleanolic acid), 타닌(tannine) 등.

| 채취와 조제 | 모과는 9~10월에 열매가 익을 때 채취하여 적당한 크기로 잘라 생것으로 쓰거나 햇볕에 말려 사용한다. 말릴 때는 끓는 물에 통째로 넣어 5~10분간 끓여서 건져낸 다음 겉껍질에 주름이 질 때까지 말린 후 적당한 크기로 잘게 자른다. 이것을 다

동의
보감
원문

性溫味酸無毒主霍亂大吐下轉筋不止消食止痢後渴治奔豚及脚氣水腫消渴嘔逆痰唾强筋骨療足膝無力. 生南方其樹枝狀如奈花作房生子形如瓜蔞火乾甚香九月採. 實如小瓜醋可食然不可多食損齒及骨. 此物入肝故益筋與血. 勿令犯鐵用銅刀削去皮及子薄切暴乾. 木瓜得木之正故入筋以鉛白霜塗之則失酸味受金之制故也. 木實如瓜良果也入手足太陰經益肺而去濕和胃而滋脾.

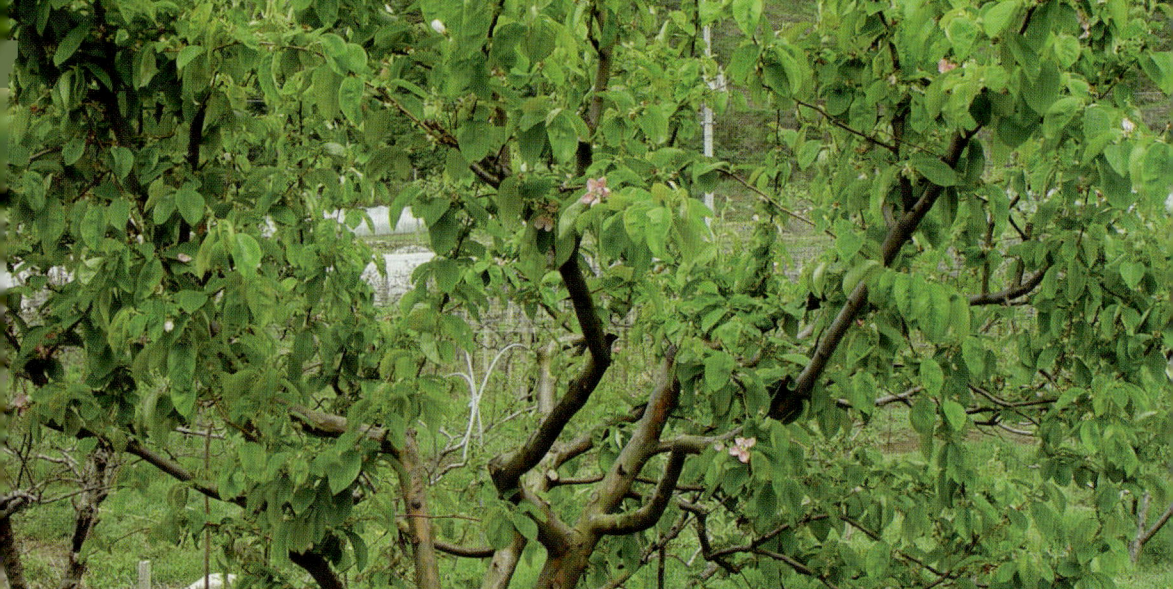

모과나무_ 지상부

시 황적색으로 변할 때까지 햇볕에 말린다. 햇볕에 말리고 밤이슬이나 서리를 맞히면 색깔이 더욱 선명해진다.

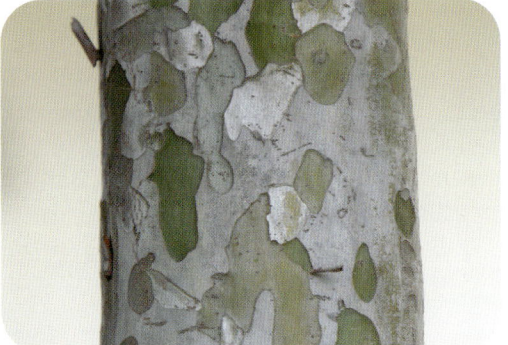

모과나무_ 수피

| 효능 주치 |

① 백일해, 천식, 거담, 기관지염, 폐렴 등의 치료에 좋다.
② 늑막염, 근육통, 신경통, 각기, 수

TIP

[모과차]

1. 재료로는 모과 1kg, 잣, 황설탕 1kg을 준비한다.

2. 모과를 깨끗이 손질하여 씻은 후 물기를 없애고 얇게 잘라서 설탕과 함께 작은 단지에 담아둔다.

3. 빛이 들지 않는 곳에 두었다가 모과청이 생기면 차로 만들어 먹는다.

4. 주전자에 모과 8쪽과 물 4컵을 넣고 끓인다.

5. 찻잔에 모과 1쪽과 모과청, 꿀 1큰술을 담은 후 모과차를 붓고 잣을 띄운다.

모과나무 · 663

종, 설사, 빈혈증의 치료에도 효능이 있다.

③ 간 기능 보호, 소염작용, 항균, 항암의 효능이 있다.

④ 진경, 진해, 진토, 이뇨작용을 한다.

⑤ 급성위장염, 설사, 구토 등을 치료한다.

⑥ 모과주는 강장, 조혈의 기능이 있어 빈혈증을 개선하는 데 좋다.

| 약용법 |

① 말린 모과나무 열매 5~10g을 700mL의 물에 넣고 중불에서 반량이 되도록 서서히 달인 액을 아침저녁으로 두 번씩, 식후에 한 달 정도 복용한다. 분말로 만들어 환으로 복용해도 좋다.

② 모과주나 모과차로 만들어 복용한다.

주의사항 모과는 상강(霜降) 이후 서리를 맞고 나서 잘 익은 열매를 채취해야 향기와 약효가 좋다.

모과나무의 기능성 및 효능에 관한 특허자료

▶ **모과 열매 추출물을 유효성분으로 함유하는 당뇨병의 예방 및 치료용 약학 조성물 및 건강식품 조성물**

본 발명은 모과 열매의 용매 추출물을 유효성분으로 함유하는 당뇨병의 예방 및 치료용 약학 조성물 및 건강기능식품에 관한 것이다.

– 공개번호 : 10-2011-0000323, 출원인 : 공주대학교 산학협력단

▶ **모과나무 추출물을 유효성분으로 하는 과민성 면역질환 예방 또는 개선용 약학 조성물**

본 발명은 모과나무 추출물을 유효성분으로 하는 과민성 면역질환 예방 또는 개선용 약학 조성물에 관한 것으로, 상기 약학 조성물은 모과나무 추출물을 유효성분으로 함으로써 비만세포에서의 알레르기 유발 물질의 분비를 근원적으로 차단할 수 있기 때문에, 알레르기성 질환뿐 아니라 나아가 과민성 면역질환을 치료 또는 예방할 수 있는 장점이 있다.

– 공개번호 : 10-2014-0043610, 출원인 : 대전대학교 산학협력단

▶ **모과 추출물을 함유하는 미백 조성물**

본 발명은 모과 추출물을 함유하는 미백 조성물에 관한 것으로, 더 상세하게는 천연 미백 소재인 모과의 열수 추출물 또는 에탄올 추출물을 함유하는 미백 조성물에 관한 것이다.

– 공개번호 : 10-2003-0090126, 출원인 : 메디코룩스(주)

모과주

맛은 시다. 기호와 식성에 따라 꿀, 설탕을 가미하여 음용할 수 있다.

【적용병증】

- **구토(嘔吐)** : 몸속의 여러 가지 이상으로 헛구역질을 하거나 먹은 음식물을 토하는 경우로, 심한 통증이 따른다. 30mL를 1회분으로 1일 1~2회씩, 7~8일 음용한다.
- **곽란(霍亂)** : 토하면서 설사가 따르는 급성위장병이다. 즉 먹은 음식에 의한 급성체증이다. 30mL를 1회분으로 1일 1~2회씩 7~8일, 심하면 10일 정도 음용한다.
- **더위증(夏暑)** : 여름에 더위를 먹어서 발병하는 것으로, 소화불량과 구토 증세가 나타난다. 30mL를 1회분으로 1일 1~2회씩, 9~10일 음용한다.
- **기타 질환** : 감기, 근육통, 기관지염, 동통, 보간, 빈혈, 사지동통

【담그는 방법】

① 약효는 열매에 있으므로, 주로 열매를 사용한다. 약간의 방향성(芳香性)이 있다.
② 열매를 잘 씻은 다음 물기를 건조하여 잘게 썰어 사용한다.
③ 열매는 생것으로는 320g, 말린 약재로는 220g을 소주 3.8L에 넣고 밀봉하여 서늘한 냉암소에서 보관, 숙성시킨다.
④ 1년 정도 침출한 다음 찌꺼기를 걸러내고 보관, 음용한다. 음용 기간이 짧을 경우, 찌꺼기를 걸러내지 않아도 된다.

【구입방법 및 주의사항】

- 재래시장이나 재배 농가에서 구입하여 사용한다.
- 오래 음용해도 무방하다.
- 본 약술을 음용하는 중에 가리는 음식은 없다.

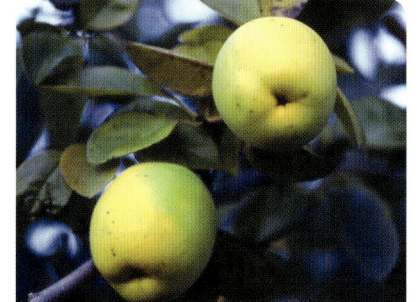

♠ 모과 열매

▶ 호흡기 질환 · **기침 · 가래** · 목본

살구나무

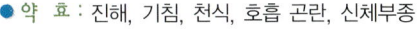

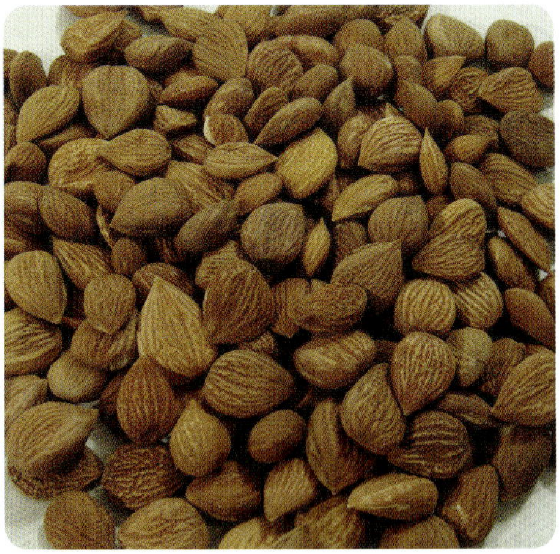

- 학 명 : *Prunus armeniaca* var. *ansu* Maxim.
- 과 명 : 장미과
- 이 명 : 살구, 행화, 행수
- 생약명 : 행인(杏仁), 행핵인(杏核仁)
- 생육지 : 마을 부근의 노지, 재배
- 개화기 : 4월
- 채취기 : 여름
- 용 도 : 식용, 약용, 정원수
- 약 효 : 진해, 기침, 천식, 호흡 곤란, 신체부종

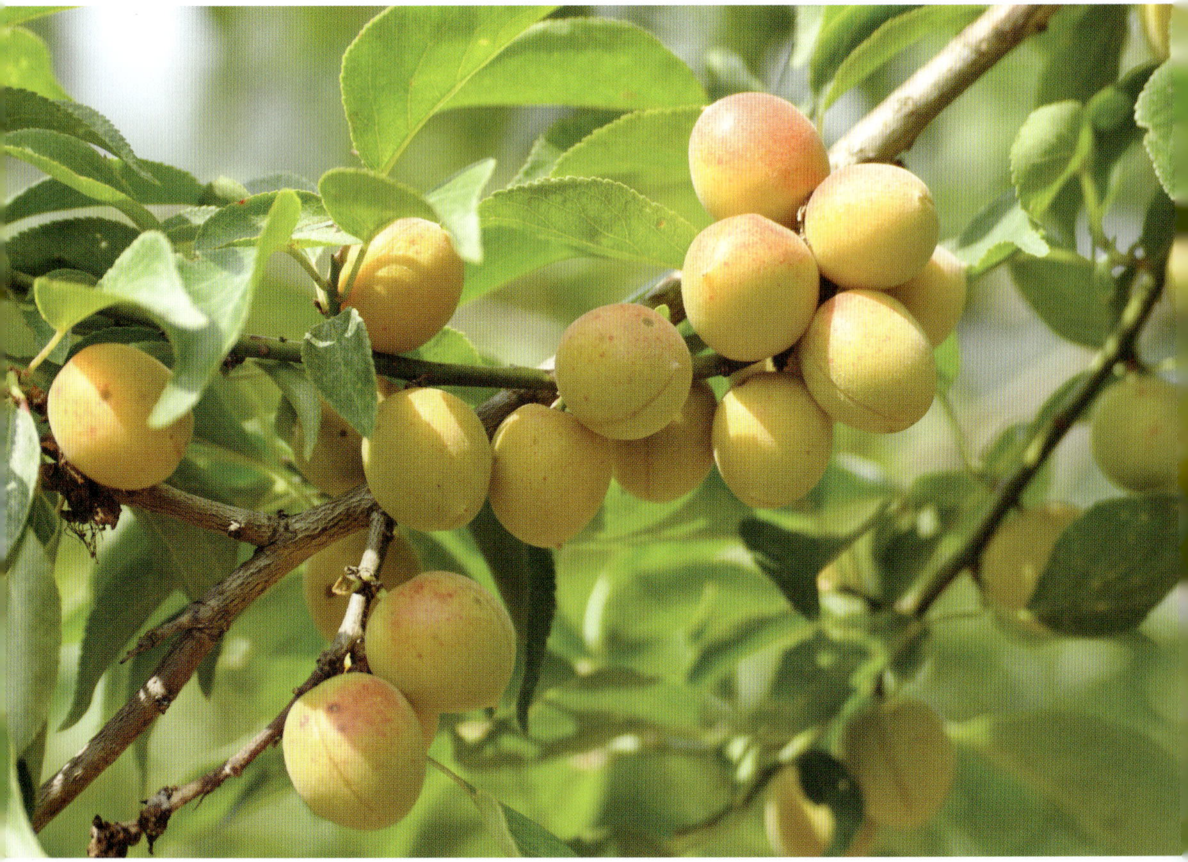

666

| 생김새와 특징 | 살구나무는 낙엽활엽 소교목으로, 키는 5m 정도이다. 줄기에는 가지가 많고 나무껍질에 코르크질이 없는 것이 특징이다. 잎은 어긋나며, 넓은 타원형 또는 달걀 모양이다. 잎의 길이는 6~8cm, 너비는 4~7cm이며 양면에 털이 없다. 꽃은 4월 중순에 잎보다 먼저 연한 홍색으로 핀다. 꽃의 지름은 2~4cm이고, 꽃잎은 둥글며 수술이 많고 암술은 1개이다. 꽃대는 거의 없고 꽃받침 조각은 5개이며 뒤로 젖혀진다. 열매는 구형의 핵과(核果: 중과피는 부드럽고, 즙이 많아 살로 먹는 부분이고, 내과피는 딱딱한 핵이 있는 열매)이며 크기는 3cm 정도이고 7월에 황색 또는 황적색으로 익는다.

과육 안에 딱딱한 핵(核)이 있고 그 안에 종자가 있는데 이를 행인(杏仁)이라고 하며 약용하고, 음료와 잼 등으로 식용한다. 살구나무는 과일나무로서 성장을 억제하여 분재로도 활용한다.

중국이 원산지이며 우리나라와 중국, 일본, 몽골, 미국, 유럽 등지에 분포한다. 특히 미국은 세계 최대의 살구 생산국이다. 우리나라는 예로부터 전국 각지에서 마을 부근 빈터나 집 마당, 천변 등에 살구나무를 유실수로 심어왔으며 농가의 과수원에서 많이 재배되고 있다.

| 성품과 맛 | 맛은 맵고 쓰며 성질은 따뜻하다. 약간의 독성이 있다. 동의보감에는

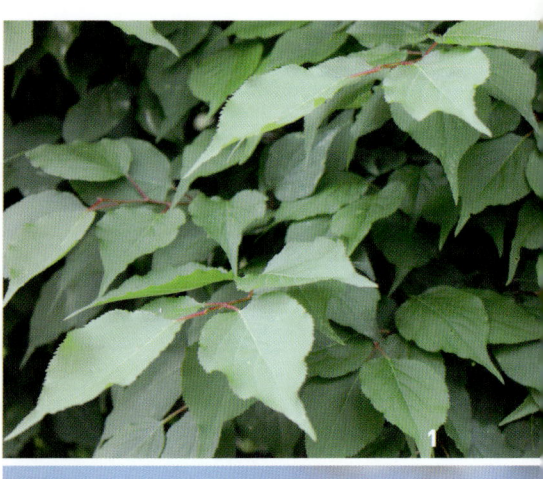

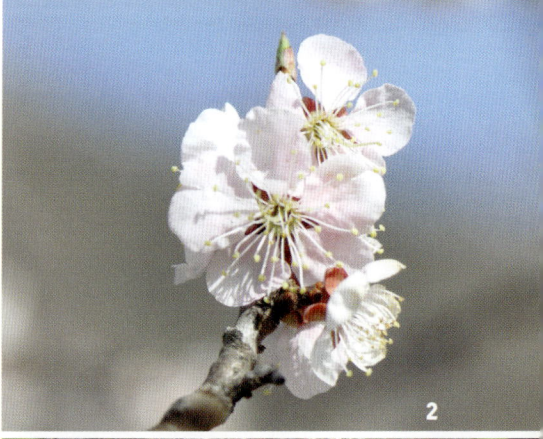

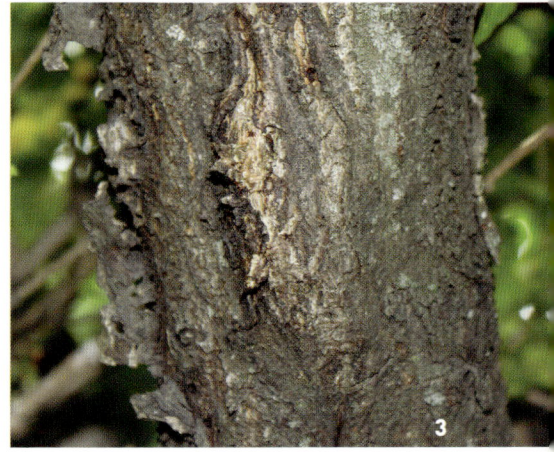

❶ 살구나무_ 잎 ❷ 살구나무_ 꽃
❸ 살구나무_ 수피

살구나무 · 667

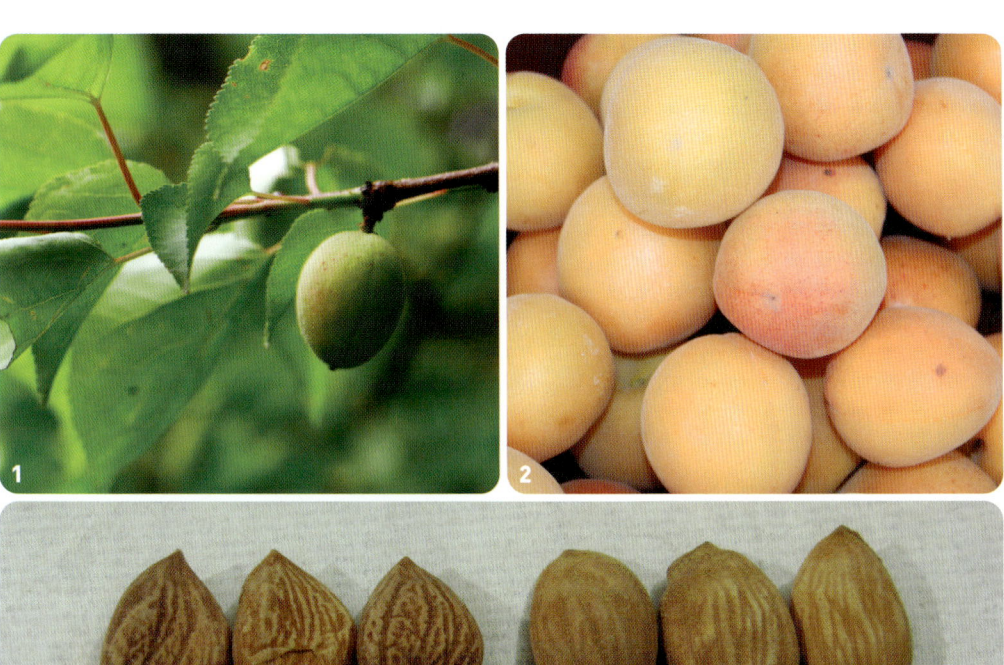

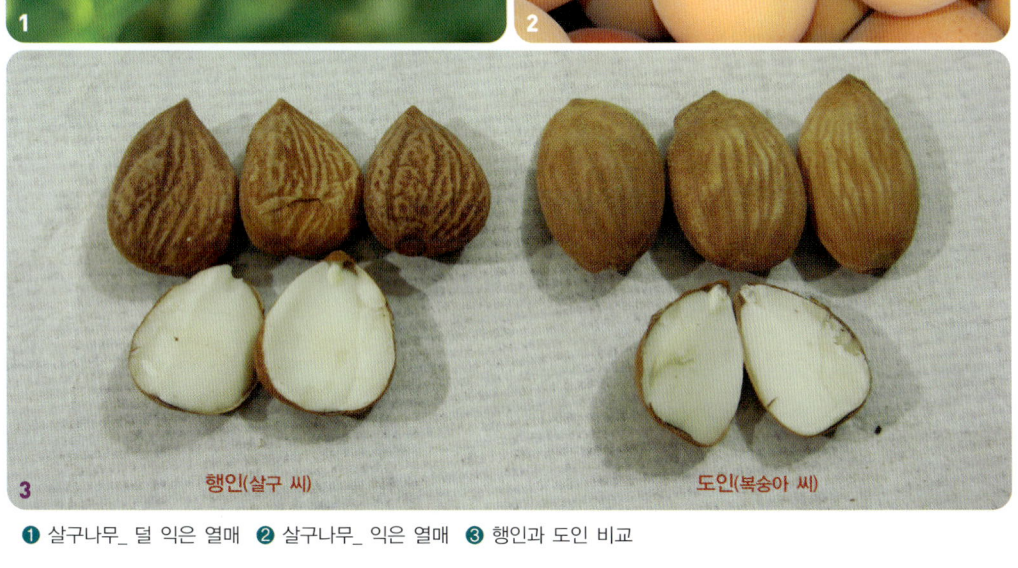

행인(살구 씨)   도인(복숭아 씨)

❶ 살구나무_ 덜 익은 열매 ❷ 살구나무_ 익은 열매 ❸ 행인과 도인 비교

달고 쓰다고 하였다.

|사용 부위| 열매 안의 딱딱한 핵 속에 있는 성숙한 종인(種仁: 씨앗).

|작용 부위| 심(心), 폐(肺), 대장(大腸) 경락.

|성분| 종자에 아미그달린(amygdalin), 지방유가 함유되고, 과육에 시트르산(citric acid), 말산(malic acid), 비타민 A・B・C, 당분, 케르세틴(quercetin) 등이 함유되어 있다.

|채취와 조제| 여름철에 살구나무 열매가 황색 또는 황적색으로 완전히 성숙했을 때 채취한다. 과육(果肉)과 핵각(核殼)을 제거하고 종인(種仁)을 취하여 바람이 잘 통하는 곳이

나 햇볕에 말려서 사용한다.

| 효능 주치 |

① 성숙한 살구 씨앗(행인)은 진해, 천식, 기침, 호흡 곤란, 신체부종에 쓰인다.
② 행인유는 특히 항암제로 좋고 연고제와 주사약의 용제로도 효능이 있다.
③ 반쯤 핀 꽃을 채취하여 그늘에 말려서 벌꿀에 담근 것을 매일 섭취하면 노인의 변비에 좋다.

| 약용법 |

① 일반적인 복용법으로는, 1일량으로 말린 행인 6~12g을 600mL의 물에 넣고 중불에서 반량이 되도록 서서히 달인 액을 아침저녁으로 두 번씩, 식후에 복용한다. 분말로 만들어 환으로 복용해도 좋다.
② 씨의 딱딱한 껍질을 벗긴 후 뾰족한 끝을 잘라버리고 압착지로 싸서 눌러 기름을 말끔히 제거한다. 그 나머지를 분말로 만들어 알코올에 용해시킨 다음 꺼내어 건조시키고 다시 알코올로 완전히 녹여 침전시킨다. 이렇게 3번가량 정제시켜 가루 또는 환약이나 물약으로 만들어서 하루 3g씩 복용한다.

살구나무_ 꽃이 만발한 수형

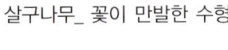

동의
보감
원문

性溫味甘苦有毒(一云小毒)主咳逆上氣療肺氣喘促解肌出汗殺狗毒. 處處有之山杏不堪入藥須家園種者五月採. 入手太陰經破核取仁湯浸去皮尖及雙仁麩炒令黃色用之. 雙仁者殺人可以毒狗凡桃杏雙仁殺人者其花本五出若六出必雙仁草木花皆五出惟山梔雪花六出此殆陰陽之理令桃杏雙仁有毒者失其常也. 生熟喫俱得惟半生半熟殺人. 病人有火有汗童便浸三日用.

살구나무 · **669**

③ 씨(행인)를 물에 담갔다가 아침 식전에 한 알씩 5알을 씹어서 섭취하면 암을 개선하고, 간장과 신장이 허약할 때 좋다. 복용 시 주의할 점은 쌍인(雙仁), 벌레 먹었거나 상한 것, 반숙은 먹지 말아야 한다는 것이다. 껍질과 뾰족한 끝은 버려야 하며 날것으로 한 가지만 복용할 때는 1회에 5알 이상을 먹지 않는 것이 안전하다.

④ 중풍에는 행인 7개를 하루 한 번씩 1주일간 계속 먹고, 1주일 쉬고 다시 1주일간을 계속 먹거나, 행인을 먹은 후 푸른 대쪽을 불에 구워서 받아낸 진액(죽력)을 마시면 효과가 좋다.

⑤ 천식에는 행인, 도인(복숭아 씨) 각 반량을 속씨 눈을 따버리고 볶아서 가루를 낸 뒤 물에 개어서 밀가루로 환을 지어 생강이나 꿀과 함께 매일 복용한다.

⑥ 잘 익은 살구를 씻어서 열매껍질과 종자를 제거하고 과육만을 취하여 같은 양의 설탕을 혼합한 후 끓여서 살구 잼을 만든다.

주의사항 뱀장어, 개고기, 잉어, 황기, 황금, 갈근 등을 함께 먹지 않는다.

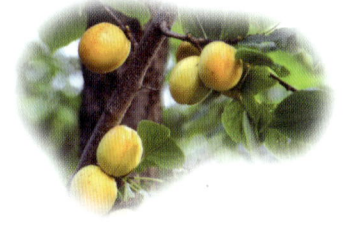

살구나무(행인)의 기능성 및 효능에 관한 특허자료

▶ 행인 추출물 등을 포함하는 아토피성 피부염 개선용 크림 조성물

본 발명은 아토피성 피부염 개선 및 완화용 크림 조성물에 관한 것으로, 보다 상세하게는 아토피성 피부염 개선용 크림 조성물의 유효성분으로 행인(살구 씨앗) 추출물, 지유 추출물 및 후박 추출물을 함유하는 보습 및 항염 효과가 있는 아토피성 피부 개선 및 완화용 크림 조성물에 관한 것이다.

– 공개번호 : 10-2013-0015340, 출원인 : 정의영

▶ 행인 추출물 등을 포함하는 혈류량 개선 및 세포 증식 활성 효능을 갖는 조성물

본 발명의 혈류량 개선 및 세포 증식활성 효능을 갖는 조성물의 곽향, 복령, 행인(살구 씨앗) 추출물은 천연 생약 물질로서 피부에 자극이 없이 안전하게 사용될 수 있을 뿐만 아니라 피부 도포 시 모세혈관을 확장시켜 혈액순환을 원활하게 함으로써 피부 혈류량 개선 효과 및 세포 증식 활성 효과를 나타낸다.

– 공개번호 : 10-2007-0070657, 출원인 : (주)엘지생활건강

살구주

맛은 쓰고 달다. 다른 것은 가미하지 않는다.

【적용병증】

- 호흡곤란증(呼吸困難症) : 숨을 쉴 때 괴로움을 느끼는 증상을 말한다. 30mL를 1회분으로 1일 2~3회씩, 17~25일 음용한다.
- 진정(鎭靜) : 들뜬 신경을 가라앉히는 경우를 말한다. 30mL를 1회분으로 1일 2~3회씩, 12~15일 음용한다.
- 자궁근종(子宮筋腫) : 여성의 자궁에서 발견되는 혹으로, 흔히 물혹이라고 하는 난소종양과 살혹이라고 하는 자궁근종 두 가지가 있다. 30mL를 1회분으로 1일 2~3회씩, 20~30일 음용한다.
- 기타 질환 : 구내염, 기관지염, 두통, 심장병, 해수, 해독

【담그는 방법】

① 약효는 종인(種仁: 씨앗)에 있으므로 주로 종인을 사용한다. 살구 열매는 과육(果肉) 속에 든 딱딱한 과핵(果核)을 깨면 그 안에 종인이 들어 있는데 이것을 행인(杏仁)이라 하여 약재로 쓴다.

② 살구 종인을 물로 깨끗이 씻은 다음 물기를 잘 말려 사용한다.

③ 말린 종인 약 250g을 소주 3.8L에 넣고 밀봉하여 서늘한 냉암소에서 보관, 숙성시킨다.

④ 10개월 정도 침출한 다음 찌꺼기를 걸러내고 보관, 음용한다. 또는 찌꺼기를 걸러낸 후 2~3개월 더 숙성하여 음용하면 향미(香味)가 좋아진다.

【구입방법 및 주의사항】

- 살구 씨는 약재상이나 약령시장에서 많이 취급하므로 구입하여 사용할 수 있다.
- 음용하는 중에 칡, 황금, 황기, 조, 쌍인을 금한다.
- 첨두(尖頭)를 제거하고 사용해야 하며, 20일 이상 음용해도 무방하다.

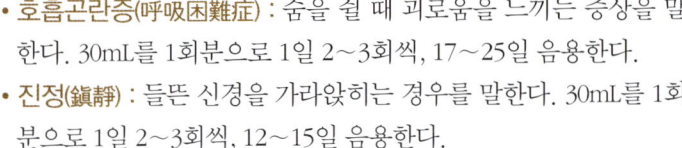

❀ 살구 씨

❷ 살구나무 · **671**

제11장
기타 질환

① 보혈·보신
  작약 草本, 지황 草本, 참당귀 草本

② 자양·강장
  둥굴레 草本, 마(산약) 草本, 인삼 草本, 큰조롱 草本, 황기 草本, 오미자 木本

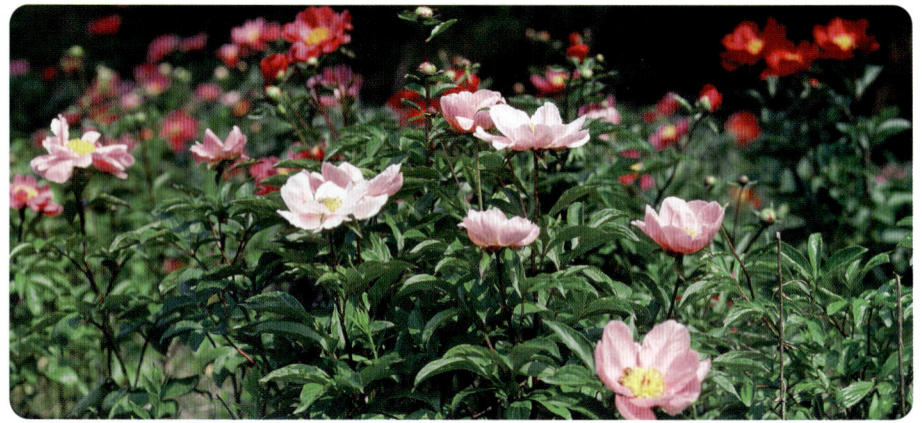
작약

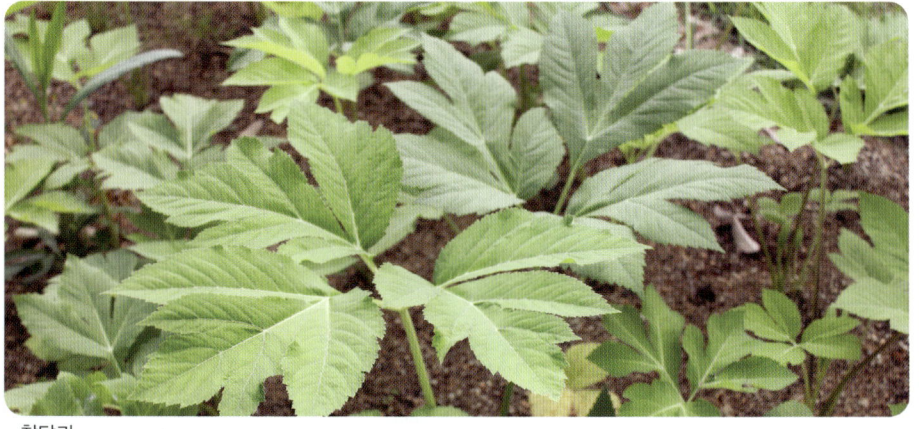
참당귀

보혈·보신 : 보혈(補血)과 보신(補腎)이 제대로 이루어지지 않으면 얼굴색이 창백하고 입술과 혀 및 손발톱의 색이 옅으며, 현기증이 나고 숨이 차며 가슴이 두근거린다. 또한 월경이 순조롭지 못하 며 색깔이 옅고 양이 적으며 한기를 잘 느끼는 등의 증상이 나타난다. 또 건망증과 불면증이 생기 고, 맥이 약하고 빠르며 식은땀을 잘 흘리고 허리, 무릎 등 몸의 관절 부위가 약해 통증을 느낀다. 보혈·보신에 효능이 있는 한약재로는 당귀, 숙지황, 백작약, 천궁, 작약, 당삼, 백출, 백복령, 감초 등 이 있다.

▶ **작약 / 지황 / 참당귀**

자양·강장 : 자양(滋養)·강장(强壯)이란 특별한 병의 증세가 아니라 몸을 보하는 것을 뜻한다. 자양·강장이 부진하면 피로를 쉽게 느끼고 보혈(補血)·보신(補腎)을 제대로 못 했을 때와 같은 증세 들이 나타나기도 한다. 피로, 심한 체력 소모, 스트레스 등이 계속되어 자양·강장에 지장이 초래될 때는 단백질이나 비타민 C 등 영양가가 높고 열량이 높은 식품을 섭취해 체력을 회복해야 하며 특 히 포도당이 다량 함유된 식품은 체내에서 흡수가 잘되어 체력 회복에 좋다. 좋은 음식으로는 포도, 부추, 셀러리, 가지, 다래, 볶은 호두, 검은콩, 토란, 자두, 매실 등이 있다.

▶ **둥굴레 / 마(산약) / 인삼 / 큰조롱 / 황기 / 오미자**

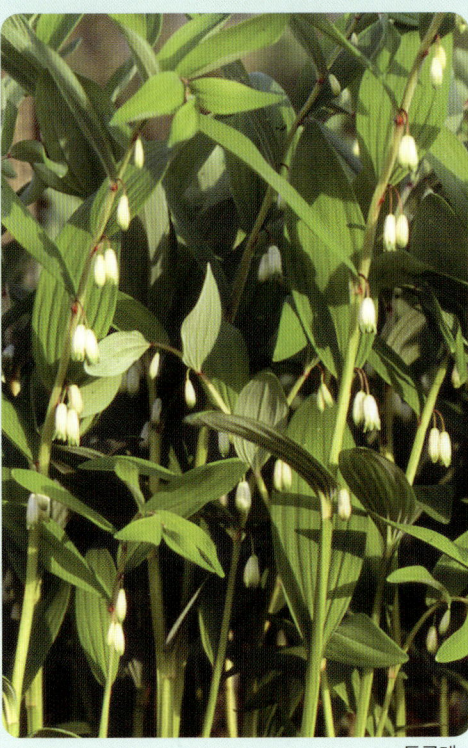

둥굴레

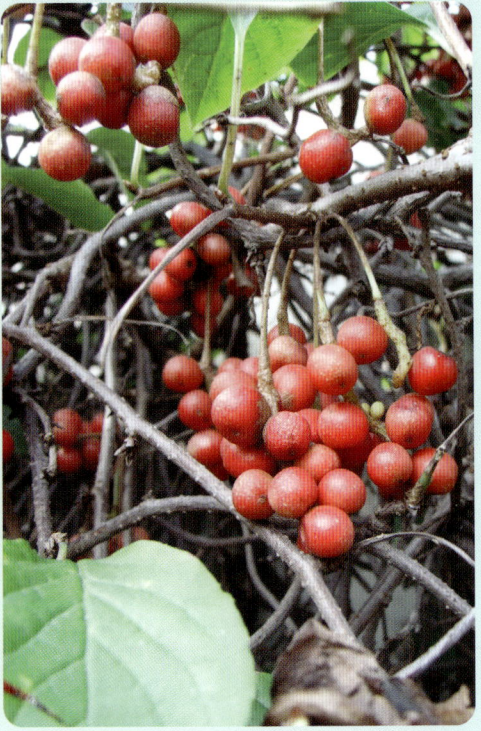

오미자

▶ 기타 질환 · **보혈 · 보신** · 초본

작약

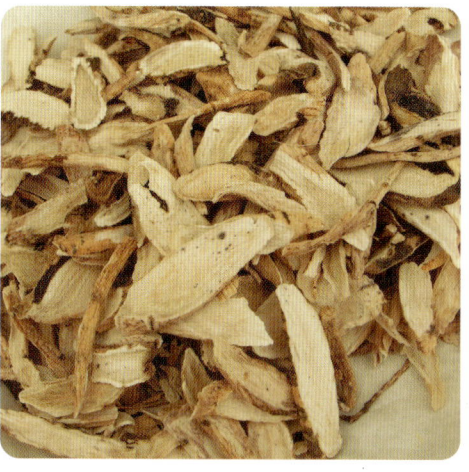

- 학 명 : *Paeonia lactiflora* Pall.
- 과 명 : 작약과
- 이 명 : 적작약(赤芍藥), 집함박꽃
- 생약명 : 작약(芍藥)
- 생육지 : 산비탈, 재배
- 개화기 : 5~6월
- 채취기 : 가을
- 용 도 : 약용, 원예용, 관상용
- 약 효 : 복통, 치통, 두통, 설사복통, 월경불순, 대하증, 식은땀, 신체허약

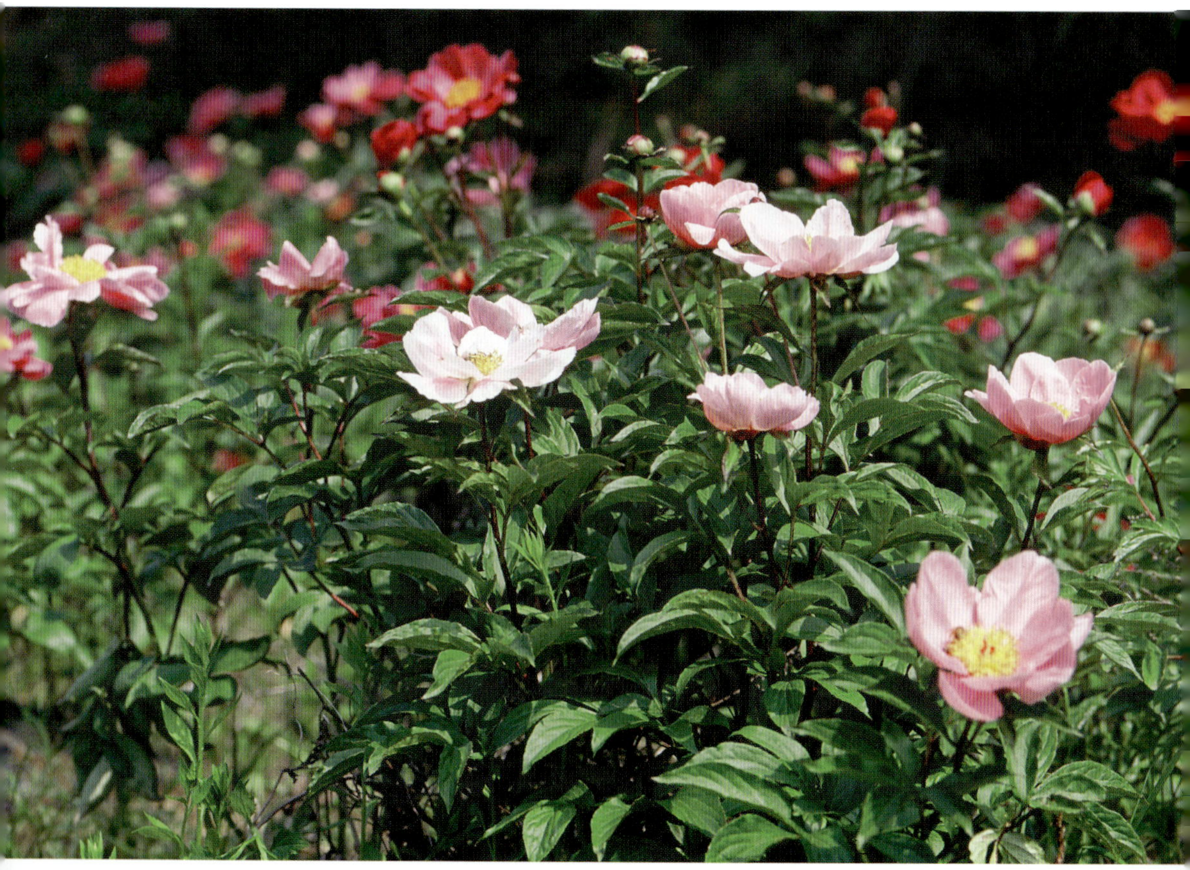

| 생김새와 특징 | 작약은 숙근성 여러해살이풀로, 키는 50~80㎝이다. 줄기는 여러 개가 한 포기에서 나와 곧게 서고 잎과 줄기에 털이 없다. 뿌리는 굵은 육질의 덩이뿌리를 형성한다. 잎은 어긋나며 줄기 밑부분의 잎은 작은 잎이 3장씩 한두 번 나오는 겹잎이다. 줄기 윗부분의 잎은 3개로 깊게 갈라지기도 하며 밑부분이 잎자루로 흐른다. 작은 잎은 잎맥 부분과 잎자루가 붉은색을 띤다. 잎 앞면은 짙은 녹색이며 광택이 나고, 뒷면은 연한 녹색을 띠며 잎 가장자리는 밋밋하다. 꽃은 5~6월에 원줄기 끝에 1개가 피는데 색은 붉은색, 흰색, 분홍색 등 다양하며 많은 원예품종이 있다. 거꿀달걀 모양의 꽃잎은 10~13개 정도 되고, 지름은 약 5㎝이며, 노란색의 많은 수술이 있다. 골돌과의 열매는 달걀 모양으로 성숙하며, 끝이 갈고리 모양으로 굽는데 내봉선을 따라 갈라진다. 종자는 구형이며 작은 콩알만 한 크기이다.

꽃이 아름답고 색상도 다양하기 때문에 예로부터 약용, 관상용으로 널리 재배되었다. 꽃의 생김새가 모란과 비슷하나 꽃잎이 10~13장으로 모란보다 많고, 개화기가 모란 (4~5월 개화)보다 조금 늦은 것이 다른 점이다. 원산지인 중국을 비롯하여 우리나라와 일본, 사할린 등지에 분포한다. 우리나라 전국 각지의 산비탈, 낮은 곳에 자생하며 농가에서 약용식물로 재배하고 있다.

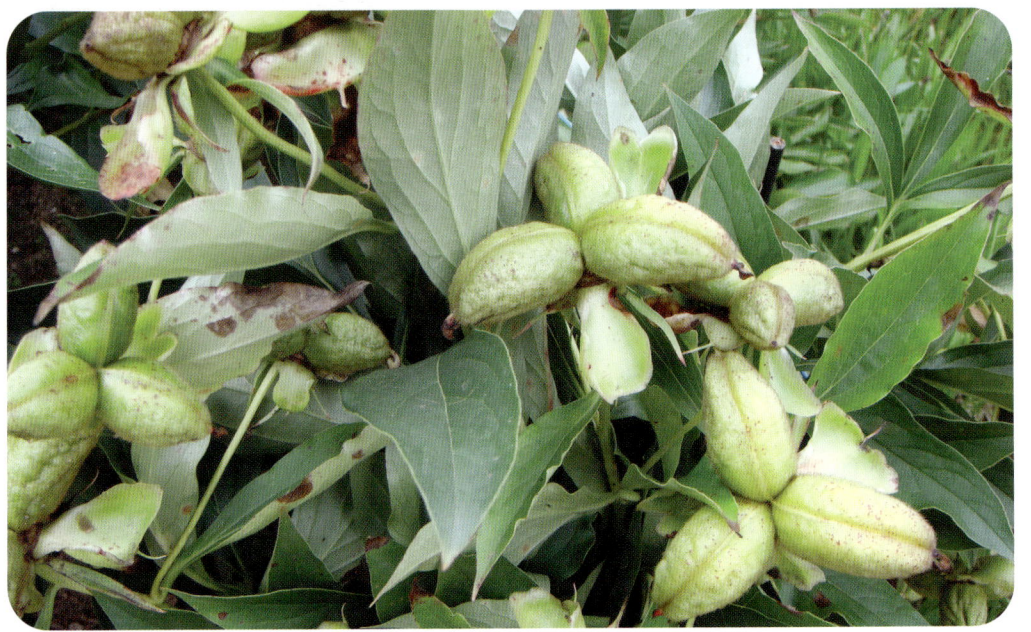

작약_ 잎과 꼬투리

작약 • 675

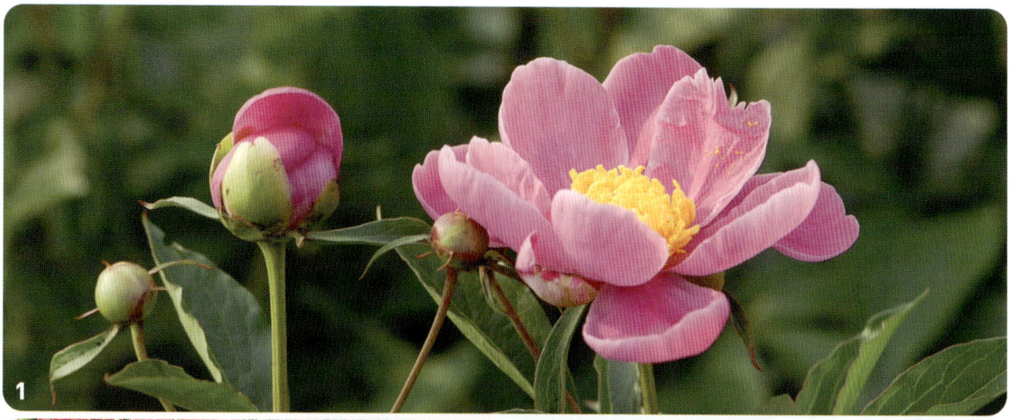

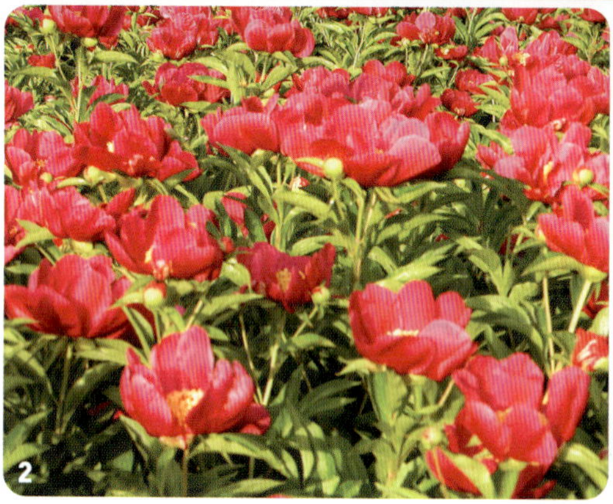

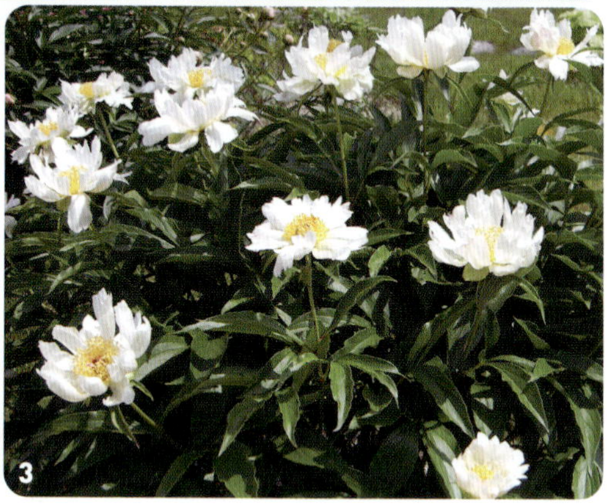

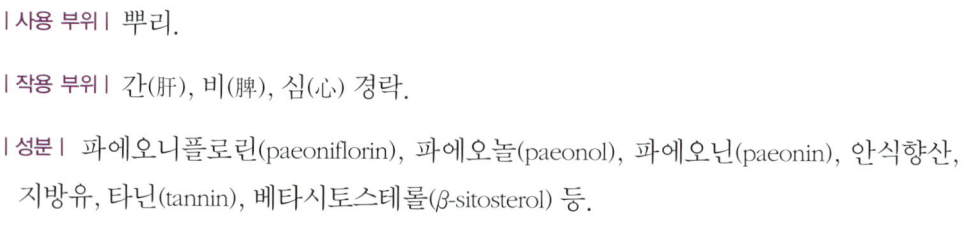

❶ 작약_ 분홍색 꽃 ❷ 작약_ 붉은색 꽃 ❸ 작약_ 흰색 꽃

작약 외에 흰색 꽃이 피는 백작약(*Paeonia japonica*)과 붉은색 꽃이 피는 산작약(*Paeonia obovata*)의 뿌리도 '작약'이라는 동일한 생약명을 쓰며 같은 약재로 쓰고 있다. 이 3종의 작약 뿌리는 한방에서 비슷한 효능을 발휘하는데, 뿌리를 약재로 가공하는 방법에 따라서 백작약과 적작약으로 구분하여 유통되고 있는 실정이다.

| 성품과 맛 | 맛은 달고 쓰고 시며 성질은 약간 차다. 독성이 조금 있다.

| 사용 부위 | 뿌리.

| 작용 부위 | 간(肝), 비(脾), 심(心) 경락.

| 성분 | 파에오니플로린(paeoniflorin), 파에오놀(paeonol), 파에오닌(paeonin), 안식향산, 지방유, 타닌(tannin), 베타시토스테롤(β-sitosterol) 등.

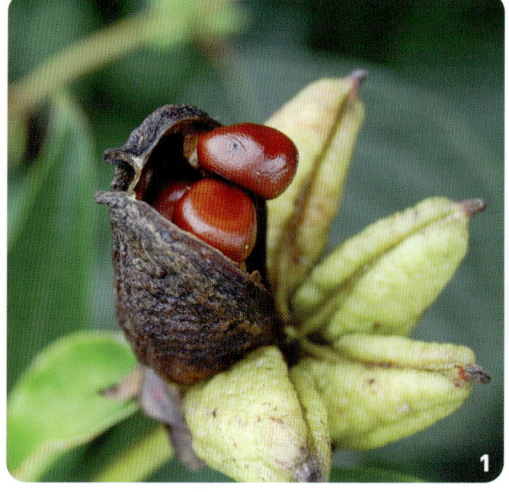
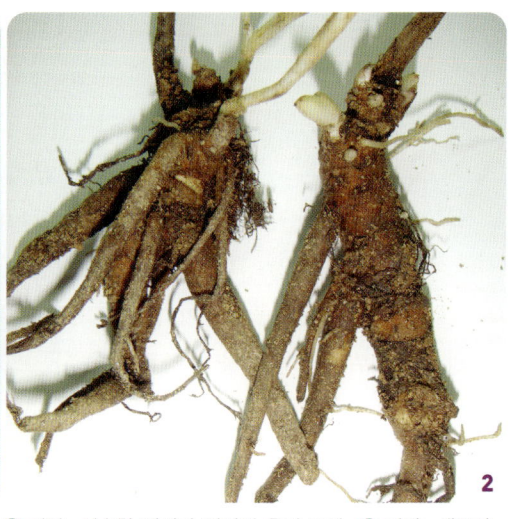

❶ 작약_ 성숙한 열매가 벌어진 후의 종자 ❷ 작약_ 생뿌리

| 채취 및 조제 | 가을에 작약 뿌리를 채취하여 잔뿌리와 불순물을 제거하고 햇볕에 절반 정도 말린 후 단으로 묶어 다시 햇볕에 바짝 말려 사용한다. 또는 채취하여 깨끗이 다듬은 뿌리를 쪄낸 후에 햇볕에 말리기도 한다.

| 효능 주치 |

① 진통, 해열, 진경, 이뇨, 조혈, 지한 등의 효능을 지니고 있어 특히 복통, 위통, 두통 등에 좋다.

② 설사복통, 월경불순, 월경이 멈추지 않는 증세, 대하증, 식은땀을 흘리는 증세, 신체허약, 치통 등의 치료에 사용한다.

| 약용법 |

① 1일량으로, 말린 작약 뿌리 6~15g을 600mL의 물에 넣고 약한 불에서 반량이 되도

동의
보감
원문

性平微寒味苦酸有小毒除血痹通順血脈緩中散惡血消癰腫止腹痛消瘀血能蝕膿
主女人一切病幷産前後諸疾通月水療腸風瀉血痔瘻發背瘡疥及目赤努肉能目. 生
山野二月八月採根暴乾宜用山谷自生者不用人家糞壤者又云須用花紅而單葉山
中者佳. 一名解倉有兩種赤者利小便下氣白者止痛散血又云白者補赤者瀉. 入手
足太陰經又瀉肝補脾胃酒浸行經或酒炒或煨用. 芍藥酒浸炒與白朮同用則能補脾
與川芎同用則瀉肝與參朮同用則補氣治腹痛下痢者必炒後重則不炒又云收降之
體故能至血海入於九地之下得之足厥陰經也.

작약 · 677

록 달여서 아침저녁으로 식후에 1컵씩(150mL) 복용한다. 분말로 만들어서 복용해도 된다. 복통, 위통, 두통, 월경불순, 허약체질, 조혈, 해열 등에도 효과가 있다.

② 말린 작약 뿌리를 감초와 같이 1일량으로 6～15g씩 600mL의 물에 넣고 약한 불에서 반량이 되도록 달여서 아침저녁으로 식후에 1컵씩(150mL), 2주일 정도 복용한다.

③ 작약 10g, 당귀 4g, 천궁 3g, 숙지황 4g, 황기 4g, 계피 2g, 감초 2g을 1회 분량으로 달여 하루에 2～3회 복용하면 매우 좋은 보약이 된다. 특히 육체노동을 하는 사람, 체격이 마른 사람, 나이가 들어 근육이 마른 사람에게 효과적이다.

④ 봄에 부드러운 잎을 나물로 먹는다. 쓰고 신맛이 있으므로 데쳐서 우려내야만 먹을 수 있다.

주의사항 찬 성질이 있어서 속이 허하고 차가워서 오는 설사복통에는 신중하게 사용해야 한다. 또한 여로(藜蘆)와는 함께 사용하면 안 된다.

작약(백작약)의 기능성 및 효능에 관한 특허자료

▶ 작약 종자 추출물을 유효성분으로 함유하는 퇴행성 뇌질환 예방 또는 치료용 약학적 조성물

본 발명에 따른 작약 종자의 추출물, 이의 분획물 또는 이로부터 분리한 화합물은 BACE-1 활성을 저해시켜 알츠하이머형 치매, 파킨슨병, 진행성 핵상마비 등 퇴행성 뇌질환의 예방 또는 치료에 유용하게 사용될 수 있다.

— 공개번호 : 10-2012-0016861, 출원인 : 한국화학연구원

▶ 작약 추출물을 유효성분으로 하는 B형 간염 치료제 조성물

본 발명은 작약 추출물과 작약 추출물에 포함된 1, 2, 3, 4, 6-펜타-O-갈로일-베타-D-글루코스의 새로운 의학적 용도에 관한 것으로, 구체적으로 작약의 에틸아세테이트 추출물과 작약의 주요 성분인 1, 2, 3, 4, 6-펜타-O-갈로일-베타-글루코스를 유효성분으로 하는 B형 간염 치료제에 관한 것이다.

— 공개번호 : 10-2008-0092167, 출원인 : 한경대학교 산학협력단

▶ 작약을 우려낸 물을 함유하는 두피 또는 모발용 화장료 조성물

본 발명은 작약을 우려낸 물을 함유하는 모발 화장료 조성물에 관한 것으로, 보다 상세하게는 항산화 성분인 레스베라트롤을 풍부하게 함유한 작약을 우려낸 물을 함유하여 모발과 두피의 노화 및 세포 손상을 막아주는 항산화 효과 및 두피의 보습인자 파괴를 막아 보습 효과를 제공하는 두피 또는 모발용 화장료 조성물에 관한 것이다.

— 공개번호 : 10-2010-0037906, 출원인 : (주)아모레퍼시픽

작약주

맛은 쓰고 시다. 당류를 가미하지 않는다.

【적용병증】

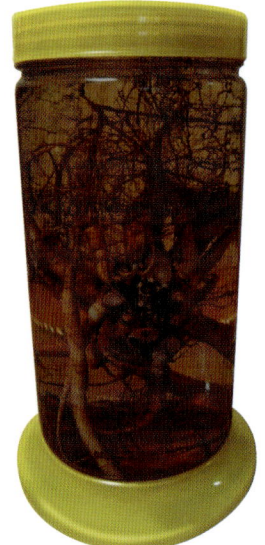

- **부인병(婦人病)** : 여자의 생식기에 생기는 질환 및 호르몬에 의한 신체의 이상을 통틀어 일컫는 말이다. 30mL를 1회분으로 1일 2~3회씩, 12~15일 음용한다.
- **위복통(胃腹痛)** : 비궤양성 소화장애의 경우로서 위식도 역류의 가능성이 크며 위에 통증이 오는 경우이다. 30mL를 1회분으로 1일 2~3회씩, 7~10일 음용한다.
- **해열(解熱)** : 질병이나 위장장애로 인하여 열이 있는 것을 내리고자 할 경우이다. 30mL를 1회분으로 1일 2~3회씩, 5~6일 음용한다.
- **기타 질환** : 대하증, 보혈, 복통, 진통, 이질, 흉복동통

【담그는 방법】

① 약효는 뿌리에 있으므로 뿌리로 약술을 담근다.
② 가을에 뿌리를 채취하여 깨끗이 씻은 다음 잔뿌리와 이물질을 제거하고 햇볕에 말려 사용한다.
③ 말린 뿌리 170g을 소주 3.8L에 넣고 밀봉하여 서늘한 냉암소에서 보관, 숙성시킨다.
④ 8개월 정도 침출한 다음 찌꺼기를 걸러내고 보관, 음용한다. 또는 찌꺼기를 걸러낸 후 2~3개월 더 숙성하여 음용하면 향미(香味)가 좋아진다.

【구입방법 및 주의사항】

- 약재상, 약령시장, 재배 농가에서 구입하여 사용한다. 또는 산지(産地)에서 직접 채취하여 사용할 수 있다. 전국의 산비탈, 낮은 곳에 자생한다.
- 음용하는 중에 여로와 철을 금한다. 치유되는 대로 중단한다.

🔵 건조한 작약 뿌리

🌸 작약 · 679

▶ 기타 질환 · **보혈 · 보신** · 초본

지황

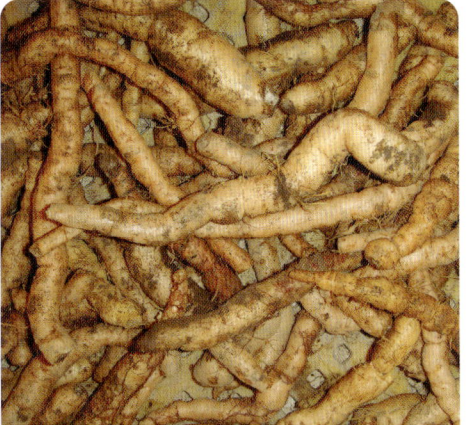

- **학 명** : *Rehmannia glutinosa* (Gaertn) Libosch. ex Steud.
- **과 명** : 현삼과
- **이 명** : 지수(地髓), 숙지(熟地)
- **생약명** : 지황(地黃), 생지황(生地黃), 건지황(乾地黃), 숙지황(熟地黃)
- **생육지** : 산기슭, 재배
- **개화기** : 6~7월
- **채취기** : 가을(10~11월)
- **용 도** : 약용(뿌리)
- **약 효** : 보혈, 강장제, 당뇨병, 백내장, 항균, 고혈압, 월경불순

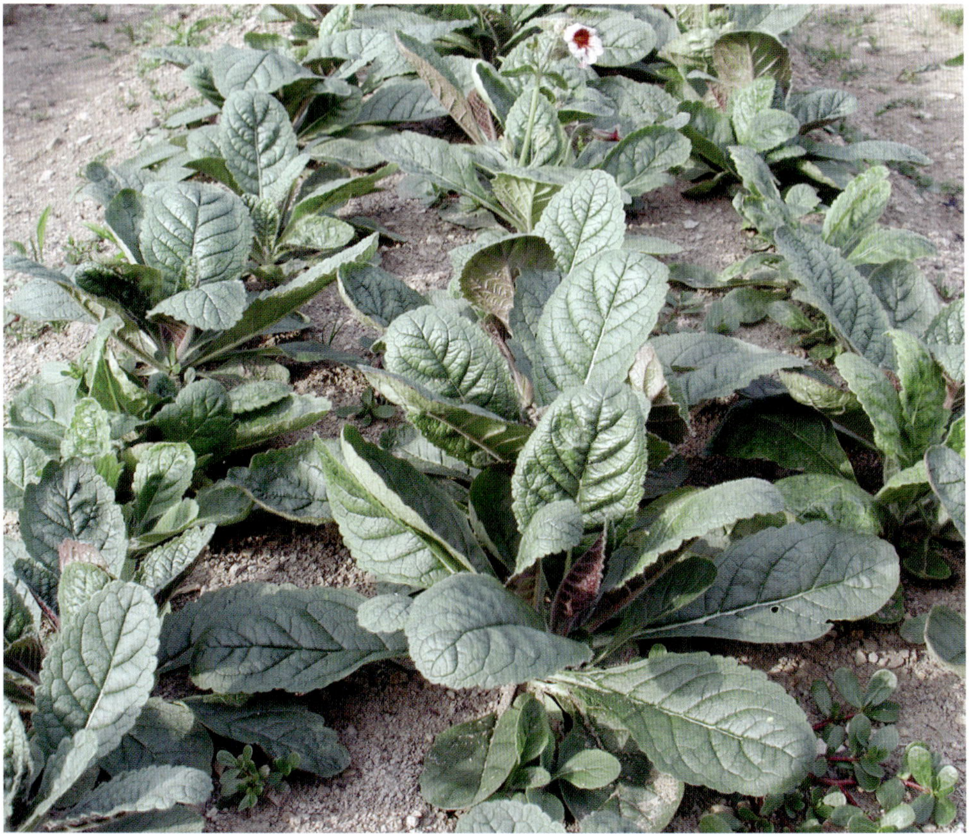

680

| 생김새와 특징 | 지황은 여러해살이풀로, 키는 15~18㎝이다. 줄기는 곧게 서며 전체에 짧은 털이 있다. 뿌리는 굵고 옆으로 뻗는다. 뿌리에서 나온 잎은 뭉쳐나고 긴 타원형이다. 잎 끝은 둔하고 밑부분이 뾰족하며 가장자리에 물결 모양의 톱니가 있다. 잎 앞면은 주름이 있으며, 뒷면은 맥이 튀어나와 그물처럼 된다. 줄기에 달린 잎은 타원형이며 어긋난다. 꽃은 6~7월에 꽃대 끝에 총상꽃차례로 달리는데, 붉은빛이 강한 자주색으로 핀다. 통 모양의 꽃부리는 끝부분이 5개로 갈라져 퍼지면서 입술 모양을 이룬다. 열매는 삭과이고 10월에 타원형으로 익는다.

지황 뿌리의 생것은 생지황, 건조시킨 것은 건지황, 쪄서 말린 것은 숙지황이라고 하여 약용한다. 원산지는 중국이며 우리나라와 중국 동북부에 분포한다. 우리나라에서는 전국 각지의 산기슭이나 숲 속의 풀숲에 자생하며 농가에서 많이 재배하고 있다.

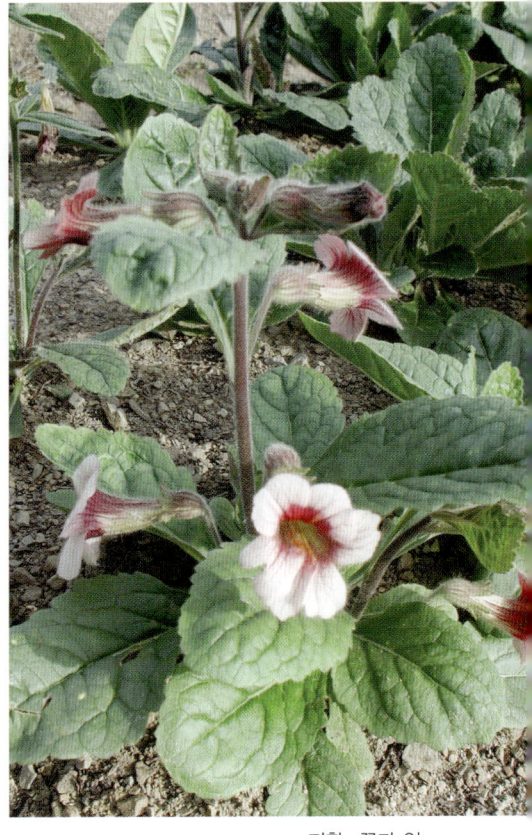

지황_ 꽃과 잎

| 성품과 맛 | 생지황은 맛이 달고 쓰며 성질은 차다. 숙지황은 달고 따뜻하다. 독성은 없다.

| 사용 부위 | 뿌리.

| 작용 부위 | 생지황은 심(心), 간(肝), 신(腎) 경락, 숙지황은 간(肝), 신(腎), 비(脾) 경락.

| 성분 | 베타시토스테롤(β-sitosterol), 만니톨(mannitol), 스티그마스테롤(stigmasterol), 캄페스테롤(campesterol), 레마닌(rehmanin), 알칼로이드(alkaloid), 지방산, 카탈폴(catalpol), 스타키오스(stachyose), 아르기닌(arginine) 등.

| 채취 및 조제 | 가을(10~11월)에 뿌리를 채취하여 잔뿌리와 불순물을 제거하고 깨끗이 씻은 후 생것으로 쓰거나(생지황) 건조하여 사용한다(건지황). 또한 숙지황은 다음의 과

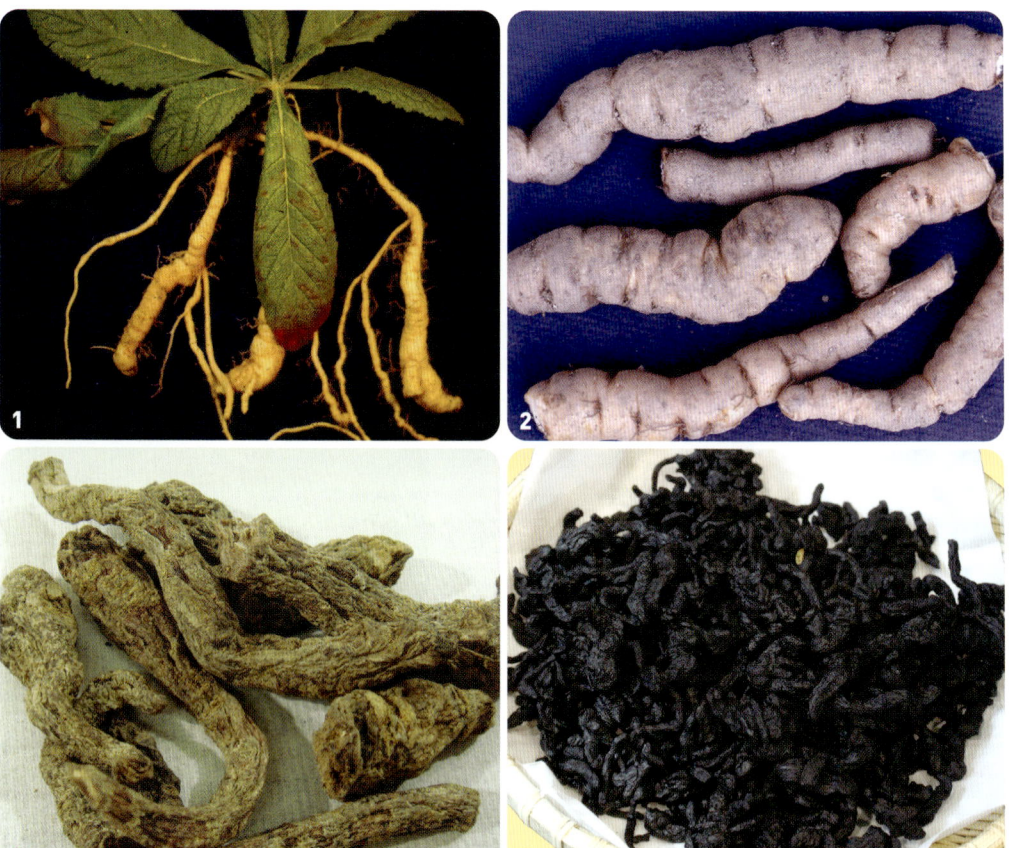

❶ 지황_ 전초 ❷ 지황_ 생지황 ❸ 지황_ 건지황 ❹ 지황_ 숙지황

정으로 만든다. 건지황을 찜통에 넣고 표면이 검게 되도록 쪄서 꺼낸 다음 햇볕에 거
의 마르도록 말리고 다시 얇게 썰어 술을 버무려 찌고 햇볕에 말린다. 이 과정을 아홉
차례 거듭하면 숙지황이 되는데, 이 과정을 구증구폭이라고 하며 찜통에 찌는 과정에
서 생지황즙을 이용하기도 하고 술이나 생강즙을 함께 이용하기도 한다.

> 동의
> 보감
> 원문
>
> 生地黃/性寒味甘(一云苦)無毒解諸熱破血消瘀血通利月水主婦人崩中血不止及
> 胎動下血幷衄血吐血. 處處種之二月八月採根陰乾沈水肥大者佳一名地髓一名苄
> 生黃土地者佳. 本經不言生乾及蒸乾蒸乾則溫生乾則平宣. 初採沈水中浮者名天
> 黃半浮半沈者名人黃沈者名地黃沈者力佳入藥半沈者次之浮者名天黃不堪用採
> 時不可犯銅鐵器. 能生血凉血入手太陽少陰經之劑酒浸則上行外行.

| 효능 주치 |

① 숙지황은 보혈(補血), 강장(強壯), 안태(安胎), 지혈의 효능이 있으며 생지황은 청열,
　양혈, 생진, 강심의 효능이 있다.
② 당뇨병, 고혈압, 월경불순, 변비, 백내장, 요통 등을 치료한다.

| 약용법 |

① 숙지황(쪄서 말린 뿌리)의 1일 사용량 4~20g을 600mL의 물에 넣고 중불에서 반량
　이 되도록 서서히 달인 액을 나누어 아침저녁으로 식간에 병세가 호전될 때까지 복
　용한다. 또한 외용할 때는 짓찧어서 환부에 바르면 좋다.
② 체력저하가 심해서 호흡이 짧아지고 숨이 차는 증상이 생기는 경우에는 숙지황
　40g, 당귀 10g, 감초 8g을 1회 분량으로 달여 하루에 2~3회 복용한다.

주의사항　생지황은 파혈(破血: 어혈을 파괴함)하고, 숙지황은 온보(溫補)하는 성질이 있
으므로 가려서 써야 한다. 지황이 들어간 약재를 복용할 때는 무(씨), 파, 마늘 등은 먹
지 않는 것이 좋다.

지황의 기능성 및 효능에 관한 특허자료

▶ **지황 추출물을 함유하는 타액 분비 증강용 조성물**

지황 추출물은 갈증 상태에서 아쿠아포린-5(aquaporin-5)의 발현량을 증가시킴으로써, 구강 내의 타액
분비가 촉진되므로 본 발명의 조성물은 구강 건조증 질환의 예방 및 치료에 유용하게 사용될 수 있다.

－ 등록번호 : 10-1117491, 출원인 : 경희대학교 산학협력단

▶ **지황 물 추출물을 유효성분으로 함유하는 각질 제거용 조성물**

본 발명의 지황 추출물은 피부 노화 방지, 미백 또는 각질 제거용 피부외용 약학 조성물 및 화장료 조성
물로 이용될 수 있다.

－ 등록번호 : 10-1010744, 출원인 : 대구한의대학교 산학협력단

▶ **항산화 활성을 갖는 지황 추출물을 유효성분으로 함유하는 조성물**

본 발명은 항산화 활성을 갖는 지황 추출물을 유효성분으로 함유하는 조성물에 관한 것으로, 본 발명의
지황 추출물은 활성산소종(ROS) 제거 효과, UV에 의한 세포보호 효과, 세포사멸 저해 효과, 티로시나아
제 활성 저해 효과를 나타냄을 확인함으로써 피부 노화 방지, 미백 또는 각질 제거용 피부외용 약학 조
성물 및 화장료 조성물로 이용될 수 있다.

－ 공개번호 : 10-2009-0072850, 출원인 : 대구한의대학교 산학협력단

숙지황차

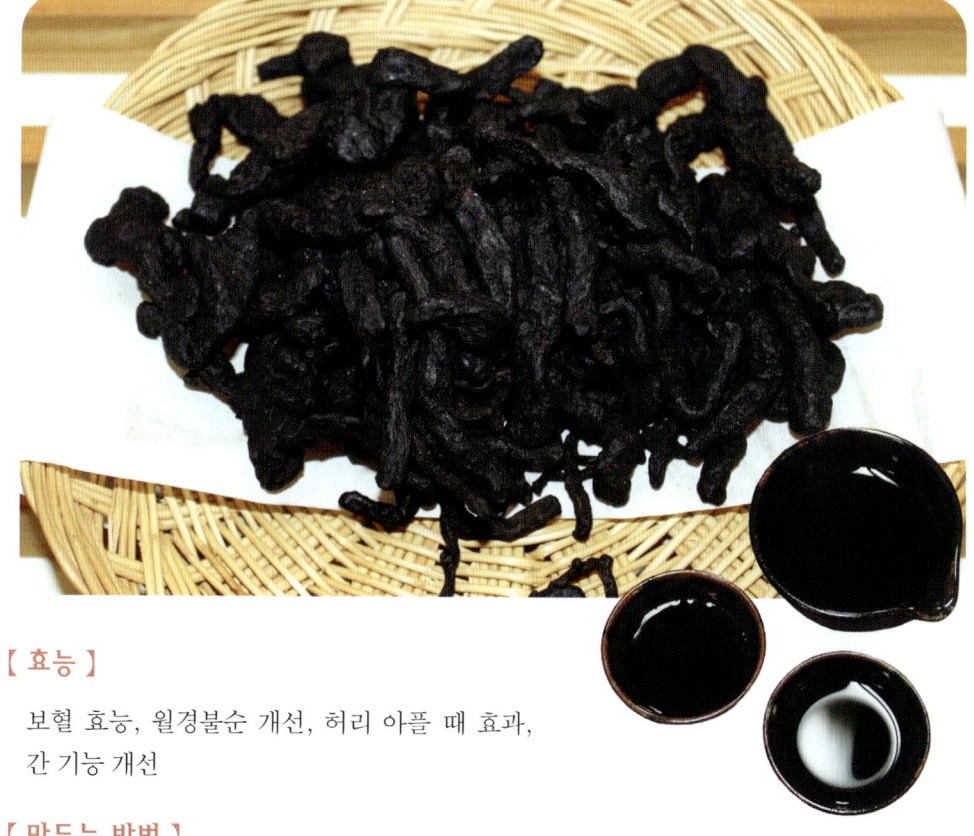

【 효능 】

보혈 효능, 월경불순 개선, 허리 아플 때 효과,
간 기능 개선

【 만드는 방법 】

① 물 1L에 숙지황 30g을 넣고 센불에서 30분 정도 끓인다.
② 중불에서 2시간 정도 더 끓인다.
③ 끓을 때 차의 색은 아주 까만색으로, 구수한 향을 낸다.
④ 기호에 따라 꿀이나 설탕을 가미하여 마신다.
⑤ 한방에서도 보혈약으로써 많이 사용하는 좋은 약차이다.

지황주

맛은 달고 쓰다. 기호와 식성에 따라 꿀, 설탕을 가미하여 음용할 수 있다.

【적용병증】

- 행혈(行血) : 약재를 써서 피를 잘 돌게 하는 처방이다. 30mL를 1회분으로 1일 2~3회씩, 15~20일 음용한다.
- 현기증(眩氣症) : 눈앞에 별이 보이면서 어지러운 증상을 말한다. 30mL를 1회분으로 1일 2~3회씩, 15~20일 음용한다.
- 전립선비대(前立腺肥大) : 남성 호르몬이 줄어들면서 전립선이 달걀 정도의 크기로 커지는 증상을 말한다. 30mL를 1회분으로 1일 3~4회씩, 20~30일 음용한다.
- 기타 질환 : 각혈, 기관지 천식, 늑막염, 신기허약, 조갈증, 혈색불량

【담그는 방법】

① 약효는 생지황, 건지황, 숙지황 다 같이 있다.

② 지황(생지황, 건지황, 숙지황)을 구입하여 생지황은 물로 씻어 물기를 없앤 다음 사용하고, 건지황과 숙지황은 그대로 사용한다.

③ 생지황은 약 250g, 건지황과 숙지황은 약 150g을 소주 3.8L에 넣고 밀봉하여 서늘한 냉암소에서 보관, 숙성시킨다.

④ 생지황은 8개월 정도, 건지황과 숙지황은 10개월 정도 침출한 다음 찌꺼기를 걸러내고 보관, 음용한다. 또는 찌꺼기를 걸러낸 후 2~3개월 더 숙성하여 음용하면 향미(香味)가 좋아진다.

【구입방법 및 주의사항】

- 약재상, 약령시장, 재배 농가, 재래시장에서 구입하여 사용한다.
- 음용하는 중에 무, 연근, 용담, 녹두나물을 금하며 취급하는 중에 구리, 우유, 복령을 금한다.

🔷 숙지황

지황·685

▶ 기타 질환 · **보혈 · 보신** · 초본

참당귀

- **학 명** : *Angelica gigas* Nakai
- **과 명** : 산형과
- **이 명** : 조선당귀, 부귀(富歸), 건귀(乾歸)
- **생약명** : 당귀(富歸)
- **생육지** : 산골짜기, 재배
- **개화기** : 8~9월
- **채취기** : 늦가을부터 봄 사이
- **용 도** : 약용
- **약 효** : 치통, 월경조절, 월경통, 빈혈, 보혈, 진정, 진통, 두통, 신체허약

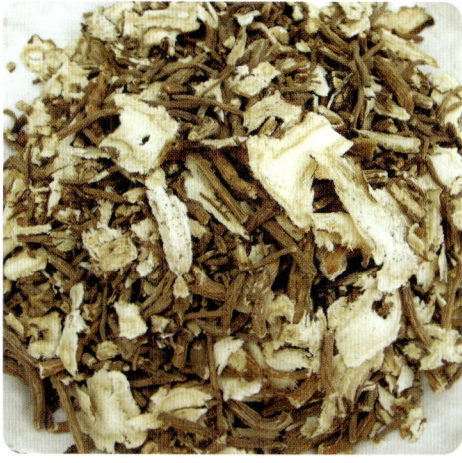

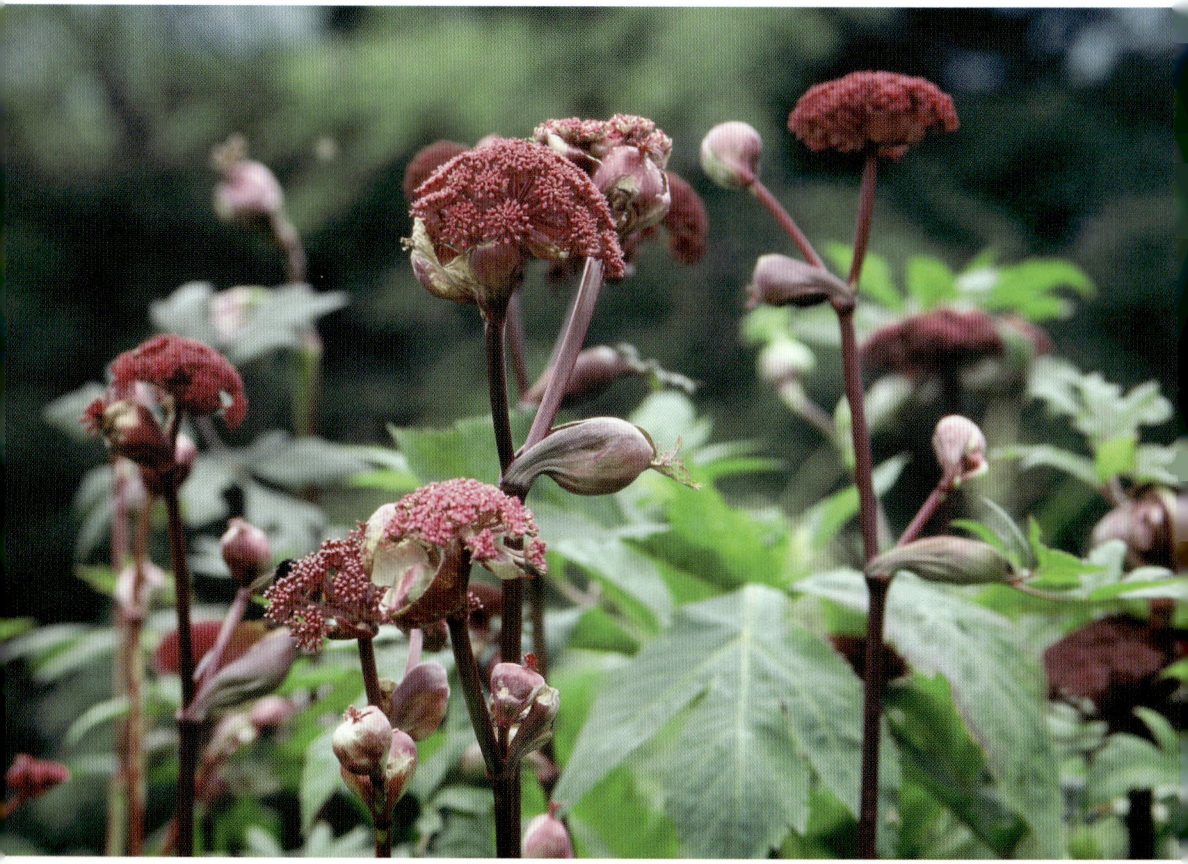

┃생김새와 특징┃ 참당귀는 숙근성 여러해살이풀로, 키는 1~2m로 곧게 자란다. 줄기 전체에 자줏빛이 돈다. 잎은 1~3회 깃 모양 겹잎으로 나는데, 작은 잎은 3개로 완전히 갈라지고, 다시 2~3개로 갈라진다. 꽃은 8~9월에 가지와 줄기 끝에서 큰 겹산형꽃차례가 올라와 자주색으로 핀다. 열매는 9~10월에 길이 8㎜, 지름 5㎜의 타원형으로 맺히며 넓은 날개가 있다. 뿌리에는 강한 향기가 있다. 원뿌리는 길이가 3~7㎝, 지름이 2~5㎝로 굵고 짧으며, 가지 뿌리의 길이는 15~20㎝이다.

우리나라와 중국 동북부, 일본에 분포한다. 우리나라 전국의 산골짜기나 계곡, 습기가 있는 땅에 자생하며, 농가에서 고랭지에 약용식물로 재배하고 있다.

┃성품과 맛┃ 맛은 달고 매우며 성질은 따뜻하다.

┃사용 부위┃ 뿌리.

┃작용 부위┃ 심(心), 간(肝), 비(脾) 경락.

┃성분┃ 데커신(decursin), 데커시놀(decursinol), 피넨(pinene), β-오데스몰(β-eudesmol), 엘리몰(elemol) 등.

┃채취 및 조제┃ 참당귀는 늦가을부터 봄 사이, 잎이 진 후에 뿌리를 채취한다. 줄기와 잎, 흙을 제거하고 바람이 통하는 그늘진 곳에서 며칠 동안 말린 다음 크기에 따라 나누어 작은 단으로 묶고 약한 불에 쬐어 말리거나 햇볕에 말린 뒤 잘게 잘라 사용한다. 당귀는 유질이 많아서 변질되기 쉽고 벌레가 생기므로 반드시 건조한 곳에 보관해야 한다.

┃효능 주치┃

① 보신(補腎), 보혈(補血)의 약효를 가지고 있다.

② 몸을 따뜻하게 하고, 혈액순환을 도와주며 냉증이나 부인과질환을 치료하는 데 좋아 월경조절 및 월경통을 치료하는 데 사용한다.

③ 빈혈, 타박상, 장조, 변비, 두통, 관절통, 진통, 진정, 허약체질 등의 치료에 사용한다.

┃약용법┃

① 1일량으로 잘 말린 당귀 뿌리 15~20g을 700mL의 물에 넣고 중불에서 반으로 달인 액을 나누어 아침저녁으로 식간에 복용한다. 외용할 때는 달인 액으로 환부를 씻는다.

② 빈혈이 있는 사람은 말린 당귀 뿌리를 가루 낸 후 녹두 크기의 환으로 만들어 1회에

【 참당귀와 일당귀 비교 】

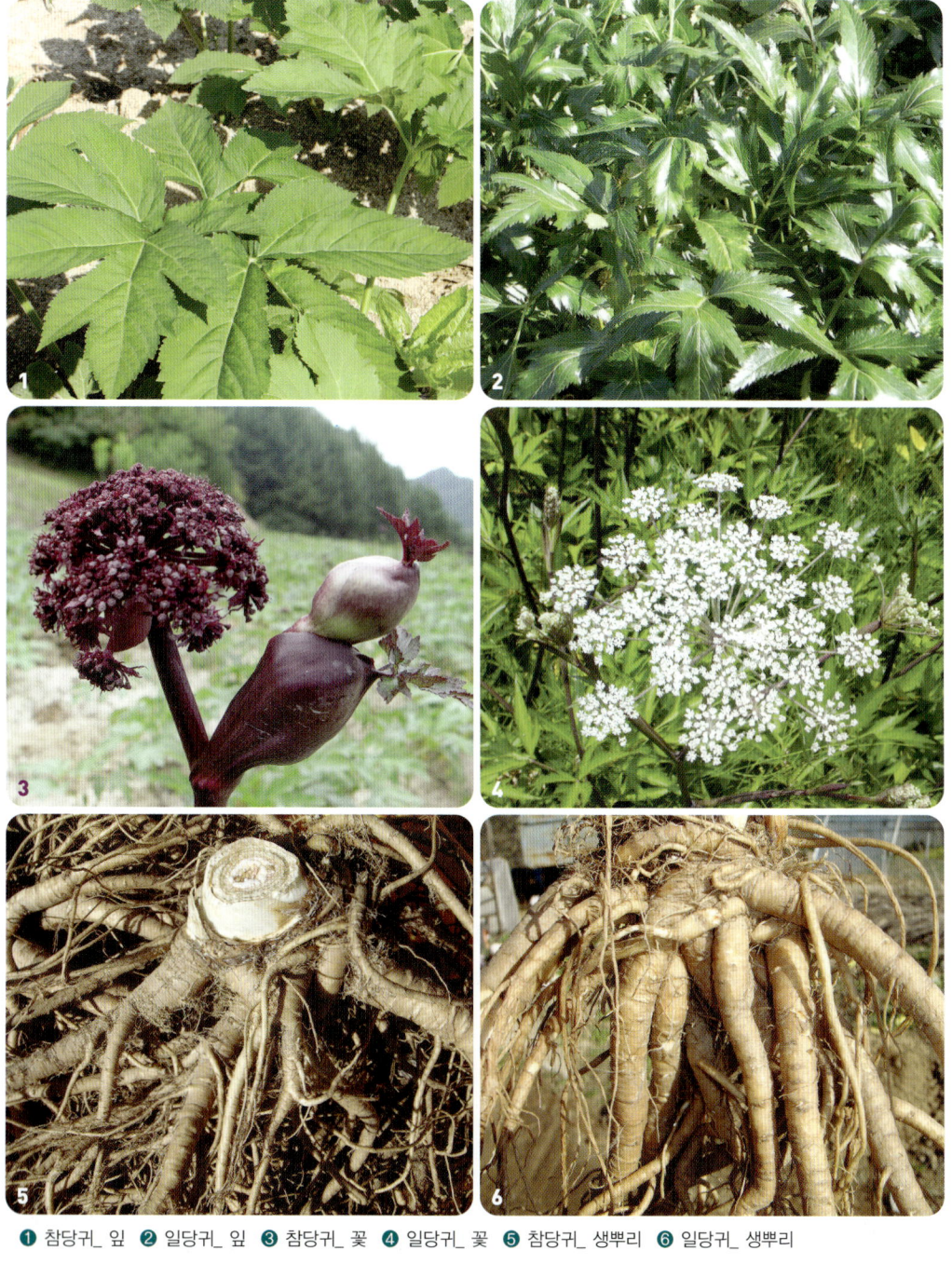

❶ 참당귀_ 잎 ❷ 일당귀_ 잎 ❸ 참당귀_ 꽃 ❹ 일당귀_ 꽃 ❺ 참당귀_ 생뿌리 ❻ 일당귀_ 생뿌리

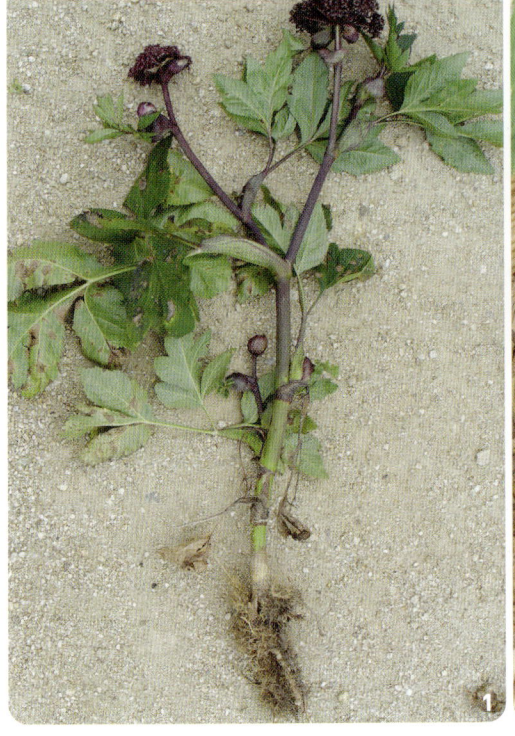
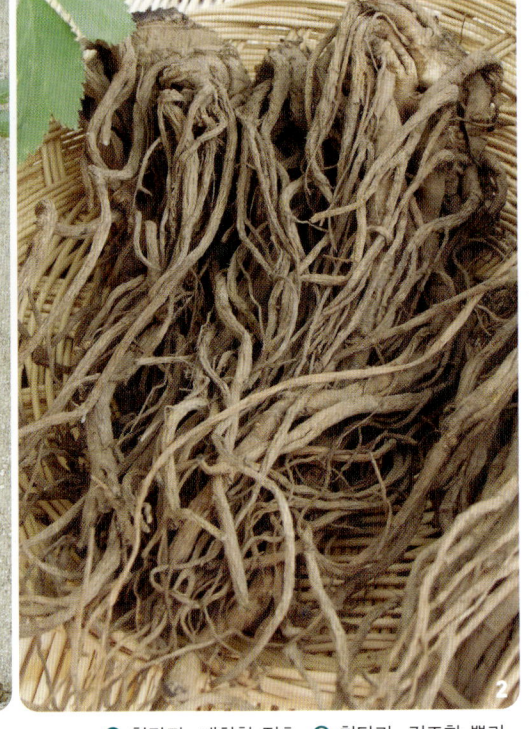

❶ 참당귀_ 개화한 전초 ❷ 참당귀_ 건조한 뿌리

20~30환, 하루에 3번 복용한다. 장기간 복용할수록 효과가 좋다.

③ 이른 봄에 어린순을 나물로 해 먹는다. 약간 매운맛이 있기는 하지만 향긋하고 씹
는 맛이 좋다. 조리할 때는 가볍게 데쳐서 찬물에 한두 번 헹구기만 하면 된다.

주의사항 당귀는 꽃이 피면 뿌리가 목질화되어 약으로 사용할 수 없으므로 꽃대가 올
라오지 않도록 관리하는 것이 중요한데 육묘 이식을 할 때 작은 묘를 선택하는 것이

동의보감원문

性溫味甘辛無毒治一切風一體血一切勞破惡血養新血及主癥癖婦人崩漏絶子療諸
惡瘡瘍金瘡客血內塞止痢疾腹痛治溫瘧補五藏生肌肉. 生山野或種蒔二月八月採
根陰乾以肉厚而不枯者爲勝又云肥潤不枯燥者爲佳又云如馬尾者好. 要破血卽使
頭一節硬實處要止痛止血卽用尾. 用頭則破血用尾則止血若全用則一破一止卽和
血也入手少陰以心主血也入足太陰以脾裏血也入足厥陰以肝藏血也. 氣血昏亂者
服之卽定各有所當歸之功治上酒浸治外酒洗血病酒蒸痰用薑汁炒. 得酒浸過良.

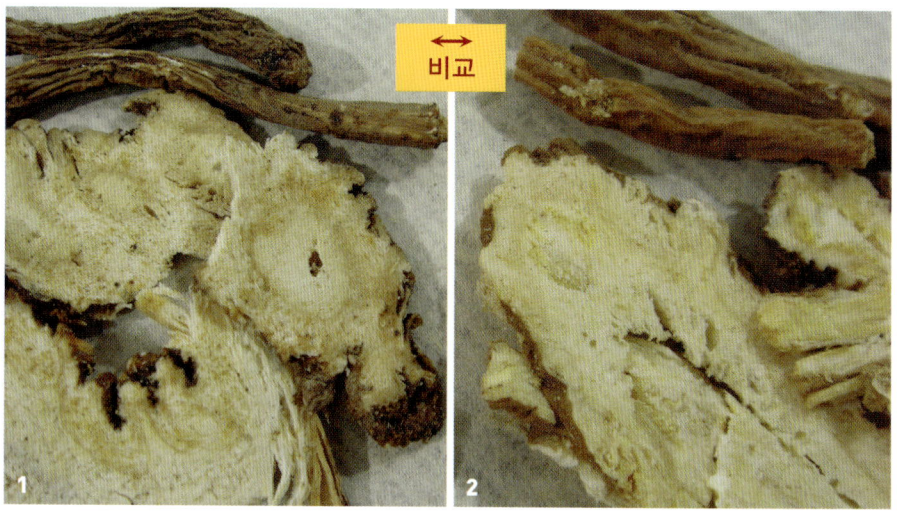

 참당귀_ 뿌리 ❷ 고본_ 뿌리

요령이고 품종 선택을 잘해야 한다. 석창포나 해조(海藻)류와 함께 쓰지 않으며, 당귀
가 들어간 약을 복용할 때는 온면(溫麵)을 금한다. 대변 설사를 하거나 붕루 과다, 습사
가 많고 중초가 그득한 사람은 사용을 금한다.

참당귀의 기능성 및 효능에 관한 특허자료

▶ 당귀 추출물을 포함하는 골수 유래 줄기세포 증식 촉진용 조성물

본 발명은 당귀 추출물을 이용하여 골수 유래 줄기세포의 증식을 촉진시키는 조성물에 관한 것으로, 본
발명의 조성물은 줄기세포의 증식 및 분화를 위해 G-CSF만을 단독 투여했던 방법에 의해 야기되었던
비장종대와 같은 부작용을 해결하여, 당귀 추출물의 병용 투여로 현저히 완화시켰으며, 줄기세포의 증식
및 분화를 보다 촉진시키는 효과가 있다.

– 공개번호 : 10-1373100-0000, 출원인 : 재단법인 통합의료진흥원

▶ 당귀의 주성분인 데커신으로부터 합성된 유도체인 데커시놀 벤조에이트를 이용한 비만 예방용
또는 비만 치료용 조성물

본 발명은 당귀의 주성분인 데커신(decursin)으로부터 합성된 유도체인 데커시놀 벤조에이트(decursinol
benzoate)를 이용한 비만 예방용 또는 비만 치료용 조성물에 관한 것으로, 데커시놀 벤조에이트는
AMPK 활성능을 가짐으로써 지방산 합성을 억제하는 것을 특징으로 하거나, PPAR-GAMMA의 발현
및 전사활성을 억제하는 것을 특징으로 한다.

– 공개번호 : 10-2011-0125940, 출원인 : 한국화학연구원 및 한국식품연구원

참당귀주

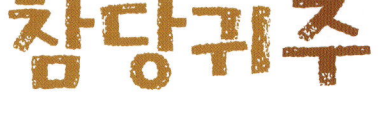

맛은 달고 맵다. 기호와 식성에 따라 꿀, 설탕을 가미하여 음용할 수 있다.

【적용병증】

- **골절번통(骨折煩痛)** : 신기(腎氣)가 없어서 일어나는 병증으로, 이가 누런빛으로 변하면서 저리고 오래지 않아 사망하는 경우가 많다. 30mL를 1회분으로 1일 4~5회씩, 17~20일 음용한다.
- **익정(益精)** : 남성의 정력에 힘을 채워 모든 일에 충실하고 의욕과 희망을 불어 넣고자 하는 처방이다. 30mL를 1회분으로 1일 2~3회씩, 15~20일 음용한다.
- **현기증(眩氣症)** : 가끔 눈앞에 별이 보이면서 어지러운 증상을 말한다. 30mL를 1회분으로 1일 2~3회씩, 15~20일 음용한다.
- **기타 질환** : 강장(强壯), 거담, 당뇨, 두통

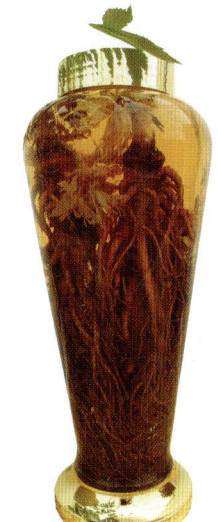

【담그는 방법】

① 약효는 뿌리에 있으므로, 뿌리로 약술을 담근다. 방향성(芳香性)이 강하다.

② 뿌리를 구입하여 깨끗이 물에 씻은 다음 생으로 또는 말려서 사용한다.

③ 생뿌리는 약 230g, 말린 뿌리는 약 210g을 소주 3.8L에 넣고 밀봉하여 서늘한 냉암소에서 보관, 숙성시킨다.

④ 생뿌리나 말린 뿌리는 10개월 정도 침출한 다음 찌꺼기를 걸러내고 보관, 음용한다. 또는 찌꺼기를 걸러낸 후 2~3개월 더 숙성하여 음용하면 향미(香味)가 좋아진다.

【구입방법 및 주의사항】

- 약재상, 약령시장, 재배 농가에서 구입할 수 있다. 또는 산지(産地)에서 직접 채취하여 사용할 수 있다.
- 장기 음용해도 해롭지는 않으나 치유되는 대로 중단한다.
- 본 약술을 음용하는 중에 가리는 음식은 없다. 단, 생강, 해조류(김, 미역, 다시마, 바닷말, 서실, 청각, 파래) 등을 금한다.

▶ 기타 질환 · 자양 · 강장 · 초본

둥굴레

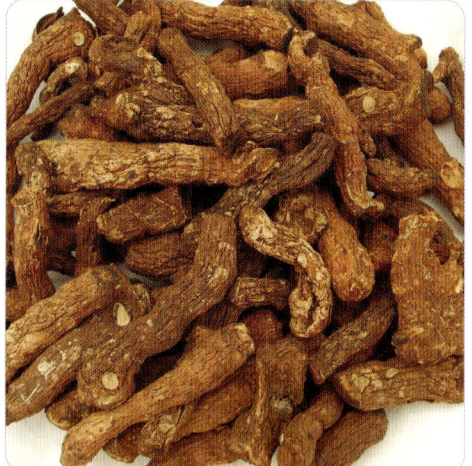

- **학 명** : *Polygonatum odoratum* var. *pluriflorum* (Miq.) Ohwi
- **과 명** : 백합과
- **이 명** : 맥도둥굴레, 애기둥굴레, 괴불꽃, 여위(女萎), 오위(烏萎), 위향(萎香)
- **생약명** : 옥죽(玉竹)
- **생육지** : 산, 들 자생
- **개화기** : 5~7월
- **채취기** : 늦가을, 이른 봄
- **용 도** : 약용, 식용
- **약 효** : 당뇨병, 강심작용, 폐결핵, 마른기침, 자양, 강장, 생진, 지갈, 빈뇨

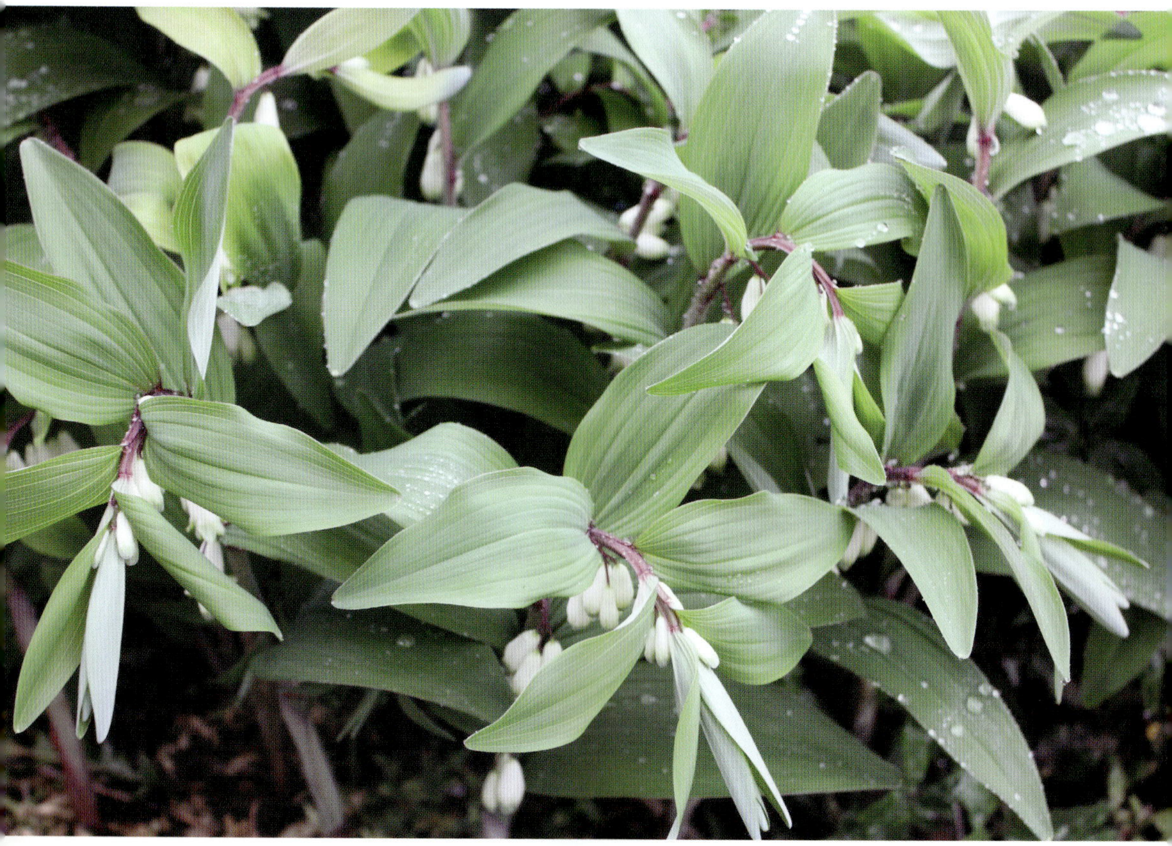

| 생김새와 특징 | 둥굴레는 여러해살이풀로, 키는 30~60㎝로 자란다. 잎은 서로 어긋나고 길이는 5~10㎝이다. 한쪽으로 치우쳐 퍼지며 잎자루가 없다. 굵은 육질의 땅속줄기는 옆으로 뻗고, 줄기에 6개의 능각이 있으며 끝은 비스듬히 쳐진다. 꽃은 5~7월에 줄기의 중간부분부터 1~2송이씩 잎겨드랑이에서 피는데 밑부분은 백색, 윗부분은 녹색을 띤다. 꽃의 길이는 1.5~2㎝이며 2개의 작은 꽃자루가 밑부분에서 서로 합쳐져서 꽃대로 된다. 열매는 9~10월에 둥근 모양으로 검게 익는다.

봄철에 어린잎과 뿌리줄기를 식용하며, 뿌리줄기는 건조시켜 약재로 이용한다. 우리나라와 중국, 일본 등지에 분포한다. 우리나라 전국 각지의 산과 들에서 자생하며 농가에서 약용식물로 재배하고 있다.

| 성품과 맛 | 맛은 달며 성질은 약간 차다.

| 사용 부위 | 뿌리줄기(根莖).

| 작용 부위 | 비(脾), 폐(肺), 신(腎) 경락.

| 성분 | 비타민 A, 콘발라마린(convallamarin), 콘발라린(convalarin), 캄페롤-글루코사이드 (kampferol-glucoside) 등.

| 채취 및 조제 | 늦가을과 이른 봄에 둥굴레 뿌리를 채취하여 깨끗하게 씻어 그늘에 말리

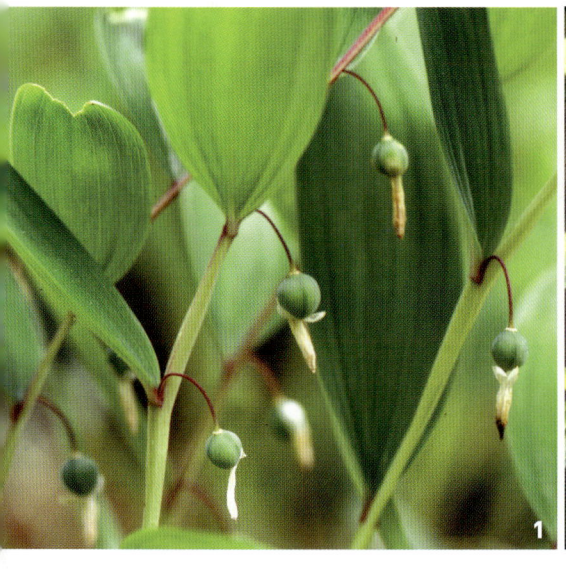 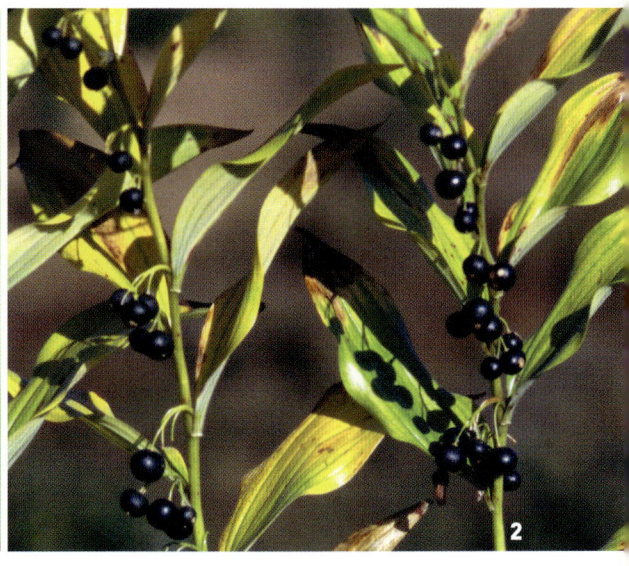

❶ 둥굴레_ 덜 익은 열매 ❷ 둥굴레_ 익은 열매

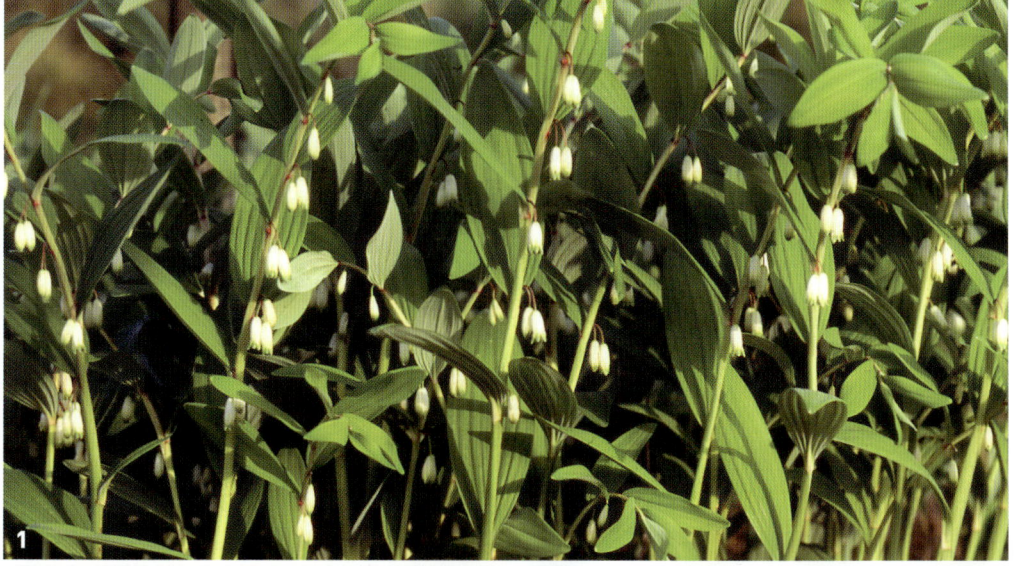

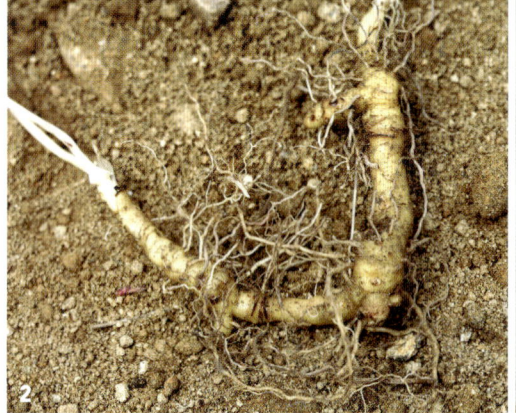

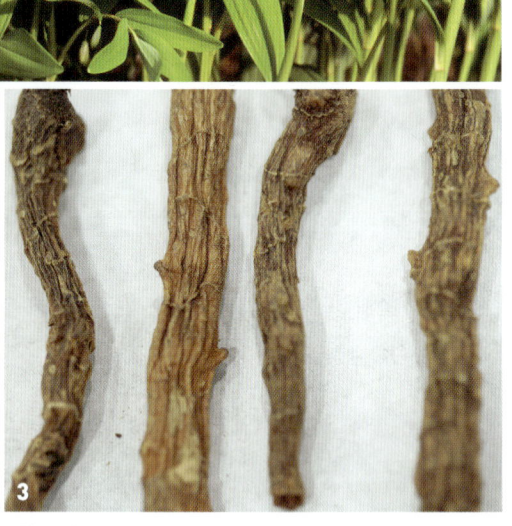

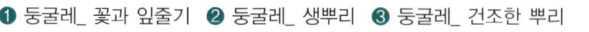
❶ 둥굴레_ 꽃과 잎줄기 ❷ 둥굴레_ 생뿌리 ❸ 둥굴레_ 건조한 뿌리

거나 햇볕에 말린 후 잘게 썰어 솥에 넣고 찐 다음 황색으로 변할 때까지 볶는다.

| 효능 주치 |

① 자양(滋養), 강장(强壯), 지갈(止渴)의 효능이 있고 침이 생겨나게 하는 작용을 한다.

② 허약체질, 당뇨병, 폐결핵, 마른기침, 구강 건조증 등에 효능이 있다.

| 약용법 |

① 1일량으로 잘 말린 둥굴레 뿌리 10~15g을 600~700mL의 물에 넣고 중불에서 절반이 될 때까지 달인 액을 하루 3회로 나누어 식후에 마시면 좋다.

② 말린 둥굴레 뿌리 200g을 300g의 설탕과 함께 2배의 소주에 담가 6개월 후에 걸러내고 3개월 정도 숙성시킨 다음 소주잔으로 1잔씩, 하루에 3번 복용하면 자양, 강

장에 큰 도움이 된다.

③ 나물로도 먹는다. 봄철에 어린순을 채취하여 가볍게 데쳐서 찬물로 한 번 잠깐 헹군 다음 소금을 넣고 간을 맞추어 식용한다. 생뿌리를 된장이나 고추장에 넣었다가 장아찌로 먹으면 입맛을 돋우는 데 좋다.

주의사항 민간에서 황정과 혼용하는 경우가 있으나, 둥굴레는 보음(補陰)하는 약재이고, 황정(黃精)은 보기(補氣)하는 약재로서 구분하여 사용해야 한다. 오미자와 같이 복용하면 서로의 효능을 해치므로 같이 사용하지 말아야 한다.

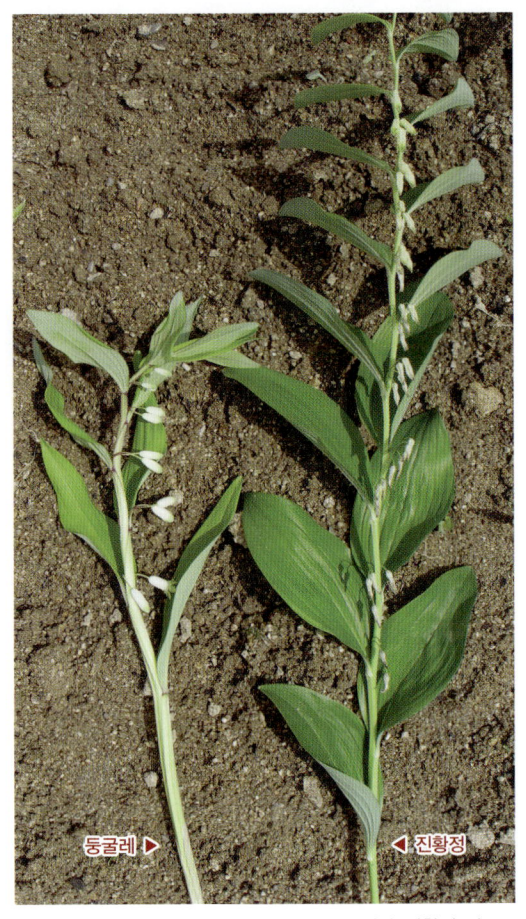

둥굴레와 진황정 비교

둥굴레의 기능성 및 효능에 관한 특허자료

▶ **둥굴레 추출물과 그를 함유한 혈장 지질 및 혈당강하용 조성물**

본 발명은 둥굴레 추출물과 그를 함유한 혈장 지질 및 혈당강하용 조성물에 관한 것으로, 둥굴레 추출물은 동물체 내의 혈장 지질 및 혈당강하 효과 등의 좋은 생리활성도를 유의적으로 나타내고, 부작용이나 급성 독성 등의 면에서 안전하여 심혈관계 질환인 고지혈증 및 당뇨병의 예방, 치료를 위한 약학적 조성물 또는 기능성식품 등의 유효성분으로 이용할 수 있는 매우 뛰어난 효과가 있다.

– 공개번호 : 10-2002-0030687, 출원인 : 신동수

둥굴레꽃차

【 효능 및 꽃의 이용 】

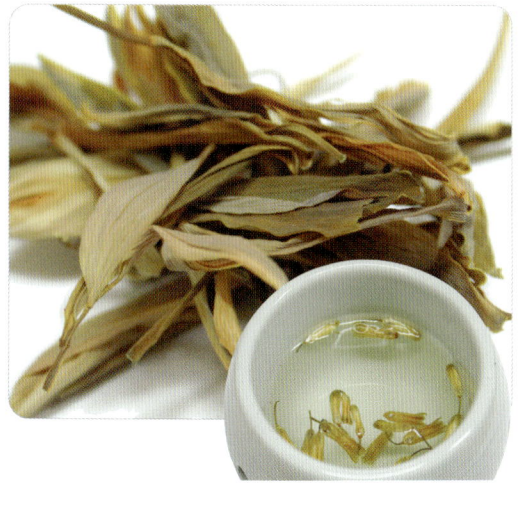

둥굴레꽃차는 찻잔에 뜨거운 물을 넣자마자 구수한 향이 풍겨 기분이 저절로 좋아진다. 건조되었을 때에는 갈색이었던 꽃이 뜨거운 물속에서 끝부분의 녹색 부분이 보이면서 오히려 색이 선명해진다. 평소 꽃에 관심 없던 사람도 꽃차를 마시면서는 꽃을 관찰하게 된다. 조금씩 피어나는 꽃을 기다리는 모습들이 사람을 정돈되게 만든다. 맛은 순하고 차 색은 갈색이다. 갓 채취한 둥굴레 꽃은 샐러드 재료로도 이용 가능하다.

【 채취 방법 】

① 시기 : 꽃으로 막 피기 시작할 무렵의 둥굴레 꽃을 채취한다. 초록빛이 들어간 것이 꽃이 핀 것이며 그런 꽃을 수확해야 하는데 눈에 금방 띄지 않으므로 2~3일에 한 번씩은 꽃이 피었는지 살펴본다.
② 방법 : 둥굴레 꽃을 아침에 하나씩 떼어서 말린다.

【 꽃차 만드는 방법 】

① 하나씩 떼어낸 둥굴레 꽃잎은 증기로 말리거나 바람이 잘 통하는 그늘에서 말린다. 꽃잎이 두꺼워서 쉽게 마르지 않아 10일 이상 걸린다.
② 둥굴레 꽃 10송이 정도를 찻잔에 넣고 뜨거운 물을 부어 우려내어 마신다.

【 차로 마신 후 꽃 이용법 】

건조해두었다가 재탕해서 마신다. 또는 둥굴레 뿌리를 갈아 찹쌀가루와 섞어 전을 부치고 그 위에 둥굴레 꽃을 올린다.

둥굴레주

맛은 달다. 기호와 식성에 따라 꿀, 설탕을 가미하여 음용할 수 있다.
단, 1년 이상 침출할 경우 설탕이나 꿀은 첨가하지 않는다.

【적용병증】

- 번갈(煩渴) : 가슴이 답답하고 목이 마르거나 병적으로 갈증이
  심한 증상을 말한다. 30mL를 1회분으로 1일 1~2회씩, 10~
  15일 음용한다.
- 강심제(强心劑) : 심장의 기능을 강하게 하기 위한 처방이다.
  30mL를 1회분으로 1일 1~2회씩, 25~30일 음용한다. 오래 음
  용해도 몸에 이롭다.
- 조갈증(燥渴症) : 목이 말라 물을 자꾸 마시는 증상을 말한다.
  30mL를 1회분으로 1일 1~2회씩, 15~20일 음용한다.
- 기타 질환 : 당뇨, 명목, 보신, 심신허약, 오장보익, 폐기보호

【담그는 방법】

① 약효는 뿌리줄기에 있으므로, 주로 뿌리줄기를 사용한다.
② 대개 약재상에서 말린 것을 구입하여 사용한다.
③ 말린 약재(뿌리) 약 220g을 소주 3.8L에 넣고 밀봉하여 서늘한
   냉암소에서 보관, 숙성시킨다.
④ 10개월~1년 침출한 다음 찌꺼기를 걸러내고 보관, 음용한다.
   또는 찌꺼기를 걸러낸 후 2~3개월 더 숙성하여 음용하면 향미(香味)가 좋아진다.
⑤ 민간요법으로는 10년 이상 계속 숙성시킬 수 있으며, 오래 묵힐수록 효과가 좋다고 전
   해 내려오고 있다.

【구입방법 및 주의사항】

- 약재상, 약령시장, 재배 농가에서 구입하여 사용한다. 또는 산지(産地)에서 직접 채취하
  여 사용할 수도 있다.
- 많이 음용해도 무방하다.
- 본 약술을 음용하는 중에 특별히 가리는 음식은 없다.

둥굴레·**697**

▶ 기타 질환 · **자양 · 강장** · 초본

마(산약)

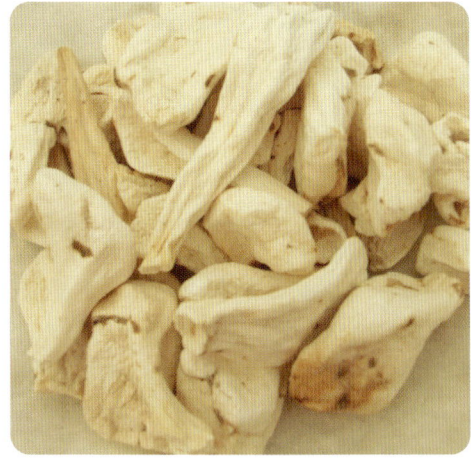

- 학　명 : *Dioscorea batatas* Decne.
- 과　명 : 마과
- 이　명 : 산우(山芋), 서여(薯蕷)
- 생약명 : 산약(山藥)
- 생육지 : 산, 들 자생
- 개화기 : 6~7월
- 채취기 : 11~12월
- 용　도 : 약용, 식용
- 약　효 : 신체허약, 폐결핵, 유정, 야뇨증, 당뇨병,
　　　　　 정수고갈, 소변빈삭, 대하증

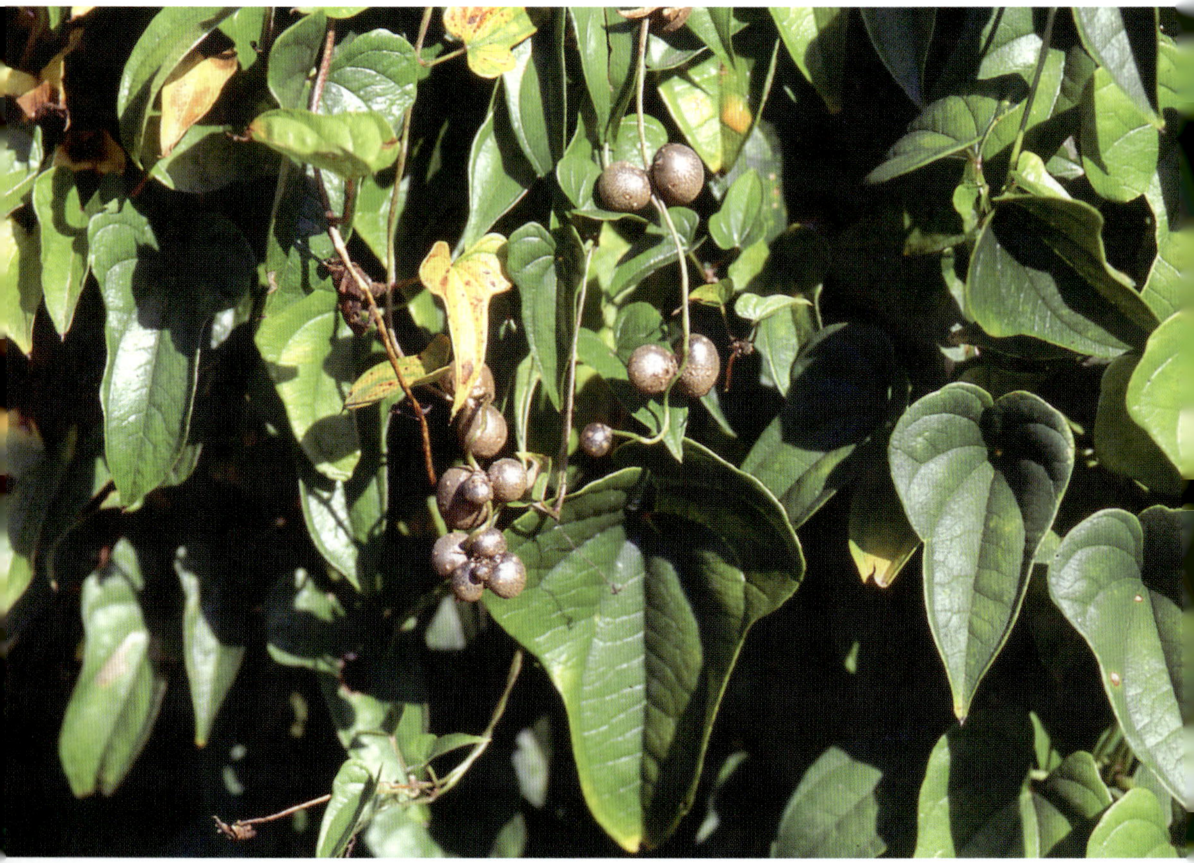

| 생김새와 특징 | 마는 덩굴성 여러해살이풀로, 덩굴줄기는 1m 이상으로 자란다. 줄기는 연한 자주색이며 가늘고 길게 덩굴지면서 다른 물체를 감고 올라가는데, 성글게 갈라지고 모가 진다. 잎은 마주나지만 드물게 어긋나며, 잎몸은 긴 타원형 또는 좁은 삼각형이고 끝은 뾰족하다. 잎의 길이는 5~10㎝, 폭은 2~2.5㎝이다. 양면에 털이 없으며, 잎겨드랑이에는 주아(珠芽)가 생긴다. 꽃은 6~7월에 잎겨드랑이에서 1~3개씩 흰색으로 피어 이삭꽃차례를 이룬다. 수꽃은 곧게 서고 암꽃은 처지게 핀다. 열매는 삭과(蒴果: 열매 속이 여러 칸으로 나뉘고, 각 칸 속에 많은 종자가 들어 있음)이고 10월에 넓은 타원형으로 익으며 속에 든 종자에도 막질의 날개가 있다.

마는 우리나라와 중국, 일본, 타이완 등지에 분포한다. 우리나라 전국 각지에 분포하며 산이나 들에 자생한다.

| 성품과 맛 | 맛은 달고 성질은 평하다(따뜻하다고도 함). 독성은 없다.

| 사용 부위 | 뿌리줄기.

| 작용 부위 | 비(脾), 폐(肺), 신(腎) 경락.

| 성분 | 콜린(cholin), 전분, 글라이코프로틴(glycoprotein), 아브시진(abscisin) Ⅱ, 비타민 C, 점액 중 만난(mannan)과 피틴산(phytic acid), 유리 아미노산, 바타신(batacin) Ⅰ·Ⅱ·Ⅲ, 디오신(dioscin), 뮤신(mucin) 등.

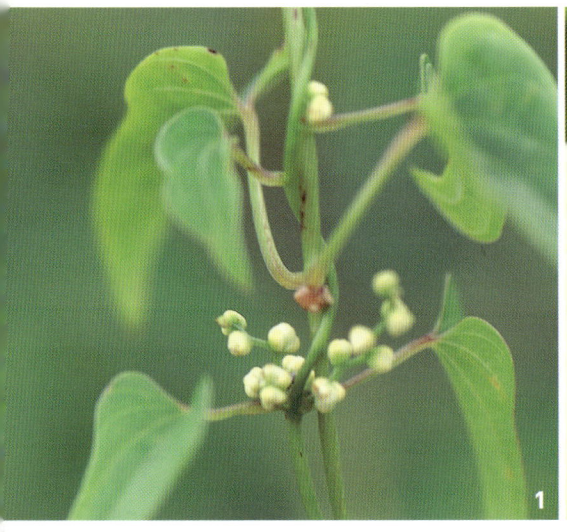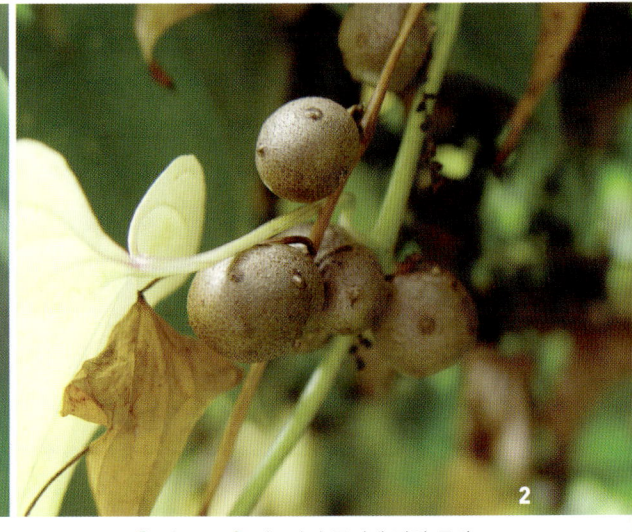

❶ 마_ 꽃 ❷ 마_ 마의 줄기에 달린 주아(영여자)

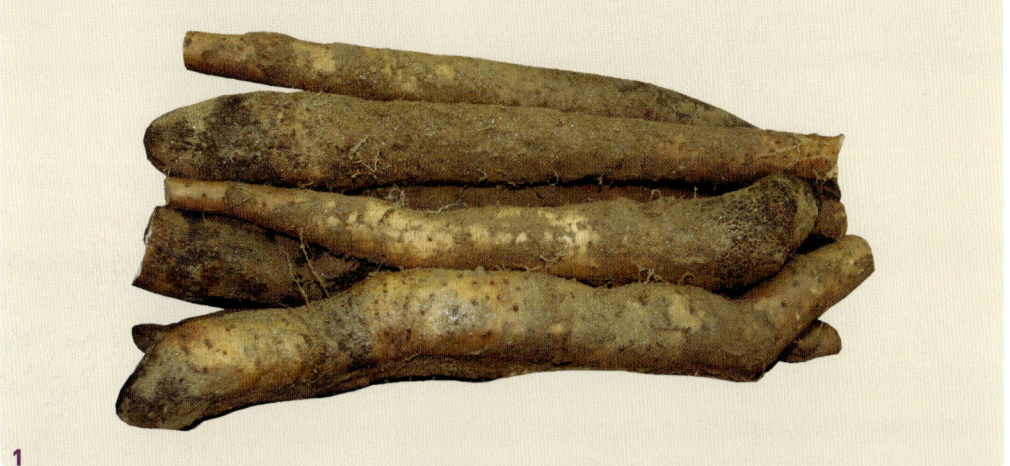

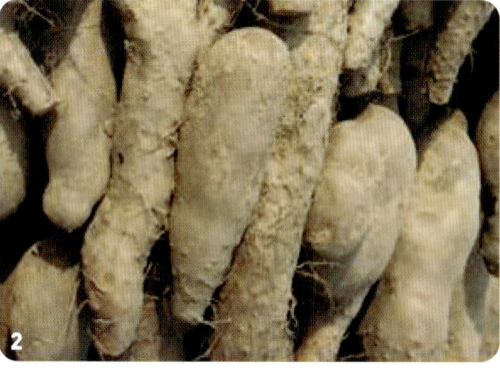
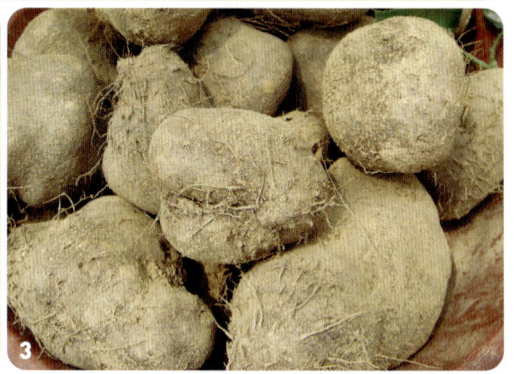

❶ 마(장마) ❷ 마(단마) ❸ 마(둥근마)

| 채취 및 조제 | 마 뿌리줄기는 가을이 되어 잎이 마르고 열매가 성숙한 이후, 11~12월에 채취하는 것이 좋다. 뿌리줄기를 캐서 머리 부분을 잘라내고 흙을 깨끗이 씻은 후에 햇볕이나 불에 말려 사용한다. 또는 뿌리의 겉껍질을 벗겨내고 식용하거나 사용하기 적당한 크기(약 5㎝)로 잘라 햇볕에 말린다.

**동의
보감
원문**

性溫(一云平)味甘無毒補虛勞羸瘦充五藏益氣力長肌肉强筋骨開達心孔安神長
志. 處處有之一名山芋一名玉延宋時避諱又號爲山藥二月八月採根刮之白色者爲
上青黑者不堪. 此物貴生乾方入藥生濕則滑只消腫核不可入藥熟則只堪啖亦滯
氣. 乾法取肥大者刮去黃皮以水浸末白礬少許摻水中經宿取洗去涎焙乾. 山藥手
太陰肺經藥也.

| 효능 주치 |

① 자양, 강장, 건비(健脾), 보폐(補肺), 익정(益精), 지사(止瀉)의 효능이 있다.

② 해수(咳嗽), 당뇨병, 야뇨증, 유정(遺精), 대하증, 식욕부진, 신체허약도 다스린다.

| 약용법 |

① 1일량으로 말린 마 뿌리 10~20g을 600mL의 물에 넣고 반량이 되도록 달인 액을 반으로 나누어 아침저녁으로 복용한다. 또는 가루나 환으로 복용해도 된다.

② 위장이 약하여 식욕이 없을 때는 산약(마 뿌리) 40g, 백출 40g, 인삼 2g을 분말로 만들어 녹두 크기의 환으로 만들어서 1회에 50개씩, 식전 공복에 따뜻한 미음과 함께 먹는다.

③ 마 뿌리는 다양한 음식으로 만들어 먹을 수 있다. 주로 고구마처럼 익혀서 먹거나 껍질을 벗기고 갈아서 생식을 하기도 한다. 마를 갈 때 갈색으로 변하는 수가 있는데, 이는 티로신이라는 아미노산이 효소의 작용으로 변하기 때문이다. 이러한 갈변 현상은 껍질을 벗긴 다음 식초에 담그면 방지할 수 있다.

주의사항 특별한 주의사항은 없다.

TIP

[마즙]

1. 먼저 마 뿌리의 껍질을 벗겨 믹서기나 강판으로 간다.
2. 간 마에 달걀흰자, 소금을 넣고 잘 섞어 주발에 담는다.
3. 향신료에 김, 파, 달걀노른자를 곁들인다.

[마 냉채]

1. 마 뿌리는 껍질을 벗겨 곱게 채를 썰고, 배도 껍질을 벗겨 곱게 채 썬다.
2. 접시에 상추를 깔고 채 썬 마와 배를 가지런히 담는다.
3. 고추장, 설탕, 다진 파와 마늘, 사이다를 섞어 초고추장을 만들어 같이 곁들여 낸다.

[마밥]

1. 마 뿌리는 껍질을 벗겨 썰어서 1시간 정도 식초 물에 담근 후 물기를 없앤다.
2. 쌀은 씻어 30분 정도 불린다.
3. 쌀과 마를 섞어서 밥을 짓다가 밥이 끓으면 중불로 줄이고 쌀알이 퍼지면 불을 약하게 하여 뜸을 들인 후 잘 섞는다.

마(산약)의 기능성 및 효능에 관한 특허자료

▶ 산야를 포함하는 호흡기 예방용 조성물 및 이시닥나무 추출물을 유효성분으로 하는 호흡기 예방용 조성물

본 발명은 호흡기 예방 효능을 가지는 산약 추출물 또는 그 분획물, 펠렛(pellet) 등을 유효성분으로 포함하는 호흡기 예방용 조성물에 관한 것으로, 구체적으로 그리고 산약 추출물에 대한 유의적인 효능이 확인되어 호흡기 예방용 조성물, 호흡기 예방용 약제학적 조성물, 호흡기 예방용 식품 등에 대응 적용이 가능할 것이다. 산약 추출물은 뿌리 및 가지, 줄기, 수염뿌리 등을 전부 이용할 수 있고, 수염뿌리 부분을 경우, 수염뿌리 채쥐 이용성이 점차 늘어날 수 있으며, 수염뿌리 채쥐 이용에 따른 부가가치가 상승하여 식물의 폐기물로 처리되는 수염뿌리 줄기 등을 폐기함에 따른 환경오염의 중앙 감소될 수 있을 것이다.

– 등록번호 : 10-2012-0119235, 출원인 : 안동대학교 산학협력단

▶ 산약을 함유하는 알레르기성 질환의 예방 또는 치료용 조성물

본 발명은 산약 또는 그 추출물을 함유하는 조성물에 관한 것으로, 본 발명의 산약 또는 그 추출물은 아나필락시스(anaphylaxis)를 포함하는 알레르기성 질환의 예방 또는 치료에 효과가 있다.

– 등록번호 : 10-2012-0045171, 출원인 : (주)비피도

▶ 산야 발효물을 포함하는 골다공증 개선용 조성물, 이의 제조 방법 및 이를 포함하는 건강기능식품

본 발명은 산야 발효물을 포함하는 골다공증 개선용 조성물, 이의 제조 방법 및 이를 포함하는 건강기능식품에 관한 것이다. 본 발명에 따른 산야 발효물은 골다공증 개선효과가 우수하고 이를 식의약적으로 적용할 경우 골다공증의 예방 또는 치료에 기여할 것이며, 특히 본 발명에 있어서 사용되는 김치유산균을 이용함으로써 전통식품의 경쟁력 향상에 도움이 될 수 있고, 기능성 신소재로 개발시에는 식품, 의약품 등의 수출에 도움을 주어 국가 경쟁력을 향상시키는 데 기여할 것이다.

– 등록번호 : 10-1120670, 출원인 : 경북식품영양학회

▶ 마 또는 산약의 유산 발효추출물을 함유하는 피부의 예민 및 미민이 개선 및 개선용 식품 조성물

본 마 또는 산약은 피부 미민의 제작감을 개선시켜 매끈 탄력 있는 피부로 만들어 주는 효능이 있어, 본 발명은 산약을 유산균을 이용하여 발효 추출하는 경우 마 또는 산약이 갖고 있는 피부의 미민이 개선 효과를 증대시킬 수 있어 피부의 제작감을 개선하여 매끈 탄력 있는 피부로 만들기 위한 피부 외용 조성물 사용 신소재 및 기능성 식품 소재로 이용될 수 있다.

– 등록번호 : 10-0716123, 출원인 : 경남대학교 산학협력단

▶ 마 추출물을 유효성분으로 포함하는 간 기능 개선용 및 이를 함유하는 기능성식품

본 발명은 마 추출물을 유효성분으로 포함하는 간 기능 개선용 조성물 및 이를 함유하는 기능성식품에 관한 것으로, 마 열매 및 마 뿌리의 총추출물을 간기능 개선에 이를 포함 조성물, 마 개선식품에 관한 것이다. 또 발명에 의한 마 추출물을 함유한 조성물은 간 기능을 개선시키고 각종 공동증 등을 감소시킬 수 있어, 예민하여 나타난 우수한 효능을 조기에 주는 것이다.

– 등록번호 : 10-081683, 출원인 : 경남대학교 산학협력단

마주(산약주)

맛은 달다. 기호와 식성에 따라 꿀, 설탕을 가미하여 음용할 수 있다.

【적용병증】

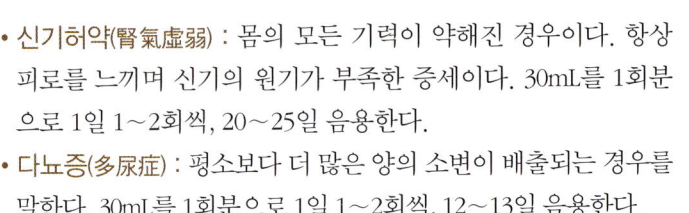

- **신기허약(腎氣虛弱)** : 몸의 모든 기력이 약해진 경우이다. 항상 피로를 느끼며 신기의 원기가 부족한 증세이다. 30mL를 1회분으로 1일 1~2회씩, 20~25일 음용한다.
- **다뇨증(多尿症)** : 평소보다 더 많은 양의 소변이 배출되는 경우를 말한다. 30mL를 1회분으로 1일 1~2회씩, 12~13일 음용한다.
- **사지구련(四肢拘攣)** : 사지(팔, 다리)를 마음대로 움직이지 못하는 증상을 말한다. 30mL를 1회분으로 1일 1~2회씩, 17~20일 음용한다.
- **기타 질환** : 근골통, 기억력 감퇴, 유정증, 정력증진, 폐기 보호

【담그는 방법】

① 약효는 뿌리줄기에 있으므로 주로 뿌리줄기를 사용한다.
② 생마를 쓰는 것이 좋다. 물로 깨끗이 씻어 그늘에서 건조한 다음 적당한 크기로 썰어서 사용한다.
③ 생마 약 320g을 소주 3.8L에 넣고 밀봉하여 서늘한 냉암소에서 보관, 숙성시킨다.
④ 6개월 정도 침출한 다음 찌꺼기를 걸러내고 보관, 음용한다. 또는 찌꺼기를 걸러낸 후 2~3개월 더 숙성하여 음용하면 향미(香味)가 좋아진다.

【구입방법 및 주의사항】

- 주로 농가에서 재배한 마는 시장에서 구입하고, 자연산 마는 산지나 들에서 자생한 마를 채취하여 사용한다.
- 오래 음용해도 해롭지는 않으나 치유되는 대로 금한다.
- 본 약술을 음용하는 중에 특별히 가리는 음식은 없다.

마(산약) · 703

▶ 기타 질환 · **자양 · 강장** · 초본

인삼

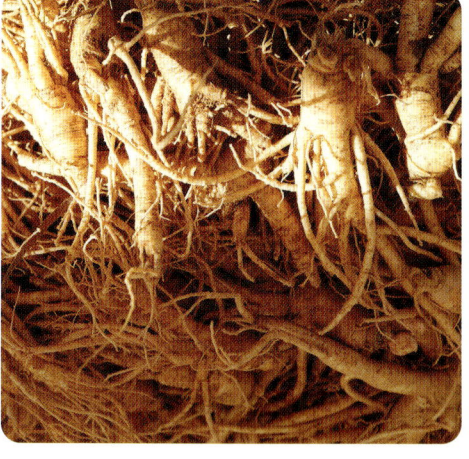

- 학 명 : *Panax ginseng* C.A. Meyer
- 과 명 : 두릅나무과
- 이 명 : 고려인삼, 산삼(山蔘), 신초(神草), 황삼(黃蔘)
- 생약명 : 인삼(人蔘)
- 생육지 : 재배
- 개화기 : 4월
- 채취기 : 가을
- 용 도 : 약용, 식용, 관상용
- 약 효 : 건위, 거담, 자양강장, 원기회복, 건망증,
　　　　소갈증, 면역력 증강, 항암

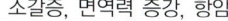

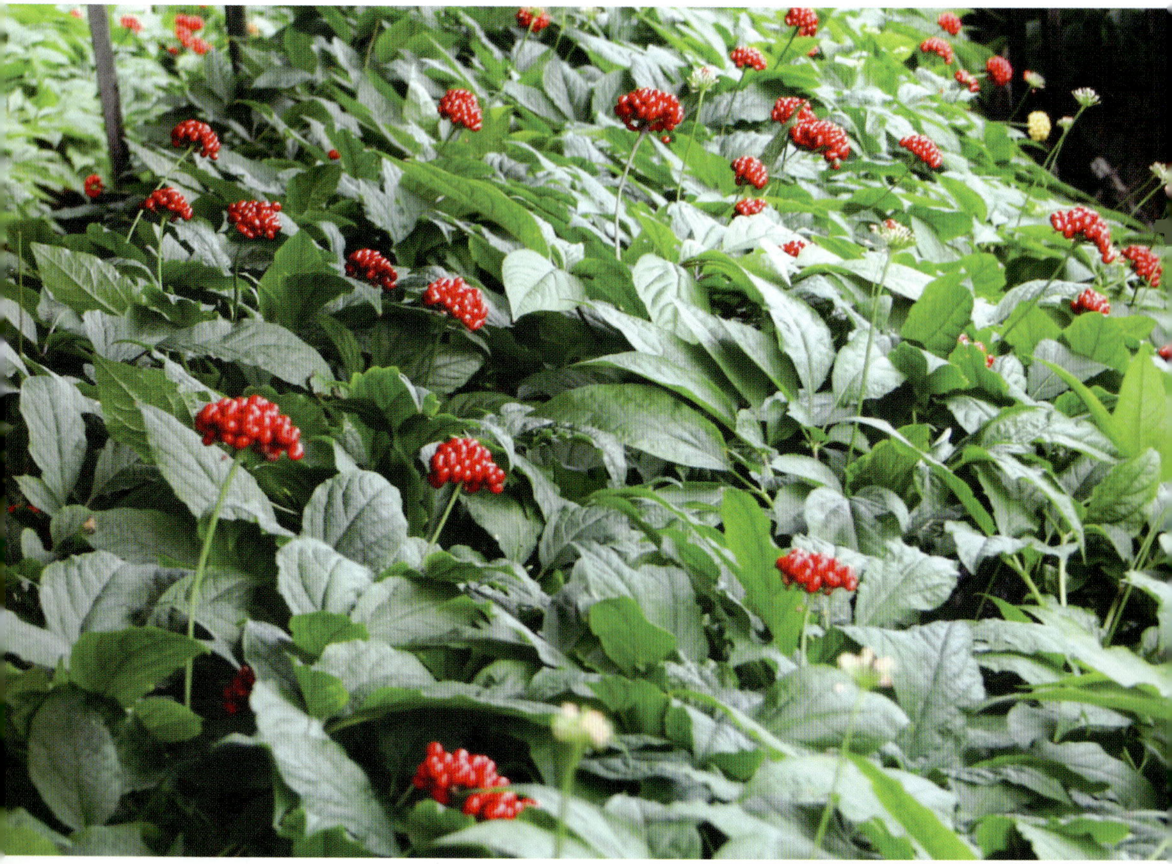

704

| **생김새와 특징** | 인삼은 여러해살이풀로, 키는 60cm 정도로 자란다. 줄기는 짧고 두툼한 뿌리줄기에서 곧게 나오거나 비스듬히 선다. 뿌리줄기 끝에서 1개의 원줄기가 나오는데, 잎은 그 원줄기 끝에서 3~4개가 돌려나며, 긴 잎자루 끝에 5개의 손 모양 겹잎이 달린다. 꽃은 일가화(암꽃과 수꽃이 한 그루에 함께 달림)이다. 4월에 1개의 꽃자루가 나오는데 그 끝에 연노랑 빛을 띤 연한 녹색의 작은 꽃들이 산형꽃차례로 달린다. 붉은색의 열매는 납작한 구형으로, 여러 개가 모여 달린다.

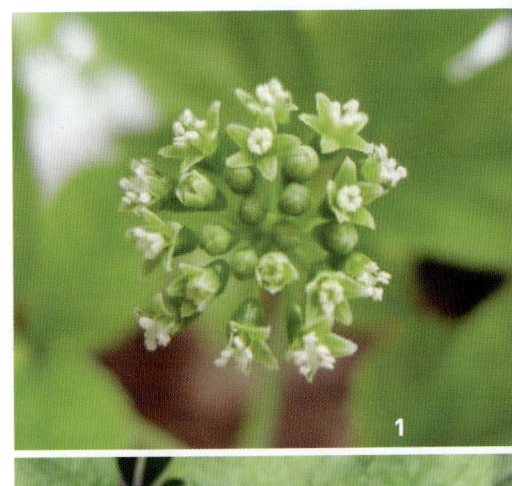

꽃이 3년에 한 번 피는 것이 독특하며 뿌리는 원뿌리와 곁뿌리, 땅속줄기 세 부분으로 이루어져 있고, 이 뿌리를 인삼이라 하며 약용한다. 뿌리 모양이 사람과 닮아서 인삼이라는 이름이 붙었으며, 귀신과 같은 효험을 가지고 있다고 하여 신초(神草)라고도 한다.

인삼은 우리나라와 중국, 러시아에도 분포하고 있다. 우리나라에서는 전국 각지의 산기슭에서 약용식물로 재배하는데, 특히 강화도

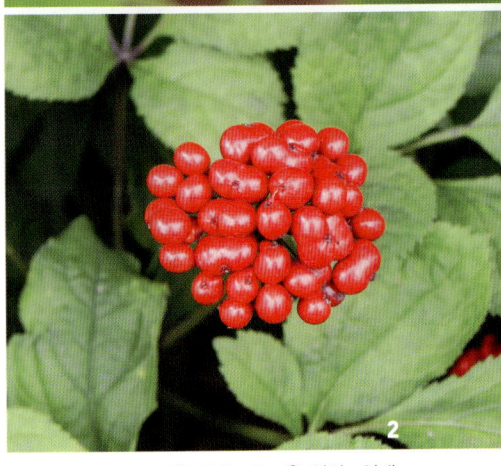

❶ 인삼_ 꽃 ❷ 인삼_ 열매

와 충남 금산, 경북 풍기, 전북 진안 등지에서 대규모로 재배한다. 야생종은 깊은 산속에서 자라며 흔히 산삼(山蔘)이라고 부른다.

| **성품과 맛** | 맛은 달고(약간 쓰다고도 함) 성질은 따뜻하다.

| **사용 부위** | 뿌리.

| **작용 부위** | 비(脾), 폐(肺), 심(心) 경락.

| **성분** | 뿌리에는 사포닌(saponin), 진세노사이드(ginsenoside), 게닌(genin), 팔미트산, 스테아린산, 올레산(oleic acid), 리놀산, 베타시토스테롤(β-sitosterol), 스티그마스테롤, 캄페스테롤, 파낙사디올(panaxadiol), 콜린, 다종의 아미노산, 비타민류, 포도당, 과당 등

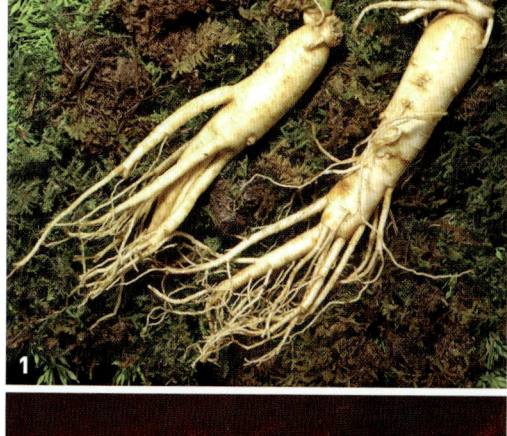
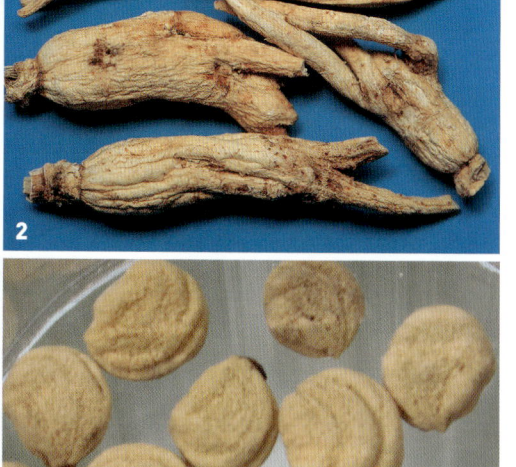
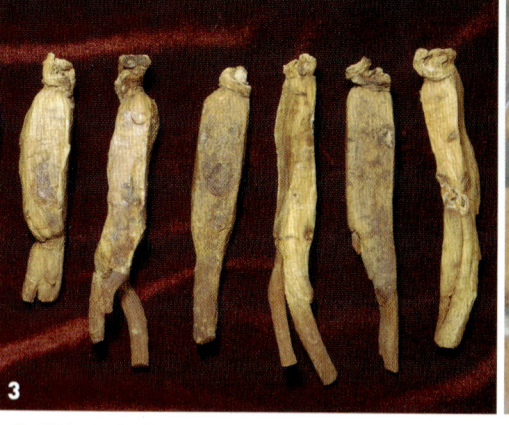
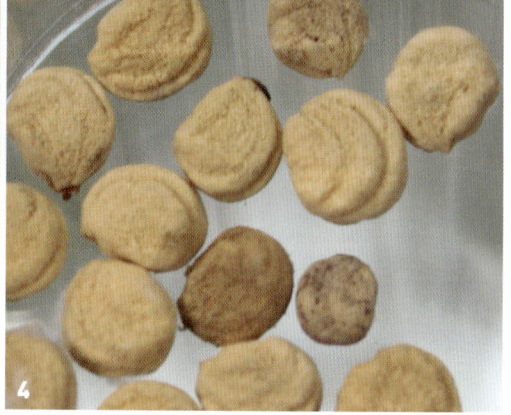

❶ 인삼_ 수삼 ❷ 인삼_ 건삼 ❸ 인삼_ 홍삼 ❹ 인삼_ 종자

이 함유되어 있다. 최근에는 단백질 합성 촉진 인자인 프로스티솔(prostisol)이 추출되었는데, 그 인자는 리보핵산 단백질 및 지질류의 생합성을 촉진하는 작용이 있고 유기체의 면역력을 높여서 암 치료의 보조 효과가 있는 것으로 밝혀졌다.

| 채취 및 조제 | 인삼은 가을, 그중에서도 9월 말 이후에 채취하는 것이 가장 좋다. 채취하는 시기가 빠를수록 뿌리에 축적되는 영양분이 적어지기 때문에 무게도 덜 나가고 품질도 떨어진다. 채취한 뿌리의 흙을 깨끗이 씻어낸 후 햇볕에 말려서 잘게 잘라 사용한다.

동의보감원문

性微溫(一云溫)味甘(一云味苦)無毒主五藏氣不足安精神定魂魄明目開心益智療虛損止霍亂嘔噦治肺痿吐膿消痰. 讚曰三椏五葉背陽向陰欲來求我檟樹相尋一名神草如人形者有神. 此物多生於深山中背陰根檟漆樹下濕潤處中心生一莖與桔梗相似三四月開花秋後結子二月四月八月上旬採根竹刀刮暴乾. 此物易蛀惟納器中密封口可經年不壞和細辛密封亦久不壞. 用時去其蘆頭不去則吐人. 人參動肺火凡吐血久嗽面黑氣實血虛陰虛之人勿用代以沙參可也. 人參苦微溫補五藏之陽沙參苦微寒補五藏之陰也. 夏月少使發心痃之患也. 夏月多服發心痃. 入手太陰經.

| 효능 주치 | 자양, 강장, 피로회복, 원기회복, 건위, 거담, 해열, 항스트레스 작용, 혈압조절작용, 건망증 완화, 진정작용, 소갈증 개선, 강심, 이뇨작용, 면역력 증강, 항암 등의 약효를 가지고 있다.

| 약용법 |

① 하루에 건조 가공한 인삼 뿌리 6~12g을 600mL의 물에 넣고 반으로 달여서 아침저녁으로 식후에 한 달 정도 복용한다. 또는 가루나 환을 만들어 복용해도 좋다.

② 큰 질병이나 오래된 질병, 또는 대량 출혈로 인해 맥이 극히 약하고 허약 상태가 극심하여 쇼크에 이른 경우에는 다량의 인삼을 달여 급히 복용한다.

③ 냉증, 빈혈증, 자율신경실조증 등에는 인삼 뿌리로 술을 담가서 매일 밤 잠자기 전에 소주잔으로 1~2잔 마시면 효과적이다.

주의사항 성질이 따뜻하여 기를 보하는 작용이 있기 때문에 간의 양기가 항성한 경우에는 피해야 하며 여로(藜蘆)와는 상반(相反)한다. 뇌두(腦頭) 부분을 잘라내고 사용해야 최토(催吐)작용을 막을 수 있고, 용혈(溶血)작용을 막을 수 있다.

인삼의 기능성 및 효능에 관한 특허자료

▶ **인삼이 포함된 니코틴 제거 효과가 있는 금연재 약학 조성물**

흡연자의 체내에 축적되어 있던 니코틴을 빠르게 배출시켜주고, 니코틴 부족으로 인한 불안 등의 스트레스를 최소화할 수 있으며, 금연을 쉽게 유도할 수 있는 인삼이 포함된 니코틴 제거 효과가 있는 금연재 약학 조성물에 관한 것이다.

– 등록번호 : 10-1117669, 출원인 : (주)노스모

▶ **디올계 사포닌 분획 또는 인삼의 디올계 사포닌 성분을 포함하는 항여드름용 화장료 조성물**

본 발명은 여드름과 관련된 염증반응 억제, 여드름균 억제, 여드름에 의해 형성되는 여드름성 흉터 형성억제, 여드름성 상처에 대한 피부재생 촉진 효과가 있는 천연 추출물을 화장품류에 함유시켜 효과적으로 여드름을 예방 및 치료할 수 있는 항여드름용 화장료 조성물이 개시된다.

– 공개번호 : 10-2012-0130487, 출원인 : 성균관대학교 산학협력단

▶ **인삼 열매 추출물을 함유하는 남성 성기능 개선용 조성물**

본 발명의 조성물은 인삼 열매 추출물을 유효성분으로 함유함으로써 혈관내피세포에서의 일산화질소(NO) 생성 증가 효과를 나타내어, 음경해면체 평활근을 이완시켜 음경의 발기증진을 통해 남성 성기능을 개선시킬 수 있다.

– 공개번호 : 10-2011-0020889, 출원인 : (주)아모레퍼시픽

인삼차

【 효능 】

오장의 기 부족에 효과, 정신안정 효능, 당
뇨병 개선, 체중조절 효능, 수술 후 면역조
절, 기억력 향상 효과, 동맥경화증 경감, 발
기부전 치료

【 만드는 방법 】

① 물 1L에 인삼 30g을 넣고 센불에서 30분 정도 끓인다.
② 중불에서 2시간 정도 끓인다(건조가 잘된 것은 서서히 끓여야 잘 우러난다).
③ 기호에 따라 대추를 넣어 함께 끓여 마셔도 되고 인삼만 끓여서 꿀을 가미하여 마셔도
   된다.
④ 인삼차는 그 자체만으로도 맛을 즐길 수 있는 좋은 차이다.

인삼주

맛은 달고도 쓰다. 기호와 식성에 따라 꿀, 설탕을 가미하여 음용할 수 있다.

【적용병증】

- **식욕부진(食慾不振)** : 식욕이 줄어들거나 없는 상태를 말한다. 30mL를 1회분으로 1일 1~2회씩, 20~25일 음용한다.
- **마비증세(麻痺症勢)** : 근육이나 신경에 감각이 없어지는 경우로, 지각운동 기능에 장애가 일어나는 경우이다. 30mL를 1회분으로 1일 1~2회씩, 15~20일 음용한다.
- **정력증진(精力增進)** : 부족한 원기와 정력을 보충하기 위한 처방이다. 30mL를 1회분으로 1일 1~2회씩, 20~25일 음용한다.
- **기타 질환** : 각혈, 불임증, 빈혈, 신경쇠약, 원기회복, 음위증, 체력보강

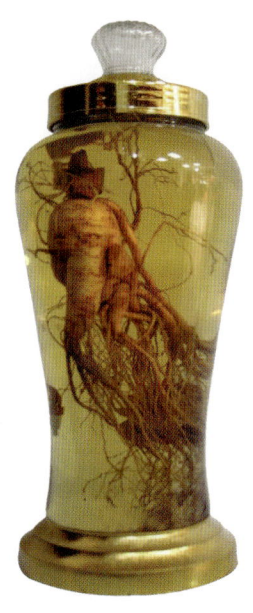

【담그는 방법】

① 인삼보다 산삼이 약효가 월등하다. 방향성(芳香性)이다.
② 8~9월에 죽도를 이용하여 뿌리를 채취해서 생삼으로 쓰거나 말려서 건삼으로 이용한다.
③ 술을 담글 때에는 반드시 생삼을 사용하는 것이 효과적이다.
④ 생삼 약 220g을 소주 3.8L에 넣고 밀봉하여 서늘한 냉암소에서 보관, 숙성시킨다.
⑤ 5~6개월 정도 침출한 다음 보관, 음용한다. 찌꺼기를 걸러내지 않아도 된다.

【구입방법 및 주의사항】

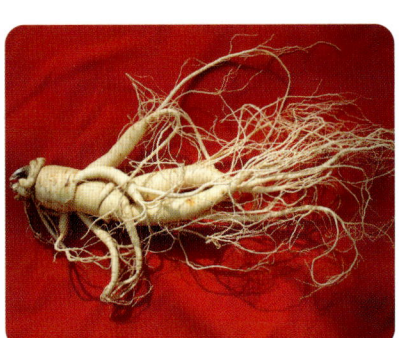

- 약재상, 약령시장, 재배 농가, 재래시장에서 구입하여 사용한다.
- 오래 음용해도 무방하지만 장기간의 음용이 무조건 좋다고 볼 수 없다.
- 음용하는 중에 고삼, 복령, 철분을 금하고, 혈압이 높은 사람은 주의한다.

✿ 6년근 인삼

인삼 · 709

▶ 기타 질환 · 자양 · 강장 · 초본

큰조롱

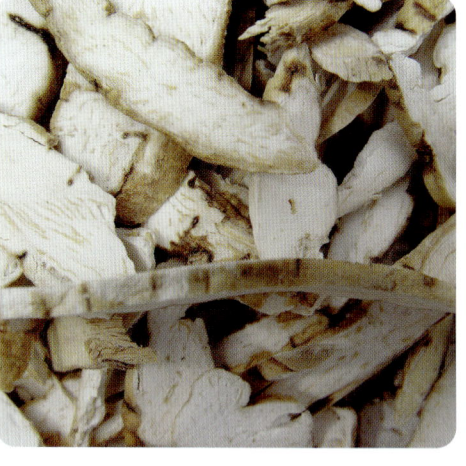

- 학 명 : *Cynanchum wilfordii* (Maxim.) Hemsl.
- 과 명 : 박주가리과
- 이 명 : 은조롱, 새박풀, 하수오
- 생약명 : 백수오(白首烏)
- 생육지 : 산기슭, 바닷가 비탈 자생
- 개화기 : 7~8월
- 채취기 : 가을(9~10월)
- 용 도 : 약용
- 약 효 : 빈혈, 신경쇠약, 불면증, 동맥경화, 이명증, 신경통, 치질, 피로회복 등

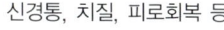

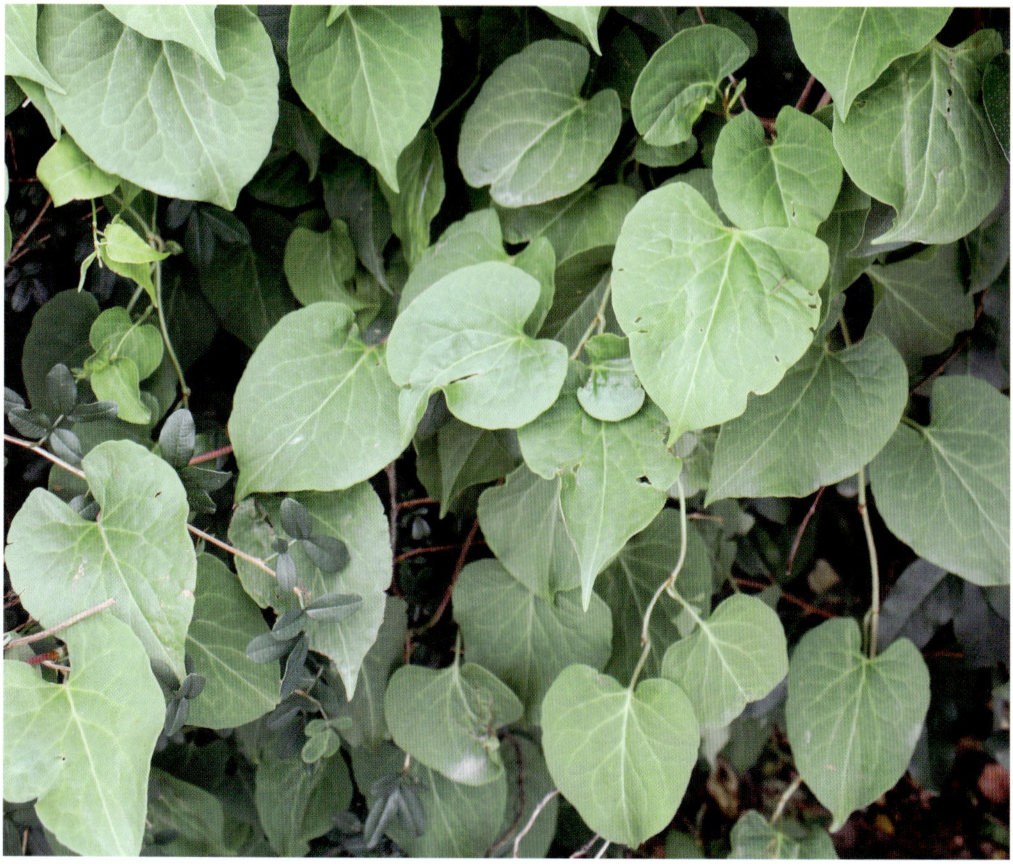

| 생김새와 특징 | 큰조롱은 덩굴성 여러해살이풀로, 키는 1~3m이다. 뿌리는 굵게 덩이져서 땅속 깊이 들어 있다. 여기에서 원줄기가 나오며 왼쪽으로 감아 올라가는데 자르면 흰 즙이 나온다. 잎은 마주나며 심장 모양이고 끝이 뾰족하다. 잎의 길이는 5~10㎝, 폭은 4~8㎝이다. 꽃은 7~8월에 연한 황록색으로 피며 꽃차례는 잎겨드랑이에서 자라는데 길이가 1~4㎝이다. 연녹색의 꽃받침과 꽃부리는 5개로 깊게 갈라지는데, 가장자리는 안으로 오므라들고 안쪽에 잔털이 있다. 열매는 9월에 길이 약 8㎝, 지름 약 1㎝로 익으며 골돌과이고 피침형이다. 암갈색의 종자는 길이 6㎜ 정도 되는데 꼭대기에 긴 흰 털이 난다.

큰조롱은 우리나라와 일본, 중국, 러시아 연해주 등지에 분포한다. 우리나라에서는 주로 중부지방 이남의 양지바른 산기슭, 바닷가 비탈, 들판의 풀숲에서 자생한다. 또는 약용식물로 농가에서 재배하기도 한다.

한방에서 큰조롱 덩이뿌리를 '백수오(白首烏)'라고 부르며 약재로 사용한다. 그런데 일반인들 사이에서 큰조롱은 흔히 은조롱, 하수오라는 이명으로 불리면서, 마디풀과의 약용식물인 하수오(Fallopia multiflora)와 혼동하는 경우를 자주 볼 수 있다. 이처럼 혼동하게 된 것은 붉은빛이 도는 하수오의 덩이뿌리를 '적하수오'라고 하면서 백수오라는 생약명이 있는 큰조롱의 덩이뿌리를 '백하수오'라고 잘못 부른 데서 비롯되었다. 2개의 식물 모두 덩이뿌리를 약용하긴 하지만 동일한 약재는 아니므로 구분해서

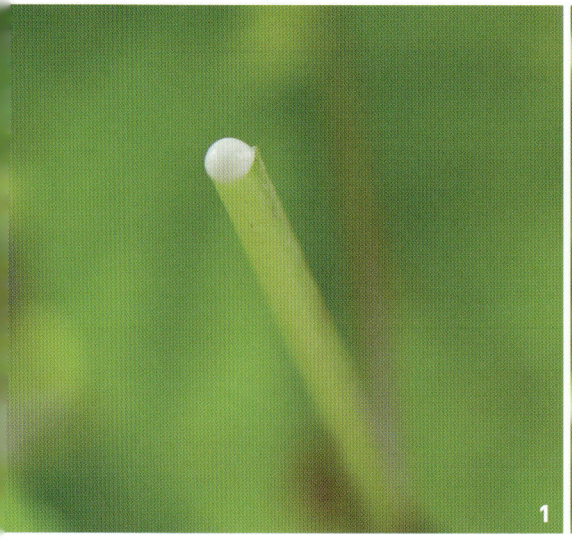 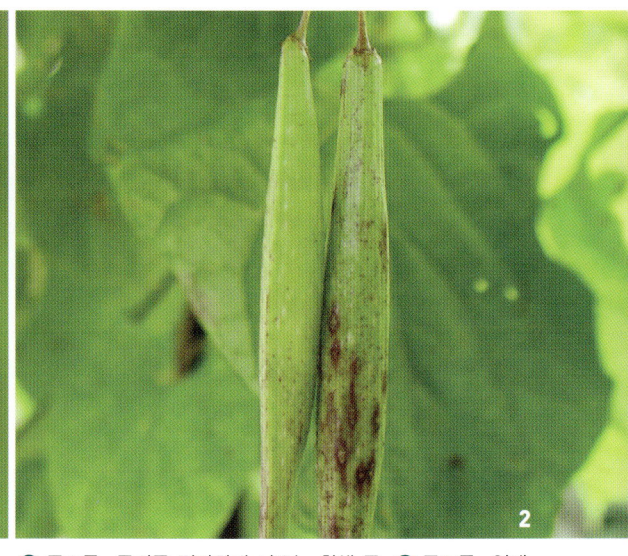

❶ 큰조롱_ 줄기를 절단하면 나오는 흰색 즙 ❷ 큰조롱_ 열매

▶ 큰조롱(백수오)

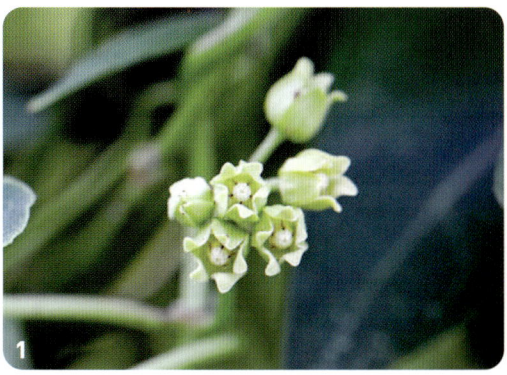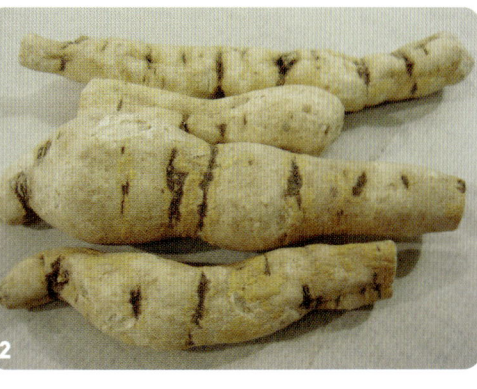

❶ 큰조롱_ 꽃 ❷ 큰조롱_ 건조한 덩이뿌리

▶ 하수오(적하수오)

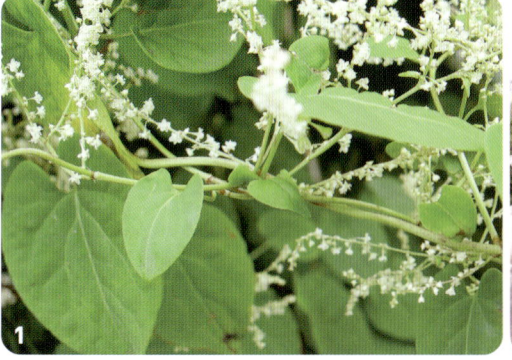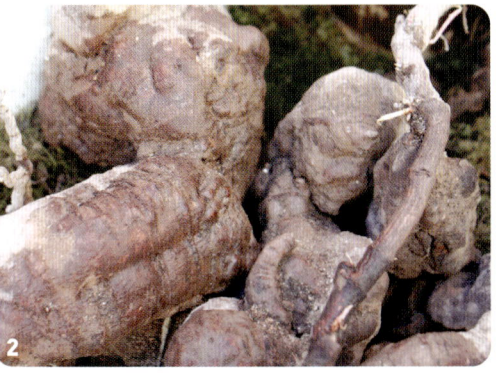

❶ 하수오_ 꽃과 잎 ❷ 하수오_ 덩이뿌리

▶ 박주가리

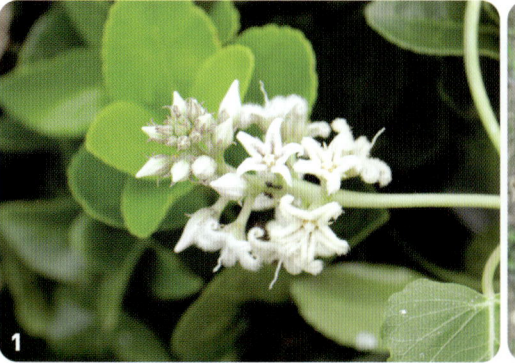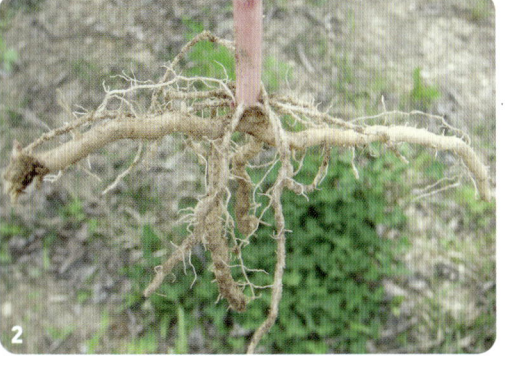

❶ 박주가리_ 꽃 ❷ 박주가리_ 뿌리

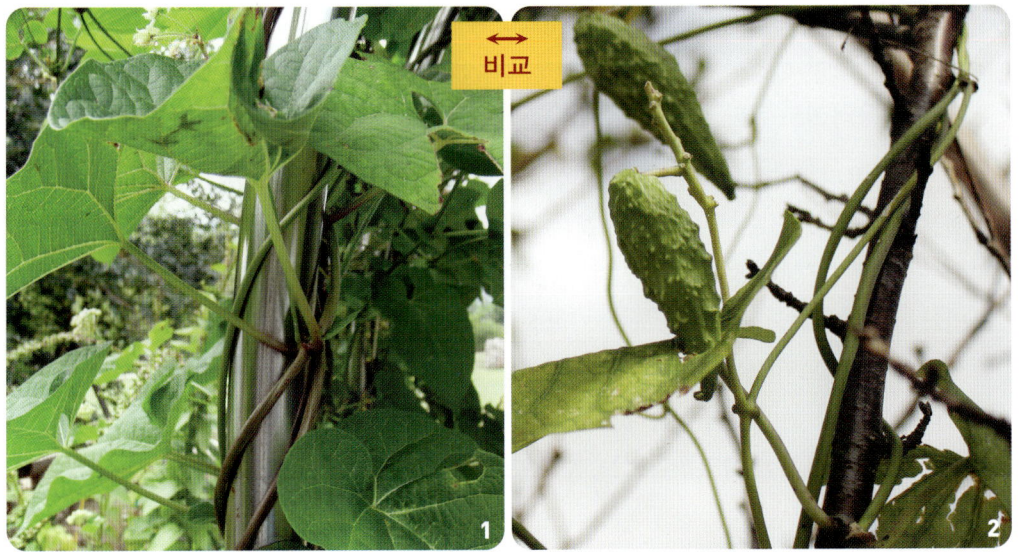

❶ 큰조롱_ 줄기 ❷ 박주가리_ 줄기

사용해야 한다.

| **성품과 맛** | 맛은 달고 쓰며 약간 떫다. 성질은 약간 따뜻하다.

| **사용 부위** | 덩이뿌리.

| **작용 부위** | 간(肝), 신(腎), 비(脾), 심(心) 경락.

| **성분** | 시낸콜(cynanchol), 사르코스틴(sarcostin)과 강심배당체 등.

| **채취 및 조제** | 가을(9~10월)에 큰조롱의 잎이 마른 후 덩이뿌리를 채취하여 이물질을 깨끗이 씻어낸다. 수염뿌리와 겉껍질을 제거하고 절편으로 잘라서 햇볕에 말려 사용한다.

| **효능 주치** |

① 자양, 강장에 효능이 있으며, 머리카락을 검게 한다.

② 빈혈, 신경쇠약, 변비, 불면증, 허약체질, 동맥경화, 이명증, 무릎이 아프고 힘이 없을 때, 치질, 연주창, 피로회복 등의 치료에 사용한다.

| **약용법** |

① 가공 건조한 큰조롱 덩이뿌리 1일량 6~15g을 600mL의 물에 넣고 중불에서 서서

히 반량이 되도록 달인 후 아침저녁으로 식후에 복용하면 효과를 볼 수 있다.

② 가공 건조한 큰조롱 덩이뿌리를 가루로 복용하거나 환을 만들어 복용하며, 술을 담가 음용하기도 한다.

주의사항 마디풀과에 속하는 하수오와 혼동할 수 있다. 『본초강목』에 의하면 하수오는 혈분(血分)에, 큰조롱(백수오)은 기분(氣分)에 작용한다고 하며 보익방에는 두 가지 약재를 함께 사용해야 한다고 하였다. 이제마는 큰조롱을 소음인의 양약이라 하였고, 신민교는 두 가지를 함께 사용하면 기혈을 보할 수 있다고 하였다. 큰조롱은 수렴하는 성질이 있는 보익(補益) 약재로서 감기 초기에는 사용하지 않는다. 잎이 비슷한 박주가리는 뿌리가 굵어지지 않는다.

또한 형태가 비슷한 이엽우피소는 백수오로 사용할 수 없으므로 주의해야 한다.

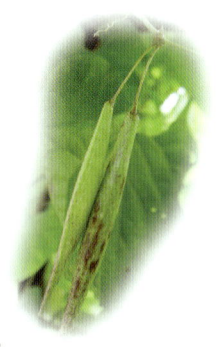

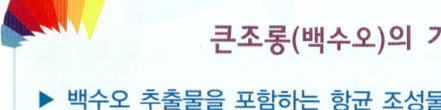

큰조롱(백수오)의 기능성 및 효능에 관한 특허자료

▶ **백수오 추출물을 포함하는 항균 조성물 및 이의 용도**

본 발명은 백수오(큰조롱 뿌리) 추출물을 포함하는 항균 조성물에 관한 것이다. 본 발명에 따른 항균 조성물의 유효성분인 백수오 추출물이 식중독 원인균 중 하나인 바실러스 세레우스(Bacillus cereus)에 대하여 우수한 항균 활성을 가지는 바, 식중독을 개선, 예방 또는 치료하는 약학적 조성물, 기능성 식품 조성물 등으로 유용하게 이용될 수 있을 것으로 기대된다.

– 등록번호 : 10-1467698-0000, 출원인 : 중앙대학교 산학협력단

▶ **인슐린 유사 성장인자 분비 및 뼈 골격 성장 촉진용 백하수오(백수오) 추출물과 속단 추출물**

본 발명은 인슐린 유사 성장인자 분비능 증강 및 뼈 골격 성장 촉진 효능이 있는 백하수오(백수오=큰조롱 뿌리)와 속단의 배당체 성분을 주성분으로 하는 수용성 추출 정제 물질 및 그 제조방법에 관한 것이다.

– 등록번호 : 10-1189605-0000, 출원인 : 홍상근

큰조롱주(백수오주)

맛은 달고 쓰다. 특별히 가미할 필요는 없다.

【적용병증】

- 풍비(風痺) : 몸이나 팔다리가 마비되는 경우로, 뇌 척추에 탈이 생겨 일어나는 심장질환의 한 증세이다. 30mL를 1회분으로 1일 2~3회씩, 12~15일 음용한다.
- 요슬산통(腰膝酸痛) : 무릎이 쑤시고 저리며 걷거나 앉아 있을 때에도 매우 심한 고통을 느끼는 증세이다. 30mL를 1회분으로 1일 2~3회씩, 15~20일 음용한다.
- 뼈 튼튼(强骨格) : 평소에 뼈가 튼튼하지 못하면 움직임에 있어 많은 장애가 따르게 마련이다. 큰조롱 덩이뿌리는 일상적으로 뼈를 튼튼하게 하는 데 효과적이다. 30mL를 1회분으로 1일 2~3회씩, 20~30일 음용한다.
- 기타 질환 : 보신, 보혈, 신경쇠약, 정력증진, 유정증

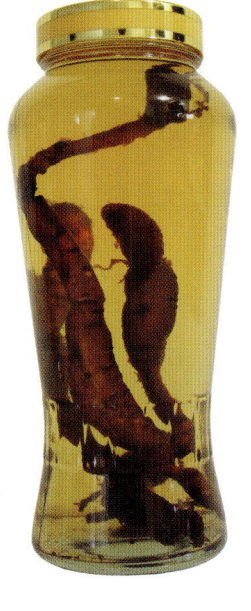

【담그는 방법】

① 약효는 큰조롱의 덩이뿌리에 있다.
② 덩이뿌리를 물로 깨끗이 씻어 겉껍질을 벗기고 말린 다음 적당한 크기로 썰어 사용한다.
③ 말린 덩이뿌리 200g을 소주 3.8L에 넣고 밀봉하여 서늘한 냉암소에서 보관, 숙성시킨다.
④ 일반적으로 6~8개월 침출한 후에 음용 가능하며, 10개월이 지나면 찌꺼기를 걸러내고 보관, 음용한다. 또는 찌꺼기를 걸러낸 후 2~3개월 더 숙성하여 음용하면 향미(香味)가 좋아진다.

【구입방법 및 주의사항】

- 약령시장이나 재래시장 등에서 구입하여 사용한다. 또는 산지(産地)에서 채취하여 사용한다. 전국의 산기슭, 풀밭, 바닷가 경사지에서 자생한다.
- 음용하는 중에 개고기, 마늘, 소고기, 파, 비늘 없는 물고기는 피한다.
- 해롭지는 않으나 치유되는 대로 음용을 중단한다.

큰조롱·715

▶ 기타 질환 • 자양 • 강장 • 초본

황기

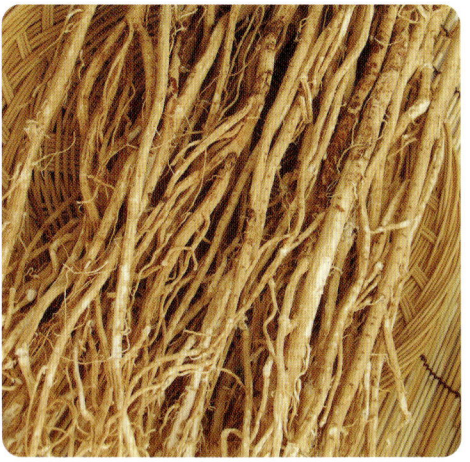

- 학 명 : *Astragalus mongholicus* Bunge
  [*Astragalus membranaceus* Bunge]
- 과 명 : 콩과
- 이 명 : 단너삼
- 생약명 : 황기(黃芪, 黃耆)
- 생육지 : 산비탈, 재배
- 개화기 : 7~8월
- 채취기 : 가을
- 용 도 : 약용
- 약 효 : 신체허약, 탈항, 반신불수, 소변불리,
  퇴행성 관절질환, 부종, 만성신장염

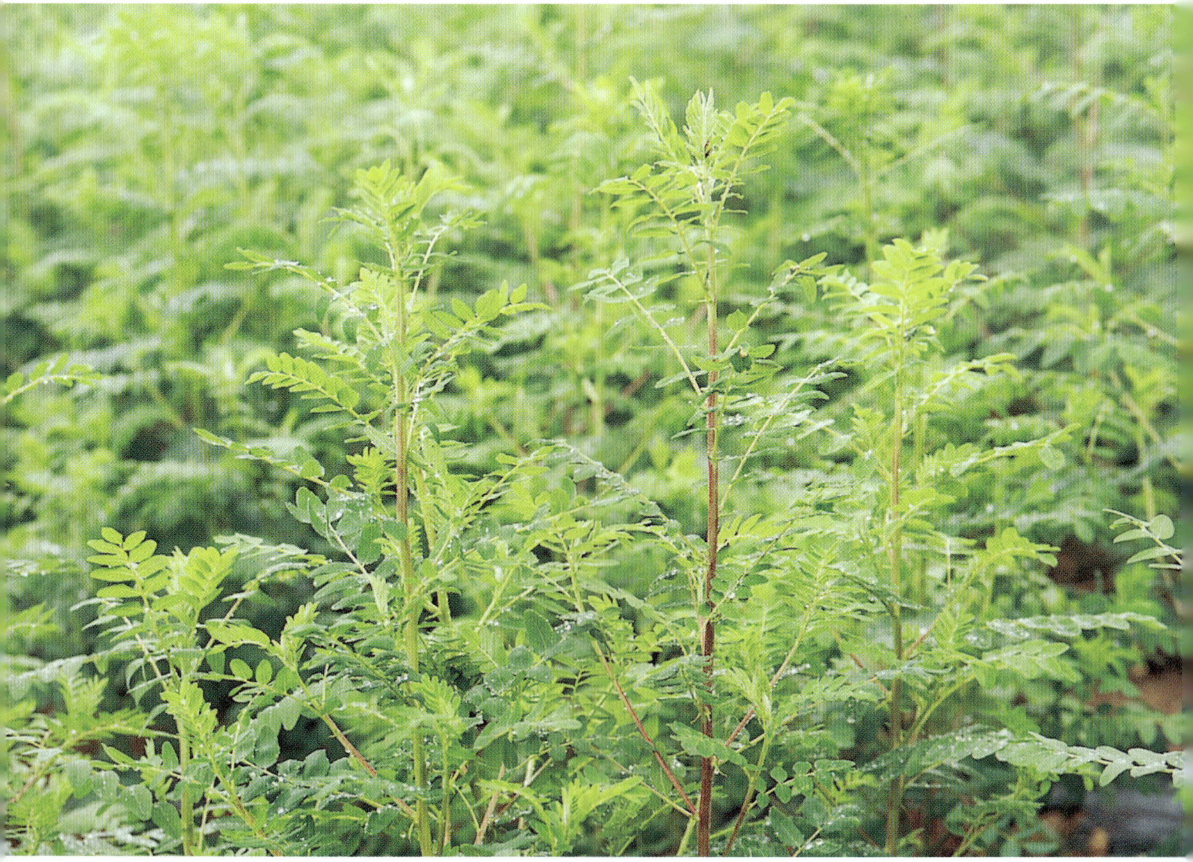

| 생김새와 특징 | 황기는 여러해살이풀로, 키는 1m 이상 자란다. 줄기는 곧게 서며 전체에 약간의 털이 있다. 잎은 어긋나며, 6~11쌍의 작은 잎은 겹잎인데, 홀수 깃 모양이다. 잎은 길이 1~2cm로, 긴 타원형이며 끝이 둔하거나 둥글다. 꽃은 7~8월에 엷은 황색으로 핀다. 꽃부리는 나비 모양이며 길이는 2cm가량이고 총상꽃차례를 이룬다. 꽃자루는 길이가 3mm 정도이고, 꽃받침은 끝이 5개로 갈라진다. 열매는 10월에 협과로 맺히며 타원형이고 크기는 2~3cm이다. 열매 안에는 5~7개의 종자가 들어 있다. 뿌리의 외피는 황갈색을 띠나 잘라보면 둘레는 유백색, 속살은 담황색을 띠고 있다.

황기는 우리나라, 동부시베리아, 만주에 분포하고 있다. 우리나라에서는 경북 울릉도와 강원도 등지의 산비탈에 자생하며 전국 각지에서 재배하고 있다.

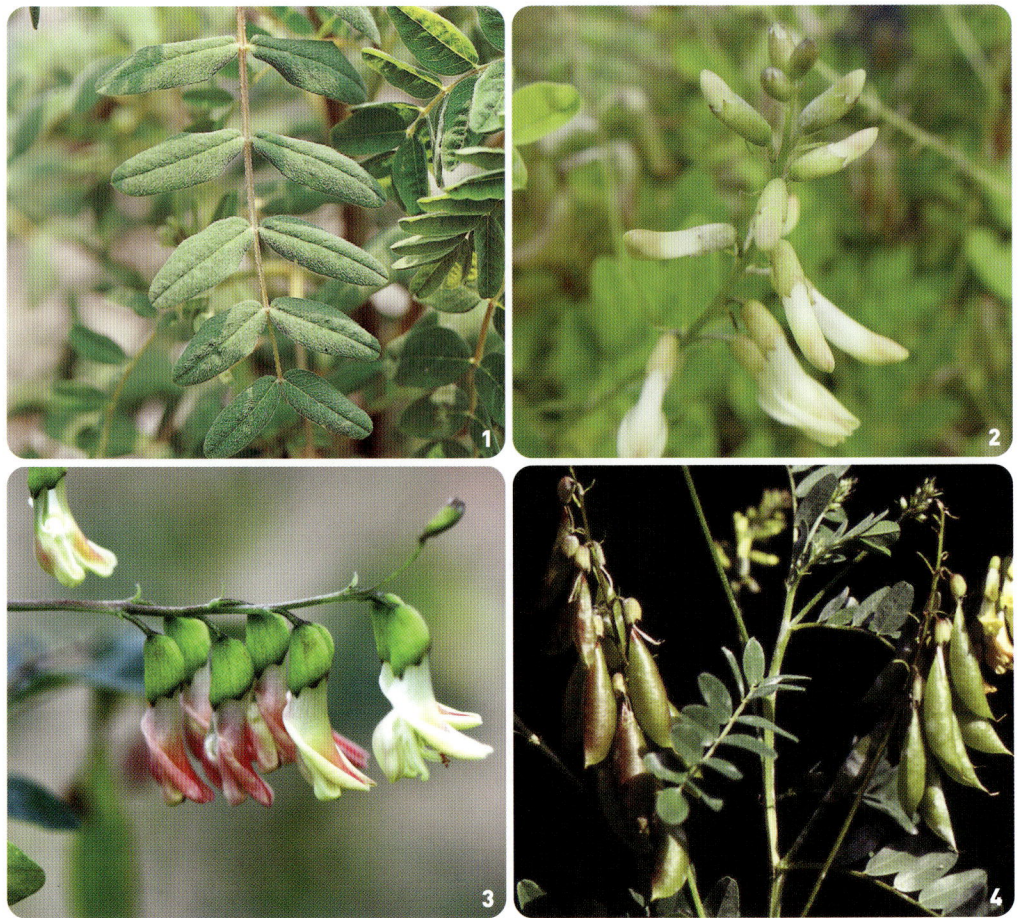

❶ 황기_ 잎 ❷ 황기_ 꽃봉오리 ❸ 황기_ 꽃 ❹ 황기_ 꼬투리

| 성품과 맛 | 맛은 달며 성질은 따뜻하다. 독은 없다.

| 사용 부위 | 뿌리.

| 작용 부위 | 폐(肺), 비(脾), 신(腎) 경락.

| 성분 | 서당, 글루쿨론산(gluculoninc acid), 점액질, 아미노산, 콜린(choline), 포도당, 베타인(betaine) 등.

| 채취 및 조제 | 가을(9~10월)에 황기 뿌리를 채취한 후 흙 등 이물질을 깨끗하게 제거한다. 뿌리의 머리 부분과 잔뿌리(수염뿌리)를 잘라내고 햇볕에 말린 후 세절(細切)하여 보관한다. 또는 밀황기(蜜黃芪: 약초에 꿀을 먹여서 볶은 것)로 만들어 복용하면 약초의 효능을 증가시킬 수 있다. 가공 건조한 황기 뿌리에 졸인 꿀과 끓인 물을 조금 가하여 고루 저어서 잠시 뜸을 들였다가 솥에 넣는다. 그리고 약한 불로 황기에 황색이 돌고 꿀이 손에 들러붙지 않을 정도로 볶은 다음 꺼내어 식힌다.

| 효능 주치 |

① 허약체질, 만성쇠약에 강장제(强壯劑)로 사용한다.

② 치아질환, 피로, 무력감, 탈항, 반신불수, 신장염, 치질, 심장병에 효과가 있다.

③ 이뇨작용에도 도움이 된다.

| 약용법 |

① 말린 황기 뿌리 1일량 4~12g을 600mL의 물에 넣고 중불에서 반으로 달인 액을 나누어서 아침저녁으로 식후에 복용한다. 가루나 환을 만들어 복용해도 된다.

② 식은땀 치료를 위해서는 말린 황기 뿌리 12g을 물 1L에 넣고 끓기 시작하면 불을 약하게 줄여서 300mL가 되도록 달인 액을 나누어서 하루 3회, 식후에 복용한다.

③ 꿀을 먹여서 볶은 밀황기(蜜黃芪)를 달여 먹거나 환을 만들어 먹는다. 기(氣)를 보하

동의
보감
원문

性微溫味甘無毒主虛損羸瘦益氣長肉止寒熱療腎裏耳聾治癰疽久敗瘡排膿止痛又治小兒百病婦人崩漏帶下諸疾. 生原野處處有之二月十月採根陰乾. 治氣虛盜汗自汗卽皮表之藥又治喀血柔脾胃是爲中州之藥又治傷寒尺脈不至補腎藏元氣爲裏藥是上中下内外三焦之藥也. 入手少陽經足太陰經足少陰命門之劑. 肥白人多汗者服之有功蒼黑人氣實者不可服. 綿軟箭幹者佳瘡瘍生用肺虛蜜水炒下虛塩水炒用.

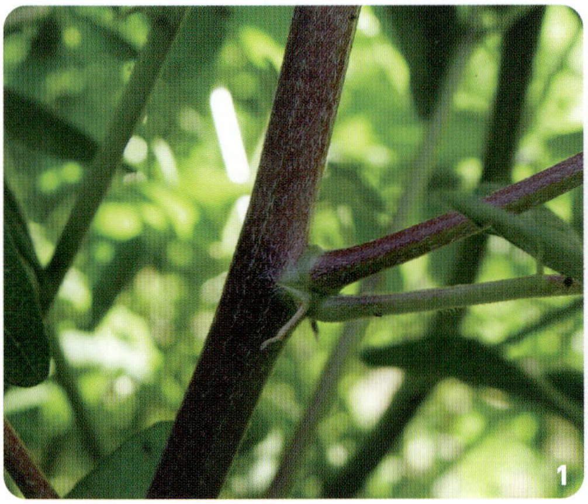

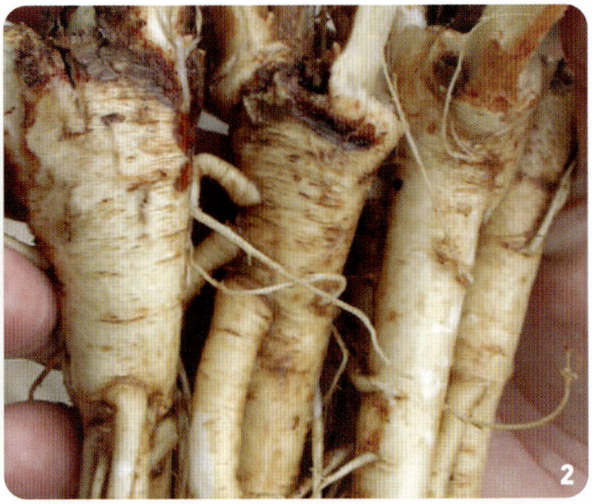

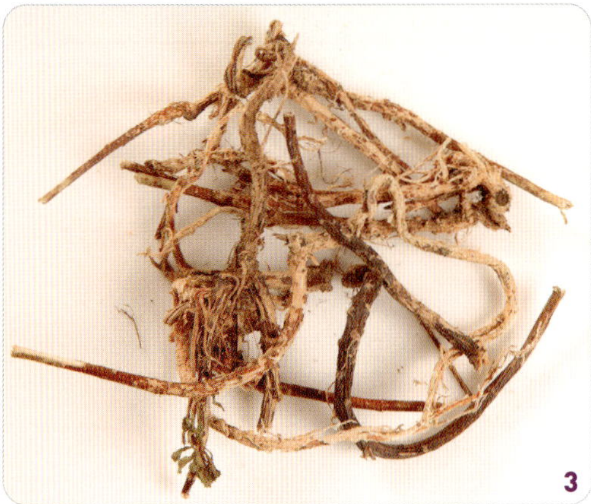

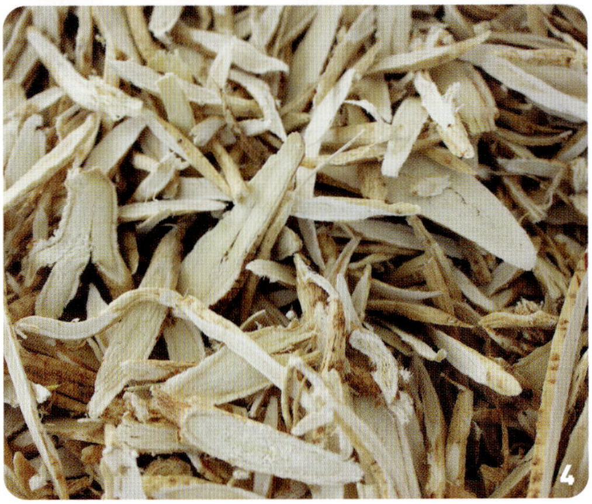

❶ 황기_ 줄기   ❷ 황기_ 생뿌리   ❸ 황기_ 건조한 뿌리   ❹ 황기_ 건조한 뿌리(절단)

고 위장을 튼튼하게 하는 데 효과가 크다.

주의사항 정기(正氣)를 증진시키는 약물이므로 모든 실증(實證), 양증(陽症), 또는 음허
양성(陰虛陽盛 : 음적 에너지 소스가 부족한 상태에서 양적 기운만 솟아오르는 증상)의 경우
에는 피해야 한다. 특히 백선피, 세신, 별갑 등의 약재와 함께 쓰는 것은 금한다.

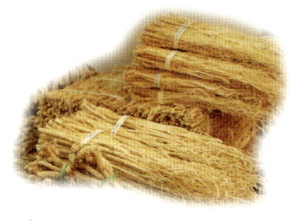

향기의 기능성 및 효능에 관한 특허자료

▶ 향기추출물이 함유하는 각 기능 가지체

이 향기추출물은 향기추출에 관한 각 기능 및 향기의 기능성 기능 개선을 의한 향기추출물 기능을 포함하고 있다. 향기의 다양한 추출방법을 통한 향기 추출물을 포함하여 추가적인 효능에 유용한 물질 등 끌어낼 수 있다. 본 추출물이 가장 우수한 효능 추출을 위한 메탄올 추출물 등을 끌어낼 기대할 수 있다.

    – 등록번호 : 10-1996-002105, 출원인 : 재단법인 한국인삼연초연구원

▶ 향기추출물 유효 성분으로 하는 공조기용 방지제

향기추출물을 차기 방향물로 추출하여 바로 정제된 향기 추출물 공조기용 시기를 차기 방향물 추출하여 바로 다시 다른 유용한 성분이 더해지는 공조기용이 있어, 이 추출물 및 지방산으로 더 효과적으로 사용할 수 있다.

    – 등록번호 : 10-028465, 출원인 : 환경유아연구원

▶ 향기추출물 포함하는 향균성항 또는 공질의 예방 및 치료용 조성물

본 향기의 향기추출물 포함하는 향균성항 추출물 공질의 예방에 치료효과성 및 기관지계질환으로 이용할 수 있다.

    – 등록번호 : 10-0760384, 출원인 : 경희대학교 산학협력단

▶ 향기추출물 포함하는 신경세포손상 방지용 조성물

본 향기의 향기추출물 유효성분 함유하여 실제로 본 추출물 유효성분 재생 방지용 재생한 것, 이를 사용 약재로 활용하고 신경세포 손상으로 인하여 아기되는 질환을 예방할 수 있다.

    – 등록번호 : 10-0526404, 출원인 : 한국대학교

▶ 효과적인 항영양 이용물이 재료된 향기 추출물의 유효성분으로 함유하는 피부 예방 또는 치료용 조성물

본 향기의 효과적인 항영양을 이용하여 제조된 향기 추출물을 유효성분으로 함유하는 피부 예방 또는 치료용 조성물 것으로, 그리 상사토아씨 및 아마씨아씨체 중 한 이상 쪽 을 이용 활용 조성물에 대한 가수해해분으로 통식어 분만 추출 결과 실시에 의하여 피부가 재소용 물질 함유 예방 및 위로효과에 증과적으로 이용할 수 있는 향기 추출물을 유효성분으로 하는 피부 예방 또는 치료용 조성물에 관한 것이다.

    – 등록번호 : 10-2011-006932, 출원인 : 재단시, (주)이담바이오텍

▶ 향기추출물 유효성분으로 함유하는 호르몬 대체 치료용 조성물

본 향기의 향기추출물 유효성분으로 함유하는 호르몬 대체 치료용에 관한 것으로, 기존시에 될 대장 향공여으로 주기 지침되어 인간 에스트로겐(human estrogen receptor)에 대한 향공항을 통하기 기기 추출물 및 이를 유효성분으로 하는 이들로 조성물에 관한 것이다.

    – 등록번호 : 10-2002-008487, 출원인 : 한양대학교산학협력단(주)

황기차

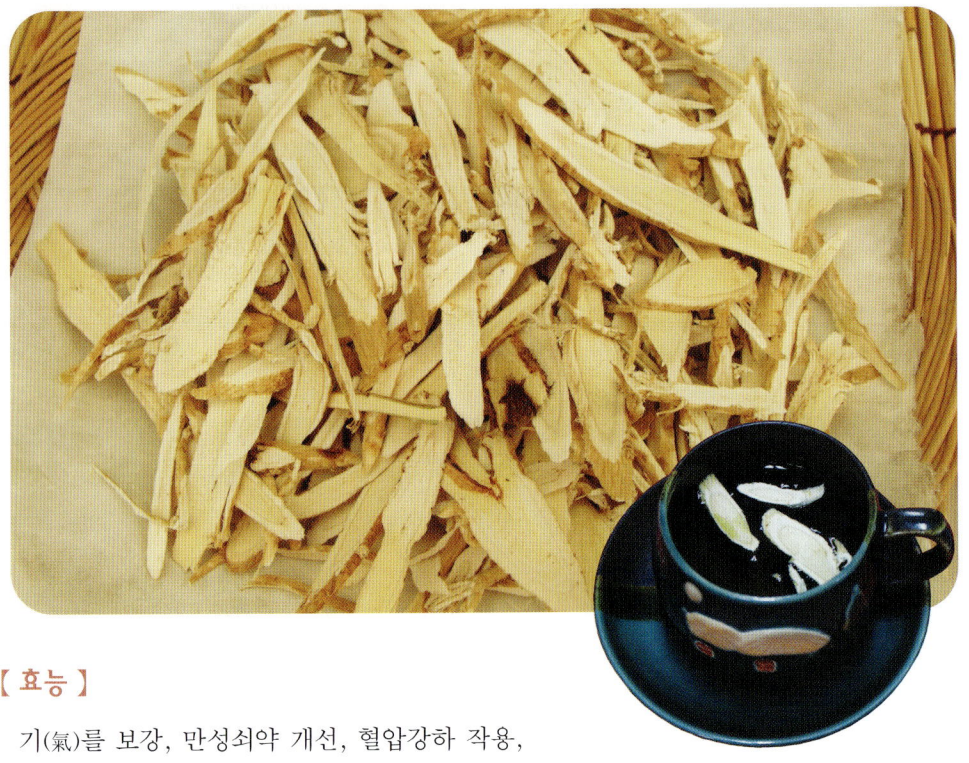

【 효능 】

기(氣)를 보강, 만성쇠약 개선, 혈압강하 작용,
면역증강 작용, 간독성 예방 효능, 운동 피로회
복 효과

【 만드는 방법 】

① 물 1L에 황기 30g을 넣고 센불에서 30분가량 끓인다.

② 2시간 정도 은근한 불에서 더 달인다.

③ 끓을 때는 약간 쓴맛이 있지만 다 끓은 후에는 단맛이 있어서 처음 마시는 사람도 마시
기 좋다.

④ 기호에 따라 꿀이나 설탕을 가미해도 좋고 또 처음부터 감초 3~4조각(4~5g)을 함께
넣어서 끓여 마시면 아주 좋은 차가 된다.

황기 · 721

▶ 기타 질환 · 자양 · 강장 · 목본

오미자

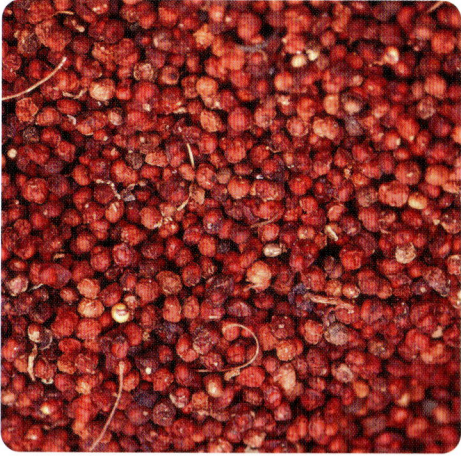

- 학 명 : *Schisandra chinensis* (Turcz.) Baill.
- 과 명 : 오미자과
- 이 명 : 개오미자, 북오미자, 산화초
- 생약명 : 오미자(五味子)
- 생육지 : 산지, 재배
- 개화기 : 4~6월
- 채취기 : 가을
- 용 도 : 약용, 식용
- 약 효 : 기침, 해수, 유정(遺精), 구갈(口渴), 도한(盜汗), 급성간염, 항균, 자양, 강장

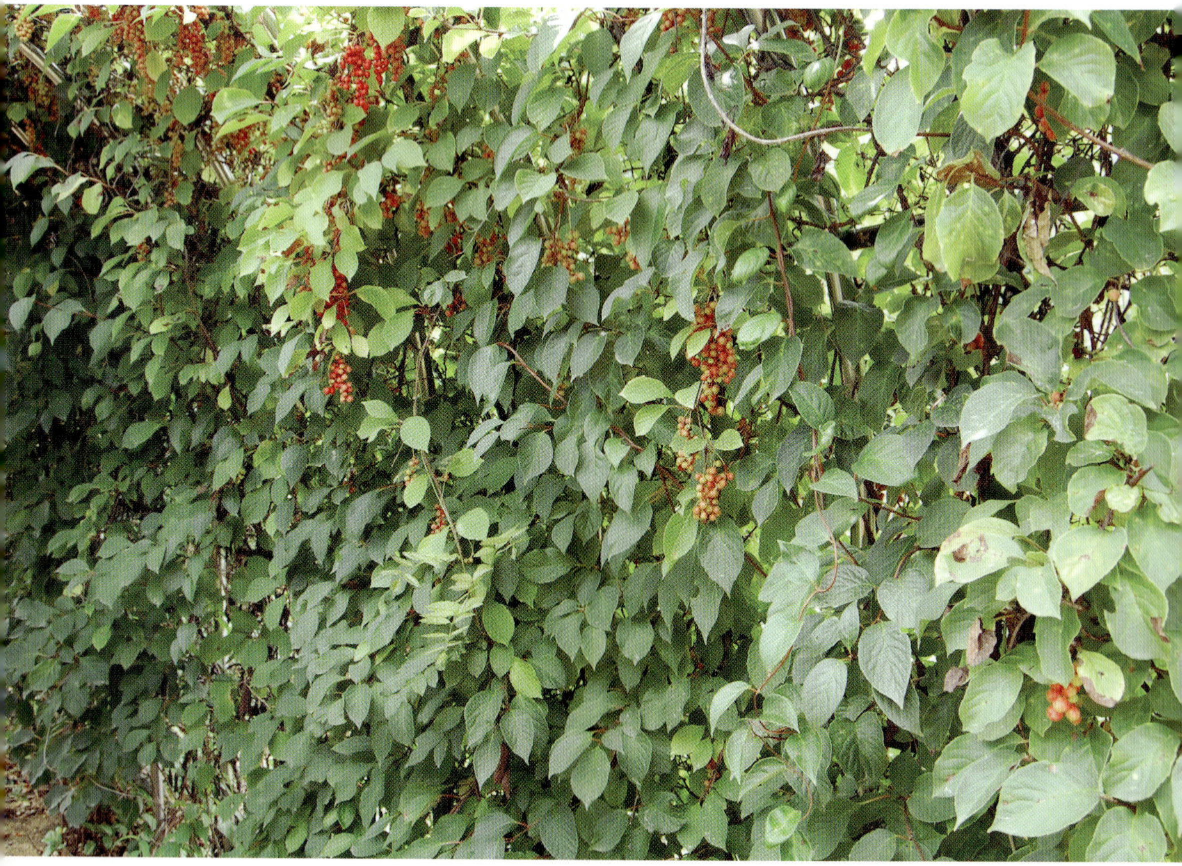

| 생김새와 특징 | 오미자는 낙엽활엽 덩굴나무로, 길이는 6~9m까지 자란다. 잎은 서로 어긋나고 넓은 타원형이며 길이 7~10㎝, 폭 3~5㎝로서 가장자리에 작은 치아상 톱니가 있다. 꽃은 4~6월에 암수딴그루로 피고 약간 붉은빛이 도는 유백색이다. 지름이 1㎝ 정도 되고 화피열편은 6~9개이다. 열매는 8~10월에 붉은색으로 익고 구형이며 크기는 6~12㎜이고 1~2개의 종자가 들어 있다. 오미자의 과피와 과육은 달고 시며, 씨앗은 맵고 쓰다. 전초는 짠맛을 내는 등 모두 다섯 가지 맛을 낸다고 해서 오미자(五味子)라는 이름이 붙었다.

우리나라를 비롯해 일본, 중국, 타이완 등에도 분포하고 있다. 우리나라에서는 지리산, 설악산, 태백산 등 높은 산 계곡의 음지에서 자생하고 산간지역에서 재배하고 있다.

| 성품과 맛 | 맛은 시고 달며 맵고 쓰다. 성질은 따뜻하다.

| 사용 부위 | 열매.

| 작용 부위 | 폐(肺), 심(心), 신(腎), 간(肝) 경락.

| 성분 | 갈락탄(galactan), 아라반(araban), 고미신(gomisin), 시트랄(citral), 능금산(matic acid) 등.

| 채취 및 조제 | 가을에 붉게 잘 익은 열매를 채취하여 햇볕에 말려 사용하거나 생것으로 사용한다. 그런데 오미자는 특이하게

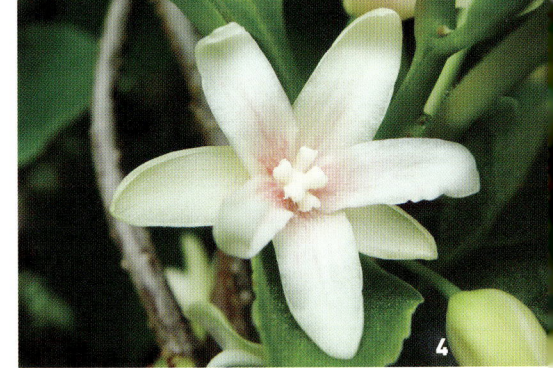
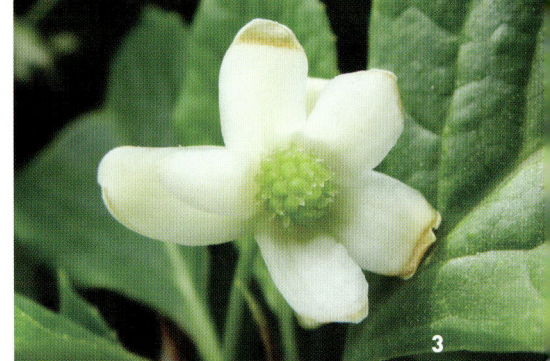
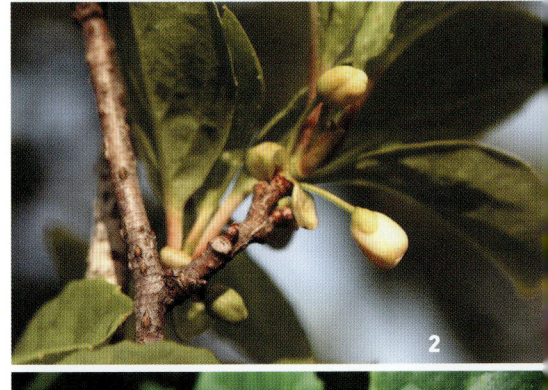
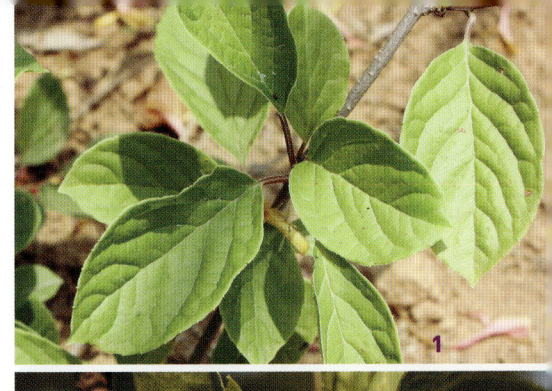

❶ 오미자_ 잎 ❷ 오미자_ 꽃봉오리
❸ 오미자_ 암꽃 ❹ 오미자_ 수꽃

오미자 • 723

도 상강(霜降) 이후에 채취하는 것이
좋다. 채취한 열매는 꼭지와 불순물
을 제거하고 햇볕에 말려 사용하며,
건조하고 통풍이 잘되는 곳에 저장
하여 곰팡이가 슬고 벌레가 꼬이는
것을 방지한다.

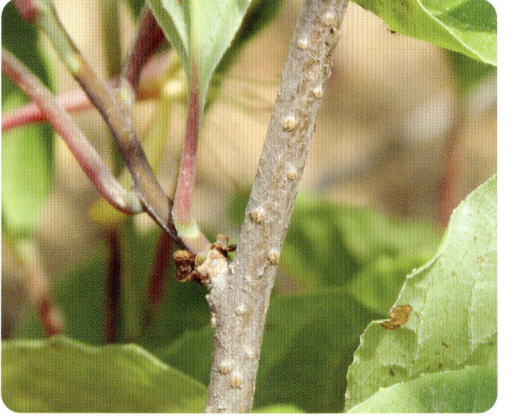

오미자_ 줄기

| 효능 주치 |

① 자양(滋養), 강장(强壯), 진해(鎭
咳), 거담(祛痰), 지한(止汗) 등의
효능이 있다.

② 폐질환으로 인한 기침, 유정(遺精), 식은땀, 급성간염 등의 치료에 효과가 있다.

| 약용법 |

① 말린 오미자 열매 1일량 3~12g을 600mL의 물에 넣고 반량이 되도록 중불에 달여
서 아침저녁으로 나누어 식전이나 식간에 복용한다. 또한 가루나 환으로 복용해도
된다.

② 건조시켜두었던 오미자에 물을 붓고 약한 불에 은은히 달여 꿀이나 설탕을 타서 마
시거나 끓인 물에 오미자를 넣어 하룻밤 두었다가 오미자 물이 우러났을 때 오미자
를 걸러내고 차처럼 마시면 기침약으로 좋다.

③ 가슴이 두근거리고 불면증이 있을 때는 생지황, 단삼, 산조인 등을 넣어 사용한다.

④ 감초와 인삼, 계피와 함께 달여서 복용하면 저혈압을 개선할 수 있다.

⑤ 말린 오미자 열매를 소주로 담가 묵혀 오미자주로 음용한다.

주의사항 오미자 열매는 처음부터 물을 붓고 끓이면 떫은맛이 강하게 우러난다. 따라
서 음료로 활용할 때는 끓인 물을 80~90℃로 식힌 다음 그 물에 2시간 정도를 우려내

동의
보감
원문

性溫味酸(一云微苦)無毒補虛勞羸瘦明目煖水藏强陰益男子精生陰中肌止消渴除
煩熱解酒毒治咳嗽上氣. 生深山中葟赤色蔓生葉如杏葉花黃白子如豌豆許大叢生
莖頭生青熟紅紫味甘者佳八月採子日乾. 皮肉甘酸核中辛苦都有鹹味此則五味具
也故名爲五味子入藥生暴不去子. 孫眞人云夏月常服五味子以補五藏之氣在上則
滋源在下則補腎故入手太陰足少陰也. 我國生咸鏡道平安道最佳.

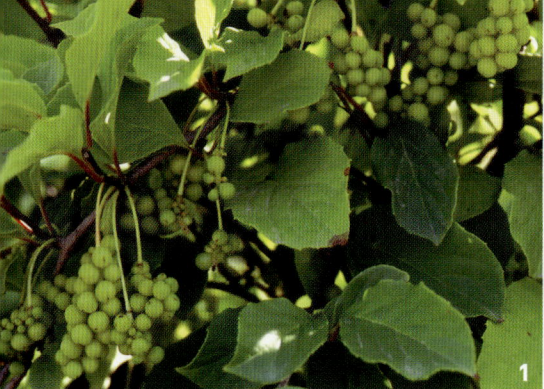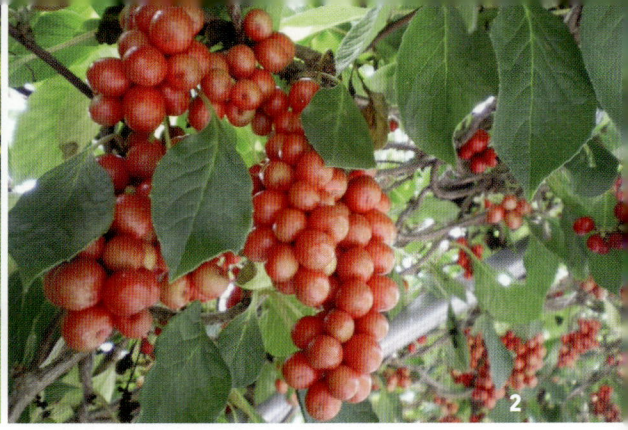

❶ 오미자_ 덜 익은 열매 ❷ 오미자_ 익은 열매

거나, 끓여서 식힌 물에 하룻밤 정도를 담가서 우려낸 물을 걸러서 다시 끓여 사용한
다. 둥굴레와 함께 사용하지 않는다. 또한 오미자를 한 번에 너무 많이 복용하면 위장
에 좋지 않아서 예로부터 항상 소량을 사용하였다.

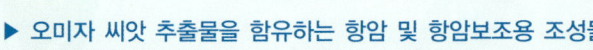

오미자의 기능성 및 효능에 관한 특허자료

▶ **오미자 씨앗 추출물을 함유하는 항암 및 항암보조용 조성물**

본 발명은 항암 및 항암보조용 조성물에 관한 것으로서, 오미자 씨앗 추출물을 유효성분으로 함유하는
것을 특징으로 한다.

— 공개번호 : 10-2012-0060676, 출원인 : 문경시

▶ **오미자 추출물로부터 분리된 화합물을 유효성분으로 함유하는 대장염 질환의 예방 및 치료용
조성물**

오미자 추출물로부터 분리된 화합물을 유효성분으로 함유하는 조성물을 대장염 질환의 예방 및 치료용
약학조성물 또는 건강기능식품으로 유용하게 이용할 수 있다.

— 공개번호 : 10-2012-0008366, 출원인 : 김대기

▶ **오미자 씨앗 추출물을 함유하는 알츠하이머씨병 예방 및 치료용 조성물**

본 발명은 알츠하이머씨병을 예방 및 치료하는 기능을 갖는 조성물에 관한 것으로서, 본 발명에 따른 알츠
하이머씨병 예방 및 치료용 조성물은 오미자 씨앗 추출물을 유효성분으로 함유하는 것을 특징으로 한다.

— 공개번호 : 10-2012-0060678, 출원인 : 문경시

▶ **오미자 에틸아세테이트 분획물을 유효성분으로 포함하는 비만 예방 또는 치료용 조성물**

본 발명의 오미자 에틸아세테이트 분획물 또는 이로부터 분리한 우웨이지수 C는 지방세포의 분화를 억
제하고, 지질의 축적을 억제하는 효능이 우수하므로, 비만의 예방 또는 치료에 유용하게 사용될 수 있다.

— 공개번호 : 10-2012-0112137, 출원인 : 서울대학교 산학협력단

오미자차

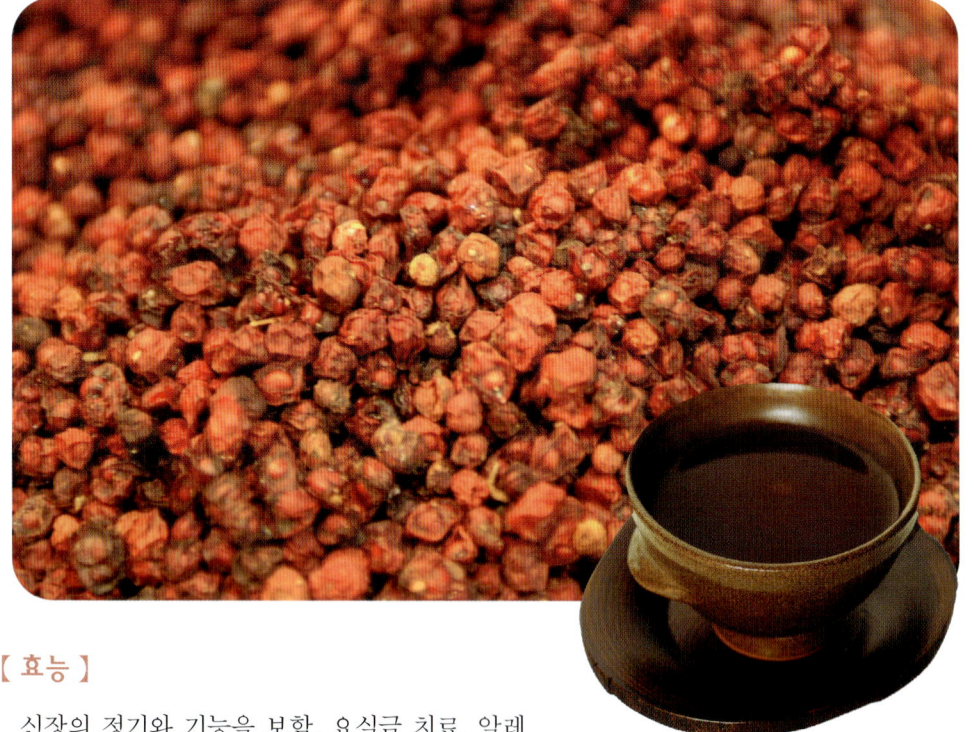

【 효능 】

신장의 정기와 기능을 보함, 요실금 치료, 알레
르기 예방, 현기증, 이명 개선, 이뇨작용

【 만드는 방법 】

① 물 1L에 오미자 30g을 넣고 1시간 정도 우려낸다.
② 우려낸 후 중불에서 살짝 끓인다.
③ 서늘한 날씨에는 따뜻하게, 더운 날씨에는 차게 해서 마신다.
④ 기호에 맞게 설탕 또는 꿀을 가미하여 마신다.

오미자주

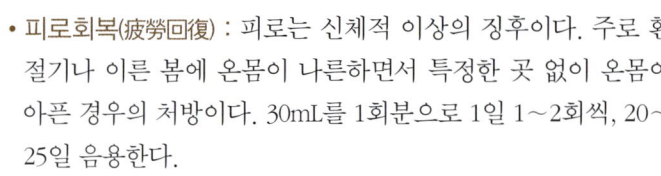

맛은 향이 짙으면서 약간 시고 떫고 맵고 쓰고 달다.
기호와 식성에 따라 꿀, 설탕을 가미하여 음용할 수 있다.

【적용병증】

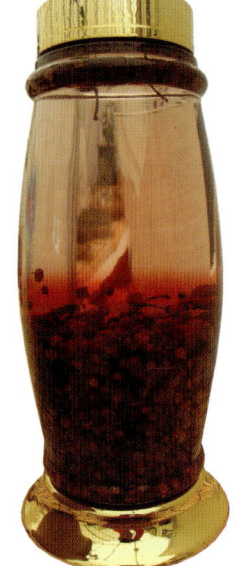

- 피로회복(疲勞回復) : 피로는 신체적 이상의 징후이다. 주로 환절기나 이른 봄에 온몸이 나른하면서 특정한 곳 없이 온몸이 아픈 경우의 처방이다. 30mL를 1회분으로 1일 1~2회씩, 20~25일 음용한다.
- 주독(酒毒) : 술에 중독이 되어 얼굴에 붉은 반점이 생기는 경우이다. 술이 위장장애나 빈혈 등의 원인이 된다. 30mL를 1회분으로 1일 1~2회씩, 15~20일 음용한다.
- 기타 질환 : 간장병, 뇌기능장애, 동맥경화, 심장마비, 유정증, 폐기보호

【담그는 방법】

① 약효는 열매에 있으므로, 주로 열매를 사용한다. 방향성(芳香性)이다.
② 10~11월에 서리가 내릴 즈음 잘 익은 열매만을 채취하여 햇볕에 말리거나 화로를 사용하여 건조시킨다.
③ 말린 오미자 약 200g을 소주 3.8L에 넣고 밀봉하여 서늘한 냉암소에서 보관, 숙성시킨다.
④ 3개월 정도 침출한 다음 찌꺼기를 걸러내고 보관, 음용한다. 또는 찌꺼기를 걸러낸 후 2~3개월 더 숙성하여 음용하면 향미(香味)가 좋아진다.

【구입방법 및 주의사항】

- 약재상, 재배 농가에서 구입하여 사용한다. 또는 깊은 산속의 자생지에서 직접 채취하여 사용할 수 있다.
- 장기 음용해도 이로운 술이다.
- 본 약술을 음용하는 중에 폐가 약할 경우, 철분을 금한다.

오미자 • 727

한·방·용·어·해·설

개라(疥癩) : 옴. = 개창.

개창(疥瘡) : 옴. 살갗이 몹시 가려운 전염성 피부병. 풍(風), 습(濕), 열(熱) 등의 사기가 피부에 엉키어 생김. 개라(疥癩)라고도 함.

객담(喀痰) : 각담(咯痰)이라고도 함. 가래. 가래가 끼는 증상.

거담(祛痰) : 담을 제거함.

거풍(祛風) : 풍사(風邪)를 없애는 것.

거풍활락(祛風活絡) : 풍사를 제거하고 경락을 통하게 함.

경간(驚癎) : ① 놀라서 발생한 발작, 간질. ② 소아경풍을 가리킴. 경(驚)은 몸에 열이 나고 얼굴이 붉어지며 잠을 잘 자지 못하지만 경련은 나지 않는 증상. 간(癎)은 경(驚)의 증상 외에 몸이 뻣뻣해지며 손발이 오그라들면서 경련이 발생함.

골절동통(骨節疼痛) : 뼈마디가 쑤시고 아픈 증상.

관중(寬中) : 정서적 억울로 기가 막힌 것을 잘 통하게 함. 소울이기(疏鬱理氣).

구어혈(驅瘀血) : 어혈을 풀어주는 작용.

구창(口瘡) : 입안이 허는 병증. 입안이 헐고 부스럼이 생기는 일종의 궤양성 구내염. 입 안쪽으로 입술, 뺨 부위의 점막에 원형 또는 타원형의 담황색 또는 회백색의 작은 점이 한 개 또는 여러 개 발생하는 것. 빨간 테두리가 있고 표면은 오목하게 패이며 국소가 화끈거리고 아픔.

구해(久咳) : 오래된 기침.

근골동통(筋骨疼痛) : 근육과 뼈가 쑤시고 아픔.

근골산통(筋骨痠痛) : 근육과 뼈가 시큰거리면서 아픔.

금창(金瘡) : 쇠붙이로 인한 상처.

나력(瘰癧) : 림프절에 멍울이 생기는 병증. 주로 목, 귀 뒤, 겨드랑이에 생김. 연주창.

냉리(冷痢) : 장이나 위가 허한(虛寒)한데 한사(寒邪)가 침입하여 발생하는 이질. 대개는 차고 날 것, 불결한 음식 등을 지나치게 먹고, 한기가 막혀서 통하지 않음으로 인해 비의 양기가 상해서 발생함.

단독(丹毒) : 화상과 같이 피부가 벌겋게 되면서 화끈거리고 열이 나는 증상.

담다불리(痰多不利) : 가래가 많고 이를 뱉어내지 못하는 증세.

담마진(蕁麻疹) : 발진성 전염병의 하나로 피부에 돋는 발진이 마립(麻粒)처럼 생겨서 붙은 이름.

담옹(痰壅) : 가래가 목구멍에 막히는 증세. 목에 가래가 낀 듯한 느낌임.

도체(導滯) : 적체를 없애서 기를 잘 통하게 함.

728

도한(盜汗) : 몸이 쇠약하여 잠잘 때 나는 식은땀. 잠잘 때 땀 흘리는 병증으로 대부분 허로(虛勞) 한 사람에게서 많이 나타남.

독사교상(毒蛇咬傷) : 독사에 물린 상처.

독충교상(毒蟲咬傷) : 독충에 물린 상처.

동통(疼痛) : 신경 자극으로 몸이 쑤시고 아프게 느껴지는 고통. 심한 통증.

두정통(頭頂痛) : 머리 정수리가 아픈 증상.

두훈(頭暈) : 어지럼증, 현기증. = 현훈(眩暈).

마진(痲疹) : 홍역. 병독 등으로 인하여 생기는 발진성 전염병.

명목(明目) : 눈을 밝게 함.

목예(目翳) : 눈 다래끼.

목적(目赤) : 눈에 핏발이 서는 증상. 목적종통.

목적종통(目赤腫痛) : 눈의 흰자위에 핏발이 서고 부으며 아픈 증상.

무명종독(無名腫毒) : 각종 종기나 부스럼으로 인한 독.

반위(反胃) : 음식물을 소화시켜 아래로 내리지 못하고 위로 토하는 증상으로 위암 등의 병증이 있을 때 나타남.

백탁(白濁) : 뿌연 오줌, 단백뇨.

변당(便溏) : 변당설사의 줄임말. 대변이 묽고 배변 횟수가 많은 증상.

보간(補肝) : 간의 기운을 보함.

보익(補益) : 보기(補氣)와 익기(益氣). 보법(補法)과 같은 말. 기, 혈, 음, 양이 허해서 생긴 여러 가지 허증(虛症)을 치료하는 방법.

보허(補虛) : 허한 것을 보함.

복사(腹瀉) : 설사. 대변이 묽고 배변 횟수가 많음.

복창(腹脹) : 복부의 창만증. 배가 더부룩하면서 불러 올라 불편한 증후. 외부적으로 양기가 허하고, 내부적으로 음기가 쌓여서 생김. 얼굴과 수족에는 부종이 없음.

붕루(崩漏) : 월경기가 아닌 때 갑자기 대량의 자궁출혈이 멎지 않고 지속되는 병증. 출혈이 급작스럽고 양이 많아 물줄기와 같음.

빈뇨(頻尿) : 오줌을 지나치게 자주 누는 증상.

사교상(蛇咬傷) : 뱀에 물린 상처.

사지마목(四肢痲木) : 팔다리가 마비되는 증세.

사화(瀉火) : 허열을 내림. 화기를 없앰.

산기(疝氣) : 고환이나 음낭이 붓고 커지면서 아랫배가 켕기고 아픈 병증. 산기통(疝氣痛).

산제(散劑) : 약재를 가루 형태로 조제한 것.

서근(舒筋) : 굳어진 근육을 풀어주는 작용.

서체(暑滯) : 여름철 더위 먹은 증상.

한방용어해설 · 729

석림(石淋) : 임질의 하나. 콩팥이나 방광에 돌처럼 굳은 것이 생겨서 소변 볼 때에 요도 통증이 심하며 돌이 섞여 나옴. 신·방광·요도 등에 생기는 결석.

소간(疏肝) : 간기(肝氣)가 울결(鬱結)된 것을 흩어지게 함.

소변불리(小便不利) : 소변 배출이 원활하지 않은 증세.

소비산결(消痞散結) : 결린 것을 낫게 하고 맺힌 것은 흩어지게 함.

소식(消食) : 소화를 돕고 식욕을 촉진시키는 작용.

소아감적(小兒疳積) : 감질(疳疾)에 음식 적체가 있는 병증. 아이의 얼굴이 누렇고 배가 부은 듯하며 몸이 여위는 병.

소아경풍(小兒驚風) : 어린아이들의 심한 경기.

소적(消積) : 적취를 없앰. 가슴과 배가 답답한 것을 없앰.

수렴(收斂) : 기를 거두어들이는 작용.

수종(水腫) : 체내 수습(水濕)이 정체되어 발생하는 부종.

습사(濕邪) : 습(濕)이 병을 일으키는 해로운 사기(邪氣)가 됨.

식적창만(食積脹滿) : 음식을 내리지 못하고 적체(積滯)가 되며 헛배가 부르는 증상.

식체(食滯) : 음식을 지나치게 많이 먹거나 차고 익지 않으며 변질된 음식을 먹고 비위(脾胃)가 상해 허약(虛弱)해진 병증임. 음식에 의해서 비위가 상한 병증. = 식상(食傷).

신허요통(腎虛腰痛) : 신장의 기능이 허약해져서 나타나는 요통.

실음(失音) : 목이 쉬어 말을 하지 못하는 증세.

심계(心悸) : 가슴이 두근거리면서 불안해하는 증상.

심계항진(心悸亢進) : 가슴 두근거림이 멈추지 않고 계속됨.

아통(牙痛) : 치통.

악창(惡瘡) : 악성 화농성 종기.

양위(陽萎) : 양도가 위축되는 증상. 발기부전.

양혈(凉血) : 피를 차게 함. 혈분의 열사를 제거하는 청열법.

어혈(瘀血) : 혈액이 체내에서 어체(瘀滯)된 것. 경맥의 외부로 넘쳐 조직 사이에 쌓이거나 혈액 운행에 장애가 발생하여 경맥 내부 및 기관(器官) 내부에 정체되는 것을 포함함.

염좌(捻挫) : 삔 것.

오풍(惡風) : 풍사(風邪)를 싫어함. 바람이 없으면 아무렇지도 않고 바람을 싫어하며 바람을 쐬면 한기가 듦.

옹(癰) : 급성 화농성 질환의 총칭. 빨갛게 부어오르고 열과 아픔이 있으며 고름이 들어 있는 종기. 몸 바깥에 생기는 것을 외옹이라고 하고 장부에 생기는 것을 내옹이라 함. 종기(瘡) 가운데 3cm 이상인 것을 옹이라 하거나 절(癤)이 악화된 것을 가리켜 옹이라고 하는 경우도 있음.

옹저(癰疽) : 피부화농증, 종기. 창(瘡)의 면적이 크고 얕은 것을 옹(癰)이라 하고, 창의 면적이 좁고 깊은 것을 저(疽)라 함.

옹저종독(癰疽腫毒) : 피부화농증, 즉 종기로 인한 독성.

옹종(癰腫) : 기혈의 순환이 순조롭지 않아 피부나 근육 내에 역행하면서 혈이 응체하여 국부에 발생하는 부스럼이나 종기. 피부에 난 화농성 종기. 종기(옹저)가 부어오른 것.

완비(頑痺) : 피부에 감각이 없는 병증. 살갗과 살이 나무처럼 뻣뻣해져 아픔도, 가려움도 느끼지 못하며 손발이 시큰거리면서 아픈 증세.

완하(緩下) : 대변을 부드럽게 하여 잘 나가게 함.

외감풍한(外感風寒) : 감기. 외부에서 침입한 풍한사(風寒邪).

요슬마비(腰膝痲痺) : 허리와 무릎 마비 증상.

유옹(乳癰) : 가슴에 생기는 옹저. 급성 화농성 유선염.

유음(溜飮) : 수종(水腫)이 쌓여 흩어지지 못하는 증상. 비위의 양기가 허하여 수음이 오랫동안 머물러 있어서 야기됨.

유정(遺精) : 몸이 허약하여 성행위 없이 무의식중에 정액이 흘러나가는 병증.

윤폐(潤肺) : 폐를 촉촉하게 함. 폐의 기운을 원활하게 함.

이기(理氣) : 기를 잘 통하게 함.

이뇨(利尿) : 소변 배출을 원활하게 함.

이수(利水) : 수도를 이롭게 하고 습사를 잘 나가게 함.

이습(利濕) : 습사를 잘 배출시킴.

인후홍종(咽喉紅腫) : 목안이 벌겋게 붓는 증상.

임병(淋病) : 성전염병의 일종.

임신수종(姙娠水腫) : 임신 7~8개월의 임부에게 나타나는 임신중독증. 하지에 가벼운 부종이 생기다가 몸 전체가 붓거나 체중이 비정상적으로 증가함.

임신유종(姙娠乳腫) : 임신 중 유방이 붓고 아픈 증세. 임신 6~7개월에 간기(肝氣)가 소통되지 않아 기(氣)가 울체(鬱滯)되어 혈(血)이 맺혀서 경락(經絡)이 통하지 않고 유관(乳管)이 막히므로 유방이 단단하게 붓고 아프며 오한(惡寒)과 발열(發熱)이 나타남.

임탁(淋濁) : 임질. 소변이 자주 나오고 오줌이 탁하며 요도에서 고름처럼 탁한 것이 나오는 병증.

자한(自汗) : 양(陽)의 기운이 허하여 가만히 있어도 이유 없이 땀이 나는 증세.

장옹(腸癰) : 장 안에 옹(癰)이 생기면서 복부에 동통(疼痛)이 수반되는 병증. 장의 기가 통하지 않고 막혀서 생기는 응어리와 이로 인한 동통.

장풍하혈(腸風下血) : 치질의 하나. 대변을 볼 때 맑고 새빨간 피가 나오는 증상이 있는데 이는 풍사가 장위를 침범하여 생김. 장풍이라고도 함.

적백대하(赤白帶下) : 여성의 음도에서 흘러나오는 점액성 액체.

적백리(赤白痢) : 붉은색 또는 흰색의 곱이 나오는 이질.

적백하리(赤白下痢) : 곱과 피고름이 섞인 대변을 보는 이질. 끈끈하게 덩어리진 피고름이 나오는데 붉은색과 흰색이 서로 섞여 있는 것을 말함. 적리(赤痢), 백리(白痢), 하리(下痢)를 통틀어 일

한방용어해설 · **731**

컫는 말.

적체(積滯) : 음식물이 소화되지 않고 위에 머물러 있는 병증.

적취(積聚) : 배 속에 덩이가 생겨 아픈 증. 적은 5장에 생기고 취는 6부에 생기는데, 적은 음기이
고 한곳에 생기기 때문에 아픔도 일정한 곳에 나타나며 경계가 뚜렷하지만 취는 양기이고 한
곳에서 생기지 않고 왔다 갔다 하기 때문에 아픈 곳도 일정하지 않음.

전액(煎液) : 탕액(湯液)이나 약재의 액을 끓인 것.

정종(疔腫) : 정창과 옹종.

정창(疔瘡) : 형태가 작고 뿌리가 깊으며 몹시 딴딴한 부스럼.

조습(燥濕) : 습사를 다스림.

종독(腫毒) : 종기, 부스럼.

종창(腫脹) : 염증이나 종양 등으로 인해 피부가 부어오른 것. 부기(浮氣), 팽만감 증상의 총칭.

종통(腫痛) : 붓고 아픈 증세.

좌상(挫傷) : 넘어지고, 부딪치거나 눌리거나 삐어서 연조직이 손상되는 것.

중초(中焦) : 삼초의 하나. 삼초의 중간부로서 주로 비위를 도와 음식물을 부숙(腐熟)하고 진액을
훈증하여 정미로운 기운으로 변화시키는 소화기능을 담당함.

진경(鎭痙) : 경기, 경련을 진정시킴.

진토(鎭吐) : 토하는 것을 가라앉힘.

진해(鎭咳) : 기침을 멎게 함.

질타내상(跌打內傷) : 넘어지거나 부딪쳐서 생긴 상처.

창독(瘡毒) : 부스럼의 독기.

창옹(瘡癰) : 부스럼과 악창.

창종(瘡腫) : 헌데나 부스럼.

천포습창(天疱濕瘡) : 물집이 생기는 종기. 창독 또는 매독.

청간(淸肝) : 간의 기를 깨끗하게 함.

청맹내장(靑盲內障) : 시력저하로부터 시작되어 점차 실명(失明)에 이르게 되는 내장질환.

청열(淸熱) : 열을 내리게 함.

청열사화(淸熱瀉火) : 열을 내리고 화기를 없앰.

청열해독(淸熱解毒) : 열을 내리고 독성을 풀어줌.

청폐(淸肺) : 열기에 의해 손상된 폐기를 맑게 식히는 효능.

청혈(淸血) : 혈액을 맑고 깨끗하게 함.

충창(蟲瘡) : 벌레로 인해서 생긴 부스럼.

치창(痔瘡) : 치핵, 치질.

코피 : 육혈(衄血).

타박종통(打撲腫痛) : 타박상에 의한 부종과 통증.

탁독(托毒) : 독성을 배출시킴.

탈항(脫肛) : 직장 탈출증. 항문 및 직장 점막 또는 전층이 항문 밖으로 빠져나오는 병증.

평천(平喘) : 천식을 다스림.

폐로해수(肺癆咳嗽) : 폐결핵으로 인한 기침.

폐옹(肺癰) : 폐농양. 폐에 농양이 생긴 병증으로 기침에 농혈을 섞어 토함.

표사(表邪) : 표피 아래에 머무는 차가운 사기, 표피 아래에 차가운 사기(邪氣)가 머무르는 증.

풍담(風痰) : 풍증을 일으키는 담병 또는 풍으로 생기는 담병.

풍담현운(風痰眩暈) : 풍사로 인하여 담이 걸리고 어지럼증이 오는 증세.

풍사(風邪) : 육음의 하나. 바람으로 인한 해로운 사기(邪氣). 외감병을 야기하는 주요 원인으로 다
　　른 사기와 결합하여 여러 가지 병을 야기시킴.

풍습(風濕) : 풍사와 한습사(寒濕邪)가 겹쳐서 나타난 증상.

풍습마비(風濕麻痺) : 풍사(風邪)와 습사(濕邪)로 인한 마비 증상.

풍습비통(風濕痺痛) : 풍사와 습사로 인해 저리고 아픈 증상. 현대적으로는 통풍.

풍한습비(風寒濕痺) : 풍한습사, 즉 찬바람 등으로 인하여 걸리고 아픈 증상.

피부소양증(皮膚瘙痒症) : 피부 가려움증.

피부자양(皮膚刺痒) : 침으로 찌르는 듯하며 가려운 피부병.

하리(下痢) : 설사와 이질.

한사(寒邪) : 추위나 찬 기운이 병을 일으키는 사기(邪氣)가 됨.

해수(咳嗽) : 폐의 호흡기능 실조에서 흔하게 나타나는 증상. 가래를 동반하는 심한 기침병.

해수토혈(咳嗽吐血) : 기침과 함께 피를 토하는 증상.

해역상기(咳逆上氣) : 기침과 구역으로 기가 위로 치솟는 증상.

해울(解鬱) : 기가 울체된 것을 풀어줌.

해혈(咳血) : 기침할 때 피가 나는 증상.

혈리(血痢) : 대변에 피가 섞여 나오는 이질. = 적리(赤痢).

혈림(血淋) : 소변에 피가 섞여 나오는 임증.

혈붕(血崩) : 월경 주기가 아닌데도 갑자기 음도(陰道)에서 대량의 출혈이 있는 증상.

화담(化痰) : 담(痰)을 삭아지게 함. 가래를 삭인다는 뜻.

후비종통(喉痺腫痛) : 목구멍이 붓고 아픈 증세. 목안이 벌겋게 붓고 아프며 막힌 감이 있는 인후
　　염 등의 인후병을 통틀어 이르는 말.

후종(喉腫) : 목구멍의 종기. 달이거나 볶거나 기름이 많은 음식을 먹거나 혹은 과음한 채로 성교를
　　해서 독기가 흘러나가지 못하고 후근(喉根)에 뭉친 것으로 신속하게 치료하지 않으면 위험함.

후통(喉痛) : 인후통.

찾아보기

가지 • 486
감국 • 598
감나무 • 262
감초 • 220
강활 • 65
개나리(의성개나리) • 554
개다래 • 50
겨우살이 • 358
결명자(긴강남차) • 268
고본 • 604
고비 • 608
고삼 • 278
골담초 • 55
괭이밥 • 570
구기자나무 • 142
구절초 • 440
굴거리나무 • 234
귤 • 304
꽃다지 • 627
꽈리 • 106
꾸지뽕나무 • 202
꿀풀 • 332
냉이 • 399
냉초 • 490
노박덩굴 • 578
느티나무 • 582
다래 • 150
도라지 • 649
돈나무 • 372
동의나물 • 84
두릅나무 • 156
둥굴레 • 692
떡쑥 • 631

레몬 • 468
마(산약) • 698
마늘 • 226
마타리 • 186
매실나무 • 313
맥문동 • 126
머위 • 87
메꽃 • 336
메밀 • 340
모과나무 • 660
모란 • 471
모시대 • 656
묏대추나무(산조인) • 429
무 • 282
무궁화 • 586
무릇 • 93
무화과나무 • 560
미나리 • 345
민들레 • 286
바위솔 • 190
박하 • 292
밤나무 • 238
배초향 • 513
배풍등 • 109
벽오동 • 496
보리수나무 • 634
복사나무(복숭아) • 475
복수초 • 376
봉선화 • 446
부추 • 402
비파나무 • 639
뽕나무 • 363
사철쑥 • 112

734

사프란 • 451
산당화(명자꽃) • 320
산사나무 • 243
산수유 • 542
살구나무 • 666
삼백초 • 116
삼지구엽초 • 536
상수리나무 • 591
생강 • 612
속새 • 194
쇠뜨기 • 407
쇠무릎 • 42
수국 • 383
수리취 • 132
수세미오이 • 574
수양버들 • 68
식방풍(갯기름나물) • 388
씀바귀 • 96
약모밀 • 526
양파 • 532
엉겅퀴 • 412
예덕나무 • 248
오갈피나무 • 72
오동나무 • 564
오미자 • 722
오이 • 167
왕고들빼기 • 454
용담 • 296
유자나무 • 621
율무 • 506
으름덩굴 • 180
으아리 • 60
은방울꽃 • 380
은행나무 • 643
음나무 • 80
이질풀 • 309
익모초 • 458
인동덩굴 • 324
인삼 • 704

자주닭개비 • 136
자주쓴풀 • 301
작약 • 674
잔대 • 517
제비꽃 • 121
주목 • 162
죽순(대나무) • 252
쥐방울덩굴 • 522
쥐오줌풀 • 424
지황 • 680
질경이 • 171
짚신나물 • 198
참느릅나무 • 208
참당귀 • 686
창포 • 230
천궁(일천궁) • 463
천남성 • 392
천마 • 349
치자나무 • 434
큰조롱 • 710
탱자나무 • 257
토마토 • 354
파 • 617
팥 • 176
피나물 • 47
피마자 • 274
하늘타리 • 138
할미꽃 • 417
해바라기 • 368
향부자 • 493
형개 • 396
호박 • 548
호장근 • 100
화살나무 • 214
황기 • 716
회양목 • 500
흰민들레 • 510

▣ 참고문헌

Lin Gongwang (1999) Chinese Herbal Medicine(Ⅰ·Ⅱ). Hua Xia Publishing House.

Manuchair Ebadi (2002) Pharmacodynamic Basis of Herbal Medicine. CRC Press.

Thomas S.C. Li (2002) Chinese and Related North American Herbs. CRC Press.

강병수·김영판 (1996) 임상배합본초학. 도서출판 영림사.

곽준수·김태영·정연옥·한종현 (2011) 야생화 약초도감. 푸른행복.

곽준수·성환길·장광진 (2011) 약용식물재배 성분 약효 이용법. 푸른행복.

곽준수·장광진·정연옥·성환길 (2009) 약용작물 재배와 이용. 푸른행복.

김길춘 (2008) 약선본초학. (도)의성당.

김영상 외 6인 (1990) 한국의 자생식물. 농촌진흥청.

김재길 (1992) 원색천연약물대사전 상·하. 남산당.

김종덕 (2008) 한의학에서 바라본 농산물(Ⅰ·Ⅱ). 부경대학교한약재개발연구소.

김창민 외 (1998) 완역 중약대사전(전 11권). 도서출판 정담.

김태정 (1996) 한국의 자원식물. 서울대.

문관심(과학백과사전출판사편) (1984) 약초의 성분과 이용. 일월서각.

박민희·성환길·장광진 (2008) 우리 산야에 자생하는 약용식물(상·하). 푸른행복.

신길구 (1988) 신씨본초학 각론. 수문사.

신민교 (2010) 정화임상본초. 도서출판 영림사.

신민교·박호·맹웅재 공역 (1998) 국역 향약집성방(상·중·하). (도)영림사.

신전휘·신용욱 (2006) 향약집성방의 향약본초. 계명대학교출판국.

양승 (2010) 약선식품동의보감. 세계중탕약선연구소.

원도희 외 (1997) 약용식물도감. 옥천약용식물재배시험장.

이순동 역 (1994) 동의보감(전 6권). 여강출판사.

이영노 (1996) 원색한국식물도감. 교학사.

이창복 (1980) 대한식물도감. 향문사.

임록재 (1999) 조선약용식물지(Ⅰ·Ⅱ·Ⅲ). 한국문화사.

임진석 (2000) 황제내경개론. 법인문화사.

장영선 외 5인 (1996) 구황식물도감. 호남농업시험장.

전재우 (1997) 한방음식요법. 여강출판사.

조무연 (1989) 한국수목도감. 도서출판 아카데미서적.

중국의학과학원 (1994) 중국본초도감. 여강출판사.

陳存仁 (1984) 圖設 漢方醫學大事典〈中國藥學大典〉.

최성규 (2006) 한약생산학각론. 신광출판사.

허준(동의학연구소 역) (1994). 동의보감(전 5권). 여강출판사.

황도연원 저(신민교 편역) (2002) 신증방약합편. 도서출판 영림사.